Die Praxis der Chirurgie

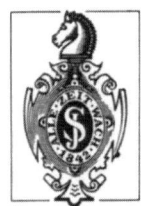

Pankreas-chirurgie

Herausgegeben von
L. F. Hollender und H.-J. Peiper

Mit Beiträgen von

M. Aufschnaiter · A. L. Baert · J. Bahnini · H. G. Beger · J.-H. Beyer
E. Bodner · M. Classen · W. Creutzfeldt · G. Dagnini
Ph. E. Donahue · B. Duarte · U. R. Fölsch · J. G. Fortner · B. Göke
K. Gyr · U. Hankemeier · J. Hildebrandt · J. Hoevels
L. F. Hollender · G. Klöppel · P. G. Lankisch · F. Largiadèr
B. Lembcke · J. Mach · J. Marchal · G. Marin · D. Matter
G. Michotey · M. Nagel · G. Notter · H.-J. Peiper · J. R. Ramos
R. Reding · H. Sarles · J.-C. Sarles · A. Schafmayer · G. Seifert
B. Sigel · M. V. Singer · F. Stöckmann · W. Teichmann · P. Warter
J. J. Wenger · F. S. Weill

Mit 337 Abbildungen und 65 Tabellen

Springer-Verlag
Berlin Heidelberg New York
London Paris Tokyo

ISBN-13: 978-3-642-95477-1 e-ISBN-13: 978-3-642-95476-4
DOI: 10.1007/ 978-3-642-95476-4

CIP-Kurztitelaufnahme der Deutschen Bibliothek
Pankreaschirurgie / hrsg. von L. F. Hollender u. H.-J. Peiper. Mit Beitr. von M. Aufschnaiter ...
Berlin; Heidelberg; New York; London; Paris; Tokyo: Springer, 1988
(Die Praxis der Chirurgie)

NE: Hollender, Louis F. [Hrsg.]; Aufschnaiter, Martin [Mitverf.]

Dieses Werk ist urheberrechtlich geschützt. Die dadurch begründeten Rechte, insbesondere die der Übersetzung, des Nachdrucks, des Vortrags, der Entnahme von Abbildungen und Tabellen, der Funksendung, der Mikroverfilmung oder der Vervielfältigung auf anderen Wegen und der Speicherung in Datenverarbeitungsanlagen, bleiben, auch bei nur auszugsweiser Verwertung, vorbehalten. Eine Vervielfältigung dieses Werkes oder von Teilen dieses Werkes ist auch im Einzelfall nur in den Grenzen der gesetzlichen Bestimmungen des Urheberrechtsgesetzes der Bundesrepublik Deutschland vom 9. September 1965 in der Fassung vom 24. Juni 1985 zulässig. Sie ist grundsätzlich vergütungspflichtig. Zuwiderhandlungen unterliegen den Strafbestimmungen des Urheberrechtsgesetzes.

© Springer-Verlag Berlin Heidelberg 1988
Softcover reprint of the hardcover 1st edition 1988

Die Wiedergabe von Gebrauchsnamen, Handelsnamen, Warenbezeichnungen usw. in diesem Werk berechtigt auch ohne besondere Kennzeichnung nicht zu der Annahme, daß solche Namen im Sinne der Warenzeichen und Markenschutz-Gesetzgebung als frei zu betrachten wären und daher von jedermann benutzt werden dürften.

Produkthaftung: Für Angaben über Dosierungsanweisungen und Applikationsformen kann vom Verlag keine Gewähr übernommen werden. Derartige Angaben müssen vom jeweiligen Anwender im Einzelfall anhand anderer Literaturstellen auf ihre Richtigkeit überprüft werden.

Reproduktion der Abbildungen: Gustav Dreher GmbH, 7000 Stuttgart

Adressenverzeichnis

Herausgeber

HOLLENDER, L.F., Prof. Dr. Dr. h.c. mult.
Centre Hospitalier Universitaire de Hautepierre,
1, Avenue Molière, F-67098 Strasbourg Cedex

PEIPER, H.-J., Prof. Dr.
Klinik und Poliklinik für Allgemeinchirurgie der Georg-August-
Universität, Robert-Koch-Str. 40, D-3400 Göttingen

Mitarbeiter

AUFSCHNAITER, M., Prof. Dr.
Chirurgische Universitätsklinik, A-6020 Innsbruck

BAERT, A.L., Prof. Dr.
Diagnostische Radiologie, Universitaire Ziekenhuizen,
Capucijnenvoer 35, B-3000 Leuven

BAHNINI, J., Dr.
Centre Hospitalier Universitaire de Hautepierre,
1, Avenue Molière, F-67098 Strasbourg Cedex

BEGER, H.G., Prof. Dr.
Klinik für Allgemeine Chirurgie der Universität Ulm, D-7900 Ulm

BEYER, J.-H., Dr.
Abt. Hämatologie-Onkologie, Medizinische Universitätsklinik,
Robert-Koch-Str. 40, D-3400 Göttingen

BODNER, E., Prof. Dr.
Chirurgische Universitätsklinik, A-6020 Innsbruck

CLASSEN, M., Prof. Dr.
Medizinische Universitätsklinik, Gastroenterologie, Universitätsklinikum
Rechts der Isar, D-8000 München

CREUTZFELDT, W., Prof. Dr.
Medizinische Universitätsklinik, Robert-Koch-Str. 40, D-3400 Göttingen

DAGNINI, G., Prof. Dr.
Divisione Medica IIIa, Ospedale Civile di Padova, I-35100 Padova

DONAHUE, Ph.E., M.D.
Chairman, Division of General Surgery, Cook County Hospital,
1835 W. Harrison St., Chicago, IL 60612, USA

DUARTE, B., M.D.
Dept. of Surgery, University of Illinois Med. Ctr., 840, S. Wood Street
Rm. 518-J, Chicago, IL 60612, USA

FÖLSCH, U.R., Prof. Dr.
Medizinische Universitätsklinik, Robert-Koch-Str. 40, D-3400 Göttingen

FORTNER, J.G., M.D.
Dept. of Surgery, Gastric and Mixed Tumor Service, Sloan Kettering
Memorial Cancer Center, 1275 York Avenue, New York, NY 10021, USA

GÖKE, B., Dr.
Med. Klinik und Poliklinik, Zentrum für Innere Medizin, Klinikum der
Philipps-Universität, Baldinger Straße, D-3550 Marburg/Lahn

GYR, K., Prof. Dr.
Dept. für Innere Medizin, Kantonsspital Basel, Universität Basel,
CH-4410 Liestal

HANKEMEIER, U., Dr.
Schmerzklinik Marienhospital, D-4690 Herne

HILDEBRANDT, J., Dr.
Institut für klinische Anaesthesiologie, Schmerzambulanz,
Universitätsklinikum, Robert-Koch-Str. 40, D-3400 Göttingen

HOEVELS, J., PD Dr.
Städtische Krankenanstalten, Bielefeld-Mitte, Röntgen- und
Strahlenabteilung, Oelmühlenstr. 26, D-4800 Bielefeld 1

HOLLENDER, L.F., Prof. Dr.
Centre Hospitalier Universitaire de Hautepierre,
1, Avenue Molière, F-67098 Strasbourg Cédex

KLÖPPEL, G., Prof. Dr.
Laboratorium voor Pathologische Ontleedkunde, Vrije Universiteit Brussel,
Laarbeeklaan 101, B-1090 Brussel

LANKISCH, P.G., Prof. Dr.
Städtisches Krankenhaus, Innere Abteilung, Bögelstr. 1,
D-2120 Lüneburg

LARGIADÈR, F., Prof. Dr.
Dept. für Chirurgie, Universitätsspital Zürich, Rämistr. 100,
CH-8091 Zürich

LEMBCKE, B., Dr.
Medizinische Universitätsklinik, Robert-Koch-Str. 40, D-3400 Göttingen

MACH, J., M.D.
Dept. of Surgery, University of Illinois Med. Ctr., 840, S. Wood Street
Rm. 518-J, Chicago, IL 60612, USA

MARCHAL, J., Dr.
72bis, avenue de Lodève, F-34000 Montpellier

MARIN, G., Dr.
Divisione Medica III a, Ospedale Civile di Padova, I-35100 Padova

MATTER, D., Dr.
85, route du Polygone, F-67100 Strasbourg

MICHOTEY, G., Prof. Dr.
Hôpital Ste Marguerite, 270, Blvd. Ste Marguerite,
F-13274 Marseille Cédex

NAGEL, M., Prof. Dr.
Fachpraxis und Belegchirurgie, Marienplatz 1, D-8000 München 2

NOTTER, G., Prof. Dr.
Radiologische Klinik der Georg-August-Universität, Robert-Koch-Str. 40,
D-3400 Göttingen

PEIPER, H.-J., Prof. Dr.
Klinik und Poliklinik für Allgemeinchirurgie der Georg-August-
Universität, Robert-Koch-Str. 40, D-3400 Göttingen

RAMOS, J.R., M.D.
Dept. of Surgery, University of Illinois Med. Ctr., 840, S. Wood Street
Rm. 518-J, Chicago, IL 60612, USA

REDING, R., Prof. Dr.
Klinik für Chirurgie der Wilhelm-Pieck-Universität, Leninallee 35,
DDR-2500 Rostock

SARLES, H., Prof. Dr.
Hôpital Ste Marguerite, 270, Blvd. Ste Marguerite, F-13274 Marseille Cédex

SCHAFMAYER, A., Dr.
Klinik und Poliklinik für Allgemeinchirurgie der Georg-August-
Universität, Robert-Koch-Str. 40, D-3400 Göttingen

SEIFERT, G., Prof. Dr.
Institut für Pathologie der Universität, Martinistr. 52, D-2000 Hamburg 20

SIGEL, B., M.D.
3300 Henry Ave., Philadelphia, PA 19129, USA

SINGER, M.V., Prof. Dr.
Medizinische Klinik und Poliklinik der Universität, Gesamthochschule,
Hufelandstr. 55, D-4300 Essen

STÖCKMANN, F., PD Dr.
Medizinische Universitätsklinik, Robert-Koch-Str. 40, D-3400 Göttingen

TEICHMANN, W., Prof. Dr.
Abt. für Gastroenterologie, Klinik für Innere Medizin der
Wilhelm-Pieck-Universität, Ernst-Heydemann-Str. 6, DDR-2500 Rostock

WARTER, P., Prof. Dr.
Service d'Electro-Radiologie, Clinique Chirurgicale A, Hôpital Civil,
1, place de l'Hôpital, F-67000 Strasbourg

WENGER, J.J., Dr.
Service d'Electro-Radiologie, Clinique Chirurgicale A, Hôpital Civil,
1 place de l'Hôpital, F-67000 Strasbourg

WEILL, F.S., Prof. Dr.
Service de Radio-Diagnostic, Centre Hospitalier Universitaire,
2, place St. Jacques, F-25000 Besançon

Vorwort

Vor fast 100 Jahren formulierte Körte den damaligen Wissensstand in einer Schrift der *Deutschen Chirurgie* über „Die chirurgischen Krankheiten und Verletzungen des Pankreas" wie folgt:

„Eines der letzten Organe, an welches sich das Messer des Chirurgen gewagt hat, ist das Pankreas", und „Die Lage des Pankreas ist für die Untersuchung wie für die chirurgische Behandlung eine äußerst ungünstige."

„Noli me tangere" lautet das im wahrsten Sinne des Wortes unantastbare therapeutische Prinzip, das jahrzehntelang dieses bisher geheimnisvoll verborgene Drüsenorgan beherrschte.

Lange Zeit blieben vereinzelt einsetzende chirurgische Bemühungen, in die prognostisch so ungünstigen Krankheitsgeschehen am Pankreas einzugreifen, echte Pionierleistungen. Erst in den letzten 20 Jahren kam es zu großen Veränderungen, die letztlich auf die vielseitigen Fortschritte in der Diagnostik, Anästhesie, Überwachung und Intensivtherapie, also im gesamten Umfeld der Chirurgie, zurückzuführen sind.

Die Chirurgen nahmen sich zunehmend des Pankreas an, wagten immer schwierigere Eingriffe mit steigenden Erfolgen bei ständig abnehmenden Morbiditäts- und Letalitätsraten. Gleichzeitig fanden die immer neuen und größeren Erfahrungen ihren Niederschlag im chirurgischen bzw. gastroenterologischen Schrifttum.

Bisher fehlte es jedoch an einem umfassenden Werk, das dem Chirurgen rasche und kompetente Information über pathologische Anatomie, Pathophysiologie, Diagnostik, Indikationsstellung, Operationstechnik, Vor- und Nachbehandlung, Komplikationen und Ergebnisse ermöglichte.

Auch der Erfahrene weiß, wie schwierig die operative Indikationsstellung im Einzelfall sein kann. Darüber hinaus gibt es eine Vielzahl von Verfahren, deren Nutzen und Risiken infolge des für den einzelnen Chirurgen meist begrenzten Krankenguts nur schwer beurteilt werden können. Inzwischen ist ein Standard erreicht worden, der eine kritische Abwägung und Einschätzung ermöglichen sollte.

Unser Buch versucht, diesen Erwartungen und Bedürfnissen gerecht zu werden. Die Idee hierzu entsprang jahrelanger schwerpunktmäßiger klinischer und wissenschaftlicher Beschäftigung mit dieser Thematik sowie einem regen persönlichen Erfahrungsaustausch. Praxisorientiert soll diese *Pankreaschirurgie* eine umfassende und gleichzeitig detaillierte Beschreibung chirurgischer Krankheitsbilder der Bauchspeicheldrüse darstellen. Die vorgestellten Operationstechniken beruhen auf eigenen Erfahrungen, sind vielfältig erprobt und können wegen eines tragbaren Risikos bzw. meist beherrschbarer Komplikationen empfohlen werden.

In der gastroenterologischen Chirurgie gibt es, wie in vielen anderen Gebieten, jedoch nichts Endgültiges. Die Dinge bleiben im Fluß. Täglich werden wir mit neuen Fragen, Zweifeln und Unsicherheiten konfrontiert; neue Erkenntnisse sind notwendig im ständigen Streben nach Verbesserung unserer Behandlungsbemühungen. Diese Überlegungen waren Anlaß zur Konzeption und Gestaltung des Werkes.

„Nach der Erfahrung kritisch bearbeitet" – so lautet der Untertitel einer der ersten monographischen Versuche, die *Krankheiten der Bauchspeicheldrüse* von H. Claessen, Köln, 1842. Auch wir haben diesen Leitgedanken unserem Buche zugrunde gelegt. Im wesentlichen finden deshalb selbst ausgeführte Taktiken und Techniken Berücksichtigung, ergänzt durch einige Alternativverfahren, die das Spektrum der Möglichkeiten erweitern sollen.

Ein besonderer Vorteil für das Buch war es, zahlreiche prominente in- und ausländische Kollegen als Beitragsautoren und Mitarbeiter gewinnen zu können.

Bei der Abfassung waren wir um größtmögliche Vollständigkeit bemüht. Wenn wir dennoch nicht immer ins Detail gehen konnten, so geschah es, um den mit dem Verlag vereinbarten Umfang nicht zu sprengen. Dem Springer-Verlag danken wir für die stete Unterstützung unserer Vorstellungen bei der Gestaltung des Buches und den umfangreichen, zeitraubenden Vorarbeiten sowie für die hervorragende Ausstattung.

Besonderer Dank gebührt Frau Ingrid Schaumburg, die die Initialzündung zur Entstehung dieser *Pankreaschirurgie* gelegt und durch ihre zeichnerischen Vorarbeiten wesentlich zum Gehalt beigetragen hat. Herrn J.S. Pupp oblag die Ausführung der Reinzeichnungen, die er durch seine Einfühlungsgabe und sein künstlerisches Können vorzüglich gestaltete.

So ist es den Herausgebern ein besonderer Wunsch, daß alle an der *Pankreaschirurgie* interessierten Leser in unserem Buch Resonanz und Antwort auf ihre Fragen erhalten.

L.F. HOLLENDER   H.-J. PEIPER
Straßburg   Göttingen

Inhaltsverzeichnis

1 Geschichte des Pankreas – allgemeine Betrachtungen
  L.F. HOLLENDER. Mit 2 Abbildungen 1

2 Chirurgische Anatomie des Pankreas
  L.F. HOLLENDER und J. BAHNINI. Mit 18 Abbildungen 9

3 Physiologie der Pankreasfunktion
  B. GÖKE und P.G. LANKISCH. Mit 6 Abbildungen 31

4 Pathologische Anatomie des Pankreas
  G. KLÖPPEL und G. SEIFERT. Mit 50 Abbildungen 37

5 Präoperative Diagnostik 83
  5.1 Pankreasenzymbestimmungen und Funktionsdiagnostik
      P.G. LANKISCH und B. GÖKE. Mit 3 Abbildungen 83
  5.2 Konventionelle Röntgendiagnostik des Pankreas
      P. WARTER und J.J. WENGER. Mit 10 Abbildungen 94
  5.3 Angiographie des Pankreas. J. HOEVELS. Mit 23 Abbildungen 104
  5.4 Sonographische Untersuchungen bei Pankreaserkrankungen
      F.S. WEILL. Mit 17 Abbildungen 117
  5.5 Perkutane transabdominelle Nadelbiopsie – sonographisch
      gesteuert. E. BODNER und M. AUFSCHNAITER. Mit 1 Abbildung 136
  5.6 Perkutane transabdominelle Wirsungographie –
      sonographisch gesteuert. D. MATTER. Mit 6 Abbildungen . . 141
  5.7 Computertomographie des Pankreas. A.L. BAERT
      Mit 11 Abbildungen 147
  5.8 Laparoskopie. G. DAGNINI und G. MARIN
      Mit 4 Abbildungen 158
  5.9 Endoskopisch-retrograde Cholangiopankreatikographie
      (ERCP) und endoskopische Papillotomie (EPT)
      U.R. FÖLSCH. Mit 10 Abbildungen 165
  5.10 Perkutane transhepatische Cholangiographie (PTC) und
       perkutane transhepatische Drainage (PTD) der Gallenwege
       U.R. FÖLSCH. Mit 9 Abbildungen 176

6 Zugangswege und Freilegung des Pankreas zur Exploration
  L.F. HOLLENDER. Mit 2 Abbildungen 185

7 Nahtmaterial in der Pankreaschirurgie
  H.-J. PEIPER 191

8 Spezielle intraoperative Diagnostik 193
  8.1 Intraoperative Ultraschalluntersuchung des Pankreas
      B. SIGEL, J. MACH, J.R. RAMOS, B. DUARTE und
      Ph.E. DONAHUE. Mit 7 Abbildungen 193

8.2 Intraoperative Pankreatographie
H.-J. PEIPER. Mit 3 Abbildungen 199

8.3 Intraoperative Punktion und Probebiopsie
E. BODNER. Mit 2 Abbildungen 203

9 Aktuelle Klassifikation der Pankreatitis
M.V. SINGER, K. GYR und H. SARLES 213

10 Akute Pankreatitis 217

10.1 Ätiologie und Pathogenese der akuten Pankreatitis
P.G. LANKISCH. Mit 1 Abbildung 217

10.2 Klinik und Diagnostik der akuten Pankreatitis
P.G. LANKISCH. Mit 1 Abbildung 225

10.3 Konservative Therapie der akuten Pankreatitis
P.G. LANKISCH 233

10.4 Chirurgische Therapie der akuten Pankreatitis
L.F. HOLLENDER und H.-J. PEIPER. Mit 4 Abbildungen . . . 240

11 Chronische Pankreatitis 255

11.1 Pathogenese. M.V. SINGER 255

11.2 Klinik und Diagnostik. P.G. LANKISCH und B. LEMBCKE
Mit 10 Abbildungen 264

11.3 Konservative Therapie der chronischen Pankreatitis
P.G. LANKISCH und B. LEMBCKE 272

11.4 Chirurgische Therapie der chronischen Pankreatitis
H.-J. PEIPER und L.F. HOLLENDER. Mit 42 Abbildungen . . 277

  11.4.1 Geschichtliches 277
  11.4.2 Indikation zur Operation 278
  11.4.3 Verfahrenswahl 279
  11.4.4 Operationsverfahren 284
         Pankreatogastrostomie. R. REDING 309
         Die duodenumerhaltende Pankreaskopfresektion
         H.G. BEGER 316
         Linksresektion. H.-J. PEIPER 319
  11.4.5 Ergebnisse. H.-J. PEIPER 321

12 Isolierte Wirsungolithiasis
L.F. HOLLENDER. Mit 2 Abbildungen 331

13 Seröse pankreatogene Ergüsse. L.F. HOLLENDER 335

14 Zysten und Pseudozysten. L.F. HOLLENDER und H.-J. PEIPER
Mit 8 Abbildungen 343

15 Pankreaskarzinom. L.F. HOLLENDER und H.-J. PEIPER
Mit 1 Abbildung 361

15.1 Pankreaskopfkarzinom. L.F. HOLLENDER und H.-J. PEIPER . 364

  15.1.1 Chirurgische Therapie. L.F. HOLLENDER
         und H.-J. PEIPER. Mit 2 Abbildungen 369
  15.1.2 Die totale „en bloc" Duodenopankreatektomie
         J. MARCHAL. Mit 4 Abbildungen 378

	15.1.3	Regionale subtotale und totale Pankreatektomie J.G. FORTNER. Mit 4 Abbildungen 384
	15.1.4	Palliative Operationen. L.F.HOLLENDER und H.-J. PEIPER. Mit 3 Abbildungen 392

15.2 Distales Pankreaskarzinom. L.F. HOLLENDER und H.-J. PEIPER 396
15.3 Papillenkarzinom. L.F. HOLLENDER. Mit 2 Abbildungen . . 404
15.4 Die Strahlenbehandlung des Pankreaskarzinoms
      G. NOTTER. Mit 7 Abbildungen 410
15.5 Chemotherapie des Pankreaskarzinoms. J.-H. BEYER 420

16 Seltene Pankreasgeschwülste. H.-J. PEIPER. Mit 1 Abbildung . . . 427

17 Pankreasabszeß. L.F. HOLLENDER. Mit 2 Abbildungen 431

18 Die Verletzungen des Pankreas
   L.F. HOLLENDER und J. BAHNINI. Mit 9 Abbildungen 437

19 Pankreasfisteln. L.F. HOLLENDER. Mit 3 Abbildungen 447

20 Endokrine Tumoren des Pankreas 451

   20.1 Klinisches Bild, Diagnostik und konservative Therapie
        W. CREUTZFELDT und F. STÖCKMANN. Mit 4 Abbildungen . 451
   20.2 Chirurgische Behandlung. H.-J. PEIPER und A. SCHAFMAYER
        Mit 14 Abbildungen 462

21 Pancreas anulare, heterotopes Pankreas
   H.-J. PEIPER. Mit 6 Abbildungen 477

22 Pancreas divisum. L.F. HOLLENDER. Mit 1 Abbildung 485

23 Chirurgie des Diabetes mellitus. F. LARGIADÈR. Mit 6 Abbildungen 491

24 Komplikationen in der Pankreaschirurgie
   L.F. HOLLENDER und H.-J. PEIPER. Mit 4 Abbildungen 503

25 Nachbehandlung in der Pankreaschirurgie
   R. REDING und W. TEICHMANN 509

26 Schmerztherapie 515

   26.1 Konservative Behandlung
        J. HILDEBRANDT und U. HANKEMEIER. Mit 6 Abbildungen . . 515
   26.2 Operative Behandlung. L.F. HOLLENDER. Mit 4 Abbildungen 522
        Doppelseitige transhiatale Splanchnikusresektion
        G. MICHOTEY. Mit 2 Abbildungen 526

27 Begutachtungsfragen nach pankreaschirurgischen Eingriffen,
   Folgebefunde und Begutachtungskriterien
   M. NAGEL und M. CLASSEN 529

Sachverzeichnis 535

1 Geschichte des Pankreas – allgemeine Betrachtungen

L.F. HOLLENDER

Schon von alters her zählte das Pankreas zu den bekannten Organen des tierischen Organismus. Erasistratus (250 v.Chr.) hat das Pankreas stets zitiert, und Rufus von Ephesus (ca. 200 v.Chr.) [71] betrachtete das Pankreas als einen Teil des Omentums. Albrecht von Haller [40–41] behauptete, daß auch Hippokrates [46] die Bauchspeicheldrüse nicht entgangen sei und berief sich dabei auf Almeloveen [1]. Der Name „πανχρεασ", welcher der Drüse verblieben ist, stammt von der hippokratischen Vorstellung, nach welcher die Drüsen „ganz aus Fleisch" bestehen. Unter den hippokratischen Schriften [46] enthält nur die Abhandlung „Über die Drüsen" eine Andeutung, die Haller auf das Pankreas bezog.

Herophilos der Chalzedonier (zitiert in [33]), ein Zeitgenosse von Hippokrates, kannte die Lage und den drüsigen Bau dieses Organs. Und Eudemos (300 v.Chr.) (zitiert in [75]) hatte nicht nur Kenntnis von seiner Existenz, sondern ahnte auch bereits seine Bestimmung, indem er feststellte: „Es fließt aus dieser Drüse eine dem Speichel ähnliche und zur Beförderung der Verdauung bestimmte Flüssigkeit in den Darmkanal". Claudius Galenus [31, 32] hingegen sprach sich sehr unklar über das Pankreas aus. Er gab nur an, daß Herophilos (280–225 v.Chr.) (zitiert in [33] und Eudemos (zitiert in [78]) sich mit ihm beschäftigt hätten. Da aber Galenus [31, 32] für alle Ärzte und Anatomen des Altertums und des Mittelalters *die* maßgebende Autorität blieb, galten seine Anschauungen lange Zeit. Die Auffassung von Galenus [31, 32], daß „das Pankreas in erster Linie den Zweck hat, Gefäße und Gallengänge vor Verletzungen zu schützen und dem Magen als Stütze oder Kissen gegenüber der harten Wirbelsäule zu dienen", galt für die nächsten 1500 Jahre bis weit in das Mittelalter hinein. Davon zeugen die Namen wie „Gekrösedrüse", „Wampenbries" oder „Magenrücklein".

Auch Aristoteles [2] legte dem Pankreas keine andere Bedeutung bei. Rufus von Ephesus [71] hingegen, der wahrscheinlich während Trajans Regierung (117–98 v.Chr.) lebte, beschrieb es sehr deutlich, unterschied es aber ausdrücklich von den „Gekrösedrüsen".

Unter den ärztlichen Schriftstellern aus der Epoche der Renaissance scheint Fernelius [27] zuerst diesem Organ einige Aufmerksamkeit gewidmet zu haben, und zwar v.a. unter pathologisch-anatomischen Gesichtspunkten. Er suchte in ihm den hauptsächlichen Sitz des Wechselfiebers, der Melancholie und der Hypochondrie.

Leonardo da Vinci zeichnete das Pankreas nicht in seinen Skizzen der Jahre um 1500.

Erst Andreas Vesalius (1514–1558) [84], der Begründer der modernen Anatomie, erbrachte Fortschritte, obwohl auch ihm die wirkliche Bedeutung des Pankreas entging. Wenn er auf die damals noch geltende Ansicht verwies, daß das Pankreas den Verschluß des Pylorus bewirkt und es retroperitoneal an der hinteren Wand der hinteren Netzplatte liege, so beschrieb er jedoch das Pankreas als unter dem Magen, fest mit dem Duodenum verwachsen und teilte weiterhin die Meinung Galens, daß es ein „…Kissen für den Magen und die großen Gefäßstämme ist". In seinem Werk findet man die erste, wenn auch ungenügend und schwer verständliche Abbildung der hinter dem Netz gelegenen Bauchspeicheldrüse, für die er deren griechischen Namen beibehielt.

1522 spricht J. Berengario de Carpi [17] vom Pankreas als einer Drüse und beim Schwein als „Kopfkissen".

Gabriel Fallopio (1523–1563) [26] aus Modena, ein Zeitgenosse Vesals, schrieb:

> Die wahre Bestimmung des Pankreas ist, daß es einen eingegrabenen Kanal hat, durch welchen jene wichtige Vene, die von der Leber zur Milz führt, durch die eine in der Leber gebildete „Melancholia" (schwarze Galle) zur Veredelung in die Milz geleitet wird, sicher getragen werde. Jener wird es nämlich wie ein Kissen untergeschoben und gegen alles, was sie zusammendrücken könnte, geschützt.

David Edwardes [23], der 1532 das erste Anatomiebuch in englischer Sprache geschrieben hat, war der Auffassung, das Pankreas diene als Stütze für die zarten und dünnen Lymphgefäße.

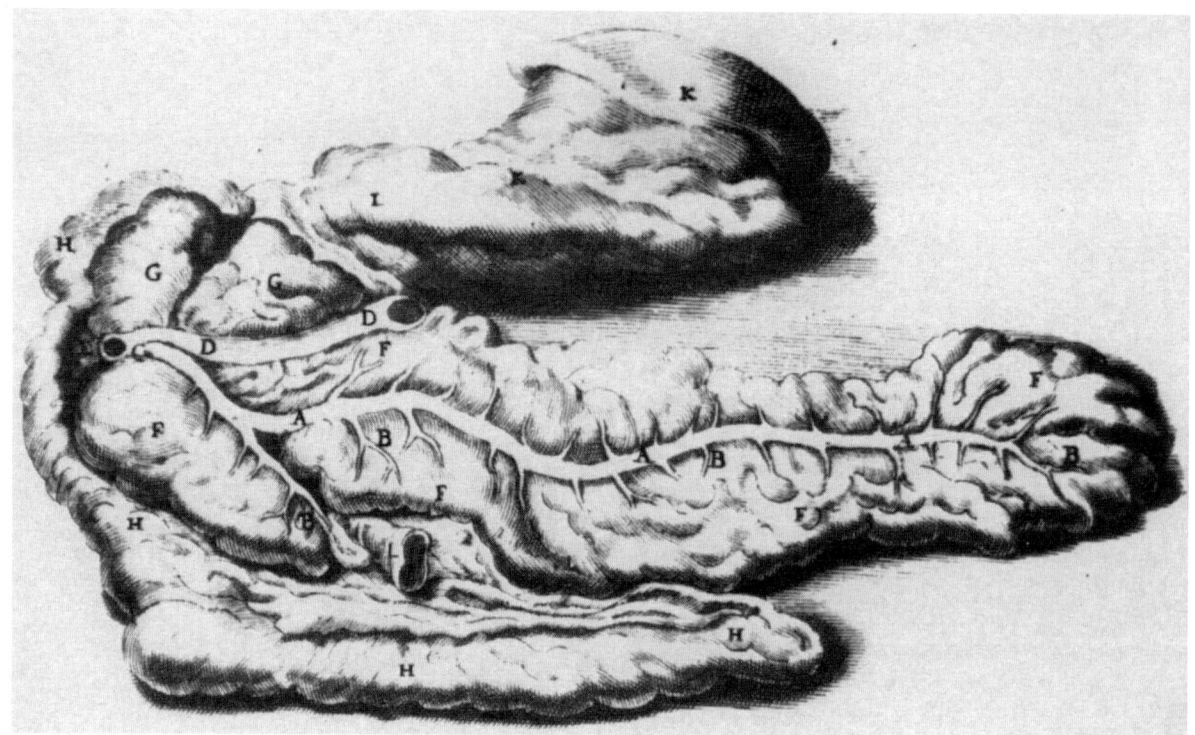

Abb. 1.1. Stich nach der Zeichnung Wirsungs. (Aus [67])

Nicolo Massa [57] betrachtete 1536 das Pankreas als Puffer zwischen Magen und Wirbelsäule.

Caspar Bauhin (1560–1624) [6], der Entdecker der Blinddarmklappe, führte im Jahre 1590 folgendes über das Pankreas aus:

> Es ist ein drüsenartiger Körper, dem Magen untergeschoben, dem Duodenum angeheftet, beim Menschen weißlich, beim Hunde rötlich. Seine Bestimmung ist:
> 1) die Venen, Arterien und Nerven, wie Galenus behauptete, die in zarten Ästen verstreut sind, unverletzt und ungeschädigt zu erhalten,
> 2) damit der Magen durch die Berührung mit dem Rückgrat nicht verletzt werde,
> 3) damit die Arterien nicht übermäßig vom Magen zusammengedrückt werden,
> 4) schließlich damit er den leeren Raum zwischen Magen und Leber ausfülle.

1641 beobachtete Moritz Hoffmann [47], Professor der Anatomie und Botanik zu Altdorf, einer Stadt im bayerischen Regierungsbezirk Mittelfranken, dessen Hochschule 1809 aufgehoben wurde, den Ductus pancreaticus an einem Truthahn und zeigte ihn Georg Wirsung [87], welcher seit 1629 in Padua studierte und Prosektor des berühmten Lehrers und Professors Johann Besling war. Nach Albrecht von Haller (1708–1777) [40–42] wurde dieser Entdeckung eine derartige Bedeutung zugemessen, daß alljährlich in Altdorf, wo Hoffmann als Professor für Anatomie und Botanik wirkte, ein Truthahnessen zur Erinnerung gefeiert wurde [47].

1642 erfolgte die Entdeckung des Ausführungsgangs im menschlichen Pankreas durch Wirsung [87], einem Schüler Riolans und Beslings (Abb. 1.1).

Wirsung berichtete 1643 von seiner Beobachtung in einem Brief an Johann Riolan (1577–1657) [70] dem Jüngeren, der seit 1613 Professor der Anatomie in Paris war.

Riolan schrieb ihm zurück, daß er selbst sich von dieser „bewunderungswürdigen Entdeckung" noch nicht habe überzeugen können wegen „Mangels an Erhängten". Aber wenn er der empfangenen Abbildung vertrauen dürfte, so gehe seine Ansicht dahin, daß das Pankreas ein Filter der Leber und der Milz sei, durch welches der Chylus gereinigt werde. Aus dem mit größter Wahrheitsliebe und Bescheidenheit erfüllten Brief Wirsungs soll noch seine Mitteilung hervorgehoben werden, daß er öfters 2 Ausführungsgänge gefunden habe, sowohl beim Menschen wie auch bei Tieren.

Kurz darauf, am 22. August 1643, wurde Wirsung in Padua ermordet.

Bekanntlich hat Hoffmann [47] in seiner lange nach dem Tode Wirsungs erschienenen Schrift diesem die Ehre der Entdeckung streitig gemacht.

Besling bezeugte aber die Entdeckung seines Prosektors und machte zudem auf einige Unterschiede aufmerksam, die er bei verschiedenen Individuen gefunden hatte.

Riolan [70] beschrieb auch 2 Beobachtungen von Entartungen des Pankreas, benutzte sie jedoch um damit eine irrige physiologische Ansicht zu stützen. Er hatte an 2 Leichen, neben Entartungen und Vergrößerungen des Pankreas, die Milz atrophisch gefunden und glaubte daraus schließen zu dürfen, daß jene für dieses ersatzweise funktioniere.

Der erste, welcher eingehende anatomische Studien über das Pankreas machte und veröffentlichte, war Thomas Bartholinus [5], der Mitte des 17. Jahrhunderts Professor der Anatomie in Kopenhagen war. Bartholinus drückte sich 1651 folgendermaßen aus: „certum est ex ipso Pancreas... aliquid per ductum ad intestina expurgari". (Es ist sicher, daß aus diesem Pankreas etwas durch den Kanal in den Darm ausgeschieden wird.)

Diese neue Absonderungsfunktion des Pankreas wurde zuerst von Franciscus de la Boe (1614–1672) [12, 13] aus Leyden in der ausschweifendsten Art zur Begründung seines iatrochemischen Systems benutzt.

1656 unterstrich Wharton [85] in seinem Drüsenbuch die Ähnlichkeit zwischen Pankreas und Speicheldrüsen.

Genauso wie die Anatomen sahen die alten Physiologen das Pankreas als eine Unterlage für den Magen an, die ihn bei Rückenlage vor dem Aufliegen auf der harten Wirbelsäule schützen sollte. Andere bestimmten es zum Schutze der großen Gefäße, der Hohlvene und der Pfortader.

Lindenus [zitiert in 30] glaubte, das Pankreas hülle den Magen während der Verdauung in Dünste ein und befördere dadurch die in demselben vor sich gehenden chemischen Prozesse, weshalb Piccolhomenie es ausdrücklich als eine Art von „balneum Mariae" bezeichnete.

Aselius [zitiert in 75] beschrieb unter der Bezeichnung „Pankreas" ein Konvolut von mesenterialen Drüsen. Besling meinte, daß die Drüse der Leber und Milz durch weitere Verdünnung und Reinigung des Chylus vorarbeite, bevor letzterer von dem Farbstoff des Blutes durchdrungen wird. Aus diesem Grunde ist das Pankreas im lebenden Tiere reichlich mit Chylus getränkt, den es der Leber nicht durch die Zweige der Pfortader, sondern durch besondere Gänge, welche Aselius Vena lactae genannt hat, zuführe. Als das Zentrum dieser Milchgefäße bezeichnete er das Pankreas.

Eine hypothetische Beziehung zur Milz betrachtete Bartholinus [5] als die wesentlichste Bestimmung des Pankreas; er glaubte, dieses scheide eine Art von Galle aus, die sie entweder selbständig absondere oder von der Milz vorbereitet über einen R. splenicus zugeführt bekomme.

1664 veröffentlichte Regnerus de Graaf [36] aus Schoonhoven, noch als Student, unter der Leitung von Frantz de la Boe [12, 13] ein Werk, in welchem er mit großer Sorgfalt Untersuchungen über die Ausführungsgänge des Pankreas vom Menschen und den verschiedensten Tieren beschrieb. Dabei ist es ihm nicht gelungen, eine genaue Anatomie des menschlichen Pankreas darzulegen. Sein Werk gilt vorzugsweise der physiologischen Bedeutung des Pankreassekrets für den Verdauungsapparat.

Regnerus de Graaf [36, 37] hob als erster die Analogien zwischen Speicheldrüsen und Pankreas hervor, eine Ansicht, in der ihm fast alle Physiologen später gefolgt sind, insbesondere Sömmerling [zitiert in 30], der deshalb auch als erster den Namen „Bauchspeicheldrüse" in die Anatomie einführte. Er konnte als Erster Pankreassaft durch Kanülierung erhalten.

Bald darauf (1668) erschien in Amsterdam eine Arbeit von Bernard Swalwe [77] aus Westphalen, Arzt zu Haslingen und Leeuwarden, mit dem Titel: „Pancreas Pancrene adornante sive pancreatis et succi ex io profluentis commentum succinctum" (Kurze Abhandlung über das Pankreas und das aus ihm stammende Sekret).

1683 beschrieb Johann Conrad Brunner (1633–1727) [15] nach Unterbindung des Pankreasgangs und Exstirpation der ganzen Drüse beim Hunde, daß dieses Organ durchaus nicht die große Bedeutung besitze, welche die iatrochemische Schule ihm beigemessen hatte und kam zu der Feststellung, daß die Drüse entbehrlich sei.

1685 beschrieb Bidloo [11] als erster die Ampulle und die Papille und beobachtete eine gemeinsame Mündung zwischen Ductus choledochus und Ductus Wirsungianus.

Auch William Cheselden [19] aus Burrow on the Hill, bei Sowerby in Leicestershire, ein Engländer und Schüler des Londoner Anatomen und Chirurgen William Cowper, brachte in seinem 1697 erschienenen Werk „Anatomy of the Human body" nichts Neues über das Pankreas.

Einen sehr wichtigen und interessanten Beitrag zur Geschichte des Pankreas lieferte 1714 Johann

Maria Lancisi [53] aus Rom, Leibarzt der Päpste Innozenz XI und XII sowie Clemens XI.

1715 glaubte Brunner [15], daß der größte Teil vom Pankreassekret eher aus den nach ihm benannten Duodenaldrüsen stamme als aus dem Pankreasparenchym.

In einem großen Sammelwerk des Genfer Arztes Jean Jacques Manget [56] befindet sich ein langes Kapitel über das Pankreas und dessen Ausführungsgänge, jedoch ist die ganze Abhandlung den Arbeiten de Graafs und Brunners entnommen.

1720 gab Abraham Vater [82] der Papille seinen Namen.

Einige Jahre später, 1724, entdeckte Santorini [73] eine große und eine kleine Papille, die er Caronculae major und minor nannte, und beschrieb den akzessorischen Pankreasausgang, was er aber erst 1775 bekannt gab.

Der französische Anatom Jacques Beningue Winslow [86], in Odensee gebürtig, beschrieb in seinem Werk 1732 zum ersten Mal den Processus uncinatus, den er „petit pancreas" nennt.

1748 verdanken wir Abraham Vater [82] eine ausgiebige Beschreibung der Papille.

Albrecht von Haller [40], gebürtiger Berner, der lange Jahre in Göttingen wirkte, unterzog in einem Werk von 1748 die Pankreasgänge einer sehr gründlichen Diskussion. Die Anzahl der Pankreasgänge bei den verschiedenartigsten Tieren sind beschrieben, ohne daß er aber die Art der Ausführungsgänge beim Menschen genau angibt.

1764 blieb es demselben Autor vorbehalten, auf die Verdauungsfunktion des Pankreas genauer einzugehen [42].

1775 veröffentlichte Michaele Girardi [35], Schüler Morgagnis und Professor der Anatomie in Parma, sehr schöne Tafeln des frühzeitig infolge einer Leicheninfektion verstorbenen Anatoms aus Venedig, Giovani Domenico Santorini [73]. Diese zeigten das geöffnete Duodenum, in welches hinein aus der Valvulae Kerkringii eine große und eine kleine Karonkel, wie Santorini die Papille zu nennen beliebte, deutlich hervorragen. Santorini war der Erste, der die übliche Anlage der Ausführungsgänge des Pankreas erkannt und beschrieben hat.

Jedoch wurden seine Entdeckungen weder bekannt noch gewürdigt. So findet sich im Werk von Edouard Sandifort [72] aus Haag weder eine Andeutung über den Ductus Santorini noch über die zweite Papille in der Pars descendens duodeni.

Leopoldo Marc Antonio Caldani [16], Schüler Morgagnis und Professor in Bologna, Venedig und Padua, veröffentlichte zwischen 1801–1814 mit seinem Neffen Floriano Caldani ein großes anatomisches Kupferwerk, in dem sehr schöne Abbildungen des Pankreas zu finden sind, der zweite Ausführungsgang aber völlig übersehen ist.

Johann Friedrich Meckel [58], Professor der Anatomie und Chirurgie in Halle, hat zahlreiche Untersuchungen über die Bauchspeicheldrüse unternommen, hielt aber den doppelten Ausführungsgang für ungewöhnlich.

1818 schrieb der Heidelberger Professor Friedrich Thidemann [78] eine wichtige Arbeit: „Über die Verschiedenheiten des Ausführungsganges der Bauchspeicheldrüse beim Menschen und den Säugetieren", übersah aber die Arbeiten Santorinis, indem er behauptete, daß beim Menschen normalerweise nur ein Ausführungsgang vorhanden sei.

1830 fanden Becourt u. Gustave [8] bei der Untersuchung von 32 Leichen die Lageverhältnisse des Ductus Wirsungianus zum Ductus choledochus äußerst wechselnd und beschrieben sie im Detail.

1834 stellte der Würzburger Arzt Johann Nepomuk Eberle (1798–1834) [22] fest, daß der Pankreassaft neben der stärkeabbauenden auch eine emulsionierende Wirkung auf Fette besitze.

Rahns Dissertationsschrift aus Göttingen [68] enthält den ersten Versuch, unter Benutzung aller früheren Beobachtungen, die Pathologie des Pankreas auf Tatsachen aufzubauen (Abb. 1.2).

1838 bewiesen Johann Evangeliska Purkinje und Samuel Moritz Pappenheim [66] die unter dem Einfluß von Galle erfolgende Fettspaltung.

1842 veröffentlichte Claessen [20] in Köln eine Monographie über die Erkrankungen des Pankreas.

1844 entdeckten, unabhängig voneinander, der Franzose Apollinaire Bouchardat [14] und der Deutsche Gabriel Gustav Valentin [81] die stärkespaltende Wirkung des Pankreassaftes.

Die erste Beschreibung und genaue Darstellung des Pankreasgefäßsystems geht auf die Arbeit von Haller [40, 41] zurück.

Claude Bernard [9, 10], Schüler und Nachfolger Francois Magendies am Collège de France, veröffentlichte 1855 und 1856 hervorragende Arbeiten über Pankreas und Pankreassaft. Beide Pankreasgänge, vom Ductus choledochus ausgehend dargestellt, sind genauestens beschrieben, viele Untersuchungen an Tieren erwähnt und die Physiologie des pankreatischen Sekrets, insbesondere in Hinsicht auf die Lösung stickstoffhaltiger Nahrungsmittel, überprüft.

Mit diesen Arbeiten wurde das Pankreas als Organ mit wichtigen Funktionen anerkannt.

Die bekannten Dorpater Physiologen Bidder und Schmid sowie Frerichs und Funke aus Leipzig waren einer ganz anderen Auffassung: außer dem Saccharifikationsvermögen für Stärkemehl erkannten sie dem Pankreassekret keine verdauende Einwirkung auf andere Nahrungsmittelelemente zu.

Claude Bernard [9, 10] bewies jedoch, daß der Pankreassaft ein Universalverdauungsagent für alle organischen Nährstoffe sei, da er nicht nur Stärkemehl in Zucker verwandelt und Fette verdaut, sondern auch mit der Galle die eiweißartigen Körper löst und an Stelle des Magens verdaut. Als entscheidenden Beweis für die Rolle des Pankreas führte Bernard an, daß nach Abtrennung des Pankreas vom Darm, keine Fettresorption mehr stattfinde. Diese Behauptung wurde nach Unterbindung des pankreatischen Gangs von Bilder, Schmid, Herbst, Frerichs und Lens nachgeprüft und nicht bestätigt.

Später machte Bernard zufällig die „Entdeckung", daß die Bauchspeicheldrüse nicht nur einen Ausführungsgang besitze, sondern noch 1–2 kleinere, und so klärten sich die Widersprüche.

1869 beschrieb der Doktorand Paul Langerhans [54] die Inselzellen („besondere Zellhaufen im Pankreas"). Ihre Bedeutung für die innere Sekretion des Pankreas wurde jedoch erst später erkannt.

1875 fand Rudolph Heidenhain [43], daß sich das Trypsin in der Pankreaszelle als unwirksame Vorstufe befindet und erst im Duodenum aktiviert wird.

1883 schrieb Jean Cruveilhier [21], Nachfolger auf dem Lehrstuhl von Dupuytren, in seinem Anatomiebuch eine Abhandlung über das Pankreas, in der er klar einen doppelten Gang erwähnte. Eine Arbeit über das Pankreas und seine Ausführungsgänge findet man in einem Artikel von A. Verneuil [83], die den Folgerungen Santinis entspricht.

J. Hyrtl (1846) [48] und C. Gegenbauer (1890) [34] waren allerdings von der Häufigkeit einer zweiten selbständigen Ausmündung des Pankreasgangsystems nicht sehr überzeugt, was dann zu neuen Diskussionen führte.

Der Göttinger Anatom Friedrich Jakob Henle [44] schenkte ebenfalls den Ausführungsgängen des Pankreas Interesse.

1678 machte Conrad Brunner, ein Schüler von Felix Melchior Vater, der seit 1672 in Straßburg und nach 1687 in Heidelberg wirkte, den ersten Versuch, das Pankreas zu exstirpieren.

1888 unternahm von Senn [76] tierexperimentelle Untersuchungen, welche zeigten, daß die partielle Entfernung des Pankreas toleriert wird und

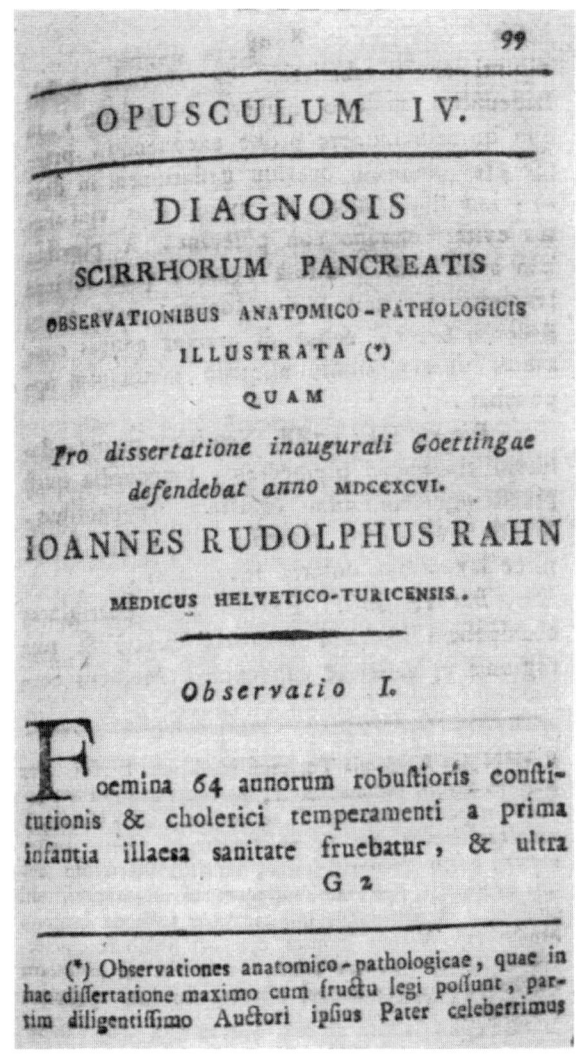

Abb. 1.2. Titelseite der Dissertation von J.R. Rahn in Göttingen, 1798 [68]

ein Ausfließen von Pankreassaft in die Bauchhöhle, im Gegensatz zu den tierexperimentellen Ergebnissen von Rosenbach, nicht zwangsläufig von einer Peritonitis gefolgt sein muß.

1888 bewies Ivan Petrowitsch Pawlow [65], daß „die Pankreassekretion nicht nur vom Füllungszustand des Magens und Duodenums, sondern im besonderen Maße von nervösen Impulsen und bedingten Reflexen abhängig ist".

1889 wurde in der Straßburger Medizinischen Universitätsklinik unter der Leitung von Bernhardt von Naunyn durch seinen Privatdozenten Freiherrn Josef von Mering u. Oscar Minkowski [59], einem russischen Assistenten, die erste Pankreatektomie an einem Hund durchgeführt; das

Tier wurde diabetisch, überlebte aber Monate, Lediglich eine Seite wurde diesem Experiment im Zentralblatt für klinische Medizin gewidmet (1889, S. 396).

1898 beschrieb A. Charpy [18] die Varianten des Pankreasgangsystems, gefolgt in den USA durch F.L. Opie [62, 63] und 1911 durch W.M. Baldwin [2].

1902 berichteten Henri Bayliss u. William Maddock Starling [7], daß die Sekretion von Pankreassaft durch das Sekretin, einem von den Epithelzellen des Duodenums produzierten Stoff, auf dem Blutweg indirekt stimuliert wird.

1909 benannte J. de Meyer [60] das hypothetische Hormon von den Inselzellen „Insulin".

1920 konnten Banting u. Best [4] das Inselhormon darstellen; 1922 konnten sie Insulin isolieren.

1923 wurde von Murlin [61] ein zweites, den Zuckerstoffwechsel antagonistisch beeinflussendes Pankreashormon, das Glukagon, nachgewiesen.

1967 wurde von Gregory und Tracy [38] aus Tumoren des Pankreas ein weiteres Hormon isoliert, das Gastrin, das im Falle einer Hypergastrinämie zur verstärkten Säurereaktion des Magens und damit zur Ulkusbildung führt.

Trotz aller dieser physiologischen und experimentellen Fortschritte blieb die klinische Literatur sehr arm, so daß Tillmanns 1897 [80] feststellen konnte: „Die Literatur über die Chirurgie des Pankreas ist bis jetzt noch recht dürftig." Ein Kapitel über das Pankreas fehlt sowohl in der chirurgischen Operationslehre von Kocher (1897) [50] wie auch bei Gurlt (1898) [39], dem klassischen Historiker der Chirurgie.

Im „Bericht über die ersten 25 Jahre der Deutschen Gesellschaft für Chirurgie" von Trendelenburg nimmt das Kapitel Pankreas $2^1/_2$ Seiten ein, in der Operationslehre von Kirschner (1923) 8 Seiten!

Langsam, aber zunehmend entstanden nach dem 2. Weltkrieg Interesse und Kenntnisse am Pankreas, besonders durch die Arbeiten und Untersuchungen in den USA, so daß die Chirurgie des Pankreas nunmehr eine bedeutsame Entwicklung durchlaufen konnte. Das „noli me tangere" dieses so lange verborgenen Organs war zu Ende.

Literatur

1. Almeloveen TJ (1684) Invente nov-antiqua.
2. Aristotle Works (1910) Translated by d'Arcy W. Thompson Oxford, Clarendon Press.
3. Baldwin WM (1911) The pancreatic ducts in man, together with a study of the microscopical structure of the minor duodenal papilla. Anat Rev 5:197
4. Banting FG, Best CH (1922) The internal secretion of the pancreas. J Lab Clin Med 8:464
5. Bartholinus T (1651) Anatomia reformata.
6. Bauhin C (1590) De corporis humani fabrica.
7. Bayliss EH, Starling WM (1902) The mechanism of pancreatic secretion. J Physiol 28:325
8. Becourt P, Gustave J (1830) Recherches sur le pancreas, ses fonctions et ses altérations organiqués. Dissertation présentée et soutenue à la Faculté de Médecine de Strasbourg
9. Bernard C (1855) Leçons de physiologie expérimentale appliquées à la médecine, tome 2
10. Bernard C (1856) Mémoire sur le pancreas et sur le rôle du suc pancreatique, tome 1 [Suppl]. Compte-rendu de l'Académie des Sciences
11. Bidloo G (1685) Anatomia humani corporis. Amstelodami
12. Boe F de la (1674) Medicinae practicae.
13. Boe F de la (1680) Praxeos medicae idea nova. Opera omnia medica, L.I, Cap II. Amsterdam, S 177
14. Bouchardat A (1845) Des fonctions du pancréas et de son influence dans la digestion des féculents. CR Acad Sci (Paris) 20:1085
15. Brunner JC (1683) Experimenta nova circa pancreas.
16. Caldani LMA (1801–1814) Icones antomicae.
17. Carpi JB de (1959) Isagogae Breves Bologna 1522. (A short introduction to anatomy) The University of Chicago Press, Chicago (Translator: Lind LR)
18. Charpy A (1898) Variétés et anomalies des canaux pancréatiques. J Anat Physiol 34:720
19. Cheselden W (1697) Anatomy of the human body.
20. Claessen DH (1842) Die Krankheiten der Bauchspeicheldrüse. Du Mont – Schauberg, Köln
21. Cruveilhier J (1883) Traité d'anatomie descriptive.
22. Eberle JN (1834) Physiologie der Verdauung nach Versuchen auf natürlichen und künstlichen Wegen. Etlinger, Würzburg
23. Edwardes D (1961) Introduction to anatomy 1532. In: O'Malley CD, Russel KF (eds) Stanford University Press, Stanford
24. Eichfuss HP, Farthmann E, Grossner D, Schlosser GA, Schreiber HW (1975) Chirurgie der Bauchspeicheldrüse. Historisches und Entwicklungstendenzen. Med Welt 26:867–873
25. Emberger D (1981) Contribution à l'étude historique de la chirurgie du pancréas. Thèse de Strasbourg, n° 163
26. Fallopio G (1565) Observationes anatomicae.
27. Fernelius A (1561) De partium morbis et symptomatis, Lib 6, Cap 7. Univers. Medicina. Editio sexta, Hannover, S 303
28. Frank G (1680) Bona nova anatomica.
29. Friedreich (1875) Die Krankheiten des Pankreas. Leipzig
30. Fuchs K, Schafmayer A (1975) Historia Chirurgiae Pankreatis. Von Galen zu Whipple. Geburtstagsschrift der Chirurgischen Univ. Klinik Göttingen für Prof. Peiper, Universitätsbibliothek, Göttingen
31. Galenus C (1564) De Semine, Liber 11, Cap 6.
32. Galenus C (1565) De usu partium corporis humani. Edit. Venet. Quarta

33. Galenus N (1821–1822) Opera omnia. In: Kuhn CG (ed) Knobloch, Leipzig
34. Gegenbauer C (1890) Anatomie des Menschen.
35. Girardi M (1775) J.D. Santorini anat. sum XVII tabulae
36. Graaf R de (1664) Disputatio medica de natura et usu succi pancreatici. Hadlian, Leiden
37. Graaf R de (1671) Tractatus anatomico-medicus de succi pancreati natura et usu. Lugd. Batavorum, Cap 7: Quibus morbis pancreatis substantia atque illius succus infestavi potest. S 105
38. Gregory RA, Tracy HJ, Grossman MI Isolation of two gastrins from human antral mucosa. Nature, London 209:583
39. Gurlt E (1898) Geschichte der Chirurgie und ihrer Ausübung, Bde I–III. Hirschwald, Berlin
40. Haller Albrecht von (1748) Disputationum anatomicarum selectarum, vol 3. Vandenhoeck, Göttingen
41. Haller Albrecht von (1756) Icones anatomicae in quibus aliquae partes corporis humani delincatae proponuntus et arteriarum potissimum historia continetur. Vandenhoeck, Göttingen
42. Haller Albrecht von (1764) Elementa physiologiae corporis humani.
43. Heidenhain R (1883) Physiologie der Absonderungsvorgänge. Hermanns Handbuch der Physiologie
44. Henle J (1866) Eingeweidelehre, Bd 2.
45. Henle J (1938) On Miasmata and Contagia. Translated with Introduction by George Rosen Baltimore. John Hopkins University Press
46. Hippokrates (1853) Oeuvres. Littre, Paris
47. Hoffmann M (1703) Idea machinae humanae anatomico-physiologica. Mayer, Altdorf
48. Hyrtl J (1846) Anatomie, 1. u. 2. Aufl.
49. Kirschner M, Nordmann O (1923) Chirurgie. Urban & Schwarzenberg, Berlin Wien
50. Kocher T (1897) Chirurgische Operationslehre, 3. Aufl. Fischer, Jena
51. Kühne W (1867) Über die Verdauung der Eiweisstoffe durch Pankreassaft. Virchows Arch [A] 39:130
52. Kümmerle F (1983) Chirurgie des Pankreas. In: Schreiber HW, Carstensen G (Hrsg) Chirurgie im Wandel der Zeit 1945–1983. Springer, Berlin Heidelberg New York, S 275–284
53. Lancisi JM (1714) Tabulae anatomicae.
54. Langerhans P (1869) Beiträge zur mikroskopischen Anatomie der Bauchspeicheldrüse. Medizinische Dissertation, Universität Berlin
55. Major RH (1954) A history of medicine, vol 1. Thomas, Springfield
56. Manget JJ (1717) Theatrum anatomicum.
57. Massa N (1536) Liber introductorius anatomiae. In: Venice, Bindoni, Pasini (eds) Studies in pre Vesalian anatomy. American Philosophical Society, Philadelphia (Translator: Lind LR, 1975)
58. Meckel (1816) Handb. der pathologischen Anatomie.
59. Mering VJ, Minkowski O (1890) Diabetes mellitus nach Pankreasexstirpation. Arch Exp Pathol 26:371
60. Meyer de J (1909) Action de la sécrétion interne du pancréas sur différents organes et en particulier sur la sécrétion rénale. Arch Physiol 7:96
61. Murlin JR (1922–1923) Properties and methods of preparation of the antidiabetics substance (Glycopyron) generated by the pancreas. Proc Soc Exp Biol Med 20:70
62. Opie FL (1901) Etiology of acute hemorrhagic pancreatitis. Bull Johns Hopkins Hosp 12:182
63. Opie FL (1903) Anatomy of the pancreas. Bull Johns Hopkins Hosp 14:229
64. Panarolus R (1652) Iatrologismorum seu medicinalium observationum pentecostae quinque. Rom, S 782
65. Pawlow IP (1888) Die Arbeit der Verdauungsdrüsen. Wiesbaden
66. Purkinje E, Pappenheim SM (1838) Vorläufige Mitteilungen aus einer Untersuchung über künstliche Verdauung. Müllers Arch Anat Physiol 1
67. Putscher M Geschichte der medizinischen Abbildung, Bd 2: 1600 bis Gegenwart. Moos, München
68. Rahn JR (1796.4) Schirrhosi pancreatis diagnosis, observationibus anatomico-pathologicis illustrata Goettingae. Brers VA (1798.8) Sylloge Opusculorum selectorum, recudi curavit, vol 2. Ticini
69. Riedel (1864) Über entzündliche, der Rückbildung fähige Vergrösserungen des Pankreaskopfes. Berl Klin Wochenschr 33
70. Riolan J (1649) Opera anatomica vetera recognita et auctiora. Meturas, Paris, S 813
71. Rufus of Ephesus. Oeuvres de Rufus d'Ephèse (1879) Translated by Darenberg and C. Emile Ruelle. Paris: Imprimerie Nationale
72. Sandifort E (1784) Tabulae intestini duodeni.
73. Santorini JD (1775) Anatomicisummi, septemdecim tabulae quas nunc primum edit atque explicat. Giradi, Parmae ex Regia Typographia, Parma
74. Sappey (1873) Traité d'anatomie.
75. Schirmer AM (1893) Beitrag zur Geschichte und Anatomie des Pankreas. Inaugural Dissertation, Basel
76. Senn N von (1888) Die Chirurgie des Pankreas, gestützt auf Versuche und klinische Beobachtungen. In: Volkmann R (Hrsg) Sammlung klinischer Vorträge. Leipzig
77. Swalwe B (1668) Pancreas pancrene adornante...
78. Thidemann F (1818) Über die Verschiedenheiten des Ausführungsganges der Bauchspeicheldrüse bei dem Menschen und den Säugetieren.
79. Thiedemann F, Gmeblin L (1827) Verdauung nach Versuchen. Gross, Heidelberg, S 92ff., S 164
80. Tillmanns H (1897) Lehrbuch der allgemeinen Chirurgie, 6. Aufl. Veit, Leipzig
81. Valentin G (1847) Lehrbuch der Physiologie des Menschen, Bd 1. Vieweg, Braunschweig
82. Vater A (1748) Dissertation anatomica, qua novum bilis diverticulum ut et valvulosam colli vesicae felleae constructionem, Etc. In: Haller A von (Hrsg) Disputationum anatomicarum selectorum, vol 3. Vandenhoeck, Göttingen, p 259
83. Verneuil A (1851) Sur quelques points de l'anatomie du pancréas. Mémoires de la Société de Biologie, tome 3
84. Vesalius A (1555) De humani corporis fabrica, 2. Aufl. Oporin, Basel
85. Wharton T (1656) Adenographie, sive glandularum totius corporis descripteo. London
86. Winslow J (1732) Exposition anatomique de la structure du corps humain.
87. Wirsung JG (1642) Figura ductus cujusdam cum multiplicibus suis ramulis noviter in pancreatac inventis in diversis corporibus humanis. Padua
88. Zimmermann K (1973) Bauchspeicheldrüse. In: Sailer FX, Gierhake FW (Hrsg) Chirurgie historisch gesehen. Dustri, München

2 Chirurgische Anatomie des Pankreas

L.F. HOLLENDER und J. BAHNINI

Das Pankreas zeichnet sich unter allen Verdauungsorganen durch seine besondere anatomische und topographische Lage aus: Retroperitoneal in der Bursa omentalis fixiert, stellt es an der Einmündung der Pankreas- und Gallenwege im 2. Duodenalabschnitt auch funktionell das zentrale Organ im oberen Gastrointestinaltrakt dar.

Entsprechend seiner Gefäßarchitektonik muß auch auf die unterschiedlichen Resektionsformen eingegangen werden:

- die rechtsseitige Duodenopankreatektomie bzw. Korpopankreatektomie
- die linksseitige Resektion von Pankreaskorpus und Pankreasschwanz im Sinne der Splenopankreatektomie.

Hieraus wird die komplizierte und schwierige pankreasspezifische Operationstechnik ersichtlich.

1. Embryologie [9, 36]

Normalentwicklung (Abb. 2.1 a–d)

Ab dem 24. Schwangerschaftstag beginnt die Entwicklung der Pankreasorgananlage.

Ventral und präduodenal verknüpft mit den ileohepatischen Anlagen entsteht die 2. dorsale bzw. retroduodenale Anlage aus der Proliferation des Septum transversum eines entodermalen Abschnitts im primitiven Verdauungsrohr. Ab dem 42. Tag entsteht die Verschmelzung beider Ursprungsanlagen: Aus der ventralen entsteht der hintere Anteil des Pankreaskopfes. Ein kurzer Abschnitt korrespondiert mit dem Kopfanteil des Pankreashauptgangs. Aus dem dorsalen Anteil entwickelt sich der restliche Anteil der Drüse. Sein langer Ausführungsgang korrespondiert mit dem korporokaudalen Drüsenabschnitt, während der restliche Anteil den akzessorischen Drüsengang von Santorini bildet. Anfänglich sagittal gelegen, entwickelt sich das primitive Pankreas im Mesoduodenum und im hinteren Mesogastrium. Als Folge der Rotation des primitiven Verdauungsschlauchs kommt das Pankreas in seiner weiteren Entwicklung frontal zu liegen: Rechts der Pankreaskopf, entwickelt im Mesoduodenum, und links Pankreaskorpus und -schwanz hinter dem Magen in der Bursa omentalis gelegen.

Die peritonealen Verklebungen fixieren das Drüsenorgan während der weiteren Entwicklung.

Das posterior verlagerte Blatt des Mesoduodenums verklebt mit dem primitiven hinteren parietalen Peritoneum, um so die Treitz-Faszie zu bilden, die den Pankreaskopf fixiert. Das linke Blatt des hinteren Mesogastriums verbindet sich mit dem hinteren parietalen Peritoneum und fixiert den Korpus der Drüse, während der Pankreasschwanz frei im pankreosplenischen Netz verbleibt.

Die retroperitoneale Vorderfläche des Pankreas bleibt so in der weiteren Entwicklung definitiv durch das hintere parietale Peritoneum bedeckt.

Kongenitale Anomalien

Die beschriebene embryologische Entwicklung begünstigt und erklärt die verschiedenen Mißbildungen.

Pancreas anulare [9, 11, 19] (Abb. 2.2)

Hierbei handelt es sich um eine ringförmige Einhüllung des 2. Duodenalabschnitts. Während sich in einigen Fällen eine Ablösung vom Duodenum ermöglichen läßt, besteht in anderen Fällen eine parenchymatöse und damit nicht ablösbare Infiltration der Duodenalwand. Nach Lloyd Jones et al. [19] resultiert in 50% der Fälle eine Duodenalstenose im jugendlichen Alter, ohne jedoch klinische Auswirkungen erkennen zu lassen. Hays et al. [11] allerdings beschrieben 1961 das häufige Vorhandensein einer Hydramnionbildung. Gray u. Skandalakis [9, 10] versuchten die Morphogenese dieser Anomalie zu erklären und fanden die Kombination mit dem Down-Syndrom in 16% der Fälle und eine bronchoösophageale Fistel sowie eine Herzmißbildung in 10% der Fälle.

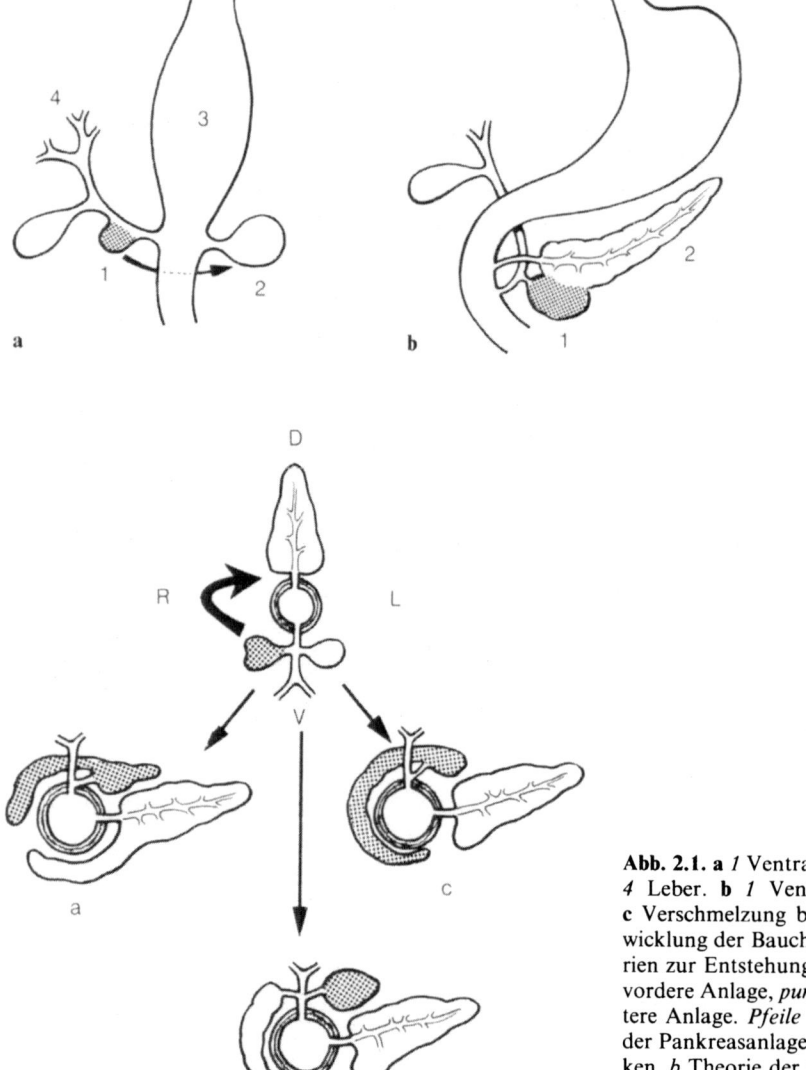
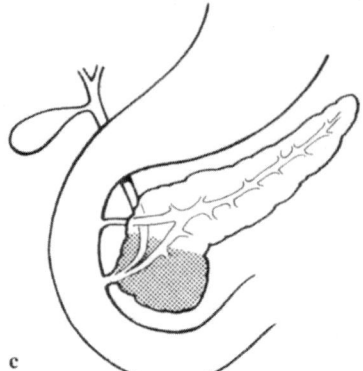

Abb. 2.1. a *1* Ventrale Knospe, *2* Dorsale Knospe, *3* Magen, *4* Leber. **b** *1* Ventrales Pankreas, *2* Dorsales Pankreas. **c** Verschmelzung beider Knospen. **d** Embryologische Entwicklung der Bauchspeicheldrüse mit den wichtigsten Theorien zur Entstehung eines Pankreas anulare (*schwarz* rechte vordere Anlage, *punktiert* linke vordere Anlage, *gelappt* hintere Anlage. *Pfeile* Rotationsrichtung des Duodenums und der Pankreasanlagen. *a* Theorie der Hypertrophie nach Tieken. *b* Theorie der Persistenz und Vergrößerung der linken vorderen Anlage nach Baldwin. *c* Theorie der Adhärenz der rechten vorderen Anlage nach Lecco

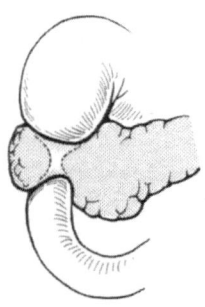

Abb. 2.2. Pancreas anulare [9]

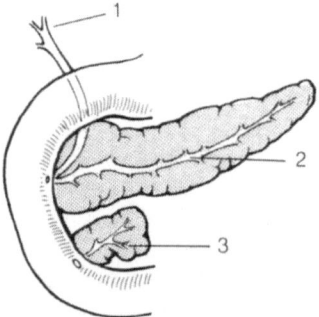

Abb. 2.3. Pancreas divisum: Doppelte Einmündung ins Duodenum. *1* Ductus choledochus, *2* Ductus Wirsungianus, *3* Processus uncinatus

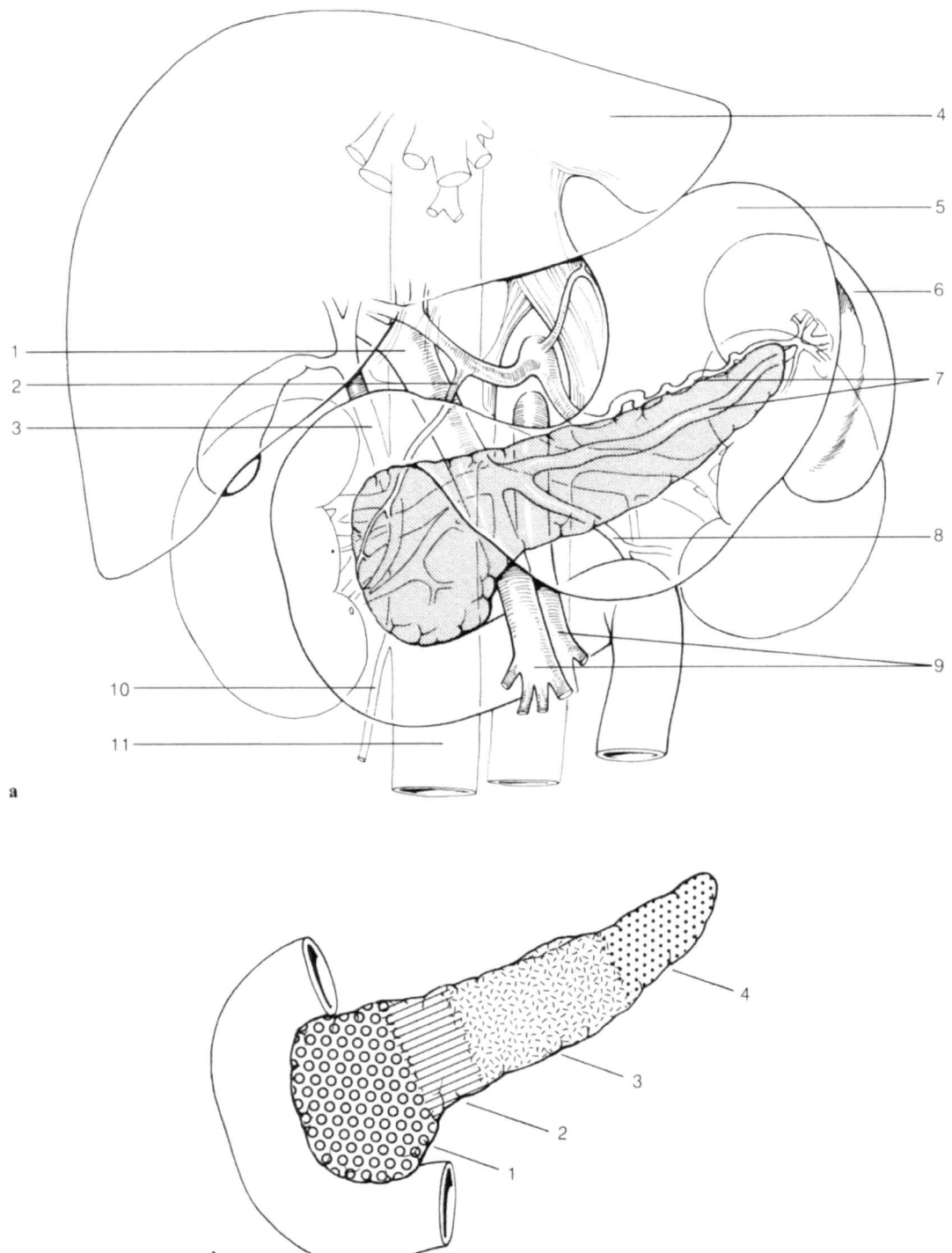

Abb. 2.4. a Topographische Anatomie des Pankreas. *1* V. portae, *2* A. gastroduodenalis, *3* Ductus choledochus, *4* Leber, *5* Magen, *6* Milz, *7* A. und V. splenica, *8* V. mesenterica inferior, *9* A. und V. mesenterica superior, *10* V. spermatica bzw. uteroovarialis, *11* V. cava inferior [9]

b Anatomische Unterteilung des Pankreas. *1* Kopf, *2* Isthmus, *3* Korpus, *4* Schwanz

Pancreas divisum [23, 44] (Abb. 2.3)

Das Pancreas divisum ist durch einen Entwicklungsmangel der beiden Ursprungsknospen gekennzeichnet. Es entsteht keine Vereinigung der dorsalen und ventralen Exkretionskanäle, die vollständig unabhängig voneinander bleiben und in das Duodenum durch 2 verschiedene Öffnungen münden. Auf diese Weise drainiert der Hauptgang den größten Teil des Pankreas, d.h. das dorsale Pankreas, das aus Schwanz, Körper und Isthmus besteht, sowie den oberen und vorderen Teil des Pankreaskopfes. Er mündet in die kleine Papille, auch kleine Karunkel genannt. Der Nebenkanal, der dem Endteil des eigentlichen Ductus Wirsungianus entspricht, drainiert die hintere und untere Seite des Pankreaskopfes sowie den Processus uncinatus und mündet normal in die große Papille oder große Karunkel.

Ektopisches Pankreas

Nach Pearson [29] können in 2% der Fälle aberrierende Pankreasparenchymknoten im Magen-Duodenal-Abschnitt sowie im Meckel-Divertikel aufgefunden werden. Langerhans-Zellen können im ektopischen Pankreas vorgefunden werden. Hieraus läßt sich die Hypothese ableiten, daß es in diesen Fällen nicht zu einer Rückbildung bei der Ausreifung des normalen Pankreas kam. Eine atypische Metaplasie der pluripotenten Entodermalzellen des primitiven Verdauungsschlauches erklärt die Lokalisation von ektopischem Pankreas im Kolon sowie im Meckel-Divertikel und in der Appendix.

2. Anatomische Einteilung [4, 30, 34, 38] (Abb. 2.4)

15–20 cm lang, 70–90 g wiegend hat das Pankreas die Form eines Hammers, mit dem größeren rechten Anteil und dem sich verjüngenden linksseitigen Stiel. Es wird in 4 Abschnitte unterteilt:

1. Pankreaskopf. Er stellt den rechten Teil der Drüse dar, submesokolisch in Höhe der rechten Kante der Wirbelsäule gelegen. Der Pankreaskopf hat innige Beziehungen zum inneren Duodenalknie und ist mit ihm fest verbunden. Im unteren und inneren Abschnitt bildet sich i. allg. ein zapfenförmiger Anteil aus, das sog. kleine Pankreas oder der Processus uncinatus Winslowi, der in verschiedenen Varianten vorkommt (Abb. 2.5a–c). An seiner Vorderseite verlaufen in einer Rinne die oberen Mesenterialgefäße.

2. Pankreasisthmus. Der Kopfteil ist mit dem Drüsenrest durch eine schmale Drüsenbrücke, dem sog. Isthmus verbunden. In diesem Abschnitt besteht am Unterrand eine Rinne für die V. mesenterica superior. Am oberen Rand gibt es unterschiedliche Parenchymausziehungen zum Duodenum.

3. Pankreaskorpus. Er ist zungenförmig ausgebildet und weist an seinem Oberrand einen kleinen linksseitigen Höcker auf.

4. Pankreasschwanz. Er ist langgestreckt, sich schwanzförmig verjüngend mit leicht bogenförmigem Verlauf nach ventral.

Abb. 2.5a–c. Anatomische Varianten des Processus uncinatus in Zusammenhang mit A. und V. mesenterica superior. *1* Korpus, *2* Processus uncinatus [9]

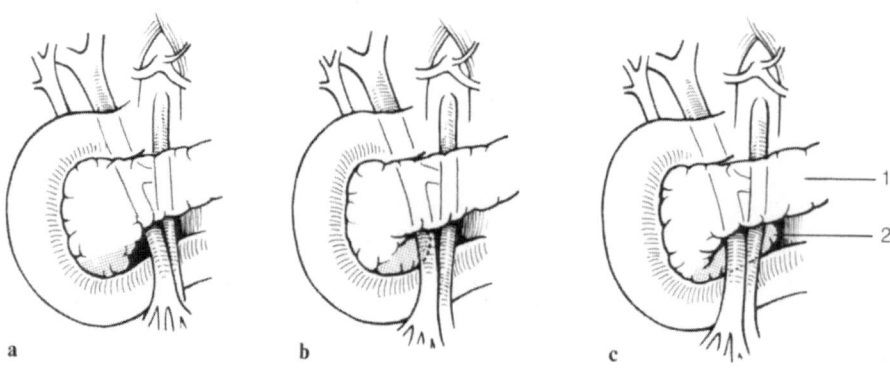

3. Topographie (Abb. 2.6a, b)

Das Pankreas ist quer vom rechten zum linken Oberbauch reichend tief retroperitoneal vor der lumbalen Wirbelsäule gelegen: Kopfwärts in Höhe von L1 bis L2 und schwanzwärts in Höhe von D12.

Das Organ liegt retroperitoneal in der Bursa omentalis eingehüllt, bis auf den rechten unteren Kopfabschnitt, dem Processus uncinatus. Sagittal liegt dieser vor den großen retroperitonealen Gefäßen mit der besonders leicht verletzbaren V. portae.

Ohne eigenes Mesenterium, der Aorta abdominalis vorgelagert, zwischen Tripus Halleri und A. mesenterica superior ist das Pankreas links dorsal durch die Treitz-Faszie und rechts durch die Toldt-Faszie fixiert. Der rechte Anteil liegt mit ihm eng verbunden im konkaven Duodenalknie.

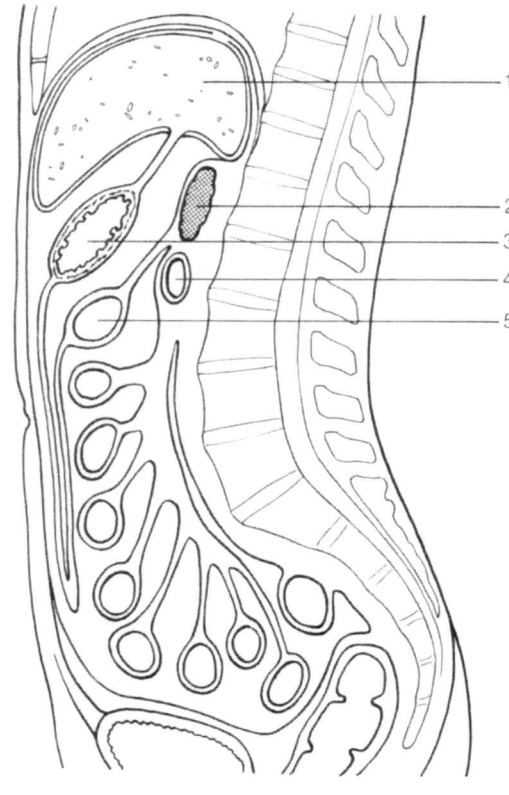

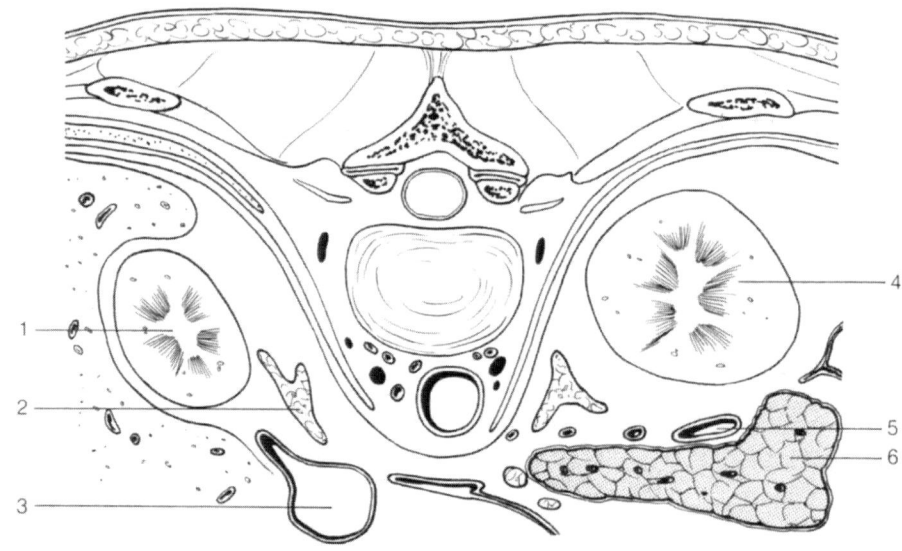

Abb. 2.6. a Vertikalschnitt. *1* Leber, *2* Pankreas, *3* Magen, *4* Duodenalabschnitt, *5* Colon transversum

b Transversalschnitt. *1* Linke Niere, *2* Linke Nebenniere, *3* Magen, *4* rechte Niere, *5* V. portae, *6* Pankreaskopf

Beziehungen des Pankreas zum Peritoneum
(Abb. 2.7)

Pankreaskopf und Pankreasisthmus

Ins Mesoduodenum entwickelt, liegen Pankreaskopf und Pankreasisthmus im rechten Oberbauch verklebt durch die Treitz-Faszie. Chirurgisch gesehen erlaubt diese anatomische Disposition die Mobilisierung des Duodenopankreas durch Ablösen der Treitz-Faszie entlang der rechten Konkavität im 2. Duodenalabschnitt nach Inzision des Peritoneums. Dieses Vorgehen, das sog. Kocher-Vautrin-Manöver, ermöglicht die Freilegung des hinteren Pankreaskopfes und der distalen Gallenwege. Die Wurzel des Mesocolon transversum verläuft über Pankreaskopf und Pankreasisthmus. Diesem submesokolischen Abschnitt entspricht:

- die submesokolische Faszie, die an dieser Stelle das hintere Blatt des großen Netzes bildet
- sowie der untere rechte Anteil der Bursa omentalis [31].

Der submesokolische Anteil steht in Zusammenhang mit der präpankreatischen Faszie, die durch Anlehnung vom Mesoduodenum und Mesocolon transversum bzw. ascendens gebildet wird. Die Vorderfläche des Processus uncinatus liegt rechts von der Flexura duodenojejunalis in unmittelbarer Nachbarschaft zur Mesenterialwurzel.

Abb. 2.8. a Anheftungsbänder der retropankreatisch gelegenen A. mesenterica superior. *1* A. splenica, *2* A. mesenterica superior, *3* Ligamentäre Befestigung. **b** *1* Ganglion semilunare sinistrum, *2* V. portae, *3* Duodenum, *4* A. mesenterica superior, *5* V. cava inferior, *6* Aorta

Pankreaskorpus

Er besitzt enge Beziehungen zum hinteren parietalen Peritonäum, welches an dieser Stelle die Hinterfläche der Bursa omentalis bildet. Die Rückfläche des Pankreaskorpus steht in enger Beziehung zum hinteren Mesogastrium, welches den retropankreatischen Anteil der Toldt-Faszie bildet (Abb. 2.8a, b).

Pankreasschwanz

Weniger fest fixiert, vom Peritoneum bedeckt und mit dem Lig. pancreosplenicum verbunden, bildet er eine Abdeckung des retroperitonealen Raums.

Abb. 2.7. Frontalschnitt mit der Vorderfläche des Pankreas.
1 Leberarterie
2 Rechte Kolonflexur
3 Magen
4 A. splenica
5 Pankreas
6 Mesocolon-transversum-Wurzel
7 A. u. V. mesenterica superior

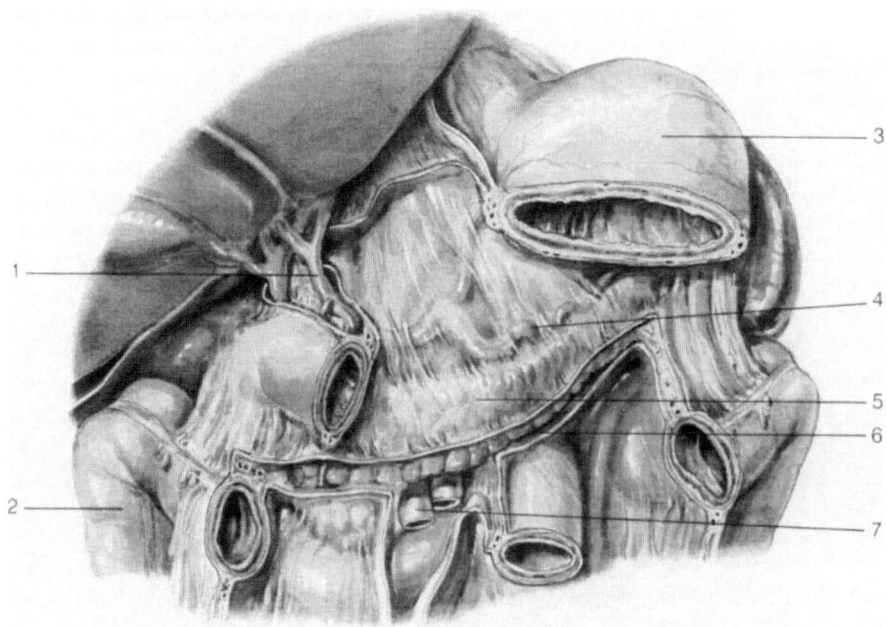

Chirurgische Anatomie des Pankreas

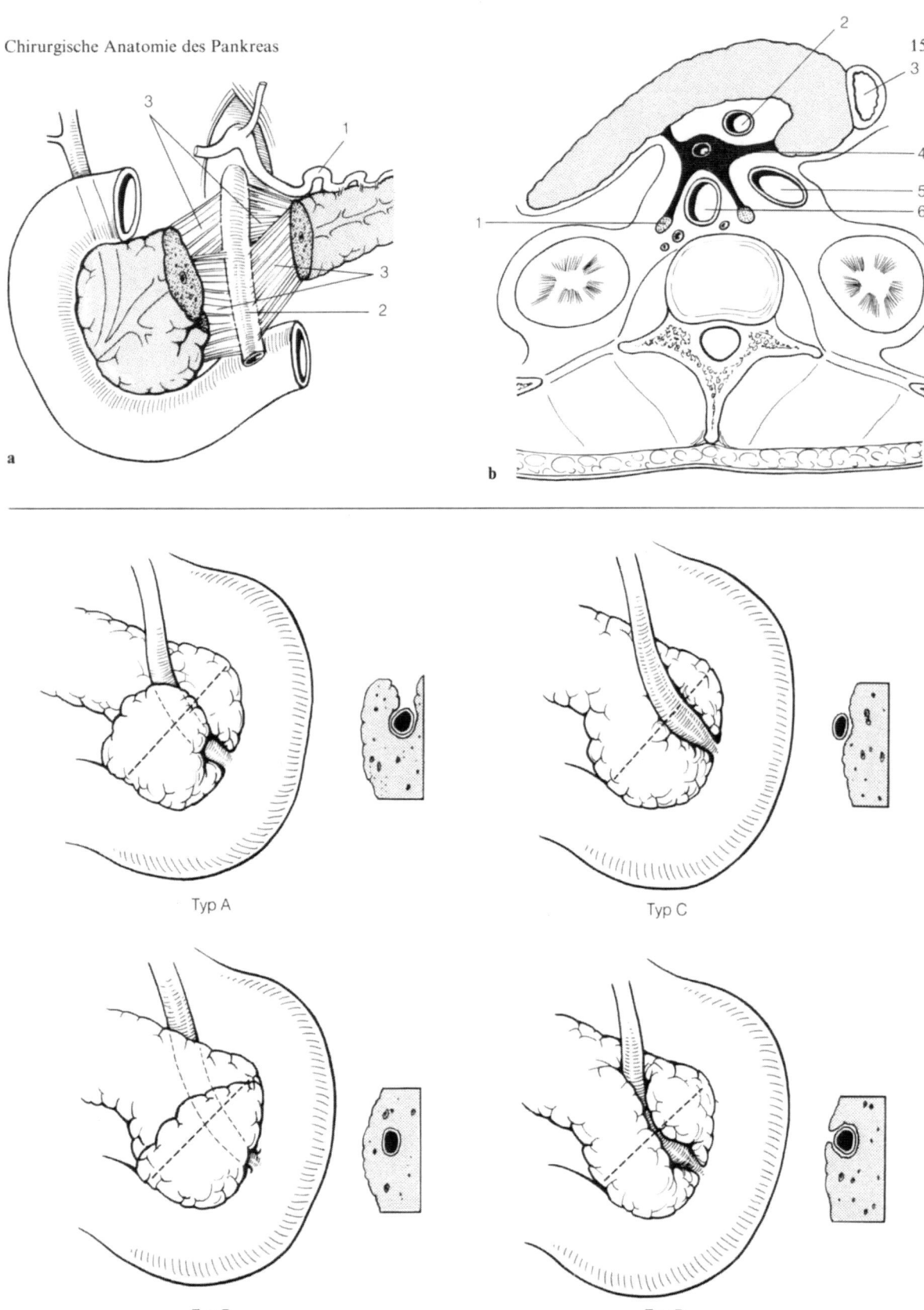

Abb. 2.9. Verlaufsvariationen des retropankreatischen Anteils des Choledochus [9, 10]

Demzufolge erfordert die peroperative Exploration des Pankreas einen anterioren transperitonealen Zugangsweg in 3 Etappen:
1. die direkte supramesokolische Exploration des Pankreaskopfes unter Ablösung der Anheftung des Mesokolons,
2. das Anheben des Mesocolon transversum, welches die Exploration der submesokolischen Region erlaubt,
3. die Eröffnung der Bursa omentalis zur direkten Exploration des Pankreaskorpus und Schwanzabschnitts mittels Eröffnung des kleinen Netzes und breiter Inzision des gastrokolischen Ligaments.

Beziehungen des Pankreas zu den Nachbarorganen [4]

Rechtes Pankreas

Das Duodenum umschließt den Pankreaskopf C-förmig. Durch die engen gefäßtopographischen Beziehungen zwischen Pankreaskopf und Duodenum besteht ein zusammenhängender „Block", der die Mitnahme des Duodenums bei Kopfpankreatektomie erforderlich macht.

Die Beziehungen beginnen im 1. Duodenalabschnitt oberhalb des Pankreasisthmus in Höhe der A. gastroduodenalis und werden dann sehr innig zwischen dem 2. Duodenalabschnitt und dem inneren Rand des Pankreas. Maximale Beziehungen zwischen Pankreas und Duodenum bestehen im Bereich der biliopankreatischen Einmündung. Unterhalb der Papille, zwischen Pankreas und dem 3. Duodenalabschnitt in Höhe der Kreuzung der oberen Mesenterialgefäße werden sie wieder lockerer.

Gallenwege. Der Ductus choledochus verläuft im Lig. hepatoduodenale, dann schräg entlang der Hinterwand des 1. Duodenalabschnitts, getrennt durch eine dünne Parenchymschicht, sodann entlang der Hinterwand des Pankreaskopfes und mündet mit dem Ductus Wirsungianus in den 2. Duodenalabschnitt ein.

Smanio [38] analysierte 1954 aus einem Kollektiv von 200 Patienten 4 mögliche Gangkonfigurationen in Beziehung zum Pankreaskopf (Abb. 2.9):
1. Partieller intrapankreatischer Verlauf (42,5%).
   Eine Parenchymzunge des Processus uncinatus bedeckt teilweise den Ductus choledochus (Typ A).
2. Kompletter intrapankreatischer Verlauf (30%).
   Der Ductus choledochus ist ganz vom Processus uncinatus bedeckt (Typy B).
3. Vollständiger retropankreatischer Choledochusverlauf (16,5%).
   Der Choledochus verläuft in einer vom Mesoduodenum gebildeten Rinne (Typ C).
4. Schließlich gibt es Verlaufsformen, in denen der Choledochus von 2 Parenchymzungen bedeckt ist, die entweder vom Pankreasisthmus oder vom Processus uncinatus stammen (Typ D).

Eine wichtige Beziehung des Choledochus ergibt sich zu der A. pancreaticoduodenalis superior, die den Choledochus in Höhe des unteren und hinteren Choledochusdreiecks kreuzt. Die Arterie verläuft dann hinter dem Choledochus in Höhe der Papille.

Lytle [20] wies 1959 im Zusammenhang mit dem Kocher-Vautrin-Manöver darauf hin, daß dadurch die exakte Palpation der Papille und des distalen Choledochus möglich ist.

Gefäße. Der Pankreaskopf hat unmittelbare Beziehungen zu den Gefäßarkaden der A. pancreaticoduodenalis (s. Abb. 2.4). Der Pankreaskopf steht in besonders engem Zusammenhang mit der A. hepatica dextra, wenn sie einmal atypischerweise aus der A. mesenterica superior entspringt und dann am Hinterrand des Pankreaskopfes verläuft.

Wegen dieser Variante empfiehlt sich aus operationstechnischen Gründen die präoperative Klärung der Gefäßtopographie durch selektive Angiographie.

Es bestehen auch Beziehungen des Pankreaskopfes zu dem Venengefäßsystem, zum pankreoduodenalen Lymphsystem und zum Truncus mesentericoportalis.

Die Vorderfläche des portalen Gefäßsystems besitzt keine Kollateralen und läßt sich deshalb bei der Ablösung des Pankreas leicht darstellen, abgesehen von starken Verwachsungen bei der chronischen Pankreatitis.

Diese Präparation ist eine der schwierigsten Operationsphasen.

Linkes Pankreas

Die linksseitige Pankreatektomie ist i. allg. eine Splenopankreatektomie wegen der innigen anatomischen Beziehungen der Milzvene zum Pankreas. Die Milzgefäße verlaufen parallel am Oberrand und an der Hinterfläche des Pankreas und liegen sodann im Lig. pancreaticosplenicum.

Der Milzstiel enthält 3 Elemente:

1. A. splenica: Sie entspringt aus dem Tripus Halleri mit geschlängeltem Verlauf am Oberrand des Pankreas und teilt sich in 2 Gefäßäste, die in den Milzhilus einmünden. Hieraus entspringen die Aa. gastricae breves und die A. gastroepiploica sinistra.
2. V. splenica: Sie verläuft unterhalb der Arterie, mündet in die V. mesenterica superior und bildet mit ihr die V. portae.
3. Die Lymphknoten der Milzlymphknotenkette.

Milz. Sie ist mit dem linken Pankreas verklebt und durch das pankreatikosplenische Ligament sowie durch die Milzgefäße verbunden.
Diese anatomische Gegebenheit erklärt, daß die Milz bei jeder Mobilisierung des Magens verletzt werden kann und bei jeder Splenektomie das Risiko einer Pankreasschwanzverletzung besteht.

Beziehungen der Pankreasloge zu den Nachbarorganen

Rechtes Pankreas

Seine Vorderfläche hat unmittelbare Beziehungen oberhalb des Mesocolon transversum zur Leberunterfläche, zum rechten Abschnitt der Bursa omentalis und zum beweglichen Anteil des Duodenums sowie des Pylorus.

Unterhalb des Mesocolon transversum sind 2 wichtige Gefäßbeziehungen hervorzuheben:

1. Der mesenteriale Gefäßstiel besteht aus der mehr nach links liegenden A. mesenterica superior, der etwas mehr rechts befindlichen V. mesenterica superior sowie aus den Lymphgefäßen und den periarteriellen Nervensträngen. Bei seinem Verlauf in das Mesenterium unterkreuzt er den Isthmus und den Processus uncinatus.
2. A. und V. colica dextra verlaufen im Mesokolon der rechten Flexur, die man mobilisieren sollte, um den Pankreaskopf vollständig freizulegen.

Die Pankreaskopfhinterwand steht in enger Beziehung zu folgenden, durch die Treitz-Faszie verlaufenden, anatomischen Gebilden:

– V. cava inferior
– der Innenrand der rechten Niere
– der rechte Ureter
– die A. renalis dextra
– die Urogenitalgefäße

Nach kranial liegt der Pankreaskopf in unmittelbarer Nachbarschaft zum Tripus Halleri und ist hier bedeckt vom kleinen Netz.

Linkes Pankreas

Der Pankreaskorpus liegt nach vorn der Hinterwand des Magens an, nach hinten berührt er folgende hinter der Toldt-Faszie verlaufenden Gebilde:

– Aorta mit ihren Nebenästen
– A. renalis sinistra, hinter der A. mesenterica superior verlaufend
– die linke Niere mit der Nebenniere
– die Nervenganglien im Bereich des Tripus Halleri
– die unterhalb und links gelegene Flexura duodenojejunalis

Der Pankreasschwanz hat indirekte Beziehungen über das pankreatikosplenische Ligament zu folgenden anatomischen Gebilden:

– durch die Bursa omentalis nach vorn zur Magenhinterwand
– zur linken Niere
– und unten zum Colon transversum

4. Anatomie der Pankreasausführungsgänge

Sie bestehen aus 2 Gangsystemen:

1. dem Pankreashauptgang oder Ductus Wirsungianus, auch Ductus pancreaticus genannt,
2. dem kleinen (akzessorischen) Pankreasgang oder Ductus Santorini.

Ductus Wirsungianus [2, 7, 13, 27, 30, 36]
(Abb. 2.10)

Aus dem Pankreasschwanz in Höhe des 12. Brustwirbels entspringend, verläuft er innerhalb der Drüse zentral gelegen von links nach rechts, halbwegs zwischen oberem und unterem Pankreasrand sowie etwas mehr nach hinten. Seine Richtung ist zunächst gestreckt mit einer kleinen S-förmigen Krümmung nach unten und hinten im Bereich des Kopfes, dessen hinteren Anteil er durchdringt, dann hinter dem Choledochus, mit dem er parallel zur Papille verläuft. Sein Lumen erweitert sich vom Schwanz zum Kopf hin, um sich kurz vor der Einmündung wieder zu verjüngen. Senkrecht zum Verlauf des Pankreashauptgangs münden akzessorische Gänge ein.

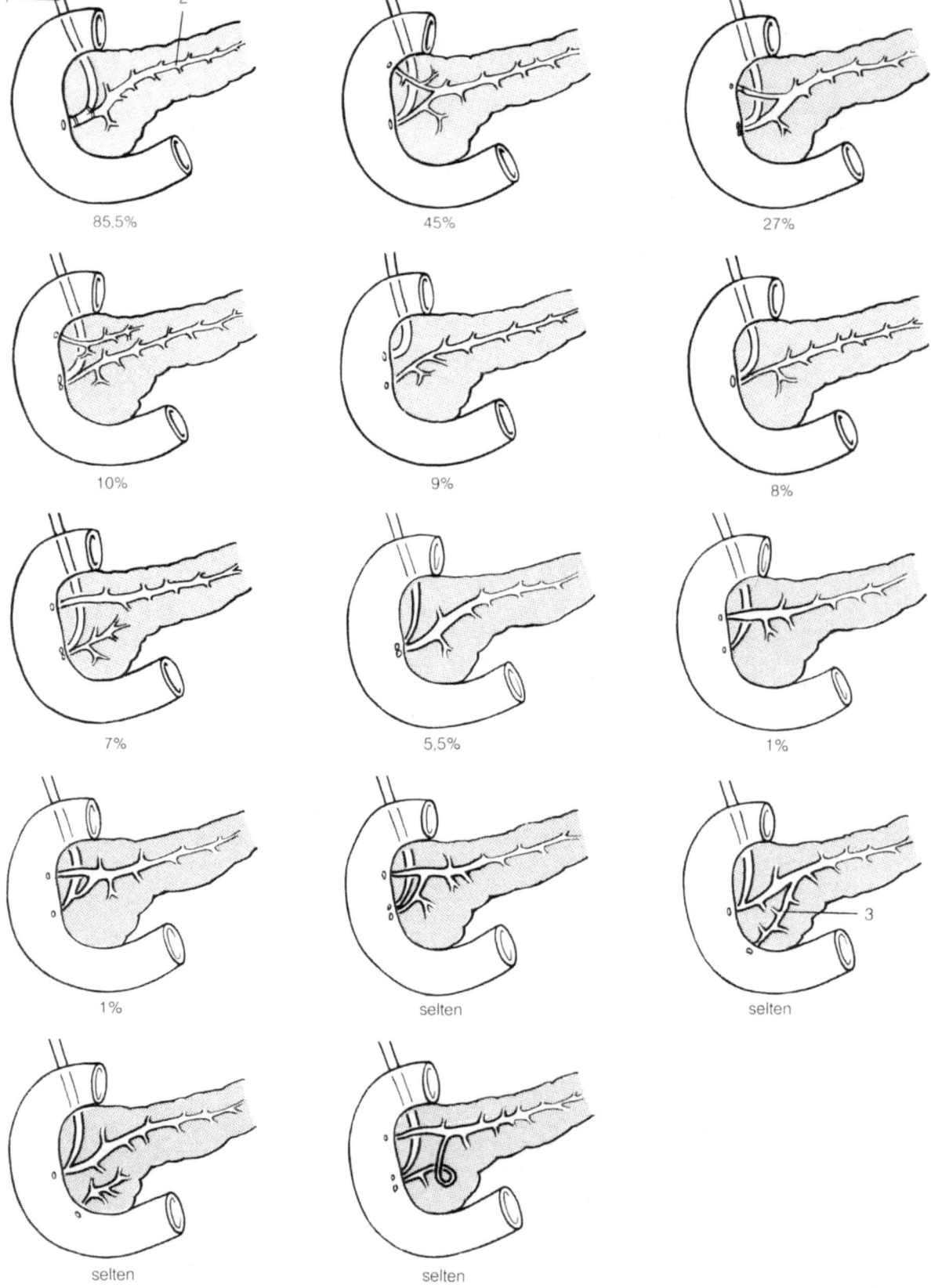

Chirurgische Anatomie des Pankreas

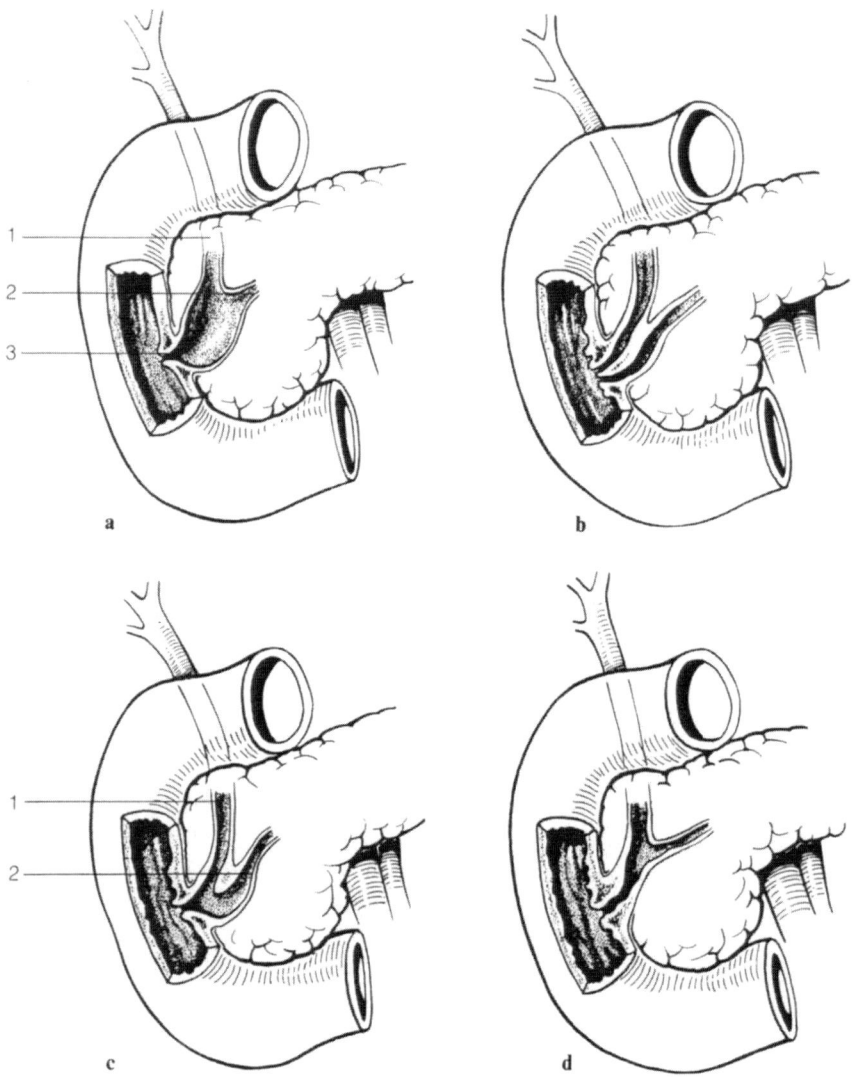

Abb. 2.11 a–d. Einmündungsvariationen von Ductus choledochus und Ductus Wirsungianus
1 Ductus choledochus
2 Ductus Wirsungianus
3 Ampulla Vateri

◁ **Abb. 2.10.** Anatomische Variationen des Ductus Wirsungianus und des Ductus Santorini. *1* Ductus choledochus, *2* Ductus Wirsungianus, *3* Ductus Santorini. [Hollender LF, Lehnert P, Wanke M (1983): Akute Pankreatitis. Urban & Schwarzenberg, München]

Anacker [1] konnte anhand von Pankreatographien 15–20 solcher akzessorischen Gänge nachweisen, wobei ein größerer Ast den Processus uncinatus versorgt.

Der Pankreashauptgang mündet zusammen mit dem Choledochus in Höhe des 2. Duodenalabschnitts über der Papille ein. Der Sphinkterapparat ist ein komplexes anatomisches Gebilde, lokalisiert in einer Muskellücke des Duodenums in Form eines Duodenalfensters.

In Höhe der Papille bilden ein Sphincter proprius und ein Sphincter communis die muskulären Umhüllungen des distalen Choledochus und des Wirsungianus. Der Konfluens beider Gangsysteme gestaltet die Ampulla Vateri. Hierüber sind noch einige wichtige Hinweise anzumerken.

Ampulla Vateri

Michels [25] beschrieb 1955 aus einem Kollektiv von 2500 Patienten die Existenz der Ampulla Vateri in 63%. 3 Typen des biliopankreatischen Konfluens wurden beobachtet:

Typ I (85%) Der Konfluens beider Gangsysteme erfolgt mehr oder weniger unabhängig von der Papillenöffnung. In 75% besteht eine Ampullenerweiterung.
Typ II (5%) Die Einmündung des Pankreasgangs erfolgt separat.
Typ III (9%) Die Einmündung erfolgt mit weitem Abstand von der Choledochuseinmündung.

De facto werden die in Abb. 2.11 a–d dargestellten Verhältnisse angetroffen.

Die Papille

Sie ist an der Konkavseite des 2. Duodenalabschnitts in Höhe des 2. oder 3. Lendenwirbels lokalisiert [5, 17, 23, 41].

Wood [44] beschrieb 1966 die Einmündungsmöglichkeiten der Papille im Bereich des 3. Duodenalabschnitts. Bei eröffnetem Duodenum kann die Papille i. allg. als kleine erhabene und rüsselförmige Schleimhautvorstülpung erkannt werden. In 60% aller Fälle ist dieses leicht möglich, schwierig dagegen bei einer entzündlich bedingten Schleimhautschwellung oder bei Vorhandensein einer Anomalie in Form eines Duodenaldivertikels. Bei erschwerter Auffindung läßt sich die Papille leicht durch supraduodenale Choledochuseröffnung und orthograde Sondierung der Papille darstellen.

Ductus Santorini

Er entspringt in Höhe des Isthmus dort, wo der Ductus Wirsungianus seine Biegung nach kaudal nimmt. Dieser relativ enge Gang verläuft schräg zum Pankreaskopf nach oben und rechts. Seine Einmündung erfolgt am Innenrand des 2. Duodenalabschnitts i. allg. proximal der Einmündung des Hauptgangs.

Rienhoff u. Pickrell [32] weisen auf die Bedeutung des Abstands zwischen beiden Papillen hin. In etwa 75% der Fälle beträgt der Abstand etwa 5 mm. Dowdy [6] beschrieb 1969 die Schwierigkeit der Identifizierung bzw. Lokalisierung der kleinen Papille, während Baldwin [2] in einem Kollektiv von 100 Patienten die Einmündung regelmäßig auffinden konnte. Operationstechnisch empfiehlt Skandalakis [36, 37] bei der Identifizierung der kleinen Papille die Orientierung zur A. gastroduodenalis communis.

Anatomische Varianten der Pankreasausführungsgänge

Sie sind zahlreich (s. Abb. 2.10). Die große wie die kleine Papille ebenso die Ampulla Vateri brauchen nicht vorhanden zu sein.

Der Ductus Wirsungianus und der Ductus Santorini können separat einmünden, oder es ist nur einer von beiden vorhanden oder der Santorini ist Hauptgang.

Das arterielle Gefäßsystem [4, 8, 10, 14, 16, 24, 25, 30, 40, 45]
(Abb. 2.12 a–c)

Mit ihrem Ursprung aus dem Truncus coeliacus und der A. mesenterica superior ist die arterielle Vaskularisation des Pankreas sehr vielgestaltig und mit zahlreichen Varianten hinsichtlich ihres Abgangs und ihres weiteren Verlaufs. Die arterielle Gefäßversorgung des Pankreaskopfes besteht aus 2 Gefäßarkaden, die gleichzeitig das Duodenum mitversorgen.

Diese vielfältigen Verknüpfungen der Gefäßverzweigungen verdeutlichen die besonderen Schwierigkeiten bei pankreaschirurgischen Eingriffen bzw. Resektionen im Kopfbereich. Die Vaskularisation von Pankreaskorpus und Pankreasschwanz erfolgt aus der A. pancreatica dorsalis sowie seiner Kollateralen, der A. pancreatica transversa und auch aus Gefäßen des Milzhilus.

Pankreatikoduodenale Gefäßarkaden

Hintere und obere pankreatikoduodenale Gefäßarkade

Retropankreatisch verlaufend, entsteht sie aus der Anastomose zwischen A. pancreaticoduodenalis posterior und superior als Gefäß aus dem Truncus coeliacus und der A. pancreaticoduodenalis inferior und posterior als Ast der A. mesenterica superior. Die A. gastroduodenalis ist der 1. Ast aus der A. hepatica communis. Sie kreuzt das choledochoduodenale Dreieck und teilt sich nach Abgang der A. gastroepiploica dextra in 2 Branchen:
– die obere posteriore A. pancreaticoduodenalis
– die untere anteriore A. pancreaticoduodenalis

Obere posteriore A. pancreaticoduodenalis. Sie entspringt aus der A. gastroduodenalis, verläuft schräg an der Kopfhinterfläche und kreuzt den

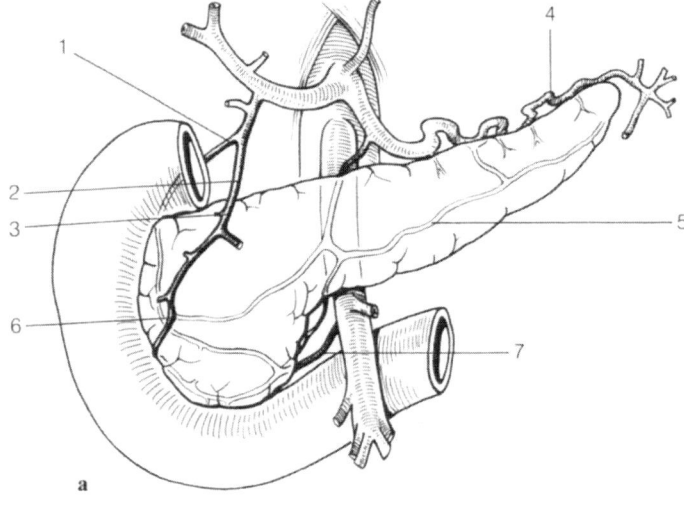

Abb. 2.12 a–c. Arterielle Gefäßversorgung des Pankreas

a
1 A. pancreaticoduodenalis anterior und posterior
2 A. gastroduodenalis
3 A. pancreaticoduodenalis anterior und superior
4 A. splenica
5 A. pancreatica transversalis
6 A. pancreaticoduodenalis anteroinferior
7 A. pancreaticoduodenalis posteroinferior

b
1 Vordere arterielle Arkade
2 A. pancreatica dorsalis

c
1 Hintere arterielle Gefäßarkade

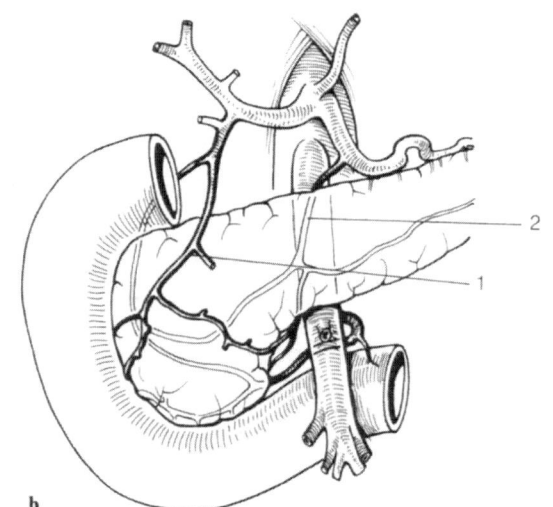

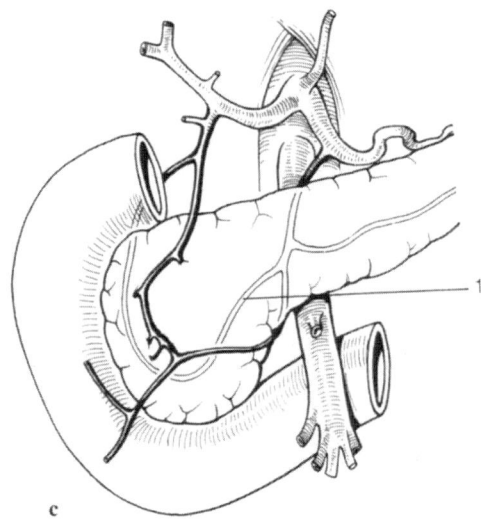

Choledochus entlang des 2. Duodenalabschnitts verlaufend, dann biegt sie nach unten und links ab. Unterwegs erhält sie Kollateralen aus der A. gastroduodenalis oder dem rechten Ast der A. pancreatica dorsalis. Sie versorgt ebenfalls die Vorder- und Hinterwand des 1. Duodenalabschnitts. 1942 berichtete Ziegler [46] über einige seltene Fälle, bei denen die Gefäßversorgung des Pankreas aus der A. colica media erfolgte, welche atypischerweise aus der A. gastroduodenalis entstammte. In diesem Falle entsteht bei Ligatur zwangsläufig eine Kolonnekrose.

Vordere und untere pankreatikoduodenale Gefäßarkade

Prä- und retropankreatisch verlaufend, wird diese Arkade von Ästen aus der A. pancreaticoduodenalis anterior und superior sowie aus der A. pancreaticoduodenalis anterior und inferior gebildet.

A. pancreaticoduodenalis anterior und superior. Als Kollaterale der A. gastroduodenalis verläuft sie schräg nach unten rechts, in die Vorderseite des Pankreaskopfes einmündend. Sie liegt dann zwischen 2. Duodenalabschnitt und rechtem Rand des Pankreaskopfes, wobei sie dann auf die Hinterwand desselben gelangt.

Woodburn u. Olsen [45] und später Michels [25, 26] berichteten über die Möglichkeit von 2, sogar 3 vorderen wie oberen pankreatikoduodenalen Arterien.

Die A. pancreaticoduodenalis anterior gibt auch Kollateralen zum proximalen Jejunum ab. Sie müssen daher bei der Durchführung der rechtsseitigen Pankreatektomie geschont werden.

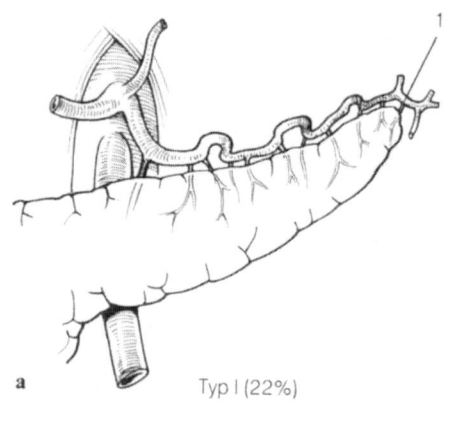
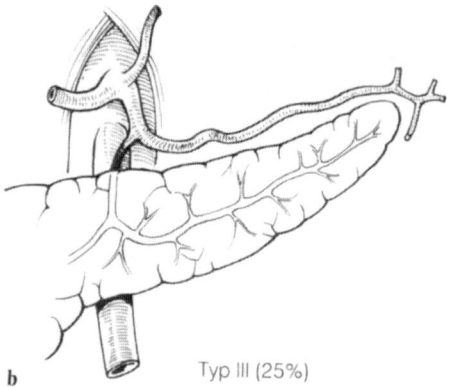
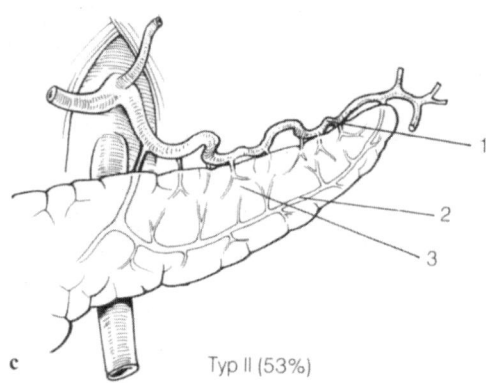

Abb. 2.13. Arterielle Versorgung des Pankreasschwanzes. *1* A. splenica, *2* A. pancreatica transversalis, *3* Anastomosen zwischen A. splenica und A. pancreatica transversalis [9]

A. pancreaticoduodenalis anterior und inferior. Sie geht fast immer aus dem Stamm der A. mesenterica superior am Unterrand des Isthmus ab. Einige Ursprungsatypien sind beschrieben worden, wie z.B. eine Arterie aus einer aberrierenden A. hepatica dextra oder aus einer A. colica media [46].

A. pancreaticoduodenalis sinistra

Sie entspringt aus der A. mesenterica superior meistens durch einen gemeinsamen Ast mit der 1. A. jejunalis.

A. pancreatica dorsalis

Sie wird auch die „A. pancreatica suprema" nach Kirk [14] genannt. In 40% der Fälle zweigt sie aus der A. lienalis, etwa 2 cm distal ihres Ursprungs, ab. In den anderen Fällen entspringt sie aus der A. hepatica und aus dem Truncus coeliacus. Sie verläuft quer hinter dem Isthmus und hinter der V. lienalis. Sie gibt rechtsseitige Kollateraläste für den Pankreaskopf und den Processus uncinatus ab. Einer dieser Äste verläuft zur Pankreasvorderwand und anastomosiert mit der A. pancreaticoduodenalis anterior und superior (Arkade nach Kirk [14]).

Die wichtigste linke Hauptkollaterale ist die A. pancreatica transversalis. Einige dieser Kollateralen gehen zum Kolon.

A. pancreatica transversalis

Bestimmt zur arteriellen Versorgung des Pankreaskorpus und Pankreasschwanzes entsteht die A. pancreatica transversalis i. allg. aus der A. pancreatica dorsalis. Nach Michels [25, 26] entspringt sie in 10% der Fälle allerdings auch aus der A. gastroduodenalis, der rechten A. gastroepiploica oder aus einer A. pancreaticoduodenalis superior. Falconer u. Griffiths [8] haben beschrieben, daß sie in Ausnahmefällen auch aus der A. mesenterica superior entspringen kann. Sie verläuft horizontal und parallel zum Unterrand des linken Pankreas. Melliere [24] berichtete 1968 über den Befund einer Duplikatur und einer Triplikatur dieser Arterie.

Demzufolge sind 3 arterielle Versorgungstypen des linken Pankreas möglich (Abb. 2.13 a–c):

Typ I (22%) Die arterielle Versorgung des Pankreaskörpers und -schwanzes erfolgt ausschließlich aus der A. lienalis.

Typ II (53%) Die arterielle Versorgung erfolgt aus der A. pancreatica transversalis und lienalis, wobei beide distal miteinander anastomosieren.

Typ III (25%) Beide Arterien sind vorhanden, ihre Anastomosen sind jedoch proximal anzutreffen. Dieser zuletzt beschriebene Typ beinhaltet das Risiko eines Pankreasinfarkts bei Vorliegen einer Thrombose oder einer Embolie in der A. pancreatica transversalis.

A. lienalis

Entlang ihres Verlaufs bestehen mehrere Äste direkt zum Pankreas. Einige von ihnen münden in die A. panceatica transversalis. Diese Gefäßtopographie gibt die Erklärung dafür, daß bei der Ligatur der A. lienalis die Splenektomie nicht zwingend erforderlich sein muß. Sie entstammt unregelmäßig aus der A. gastroepiploica sinistra oder aus einem Ast im Milzhilus. Die A. pancreaticocaudalis gewährleistet die Durchblutung von aberrierendem Pankreasgewebe im Milzhilus.

Blutgefäßversorgung der Papilla Vateri [22]
(Abb. 2.14)

Wie 1970 durch Spängler u. Böhning [in 16] beschrieben, wird die Papilla Vateri arteriell von 2 Gefäßen versorgt, einem ventralen und einem dorsalen, die aus der A. retroduodenalis stammen und einen die Papille umschlingenden Plexus bilden.

Die Ventralfläche des Choledochus ist vaskularisiert durch einen Ast, der aus der A. retroduodenalis entspringt, sich an die Ventralfläche des Ductus choledochus anlegt und bis zur Papille absteigt.

Die Dorsalfläche des Choledochus ist vaskularisiert durch einen dorsal herabziehenden Ast, für den 3 Arterien als Ursprung in Betracht kommen:

- die A. retroduodenalis
- ein Ast der A. retroduodenalis
- ein an der Ventralfläche des Choledochus ziehendes Gefäß

In einigen Fällen wird der Choledochus von feinen Ästen, die aus den 3 angeführten Arterien stammen, versorgt.

Der venöse Abfluß der Papilla Vateri fließt in die vordere und hintere pankreatikoduodenale Ve-

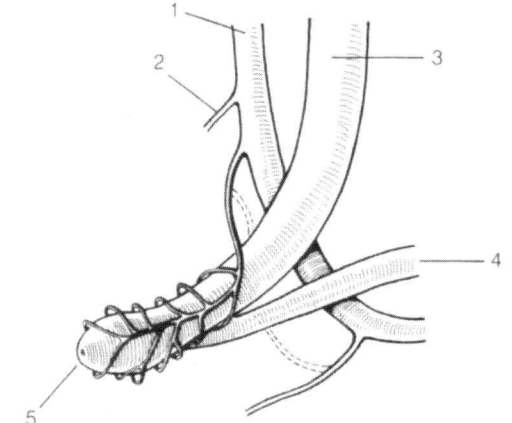

Abb. 2.14. Gefäßversorgung der Papille. *1* A. retroduodenalis, *2* Vas rectum, *3* Ductus choledochus, *4* Ductus pancreaticus, *5* Papilla Vateri [22]

nenarkade über die V. mesenterica superior in die V. portae.

Am Ende dieser Beschreibung der arteriellen Gefäßversorgung des Pankreas kann man die Vaskularisation des rechten und linken Pankreas wie folgt darstellen:

Pankreaskopf: Sehr reich arteriell versorgt durch konstante Arkaden aus dem Truncus coeliacus und der A. mesenterica superior.

Pankreaskorpus und -schwanz: Vergleichsweise mäßige inkonstante Vaskularisation, abhängig von der A. splenica und der A. pancreatica transversalis. Ihre Bedeutung ist variabel und ihre Anastomosierung ist nur in etwa 53% der Fälle gegeben. Die extreme Variabilität dieser Gefäßtopographie im Pankreas läßt eine genaue Darstellung aller Gefäßanomalien hinsichtlich Ursprung und Verlauf unerläßlich erscheinen.

Arterielle Gefäßanomalien

A. hepatica communis

In 2-4,5% der Fälle haben Thompson [40] und Michels [25, 26] nachweisen können, daß die A. hepatica communis aus der A. mesenterica superior entspringt und hinter dem Isthmus sowie hinter der V. portae verläuft.

A. hepatica dextra

Deren Häufigkeit beträgt nach Michels [25, 26] etwa 26%. Sie entspringt dann aus der A. mesente-

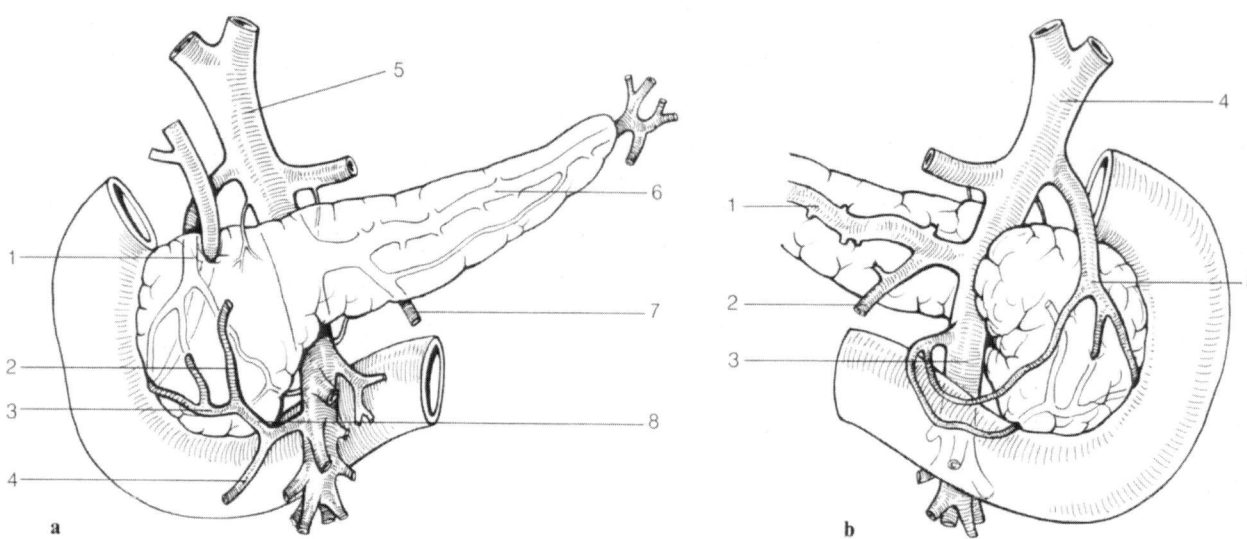

Abb. 2.15. a Venöse vordere Gefäßversorgung des Pankreas (Ventralansicht). *1* V. pancreaticoduodenalis posterosuperior, *2* V. gastroepiploica dextra, *3* V. pancreaticoduodenalis anteroinferior, *4* V. colica superior dextra, *5* V. portae, *6* V. splenica, *7* V. mesenterica inferior, *8* Truncus gastrocolicus von Henlé

b Venöse hintere Gefäßversorgung des Pankreas (Dorsalansicht). *1* V. splenica, *2* V. mesenterica inferior, *3* V. mesenterica superior, *4* V. portae, *5* posteriore venöse Arkade

rica superior, hat engen Kontakt mit dem Pankreaskopf, dem Ductus choledochus sowie der V. portae, die sie unterkreuzt.

A. hepatica sinistra

Sie kann nach rechts aus der A. mesenterica superior abgehen, gelegentlich auch aus dem Stamm der A. gastroduodenalis. Die Frequenz dieser Anomalien wird von Michels [25, 26] mit 27% angegeben.

A. colica media

Sie entspringt aus der A. mesenterica superior oder aus der A. pancreatica dorsalis bzw. aus der unteren pankreatikoduodenalen Arkade.

Aufgrund dieser aufgezeigten zahlreichen Gefäßvarianten halten wir bei jedem pankreaschirurgischen Wahleingriff die präoperative selektive Angiographie bzw. Zöliakographie für unerläßlich. Sie ermöglicht vor Beginn der Intervention eine genaue Orientierung über die Gefäßtopographie und damit die Vermeidung fataler Folgen bei atypischer Gefäßversorgung.

5. Das venöse Gefäßsystem [8, 10, 14, 42]
(Abb. 2.15a, b)

Im Bereich der V. portae bzw. der einmündenden V. lienalis, V. mesenterica superior und inferior besteht ein enger Kontakt zum arteriellen System.

Venen des rechten Pankreas

Die venösen Arkaden des Duodenopankreas verbinden die V. mesenterica superior mit der V. portae.

Vordere und obere pankreatikoduodenale Vene

Sie mündet in die rechte V. gastroepiploica ein. Letztere bildet den Truncus gastrocolicus nach Henlé nach Einmündung einer afferenten Kolonvene. Dieser Truncus mündet in die V. mesenterica superior und weist zahlreiche Varianten auf.

Hintere und obere pankreatikoduodenale Vene

Sie mündet direkt in die V. portae am Oberrand des Pankreas.

Untere pankreatikoduodenale Venen

Es gibt anteriore und posteriore Venen, die in die V. mesenterica superior einmünden.

Falconer u. Griffiths [8] haben als erste auf den lateralen Verlauf der afferenten Venen zur V. portae und zur V. mesenterica superior hingewiesen.

Die Kenntnis dieser Venenverläufe ermöglicht die Freilegung der Pankreasvorderfläche und die Durchtrennung des Isthmus ohne größere Blutung.

Chirurgische Anatomie des Pankreas

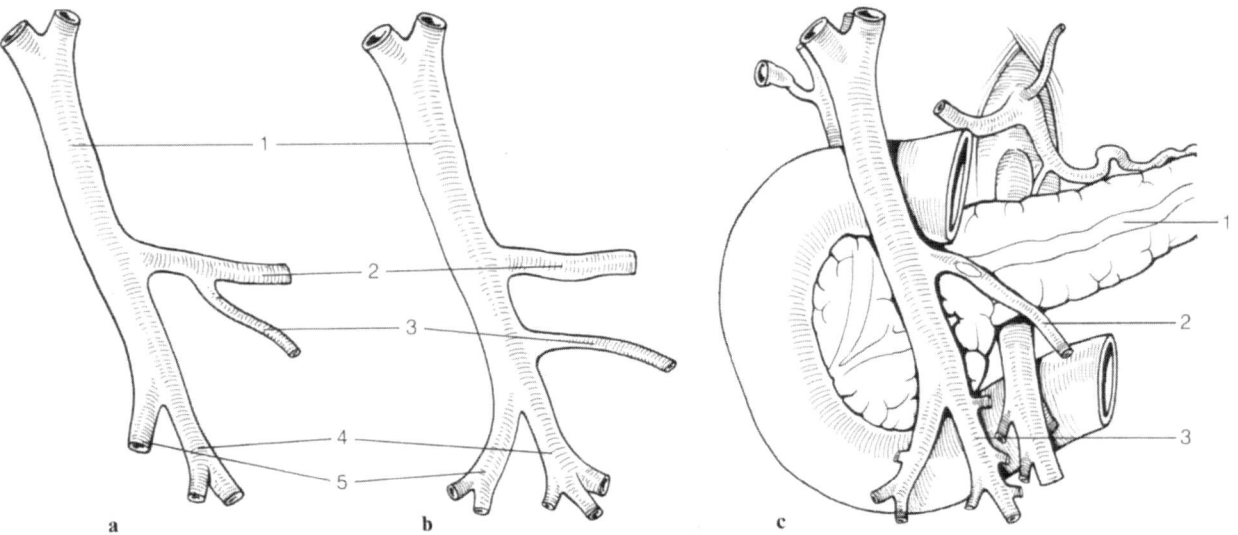

Abb. 2.16. a, b Varianten des venösen Zuflusses in die V. portae. *1* V. portae, *2* V. splenica, *3* V. mesenterica inferior, *4* V. mesenterica superior, *5* Truncus gastrocolicus von Henlé

c Ventrale Lage der V. portae (seltene Anomalie). *1* V. splenica, *2* V. mesenterica inferior, *3* V. mesenterica superior

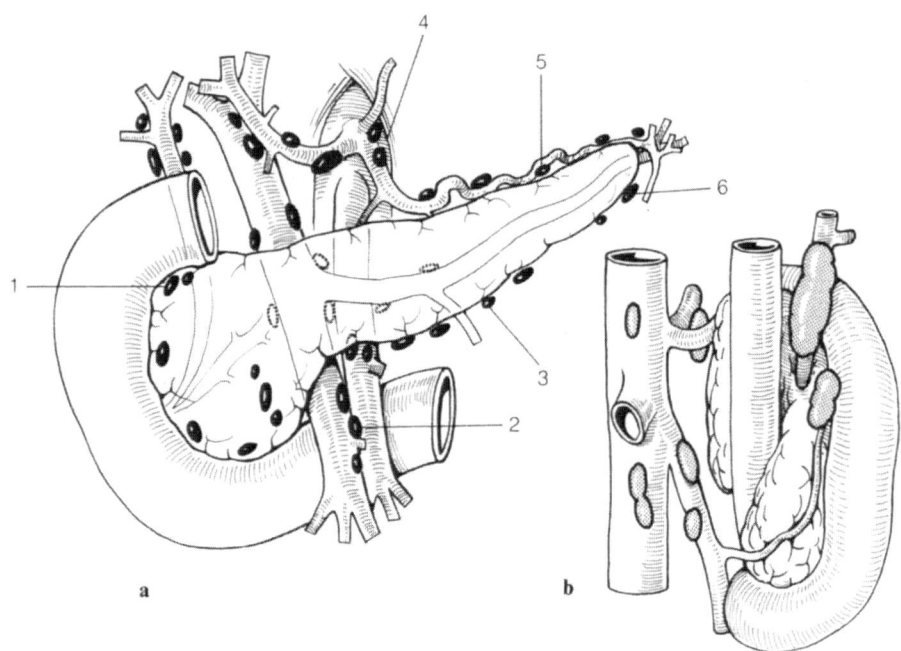

Abb. 2.17. a Lymphknotenversorgung des gesamten Pankreas.
1 Pyloruskette
2 Mesenterica-inferior-Kette
3 Lymphknoten längs des unteren Pankreasrandes
4 Tripus-Halleri-Lymphknoten
5 Lymphknoten längs des oberen Pankreasrandes
6 Milzlymphknoten

b Lymphknotenversorgung des Pankreaskopfes (posteriore Ansicht)

Venen des linken Pankreas

Das venöse System, das den linken Pankreasanteil drainiert, mündet in die V. lienalis und V. pancreatica inferior. Im Bereich des Pankreaskörpers enden die Pankreasvenen über die V. pancreatica inferior und die Isthmusvenen in der V. mesenterica superior, V. lienalis inferior oder sogar V. gastrocolica.

Im Pankreasschwanzbereich erfolgt die Drainage in die V. lienalis über mehrere kurze Kollateralen. Es handelt sich um etwa 10–13 Ästchen.

Die Pfortader und ihre Varianten (Abb. 2.16 a–c)

Die V. lienalis und V. mesenterica superior vereinigen sich im rechten Winkel auf der Rückseite des Pankreasisthmus zur Pfortader. Die V. mesenterica inferior mündet gleich häufig in die V. lienalis wie in die V. mesenterica superior bzw. direkt in den Zusammenfluß von V. lienalis und V. mesenterica superior.

Die Pfortader verläuft entlang der Pankreasrückseite und des 1. Duodenalabschnitts. Ein Spaltraum, den man bei chirurgischem Vorgehen benutzen kann, trennt die Venen vom Isthmus pancreaticus.

Die Vorderseite der Pfortader besitzt keine Kollateralgefäße, was die Präparation zum Pankreas hin erleichtert. Eine spezielle anatomische Situation besteht dann, wenn die Pfortader vor dem Pankreas verläuft. Diese Anomalie ist oft von einem ringförmigen Pankreas, einer Darmmalrotation oder Malformation der Gallenwege begleitet.

6. Lymphknoten [3, 33] (Abb. 2.17a, b)

Sie sind komplex. Ihre anatomische Klassifikation ist trotz der Bemühungen von Rouviere [33, 34] und Healey [12] noch nicht zufriedenstellend erfolgt.

Die verschiedenen Abflußgebiete sind ausgedehnt, die zahlreichen Anastomosen inkonstant. Diese Tatsachen stehen jeglicher Systematisierung entgegen.

Bartels [3] hat 1907 die Existenz von Klappen nachgewiesen, die auf eine nach außen gerichtete Lymphzirkulation hinweisen. Nichtsdestotrotz unterscheidet man 4 Hauptlymphknotenketten:

1. die hepatische Kette wird von den retro- und subpylorisch gelegenen Lymphknoten gebildet;
2. die Milzkette: infra- und retropankreatische Lymphknoten im Milzhilus;
3. die supramesenterial gelegene Lymphknotenkette;
4. die aortalen bzw. paraaortalen Lymphknoten sowie die retropankreatisch gelegenen Lymphknoten.

7. Nervale Versorgung (Abb. 2.18)

Sie besteht aus 2 Komponenten:

1. die sympathische Versorgung, die die Nn. splanchnici darstellen
2. das parasympathische System in Form der Nn. vagi. Die Anordnung der Nerven entspricht derjenigen der Gefäße.

Sympathische Nervenversorgung

Plexus splanchnicus

Sein Mittelpunkt ist durch das Ganglion semilunare gebildet, in das zuführende Nervenäste einmünden und wovon ausführende Nervenäste ausgehen. Das rechte Ganglion semilunare empfängt den rechten N. vagus, den rechten N. splanchnicus major sowie einige Äste des linken N. splanchnicus minor. Das linke Ganglion semilunare ist dem rechten Ganglion semilunare ähnlich. Das gesamte Nervennetz, welches von den Ganglia semilunaria ausgeht, bildet das „Plexus solare".

Rechter Splanchnikus

Der N. splanchnicus major stammt aus dem 7.–9. Granzstrangganglion. Seine Stämme vereinigen sich auf der Höhe des 10. und 11. Thorakalwirbels. Der Stamm der auf der Höhe von Th11 individualisierten Nerven verläuft auf der Höhe von Th12 juxtaspinal im subpleuralen und später im intramediastinalen Raum. Danach überquert er das Zwerchfell zwischen seinen inneren und mittleren Pfeilern, während sein Verlauf horizontal wird, und mündet in das Außenhorn des rechten Ganglion semilunare ein. Dieser abdominelle Teil des Splanchnikus ist relativ kurz, meist 2–3 cm. Das rechte Ganglion semilunare erhält seinem anterointernen Ende den terminalen Ast des aus dem rechten Vagus stammenden R. coeliacus und bildet mit ihm die „Wrisberg-Schlinge". Das Ganglion semilunare, ca. 10 mm breit und 20 mm lang, rechts von der Aorta gegenüber dem Truncus coeliacus liegend, sieht flachgedrückt aus, hat einen bauchigen unteren Rand, einen hohlen oberen Rand und 2 Endteile, ein posterior äußeres und

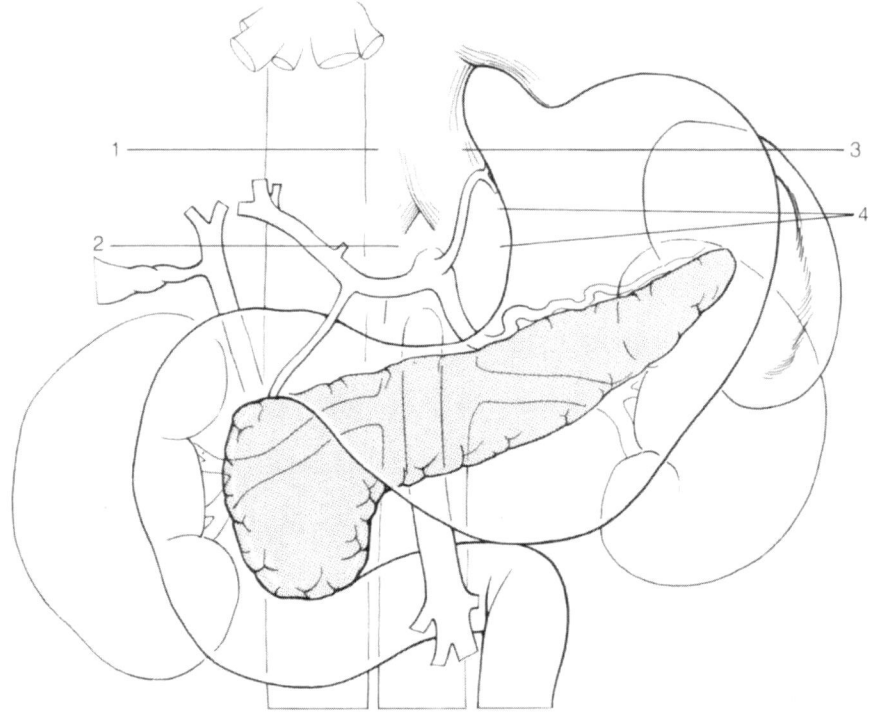

Abb. 2.18. Innervation des Pankreas.
1 Rechter N. vagus
2 Ganglion coeliacum
3 Linker N. vagus
4 N. splanchnicus major und minor

ein anterior inneres. An seinem hohlen Rand empfängt es einige unbeständige Endäste des rechten N. phrenicus und an seinem gewölbten Rand Abzweigungen des N. splanchnicus minor.

Malafosse u. Leger [21] haben die Lage des rechten Ganglion semilunare im „Winkel des Konfluens der linken V. renalis und V. cava inferior" lokalisiert.

Sein unterer Rand ist durch Bindegewebe an der A. renalis befestigt. Zahlreiche Zu- und Ableitungsäste geben ihm einen sternförmigen Aspekt.

Linker Splanchnikus

Er ragt aus dem Zwerchfell zwischen den inneren und mittleren Pfeilern heraus. Bevor er auf das Ganglion semilunare zukommt, verläuft er fast horizontal und liegt zunächst auf dem inneren Rand der linken Nebenniere in Kontakt mit deren mittleren Gefäßen.

Das linke Ganglion semilunare ist dem rechten symmetrisch, was Form und Lage betrifft; Es liegt links der Aorta und dem Truncus coeliacus gegenüber.

An seinem hinteren äußeren Rand empfängt es den N. splanchnicus major und an seinem vorderen inneren Rand einen Ast des rechten Vagus, der eine ähnliche Nervenschlinge wie rechts bildet.

Das Ganglion semilunare liegt unmittelbar über der linken V. renalis, links des Abgangs der A. mesenterica superior. Die A. coeliaca gilt als entfernter Anhaltspunkt. Nach Leger et al. [18] ist der untere Rand des Ganglion semilunare 3–4 mm vom oberen Rand der linken A. renalis entfernt.

Sein oberer Rand liegt zwischen dem Ursprung der A. mesenterica superior unten und der A. coeliaca oben. Aus seinem unteren Rand entspringen Nervenverbindungen für die Ganglien der Aorta und der Nieren, die auf der Höhe der A. renalis auf der Aorta liegen und eine relativ enge topographische Beziehung zur linken A. renalis haben und deshalb eine sorgfältige Präparation erfordern. Die inneren Ränder der beiden semilunaren Ganglien sind durch Verbindungsfasern, die von der Aorta zur A. coeliaca oben und A. mesenterica unten reichen, vereinigt.

Parasympathische Nervenversorgung

Die Nn. vagi schicken ihre Endäste bzw. Seitenäste zum Ganglion coeliacum. Die oberen mesenterialen Ganglien liegen beiderseits des Ursprungs der A. mesenterica superior.

Aus den Ganglia coeliacum und mesentericum superior ziehen Fasern zum Pankreas entweder über den periarteriellen Plexus oder direkt.

Dem N. vagus obliegt die sekretorische Funktion des Pankreas, wohingegen die Schmerzsensibilität über die Nn. splanchnici erfolgt. Dieses funktionelle Schema ist jedoch noch etwas hypothetisch.

Literatur

1. Anacker H (1975) Radiological anatomy of the pancreas in efficiency and limits of radiologic examination of the pancreas. Theime, Acton/Mass.
2. Baldwin WM (1911) The pancreatic ducts in man, together with a study of the microscopical structure of the minor duodenal papilla. Anat Rec 5:1970
3. Bartels P (1907) Über die Lymphage Gefässe des Pankreas – III. Die regionären Drüsen des Pankreas beim Menschen. Arch F Anat Entwicklungsgesch 1:267–280
4. Champetier J, Letoublon C, Durand A (1978) Anatomical bases of cephalic pancreatico-duodenectomy. Anat Clin 1:189–197
5. Cotton PB (1974) The normal endoscopic pancreatogram. Endoscopy 6:65
6. Dowdy GS Jr (1969) The biliary tract. Lea & Febiger, Philadelphia
7. Dowdy GS Jr, Waldron GW, Brown WG (1962) Surgical anatomy of the pancreatobiliary ductal system. Arch Surg 84:229
8. Falconer CWA, Griffiths F (1950) Anatomy of the blood vessels in the region of the pancreas. Br J Surg 37:334
9. Gray SW, Skandalakis JE (1953) Embryology for surgeons. Saunders, Philadelphia
10. Gray SW, Skandalakis JE (1984) Atlas of surgical anatomy for general surgery. Williams & Wilkins, Baltimore
11. Hays DM, Greaney EM Jr, Hill JT (1961) Anular pancreas as a cause of acute neonatal duodenal obstruction. Ann Surg 153:103
12. Healey JF Jr (1969) A synopsis of clinical anatomy. Saunders, Philadelphia
13. Kasugi T, Kuno N, Kobsyashi S, Hattori K (1972) Endoscopic pancreato cholangiography – The normal endoscopic pancreatogram. Gastroenterology 63:439
14. Kirk E (1931) Untersuchungen über die gröbere und feinere topographische Verteilung der Arterien, Venen und Ausführungsgänge in der menschlichen Bauchspeicheldrüse. Z Anat 94:822
15. Koritke JG, Sick H (1982) Atlas de coupes sériées du corps humain. Urban & Schwarzenberg, München
16. Kozianka J von, Edelmann M, Kozuschek W (1986) Anatomische Anomalien in der Pankreaschirurgie. Aus der Sicht des eigenen Krankengutes. Zentralbl Chir 111:233–238
17. Kreel L, Sandin B (1973) Changes in pancreatic morphology associated with aging. Gut 14:962
18. Legér L, Mouktar M, Gontier F (1964) Abord du splanchnique et du ganglion semi-lunaire gauches par voie transpéritonéale. J Chir 88:489–500
19. Lloyd Jones W, Mountain JC, Warren KW (1972) Annular pancreas in adult. Ann Surg 176:163
20. Lytle WJ (1959) The common bile duct groove in the pancreas. Br J Surg 47:209
21. Malafosse M, Legér L (1963) L'abord transpéritonéal du nerf splanchnique droit. Presse Méd 71:1430
22. Mättig H (1977) Papilla Vateri. Normale und pathologische Funktion. Barth, Leipzig
23. Moore DC, Busch WH, Burnett LL (1981) Celiac Plexus Block: A Roentgenographic Anatomic Study of Technique and Spread of Solution in Patients and Corpses. Anesth Analg 60:369–379
24. Mellière D (1968) Variations des artères hépatiques et du carrefour pancréatique. J Chir (Paris) 98:5
25. Michels NA (1951) The hepatic, cystic and retroduodenal arteries and there relations to the biliary ducts. Ann Surg 133:503
26. Michels NA (1955) Blood supply and anatomy of the upper abdominal organs. Lippincott, Philadelphia Montreal
27. Millbourn F (1960) Calibre and appearance of the pancreatic ducts and relevant clinical problems. Acta Chir Scand 118:286
28. Netter FH (1957) The Ciba collection of medical illustration. Vol 3: Digestive system. Part 3: Liver, biliary tract and pancreas. Ciba
29. Pearson S (1951) Aberrant pancreas – Review of literature and report of three cases, one of which produced common and pancreatic duct obstruction. Arch Surg 63:168
30. Pernkopf E (1964) Atlas der topographischen und angewandten Anatomie des Menschen. Urban & Schwarzenberg, München
31. Richelme H, Birtwish Y, Michetti C, Bourgeon A (1984) Les attaches postérieures du pancréas. Incidence chirurgicale de la lame rétro-pancréatique droite. Chirurgie 110:150–157
32. Rienhoff WF, Pickrell KL (1945) Pancreatitis: An anatomic study of pancreatic and extra hepatic biliary systems. Arch Surg 31:105
33. Rouvière H (1932) Anatomie des lymphatiques de l'homme, vol 1. Masson, Paris, 490 p
34. Rouvière H (1940) Anatomie humaine, vol 1. Masson, Paris
35. Sivak MW, Sullivan BH (1976) Endoscopic retrograde pancreatography – analysis of a normal pancreatogram. Am J Dig 21:263
36. Skandalakis JE, Gray SW, Rowe JS jun, Skandalakis LJ (1979–1980) Anatomical complications of pancreatic surgery. Contemp Surg 15/5,6:17
37. Skandalakis JE, Gray SW, Rowe JS Jr (1983) Anatomical complications in general surgery. McGraw-Hill, New York
38. Smanio T (1954) Vanging relation of the common bile duct with the posterior face of the pancreas in negros and white persons. J Int Coll Surg 150:22
39. Sobotta (1977) Atlas d'anatomie humaine. Urban & Schwarzenberg, München
40. Thompson IM (1953) On the arteries and ducts in the hepatic pedicle. A study in statistical human anatomy. Univ Califor Publ Anat 1:55

41. Varley PF, Rohrmann CA, Silvis CE, Vennes JA (1976) The normal endoscopic pancreatogramm. Radiology 118:295
42. Waligora J, Perlemuter L (1975) Les cahiers d'anatomie, vol 2, 5 edn. Paris
43. White TT (1973) Surgical anatomy of the pancreas. In: Carey LC (ed) The pancreas. Mosby, St. Louis
44. Wood Mac D (1966) Anomalous location of the papilla of Vater. Am J Surg 111:165
45. Woodburn RT, Olsen LL (1951) The arteries of the pancreas. Anat Rec 111:255
46. Ziegler HR (1942) Excision of the head of the pancreas for carcinoma with studies of its blood supply. SGO 74:137

3 Physiologie der Pankreasfunktion

B. Göke und P.G. Lankisch

1. Morphologie und Innervation

Die Bauchspeicheldrüse läßt sich mittels feingeweblicher Untersuchung in einen exokrinen sowie einen endokrinen Anteil unterscheiden.

Der drüsige exokrine Gewebeanteil macht etwa 98–99% des Organgewichts aus. Es lassen sich 2 differente Zelltypen auffinden: Zum einen einschichtiges zentroazinäres und distales Gangepithel, zum anderen das Drüsenepithel der Azini, welches apikal azidophile Zymogengranula sowie basal das basophile, an Ribonukleinsäure reiche Ergastoplasma aufweist. Die Gangepithelien sondern ein wässriges bikarbonathaltiges, die Azinusepithelien ein zähflüssiges enzymreiches Sekret ab (Abb. 3.1).

Diese Sekrete machen den farblos klaren oder leicht opaliszierenden, wegen seiner Ähnlichkeit mit Speichel auch Bauchspeichel bezeichneten Pankreassaft aus. Diesem Saft werden auf Reiz hin über die Schaltstücke ins Gangsystem transportierte Enzyme zugesetzt. Die Enzyme oder Zymogene der Proteolyse werden am endoplasmatischen Retikulum der Azinuszellen synthetisiert, im Golgi-Apparat konzentriert und in Vesikeln gespeichert. Diese Vesikel verschmelzen mit der Zellmembran. Dadurch werden die Inhaltsstoffe ins Pankreaslumen ausgestoßen und vermischen sich mit dem aus karboanhydrasereichen Epithelien der Schaltstücke und interlobulären Gängen stammenden Wasser und Bikarbonat (Abb. 3.2). Gleichzeitig wird im basalen Azinusteil die Enzymsynthese induziert.

Die Basalsekretion des exokrinen Pankreas ist sehr gering. Ein deutlicher Fluß setzt postprandial wenige Minuten nach Einnahme von Speise ein und dauert etwa 3 h lang an. Täglich werden etwa 17–20 ml/kg Körpergewicht, somit ungefähr 1,5 l/Tag, alkalisches Sekret mit einem pH um 8,5 abgegeben. Die Bestandteile des Pankreassekrets sind

Abb. 3.1. Sekretion der zentroazinären und extralobulären Zellen des Pankreas. Die Bikarbonatkonzentrationen ergeben sich aus der Isotonie des Saftes. Die Daten stammen vom Katzenpankreas, wobei andere Spezies nicht wesentlich abweichen. (Aus [4])

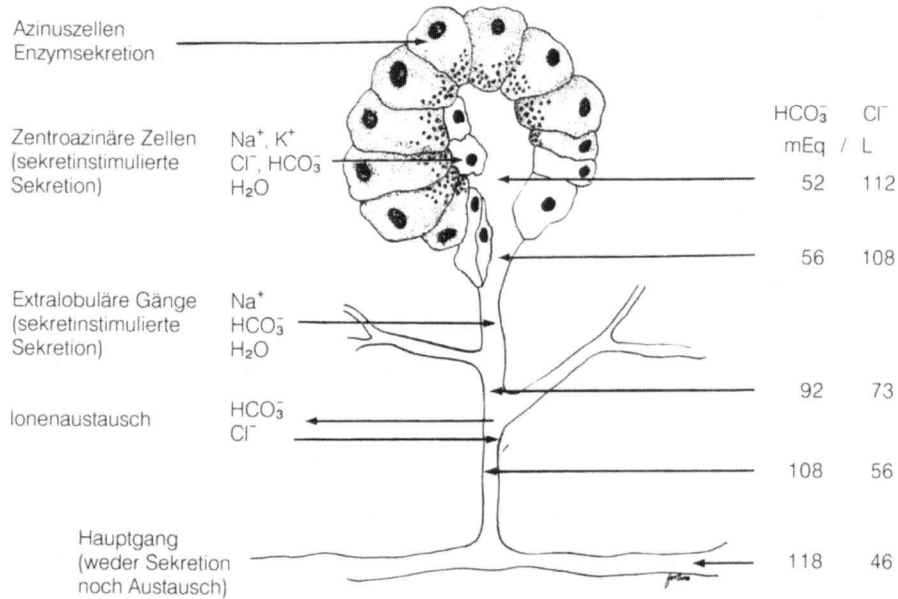

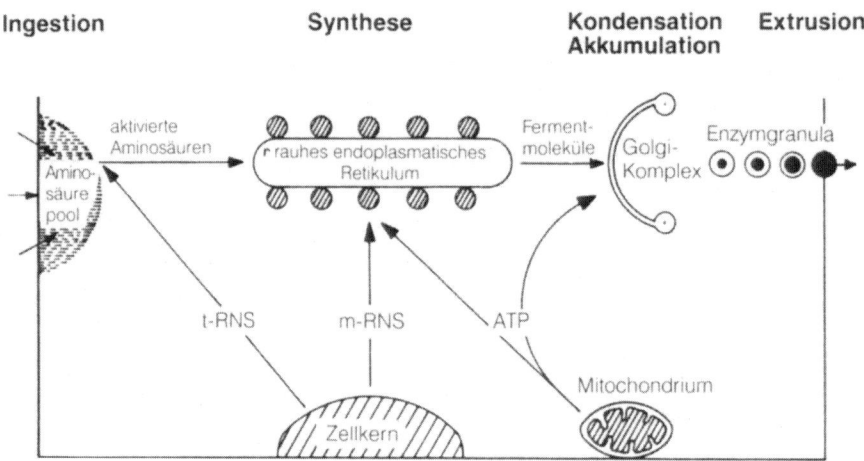

Abb. 3.2. Enzymbereitung in den Azinusepithelien: Aufnahme des Baumaterials über die Zellmembran, Speicherung in einem Aminosäurepool, Synthese im endoplasmatischen Retikulum unter Kontrolle des Zellkerns, Entstehen der Zymogengranula, Extrusion auf Sekretionsreiz hin. (Aus [8])

nahrungsabhängig. Der Proteingehalt variiert von 0,5 bis 5%. Mit einer täglichen Enzymproduktion von 25 bis 50 g findet sich im Pankreas der höchste Eiweißumsatz im Organismus.

Das endokrine Parenchym des Pankreas enthält 0,5 bis 2 Mio. Langerhans-Inseln, die beim Erwachsenen ein durchschnittliches Gesamtgewicht von 1 bis 1,5 g ausmachen. Vom Schwanzteil des Pankreas nimmt die Häufigkeit der Inseln zum Kopfteil hin allmählich ab. Im endokrinen Inselorgan finden sich mindestens 4 unterschiedliche hormonproduzierende Zelltypen. Das Inselorgan gibt seine Hormone direkt in das Gefäßsystem ab. Zudem werden parakrine Effekte der Hormone diskutiert. In den B-Zellen wird am rauhen endoplasmatischen Retikulum die inaktive Vorstufe des Insulins, das Proinsulin, synthetisiert. Durch proteolytische Spaltung entstehen aus dem Proinsulin im Golgi-Komplex und den Sekretionsgranula C-Peptid und Insulin. Die in den β-Granula gespeicherten Peptide (Insulin und C-Peptid in äquimolaren Mengen sowie ein normalerweise kleiner Anteil an Proinsulin) werden durch Emiozytose auf Sekretionsreiz hin in die Blutbahn sezerniert. Glukagon wird in den A-Zellen gebildet. Aus dem zunächst synthetisierten Proglukagon entstehen durch Proteolyse in äquimolaren Mengen GRPP und Glukagon mit Speicherung in den α-Granula. Der Sekretionsvorgang gleicht dem des Insulins.

Die in unmittelbarer Nachbarschaft der A-Zellen gelegenen D-Zellen produzieren Somatostatin. Pankreatische polypeptid-(PP-)sezernierende Zellen sind in der Inselperipherie und im exokrinen Parenchym aufgefunden worden. Die Masse der PP-Zellen befindet sich in der sog. ventralen Pankreasanlage, die beim Menschen den dorsalen Teil des Pankreaskopfes ausmacht. Diese Region ist arm an A-Zellen. PP hemmt die Wasser- und Bikarbonatsekretion des Pankreas.

Die Wände der großen Pankreasausführungsgänge enthalten elastische Fasern und glatte Muskelzellen. Kommt es zur Kontraktion der Wände, wird der Saftausstrom ins Duodenum verhindert. Ein Netz postganglionärer cholinerger Neurone durchzieht das gesamte Organ. Diese Neurone werden durch präganglionäre parasympathische Vagusfasern aktiviert. Zusätzlich bestehen nervöse Verbindungen zwischen pankreatischen postganglionären Nervenfasern und den Intrinsic-Ganglien der Dünndarmwand. Diese Verbindungen vermitteln vielleicht einen enteropankreatischen Reflex. Präganglionäre Sympathikusfasern ziehen zu Synapsen auf Ganglien im Plexus coeliacus und assoziierten Ganglien. Die postganglionären Fasern ziehen mit den Blutgefäßen in das Organ. Zudem lassen sich sympathische sekretorische Fasern in den Nn. splanchnici lokalisieren. Afferente Fasern vom Pankreas vermitteln Schmerzsensationen (Abb. 3.3). Neuerdings wurde gezeigt, daß das Pankreas reich an peptidergen Nervenfasern ist. In welchem Ausmaß dieses Überträgersystem die Pankreassekretion beeinflußt, ist unzureichend bekannt. Eine besondere Rolle scheint dem „vasoactive intestinal polypeptide (VIP)" zuzukommen, das wie Sekretin die Wasser- und Bikarbonatsekre-

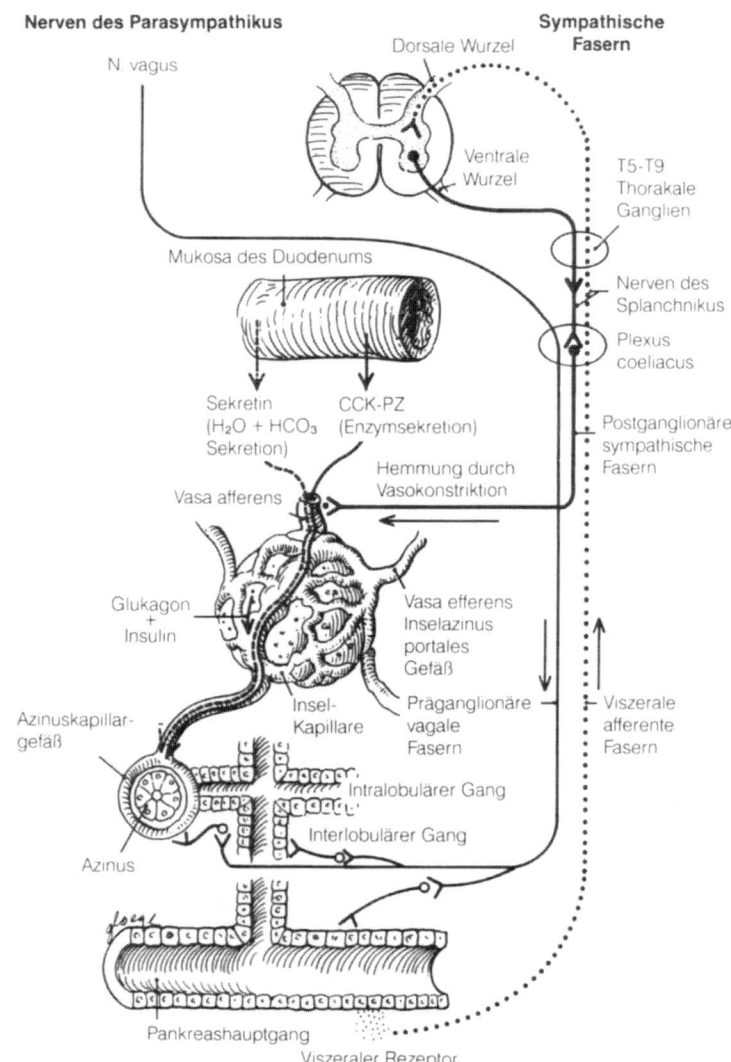

Abb. 3.3. Funktionelle Anatomie des Pankreas. Erläuterungen im Text. (Aus [7])

tion stimuliert und durch Vagusreiz aus den VIP-ergen Fasern und Ganglienzellen des Pankreas freigesetzt wird.

Inselorgane und Azini sind unterschiedlich an das Gefäßsystem angeschlossen. Die zu den Inseln ziehenden Arteriolen teilen sich in große Sinusoide auf, welche sich in kleinere Kapillaren drainieren. Diese wiederum umströmen die angrenzenden Azini. Das vaskuläre Versorgungsmuster ermöglicht u.U. eine lokale Beeinflussung der exokrinen Sekretion durch hormonelle Sekretion aus dem Inselorgan. Zumindest ist bekannt, daß Insulin die Amylasesynthese steigert. Glukagon hingegen hemmt die Enzymsynthese.

2. Zusammensetzung des Bauchspeichels

Die Zusammensetzung des Pankreassaftes wurde einerseits durch Fistelsaftanalysen, andererseits durch Gewinnung von Proben aus Duodenum und Pankreashauptgang mittels entsprechender Sonden untersucht.

Als aktive Enzyme werden Amylase, Esterasen und Nukleasen zusammen mit den Proenzymen, Proteinasen, Peptidasen und Phospholipase A in den Acinuszellen gebildet. Die aus der Duodenalschleimhaut stammende Enterokinase aktiviert die in den Zwölffingerdarm sezernierten Proenzyme. Wesentlich ist hierbei die Aktivierung von Trypsinogen zu Trypsin, das zum einen autokatalytisch weiteres Trypsin sowie Chymotrypsin, Elastase, Kallikrein, Karboxypeptidase und Phospholipase

Zusammensetzung des Pankreassaftes:

Elektrolyte (95% des Sekrets):
Na^+	150	mmol/l
K^+	10	mmol/l
Ca^{++}	1	mmol/l
Mg^{++}	0,1	mmol/l
HCO_3^{++}	60–110	mmol/l
Cl^-	30–90	mmol/l
SO_4^{--}	<0,5	mmol/l
HPO_4^{--}	2	mmol/l

Proteine (5% des Sekrets):
Enzyme, Proenzyme, Mukoproteine, Plasmaproteine (in % des Gesamtproteins)
Albumin 1,3%
IgG 0,23%
IgA 0,18%
IgM, IgD, saures Glykoprotein, Spuren von Transferrin

Pankreasenzyme und Substrate:

Enzym:	Substrat:
α-Amylase	Kohlenhydrate
Trypsin, Chymotrypsin, Karboxypeptidasen	Proteine
Lipase, Phospholipase, Cholesterolesterase	Fette
Nukleasen, Nukleosidasen, Phosphatase	Nukleinsäuren
Disaccharidasen	Disaccharide

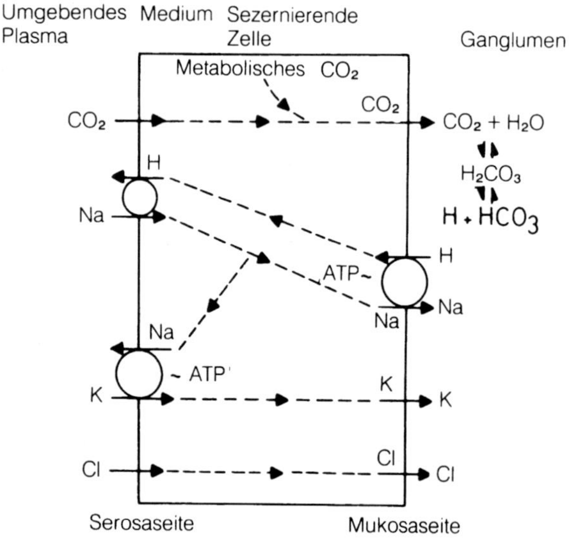

Abb. 3.4. Schematische Darstellung des zellulären Mechanismus der pankreatischen Elektrolytsekretion. Der Natrium-Wasserstoff-Austausch auf der Serosaseite ist indirekt verknüpft mit der Funktion der Natrium-Kalium-Pumpe. Die Natrium-Kalium-Pumpe der Mukosa benötigt eine direkte Ankopplung, jedoch nicht notwendigerweise ATP-vermittelt. (Aus [5])

A aktiviert. Gleichzeitig wird ein Inhibitor des Trypsins und Chymotrypsins sezerniert, der eine vorzeitige Aktivierung der Proenzyme verhindern soll.

Die Ionenzusammensetzung des unstimulierten Pankreassaftes ist dem Plasma ähnlich. Das wichtigste Elektrolyt ist das Bikarbonat, das zu 95% dem Plasma entstammt. Kohlendioxid gelangt in die Pankreaszelle und reagiert dort unter Vermittlung der Karboanhydrase mit Wasser zu Bikarbonat. Das Bikarbonat wird in das Lumen sezerniert, während gleichzeitig eine äquivalente Menge Wasserstoffionen ins Plasma gelangt (Abb. 3.4). Die Zunahme des Flusses infolge Stimulation steigert die Bikarbonatsekretion. Die Chloridkonzentration fällt entsprechend dazu ab. Natrium- und Kaliumkonzentrationen bleiben konstant (Abb. 3.5).

Das Bikarbonat neutralisiert den sauren Chymus. Gleichzeitig wird so ein Aktivitätsoptimum für die Pankreasenzyme erreicht. Das pH-Optimum für α-Amylase liegt etwa bei pH 6,8; für Lipase und Phospholipase bei pH 8 und bei den diversen Proteasen zwischen pH 7–9.

3. Kontrolle der Pankreassekretion während des Verdauungsvorgangs (Abb. 3.6)

Während der zephalischen Phase der Verdauung kommt es zu einer direkten vagusvermittelten Anregung der Pankreassekretion. Eine zusätzliche Stimulation kommt durch die Freisetzung von Säure während der zephalen Phase der Magensekretion zustande, weil diese Cholezystokinin und Sekretin freisetzen kann. In der gastrischen Phase wird durch den Nahrungsreiz Gastrin freigesetzt, welches zum einen durch Ansäuerung des Duodenums Sekretin freisetzt und zum anderen auch, wenn auch in geringerem Ausmaß, die Enzymsekretion stimuliert. Durch die Magendehnung nach Nahrungsaufnahme wird zudem über einen vagal vermittelten Reflex die Pankreassekretion angeregt.

Die wichtigste Stimulation entsteht während der intestinalen Phase der Verdauung. Sie zeichnet sich durch sofortigen Beginn der Enzymsekretion aus, die über die Gesamtdauer der Magenentleerung anhält. Abbauprodukte von Eiweiß und Fett gelangen in das Duodenum, sobald die Magenentleerung beginnt. Diese Abbauprodukte führen zur Freisetzung von Cholezystokinin-Pankreozymin (CCK-PZ). Zusätzlich kommt es über einen enteropankreatischen sowie über einen vagalen Reflex

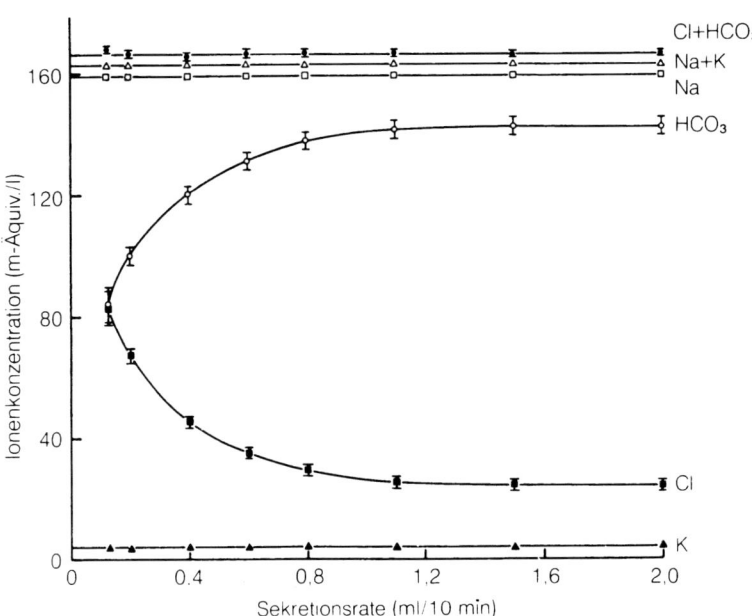

Abb. 3.5. Elektrolytzusammensetzung des Pankreassaftes bei Vorliegen verschiedener Sekretionsraten. (Aus [2])

zu cholinerger Stimulation. Neben CCK-PZ wird durch den sauren Chymus auch Sekretin freigesetzt. CCK-PZ unterstützt die sekretininduzierte Wirkung auf die Wasser- und Bikarbonatsekretion. Dieses erklärt, daß beide Hormone gemeinsam, in relativ kleinen Mengen freigesetzt, eine Sekretionsrate bewirken, die ungefähr 70% der unter maximaler Sekretinstimulation induzierten entspricht. Die Kontrolle der Pankreassekretion durch Sekretin erfolgt möglicherweise nach dem Muster einer negativen Rückkopplung. So kommt es durch im Darmlumen befindliche Säure zur Sekretinfreisetzung, welche die Sekretion von Bikarbonat stimuliert. Dieses wiederum dient zur Neutralisation der im Lumen befindlichen Säure.

4. Einfluß gastrointestinaler Hormone auf das exokrine Pankreas

Bereits Anfang dieses Jahrhunderts konnte durch Bayliss u. Starling [1] nachgewiesen werden, daß die Stimulation der Pankreassekretion durch Säure im Dünndarm zumindest teilweise durch zirkulierende Hormone vermittelt wird. Durch moderne biochemische Techniken konnte eine Anzahl von Peptiden aus der Dünndarmmukosa isoliert werden; dennoch blieb ihre physiologische Bedeutung bislang weitgehend unklar.

Eine bemerkenswerte Anzahl von Peptiden übt Effekte am Pankreas aus. Am besten sind hiervon Sekretin und CCK-PZ untersucht. Sekretin konnte in den S-Zellen des Duodenums und Jejunums lokalisiert werden. Aber die höchsten Konzentrationen ließen sich im Bulbus duodeni nachweisen. Sekretin stimuliert die Sekretion von Bikarbonat und Wasser dosisabhängig. Die Sekretion von Sekretin wird durch Säure im Duodenum induziert. Die Menge des freigesetzten Sekretins ist direkt pro-

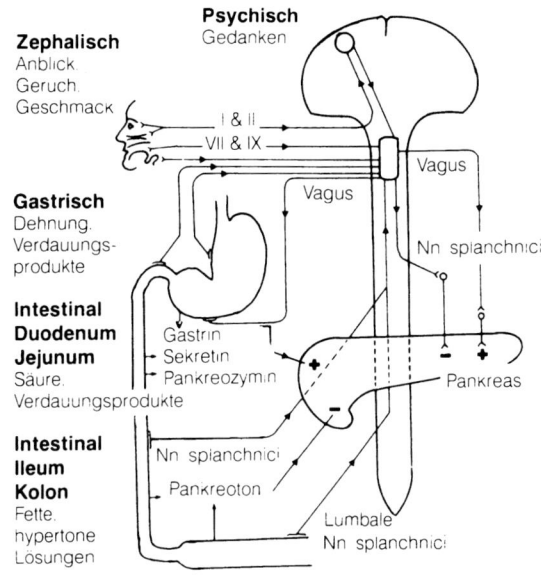

Abb. 3.6. Kontrolle der Pankreassekretion während des Verdauungsvorgangs. Erläuterungen im Text. (Aus [5])

portional zur Menge der in das Duodenum entleerten Säure, nicht zu deren Konzentration. 30 s nach Stimulation des Pankreas durch Sekretin steigt der cAMP-Spiegel an und bleibt erhöht, solange die Sekretinstimulation anhält. Die Sekretion von Bikarbonat und Wasser wird nur schwach durch CCK-PZ stimuliert, jedoch vermag CCK-PZ die Sekretinwirkung zu potenzieren.

CCK ist in der Mukosa des Duodenums und oberen Jejunums lokalisiert. Es wird durch intraluminäre Aminosäuren, Fettsäuren und Kalzium freigesetzt. Deshalb wird angenommen, daß CCK die sekretorische Antwort auf Abbauprodukte von Proteinen vermittelt. Tatsächlich stimuliert CCK die Enzymsekretion des Pankreas. Es hat zugleich schwache Effekte auf die Bikarbonatsekretion.

PP ist das 4. Inselhormon des Pankreas. Bei i.v.-Gabe einer Dosis, die postprandialen Plasmaspiegeln entspricht, hemmt PP die sekretin- und CCK-stimulierte Pankreassekretion.

Das in den D-Zellen der Inseln, vom Magen und Darm gebildete Somatostatin hemmt die durch andere Peptide oder Nahrung stimulierte Pankreassekretion bei systematischer Gabe in unphysiologischen Dosen. Es ist bis heute nicht entschieden, ob Somatostatin nur als parakrine Substanz oder auch systemisch als Hormon von Bedeutung ist.

VIP ist dem Sekretin strukturverwandt. Vagusstimulation bewirkt VIP-Freisetzung. Dieses könnte dann an der Bikarbonatfreisetzung beteiligt sein. Die physiologische Bedeutung der genannten Peptide bedarf weiterer Abklärung.

Literatur

1. Bayliss WM, Starling EH (1902) The mechanism of pancreatic secretion. J Physiol (Lond) 28:174–183
2. Case RM, Harper AA, Scratcherd T (1969) The secretion of electrolytes and enzymes by the pancreas of the anaesthetized cat. J Physiol (Lond) 201:335–348
3. Chey WY (1986) Hormonal control of pancreatic exocrine secretion. In: Go VLW, Gardner JD, Brooks FP, Lebenthal E, Di Magno EP, Scheele GA (eds) The exocrine pancreas: Biology, pathobiology and diseases. Raven, New York
4. Davenport HW (1982) Pancreatic secretion. In: Davenport HW (ed) Physiology of the digestive tract. Year Book Medical Publ., Chicago London
5. Harper AA, Scratcherd T (1979) Physiology. In: Howat HT, Sarles H (eds) The exocrine pancreas. Saunders, London
6. Heidenhain R (1875) Beiträge zur Kenntnis des Pancreas. Arch Physiol 10:537–632
7. Keynes WM, Keith RG (eds) (1981) The pancreas. Camelot, Southampton
8. Pusch HJ (1977) Exokrines Pankreas. In: Holtmeier HJ (Hrsg) Pathophysiologie. Fischer, Stuttgart
9. Wormsley KG (1981) The secretions of the exocrine pancreas, and their control. In: Keynes WM, Keith RG (eds) The pancreas. Camelot, Southampton

4 Pathologische Anatomie des Pankreas

G. Klöppel und G. Seifert

1. Kongenitale Anomalien

Pancreas anulare

Das Pancreas anulare stellt das Ergebnis einer *Entwicklungsstörung* des *Pancreas* dar und ist durch einen Ring aus Pankreasgewebe gekennzeichnet, welcher in der Regel die Pars descendens des Duodenums umgibt (Abb. 4.1). Selten kann der Pankreasgewebering auch im proximalen Duodenum ausgebildet sein. Die Erklärung für die Bildungsanomalie ergibt sich aus der Pankreasentwicklung in der 5.–7. Embryonalwoche [113, 164].

Die *Pankreasanlage* besteht anfänglich aus einem größeren dorsalen und einem kleineren ventralen Anteil. Im weiteren Verlauf verlagert sich der ventrale Anteil nach dorsal und verschmilzt mit dem dorsalen Anteil. Das definitive Pankreas wird überwiegend aus der dorsalen Anlage abgeleitet. Lediglich der hintere Anteil des Pankreaskopfes und der Processus uncinatus stammen aus der ventralen Pankreasanlage und enthalten vorwiegend Inseln mit hohem Gehalt an pankreatischem Polypeptid (PP-Zellen) und wenig A-Zellen [159]. Der Ductus Wirsungianus als Gang der ventralen Anlage bleibt konstanter erhalten als der Ductus Santorini der dorsalen Anlage und wird in der Regel der Hauptausführungsgang für die exokrine Pankreassekretion in das Duodenum. Das Pancreas anulare beruht somit auf einer *Persistenz* der *ventralen Anlage*.

Klinisch tritt das Pancreas anulare überwiegend in der Neugeborenenperiode in Erscheinung. Gelegentlich jedoch macht es sich erst im Erwachsenenalter bemerkbar. Über 75% der Beobachtungen entfallen auf das männliche Geschlecht. Das Pancreas anulare kann gemeinsam mit anderen Mißbildungen bzw. Anomalien vorkommen. Hierzu gehören die Malrotation des Kolons, Atresien oder Stenosen des Duodenums, Atresien des Ösophagus oder der Analregion sowie Herzfehler. Bei $1/3$ der Fälle liegt eine Trisomie 21 vor [114].

Die *klinische Symptomatik* zeigt eine gewisse Abhängigkeit vom Lebensalter. Eine dramatische Komplikation stellt das unstillbare Erbrechen nach der Geburt dar, welches durch eine Stenose oder auch Atresie des Duodenums bedingt ist [79]. Bei Kindern, Jugendlichen oder Erwachsenen sind Bauchschmerzen (90%), Erbrechen (66%) oder Übelkeit (33%) die häufigsten Symptome mit jahrelanger Dauer. 50% der Patienten mit Pancreas anulare haben bei Diagnosestellung ein Alter von 20 bis 40 Jahren erreicht. Bei über 30% liegen gleichzeitig auch Magen- oder Duodenalgeschwüre vor. Die Duodenalstenose wird durch Pankreatitisschübe im Pancreas anulare mit daraus resultierender Pankreasfibrose verstärkt [42] (s. Kap. 5.4).

Ektopisches Pankreas

Das Vorkommen von ektopischem (aberrierendem oder akzessorischem) Pankreasgewebe beruht auf einer *Verlagerung von Gewebeanteilen* vor oder während der Drehung der ventralen Pankreasanlage. Das ektopische Pankreas hat keinen Kontakt

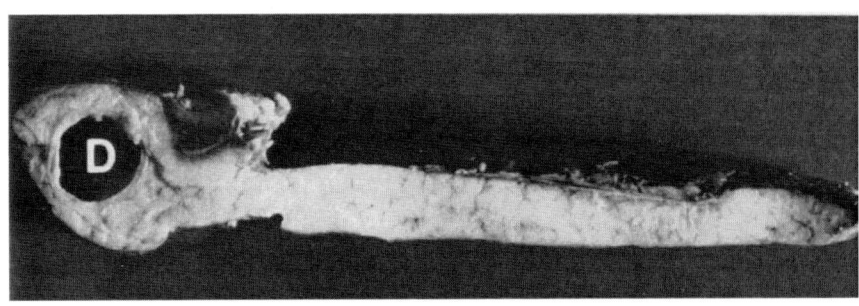

Abb. 4.1. Anuläres Pankreas bei einem Neugeborenen: Das Duodenum (*D*) ist ringförmig umgeben von Pankreasgewebe

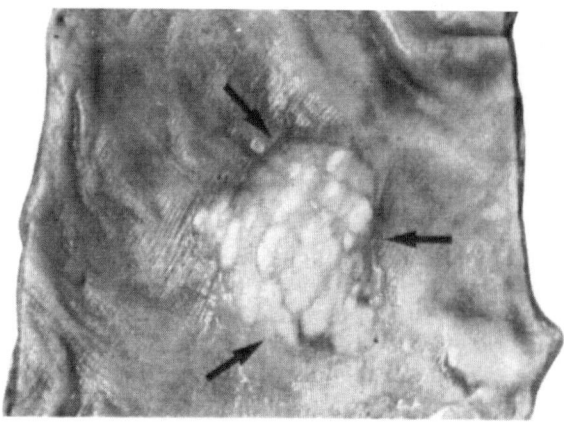

Abb. 4.2. Ektopisches Pankreas im Duodenum mit Ausbildung eines submukösen, nodulär gestalteten Tumors (*Pfeile*)

mit dem übrigen Pankreas und besitzt ein eigenes Gangsystem sowie eine separate Gefäßversorgung.

Die *Häufigkeit* von ektopischem Pankreasgewebe beträgt im Sektionsgut etwa 2%. Zu den *Hauptlokalisationen* gehören: Magen (25–30%), Duodenum (30%), Jejunum (15–20%), Ileum (5%), Meckel-Divertikel (5–6%) oder andere intestinale Divertikel (5%) [39]. Seltene Lokalisationen sind: Gallenblase [72], Leber [51], Mesenterium [106], Milz und Omentum. Im Magen ergibt sich folgende Häufigkeitsverteilung: große Kurvatur des Antrums (65%), Pylorusregion (20%) und Magenkorpus (10%). 75% der Beobachtungen entfallen auf das männliche Geschlecht. Oft wird auf eine Syntropie mit der Trisomie 18 hingewiesen [182].

Makroskopisch imponiert das ektopische Pankreas als ein derber, rundlicher Tumor mit granulärer oder ulzerierter Oberfläche (Abb. 4.2). Der Durchmesser schwankt von wenigen Millimetern bis zu mehreren Zentimetern. In über 50% ist das ektopische Pankreas submukös lokalisiert, in 25% intramuskulär und in 10% subserös [44, 122].

Histologisch lassen sich *3 Subtypen* des ektopischen Pankreas unterscheiden:
1. Aufbau aus Drüsenazini, Gängen und Pankreasinseln,
2. inkompletter Aufbau mit wenig Drüsenazini und vielen Gängen,
3. Aufbau ausschließlich aus Gängen.

Der Subtyp 3 wird auch als Adenomyom bezeichnet.

Das ektopische Pankreas ist meist symptomlos. Klinische *Komplikationen* beruhen auf der Größe und Lokalisation. Zu den Komplikationen gehören Pylorusstenosen, Ulzerationen, Blutungen oder Invaginationen mit Ileus [80, 111].

Zystenpankreas

Das Zystenpankreas kommt meist in Verbindung mit Zystennieren, Zystenleber oder der Hippel-Lindauschen Krankheit des Zentralnervensystems vor [47, 54, 122, 127, 133, 150, 154]. Die unterschiedlich großen Zysten enthalten eine serös-schleimige Flüssigkeit und können zu einer tumorartigen Vergrößerung des Pankreas führen (Abb. 4.3). Klinische Symptome oder Zeichen einer exokrinen Pankreasinsuffizienz sind selten. Die polyzystische Pankreasdysplasie in Verbindung mit Zystennieren, Chondrodysplasie und Thoraxdeformierung wird beim *Jeune-Syndrom* und beim Kurzrippen-Polydaktylie-Syndrom beobachtet [56a, 81, 108].

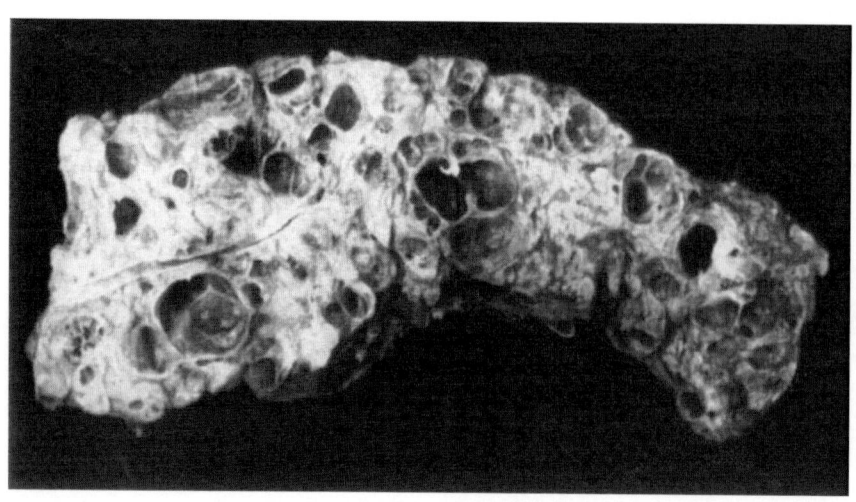

Abb. 4.3. Zystenpankreas: Operationspräparat (Linksresektat) vom Pankreas mit Auftreibung der Drüse durch multiple Zysten bei Hippel-Lindauschen Krankheit

Sonstige Anomalien

Eine primäre *Pankreasaplasie* ist sehr selten und meist mit anderen Mißbildungen (Herzfehler, Situs inversus, Agenesie der Gallenwege) kombiniert [189]. Die führenden klinischen Symptome sind Steatorrhö und Diabetes mellitus [41]. Selten sind auch Atresien des Pankreasgangs [186]. Variationen in der Ausbildung der Pankreasgänge sind dagegen häufig [11].

Beim *Pancreas divisum* besteht das Pankreas aus 2 getrennten Teilen. Diese Anomalie beruht auf einer fehlenden oder inkompletten Fusion der ventralen und dorsalen Pankreasanlage. Beim *Pancreas minus* liegt eine Abtrennung von Pankreasgewebe aus dem Pankreaskopf vor.

Anomalien des *Pankreas* und der *Milz* werden beim *Trisomie-D-Syndrom* beobachtet [172]. Die atypisch gelappte Milz umgibt den dorsokranialen Teil des Pankreasschwanzes und schließt im Zentrum Pankreasgewebe ein.

Weitere Befunde sind Pankreaseinsprengungen innerhalb des Milzgewebes oder Nebenmilzen in der Umgebung des Pankreas.

2. Mukoviszidose (zystische Fibrose)

Die Bezeichnungen „Mukoviszidose" [46] und „zystische Fibrose" [5, 45] werden synonym verwendet, wobei der Ausdruck „zystische Fibrose" in umfassender Weise auch seröse Drüsen einbezieht [140]. Seit der Erstbeschreibung durch Landsteiner (1905) liegen zahlreiche monographische Darstellungen dieses Krankheitsbildes vor [19, 125, 139, 150, 151, 188].

Das Pankreas zeigt *makroskopisch* erst nach 2- bis 3jähriger Krankheitsdauer Veränderungen, welche durch eine etwas vermehrte Konsistenz, eine betonte Läppchenbildung (Abb. 4.4) und in späteren Stadien durch einen Umbau des Organs mit Fibrose und mitunter auch Lipomatose gekennzeichnet sind [151, 167]. Zusätzlich finden sich Zysten unterschiedlicher Größe, welche mit einem weißlichen Schleim angefüllt sind.

Pathohistologisch zeigt der Pankreasaufbau bei zystischer Fibrose eine Abhängigkeit vom Lebensalter und der Krankheitsdauer [90]. Als früheste Veränderungen sind Erweiterungen der Ductuli und mitunter auch der Azini anzusehen, welche flockig eingedicktes schleimiges Sekret enthalten. Zusätzlich findet sich eine geringe interstitielle Fibrose und eine geringe, nur morphometrisch faßbare Parenchymatrophie [78]. Im Endstadium der zystischen Fibrose ähnelt das Bild einer Pankreasatrophie nach Pankreasgangligatur [97] (Abb. 4.5). Die sekretorischen Drüsenazini sind weitgehend reduziert. Die Pankreasgänge sind erweitert und mit scholligem Sekret oder Mikrolithen angefüllt. Die Gangepithelien sind oft geschwollen und enthalten im Zytoplasma überschüssiges schleimiges Sekret. In den Pankreasinseln finden sich eine Fibrose und relative A-Zellhyperplasie.

Als Zeichen einer generalisierten Sekretionsstörung kommt es in zahlreichen anderen Organen zu makroskopischen oder pathohistologischen Veränderungen. Hierzu gehören [155]: Schleimansammlungen in der Gallenblase und den Gallengängen mit Entwicklung einer sekundären biliären Leberzirrhose, Mekoniumileus (speziell in der Neugeborenenperiode), Schleimobstruktion der

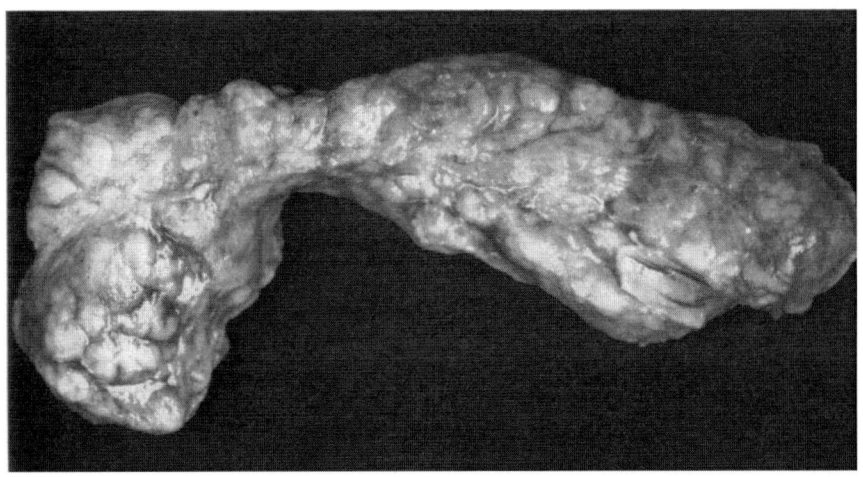

Abb. 4.4. Mukoviszidose (zystische Fibrose) des Pankreas bei einem 4 Monate alten Säugling. Das Pankreas ist noch normal groß, zeigt jedoch eine betonte Läppchenbildung als Ausdruck einer beginnenden interlobulären Fibrose

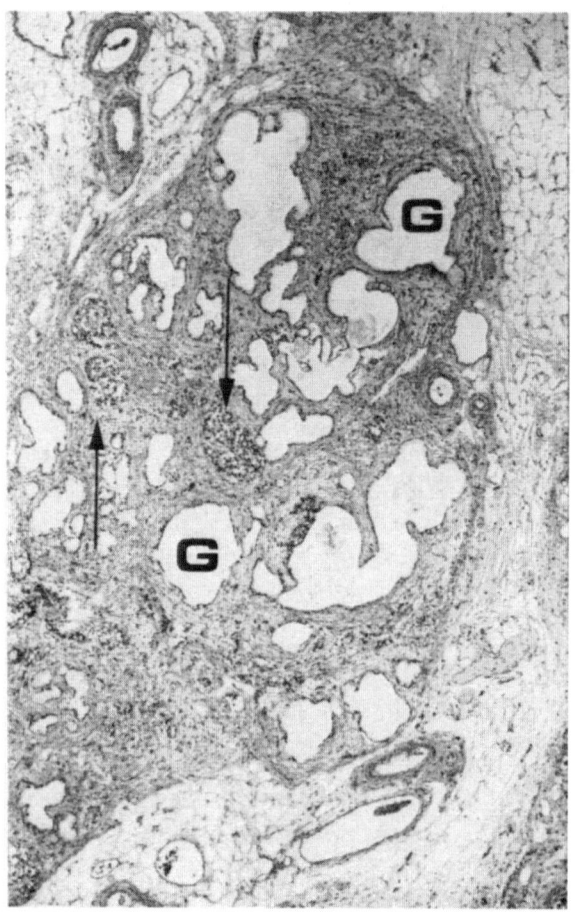

Abb. 4.5. Endzustand einer zystischen Fibrose des Pankreas nach mehrjährigem Verlauf mit totalem Verlust des azinären Gewebes. Stattdessen sieht man eingebettet im Bindegewebe zystisch dilatierte Gänge (*G*) sowie einzelne Inseln (*Pfeile*). HE, × 104

Bronchien mit weiteren Komplikationen (Bronchiektasien, obstruktives Lungenemphysem, rezidivierende Pneumonien, Lungenfibrose), außerdem Schleimdrüsenveränderungen in zahlreichen Organregionen (Speicheldrüsen, Nasennebenhöhlen, Brustdrüse, Zervixdrüsen des Uterus, ableitende männliche Samenwege u.a.). Weitere Befunde (Fibrosen und Myolysen des Herzmuskels, Plattenepithelmetaplasien der Schleimhäute, Ablagerungen von Zeroidpigment in zahlreichen Organen u.a.) sind Folgen der Pankreasinsuffizienz mit Avitaminosen und Eiweißmangel. *Ätiologisch* handelt es sich bei der zystischen Fibrose um eine autosomal-rezessiv vererbbare Krankheit durch ein einzelnes Gen. 25% der Kinder von heterozygoten Eltern können homozygot erkranken. Weitere 50% sind heterozygot und zeigen keine Krankheitssymptome, ebenso wie die restlichen 25%, welche genetisch gesund sind [37]. Die genaue genetische Lokalisation ist bisher unbekannt, wobei jedoch angenommen werden kann, daß kein genetischer Defekt in der Histogenese oder Zytodifferenzierung vorliegt, sondern eine genetische Störung auf molekularer Ebene. Diskutiert wird ein gestörter Ionentransport durch die Zellmembranen in Verbindung mit einer veränderten Funktion des autonomen Nervensystems. Neurotransmittersubstanzen und Polypeptide mit Hormoncharakter lösen durch Bindung an Zellmembranrezeptoren einen intrazellulären Sekretionsprozeß aus, wobei dem intrazellulären Kalziumstoffwechsel eine besondere Bedeutung zukommt [112].

Pathogenetisch wird die Entwicklung der zystischen Fibrose auf eine primär mechanische Obstruktion der Pankreasgänge durch visköses schleimiges Sekret zurückgeführt. Die übrigen Veränderungen sind eine sekundäre Folge dieser Gangobstruktion analog Befunden bei der obstruktiven Pankreatitis bei Pankreaskarzinomen oder Gangverschlüssen [90, 157] (s. Kap. 5.4).

Die *klinische Manifestation* der zystischen Fibrose wird durch das Lebensalter geprägt. In den ersten 2 Tagen nach der Geburt kann sich ein *Mekoniumileus* entwickeln, welcher zu weiteren Komplikationen (Volvulus, Peritonitis) führen kann. Bei Kleinkindern steht die *Pankreasinsuffizienz* im Mittelpunkt, mit zunehmender Krankheitsdauer die *pulmonale Manifestation* (Hustenanfälle ähnlich dem Keuchhusten, Atemnot wie bei Asthma bronchiale, entzündliche Lungenkomplikationen, später Cor pulmonale und respiratorische Insuffizienz). Die erhöhte Natrium- und Chlorausscheidung im Schweiß führt zum *Salzverlustsyndrom*. Bei längerer Überlebenszeit kommt es zur erhöhten Sterilität besonders bei Männern, weniger bei Frauen.

3. Zysten, traumatische u. vaskuläre Läsionen

Zysten und Pseudozysten

Hohlraumbildungen innerhalb oder in der Umgebung des Pankreas haben eine unterschiedliche Ätiologie und Pathogenese. Morphologisch werden epithelausgekleidete Zysten von Pseudozysten abgegrenzt, welche Blut oder nekrotische Massen enthalten und keine Epithelauskleidung besitzen [68, 191]. In nur 10% handelt es sich um echte Zysten mit Einschluß von Sekret, in 90% um Pseu-

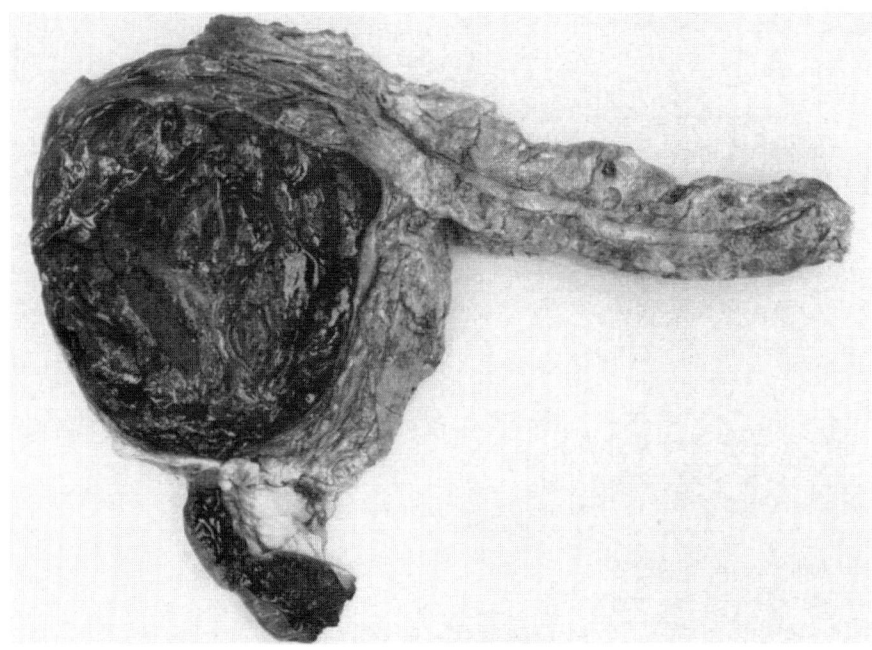

Abb. 4.6. Posttraumatische Pseudozyste im Pankreaskopf, ausgefüllt mit koagulierten Blutmassen

dozysten, von denen 80% durch eine Pankreatitis entstanden sind, 10% durch ein Pankreastrauma.

Zysten

Hierzu gehören dysgenetische Zysten, Retentionszysten, dyschylische Zysten und neoplastische Zysten. *Dysgenetische Zysten* beruhen auf Torsionsstörungen bei der Entwicklung des Pankreasgangsystems und können solitär oder auch multipel ausgebildet sein. In der Regel werden die Zysten von einem abgeflachten einreihigen Epithel begrenzt.

Retentionszysten entstehen auf dem Boden von Gangverschlüssen durch Tumoren, Steine oder entzündlichen Strikturen. Bei einer Lokalisation in der Duodenalwand gehen sie von heterotopem Pankreasgewebe aus. Die Zysten werden von einem abgeflachten Gangepithel begrenzt und enthalten Pankreassekret. Größere Zysten können zu einer fokalen obstruktiven Pankreatitis und im weiteren Verlauf zu Duodenalstenosen oder Stenosen des Ductus choledochus führen [170].

Dyschylische Zysten [150] beruhen auf einer primären Sekretionsstörung und kommen v.a. bei der Mukoviszidose (s.S. 39) vor, gelegentlich auch bei der chronischen Pankreatitis (s.S. 48). Initial finden sich visköse Sekreteindickungen in den Azinuslichtungen und kleinen Pankreasgängen, im weiteren Verlauf zystische Gangerweiterungen und auch Sekretausfällungen in Form von Mikrolithen.

Neoplastische Zysten werden speziell bei Zystadenomen und schleimbildenden Zystadenokarzinomen (s.S. 53) beobachtet.

Pseudozysten

Hierzu rechnen postnekrotische oder posttraumatische, parasitäre und neoplastische Pseudozysten. *Postnekrotische Pseudozysten* entstehen bei Erwachsenen im Ablauf einer akuten Pankreatitis und können einen Durchmesser bis zu 30 cm erreichen [11, 14, 23, 143]. Die Pseudozysten entwickeln sich innerhalb eines Zeitraums von 10 bis 30 Tagen nach der Pankreasnekrose, werden von einem bindegewebsreichen Granulationsgewebe begrenzt und enthalten Blutgerinnsel und nekrotisches Gewebe (Abb. 4.6). Im Kindesalter handelt es sich vorwiegend um posttraumatische Pseudozysten auf dem Boden eines stumpfen Bauchtraumas, wobei das Pankreasgewebe gegen die Wirbelsäule gepreßt wurde [17, 22, 69, 86]. Zu den Komplikationen aller Formen der Pseudozysten gehören bakterielle Infektionen, Perforationen, Blutungen, Gallengangsobstruktionen und Pfortaderhochdruck.

Die seltenen *parasitären Pseudozysten* beruhen auf einer Echinokokkusinfektion [68].

Neoplastische Pseudozysten kommen in 2 Ausprägungen vor. Bei Gefäßtumoren (Häm- und

Lymphangiome, Angiosarkome) liegen erweiterte Blut- und Lymphhohlräume vor, die mit Endothel ausgekleidet sind [11]. Bei anderen Tumoren (solid-zystische Azinustumoren, Sarkome) handelt es sich um zystische Degenerationen des Tumorgewebes.

Pankreastraumen

Zu unterscheiden sind penetrierende Verletzungen, stumpfe Traumen und operative Läsionen.

Penetrierende Schuß- oder Stichverletzungen führen oft zu einer Durchtrennung des Pankreasgangs und/oder der großen Blutgefäße. Zu den Komplikationen gehören Fisteln (50%), Pseudozysten (10%) und Blutungen mit Hämatomen [69, 132, 173, 174].

Stumpfe Pankreastraumen beruhen auf einer Kompression des Pankreas gegen die Wirbelsäule ($L^1/_2$) und führen zu einer erheblichen Zerstörung von Pankreasgewebe mit Einschluß von Blutungen oder einer Ruptur des Pankreasgangs (Abb. 4.6). Bei stumpfen Bauchtraumen ist das Pankreas in etwa 1–2% mitbeteiligt [84]. In $^1/_3$ der Fälle sind Kinder betroffen, speziell bei Unfällen mit dem Fahrrad (Sturz auf die Lenkstange) [146]. Die Mortalitätsrate liegt bei 40%. Als Spätkomplikationen können Fisteln, Pseudozysten, Abszesse, Peritonitis, Ileus und Pfortaderthrombosen auftreten.

Operative Läsionen des Pankreas sind speziell bei Gastrektomien möglich, weiterhin bei Sphinkterotomien, Splenektomien oder nach Pankreasbiopsien, selten bei Nieren- oder Nebennierenoperationen. Als Komplikationen können sich eine postoperative Pankreatitis, Fisteln, Pseudozysten, Blutungen oder Gangstenosen einstellen.

Vaskuläre Läsionen

Arteriosklerose

Der Schweregrad der Arteriosklerose des Pankreas korreliert in 85% mit dem der Herzkranzgefäße [130], in 16% besteht eine Koinzidenz zwischen einer Thrombose der Koronararterien und Pankreasgefäße. Da im Pankreas zahlreiche Anastomosen entwickelt sind, führt die Arteriosklerose kaum zu Funktionsstörungen. Ammann u. Sulser [4] beschreiben eine „vaskuläre Pankreatitis" als speziellen Typ einer chronischen „senilen Pankreatitis" und führen die Entstehung auf eine schwere Arteriosklerose mit Cholesterinmikroembolien zurück. Die Arteriosklerose ist bei älteren Patienten sehr häufig und geht meist mit einer Pankreasatrophie in Verbindung mit Fibrose und Lipomatose einher. Die sog. Granularatrophie des Pankreas stellt das Endstadium dieser arteriosklerotischen Läsion dar.

Maligne Hypertonie

Die Pankreasveränderungen bestehen in fibrinoiden Nekrosen der Arterien, Gefäßthrombosen, fokalen Entzündungsreaktionen und angioplastischen nodulären Proliferationen [76, 77, 119]. Durch Gefäßverschlüsse können ischämische Pankreasinfarkte entstehen.

Arteriitis

Bei einer generalisierten Panarteriitis nodosa ist das Pankreas fast immer beteiligt [7, 50]. Als Komplikationen entwickeln sich ischämische Parenchyminfarkte. Eine Arteriitis des Pankreas ist auch bei anderen systemischen Krankheiten (Lupus erythematodes, Sklerodermie, Wegner-Granulomatose) beobachtet worden [12, 158]. Bei ausgedehnten Gefäßveränderungen innerhalb des Pankreas wird das Bild einer chronischen Pankreatitis imitiert.

Schock

Schockbedingte Pankreasveränderungen kommen beim hämorrhagischen oder septischen Schock vor [55, 83, 153]. Die Mikrozirkulationsstörungen mit hyalinen Kapillarthromben führen über eine Schädigung der Zellorganellen (endoplasmatisches Retikulum, Mitochondrien) und eine Freisetzung von Proteasen und Hydrolasen zu Azinusnekrosen und Blutungen. Gleichartige Veränderungen lassen sich beim experimentellen Schock beobachten [40, 82]. Die Ischämietoleranz des Pankreas ist aufgrund des hohen Eiweißstoffwechsels begrenzt [117] und kann durch Hypothermie erhöht werden.

Thrombosen

Arterielle Thrombosen entstehen lokal bei Arteriosklerose oder Arteriitis, selten embolisch. Venöse Thromben kommen bei akuter Pankreatitis oder entzündlichen Prozessen der Umgebung (z.B. penetrierenden Magengeschwüren) vor. Bei Milzvenenthrombosen entwickeln sich hämorrhagische Pankreasinfarkte.

4. Lipomatöse Atrophie, Hämochromatose und sonstige Pankreasveränderungen

Lipomatöse Atrophie (Shwachman-Syndrom)

Charakteristisch sind eine weitgehende Atrophie des exokrinen Azinusgewebes, eine Reduktion des Gangsystems, eine vermehrte Durchsetzung des Drüsenkörpers mit Fettgewebe und ein intaktes Inselsystem [150, 151]. Synonyme sind „kongenitale Hypoplasie des exokrinen Pankreas" [20, 58, 110, 121], „primäre Atrophie und Lipomatose des Pankreas" [10] oder bei starker Fettgewebevermehrung „lipomatöse Pseudohyperplasie des Pankreas" [75]. Der Ausfall der exokrinen Pankreassekretion führt zur Maldigestion und allgemeiner Entwicklungsretardierung. Gleichartige Pankreasveränderungen in Verbindung mit einer Knochenmarkdysfunktion und Skelettanomalien werden als *Shwachman-Syndrom* bezeichnet [27, 109, 160]. Aufgrund der Knochenmarkinsuffizienz (Neutropenie, Anämie, Thrombozytopenie u.a.) neigen die Kinder zu Infektionen. Mitunter besteht eine Koinzidenz mit einer Leukämie [27]. Die Knochenveränderungen sind durch eine metaphysäre Dysostose des Femurs und allgemeinen Zwergwuchs gekennzeichnet. Als Ursache wird ein genetischer Defekt mit autosomal-rezessivem Erbgang angenommen [109].

Differentialdiagnostisch muß die Pankreasinsuffizienz beim Shwachman-Syndrom von anderen Pankreaserkrankungen abgegrenzt werden. Hierzu gehören die Mukoviszidose, das Zystenpankreas, angeborene Enzymdefekte und die hereditäre Pankreatitis.

Lipomatose des Pankreas

Die Durchsetzung des Pankreasgewebes mit Fettgewebe korreliert im Stärkegrad mit dem Lebensalter und einer allgemeinen Adipositas [124, 156, 179]. Die Korrelation zum Übergewicht ist statistisch signifikant. Dies gilt auch für die Pankreaslipomatose beim Diabetestyp II, der in der Regel mit einer Adipositas einhergeht. Ein weiterer pathogenetischer Faktor ist möglicherweise eine reduzierte Blutzirkulation bei fortgeschrittener Arteriosklerose. Da bei der Lipomatose im Gegensatz zur lipomatösen Atrophie genügend exokrines Pankreasgewebe erhalten ist, kommt es nicht zu einem Ausfall der exokrinen Pankreasfunktion [149].

Hämochromatose

Die *primäre* Hämochromatose stellt eine genetisch bedingte Eisenspeicherkrankheit dar, welche außer Leber und Pankreas zahlreiche weitere Organe einbezieht. Die *sekundäre* Hämochromatose ist dagegen die Folge einer erworbenen Stoffwechselstörung und kommt bei alkoholischer Leberzirrhose, chronischer hämolytischer Anämie oder auch nach massiver oraler oder parenteraler Eisenaufahme vor.

Bei *primärer* Hämochromatose ist das Pankreas makroskopisch rostbraun verfärbt und weist eine vermehrte Konsistenz auf. Pathohistologisch findet sich eine granuläre Hämosiderinablagerung vorwiegend im Zytoplasma der Azinus- und Gangepithelien, weniger stark auch in den Inselzellen und in Mesenchymzellen des Interstitiums. Die Überladung der Zellen mit Ferritinmolekülen führt zu einer Atrophie der Drüsenazini und zu einer inter- und intralobulären Pankreasfibrose, im weiteren Verlauf auch zu einem B-Zellverlust. Zum klinischen Krankheitsbild gehören eine Pigmentzirrhose und ein „Bronzediabetes". Die Erkrankung kommt bei Männern 10mal häufiger als bei Frauen vor. Der konstante Nachweis der HLA-Typen A3 und B14 spricht für einen genetischen Defekt [161].

Pankreasveränderungen bei Urämie, Darmkrankheiten und Malabsorption

Bei *Urämie, chronischen Darmentzündungen* (Colitis ulcerosa, M. Crohn), *Tumorkachexie* und Krankheiten mit schweren *Wasserverlusten* finden sich pathologisch Zeichen der Sekretionsstörung im exokrinen Pankreasgewebe. Hierzu gehören Erweiterungen der Azinus- und Ganglichtungen sowie Ansammlungen von eingedicktem Sekret, zusätzlich auch geringe interstitielle Infiltrate [8, 9, 57, 166, 180].

Bei *Eiweißmangelernährung* (z.B. Kwashiorkor) kommt es zu komplexen Pankreasveränderungen mit Atrophie der Drüsenazini, Gangerweiterungen und interstitieller Fibrose [18].

5. Pankreatitis

Klassifikation

Nach der Marseiller Klassifikation aus dem Jahre 1963 [141] wird die Pankreatitis in die vornehmlich klinisch-funktionell geprägten Formen

- akute Pankreatitis
- rezidivierende akute Pankreatitis
- chronisch-rezidivierende Pankreatitis
- chronische Pankreatitis

unterschieden. 21 Jahre später wurde – wiederum in Marseille – eine Reklassifizierung vorgenommen. Jetzt wurde die Pankreatitis auf der Grundlage ihres morphologischen Substrats definiert [60, 62] und in folgende Formen unterteilt:

- akute Pankreatitis mit milder oder schwerer Verlaufsform
- chronische Pankreatitis
  mit diffuser/segmentaler Fibrose
  mit/ohne Nekrose
  mit/ohne Calculi
- obstruktive chronische Pankreatitis

Während der akuten und der chronischen Pankreatitis entsprechende klinische Bilder zugeordnet werden können, ist die obstruktive Pankreatitis rein morphologisch definiert. Die ebenfalls morphologischen Begriffe der ödematösen und hämorrhagisch-nekrotisierenden Pankreatitis, die zumeist dem klinischen Bild der initialen und weiterhin leicht verlaufenden sowie der schweren Pankreatitis unterlegt werden, wurden nicht in die neue Klassifikation aufgenommen. Dies kann damit begründet werden, daß es morphologisch beim Menschen nicht mit Sicherheit möglich ist – auch wenn man sehr frühe Fälle betrachtet [36] – ein rein ödematöses von einem nekrotisierenden Stadium abzugrenzen. Die autodigestive Gewebenekrose stellt sich so rasch ein, daß sie bereits im klinisch als initial angesehenen Stadium nachweisbar ist. Der Verlauf und die Schwere der akuten Pankreatitis werden daher nicht durch Ödem und Nekrose gekennzeichnet, sondern durch die Lokalisation und das Ausmaß der Nekrosen [102].

Abb. 4.7. Sequenz der morphologischen Veränderungen bei akuter Pankreatitis

Akute Pankreatitis

Häufigkeit

Die durchschnittliche Häufigkeit der akuten Pankreatitis im Obduktionsmaterial schwankt zwischen 0,18 und 1,65% [70]. Untersuchungen, die die 3 letzten Jahrzehnte berücksichtigen, lassen für die 70er Jahre eine Häufigkeitszunahme auf das Doppelte und Dreifache gegenüber den 60er Jahren erkennen, wobei Werte zwischen 1,4 und 3% erreicht wurden [70, 102].

Trotz dieser prozentmäßig deutlichen Zunahme ist die akute Pankreatitis eine seltene Erkrankung geblieben, denn in absoluten Zahlen ausgedrückt werden heutzutage zwischen 20 und 30 Fälle/1000 Obduktionen beobachtet.

Männer und Frauen sind etwa gleich häufig betroffen. Bei Männern sind die meisten Fälle zwischen dem 40. und 60. Lebensjahr zu beobachten, bei Frauen zwischen dem 60. und 80. Lebensjahr. Dieser Unterschied in der Altersverteilung zwischen Männern und Frauen spiegelt die unterschiedliche Präsenz der wichtigsten ätiologischen Faktoren, Alkohol und biliäre Erkrankungen, in diesen beiden Gruppen wider. Bedingt durch die generelle Zunahme des Alkoholismus werden in den letzten Jahren jedoch auch verstärkt bei jungen Frauen Pankreatitisfälle beobachtet.

Morphologie

Die akute Pankreatitis zeigt ein Spektrum von Läsionen, die sich sequenzartig entwickeln (Abb. 4.7), jedoch individuell sehr unterschiedlich stark ausgeprägt sind [11, 13, 16, 59, 148, 181, 185]. Früheste eindeutig identifizierbare Läsion ist die peripankreatische Fettgewebenekrose [102] (Abb. 4.8). Ein interstitielles Ödem ist in dieser Phase oft nur so geringfügig entwickelt, daß es nicht das Initialstadium der akuten Pankreatitis prägt. Wenn die disseminiert im parapankreatischen Fettgewebe auftretenden Nekrosen nicht

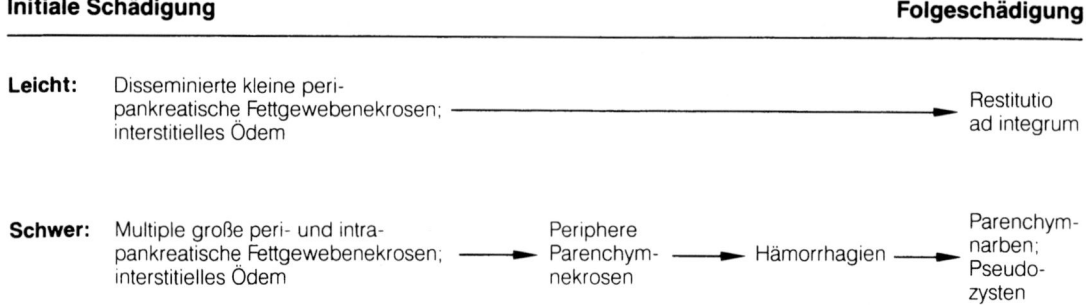

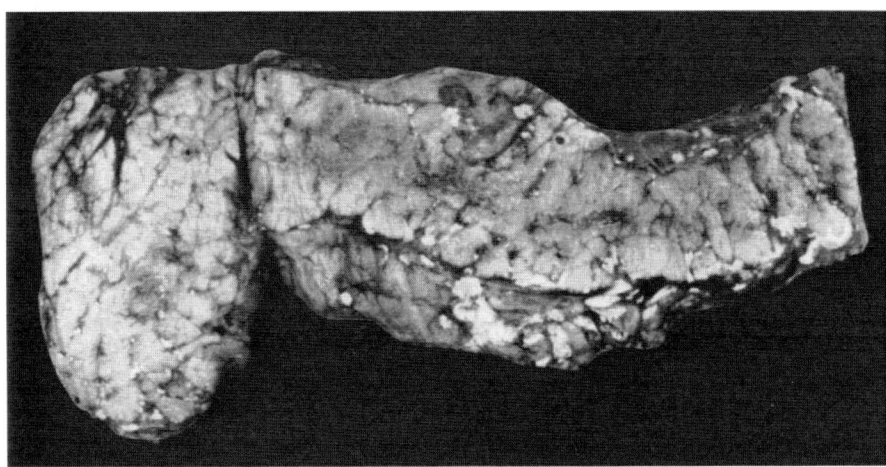

Abb. 4.8. Akute Pankreatitis: leichte Form mit einzelnen peripankreatischen Fettgewebenekrosen

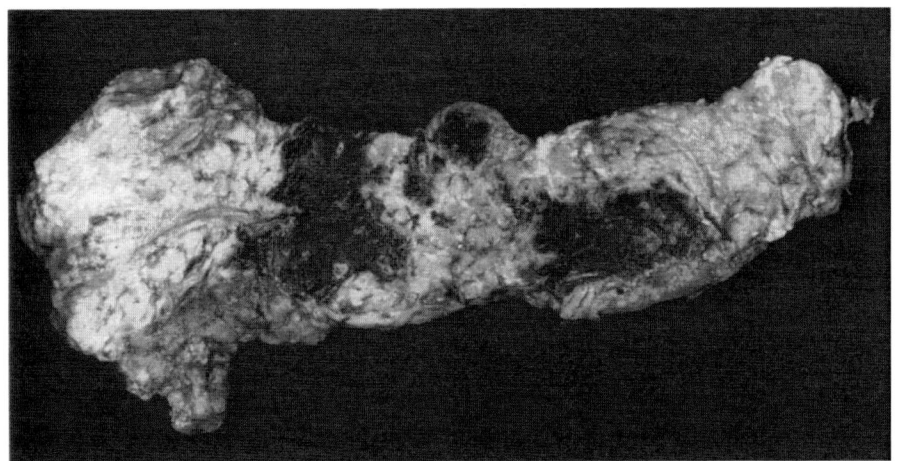

Abb. 4.9. Akute Pankreatitis: schwere Form mit Fettgewebenekrosen und Hämorrhagien

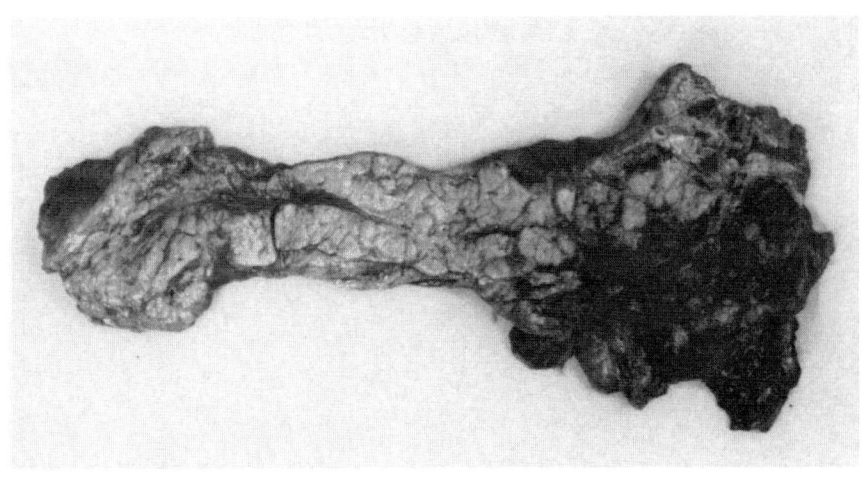

Abb. 4.10. Akute Pankreatitis: schwere Form mit lokalisierter peripankreatischer Hämorrhagie am Pankreasschwanz

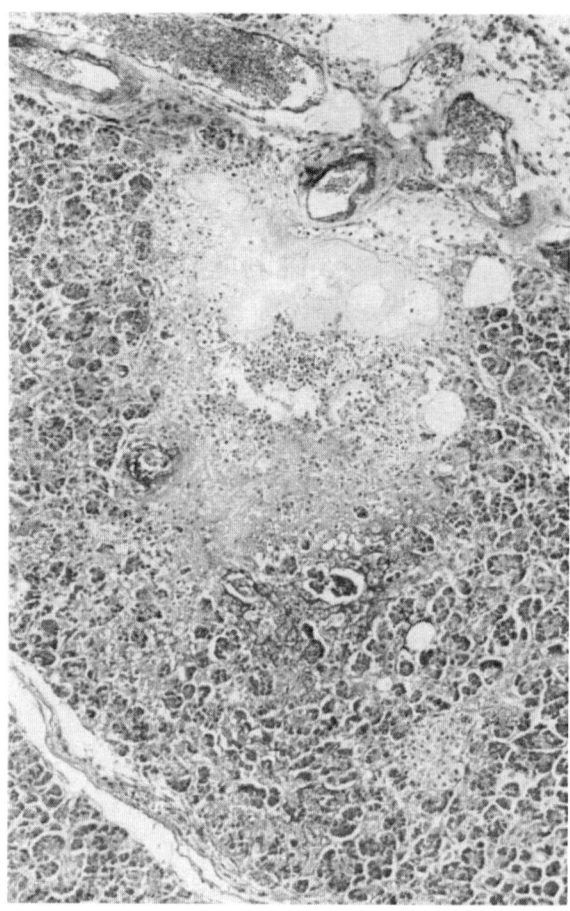

Abb. 4.11. Akute Pankreatitis: frische Fettgewebenekrose mit Übergreifen auf das angrenzende periphere Azinusgewebe. HE, × 125

fortschreiten und konfluieren, nimmt die akute Pankreatitis einen milden Verlauf. Entwickeln sich dagegen konfluierende Nekrosefelder, die mantelförmig das Pankreas umfassen und auf das intrapankreatische sowie auf das angrenzende mesenteriale Fettgewebe um die Bursa omentalis übergreifen, so ist eine schwere Verlaufsform gegeben. Die Drüse selbst ist ödematös aufgetrieben und kann landkartenartig von Hämorrhagien überzogen sein (Abb. 4.9). Die azinären Parenchymnekrosen bevorzugen die peripheren Drüsenbereiche unter Aussparung der zentralen Zonen. Das Ausmaß der Hämorrhagien, die durch Gefäßarrosionen bedingt sind, ist von Fall zu Fall unterschiedlich (Abb. 4.10). Unter Kontrastmitteldarstellung des Pankreasgangs zeigt sich, daß tiefreichende Nekrosen relativ häufig zu einem Leck im Hauptgang führen können [168].

Bei Ausdehnung der Nekrosen im peripankreatischen Fettgewebe werden das Mesenterium des Querkolons, das große Netz und das retroperitoneale Fettgewebe um die Bursa omentalis befallen. Im Retroperitoneum dringen die Nekrosestraßen manchmal bis in das pararenale und das paraurethrale Fettgewebe vor. Solche massive Ausdehnung der Nekrosen ist stets von einem Aszites begleitet, der hämorrhagisch tingiert und reich an Pankreasenzymen ist. Reaktiv kann es zu Pleuraergüssen kommen.

In einzelnen Fällen beschränken sich die Nekrosen auf bestimmte Pankreasabschnitte (Abb. 4.10). Dies wird typischerweise bei traumatischer Verletzung des Pankreas beobachtet, kann aber auch bei nichttraumatischen Fällen vorkommen.

Histologisch stellt sich die frühe autodigestive Nekrose als fokale Homogenisierung des parapankreatischen Fettgewebes dar. Sie ist scharf zur Umgebung hin demarkiert und wird bei längerem Bestehen von einem Randwall aus Granulozyten und Makrophagen umgeben. Das angrenzende Parenchym mitsamt dem Gangsystem erscheint zu diesem Zeitpunkt gut erhalten. Ein intraduktales granulozytäres Infiltrat mit Epitheldestruktion und Übergreifen auf die Umgebung ist nur selten zu sehen und wahrscheinlich Ausdruck einer sekundären Infektion des Gangsystems bei stagnierendem Sekretfluß und einer Abflußbehinderung in der Papille.

Wenn sich die Fettgewebenekrosen ausdehnen, so erfassen sie auch das intrapankreatische Fettgewebe sowie das randlich gelegene azinäre Parenchym (Abb. 4.11). Das Interstitium des erhaltenen Drüsengewebes ist dabei deutlich polymorphzellig infiltriert und verbreitert. Immunzytochemisch läßt sich zeigen, daß nur die azinären Zellen in unmittelbarer Nachbarschaft der Nekrosen ihre Enzyme abgegeben haben, ohne jedoch dabei zugrunde gegangen zu sein [1, 102, 102a]. Erfassen die Nekrosen Venen oder Arterien, so kommt es zu Thrombenbildungen und/oder Arrosionen mit nachfolgender Hämorrhagie in das umgebende Gewebe und zusätzlichen ischämischen Parenchymnekrosen.

Folgeveränderungen, Komplikationen

Die kleineren Fettgewebenekrosen im Randbereich des Pankreas scheinen folgenlos durch Makrophagen resorbiert werden zu können. Aus großen konfluierenden Nekrosefeldern entstehen Pseudozysten, die einen nekrotisch-hämorrhagi-

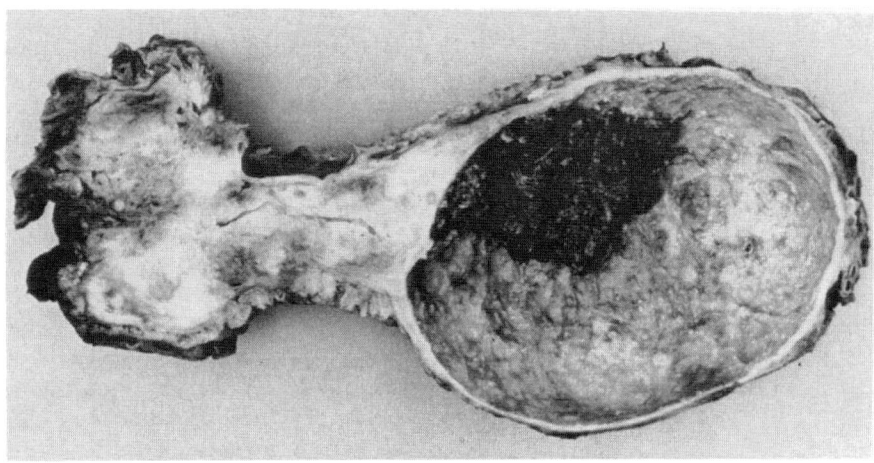

Abb. 4.12. Pseudozyste im Pankreasschwanz nach schwerer akuter Pankreatitis

schen Inhalt haben. Pseudozysten werden etwa bei 8–10% aller akuten Pankreatitiden beobachtet [43]. Sie entwickeln sich innerhalb von 8 bis 30 Tagen nach der akuten Nekrose und grenzen sich mit der Zeit immer stärker durch einen Granulationsgewebewall gegen die Umgebung ab (Abb. 4.12). Kleinere Nekrosen im Parenchym führen zu peri- und intralobulären Vernarbungen.

Die Pseudozysten können sekundär bakteriell infiziert werden. Außerdem können sie mit einem der größeren Pankreasgänge kommunizieren. In einem solchen Fall beobachtet man oft eine Größenzunahme der Pseudozyste mit Ruptur oder Fistelbildung in eine Körperhöhle (z.B. Pleuraraum) oder ein angrenzendes Hohlorgan (z.B. Duodenum). Weiterhin kommt es unter solchen Bedingungen leicht zur Arterienarrosion und damit zur Blutung in die Zyste. Ist die Zyste mit dem Pankreas- oder dem Gallengang verbunden, so blutet es aus der Papille. Bei unvollständiger Arrosion einer Arterie werden Aneurysmabildungen beobachtet. Venen, die im Randbereich einer Pseudozyste liegen, können thrombosieren, und im Fall der V. lienalis kann es somit zu einem lienalen Hochdruck kommen. Große Pseudozysten verursachen auf mechanischem Wege Stenosen und Kompressionen der umliegenden Organe. Am häufigsten entwickelt sich eine Stenose des D. choledochus oder des Duodenums mit den entsprechenden funktionellen Folgen. Bei Blockade der abdominalen Lymphdrainage vermögen sich Aszites und Pleuraergüsse zu entwickeln.

Pathogenese

Zur detaillierten Erörterung der Ätiologie sei auf Kap. 8.1 verwiesen. Hier soll nur kurz das morphologische Geschehen im Hinblick auf die Pathogenese analysiert werden.

Am Beginn der Pankreatitis steht als erste morphologisch eindeutig faßbare Veränderung die parapankreatische Fettgewebenekrose. Da zu diesem frühen Zeitpunkt die angrenzenden Azinuszellen zwar teilweise degranuliert gefunden werden, aber lichtmikroskopisch noch intakt erscheinen und das Gangsystem sich in aller Regel ebenfalls unauffällig verhält, muß angenommen werden, daß Zymogengranula durch eine basolaterale Sekretion in das periphere Interstitium gelangen und die damit freiwerdenden Enzyme dort eine Aktivierung erfahren (Abb. 4.13) [102a]. Hält der Ausstrom der Enzyme aus den Azinuszellen an, so schreitet der Nekroseprozeß fort und erfaßt auch das periphere

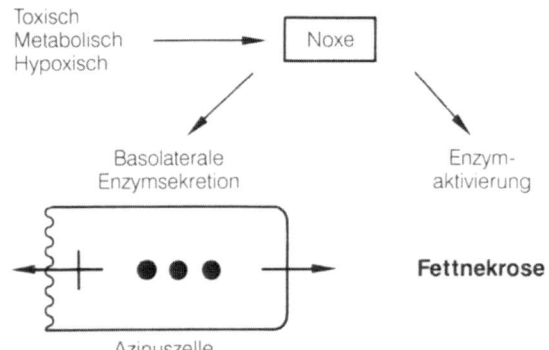

Abb. 4.13. Arbeitshypothese zur Pathogenese der akuten Pankreatitis

azinäre Parenchym. Auf welchem Weg die bekannten Noxen wie Alkohol, biliäre Erkrankungen und Hypoxie in den Sekretionsvorgang und die Aktivierung der Enzyme eingreifen, ist unbekannt. Es kann aber spekuliert werden, daß es sich dabei um Membranalterationen handelt.

Ätiologie

Die bekanntesten ätiologischen Faktoren der akuten Pankreatitis sind Alkoholabusus und biliäre Erkrankungen. Es wurde vermutet, daß der Alkohol nur über eine chronische Vorschädigung des Pankreas zur Pankreatitis im Sinne einer chronisch-rezidivierenden Pankreatitis führt. Es wird und wurde jedoch immer wieder beobachtet, daß es bei chronischem Alkoholabusus auch ohne morphologisch faßbare Vorschädigung zu einer akuten Pankreatitis kommen kann [21, 70, 104]. Diese alkoholassoziierte Pankreatitis unterscheidet sich morphologisch nicht von den Pankreatitiden mit anderer Ätiologie, jedoch sind die schwersten Fälle von akuter Pankreatitis meist mit einem Alkoholabusus verbunden.

Chronische Pankreatitis

Häufigkeit

Die chronische Pankreatitis ist eine seltene Erkrankung. 1973 gibt Sarles [145] ihre Häufigkeit im Autopsiematerial mit 0,33% an, während Uys et al. [176], ebenfalls 1973, eine Rate von 0,18% mitteilen. Im letzten Jahrzehnt scheint die Zahl der beobachteten Fälle autoptisch wie klinisch zugenommen zu haben [3]. Parallel mit der Häufigkeitszunahme geht die Beobachtung, daß die einstmals ganz überwiegend bei Männern (9:1) beobachtete chronische Pankreatitis nun auch vermehrt bei Frauen zu sehen ist. Das Alter der Patienten mit chronischer Pankreatitis im Autopsiematerial liegt zwischen dem 40. und 60. Lebensjahr [176].

Morphologie

In den frühen Stadien der chronischen Pankreatitis ist das Pankreas fokal akzentuiert vernarbt und von normaler Größe [11, 14, 59, 142, 144, 176]. Die Schnittfläche zeigt neben oft peripher liegenden Narbenfeldern noch große, regelrecht lobulär gegliederte Areale. Korrespondierend mit den fokal betonten Narbenherden finden sich in resezierten Pankreaspräparaten oft noch mehr oder weniger große Residuen autodigestiver Nekrosen, die pseudozystisch umgewandelt sind (Abb. 4.14).

Im späten Stadium, in dem das Pankreas „ausgebrannt" ist und die Patienten das Bild der pankreatischen Maldigestion bieten, wird das Pankreasparenchym weitgehend durch Narbengewebe ersetzt, wobei es zur Aufhebung der Läppchenstruktur kommt und sich eine Verschmälerung des Organs mit unregelmäßiger äußerer Konturierung einstellt (Abb. 4.15). Die Veränderungen im Gangsystem des Pankreas laufen den Parenchymvernarbungen parallel und sind ein guter Gradmesser für die narbige Zerstörung der Azini. Jene Gangabschnitte des großen Pankreasgangs, die innerhalb von Narbenfeldern liegen, zeigen in unregelmäßigem Wechsel Strikturen und Dilatationen. Erfassen diese Veränderungen bei fortgeschrittener chronischer Pankreatitis den gesamten großen Pankreasgang, so entwickelt sich ein Bild, welches an einen Korkenzieher oder an die Wurzel eines Rebstocks erinnert. Diese eigenartige Verformung führt zu einem entsprechend charakteristischen Befund bei pankreatographischen Darstellungen [168, 169]. Die Pankreatographie macht auch deutlich, daß die einmündenden kleinen Pankreasgänge gewunden verlaufen, starke Kaliberschwankungen bieten und deutlich rarefiziert sind. In Verbindung mit den Gangveränderungen lassen sich weiterhin kleine Retentionszysten beobachten.

Die narbig verzogenen Gänge enthalten ein eingedicktes Sekret, das offensichtlich unter Aufnahme von Kalzium Kalziumkarbonatsteine bilden kann. Diese verkalkten Präzipitate, Calculi genannt, bilden sich nicht gleichmäßig in allen Gangabschnitten, sondern entstehen bevorzugt in der Peripherie narbig verzogener Gänge.

Die histologischen Befunde bei chronischer Pankreatitis [14, 144, 152] stellen eine Fortsetzung der makroskopischen Aspekte im lichtmikroskopischen Bereich dar. So gibt es in Abhängigkeit von der Schwere der makroskopischen Läsionen ein mehr oder weniger starkes Nebeneinander zwischen perilobulären und intralobulären Fibrosefeldern sowie intakt erscheinenden azinären Lobuli. Die Narbenzonen enthalten ohne erkennbare Ordnung Gänge, Inseln, Nerven, Gefäße und noch gelegentlich einzelne dilatierte Azini, die wie terminale Gangaufzweigungen aussehen können und sich oft erst im elektronenmikroskopischen Bild oder immunzytochemisch als Azinuszellen zu erkennen geben. Diese isolierten Azinuszellkomplexe sind prall mit Zymogengranula gefüllt. Die Form der Gänge ist sehr unregelmäßig. Generell erscheint das Lumen aber auf den Anschnitten wei-

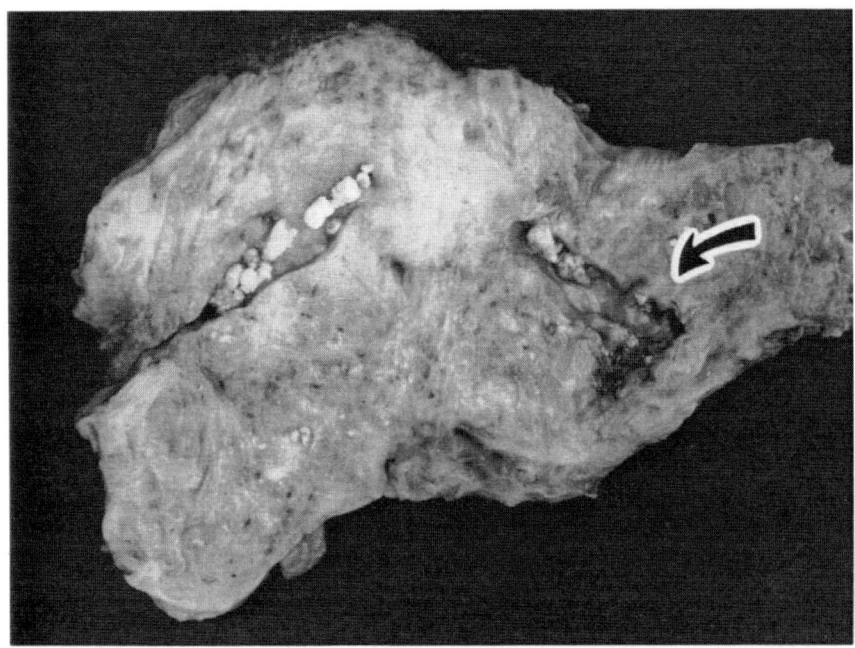

Abb. 4.14. Chronische Pankreatitis im Pankreaskopf mit Calculi im Pankreasgang sowie einer frischen Pseudozyste am Übergang vom Kopf- zum Körperbereich (*Pfeil*). Die Zyste steht mit dem Pankreasgang in Verbindung

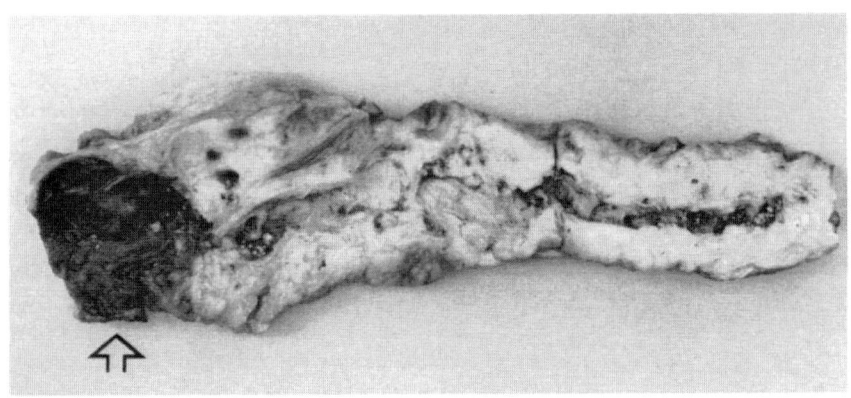

Abb. 4.15. Chronische Pankreatitis: fortgeschrittene Vernarbung des gesamten Pankreasorgans mit massiver Calculi-Ablagerung im dilatierten und unregelmäßig weiten Pankreasgang. Pseudozyste im Pankreaskopfbereich (*Pfeil*)

ter als normal. In den Gängen liegen die bereits beschriebenen Sekretpräzipitate und Calculi. Das auskleidende schleimbildende Zylinderepithel ist von wechselnder Höhe, wobei in reinen Narbenherden die Gänge zumeist von mittelhohem bis abgeflachtem Epithel ausgekleidet werden, während in Arealen mit noch überwiegend perilobulärer Fibrose epitheliale mukoide Gangepithelhypertrophie mit und ohne papilläre Hyperplasie entwickelt sein können. Plattenepithelmetaplasien treten gelegentlich und nicht häufiger als im normalen Pankreas auf. Im Bereich von Calculi ist das Gangepithel oft ulzeriert und durch ein entzündliches Infiltrat mit Kollagenfaserbildung ersetzt (Abb. 4.16). Vereinzelt sind auch granulomartige Infiltrate zu beobachten.

Lymphozyten, Makrophagen und einzelne Plasmazellen kennzeichnen das entzündliche Infiltrat. In Bereichen mit floriden Gangepithelzerstörungen oder umschriebenen autodigestiven Nekrosen kommen noch Granulozyten hinzu. In älteren Narbenherden ist das kollagene Bindegewebe zellarm. In ihm eingebettet liegen Gruppen von Langerhans-Inseln, Nervenfasern und einzelne größere Gefäße, die eine adaptive Intimafibrose zeigen.

Segmentäre chronische Pankreatitis

Die ausgedehnten Untersuchungen von Stolte [169] an operativen und autoptischen Präparaten mit chronischer Pankreatitis haben auf die Häufigkeit und klinische Bedeutung der segmentären chronischen Pankreatitis aufmerksam gemacht.

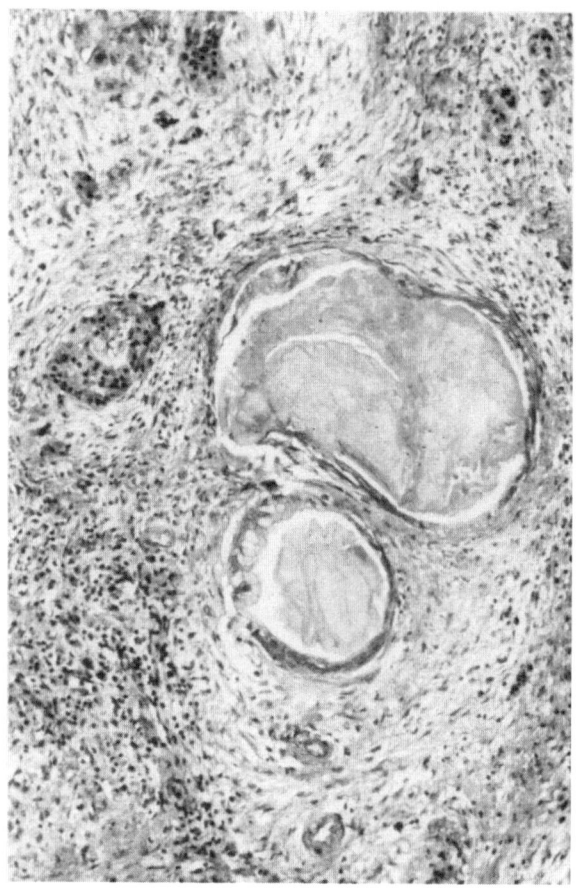

Abb. 4.16. Chronische Pankreatitis: Pankreasgänge mit verkalkenden Präzipitaten, Epitheldefekten und periduktulärer chronischer Entzündung. HE, ×125

Für eine Reihe dieser nur fokal im Pankreas entwickelten chronischen Entzündungen ist eine Assoziation mit Anomalien des Pankreas gegeben. Andere zeigen keinen derartigen Hintergrund.

Bei der segmentären chronischen Pankreatitis ohne Pankreasanomalie ist in nahezu 50% der Fälle auch eine Pseudozyste entwickelt. Damit ist diese Vernarbung Ausdruck einer schweren, fokal akzentuierten autodigestiven Nekrose am Pankreas mit Übergreifen auf das azinäre Parenchym. Die hierdurch ausgelöste Vernarbung kann zur Verdrängung des Ductus pancreaticus und damit zu nachfolgenden obstruktiven Pankreasveränderungen mit sekundärer Atrophie des vorgeschalteten Parenchyms führen (Abb. 4.17). Auch eine Calculibildung wird beobachtet. Ein stumpfes Bauchtrauma ist eine klassische, wenn auch nur sehr seltene, Ursache einer segmentären Pankreatitis. In den meisten anderen Fällen ist ein Alkoholabusus gegeben.

Die häufigste Form der segmentären chronischen Pankreatitis mit Anomalien des Pankreas beruht auf einer heterotopen Pankreasanlage in der Duodenalwand oberhalb der Papille oder im Papillenbereich. Über Retentionsmechanismen kommt es zu einer chronischen Vernarbung in der Umgebung, d.h. zwischen Duodenalwand und Choledochus (sog. Rinnenpankreatitis) [170]. Diese Vernarbung kann eine Duodenalstenose und eine röhrenförmige Einengung des Ductus choledochus herbeiführen. Veränderungen des Ductus pancreaticus sind selten. Gleichartige perifokale Vernarbungen werden auch bei submukösen Duodenalwandzysten beobachtet. Diese Zysten, die von Zy-

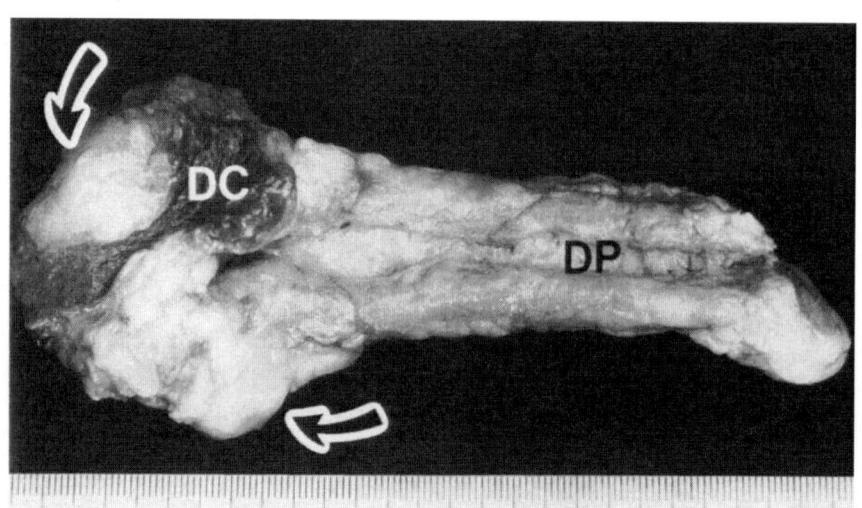

Abb. 4.17. Segmentäre chronische Pankreatitis im Pankreaskopfbereich (*Pfeile*) mit Stenose des Ductus choledochus (*DC*) und des Ductus pancreaticus (*DP*). Chronisch-obstruktive Pankreatitis im Pankreaskörper und -schwanzbereich

linderepithelien ausgekleidet werden, sofern sie nicht entzündlich verändert sind, gehen wahrscheinlich ebenfalls aus heterotopen Pankreasanlagen hervor. Gelegentlich greift die Vernarbung in der Umgebung der Duodenalwandzysten auch auf den gesamten Pankreaskopf über und kann dann einen Pankreaskopftumor vortäuschen (Abb. 4.18).

In den letzten Jahren wurden vermehrt chronisch-segmentäre Pankreatitiden beim Pancreas divisum beobachtet [126, 135]. Beim Pancreas divisum liegen embryonale Gangverhältnisse vor, da der Ductus Wirsungianus und Ductus Santorini nicht miteinander kommunizieren. Aus bislang nicht klar ersichtlichen Gründen kann sich unter dieser Gangkonstellation eine chronische Pankreatitis entweder im Abflußbereich des Ductus Wirsungianus (dorsaler Teil des Pankreaskopfes) oder des Ductus Santorini (ventraler Pankreaskopf sowie Korpus und Schwanz) ausbilden.

Ein Pancreas anulare, welches nicht bereits im Neugeborenenalter zur Duodenalstenose geführt hat, kann im Erwachsenenalter über zusätzliche pankreatitische Vernarbungen zur Duodenalobstruktion führen (s.S. 37).

Duodenaldivertikel in periampullärer Lage werden ebenfalls gelegentlich als Ursache einer chronischen Pankreatitis mitgeteilt [120].

Pathogenese

Faßt man die morphologischen Veränderungen bei chronischer Pankreatitis im Hinblick auf pathogenetische Überlegungen zusammen, so sind folgende Befunde als charakteristisch zu betrachten: Fokal akzentuierte Vernarbungen des Pankreasparenchyms, Pseudozysten als Residuen akuter nekrotischer Schübe, Dilatationen und Strikturen in großen und kleinen Pankreasgängen sowie kalzifizierte Sekretpräzipitate in narbig veränderten Gängen.

Während diese Befundkonstellation unumstritten für die chronische Pankreatitis ist, bestehen unterschiedliche Ansichten zur Sequenz und damit zur pathogenetischen Wertigkeit der Veränderungen. Für dieses Problem ist das Studium von Pankreasresektionspräparaten bei chronischer Pankreatitis von großer Bedeutung, da in ihnen häufig Momentaufnahmen der sich entwickelnden chronischen Pankreatitis zu beobachten sind, aus denen weit bessere Rückschlüsse auf die Folge der Läsionen gezogen werden können, als dies aus den Endzuständen im Autopsiematerial möglich ist. So finden sich in Pankreasresektionspräparaten sehr häufig Pseudozysten unterschiedlichen Ausmaßes

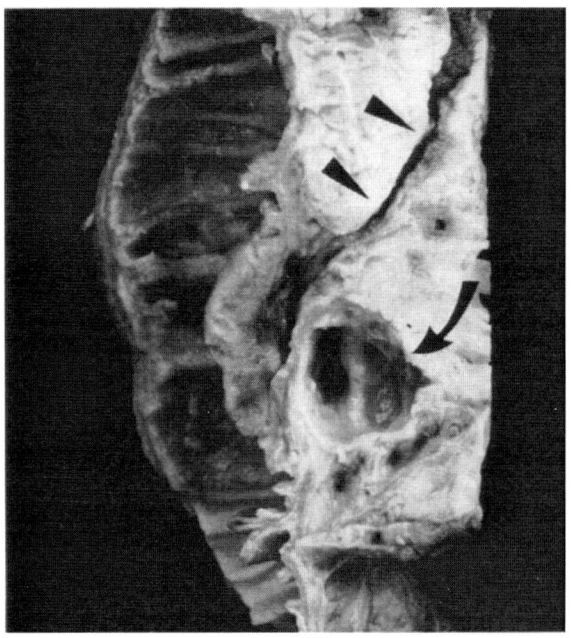

Abb. 4.18. Segmentäre chronische Pankreatitis im Pankreaskopfbereich bei Duodenalwandzysten (*Pfeil*) in der Umgebung der Papille und narbiger Stenose des Ductus choledochus (*Pfeilspitzen*)

neben bereits voll ausgebildeten Narbenzonen mit Calculi in den Gängen. Außerdem findet man eine Korrelation zwischen Parenchymvernarbung, Gangstrikturen, kleinen Retentionszysten und Calculi. Es liegt daher nahe, sich die chronische Pankreatitis als das Resultat rezidivierend abgelaufener, fokal akzentuierter autodigestiver Nekrosen vorzustellen. Die durch die Vernarbung ausgelösten Sekundärveränderungen des Gangsystems, wie Strikturen und Dilatationen, können dann über eine Drosselung des Sekretionsflusses zum einen Anlaß zur Bildung eiweißreicher, leicht kalkaufnehmender Sekrete geben, zum anderen durch den Sekretstop zu einer Atrophie des vorgeschalteten azinären Parenchyms führen, wie es für die reine obstruktive Pankreatitis bekannt ist. Wenn auch diese Überlegungen, die auf den Vorstellungen von Becker [14] und Stolte [169] aufbauen, nur eine Arbeitshypothese darstellen, so vermag das Konzept die bekannten morphologischen Befunde bei der chronischen Pankreatitis besser pathogenetisch zu verbinden, als es die Hypothese von Sarles vermag, die als primum movens der chronischen Pankreatitis die Bildung eines proteinreichen, ein „Stone-proteinenthaltenden" Sekrets mit Verlegung der kleinen Gänge annimmt (s. Kap. 9).

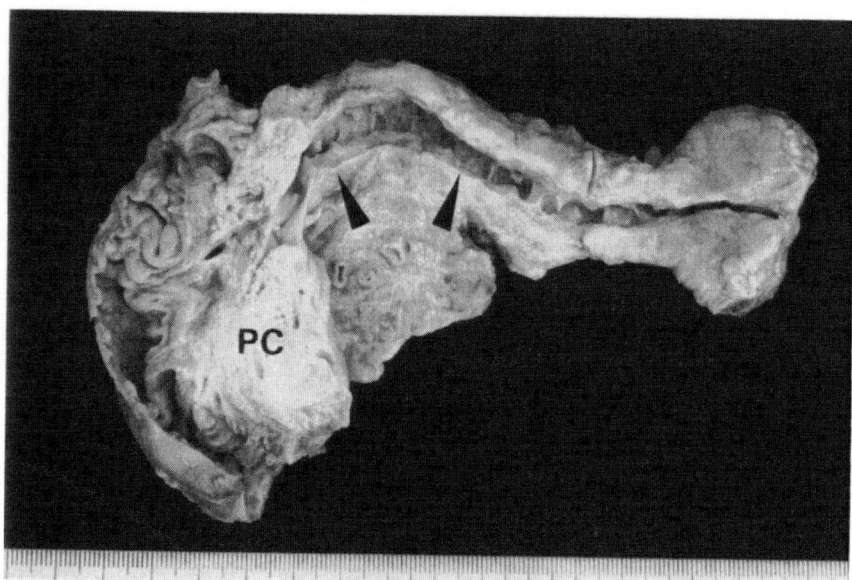

Abb. 4.19. Chronisch-obstruktive Pankreatitis mit hochgradiger Dilatation des Ductus pancreaticus (*Pfeilspitzen*) bei stenosierendem Pankreaskopfkarzinom (*PC*)

Obstruktive Pankreatitis

Die obstruktive chronische Pankreatitis entwickelt sich als Folge einer Gangobstruktion [145, 157, 169]. Häufigste Ursache ist ein Tumor im Pankreaskopf (Abb. 4.19). Der proximal der Okklusion gelegene Gang zeigt eine zumeist massive Dilatation mit Sekretstauung, wobei in der Regel keine Calculi gebildet werden. Die Behinderung des Sekretabflusses führt zu einer Atrophie des azinären Gewebes, welches durch eine uniforme konzentrische periduktale Sklerose ersetzt wird. Im Extremfall besteht das Pankreas aus einem dilatierten Gang, der von einem schmalen derben Bindegewebemantel umgeben wird.

6. Exokrine Pankreastumoren

Klassifikation

Die frühen Klassifizierungen der exokrinen Pankreastumoren waren entweder sehr kompliziert oder zu sehr vereinfachend gehalten [11, 48, 115]. 1978 erschien die WHO-Klassifikation [187], welche sich durch Übersichtlichkeit auszeichnet.

Diese Praktikabilität wird jedoch durch die Tatsache eingeschränkt, daß einige Tumortypen nicht erwähnt, andere in ihrer Eigenständigkeit nicht genügend berücksichtigt werden. Außerdem ist dieser Klassifizierung kein histogenetisches Konzept zugrunde gelegt. Eine differenzierte histogenetische Klassifikation ist dagegen von Cubilla u. Fitz-

---

Histologische Klassifikation nach Morohoshi et al. [116]
1. Duktaler Ursprung
   - tubuläres Adenom (adenomatöse Ganghyperplasie)
   - intraduktales Papillom (papilläres Adenom, Papillomatose)
   - seröses Zystadenom (mikrozystisches Adenom)
   - muzinöser zystischer Tumor (muzinöses Zystadenokarzinom)
   - duktales (tubuläres) Adenokarzinom
   - muzinöses Karzinom
   - adenosquamöses Karzinom
   - pleomorphes Karzinom, großzelliger Typ
   - pleomorphes Karzinom mit osteoklastenartigen Zellen
2. Azinärer Ursprung
   - Azinuszellkarzinom
   - azinäres Zystadenokarzinom
3. Tumoren unbestimmter Histogenese
   - solider u. zystischer Tumor (papillär-zystischer Tumor)
   - Pankreatoblastom
   - pleomorphes Karzinom, kleinzelliger Typ

WHO-Klassifikation der epithelialen nichtendokrinen Pankreastumoren:
A. Benigne
   1. Adenom (papilläres Adenom)
   2. Zystadenom
B. Maligne
   1. Adenokarzinom
      - muzinöses Adenokarzinom
      - Siegelringzellkarzinom
      - adenosquamöses Karzinom
   2. Plattenepithelkarzinom
   3. Zystadenokarzinom
   4. Azinuszellkarzinom
   5. Undifferenziertes Karzinom

gerald [33] erarbeitet worden. Diese Klassifikation wurde von uns weiter präzisiert und um kürzlich genauer definierte Tumortypen erweitert. Wann immer es ging, wurde dem biologischen Verhalten des Tumors durch die Bezeichnung Adenom oder Karzinom Rechnung getragen. Bei besonderer oder unklarer Dignität wurde die Bezeichnung Tumor, Neoplasma oder Blastom gewählt [92, 116]:

Die relative Häufigkeit der einzelnen Tumortypen bestätigt die bekannte Dominanz des differenzierten duktalen Adenokarzinoms, das etwa 85% aller Fälle ausmacht. Der Rest verteilt sich auf die pleomorphen Karzinome (etwa 7%), die muzinösen zystischen Tumoren (etwa 2%) und die azinären Tumoren (1–3%).

Duktales Adenom (adenomatöse duktale Hyperplasie)

Gelegentlich enthält das Pankreas mikroskopisch kleine Ansammlungen von Gängen, die von einem hohen, oftmals papillär hyperplastischen Zylinderepithel ausgekleidet werden. Diese Läsionen stellen wahrscheinlich keine echten Geschwülste dar, sondern sind reaktive Gangproliferationen, denn sie finden sich überwiegend im Zusammenhang mit obstruktiven Pankreasprozessen. Außerdem zeigen sie fließende Übergänge zwischen mikroskopisch kleinen tubulären Adenomen und fokalen adenomatösen Ganghyperplasien [92].

Zystische epitheliale Pankreasneoplasien

Unter den zystischen epithelialen Pankreasneoplasien läßt sich der ursprünglich angenommene Formenreichtum [11, 33] auf das seröse Zystadenom und den muzinösen zystischen Tumor reduzieren.

Seröses Zystadenom

Das seröse Zystadenom (Synonym: mikrozystisches, glykogenreiches Adenom) ist ein benigner Tumor, der bei älteren Menschen beiderlei Geschlechts beobachtet wird und etwas häufiger im Pankreaskörper und -schwanzbereich als im Pankreaskopf vorkommt [15, 28]. Die glatt begrenzten großen Tumoren, die einen mittleren Durchmesser von etwa 10 cm haben, zeigen eine kleinzystische Schnittfläche mit einer charakteristischen zentralen sternförmigen Narbe (Abb. 4.20). Die Zysten enthalten seröses Sekret. Histologisch werden die Zysten durch ein flaches einreihiges Epithel ausgekleidet (Abb. 4.21), dessen Zellen ein glykogenreiches Zytoplasma aufweisen.

Die serösen Zystadenome sind häufig autoptische Zufallsbefunde. Gelegentlich führen sie bei Lokalisation im Kopfbereich zu biliärer oder gastrointestinaler Obstruktion. Eine maligne Transformation ist nicht bekannt.

Muzinöser zystischer Tumor

Der muzinöse zystische Tumor (Synonym: muzinöses Zystadenom-Zystadenokarzinom) des Pankreas ist ein Tumor mit klar ersichtlicher oder latenter Malignität [15, 29, 33, 92]. Eine strenge Trennung zwischen muzinösem Zystadenom und Zystadenokarzinom ist deshalb nicht möglich, da gut dokumentierte Übergänge von Zystadenomen zu Zystadenokarzinomen bekanntgeworden sind [29] und histologisch in der Mehrzahl der Fälle, die makroskopisch auf das Pankreas beschränkt sind, bereits atypische Epitheltransformationen mit fokal invasivem Wachstum nachzuweisen sind [29].

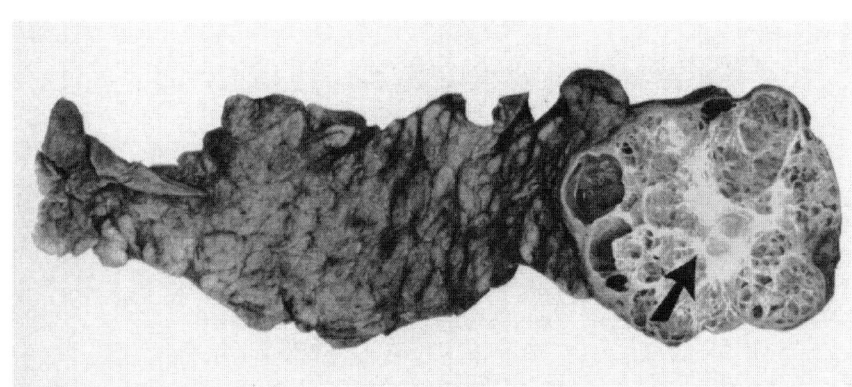

Abb. 4.20. Seröses Zystadenom im Pankreasschwanz mit zentraler sternförmiger Narbe (*Pfeil*)

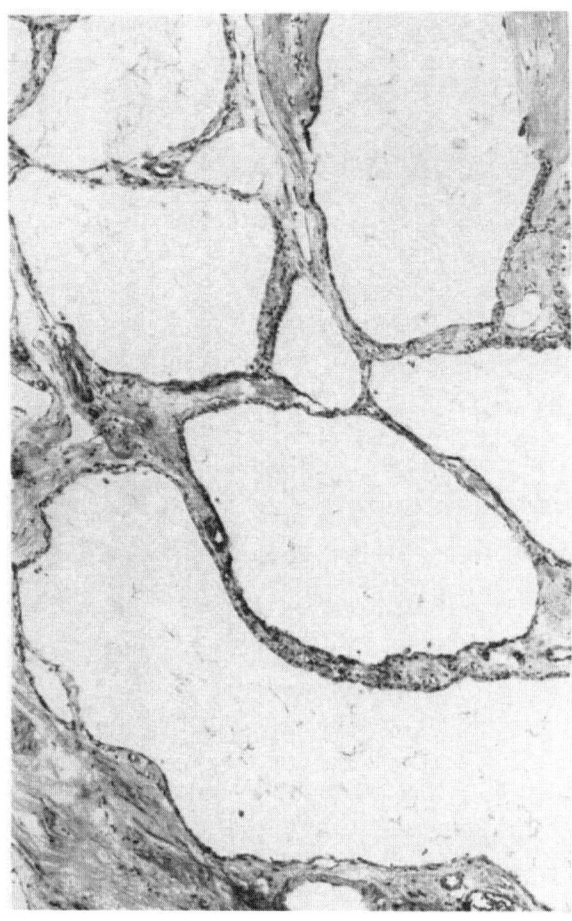

Abb. 4.21. Seröses Zystadenom: kleinzystische Strukturen mit serösem Sekret gefüllt. HE, ×40

Das zystische muzinöse Neoplasma ist mit einer relativen Häufigkeit von 1 bis 2% ein seltener exokriner Pankreastumor. Er tritt bevorzugt bei Frauen zwischen dem 40. und 60. Lebensjahr auf und ist überwiegend im Pankreasschwanz lokalisiert. Die Größe der Tumoren variiert zwischen 2 und maximal 30 cm. Bei glatter Oberfläche zeigen die Tumoren eine makroskopisch entweder unilokuläre oder multilokuläre Schnittfläche (Abb. 4.22). Die Zysten enthalten zähen grauglasigen Schleim. In der Tumorkapsel liegen oft größere Blutgefäße und gelegentlich Verkalkungen. Trotz der Größe der Tumoren werden nur selten zum Zeitpunkt der Diagnose Metastasen beobachtet.

Histologisch werden die Zysten durch ein hohes, schleimproduzierendes Zylinderepithel mit papillären Hyperplasien ausgekleidet (Abb. 4.23). Zumeist kann man herdförmig atypische Epithelformationen bis hin zu eindeutigen Adenokarzinomstrukturen erkennen.

Die muzinösen zystischen Tumoren haben häufig eine lange Anamnese mit anhaltenden oder intermittierenden Oberbauchbeschwerden. Eine biliäre Obstruktion tritt nur selten auf. Das langsame Wachstum und die gute Begrenzung der Tumoren ermöglicht in den meisten Fällen die totale Tumorresektion durch proximale oder distale Pankreatektomie. In der Studie von Compagno u. Oertel [29] konnten 24 von 37 Patienten durch eine komplette Resektion behandelt werden. Von den resezierten Patienten überlebten 20 mit einer durchschnittlichen Nachbeobachtungszeit von 6,7 Jahren.

Intraduktales Papillom

Dieser neoplastische Proliferationsprozeß des duktalen Epithels ist sehr selten. Makroskopisch ist das Pankreas etwas vergrößert und derb. Auf der Schnittfläche fällt der stark erweiterte Pankreasgang auf, der mit weichem Tumorgewebe gefüllt ist. Der Tumor, welcher aus papillären Proliferationen besteht, ist herdförmig betont entwickelt oder befällt den großen Pankreasgang von der Papille bis in den Schwanzbereich. Die intraduktalen Proliferationen des Zylinderepithels gleichen den Veränderungen beim muzinösen zystischen Tumor, ohne daß jedoch Zysten entwickelt sind. Durch die tumoröse Gangokklusion ist das randlich gelegene Pankreasgewebe fibrös umgewandelt. In dieses Bindegewebe dringen gelegentlich einzelne Tumorzapfen vor, Metastasen fehlen aber. Klinisch bestehen meist pankreatitische Beschwerden mit Gewichtsabnahme und einem Diabetes [92].

Duktales Adenokarzinom

Das duktale Adenokarzinom ist der dominierende Tumortyp im Pankreas. Er prägt den Begriff des „Pankreaskarzinoms". Bei langsam steigender Inzidenz ist die Prognose dieses Tumors schlecht geblieben (nur 1–2% der operierten Patienten überleben 5 Jahre). Dies drückt sich darin aus, daß Inzidenz- und Mortalitätsraten nahezu identisch sind [6]. In Mitteleuropa ist es der sechsthäufigste Tumor für Männer und der siebthäufigste Tumor für Frauen geworden. 1980 entfielen 2% der Autopsiefälle in Hamburg auf das Pankreaskarzinom [92].

Die überwiegend männlichen Patienten (Männer: Frauen wie 2,0–1,5:1,0) haben in den meisten

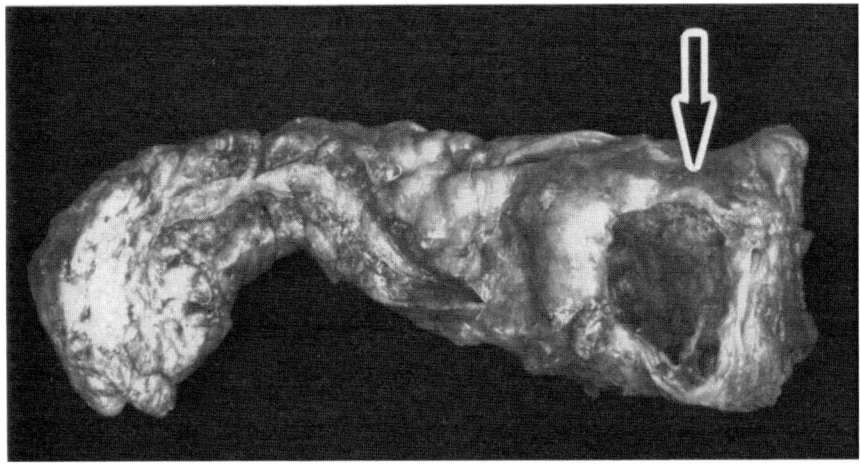

Abb. 4.22. Muzinöser zystischer Tumor (muzinöses Zystadenokarzinom) im Pankreasschwanz. Die unilokuläre Zyste ist mit zähem Schleim gefüllt (*Pfeil*)

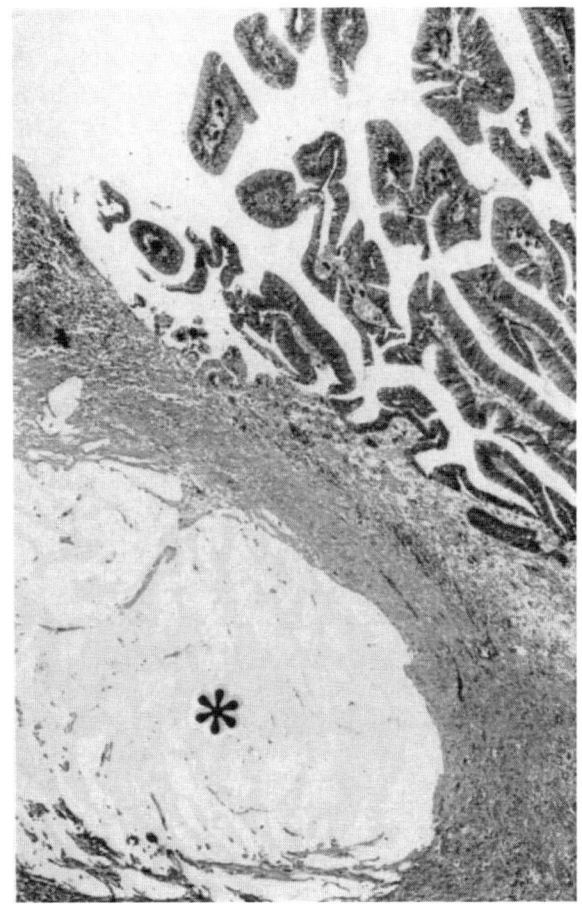

Abb. 4.23. Muzinös-zystischer Tumor (Zystadenokarzinom). Papillär proliferiertes atypisches Gangepithel neben schleimgefüllter Zyste (*Stern*). HE, ×125

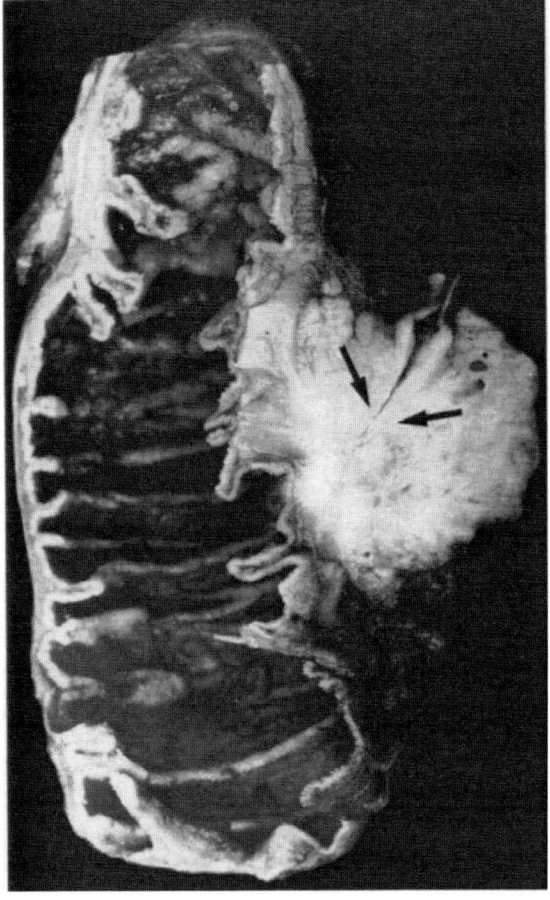

Abb. 4.24. Duktales Adenokarzinom des Pankreas im Kopfbereich mit Stenose des Ductus choledochus (*Pfeile*). Infiltration der Duodenalwand und Invasion des peripankreatischen Gewebes

Fällen das 50. Lebensjahr überschritten. Vor dem 30. Lebensjahr ist dieser Tumor extrem selten. Geographisch gesehen scheint eine gewisse Abnahme in der Häufigkeit zum Äquator hin gegeben zu sein. Signifikante sozioökonomische Besonderheiten sind bislang nicht bekannt geworden.

Makroskopie und Lokalisation

60–70% der duktalen Adenokarzinome sind im Kopfbereich lokalisiert [96]. Gehen sie dort aus der oberen dorsalen Region hervor, so ist eine sichere Abgrenzung zu distalen Gallengangkarzinomen oft nicht möglich. Im Pankreaskörper sind etwa 10% und im Pankreasschwanz weitere 5–10% der Tumoren angesiedelt. Die übrigbleibenden 5–25% der Karzinome zeigen einen diffusen Befall des Pankreas [33].

Die resezierten Pankreaskopfkarzinome sind durchschnittlich zwischen 2–5 cm groß [35, 67, 96, 116]. Die Tumoren sind von fester Konsistenz und sehr unscharfer randlicher Begrenzung (Abb. 4.24). Sie sind grau-gelb und zeigen nur sehr selten Nekrosen oder Hämorrhagien.

Ihrer hauptsächlichen Lokalisation entsprechend führen sie in 90% zu einer Stenose des distalen Ductus choledochus und darüber hinaus in vielen Fällen auch zu einer Stenose mit sog. Gangabbruch des Ductus pancreaticus (Abb. 4.25). Proximal der Stenose kommt es zur Dilatation des Pankreasgangs und zur Entwicklung einer chronisch-obstruktiven Pankreatitis (s. dort).

Die Karzinome im Pankreaskörper und -schwanz sind mit Tumordurchmessern zwischen 5–6 cm durchschnittlich größer als die Pankreaskopfkarzinome (Abb. 4.26). Ein Teil dieser Tumoren nimmt die ganze Körper- und Schwanzregion ein und greift breitflächig auf die umgebenden Gewebe über.

Peripankreatische Ausdehnung

Pankreaskopfkarzinome dringen rasch in das retroperitoneale Fettbindegewebe auf lymphatischem und perineuralem Weg vor (Abb. 4.27). Dort umwachsen sie die mesenterialen Gefäße. Weiterhin wird häufig die Duodenalwand infiltriert, so daß sich ulzeröse Schleimhautläsionen entwickeln können. Distale Pankreaskarzinome zeigen zum Zeitpunkt ihrer Entdeckung eine zumeist ausgedehnte retroperitoneale Infiltration, die das Peritoneum (Aszites), den Milzhilus, die rechte Nebenniere und die Magenrückwand erfaßt.

Lymphogene und hämatogene Metastasierung

An regionalen Lymphknoten (1. Station nach [52]) werden v.a. die posterioren und suprapankreatischen Gruppen befallen. An juxtaregionalen Lymphknoten (2. Station) sind v.a. die portohepatischen und zöliakalen Lymphknoten betroffen. Die Lymphknotenmetastasierung erfolgt in Abhängigkeit von der Tumorgröße und geht in etwa 95% der Fälle der hämatogenen Metastasierung voran [92, 96]. Eine Lymphangiosis carcinomatosa der Pleura und Lunge ist am häufigsten bei distalen Pankreaskarzinomen gegeben. Hämatogene Metastasen treten in der Regel zuerst in der Leber auf, wo sie unscharf begrenzte multiple kleine bis mittelgroße Tumoren bilden. Nach der Leber folgen in abnehmender Häufigkeit Lunge, Knochen und Gehirn. In etwa 10–15% der Fälle fehlen hämatogene Metastasen, und es besteht nur ein örtliches Tumorwachstum.

Mikroskopie

Der histologische Aufbau der meisten Pankreaskarzinome ist durch eine atypische Anordnung und Vermehrung von Drüsenstrukturen charakterisiert. Da die atypischen Drüsen im einzelnen an normale Gangstrukturen erinnern können, wurden die Tumoren als duktale Adenokarzinome bezeichnet (Abb. 4.28). Diese duktal geprägten Tumorstrukturen können so hoch differenziert sein, daß gelegentlich ihre Abgrenzung von chronisch-pankreatitisch verändertem Gewebe Schwierigkeiten macht. Typischerweise induziert solch ein Tumorgewebe bindegewebiges Stroma, wodurch sich die harte Konsistenz der Karzinome erklärt. Das Tumorgewebe zerstört das normale Pankreasgewebe und dringt mit großer Regelmäßigkeit über die makroskopisch erkennbaren Grenzen hinaus in umgebendes Pankreasgewebe und parapankreatisches Gewebe vor. Innerhalb des Pankreas können Tumorausläufer – z.T. als intraduktale Karzinome (Carcinoma in situ) – bis zu 1 cm in das angrenzende normale Pankreasgewebe vorwachsen (Abb. 4.29a, b). Diese Art der Invasion sahen wir allerdings nur bei sehr hochdifferenzierten Tumoren. In einem von 32 totalen Resektionspräparaten konnten wir bei einem hochdifferenzierten Adenokarzinom im Kopfbereich eine intraduktale Tumorausbreitung im Pankreasgang bis in den Pankreasschwanz hinein beobachten. Eine multitope Tumorentstehung, obwohl in der Literatur mehrfach mitgeteilt [33, 103b], war in unserem Material nicht gegeben.

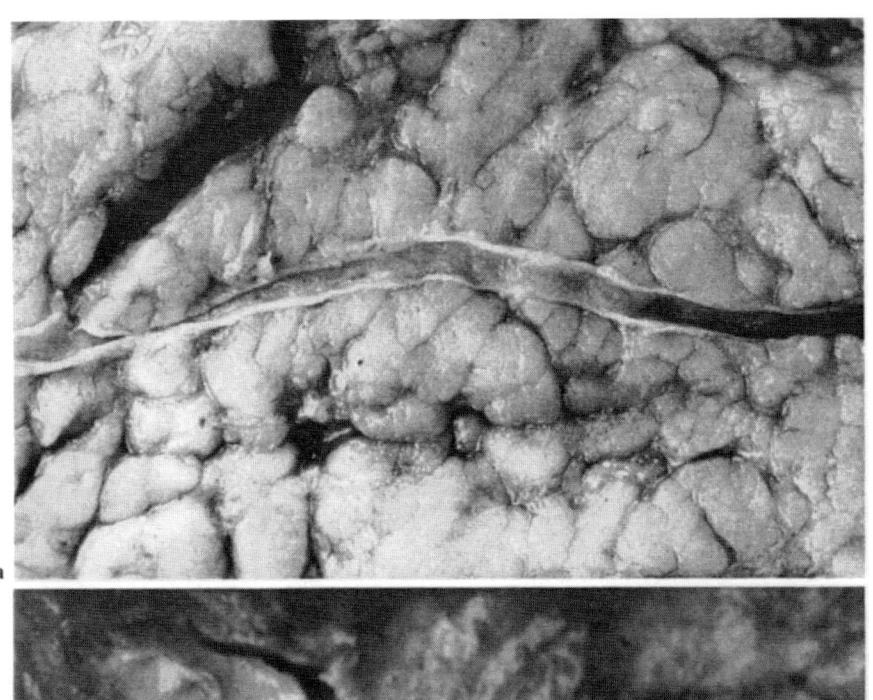
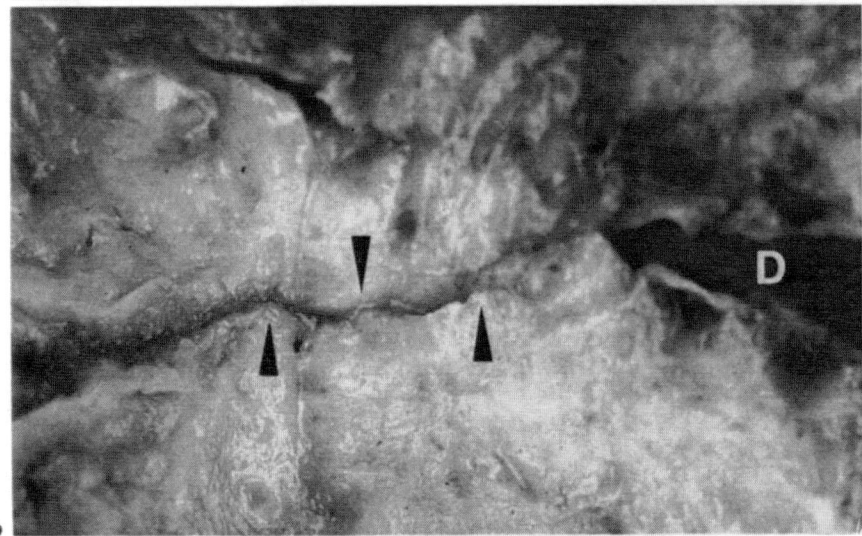

Abb. 4.25. a Normaler Pankreasgang. **b** Pankreaskarzinom mit Gangabbruch (*Pfeilspitzen*) und prästenotischer Dilatation (*D*)

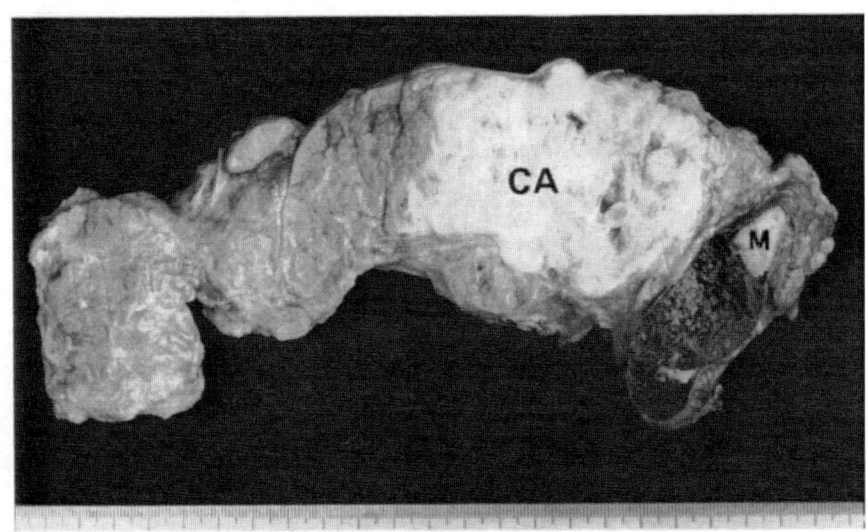

Abb. 4.26. Pankreasschwanzkarzinom (*CA*), Milzinfarkt (*M*)

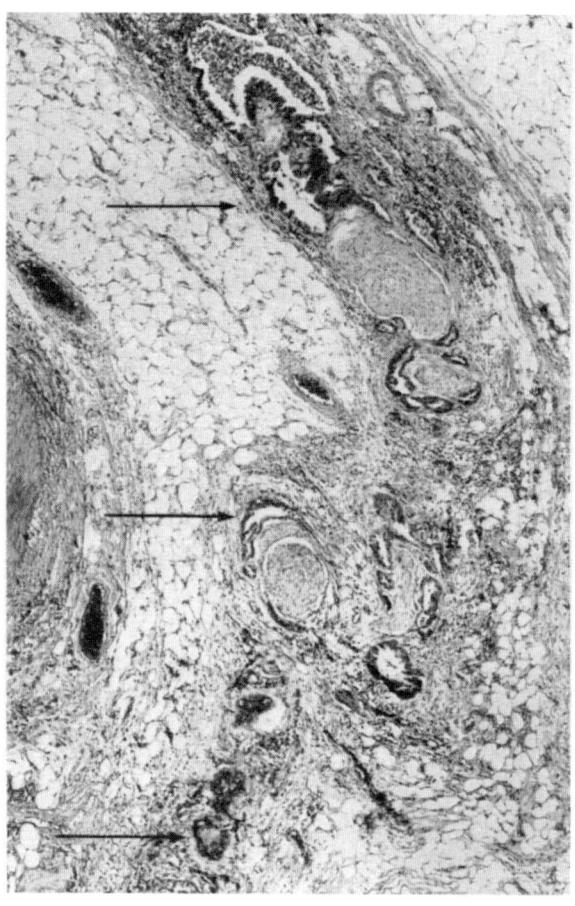

Abb. 4.27. Duktales Adenokarzinom des Pankreas mit lymphangischer und perineuraler Invasion des peripankreatischen Fettgewebes (*Pfeile*). HE, ×40

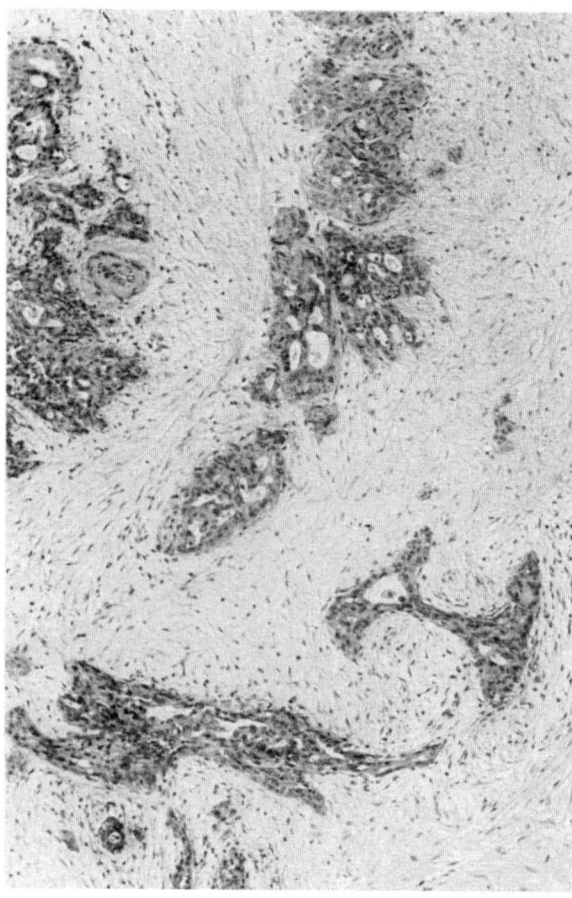

Abb. 4.28. Duktales Adenokarzinom des Pankreas: gut differenzierte gangähnliche Karzinomstrukturen, eingebettet in faserreiches Bindegewebe. HE, ×125

Als *histologische Varianten* des duktalen Adenokarzinoms sind das *muzinöse Adenokarzinom* (Synonyma: Kolloid- oder gelatinöses Karzinom), das *adenosquamöse Karzinom* (Synonyma: Plattenepithelkarzinom mit Adenostrukturen; mukoepidermoides Karzinom; Adenoakanthom) und das *pleomorphe riesenzellige Karzinom* (Synonyma: Riesenzellkarzinom; sarkomatoides Karzinom) anzusehen. Das *pleomorphe kleinzellige Karzinom* (Synonyma: undifferenziertes Karzinom: anaplastisches kleinzelliges Karzinom) ist eine weitere Variante, deren histogenetische Einordnung bislang unklar ist [134].

Die muzinösen Karzinome bilden große Tumoren mit gelatinös-zystischer Beschaffenheit. Sie sind zumeist hochdifferenzierte Tumoren. Im Gegensatz dazu sind die adenosquamösen Karzinome ebenso wie die pleomorphen großzelligen und kleinzelligen Karzinome niedrig differenziert. Die letztgenannten Karzinome bilden oft große Tumoren, die z.T. einen nekrotischen Zerfall aufweisen, wie es ihn bei den duktalen Adenokarzinomen nicht gibt.

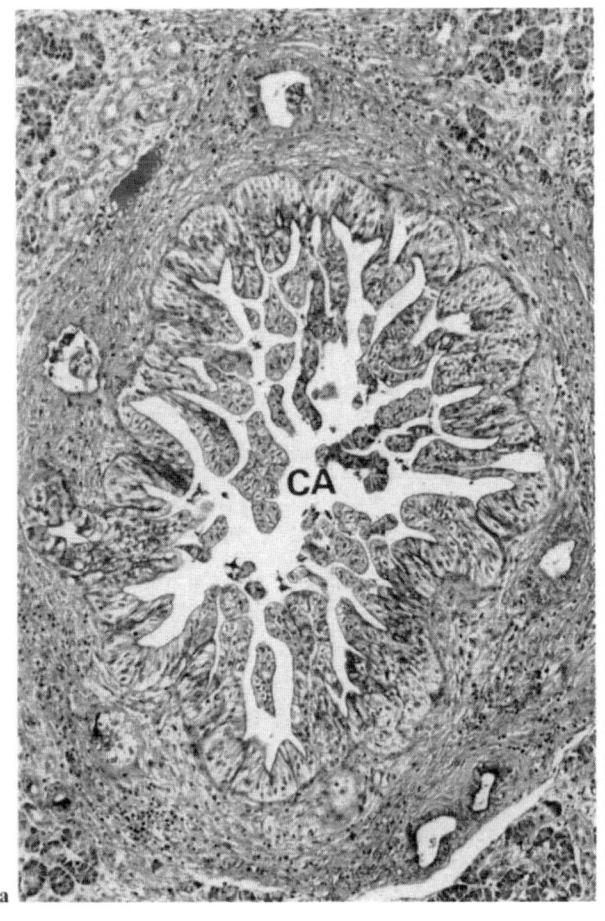 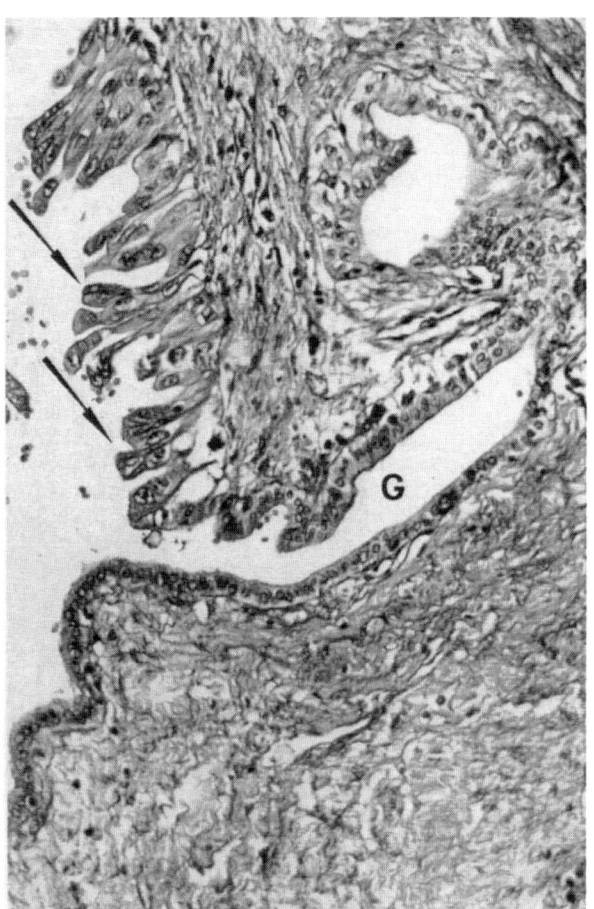

Abb. 4.29. a Intraduktale Tumorausläufer (*CA*) eines hochdifferenzierten Adenokarzinoms. HE, ×125.

b Die atypischen Zellen (*Pfeile*) grenzen sich klar von dem regelrechten Gangepithel (*G*) ab. HE, ×250

Staging und Grading

Die Tabellen 4.1–4.3 geben die bekanntesten Staging- und Gradingvorschläge für das Pankreaskarzinom wieder. In Abb. 4.30 wird das Tumorwachstum in Relation zur Symptomdauer und postoperativen Überlebenszeit bei Patienten mit resezierten Pankreaskarzinomen dargestellt.

Tabelle 4.1. Stadieneinteilungen und TNM-Vorschläge für das Pankreaskarzinom. *LK* Lymphknoten

Hermreck et al. [67a]	Hollender u. Meyer [71]	pTNM (Klöppel et al. [96])	pTNM (AJC 1978)	pTNM (UICC [175])
I: Lokalisierter Tumor	I: Lokalisierter Tumor ohne LK-Metastasen	pT1: Tumor auf Pankreas begrenzt	pT1: Tumor <2 cm lokalisiert pT2: Tumor >2–<6 cm pT3: Tumor >6 cm	pT1: Tumor <2 cm pT2: Tumor ≥2–<3 cm pT3: Tumor ≥3–<5 cm pT4: Tumor ≥5 cm
II: Invasion der peripankreatischen Gewebe		pT3: Infiltration des peripankreatischen Gewebes und pT3D: des Duodenums pT3: Invasion von Nachbarorganen und/oder Peritoneum	pT4: Infiltration des peripankreatischen Gewebes oder von Nachbarorganen	T1–4: Infiltration angrenzender Organe
		pTX: Unbestimmt	pTX: Unbestimmt	pTX: Unbestimmt
III: regionale LK-Metastasen	II: Lokalisierter Tumor mit regionalen LK-Metastasen	pN1: Regionale (peripankreatische) LK-Metastasen	pN1: Eine regionale LK-Gruppe befallen	pN1: Anteriore und/oder posteriore pankreatikoduodenale LK-Metastasen
	III: Befall von Nachbarorganen		pN2: 2 oder mehrere regionale LK-Gruppen befallen	pN2N1: LK-Gruppen und supra- und/oder infrapankreatische LK-Metastasen am Pankreaskopf
				pN3N2: LK-Gruppen und supra- und/oder infrapankreatische LK-Metastasen am Pankreaskörper
		pN2: Juxtaregionale (zöliakal, portohepatisch, mesenterial, paraaortal) LK-Metastasen	pN3: Juxtaregionale LK-Gruppen befallen	pN4N1, N2 oder N3 und paraaortale, jejunale u.a. LK-Metastasen
IV: Generalisierte Tumorausbreitung	IV: Fernmetastasen	M: Fernmetastasen	M: Fernmetastasen	M: Fernmetastasen R1: Mikroskopischer Residualtumor an der Resektatgrenze R2: Makroskopischer Residualtumor

Tabelle 4.2. Differenzierungsgrade des drüsigen Pankreaskarzinoms nach der WHO-Klassifikation

Gut differenziert:
Histologisch und zellulär ähnlich normales Gewebe

Schlecht differenziert:
Geringe histologische und zelluläre Ähnlichkeit mit normalem Gewebe

Mäßig differenziert:
Zwischen gut und schlecht differenziertem Tumorgewebe liegend

Abb. 4.30. Symptomdauer und postoperative Überlebenszeit bei G-I-(n=12) und G-II-Tumoren (n=12) mit gleichem Staging (pT2N1 oder pT3DN1) (Nach Klöppel et al. [101])

Tabelle 4.3. Morphologische Parameter zum Grading duktaler Adenokarzinome [101]

Grad	Drüsenstruktur	Mitosezahl[a]	Kernstruktur
I	Hochdifferenziert duktal, tubulär	<5	Geringe Pleomorphie, kleiner Nukleolus
II	Kombiniert duktal, tubulär und glandulär	6–10	Deutliche Pleomorphie, zahlreiche Nukleoli
III	Glandulär bis undifferenziert	>10	Ausgeprägte Pleomorphie mit Kernvergrößerung und prominenten Nukleoli

[a] Anzahl der Mitosen in 10 zufällig ausgewählten Gesichtsfeldern bei starker Vergrößerung (40er Objektiv).

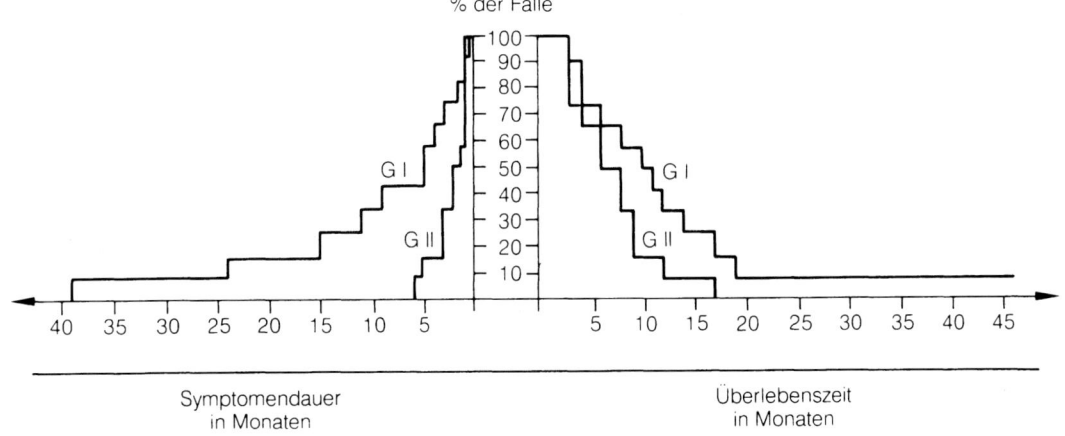

Ätiologie

Die Ursache des Pankreaskarzinoms ist unbekannt. Die Tatsache jedoch, daß Pankreaskarzinome experimentell beim syrischen Goldhamster durch Nitrosaminderivate erzeugt werden können [92, 131, 136] und die Beobachtung, daß die Tumoren sich erst in höherem Lebensalter manifestieren, läßt eine durch chemische Kanzerogene induzierte Tumorentwicklung vermuten.

Solid-zystischer (papillär-zystischer) Tumor

Diese seltene Geschwulst des Pankreas bildet einen großen, vom umgebenden Pankreasgewebe meist gut abgegrenzten Tumor mit soliden und zystisch-degenerativen Anteilen (Abb. 4.31). Der Tumor kommt bei Mädchen und jungen Frauen im Alter zwischen 10 und 45 Jahren vor. Oft stellt er einen Zufallsbefund im Rahmen anderer Untersuchungen dar, oder er wird bei der Abklärung uncharakteristischer, seit längerer Zeit bestehender Oberbauchbeschwerden diagnostiziert [98, 137].

Die Tumoren zeigen keine bevorzugte Lokalisation, oftmals hängen sie dem Pankreas nur an, so daß sie zumeist isoliert reseziert werden können [137]. Histologisch erinnern die soliden Anteile des Tumors auf den ersten Blick an einen endokrinen Tumor. Auffällig und mit einem endokrinen Tumor nicht vereinbar sind jedoch pseudozystische Degenerationsherde, innerhalb welcher die Zellen pseudopapillär um gefäßführende hyaline Stromastränge angeordnet sind. Immunhistologisch läßt sich konstant α-1-Antitrypsin nachweisen [92, 98].

Die vollständige Entfernung des Tumors scheint einen rezidivfreien Verlauf zu gewährleisten. Damit können die Tumoren als benigne angesehen werden.

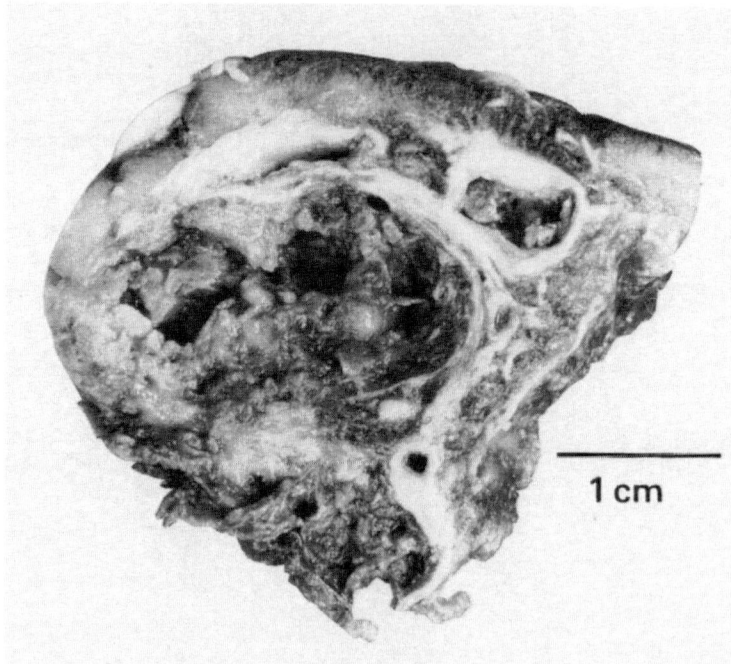

Abb. 4.31. Solid-zystischer (papillär-zystischer) Tumor des Pankreas: Tumorfragment mit randlicher Hyalinisierung sowie soliden Anteilen und pseudozystischem Verfall im Zentrum

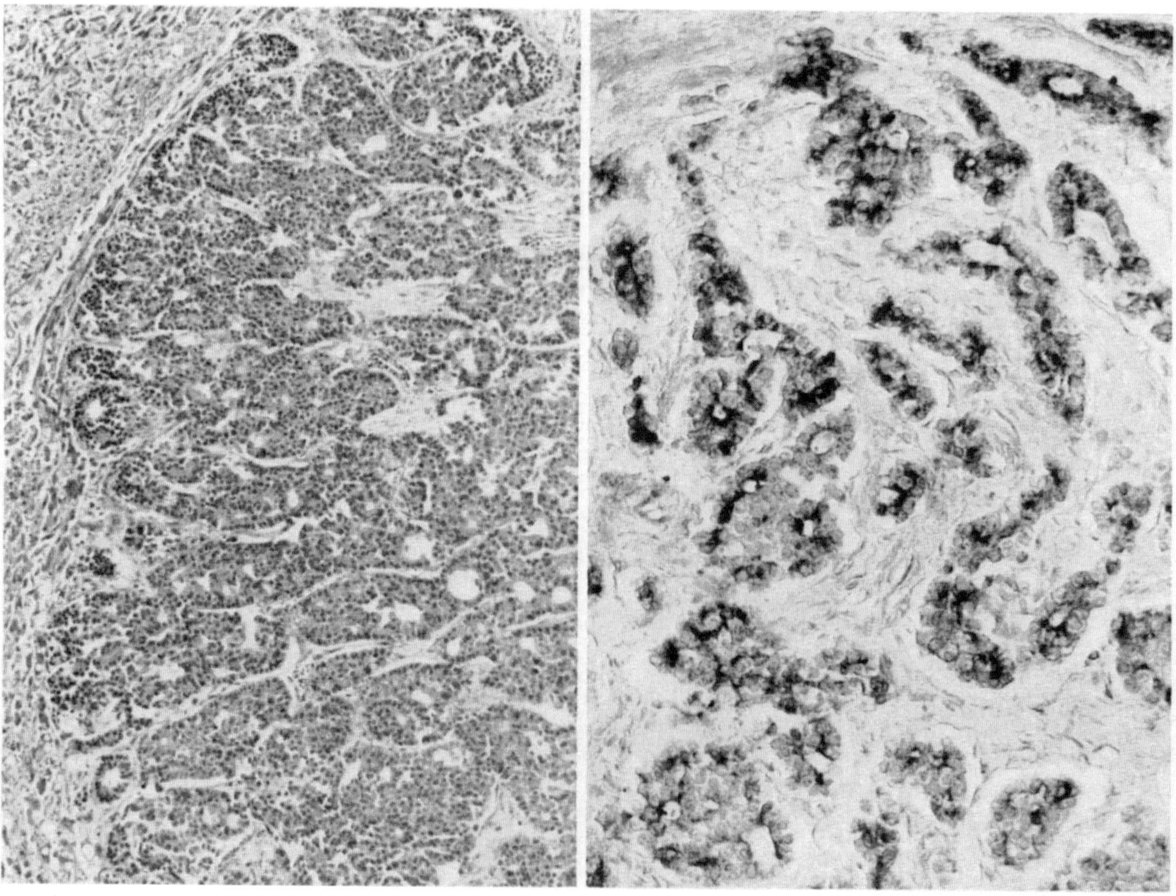

Azinuszellkarzinom

Dieser maligne Tumor macht etwa 1% der exokrinen Pankreastumoren aus. Das Azinuszellkarzinom kommt meist zwischen dem 50. und 70. Lebensjahr vor und tritt etwas häufiger bei Männern als bei Frauen auf [33, 92, 183]. Die Tumoren sind gleichmäßig über das Pankreas verteilt. Die Tumorgröße liegt im Durchschnitt bei 5 cm. Das grau-bräunliche, meist weiche Tumorgewebe zeigt oft Nekrosen.

Histologisch ist das Azinuszellkarzinom durch ein stromaarmes azinäres bis trabekuläres Muster charakterisiert. In den schwach PAS-positiven Zellen läßt sich immunzytochemisch Lipase, Trypsin und Chymotrypsin sowie α-1-Antitrypsin nachweisen [103] (Abb. 4.32 a, b).

Zum Zeitpunkt ihrer Entdeckung haben sich die Azinuszellkarzinome meist bereits metastatisch ausgebreitet, so daß die Symptomatik durch „Metastasierung bei okkultem Primärtumor" geprägt wird. Einzelne Azinuszellkarzinome gehen mit einem erhöhten Serumlipasespiegel im Blut, disseminierten subkutanen Fettgewebenekrosen sowie einer Polyarthralgie und Eosinophilie einher [25]. Die genaue Pathophysiologie dieses Syndroms ist unklar, obwohl der exzessiven Lipaseproduktion durch den Tumor offensichtlich eine entscheidende Rolle zukommt.

Pankreatoblastom

Das Pankreatoblastom ist ein seltener Tumor des Kleinkindesalters [74]. Die relativ großen Tumoren (Durchmesser zwischen 3 und 8 cm) liegen entweder im Pankreaskopf (ventraler Typ nach Horie) oder unscharf begrenzt im Pankreaskörper und -schwanz (dorsaler Typ). Histologisch vereinigen sie in Analogie zu anderen „Blastomen" des Kleinkindesalters epitheliale und mesenchymale Gewebeelemente. Nach der Ausreifung dieser Gewebestrukturen kann man zwischen hochdifferenzierten und niedrig differenzierten Tumoren unterscheiden. Diese Differenzierung ist von prognostischer Bedeutung, da die hochdifferenzierten, zumeist im Pankreaskopf gelegenen Pankreatoblastome durch eine Operation kurativ behandelt werden können, während die niedrig differenzierten Pankreatoblastome in der Regel einen malignen Verlauf nehmen [73].

Ampulläre und periampulläre Tumoren

Die ampullären und periampullären Tumoren können nach ihrem Ursprung unterteilt werden in
- Tumoren der Papilla Vateri
- Pankreaskarzinome mit Einwachsen in die Papilla Vateri
- Duodenaltumoren mit Beteiligung der Papilla Vateri

Bei den meisten ampullären und periampullären Tumoren handelt es sich um Adenokarzinome. Karzinoide und benigne Läsionen wie Adenomyomatosen sind selten [2].

Die polypoiden Karzinome der Papille (sog. Ampullentyp) zeigen Durchmesser zwischen 0,5 und 3 cm [67] (Abb. 4.33). Häufig gehen diesen Karzinomen sessile villöse Adenome voraus [178]. Anhand einer oberflächlichen endoskopischen Biopsie aus einem solchen villösen Tumor der Papille ist oftmals nicht zu entscheiden, ob bereits ein invasives Karzinom vorliegt oder noch ein adenomatöser Prozeß gegeben ist (Abb. 4.34), da die

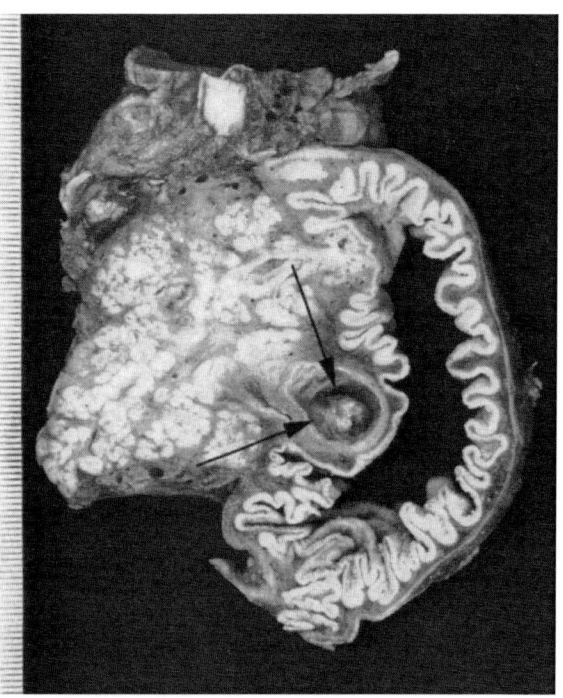

◁ **Abb. 4.32a, b.** Azinuszellkarzinom. **a** Gut differenzierte azinäre Drüsenformationen. HE, × 125. **b** Positiver immunzytochemischer Nachweis von Chymotrypsinogen in den Tumorzellen. HE, × 250

Abb. 4.33. Papillenkarzinom, ampullärer Typ: dorsale Ansicht eines Querschnitts durch den Pankreaskopf und das Duodenum in Höhe der Papille. Tumor (*Pfeile*)

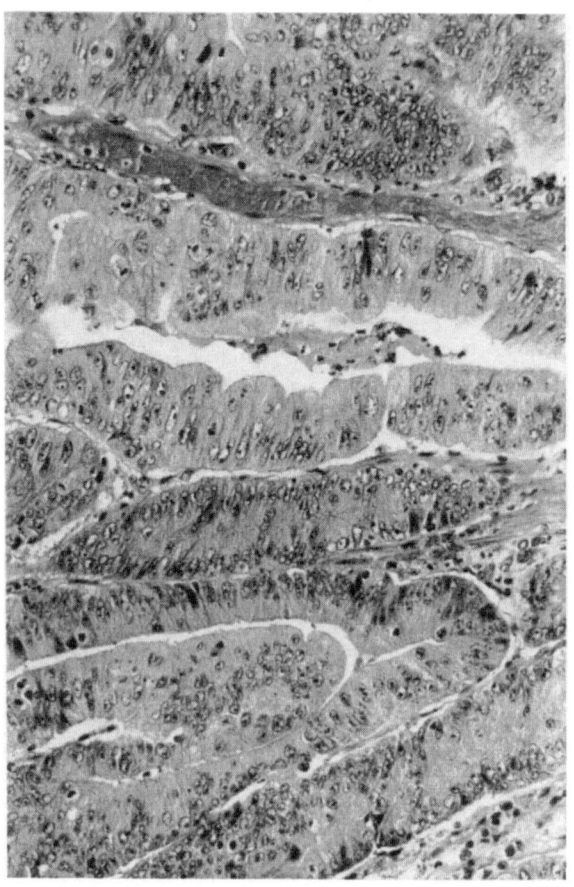

Abb. 4.34. Adenokarzinom der Papille: hochdifferenzierte papilläre Drüsenproliferationen. HE, ×250

hochdifferenzierten Karzinome histologisch im Bereich ihrer papillären Oberfläche nicht von Adenomen zu unterscheiden sind und sich erst in der Tiefe durch eine Invasion der Submukosa als Malignome zu erkennen geben [104].

Duodenalkarzinome, die die Papilla Vateri am Rande miterfassen, zeigen zumeist eine Ulzeration (Abb. 4.35). Ähnliches sieht man auch bei Pankreaskarzinomen, welche in die Papille eingebrochen sind.

Histologisch sind die typischen Papillenkarzinome gleichartig gestaltet wie die duktalen Adenokarzinome des Pankreas. Auch die histologischen Varianten sind die gleichen wie beim Pankreaskarzinom (s. dort). Die invasive Ausbreitung der Karzinome im Bereich der Ampulle geht entlang des Ductus choledochus in die Duodenalwand hinein. Wenn das ans Duodenum angrenzende peripankreatische Fettgewebe erreicht ist, sind meist auch die Lymphknoten in der dorsalen paraduodenalen Region befallen. Bei ausgedehnteren Papillenkarzinomen können auch die anterioren paraduodenalen Lymphknoten Metastasen enthalten. Ein über diese Stationen hinausgehender Lymphknotenbefall ist bei operablen Papillenkarzinomen nicht gegeben.

Bislang gibt es kein anerkanntes Staging für die periampullären und ampullären Karzinome. Hermanek [67] schlägt eine Stadieneinteilung nach dem AJC-Schema für Pankreaskarzinome vor:

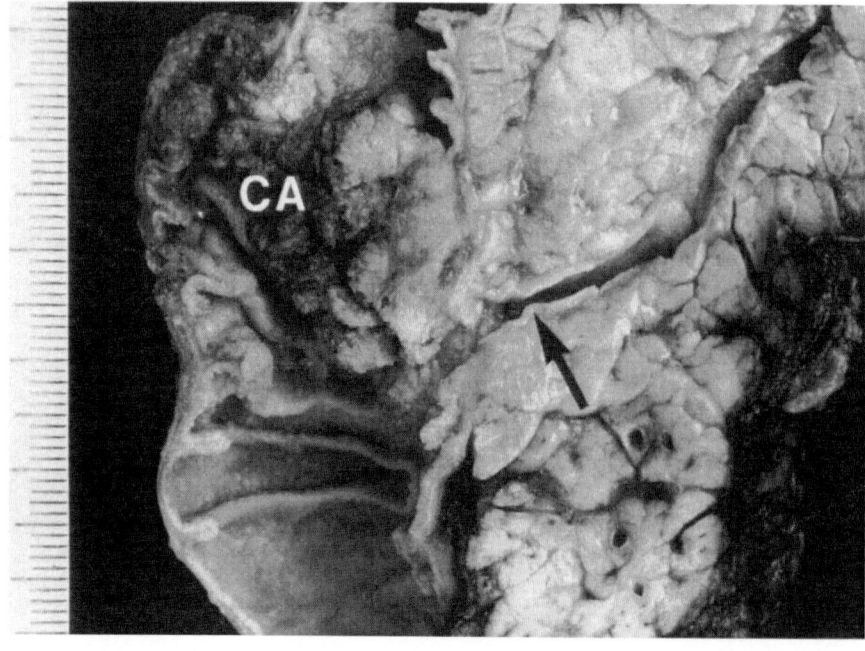

Abb. 4.35. Duodenalkarzinom (*CA*) mit randlichem Übergreifen auf die Papille. Pankreasgang (*Pfeil*)

pT1: Tumor <2 cm;
pT2: Tumor >2 cm; Infiltration von Pankreasparenchym oder Duodenalwand, nicht weiter als 20 mm von der Papillenspitze;
pT3: Tumor >2 cm, Infiltration vom Pankreasparenchym oder Duodenalwand, weiter als 20 mm von der Papillenspitze;
pT4: diffuse Infiltration der Nachbarschaft.

Ein weiteres Stadiensystem wurde von Dinges u. Sellner [38] vorgeschlagen, wobei 3 Stadien unterschieden werden:

Stadium A: Der Tumor ist auf die Tunica mucosa und die Tunica muscularis beschränkt.
Stadium B: Der Tumor infiltriert die Adventitia des Diverticulum duodenale bzw. der Endstücke der einmündenden Gänge, nicht jedoch das Pankreasparenchym. Darüber hinaus kann eine Infiltration der benachbarten Duodenalwand vorliegen.
Stadium C: Der Tumor infiltriert das Pankreasgewebe; das benachbarte Duodenum kann ebenfalls infiltrativ durchsetzt sein; die regionalen Lymphknoten sind befallen.

Seltene Tumoren und Metastasen

Unter den seltenen Tumoren des Pankreas finden sich v.a. nichtepitheliale Tumoren. Einzelbeobachtungen existieren über Dermoidzysten und Weichgewebetumoren wie Leiomyosarkome, Fibrosarkome, Rhabdomyosarkome, maligne Hämangioperizytome und maligne Lymphome (zit. nach [92]).

Metastasen im Pankreas sind selten und werden im wesentlichen bei Mamma- und Bronchialkarzinomen sowie malignen Melanomen beobachtet [33]. Eine Lymphangiosis carcinomatosa des Pankreas findet sich gelegentlich bei Siegelringzellkarzinomen des Magens.

7. Endokrine Pankreastumoren

Klassifikation

Unter den endokrinen Pankreastumoren werden die benignen und malignen Tumoren des Pankreas zusammengefaßt, die aus den Zellen des neuroendokrinen Systems hervorgehen. Neuroendokrine Zellen – und dazu gehören auch die Inselzellen – werden durch die Bildung von biogenen Aminen und/oder Peptidhormonen sowie durch den Nachweis des glykolytischen Enzyms neuronspezifische Enolase (NSE) charakterisiert [128] (Abb. 4.36). Grundsätzlich kann jedes Hormon des neuroendokrinen Systems in den endokrinen Pankreastumoren gebildet werden. Weitaus am häufigsten wird jedoch das bekannteste orthotope Pankreashormon, das Insulin, produziert. An nächster Stelle in der Häufigkeit folgen die für das Pankreas ektopen Hormone Gastrin und vasoaktives intestinales Polypeptid (VIP).

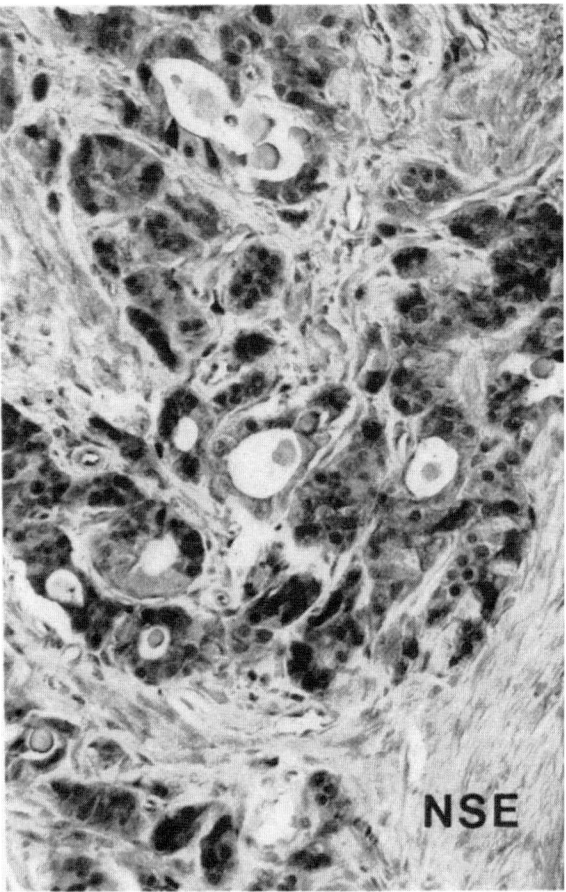

Abb. 4.36. Endokriner Pankreastumor mit immunzytochemischer Darstellung von neuronspezifischer Enolase (NSE) mit unterschiedlich starkem Reaktionsprodukt in den einzelnen Tumorzellen. ×250

Die unkontrollierte Hormonsekretion durch die Tumoren ruft charakteristische klinische Syndrome hervor. Dies hat zu einer funktionellen Namensgebung der Tumoren geführt, so daß von Insulinomen, Gastrinomen, Vipomen u.a. gesprochen wird. Die WHO-Klassifikation unterscheidet zwischen Inselzelltumoren (A- und B-Zelltumoren), Tumoren des diffusen neuroendokrinen Systems (Pankreaskarzinoide) und niedrig differenzierten endokrinen Karzinomen. Diese Einteilung ist unpraktikabel, so daß hier an der oben erwähn-

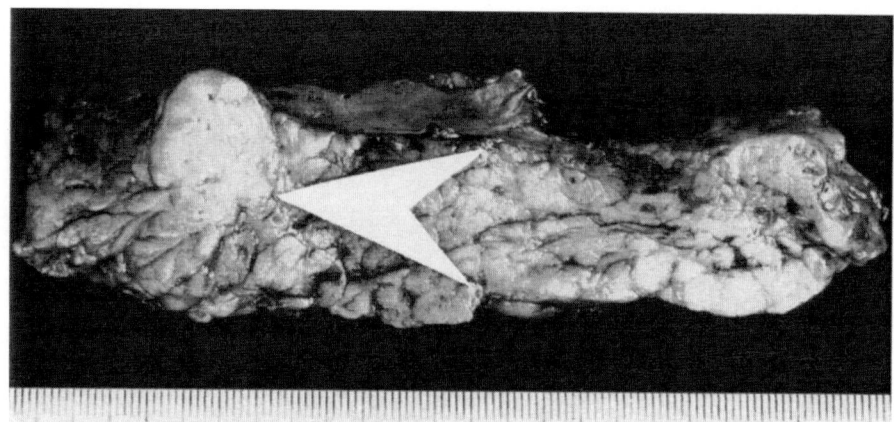

Abb. 4.37. Solitärer endokriner Pankreastumor (Insulinom): Linksresektat vom Pankreas mit Einschluß eines gut begrenzten soliden Tumors

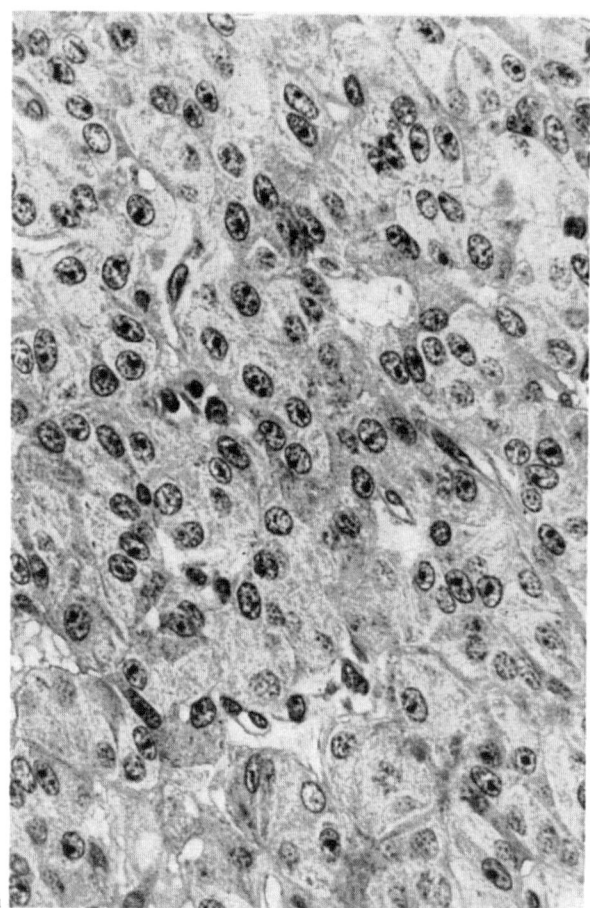
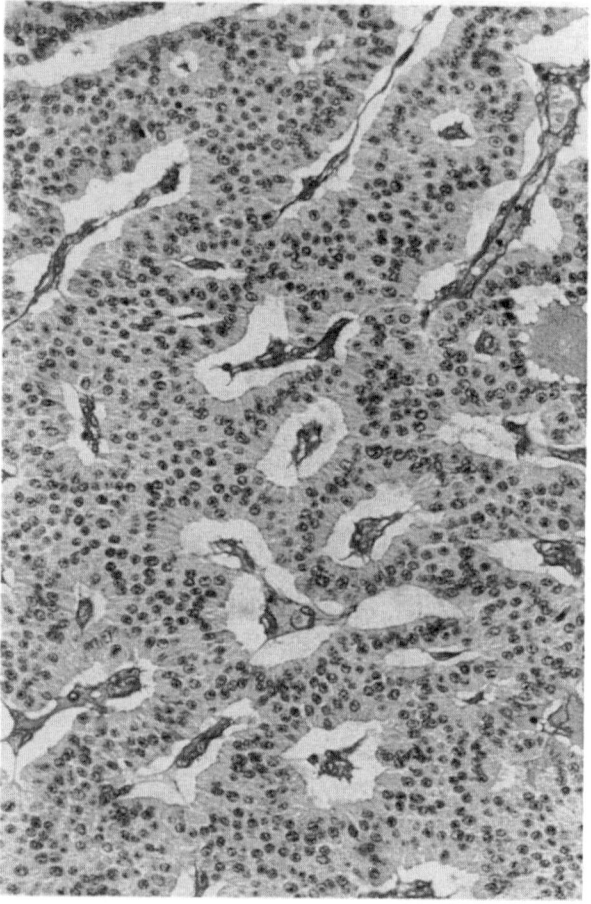

Abb. 4.38a, b. Histologische Muster in endokrinen Pankreastumoren. **a** Solide Anordnung von Tumorzellen. HE, ×600. **b** trabekuläres Muster. PAS, ×250

ten funktionell orientierten Klassifikation festgehalten werden soll. Beim Vorliegen eindeutiger Kriterien zur Dignität kann zusätzlich zwischen benignen und malignen Tumoren differenziert werden.

Häufigkeit

Die Prävalenz der endokrinen Pankreastumoren liegt unter 1:100000 [147]. Da die Prognose der endokrinen Pankreastumoren generell gut ist, müssen die Inzidenzzahlen noch weit unter den Prävalenzzahlen angenommen werden. Für die Bundesrepublik Deutschland kann damit gerechnet werden, daß pro Jahr etwa 30 endokrine Pankreastumoren operiert werden [107].

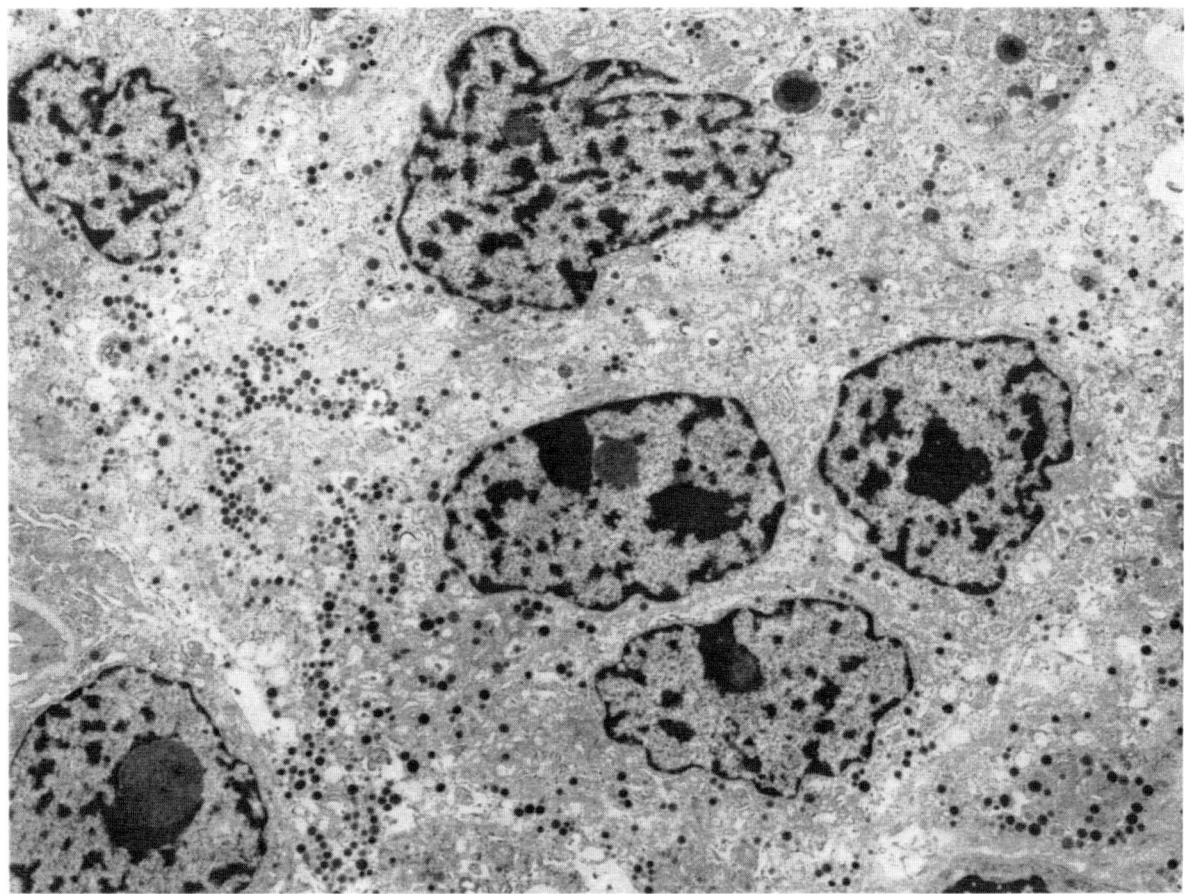

Bei einer Bevölkerungszahl von 62 Mio. bedeutet dies, daß etwa mit 1 Tumor/2 Mio. Einwohner in der Bundesrepublik Deutschland zu rechnen ist. Für Hamburg ließen sich 38 operierte oder biopsierte Tumoren in 10 Jahren (1971–1981) ermitteln (Klöppel, unveröffentlichte Beobachtung), so daß sich für diese Großstadt eine Inzidenz von etwa 2 Tumoren 1,6 Mio. Einwohner ergibt. Die tatsächliche Inzidenz liegt wahrscheinlich jedoch noch niedriger, da nicht alle der operierten Patienten direkt aus Hamburg stammten.

Allgemeine Morphologie

Mit Ausnahme der Gastrinome und der Tumoren bei multipler endokriner Neoplasie Typ I liegt in 80–90% der Fälle ein solitärer runder Tumor im Pankreasparenchym vor, dessen Durchmesser zwischen 1 und 5 cm variiert (Abb. 4.37). Funktionell aktive Tumoren besitzen in der Regel einen Durchmesser über 0,5 cm. Eine bevorzugte Lokalisation gibt es nicht.

Abb. 4.39. Ultrastruktur eines endokrinen Pankreastumors mit PP-Produktion: Die Tumorzellen enthalten in unterschiedlichem Maße kleine elektronendichte neuroendokrine Granula, die an die normalen Hormongranula in PP-Zellen erinnern. × 6200

Histologisch finden sich solide, trabekuläre und pseudoglanduläre Anordnungen der monomorphen Tumorzellen, die ein gut entwickeltes Zytoplasma aufweisen [61, 88] (Abb. 4.38a, b). Das Tumorgewebe ist oft in ein hyalines Stroma eingebettet, welches bei insulinproduzierenden Tumoren Amyloid enthalten kann [184]. Gelegentlich sieht man auch kleinherdige Verkalkungen.

Funktionell können die endokrinen Pankreastumoren außer durch die vorherrschende hormonelle Symptomatik und die radioimmunologisch nachgewiesene Hormonsekretion durch die immunzytochemische Identifizierung der hormonproduzierenden Zellen charakterisiert werden. Mit Hilfe dieser Technik konnte in großen Tumorserien gezeigt werden, daß zahlreiche endokrine Pankreas-

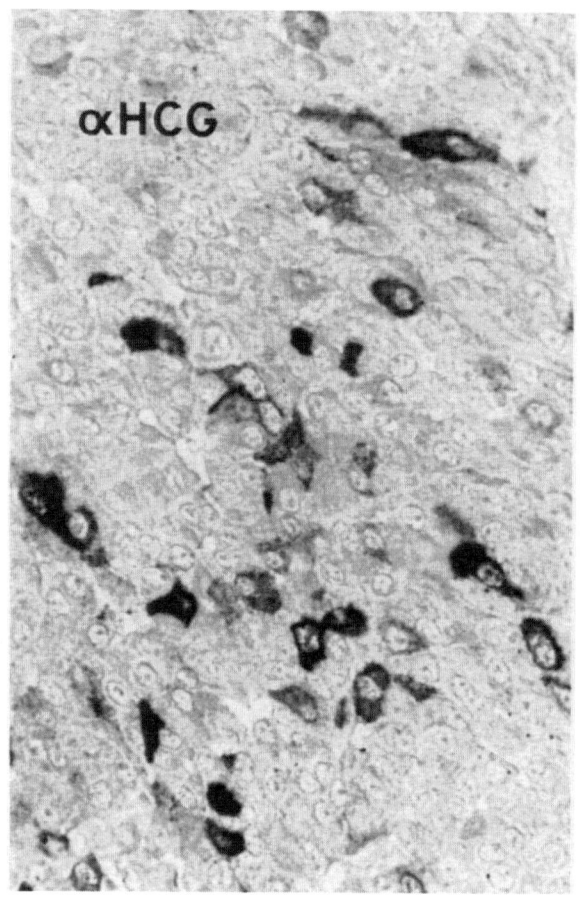

Abb. 4.40. Immunzytochemischer Nachweis von α-HCG in einem malignen VIP-produzierenden Pankreastumor. ×600

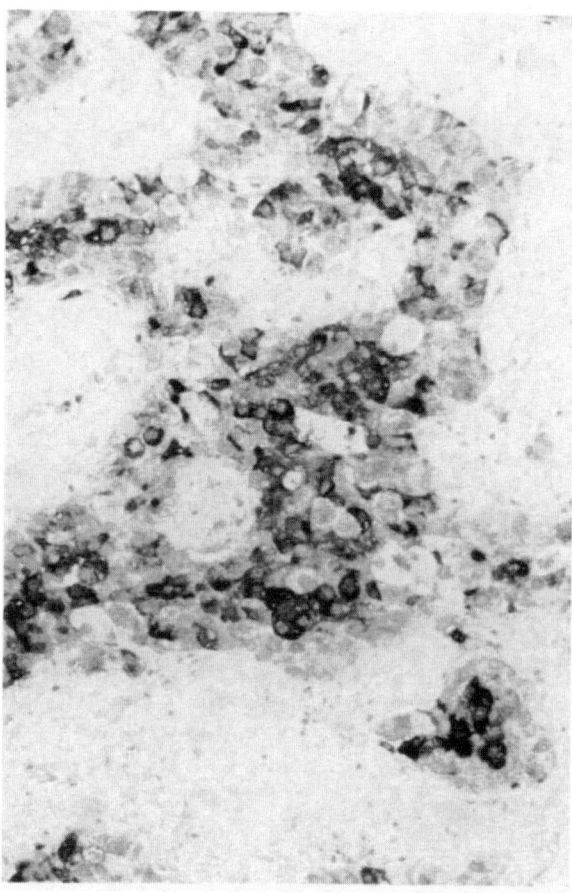

Abb. 4.42. Immunzytochemischer Nachweis von insulinproduzierenden Zellen in einem Insulinom. ×250

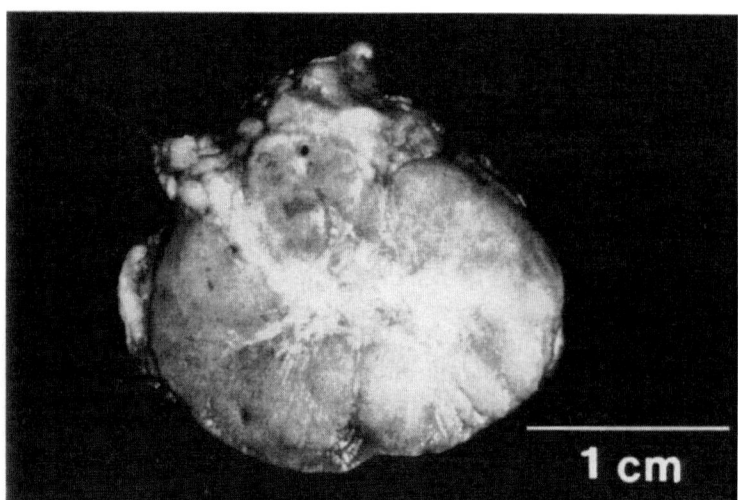

Abb. 4.41. Solitäres Insulinom mit zentraler Hyalinisierung

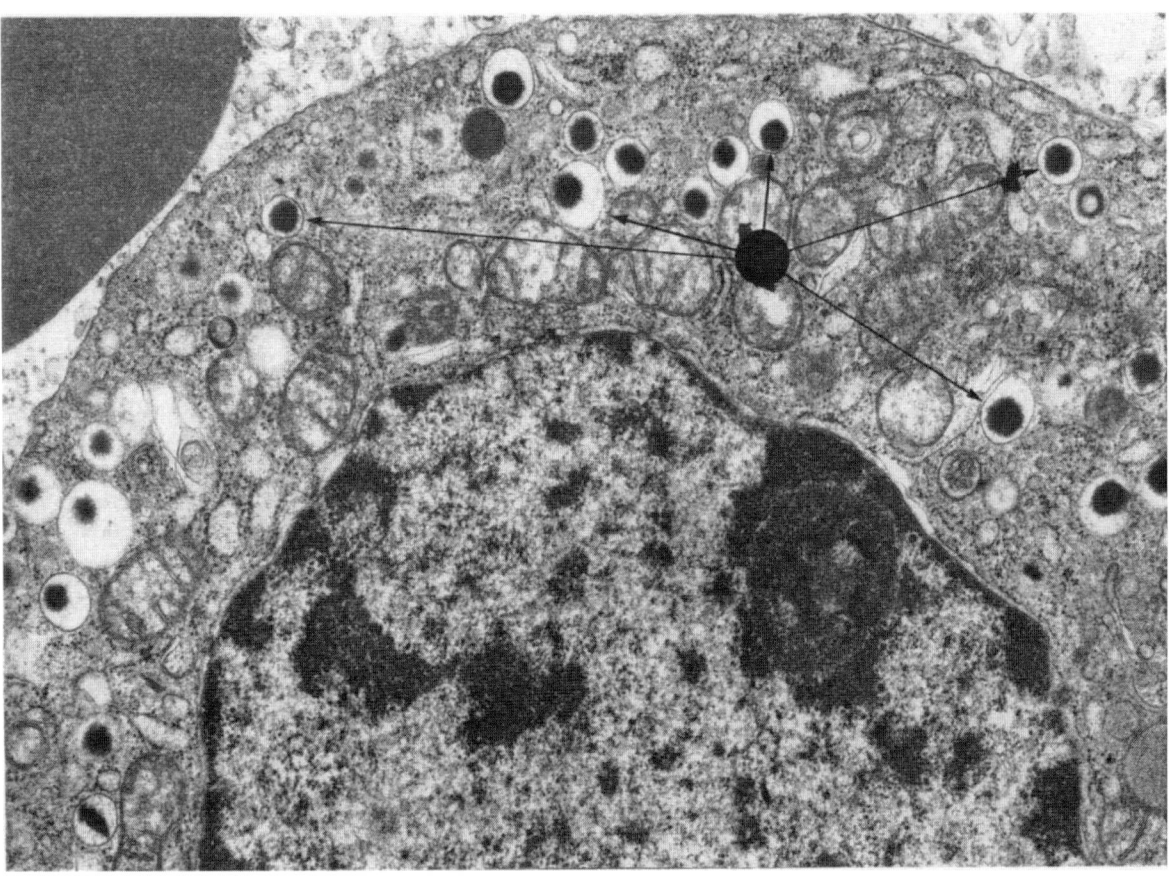

Abb. 4.43. Ultrastruktur einer insulinproduzierenden Zelle in einem Insulinom mit ausgereiften Hormongranula (*Pfeil*) (Typ I nach Creutzfeldt [31]). ×21500

tumoren multihormonal sind und außer dem Hormon, welches die klinische Symptomatik bestimmt, in unterschiedlichem Maße noch weitere Hormone produzieren [30, 65, 118, 129].

Ultrastrukturell finden sich in den Tumorzellen typischerweise membranbegrenzte Hormongranula, die in gut differenzierten Tumoren die Form der normalen Peptidhormongranula weitgehend nachahmen (Abb. 4.39). Bei niedrig differenzierten Tumoren, so beispielsweise in den meisten Gastrinomen und Vipomen, ist die Gestalt der Sekretgranula uncharakteristisch und nicht zur Diagnose heranzuziehen [162].

Malignitätskriterien

Die Entscheidung, ob ein benigner oder maligner endokriner Pankreastumor vorliegt, wird im wesentlichen durch den Nachweis von Metastasen oder einer Invasion in umgebende Gewebe und Organe bestimmt. Mikroskopische Kriterien alleine geben nur ungenügend Auskunft über die Dignität dieser Tumoren. Auch bei fehlendem klinischen und morphologischen Nachweis von Metastasen sind aufgrund des langsamen Wachstums zur Sicherung der Benignität lange Nachbeobachtungszeiten notwendig. Weitere Anhaltspunkte zur Dignität ergeben sich aus der vorherrschenden Hormonproduktion, da Gastrinome, Vipome und Glukagonome eine wesentlich höhere Malignitätsrate als Insulinome besitzen (s. unten). Bei funktionell aktiven endokrinen Tumoren hat sich α-HCG als ein wichtiger Malignitätsmarker herauskristallisiert [66] (Abb. 4.40).

Metastasen werden zuerst in den regionären Lymphknoten des Pankreas sowie in der Leber nachgewiesen. Metastasen anderer Lokalisation sind selten und nur in fortgeschrittenen Stadien zu erwarten. Die mittlere Überlebenszeit bei nachgewiesener Metastasierung beträgt 4 Jahre, wobei einzelne Verläufe bis zu 19 Jahren mitgeteilt wurden [34].

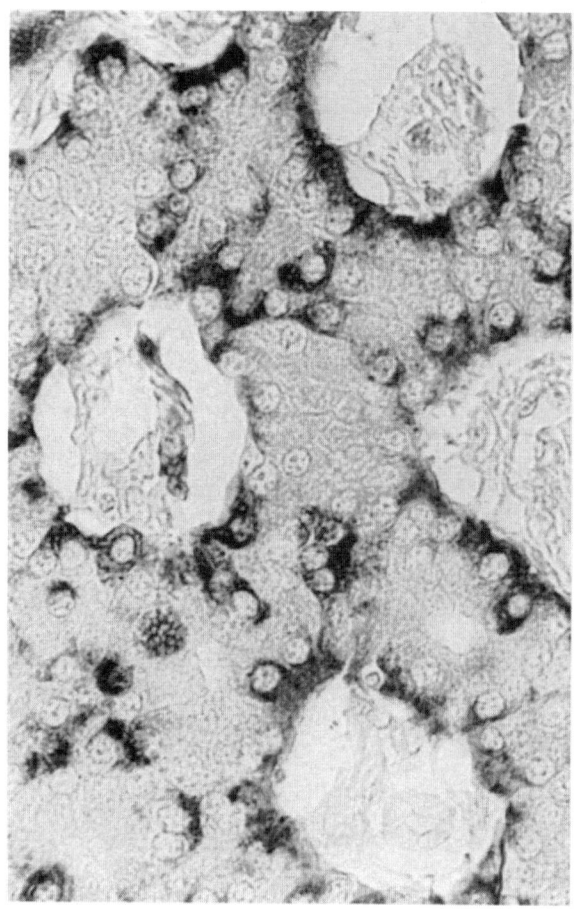

Abb. 4.44. Immunzytochemische Darstellung von Gastrin in einem Gastrinom mit trabekulärem histologischem Muster. ×600

Insulinom

Insulinome, die die Ursache eines hyperinsulinämischen Hypoglykämiesyndroms bei Erwachsenen sind, treten in der Regel als solitäre Tumoren mit einer Größe um 1–2 cm auf (Abb. 4.41). 80–90% der Insulinome sind benigne [89, 165, 190]. Die insulinproduzierenden Zellen in diesen Tumoren (Abb. 4.42) entsprechen mehr oder weniger stark in ihrem lichtmikroskopischen und ultrastrukturellen Bild normalen B-Zellen [31] (Abb. 4.43). Etwa $^2/_3$ der Tumoren erweisen sich als multihormonal, wobei v.a. Glukagon, Somatostatin und PP-Zellen neben Insulinzellen angetroffen werden [65, 118].

In etwa 5–10% ist mit multiplen endokrinen Pankreastumoren beim Hypoglykämiesyndrom zu rechnen [89].

Diese Konstellation muß immer an eine multiple endokrine Neoplasie denken lassen. Eine Inselhyperplasie oder eine sog. Nesidioblastose als Ursache eines hyperinsulinämischen Hypoglykämiesyndroms ist mit Sicherheit nur bei Neugeborenen zu beobachten (s. Abschn. Inselveränderung).

Gastrinom

Dieser zweithäufigste endokrine Pankreastumor verursacht durch unkontrollierte Gastrinproduktion ein Zollinger-Ellison-Syndrom. Im Gegensatz zu Insulinomen haben die Gastrinome in 60–80% der Fälle zum Zeitpunkt ihrer Entdeckung bereits metastasiert. Alle Patienten gehören dem Erwachsenenalter an. Etwa 10–20% der Gastrinome liegen extrapankreatisch, wobei sie v.a. im proximalen Duodenum gefunden werden. Die extrapankreatischen Gastrinome bezeichnet man definitionsgemäß als Karzinoide. Sie scheinen seltener maligne zu sein als die pankreatischen Gastrinome.

Die pankreatischen Gastrinome sind im Durchschnitt zwischen 2 und 4 cm groß. Multiples Auftreten ist relativ häufig und wird überwiegend im Zusammenhang mit einer multiplen endokrinen Neoplasie Typ I beobachtet. Immunzytochemisch findet sich oft Multihormonalität in den Tumoren (Abb. 4.44). Ultrastrukturell zeigen die Tumorzellen mit Gastrinbildung nur selten Ähnlichkeit mit den normalen G-Zellen der antralen und duodenalen Schleimhaut [32].

Vipom und Glukagonom

Diese Tumoren sind selten, werden aber von charakteristischen Syndromen (Verner-Morrison-Syndrom und Glukagonom-Syndrom) begleitet. Die Malignität beider Tumoren liegt über 60% [24, 138, 177]. Die betroffenen Patienten gehören alle dem Erwachsenenalter an.

Makroskopisch können Vipome sowie Glukagonome oft beträchtliche Größe erreichen (4–10 cm). Immunzytochemisch kann neben VIP und Glukagon v.a. pankreatisches Polypeptid (PP) nachgewiesen werden. Ultrastrukturell enthalten die Tumorzellen in der Regel atypische Granula.

Seltene Tumoren

Unter den seltenen endokrinen Pankreastumoren mit Symptomatik sind Tumoren mit ACTH-Produktion und einem Cushing-Syndrom, Tumoren mit Kalzitoninproduktion, Tumoren mit Seroto-

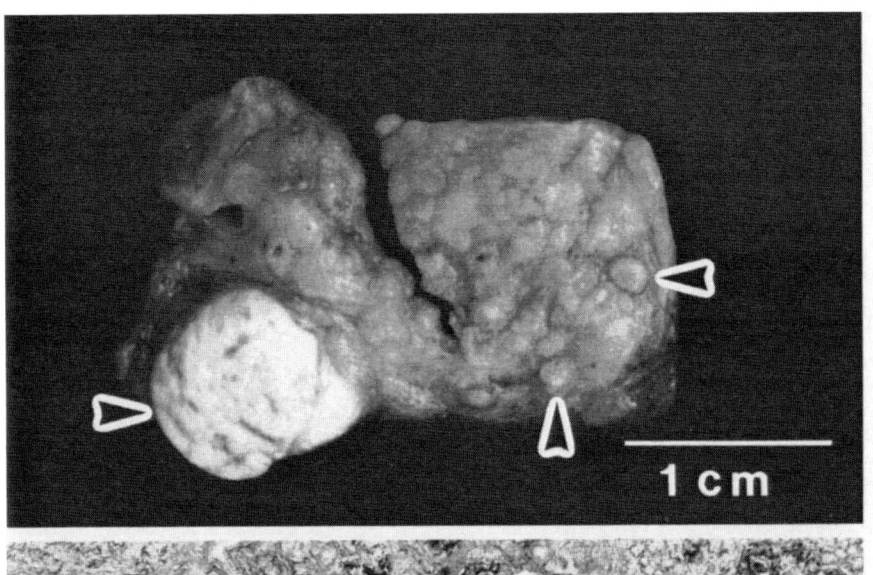

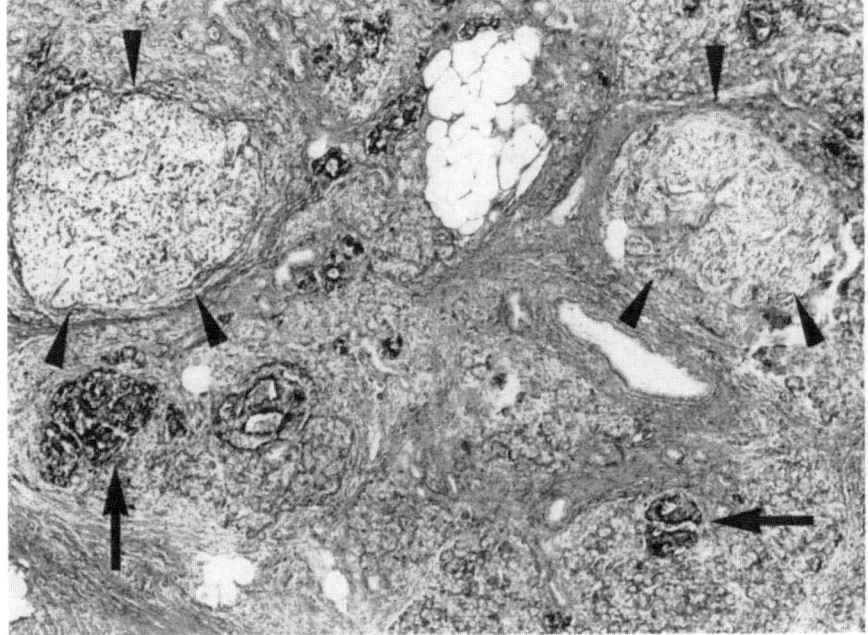

Abb. 4.45 a, b. Multiple endokrine Neoplasie Typ I. **a** Querschnitt durch ein Pankreasresektat mit Nachweis von multiplen kleinen Tumoren (*Pfeilspitzen*). **b** Histologie des Pankreas mit Einschluß von 2 kleinen endokrinen Tumoren (*Pfeilspitzen*). Normale Inseln (*Pfeile*). Aldehydfuchsin, ×60

ninproduktion und einem Karzinoid-Syndrom, Tumoren mit Produktion von „growth hormon releasing factor" und einer Akromegalie sowie Tumoren mit der Produktion von Parathormon und einem Hyperparathyreoidismus zu nennen [61, 64]. Ob der Symptomenkomplex, welcher sich mit dem Somatostatinom verbindet [105], tatsächlich nur auf die Produktion von Somatostatin zu beziehen ist, bleibt noch umstritten.

Alle genannten Tumoren sind in den meisten Fällen maligne. Sie zeigen zum Zeitpunkt ihrer Entdeckung meist eine beträchtliche Größe. Morphologisch-funktionell lassen sie sich nur immunzytochemisch charakterisieren. Die Ultrastruktur bietet einen uncharakteristischen Befund.

Multihormonale Tumoren

Systematische immunzytochemische Untersuchungen zeigen, daß viele endokrine Tumoren multihormonal aufgebaut sind, obwohl klinisch nur ein

Hormon in Erscheinung tritt [65]. Selten dagegen ist auch klinisch eine multihormonale Symptomatik gegeben, wobei die Kombination eines Zollinger-Ellison-Syndroms mit einem Hypoglykämiesyndrom am häufigsten ist [88].

Tumoren ohne hormonelles Syndrom

Etwa 20–30% der endokrinen Pankreastumoren gehen klinisch ohne Überfunktionssyndrom einher und werden nur durch ihr Wachstum auffällig. Die meisten von ihnen sind maligne. Immunzytochemisch kann die endokrine Natur dieser Tumoren häufig durch den Nachweis einzelner PP-, Insulin- oder glukagonproduzierender Zellen bewiesen werden. Außerdem ist in diesen Tumoren der neuroendokrine Tumormarker NSE positiv [99, 171].

Multiple endokrine Neoplasie

Bei der multiplen endokrinen Neoplasie Typ I wird außer den Nebenschilddrüsen und der Hypophyse auch das Pankreas befallen. Das Pankreas enthält zahlreiche Mikroadenome und nur gelegentlich größere Tumoren (Abb. 4.45a, b). Die Mikroadenome bestehen überwiegend aus Glukagon, PP-Zellen und Insulin, während in den einzelnen größeren Tumoren meist das die klinische Symptomatik bestimmende Hormon, wie beispielsweise Gastrin oder Insulin, gefunden wird [61, 88, 103a].

Malignität im Zusammenhang mit einer MEN I wird nur relativ selten beobachtet [49].

Vereinzelt ist auch die Assozation eines Phäochromozytoms mit einem malignen endokrinen Pankreastumor beschrieben worden [26].

8. Spezielle Veränderungen des Inselsystems

Orthologie des endokrinen Pankreas

Die Langerhans-Inseln des Pankreas setzen sich aus Glukagon(A)-, Insulin(B)-, Somatostatin(D)- und pankreatisches Polypeptid(PP)-produzierenden Zellen zusammen. Als Mitglieder des neuroendokrinen Systems sind die Inselzellen neuronspezifische-Enolase(NSE-)-positiv. Die Inseln im anterioren Pankreaskopf sowie im gesamten Pankreaskörper und -schwanzbereich bestehen hauptsächlich aus B-Zellen, die Inseln im dorsalen Pankreaskopfbereich, der etwa 10% des Pankreasvolumens ausmacht, überwiegend aus PP-Zellen [94] (Abb. 4.46).

Klassifikation des Diabetes mellitus

Der Diabetes mellitus ist eine Glukosestoffwechselstörung mit chronischer Hyperglykämie, bedingt durch einen absoluten oder relativen Insulinmangel. Nach klinischen Gesichtspunkten werden als wichtigste Diabetesformen der *primär insulinabhängige Typ-I-Diabetes* (früher: juveniler Diabetestyp) von dem *primär nichtinsulinabhängigen Typ-II-Diabetes* (früher: adulter Diabetestyp) unterschieden. Diese beiden Diabetestypen machen die Masse aller Diabetesfälle aus, wobei wiederum der Typ-II-Diabetes mit über 90% dominiert. Zu den seltenen Diabetesformen gehört der sog. sekundäre Diabetes nach fortgeschrittener chronischer Pankreatitis oder bei Überproduktionssyndromen von kontrainsulinär wirksamen Hormonen. In Indien und einigen anderen tropischen Ländern scheint eine chronische Pankreatitis unklarer Genese für viele Fälle von Diabetes im jugendlichen Alter verantwortlich zu sein.

Typ-I-Diabetes

Dem klinischen Kriterium der Insulinabhängigkeit entsprechend, enthalten die Inseln von Typ-I-Diabetikern mit chronischem Krankheitsverlauf nur noch einzelne oder gar keine B-Zellen mehr. Diese Inseln besitzen lediglich noch A-, D- und PP-Zellen. Eine Inselamyloidose ist nicht gegeben. Dagegen findet sich gelegentlich eine Inselfibrose. Parallellaufend zum B-Zellverlust stellt sich eine Atrophie des azinären Parenchyms ein, so daß das Pankreas bereits makroskopisch schmäler als normal ist (zit. nach [53, 91] (Abb. 4.47).

Typ-I-Diabetiker, die kurze Zeit nach dem Beginn der Erkrankung sterben, zeigen bereits eine stark reduzierte B-Zellzahl, ohne daß eine akute B-Zellzerstörung sicher nachweisbar ist. Oft finden sich spärliche lymphoidzellige Infiltrate um einzelne Inseln, ein Befund, der sehr charakteristisch ist und als Insulitis bezeichnet wird. Hinsichtlich der Ätiologie und Pathogenese hat diese Befundkonstellation zu der Annahme geführt, daß die Krankheit bereits Monate bis Jahre vor ihrer klinischen Manifestation beginnt und der ganze Prozeß wahrscheinlich auf einer allmählichen autoimmunbedingten Zerstörung der B-Zellen beruht. Als weiterer Hinweis auf einen autoimmunen Prozeß wird der serologische Nachweis von Inselzellantikörpern und Inselzelloberflächenantikörpern interpretiert, welche in etwa 90% der Fälle bei Erkrankungsbeginn nachweisbar sind und später weitgehend verschwinden. Voraussetzung für diese

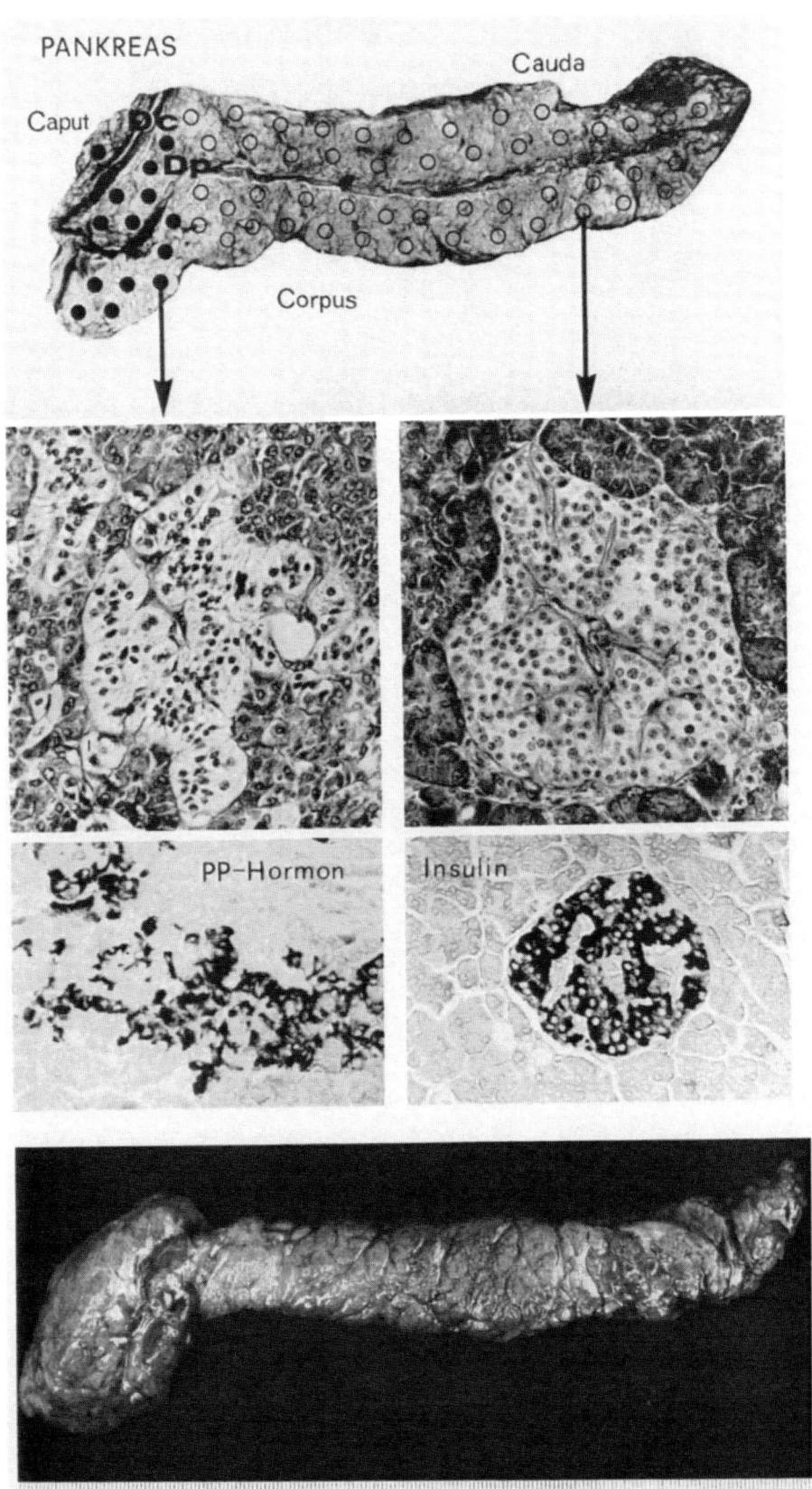

Abb. 4.46. Verteilung der B-(Insulin-)Inseln und der PP-Inseln innerhalb des Pankreas. Während die B-Inseln im anterioren Pankreaskopf und im restlichen Pankreas zu finden sind, liegen die PP-Inseln im dorsalen Pankreaskopfbereich. *DC*, Ductus choledochus, *DP*, Ductus pancreaticus. PAS und immunzytochemische Darstellung von pankreatischem Polypeptid (*PP*) und Insulin. ×110

Abb. 4.47. Verschmälertes, atrophisches Pankreas nach über 15jährigem Verlauf eines Typ-I-Diabetes

autoimmune Reaktionslage scheint eine genetische Prädisposition zu sein, die sich in einem bestimmten HLA-Muster (HLA-DR3 und/oder HLA-DR4) zu erkennen gibt. Allerdings muß zu diesem genetischen Faktor wahrscheinlich eine exogene Noxe hinzutreten, damit der Zerstörungsprozeß induziert wird, da sich bei eineiigen Zwillingen in nur 50% der Fälle konkordant ein Typ-I-Diabetes entwickelt. Als exogene Noxe werden v.a. Virusinfektionen diskutiert, denn schon seit langer Zeit weisen epidemiologische Beobachtungen auf einen Zusammenhang zwischen Typ-I-Diabetes und Virusinfektion hin – ein Zusammenhang, der zumindest experimentell in den letzten Jahren bestätigt werden konnte [87]. Somit wird gegenwärtig für die Ätiologie und Pathogenese des Typ-I-Diabetes von der Arbeitshypothese ausgegangen, daß eine virusinduzierte, aber genetisch determinierte Autoimmunreaktion gegenüber B-Zellen vorliegt, die zu ihrem Verschwinden führt, wobei erst ab einer bestimmten Reduktion der B-Zellzahl (wahrscheinlich auf etwa 20% des Ausgangswerts) der Diabetes klinisch manifest wird [100].

Typ-II-Diabetes

Im Gegensatz zum Typ-I-Diabetes finden sich in den Inseln des Typ-II-Diabetikers unabhängig von der Dauer und der Schwere der Erkrankung immer B-Zellen [92]. Das qualitative Bild der Inseln ist dabei entweder nicht vom Normalbefund zu unterscheiden oder durch eine Ablagerung von Amyloid zwischen den Inselkapillaren und den Inselzellen ausgezeichnet. Häufigkeit und Ausmaß der Inselamyloidose nehmen mit dem Alter der Patienten, nicht aber mit der Schwere der Erkrankung, zu. Das Amyloid stellt wahrscheinlich ein Degradationsprodukt des Insulins im Inselbereich dar und hat daher nichts mit dem Amyloid vom AA- oder AL-Typ bei generalisierten Amyloidosen zu tun. Das Inselamyloid ist nicht diabetesspezifisch, denn es kommt auch gelegentlich bei Nichtdiabetikern sowie in Insulinomen vor. Die Tatsache, daß es nicht in den B-zellfreien Inseln von Typ-I-Diabetikern gefunden wird, unterstützt die Annahme, daß die Bildung von Inselamyloid an die Anwesenheit von sezernierenden B-Zellen gebunden ist. Wieso es v.a. in den Inseln von alten Diabetikern gebildet wird, ist ungeklärt. Ob es für die Pathogenese des Typ-II-Diabetes eine Rolle spielt, ist fraglich, da, wie bereits betont, ein Typ-II-Diabetes relativ oft ohne Inselamyloidose einhergeht.

Quantitative Untersuchungen am Inselsystem bei Typ-II-Diabetikern haben ergeben, daß das absolute B-Zellvolumen bis auf 50% der Kontrollwerte reduziert sein kann. Dieser Befund korreliert gut mit dem extrahierbaren Insulingehalt solcher Pankreastypen. Doch eine Reduktion des B-Zellvolumens um 50% vermag nicht die Hyperglykämie beim Typ-II-Diabetes zu erklären, da sich beim normalen Pankreas gewöhnlicherweise erst nach Entfernung von 80 bis 90% des Gewebes ein Diabetes einstellt. Daraus ergibt sich, daß beim Typ-II-Diabetiker der Insulinmangel nicht absolut, sondern nur relativ sein kann, indem offensichtlich die Insulinabgabe der B-Zellen auf die vorgegebenen Glukosespiegel inadäquat ausfällt.

Diese Schlußfolgerungen aus den morphologischen Befunden korrelieren mit den radioimmunologisch zu messenden Insulinspiegeln im Serum. Untersuchungen dieser Art zeigen, daß der relative Insulinmangel offensichtlich als Folge einer sich allmählich einstellenden Resistenz der peripheren Gewebe gegen die Wirkung von Insulin entsteht. Eine solche periphere Insulinresistenz entwickelt sich v.a. bei Übergewichtigen. Typ-II-Diabetiker sind in über 80% der Fälle übergewichtig. Damit stellt die Adipositas den wichtigsten exogenen Faktor in der Genese des Typ-II-Diabetes dar. Warum sich eine Insulinresistenz, ein Hyperinsulinismus und schließlich eine Glukoseintoleranz bei vielen Adipösen entwickeln, ist letztlich noch ungeklärt. Sicher ist jedoch, daß wiederum nicht jeder Adipöse zum manifesten Diabetiker wird. Somit muß auch hier wie beim Typ-I-Diabetes eine genetische Komponente diskutiert werden, die im Zusammenhang mit einer exogen induzierten peripheren Insulinresistenz zum klinisch manifesten Diabetes mellitus führt. Denkbar wäre, daß dieser hypothetische genetische Defekt in einem Unvermögen der B-Zellen besteht, der peripheren Insulinresistenz dauerhaft durch eine verstärkte Sekretion von Insulin zu begegnen. Als Hinweis auf eine genetische Prädisposition kann die seit langem bekannte familiäre Häufung des Typ-II-Diabetes sowie die Beobachtung, daß bei eineiigen Zwillingen ein Typ-II-Diabetes sich in nahezu 100% konkordant entwickelt, angeführt werden. Ein spezielles HLA-Muster wie beim Typ-I-Diabetes fehlt dagegen dem Typ-II-Diabetes. Auch Inselzellantikörper werden in der Regel nicht gebildet.

Zusammenfassend ergibt sich damit für die Ätiologie und Pathogenese des Typ-II-Diabetes, daß eine morphologisch bislang nicht faßbare komplexe Störung der Insulinsekretion auf dem

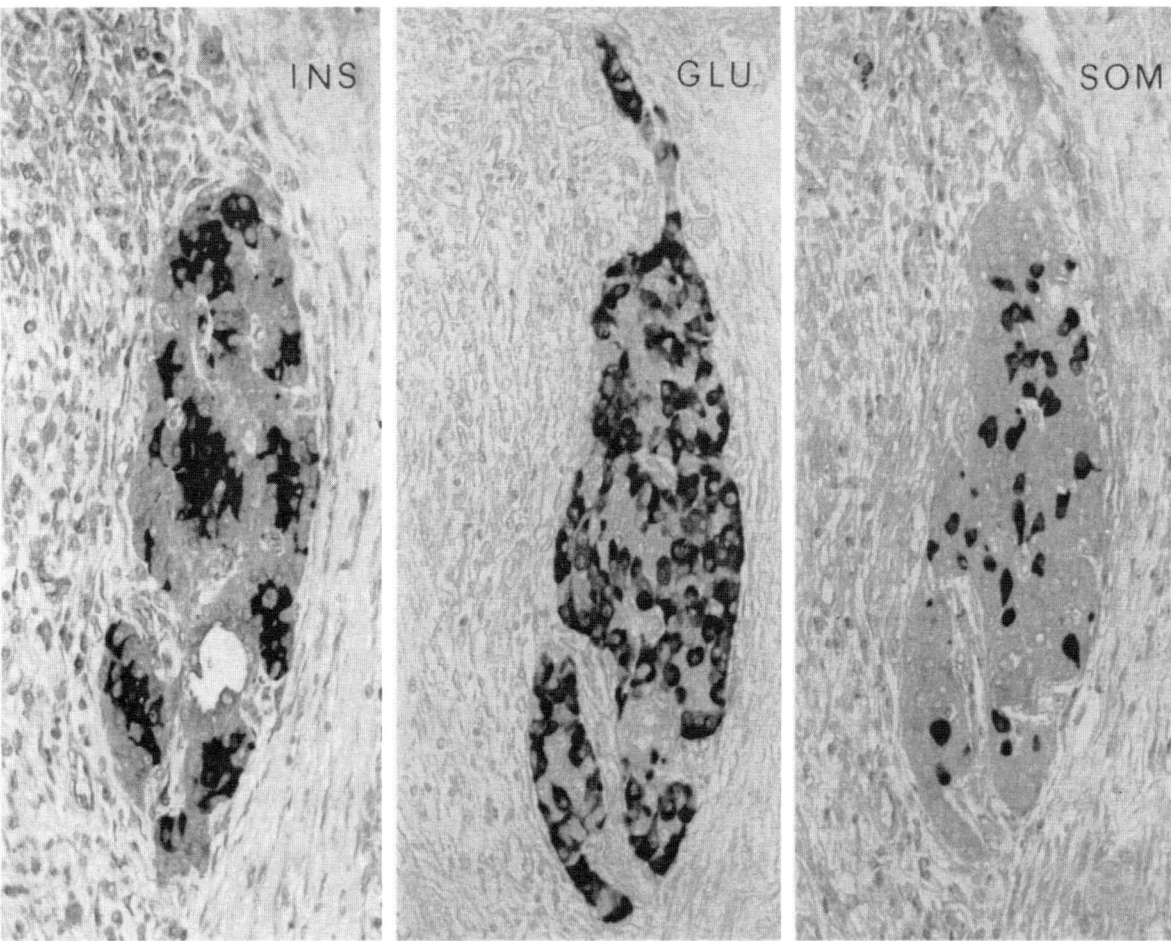

Abb. 4.48. Serienschnitte durch eine Insel bei chronischer Pankreatitis: immunzytochemische Darstellung von Insulin (*INS*), Glukagon (*GLU*) und Somatostatin (*SOM*). Die im Bindegewebe eingebettete Insel zeigt eine Reduktion der B-Zellen mit relativer Vermehrung der A-Zellen bei weitgehend normalem D-Zellgehalt. × 250

Boden einer peripheren, zumeist durch Übergewichtigkeit eingeleiteten Insulinresistenz zur Manifestation des Diabetes führt.

Sekundärer Diabetes

Die sog. sekundären Diabetesformen haben unterschiedliche Ursachen. Während bei hormonellen Überfunktionszuständen, wie beispielsweise dem Cushing-Syndrom und der Akromegalie, der kontrainsulinäre Effekt der jeweiligen Hormone von Bedeutung ist, spielt bei chronisch-vernarbenden Erkrankungen des exokrinen Pankreas, wie der chronischen Pankreatitis oder der zystischen Fibrose, der bindegewebige Umbau des Organs eine entscheidende Rolle [88, 95] (Abb. 4.48). Bei der primären Hämochromatose scheint es zu einer Degeneration der B-Zellen mit B-Zellverlust im Zusammenhang mit der generalisierten Eisenablagerung zu kommen (Rahier, persönliche Mitteilung).

Chemischer Diabetes

Unter den chemischen Substanzen, mit deren Hilfe im Experiment temporär oder permanent Hyperglykämien erzeugt werden können, finden sich auch einzelne Präparate, die in der Klinik Verwendung finden. Hier sind zu nennen Streptozotozin, Diazoxid, Diphenylhydantoin und Cyproheppadin. Während Streptozotozin B-zellzytotoxisch wirkt, üben die anderen Substanzen nur einen temporären Hemmeffekt auf die Insulinsekretion aus (zit. nach [88]).

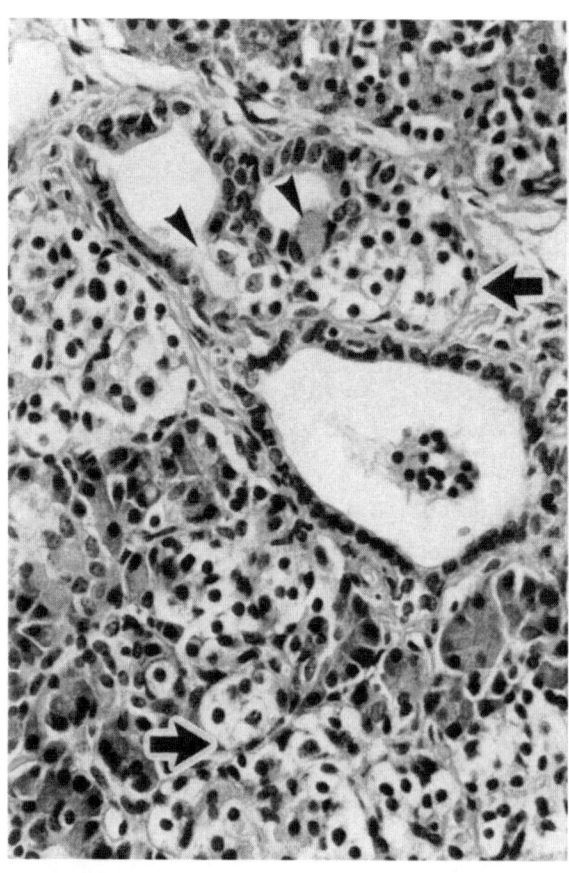

Abb. 4.49. Nesidioblastose mit diffuser abnormaler Verteilung von endokrinen Zellkomplexen (*Pfeile*) zwischen den azinären Zellen. Einige endokrine Zellen zeigen hypertrophierte Kerne. Außerdem findet sich eine Aussprossung von endokrinen Zellen aus Gangepithel (*Pfeilspitzen*), eine sog. duktuloinsuläre Proliferation. PAS, ×250

▽ **Abb. 4.50a, b.** Nesidioblastose bei persistierendem neonatalem hyperinsulinämischem Hypoglykämiesyndrom. **a** Diffuse, das ganze Pankreas betreffende Inselveränderungen. **b** Fokale Adenomatose. PAS, ×125

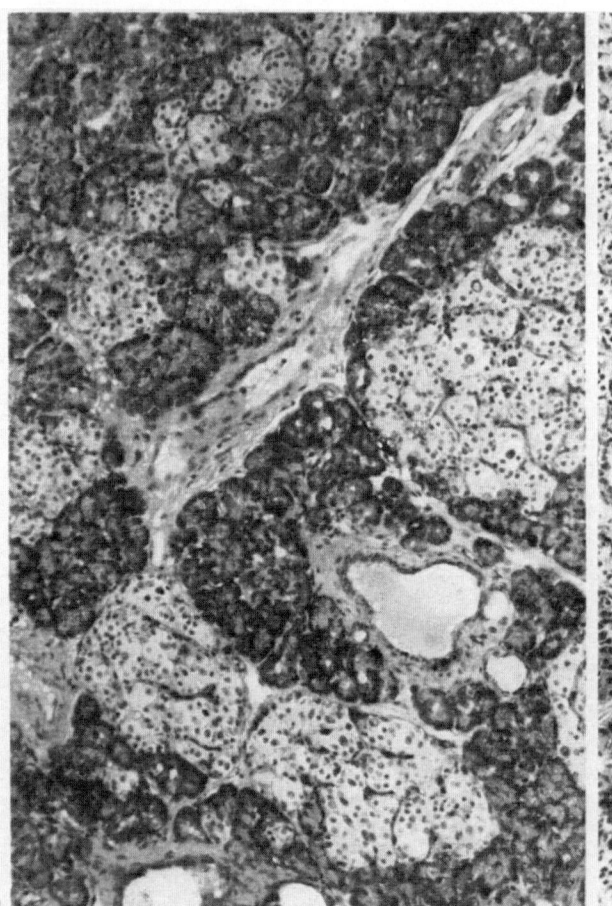
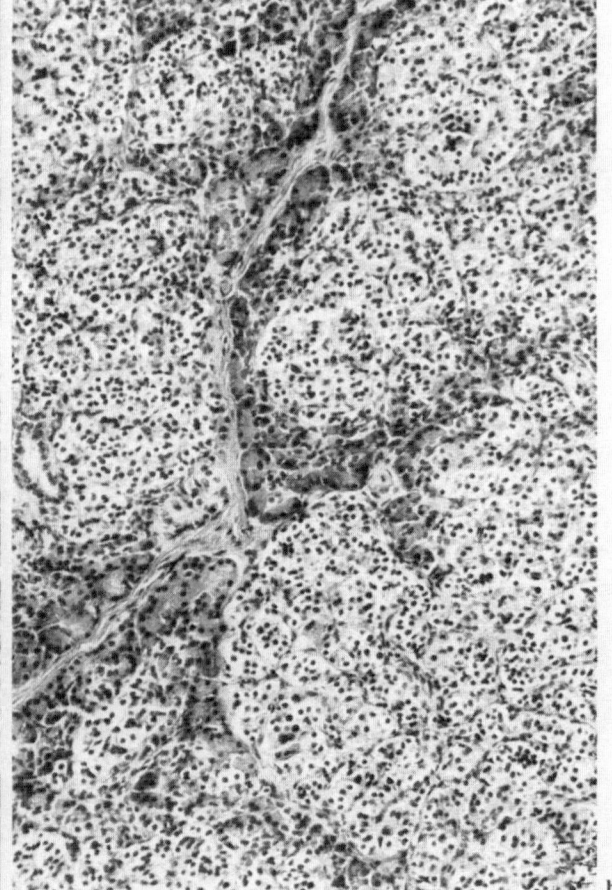

Hyperinsulinämisches Hypoglykämiesyndrom und Nesidioblastose

Das morphologische Substrat des persistierenden hyperinsulinämischen Hypoglykämiesyndroms des Neugeborenen und Kleinkindes ist die sog. Nesidioblastose [63, 93].

Diese Nesidioblastose ist morphologisch charakterisiert durch eine anomale Verteilung und Anordnung der endokrinen Pankreaszellen, die verbunden ist mit einer häufig sehr auffälligen duktuloinsulären Proliferation (Abb. 4.49). Neben diesen diffusen Veränderungen, die in etwa 80% der Fälle beobachtet werden können, gibt es jedoch auch einige Fälle mit fokaler Adenomatose (Abb. 4.50a, b) bis hin zu tumorartigen endokrinen Noduli im Pankreas, die sich immunzytochemisch durch ihren inselartigen Aufbau von echten Neoplasien abgrenzen. Klinisch können die diffusen und fokalen Nesidioblastoseformen nicht von einander unterschieden werden. Therapeutisch hilft bei den diffusen Nesidioblastosen oft nur eine subtotale Pankreatektomie, während bei den fokal akzentuierten Nesidioblastosen eine lokale Resektion des fraglichen Herds manchmal möglich ist.

Obwohl in der Literatur einzelne Mitteilungen über nesidioblastotische Veränderungen bei Erwachsenen im Zusammenhang mit Hypoglykämiesyndromen existieren [56, 85], muß generell davon ausgegangen werden, daß im Erwachsenenalter eine echte Neoplasie die Ursache eines Hypoglykämiesyndroms ist.

Inselveränderungen bei Zollinger-Ellison-Syndrom und Verner-Morrison-Syndrom

Die in der älteren Literatur mitgeteilten Inselhyperplasien als Ursache eines Zollinger-Ellison- oder eines Verner-Morrison-Syndroms haben sich nicht bestätigen lassen [30, 61, 88]. Inselhyperplasien können eine Übersekretion von Gastrin und VIP nicht erklären, da die Inseln normalerweise keine Gastrin- oder VIP-produzierenden Zellen enthalten. Es ist daher beim gegenwärtigen Stand der Erkenntnis davon auszugehen, daß beim Vorliegen der genannten Syndrome in erster Linie ein Tumor des endokrinen Pankreas auszuschließen ist.

Literatur

1. Aho HJ, Putzke HP, Nevalainen TJ et al. (1983) Immunohistochemical localization of trypsinogen and trypsin in acute and chronic pancreatitis. Digestion 27:21–18
2. Akwari OE, van Heerden JA, Adson MA, Baggenstoss AH (1977) Radical pancreatoduodenectomy for cancer of the papilla of Vater. Arch Surg 112:451–456
3. Ammann RW (1980) Zur Klinik und Differentialdiagnose der chronischen Pankreatitis. Schweiz Med Wochenschr 110:1322–1327
4. Ammann RW, Sulser H (1976) Die „senile" chronische Pankreatitis – eine neue nosologische Einheit? Schweiz Med Wochenschr 106:429–437
5. Andersen DH (1938) Cystic fibrosis of pancreas and its relation to celiac disease. A clinical and pathologic study. Am J Dis Child 56:344–399
6. Aoki K, Ogawa H (1978) Cancer of the pancreas, international mortality trends. World Health Stat Q 31:2–27
7. Aufdermaur M (1947) Über die Pankreasnekrose als Folge generalisierter Arteriitis. Gastroenterologia (Basel) 72:81–95
8. Baggenstoss AH (1947) The pancreas in uremia. Am J Pathol 23:908–909
9. Ball WP, Baggenstoss AH, Bargen JA (1950) Pancreatic lesions associated with chronic ulcerative colitis. Arch Pathol 50:347–358
10. Bartholomew LG, Baggenstoss AH, Morlock G, Comfort MW (1959) Primary atrophy and lipomatosis of the pancreas. Gastroenterology 36:563 572
11. Becker V (1973) Bauchspeicheldrüse (Inselapparat ausgenommen). In: Doerr W, Seifert G, Uehlinger E (Hrsg) Spezielle pathologische Anatomie, Bd 6, Springer, Berlin Heidelberg New York
12. Becker V (1976) Allgemeine Pathologie der Bauchspeicheldrüse. In: Forell M (Hrsg) Pankreas. Springer, Berlin Heidelberg New York (Handbuch der Inneren Medizin, Bd 3/6)
13. Becker V (1980) Akute Pankreatitis – Morphologie, Pathogenese, Prognose. Chirurg 51:357–363
14. Becker V (1984) Chronische Pankreatitis. Klinische Morphologie. In: Bartelheimer H, Kühn HA, Becker V, Stelzner F (Hrsg) Gastroenterologie und Stoffwechsel, Bd 21. Thieme, Stuttgart New York
15. Becker WF, Welsh RA, Pratt HS (1965) Cystadenoma and Cystadenocarcinoma of the pancreas. Ann Surg 161:845–860
16. Bell ET (1958) Pancreatitis: A study of 179 fatal cases. Surgery 43:527–537
17. Bettex M, Kuffer F, Schärli A (1966) Über die Pseudozysten des Pankreas im Kindesalter. Schweiz Med Wochenschr 96:342–348
18. Blackburn WR, Vinijchaikul K (1969) The pancreas in kwashiorkor. An electron microscopic study. Lab Invest 20:305–318
19. Bodian M (1952) Fibrocystic disease of the pancreas: A congenital disorder of mucus production-mucosis. Heinemann, London
20. Bodian M, Sheldon W, Lightwood R (1964) Congenital hypoplasia of the exocrine pancreas. Acta Paediatr Scand 53:282–293
21. Böcker W, Seifert G (1972) Zur Pathologie der Alko-

holpankreatitis. Häufigkeit, Klassifikation, Pathogenese. Dtsch Med Wochenschr 97:803-808
22. Bolkenius M, Daum R (1974) Pankreaspseudozysten nach akuter Pankreatitis. Z Kinderchir 14:279-288
23. Bretholz A, Knoblauch M, Ammann R, Largiadér F, Linder E, Deyhle P, Frey P (1979) Pseudozysten und Retentionszysten bei akuter und chronischer Pankreatitis. Eine vergleichende Analyse anhand von 42 Fällen. Dtsch Med Wochenschr 104:89-94
24. Burkhardt A (1976) Das Verner-Morrison-Syndrom. Klinik und pathologische Anatomie. Klin Wochenschr 54:1-11
25. Burns WA, Matthews MJ, Hamosh M, Vanderweide G, Blum R, Johnson FB (1974) Lipase secreting acinar cell carcinoma of the pancreas with polyarthropathy – a light and electron microscopic, histochemical and biochemical study. Cancer 33:1002-1009
26. Carney JA, Go VLW, Gordon H, Northcutt RC, Pearse AGE, Sheps SG (1980) Familial pheochromocytoma and islet cell tumor of the pancreas. Am J Med 68:515-521
27. Caselitz J, Klöppel G, Delling G, Grüttner R, Holdhoff U, Stern M (1979) Shwachman's syndrome and leukemia. Virchows Arch [A] 385:109-116
28. Compagno J, Oertel JE (1978) Microcystic adenomas of the pancreas (glycogen-rich cystadenomas). A clinicopathologic study of 34 cases. Am J Clin Pathol 69:289-298
29. Compagno J, Oertel JE (1978) Mucinous cystic neoplasms of the pancreas with overt and latent malignancy (cystadenocarcinoma and cystadenoma). A clinicopathologic study of 41 cases. Am J Clin Pathol 69:573-580
30. Creutzfeldt W (1977) Endocrine tumors of the pancreas. In: Volk BW, Wellmann KF (eds) The diabetic pancreas. Bailliere Tindall, London, p 551
31. Creutzfeldt W, Arnold R, Creutzfeldt C, Deuticke U, Frerichs H, Track NS (1973) Biochemical and morphological investigations of 30 human insulinomas. Diabetologia 9:217-231
32. Creutzfeldt W, Arnold R, Creutzfeldt C (1975) Pathomorphologic, biochemical and diagnostic aspects of gastrinomas (Zollinger-Ellison syndrome). Hum Pathol 6:47-76
33. Cubilla AL, Fitzgerald PJ (1980) Surgical pathology of tumors of the exocrine pancreas. In: Moosa RA (ed) Williams & Wilkens, Baltimore London, p 159
34. Cubilla AL, Hajdu SI (1975) Islet cell carcinoma of the pancreas. Arch Pathol 99:204-207
35. Cubilla AL, Fitzgerald PJ, Fortner JG (1978) Pancreas cancer – duct cell adenocarcinoma: Survival in relation to site, size, stage and type of therapy. J Surg Oncol 10:465-483
36. Cumberland VH (1975) Acute pancreatitis observed during operation. Chir Gastroenterol 9:99-100
37. Danks DM, Allan J, Anderson CM (1965) A genetic study of cystic fibrosis of the pancreas. Ann Hum Genet 28:323-356
38. Dinges HP, Sellner F (1981) Zum „Staging" und „Grading" von Karzinomen an der Papilla Vateri. Wien Klin Wochenschr 93:638-643
39. Dolan RV, ReMine WH, Dockerty MB (1974) The fate of heterotopic pancreatic tissue. Arch Surg 109:762-765
40. Donath K, Mitschke H, Seifert G (1970) Ultrastrukturelle Veränderungen am Rattenpankreas beim hämorrhagischen Schock. Beitr Pathol 141:33-51
41. Dourov N, Buyl-Strouvens ML (1969) Agénésie du pancréas. Observation anatomo-clinique d'un cas des diabéte sucré, avec stéatorrhée et hypotrophie, chez un nouveau-né. Arch Fr Pédiatr 26:641-650
42. Drey NW (1957) Symptomatic annular pancreas in the adult. Ann Intern Med 46:750-772
43. Dürr GHK (1979) Acute pancreatitis. In: Howat HT, Sarles H (eds) The exocrine pancreas. Saunders, London Philadelphia Toronto, p 352
44. Elfring G, Hästbacka J (1965) Pancreatic heterotopia and its clinical importance. Acta Chir Scand 130:593-602
45. Fanconi G, Uehlinger E, Knauer C (1936) Das Zoeliakiesyndrom bei angeborener cystischer Pankreasfibromatose und Bronchiektasien. Wien Med Wochenschr 86:753-756
46. Farber S (1944) Pancreatic function and disease in early life. V. Pathologic changes associated with pancreatic insufficiency in early life. Arch Pathol 37:238-250
47. Fishman RS, Bartholomew LG (1979) Severe pancreatic involvement in three generations in von Hippel-Lindau disease. Mayo Clin Proc 54:329-331
48. Frantz VK (1959) Tumors of the pancreas. In: Atlas of tumor pathology 7, fasc. 27 and 28. Armed Forces Institute of Pathology, Washington, DC
49. Friesen SR (1979) The development of endocrinopathies in the prospective screening of two families with multiple endocrine adenopathy, type I. World J Surg 3:753-764
50. Froboese C (1949) Beitrag zur Stütze der rheumatischen Ätiologie der Periarteriitis nodosa und zum subtotalen Pankreasinfarkt. Virchows Arch [A] 317:430-448
51. Gadrat J, Ribet A, Suduca P, Bertrand J (1965) Pancréas aberrants intrahépatiques. Deux cas diagnostiqués par punction-biopsie sous contrôle laparoscopique chez deux cirrhotiques. Arch Mal Appareil Dig Nutrit 54:1143-1148
52. Gall FP, Hermanek P, Gebhardt CH, Meyer H (1981) Erweiterte Resektion der Pankreas- und periampullären Karzinome: Regionale und partielle Duodenopankreatektomie. Leber Magen Darm 11:179-184
53. Gepts W (1981) Islet changes in human diabetes. In: Cooperstein SJ, Watkins D (eds) The islets of Langerhans. Academic Press, New York London Toronto Sydney San Francisco, p 321
54. Gibb B (1962) Das angeborene Zystenpankreas. Zentralbl Allg Pathol 103:524-528
55. Gmaz-Nikulin E, Nikulin A, Plamenac P, Hegewald G, Goan D (1981) Pancreatic lesions in shock and their significance. J Pathol 135:223-236
56. Gould VE, Chejfec G, Shah K, Paloyan S, Lawrence AM (1984) Adult nesidiodysplasia. Semin Diagn Pathol 1:43-52
56a. Grote W, Weisner D, Jänig U, Harms D, Wiedemann H-R (1983) Prenatal diagnosis of a short-rib-polydactylia syndrome type Saldino-Noonan at 17 weeks' gestation. Eur J Pediatr 140:63-66
57. Gurian LE, Keefe EB (1982) Pancreatic insufficiency associated with ulcerative colitis and pericholangitis. Gastroenterology 82:581-585
58. Guy-Grand D, Ganter P (1966) Hypoplasie congéni-

tale du pancréas exocrine. Apropos de l'étude histologique et histochimique d'un cas. Ann Anat Pathol 11:5–17
59. Gyr K, Heitz PU, Beglinger C (1984) Pancreatitis. In: Klöppel G, Heitz PU (eds) Pancreatic pathology. Churchill Livingstone, Edinburgh London Melbourne New York, p 44
60. Gyr K, Singer MV, Sarles H (1984) Pancreatitis – concepts and classification. Proceedings of the Second International Symposium on the Classification of Pancreatitis. Excerpta Medica, Amsterdam New York Oxford
61. Heitz PU (1984) Pancreatic endocrine tumours. In: Klöppel G, Heitz PU (eds) Pancreatic pathology. Churchill Livingstone, Edinburgh London Melbourne New York, p 206
62. Heitz PU, Klöppel G (1984) Pathomorphology of pancreatitis – summary. In: Gyr KE, Singer MV, Sarles H (eds) Pancreatitis – concepts and classification. Excerpta Medica, Amsterdam New York Oxford, p 83
63. Heitz PU, Klöppel G, Häcki WH, Polak JM, Pearse AGE (1977) Nesidioblastosis: The pathologic basis of persistent hyperinsulinemic hypoglycemia in infants. Morphologic and quantitative analysis of seven cases based on specific immunostaining and electron microscopy. Diabetes 26:632–642
64. Heitz PU, Klöppel G, Polak JM, Staub JJ (1981) Ectopic hormone production by endocrine tumors: Localization of hormones at the cellular level by immunocytochemistry. Cancer 48:2029–2037
65. Heitz PU, Kaspar M, Polak JM, Klöppel G (1982) Pancreatic endocrine tumors. Immunocytochemical analysis of 125 tumors. Hum Pathol 13:263–271
66. Heitz PU, Kaspar M, Klöppel G, Polak JM, Vaitukaitis JL (1983) Glycoprotein-hormone alpha-chain production by pancreatic endocrine tumors: A specific marker for malignancy. Immunocytochemical analysis of tumors of 155 patients. Cancer 51:277–282
67. Hermanek P (1984) Pathologie der Pankreastumoren. In: Gebhardt C (Hrsg) Chirurgie des exokrinen Pankreas. Thieme, Stuttgart New York, S 192
67a. Hermreck AS, Thomas CY, Friesen SR (1974) Importance of pathologic staging in the surgical management of adenocarcinoma of the exocrine pancreas. Am J Surg 12:653–657
68. Hess W (1976) Cysten des Pankreas. In: Forell M (Hrsg) Pankreas. Springer, Berlin Heidelberg New York (Handbuch der Inneren Medizin, Bd 3/6)
69. Hess W (1976) Verletzungen des Pankreas. In: Forell W (Hrsg) Pankreas. Springer, Berlin Heidelberg New York (Handbuch der Inneren Medizin, Bd 3/6)
70. Höfler H (1978) Über die Häufigkeit, Ätiologie und Komplikationen der akuten Pankreatitis – eine retrospektive Studie. Inn Med 5:273–279
71. Hollender LF, Meyer C (1978) Operative Behandlung des Pankreaskarzinoms. Zentralbl Chir 103:1256–12
72. Horányi J, Füsy F (1963) Nebenpankreas in der Gallenblasenwand. Zentralbl Chir 88:1414–1418
73. Horie A (1984) Pancreatoblastoma. Histopathologic criteria based upon a review of six cases. In: Humphrey GB (ed) Pancreatic tumors in children. Nijhoff, The Hague Boston London, p 159
74. Horie A, Yano Y, Kotoo Y, Miwa A (1977) Morphogenesis of pancreatoblastoma, infantile carcinoma of the pancreas. Report of two cases. Cancer 39:247–254

75. Hoyer A (1949) Lipomatous pseudohypertrophy of the pancreas with complete absence of exocrine tissue. J Pathol 61:93–100
76. Hranilovich GT, Baggenstoss AH (1953) Lesions of the pancreas in malignant hypertension. Review of one hundred cases at necropsy. Arch Pathol 55:443–456
77. Hughson MD, Harley RA, Henninger GR (1982) Cellular arteriolar nodules. Their presence in heart, pancreas and kidneys of patients with malignant nephrosclerosis. Arch Pathol Lab Med 106:71–74
78. Imrie JR, Fagan DG, Sturgess JM (1979) Quantitative evaluation of the development of the exocrine pancreas in cystic fibrosis and control infants. Am J Pathol 95:697–707
79. Jackson JM (1963) Annular pancreas and duodenal obstruction in the neonate. A review. Arch Surg 87:379–383
80. Jansen HH, Rothemund E (1965) Stenosierendes Nebenpankreas des Dünndarms mit tödlichem Invaginationsileus bei einem Säugling. Chirurg 36:519–520
81. Jeune MC, Beraud C, Carron R (1955) Dystrophic thoracique asphyxiante de caractére familiar. Arch Fr Pédiatr 12:886–891
82. Jones RT, Trump BF (1975) Cellular and subcellular effects of ischemia on the pancreatic acinar cell. In vitro studies of rat tissue. Virchows Arch [Cell Pathol] 19:325–336
83. Jones RT, Garcia JH, Mergener WJ, Pendergrass RE, Valigorsky JM, Trump BF (1975) Effects of shock on the pancreatic acinar cells. Cellular and subcellular effects in humans. Arch Pathol 99:634–644
84. Käufer C (1967) Zur stumpfen Pankreasverletzung im Kindesalter. Zentralbl Chir 92:3074–3080
85. Keller A, Stone AM, Valderrama E, Kolodny H (1983) Pancreatic nesidioblastosis in adults. Report of a patient with hyperinsulinemic hypoglycemia. Am J Surg 145:412–416
86. Kilman JW, Kaiser GC, King RD, Shumacker HB (1964) Pancreatic pseudocysts in infants and childhood. Surgery 55:455–461
87. Klöppel G (1980) Experimental insulitis. In: Podolsky S, Viswanathan M (eds) Secondary diabetes. The spectrum of the diabetic syndromes. Raven, New York, p 493
88. Klöppel G (1981) Endokrines Pankreas und Diabetes mellitus. In: Doerr W, Seifert G (Hrsg) Spezielle pathologische Anatomie, Bd 14. Springer, Heidelberg Berlin New York, S 523
89. Klöppel G (1983) Pathologie der endokrinen Tumoren des Pankreas. In: Kümmerle F, Rückert K (Hrsg) Chirurgie des endokrinen Pankreas. Thieme, Stuttgart New York, S 1
90. Klöppel G (1983) Development of pancreatic morphological lesions in cystic fibrosis. In: Kaiser D (ed) Approaches to cystic fibrosis research. Maizena, Heilbronn, p 189
91. Klöppel G (1984) Islet histopathology in diabetes mellitus. In: Klöppel G, Heitz PU (eds) Pancreatic pathology. Livingstone, Edinburgh London Melbourne New York, p 154
92. Klöppel G (1984) Pancreatic, non-endocrine tumours. In: Klöppel G, Heitz PU (eds) Pancreatic pathology. Livingstone, Edinburgh London Melbourne New York, p 79
93. Klöppel G, Heitz PU (1984) Nesidioblastosis: A clini-

cal entity with heterogeneous lesions of the pancreas. In: Falkmer S, Hakanson R, Sundler F (eds) Evolution and tumor pathology of the neuroendocrine system. Elsevier, Amsterdam New York Oxford, p 349
94. Klöppel G, Lenzen S (1984) Anatomy and physiology of the endocrine pancreas. In: Klöppel G, Heitz PU (eds) Pancreatic pathology. Livingstone, Edinburgh London Melbourne New York, p 133
95. Klöppel G, Bommer G, Commandeur G, Heitz PU (1978) The endocrine pancreas in chronic pancreatitis. Immunocytochemical and ultrastructural studies. Virchows Arch [A] 377:157–174
96. Klöppel G, Sosnowski J, Eichfuss HP, Rückert K, Klapdor R (1979) Aktuelle Aspekte des Pankreaskarzinoms. Klinische und morphologische Analysen zur Diagnostik und Therapie. Dtsch Med Wochenschr 104:1801–1805
97. Klöppel G, Bommer G, Knipper A, Schorn EP, Klapdor R (1980) Endokrines Pankreas nach langzeitiger experimenteller Gangunterbindung. In: Gebhardt C, Stolte M (Hrsg) Pankreasgangokklusion. Witzstrock, Baden-Baden Köln New York, S 22
98. Klöppel G, Morohoshi T, John HD et al. (1981) Solid and cystic acinar cell tumor of the pancreas. Virchows Arch 392:171–183
99. Klöppel G, Girard J, Polak JM, Vaitukaitis JL, Kaspar M, Heitz PU (1983) Alpha-human chorionic gonadotropin and neuron-specific enolase as marker for malignancy and neuroendocrine nature of pancreatic endocrine tumors. Cancer Detect Prev 6:161–166
100. Klöppel G, Drenck CR, Oberholzer M, Heitz PU (1984) Morphometric evidence for a striking B-cell reduction at the clinical onset of type 1 diabetes. Virchows Arch [A] 403:441–452
101. Klöppel G, Lingenthal G, Klapdor R, Kern HF, Rükkert K, Bülow M von (1984) Morphologische Kriterien zum Wachstumsverhalten des Pankreaskarzinoms. Experimentelle und klinisch-pathologische Untersuchungen. Dtsch Med Wochenschr 109:702–708
102. Klöppel G, Gerkan R von, Dreyer T (1984) Pathomorphology of acute pancreatitis. Analysis of 367 autopsy cases and 3 surgical specimens. In: Gyr KE, Singer MV, Sarles H (eds) Pancreatitis – concepts and classification. Excerpta Medica, Amsterdam New York Oxford, p 29
102a. Klöppel G, Dreyer T, Willemer S, Kern HF, Adler G (1986) Human acute pancreatitis: its pathogenesis in the light of immunocytochemical and ultrastructural findings in acinar cells. Virchows Arch (Pathol Anat) 409:791–803
103. Klöppel G, Dreyer T, Lampe V, Kalkhoff H, Schmiegel WH, Bülow M von, Kern HF (1984) Immunzytochemische Typisierung von exokrinen Pankreastumoren und ihrer Metastasen. Verh Dtsch Ges Pathol 67:104–107
103a. Klöppel G, Willemer S, Stamm B, Häcki WH, Heitz PU (1986) Pancreatic lesions and hormonal profile of pancreatic tumors in multiple endocrine neoplasia type I. An immunocytochemical study of nine patients. Cancer 57:1824–1832
103b. Klöppel G, Lohse T, Bosslet K, Rückert K (1987) Ductal adenocarcinoma of the head of the pancreas: incidence of tumor involvement beyond the Whipple resection line. Histological and immunocytochemical analysis of 37 total pancreatectomy specimens. Pancreas 2:170–175
104. Kozuka S, Tsubone M, Yamaguchi A, Hachisuka K (1981) Adenomatous residue in cancerous papilla of Vater. Gut 22:1031–1034
105. Krejs GJ, Orci L, Conlon JM et al. (1979) Somatostatinoma syndrome. Engl J Med 301:285–292
106. Kubota K (1955) A case of a rare type of an accessory pancreas. Okajimas Folia Anat Jpn 27:193–196
107. Kümmerle F, Rückert K (1983) Chirurgie des endokrinen Pankreas. Thieme, Stuttgart New York
108. Langer LO (1968) Thoracic-pelvic-phalangeal dystrophy. Asphyxiating thoracic dystrophy of the newborn, infantile thoracic dystrophy. Radiology 91:447–456
109. Lebenthal E, Shwachman H (1977) The pancreas development, adaptation and malfunction in infancy and childhood. Clin Gastroenterol 6:397–413
110. Lumb G, Beautyman W (1952) Hypoplasia of the exocrine tissue of the pancreas. J Pathol 64:679–685
111. MacKinnon D, Nash FW (1957) Pyloric obstruction due to pancreatic heterotopia in a child. Br Med J 5010:87–88
112. Mangos JA, Boys RL (1983) Cystic fibrosis: Altered handling of calcium in secretory and other cells and its possible role in the pathophysiology of this disease. In: Kaiser D (ed) Approaches to cystic fibrosis research. Maizena, Heilbronn, p 3
113. McLean JM (1979) Embryology of the pancreas. In: Howat HT, Sarles H (eds) The exocrine pancreas. Saunders, London, p 3
114. Merill JR, Raffensberger JG (1976) Pediatric annular pancreas: Twenty year's experience. J Pediatr Surg 11:921–925
115. Miller JR, Baggenstoss AH, Comfort WM (1951) Carcinoma of the pancreas. Effect of histological type and grade of malignancy on its behavior. Cancer 4:233–241
116. Morohoshi T, Held G, Klöppel G (1983) Exocrine pancreatic tumours and their histological classification. A study based on 167 autopsy and 97 surgical cases. Histopathology 7:645–661
117. Moser R, Meili HU, Largiader F (1967) Die Ischämietoleranz des Pankreas. Z Ges Exp Med 143:267–274
118. Mukai M, Greider MH, Grotting JC, Rosai J (1982) Retrospective study of 77 pancreatic endocrine tumors using the immunoperoxidase method. Am J Surg Pathol 6:387–399
119. Nager F, Steiner H (1965) Der Pankreasinfarkt bei maligner Hypertonie. Schweiz Med Wochenschr 95:119–124
120. Nelson JA, Burhenne HJ (1976) Anomalous biliary and pancreatic duct insertion into duodenal diverticula. Radiology 120:49–52
121. Nezelof C, Watchi M (1961) L'hypoplasie congénitale lipomateuse du pancréas exocrine chez l'enfant. Deux observations et revue de la litérature. Arch Fr Pédiatr 18:1135–1172
122. Nicolesco ST, Velciu V (1968) Contribution à l'étude morphopathologique des hétérotopies pancréatiques du tractus digestif. Arch Anat Cytol Pathol 16:271–280
123. Nygaard KK, Walters W (1937) Polycystic disease of the pancreas (dysontogenic cysts): Report of a case with partial pancreatectomy. Ann Surg 106:49–53
124. Olsen TS (1978) Lipomatosis of the pancreas in au-

topsy material and its relation to age and overweight. Acta Pathol Microbiol Immunol Scand [A] 86:367–373
125. Oppenheimer EH, Esterly JR (1975) Pathology of cystic fibrosis. Review of the literature and comparison with 146 autopsied cases. Perspect Pediatr Pathol 2:241–278
126. Ott H, Rösch W (1983) Pancreas divisum – Ursache einer Pankreatitis? Med Welt 34:2–4
127. Pasternack A, Hjelt L (1961) Cystic disease of the kidneys, liver and pancreas. Ann Paediatr Finn 7:138–145
128. Pearse AGE (1984) Islet development and the APUD concept. In: Klöppel G, Heitz PU (eds) Pancreatic pathology. Livingstone, Edinburgh London Melbourne New York, p 125
129. Pearse AGE, Polak JM, Heath CM (1974) Polypeptide hormone production by „Carcinoid" apudomas and their relevant cytochemistry. Virchows Arch [Cell Pathol] 16:95–109
130. Pollak OJ (1968) Human pancreatic arteriosclerosis. Ann NY Acad Sci 149:928–931
131. Pour PM, Runge RG, Birt D et al. (1981) Current knowledges of pancreatic carcinogenesis in the hamster and its relevance to the human disease. Cancer 47:1573–1587
132. Pouyanne L, Sénégas S, Chatelan JL (1970) Les traumatismes fermés récentes du pancréas. Bordeaux Chir 41:7–27
133. Reiher P, Matthies S (1966) Zum kongenitalen Zystenpankreas. Zentralbl Chir 91:1407–1412
134. Reyes VC, Wang T (1981) Undifferentiated small cell carcinoma of the pancreas: A report of five cases. Cancer 47:2500–2502
135. Richter JM, Shapiro RH, Mulley AG, Warshaw AL (1981) Association of pancreas divisum and pancreatitis, and its treatment by sphincteroplasty of the accessory ampulla. Gastroenterology 81:1104–1110
136. Rückert K, Pracht B, Klöppel G (1981) Differences in experimental pancreatic carcinogenesis induced by oral and subcutaneous administration of 2'2dihydroxydi-n-propylnitrosamine in duct-ligated hamsters. Cancer Res 41:4715–4719
137. Rückert K, Klöppel G, Treu HA, Hempel D, Lingg G (1982) Solid-zystischer Acinuszelltumor des Pankreas. Dtsch Med Wochenschr 107:1015–1020
138. Ruttmann E, Klöppel G, Bommer G, Kiehn M, Heitz PH (1980) Pancreatic glucagonoma with and without syndrome. Immunocytochemical study of 5 tumour cases and review of the literature. Virchows Arch [A] 388:51–67
139. Sant'Agnese PA di, Davis PB (1976) Research in cystic fibrosis. N Engl J Med 295:481–485, 534–541, 597–602
140. Sant'Agnese PA di, Darling RC, Perera GA, Shea E (1953) Abnormal electrolyte composition of sweat in cystic fibrosis of the pancreas. Pediatrics 12:549–563
141. Sarles H (1965) Pancreatitis. Symposium Marseille 1963. Karger, Basel
142. Sarles H, Sahel J (1976) Pathology of chronic calcifying pancreatitis. Am J Gastroenterol 66:117–139
143. Sarles H, Camatte R, Martin M, Sarles JC (1965) Nichttraumatische Zysten oder Pseudozysten des Pankreas. Münch Med Wochenschr 106:1361–1365
144. Sarles H, Sarles JC, Camatte R et al. (1965) Observations on 205 confirmed cases of acute pancreatitis, recurring pancreatitis and chronic pancreatitis. Gut 6:545–559
145. Sarles H, Sahel J, Staub JL, Bourry J, Laugier R (1979) Chronic pancreatitis. In: Howat HT, Sarles H (eds) The exocrine pancreas. Saunders, London Philadelphia Toronto, p 402
146. Schega W, Dennhardt D (1971) Pankreasverletzungen im Kindesalter. Dtsch Med Wochenschr 96:1662–1667
147. Schein PS, Delellis RA, Kahn CR, Gordon P, Kraft AR (1973) Islet cell tumors. Current concepts and management. Ann Intern Med 79:239–257
148. Schmitz-Moormann P (1981) Comparative radiological and morphological study of the human pancreas. IV. Acute necrotizing pancreatitis in man. Pathol Res Pract 171:325–335
149. Schmitz-Moormann P, Pittner PM, Heinte H (1981) Lipomatosis of the pancreas. A morphometrical investigation. Pathol Res Pract 172:45–53
150. Seifert G (1956) Die Pathologie des kindlichen Pankreas. Thieme, Leipzig
151. Seifert G (1959) Lipomatöse cystische Pankreasfibrose und lipomatöse Pankreasatrophie des Kindesalters. Beitr Pathol Anat 121:64–80
152. Seifert G (1966) Das morphologische Bild der chronischen Pankreatitis. Langenbecks Arch Klin Chir 316:264–276
153. Seifert G (1970) Das Pankreas als Schockorgan. In: Horatz K (Hrsg) Leber- und Pankreasschäden durch Schock und Narkose. Thieme, Stuttgart, S 17
154. Seifert G (1984) Congenital anomalies. In: Klöppel G, Heitz PU (eds) Pancreatic pathology. Livingstone, Edinburgh London Melbourne New York, p 22
155. Seifert G (1984) Cystic fibrosis and haemochromatosis. In: Klöppel G, Heitz PU (eds) Pancreatic pathology. Livingstone, Edinburgh London Melbourne New York, p 32
156. Seifert G, Klöppel G (1974) Korrelationen zwischen exokrinem Pankreas und Inselsystem. Pathologisch-anatomische Befunde. In: Becker V (Hrsg) Gastroenterologie und Stoffwechsel. Aktionen und Interaktionen. Witzstrock, Baden-Baden, S 119
157. Seifert G, Klöppel G (1979) Diagnostic value of pancreatic biopsy. Pathol Res Pract 164:357–384
158. Seifert G, Heinz N, Ruffmann A (1967) Pankreatitis bei viszeralem Lupus erythematodes. Gastroenterologie 107:317–327
159. Sessa F, Fiocca R, Tendi P, Solcia E, Tavani E, Pliteri S (1983) Pancreatic polypeptide rich tissue in the annular pancreas. A distinctive feature of ventral primordium derivates. Virchows Arch [A] 399:227–232
160. Shwachman H, Diamond LK, Oski FA, Khaw KT (1964) The syndrome of pancreatic insufficiency and bone marrow dysfunction. J Pediatr 65:645–663
161. Simon M, Bourel M, Genetet B, Fauchet R (1977) Idiopathic hemochromatosis: Demonstration of recessive transmission and early detection by family HLA typing. N Engl J Med 297:1017–1021
162. Solcia E, Capella C, Buffa R et al. (1984) Cytology of tumours in the gastroenteropancreatic and diffuse (neuro) endocrine system. In: Falkmer S, Hakanson R, Sundler F (eds) Evolution and tumour pathology of the neuroendocrine system. Elsevier, Amsterdam New York Oxford, p 451
163. Sommers SC, Murphy SA, Warren S (1954) Pancreatic

duct hyperplasia and cancer. Gastroenterology 27:629–640
164. Starck D (1965) Embryologie. Ein Lehrbuch auf allgemein biologischer Grundlage. Thieme, Stuttgart
165. Stefanini P, Carboni M, Patrassi N, Basoli A (1974) Beta-islet cell tumors of the pancreas: Results of a study on 1,067 cases. Surgery 75:597–609
166. Stein AA, Powers SR (1965) Pancreatic acinar ectasia. Arch Pathol 62:494–496
167. Stömmer P (1980) Lipomatöse Pankreasfibrose – eine Sonderform der Mukoviszidose. Inn Med 7:95–100
168. Stolte M (1981) Pankreatographie und Pathomorphologie der Bauchspeicheldrüse. In: Demling L, Koch H, Rösch W (Hrsg) Endoskopisch-retrograde Cholangio-Pankreatographie-ERCP. Schattauer, Stuttgart, S 135
169. Stolte M (1984) Chronische Pankreatitis. Morphologie-Pankreatographie-Differentialdiagnose. Perimed, Erlangen
170. Stolte M, Weiss W, Volkholz H, Rösch W (1982) A special form of segmental pancreatitis: „groove pancreatitis". Hepatogastroenterology 29:198–208
171. Tapia FJ, Barbosa AJA, Marangos PJ, Polak JM, Bloom SR, Dermody C, Pearse AGE (1981) Neuron-specific enolase is produced by neuroendocrine tumors. Lancet I:808–811
172. Teschke R, Latta E (1973) Abnorme Milzlappung mit Einschluß von Pankreasgewebe bei Trisomie D_1. Zentralbl Allg Pathol 117:505–511
173. Thompson RJ, Hinshaw DB (1966) Pancreatic trauma: Review of 87 cases. Ann Surg 163:153–160
174. Torrance B (1979) Traumatic lesions of the pancreas. In: Howat HT, Sarles H (eds) The exocrine pancreas. Saunders, London Philadelphia Toronto, p 340
175. UICC (1981) Technical Report Series – vol 57. Pancreatic Cancer. UICC, Geneva
176. Uys CJ, Bank S, Marks IN (1973) The pathology of chronic pancreatitis in Cape Town. Digestion 9:454–468
177. Verner JV, Morrison AB (1974) Non-B islet tumours and the syndrome of watery diarrhoea, hypokalemia and hypochlorhydria. Clin Gastroenterol 3:595–607
178. Volkholz H, Stolte M, Klöppel G (1981) Das villöse Adenom der Papilla Vateri – Vorläufer des Papillenkarzinoms? Verh Dtsch Ges Pathol 65:375
179. Walters MNJ (1956) Adipose atrophy of the exocrine pancreas. J Pathol 92:547–557
180. Walters MNJ (1964) Studies on the exocrine pancreas. I. Non-specific pancreatic ductular ectasia. Am J Pathol 44:973–981
181. Wanke M (1976) Pathogenese und morphologisches Bild akuter Pankreaserkrankungen. In: Forell MM (Hrsg) Pankreas. Springer, Berlin Heidelberg New York (Handbuch der Inneren Medizin, Bd 3/6, 5. Aufl)
182. Warkany JE, Passarge E, Smith LB (1966) Congenital malformations in autosomal trisomy syndromes. Am J Dis Child 112:502–517
183. Webb JN (1977) Acinar cell neoplasms of the exocrine pancreas. J Clin Pathol 30:103–112
184. Westermark P, Grimelius L, Polak JM, van Noorden S, Wilander E, Pearse AGE (1977) Amyloid in polypeptide hormone-producing tumors. Lab Invest 37:212–215
185. Whalen J, Rush B, Albano E, Lazaro E (1971) Fatal acute pancreatitis. A clinicopathologic analysis. Am J Surg 121:16–19
186. White TT, Kavlie H (1973) Congenital obstruction of the pancreatic duct at the duodenum: A report of two cases in adulthood. Ann Surg 178:194–196
187. WHO (1978) Histological typing of tumours of the liver, biliary tract and pancreas. International histological classification of tumours. No. 20. WHO, Geneva
188. Wissler H, Zollinger HU (1945) Die familiäre kongenitale zystische Pankreasfibrose mit Bronchiektasen (Pancreatitis chronica cystica congenita. Schwabe, Basel
189. Wöckel W, Scheibner K (1977) Aplasie des Pankreas mit Diabetes mellitus, intrahepatische Gallengangsaplasie und weitere Mißbildungen bei einem hypotrophen Neugeborenen. Zentralbl Allg Pathol 121:186–194
190. Woodtli W, Hedinger C (1977) Inselzelltumoren des Pankreas und ihre Syndrome. I. Insulinome, organischer Hyperinsulinismus. Schweiz Med Wochenschr 107:685–693
191. Yamane M (1921) Beiträge zur Kenntnis der Pankreascysten. Haupt, Bern

5 Präoperative Diagnostik

5.1 Pankreasenzymbestimmungen und Funktionsdiagnostik

P.G. Lankisch und B. Göke

1. Pankreasenzymbestimmung

Amylase im Serum und Urin

Prinzip der Bestimmung. α-Amylase wird vorwiegend im Pankreas und in den Speicheldrüsen gebildet. Die Ausscheidung erfolgt hauptsächlich durch die Nieren und nur gering auch durch den Darm. Das Enzym spaltet Polysaccharide (z.B. Amylose, Amylopektin, Glykogen) und hydrolysiert die glykosidischen α-1,4-Bindungen. Zur Bestimmung der Gesamtaktivität der α-Amylase sind verschiedene Verfahren beschrieben. Die Methoden, bei denen das Untersuchungsmaterial mit Stärke oder der Stärkefraktion Amylose inkubiert wird, weisen entweder das Verschwinden des Substrats (amyloklastische Methoden) oder die Zunahme der Bruchstücke (saccharogene Methoden) nach.

Bei amyloklastischen Methoden wird die Jod-Stärke-Reaktion als Indikator für das Verschwinden des Substrats benutzt. Nicht umgesetzte, höher molekulare Bruchstücke besitzen die Eigenschaft, mit Jod blaue bis blauviolette Einschlußverbindungen zu bilden. Die Farbintensität hängt v.a. vom Polymerisationsgrad des Polysaccharids ab. Die Abnahme der Kettenlänge führt zur Abnahme der Extinktion.

Die bei der Hydrolyse von Stärke entstehenden Bruchstücke tragen reduzierende Hemiazetalgruppen. Die Zunahme reduzierender Gruppen kann durch geeignete Reagenzien, z.B. durch 3,5-Dinitrosalicylsäure, nachgewiesen werden (saccharogene Methoden). Allerdings werden mit dieser Methode im Serum auch die reduzierenden Zucker der Glykoproteide und die freie Glukose selbst mitbestimmt. Dies führt zu hohen Leerwerten. Nur kleinste Serummengen sind einsetzbar. Lange Inkubationszeiten sind notwendig. Dieses Verfahren ist jedoch für den Nachweis der Amylasen im Urin und Duodenalsaft und auch als Referenzmethode sehr empfehlenswert [50].

Bei einem weiteren Amylasenachweisprinzip (chromogene Substrate) werden teilsynthetische Verbindungen zwischen Polysacchariden und Farbstoffen als Substrate für die Amylaseaktivität eingesetzt. Bei enzymatischer Hydrolyse entstehen lösliche farbige Spaltprodukte, die nach Zentrifugation im Überstand photometrisch meßbar sind.

Seit langem ist bekannt, daß säulenchromatographisch bzw. elektrophoretisch eine Auftrennung der Gesamtamylase in eine Speichel- und eine Pankreasisoamylase möglich ist. Diese Verfahren haben aber keine weite Verbreitung gefunden, da sie aufwendig und nicht rasch durchzuführen sind. Vor einigen Jahren konnte ein Amylaseinhibitor isoliert werden, der spezifisch die Speichelisoamylase hemmt [45]. Somit ist es durch ein einfaches photometrisches Verfahren möglich, die Gesamtamylase mit und ohne diesen Inhibitor zu messen. Damit läßt sich der Anteil der Pankreasisoamylasen bestimmen.

Bewertung. Bei akuter Pankreatitis kommt es innerhalb weniger Stunden nach dem Schmerzereignis zu einem α-Amylaseanstieg in der Lymphe und anschließend im Serum auf das 3- bis 5fache der Norm. Mit einer geringen Verzögerung wird die α-Amylase im Urin nachweisbar, wobei die Werte wegen der erhöhten renalen Clearance der Amylase bei akuter Pankreatitis höher liegen als im Serum. Die Höhe der Enzyme ist kein Parameter für den Schweregrad der Erkrankung. So lassen sich hohe Werte bei klinisch leicht verlaufenden Pankreatitiden beobachten, während Patienten mit schwerster akuter Pankreatitis nur mäßige Erhöhungen aufweisen. Adams et al. [1] fanden sogar eine umgekehrte Beziehung zwischen maximalen Amylasewerten und dem Schweregrad der Erkrankung.

Normalwerte für die α-Amylase können bei klinisch gesicherter akuter Pankreatitis gemessen werden, wenn die Erstbestimmung 3 oder mehr

Tage nach dem Krankheitsbeginn erfolgt oder ein früherer bzw. der jetzige Pankreatitisschub zu einer ausgedehnten Nekrose des Organs und damit zu einer Beeinträchtigung der Enzymsynthese geführt hat.

In der Regel kommt es nach 4–5 Tagen zu einer Normalisierung erhöhter Amylasewerte, wobei die Amylaseaktivität im Urin noch 1–2 Tage länger als die im Serum nachweisbar sein kann. Von besonderer Aussagekraft ist die α-Amylasebestimmung im 24-h-Urin, da hier Tagesschwankungen infolge unterschiedlicher Urinkonzentration ausgeglichen werden [42].

Anhaltende Erhöhungen der Enzymwerte oder Wiederanstiege sind häufig Hinweise auf die Entwicklung lokaler Komplikationen wie Pseudozysten und Abszesse.

Lange Zeit galt die Urinamylasebestimmung als ein sensitiverer diagnostischer Parameter, da der Anstieg der Amylase im Urin deutlicher war als im Serum, eine Hyperamylasurie länger bestand als eine Hyperamylasämie und anhaltend erhöhte Urinamylasewerte das Vorhandensein der früher mit bildgebenden Verfahren nur schwer nachweisbaren Pseudozysten anzuzeigen schien [32, 49]. Neuere Untersuchungen ergaben jedoch keinen Hinweis auf eine bessere diagnostische Aussagekraft der Amylasebestimmung im Urin [19, 20]. Haffter et al. [19] fanden außerdem, daß die Amylasebestimmung im Spontanurin der Messung im 2-h-Sammelurin nicht unterlegen war.

Ein Anstieg der Serumamylase ist nicht spezifisch für die Diagnose einer akuten Pankreatitis, sondern findet sich auch bei anderen intra- und extraabdominalen Erkrankungen:

Intraabdominal:
1. Perforiertes/penetrierendes Ulkus
2. Cholezystitis
3. Peritonitis
4. Strangulationsileus
5. Hepatitis
6. Salpingitis/Extrauteringravidität
7. Bauchoperationen/Bauchtrauma
8. Aneurysma dissecans der Bauchaorta
9. Mesenterialinfarkt

Extraabdominal:
1. Parotitis
2. Niereninsuffizienz
3. Makroamylasämie

In der Regel steigt die Amylaseaktivität im Serum bei diesen Erkrankungen jedoch nicht so hoch an wie bei der akuten Pankreatitis. Für das Vorhandensein einer akuten Pankreatitis spricht der Nachweis höherer Werte von α-Amylase im Pleuraexsudat oder im Aszites als im Serum.

Auch die Urinamylaseaktivität kann bei den oben aufgeführten Erkrankungen erhöht sein, wobei allerdings bei Niereninsuffizienz wegen der verminderten Amylaseclearance der Nieren und bei der Makroamylasämie Normalwerte gemessen werden. Bei der Makroamylasämie, einer relativ seltenen angeborenen Variante ohne Krankheitswert, ist die Amylase an ein Makroglobulin gebunden und kann wegen des hohen Molekulargewichts von 200000 nicht glomerulär filtriert werden.

Einer Erniedrigung des Enzyms im Serum kommt keine diagnostische Bedeutung zu.

Die Bestimmung des Amylase-Kreatinin-Clearancequotienten (C_{Am}/C_{Cr}) erleichtert die Diagnostik einer akuten Pankreatitis nicht. Ein Anstieg des Quotienten ist nicht spezifisch für eine akute Pankreatitis [40], ein normaler Quotient schließt sie nicht aus [35].

Lipase

Prinzip der Bestimmung. Lipase findet sich nahezu ausschließlich im Pankreas bzw. Pankreassaft. Die Molekülgröße der Lipase sowie auch die wahrscheinliche Inaktivierung in der Niere verhindert den Nachweis des Enzyms im Urin, so daß Bestimmungen nur im Serum bzw. Aszites und Pleuraexsudat erfolgen können.

Nachweismethode der Wahl ist die Laugentitration der freiwerdenden Wasserstoffionen, die den enzymatisch freigesetzten Fettsäuren äquivalent sind. Bei dem von Rick [48] angegebenen kinetischen Lipasetest wird nach der pH-Statmethode die Laugenzugabe automatisch registriert. Der Test arbeitet mit einer Gummi-arabicum-Olivenöl-Emulsion, da nur Triolein und das zu 85% aus Triolein bestehende Olivenöl ein spezifisches Substrat für Pankreaslipase darstellen.

Wegen guter Praktikabilität und Zuverlässigkeit weit verbreitet sind auch kinetische turbidimetrische Verfahren [52, 55, 56]. Dabei wird emulgiertes Triolein als spezifisches Substrat eingesetzt, das durch Lipase hydrolysiert wird. Die Geschwindigkeit der resultierenden Trübungsabnahme, gemessen als Extinktionsdifferenz bei 340 nm, korreliert direkt mit der Lipaseaktivität. Die dafür benötigte gute Reproduzierbarkeit der Trioleinemulsion ist jedoch nur bei Automatenbetrieb gegeben.

Bei diesen Bestimmungsmethoden ist zu beachten, daß die Verdünnung von Serumproben zu falsch erhöhten Meßergebnissen führen kann, da sich die Aktivität der Seruminhibitoren durch die Verdünnung ändert [15, 16].

Bewertung. Der Nachweis eines Lipaseanstiegs im Serum ist etwas spezifischer für die akute Pankreatitis als die Amylasebestimmung, da er bei Speicheldrüsenerkrankungen fehlt (s.S. 84).

Im Gegensatz zu der früheren Annahme, daß die Lipase erst nach der α-Amylase im Serum ansteigt, dafür jedoch länger nachweisbar sei, zeigte eine spätere Untersuchung ein paralleles Verhalten beider Serumenzyme [41]. Die Bestimmung beider Enzyme dürfte die Diagnostik einer akuten Pankreatitis verbessern, die Lipasebestimmung wird jedoch wegen der technisch aufwendigen Bestimmungsmethode nur selten durchgeführt.

Sie ist differentialdiagnostisch von Bedeutung bei Mumps, da ein Lipaseanstieg ein Übergreifen der Entzündung von den Speicheldrüsen auf das Pankreas anzeigt.

Trypsin

Prinzip der Bestimmung. Die Bestimmung des Trypsins im Serum erfolgt radioimmunologisch mit Hilfe kommerziell erhältlicher Assays.

Bewertung. Vergleichende Studien zur Wertigkeit der Serumtrypsinbestimmung bei akuter Pankreatitis im Vergleich zur Amylase- und Lipasebestimmung stehen z.Z. noch aus. Nach eigenen Untersuchungen erfolgt der Anstieg aller 3 Enzyme parallel. Untersuchungen zur Spezifität des Trypsinanstiegs im Serum liegen gegenwärtig noch nicht vor.

Enzymprovokationstests (Evokationstests)

Prinzip der Tests. Gemeinsames Prinzip dieser Untersuchungsverfahren ist der Versuch, mittels einer Stimulation des Pankreas eine Enzymentgleisung, d.h. einen Übertritt von Pankreasenzymen in die Blutbahn zu provozieren bzw. zu evozieren. Die Stimulation der Pankreassekretion wird mit Sekretin bzw. Pankreozymin (Evokation) oder Parasympathikomimetika (Provokation) durchgeführt (Übersicht bei [14]). Beim Vorhandensein noch genügend funktionsfähigen Pankreasgewebes soll es zu einem deutlichen Anstieg von Amylase und Lipase als Hinweis für eine entzündlich vermehrte Gewebedurchlässigkeit des Pankreas oder für eine Obstruktion des Ausführungsgangsystems kommen.

Aussagekraft der Tests. Versuche, das Pankreas maximal durch Cholinergika zu stimulieren und gleichzeitig Morphin zur Verhinderung des Saftabflusses oder Sekretin zur Unterstützung des Stimulationseffekts zu geben, führten gleichermaßen zu Enzymanstiegen im Serum bei Pankreaskranken und -gesunden. In einer Zusammenfassung dieser Untersuchungen kamen Dreiling u. Richman 1954 [9] zu dem Ergebnis, daß diese Provokationstests nicht zur Diagnostik einer Pankreasinsuffizienz geeignet seien.

Nach Stimulation mit Sekretin und Pankreozymin berichteten verschiedene Untersucher über bessere Ergebnisse (Übersicht bei [14]). Untersuchungen mit paralleler Durchführung von Sekretin-Pankreozymin-Tests und Bestimmungen der Serumenzyme nach Stimulation zeigten jedoch keine verwertbare Übereinstimmung der Befunde [46, 51].

2. Funktionsdiagnostik

Allgemeine Definition

Eine Indikation zur Prüfung der exokrinen Pankreasfunktion besteht bei Verdacht auf eine chronische Pankreaserkrankung, insbesondere bei rezidivierenden Oberbauchschmerzen, Verschlußikterus, Gewichtsverlust, Fettstuhl und frischem Diabetes mellitus. Funktionsprüfungen sind ferner indiziert bei bekannter chronischer Pankreaserkrankung zur Verlaufskontrolle und nach einer akuten Pankreatitis, um retrospektiv zu klären, ob es sich wirklich um eine akute Pankreatitis oder aber um einen akuten Schub einer chronisch rezidivierenden Pankreatitis gehandelt hat. Nach der bisherigen bzw. der neuen Definition von Marseille (S. 86) besteht folgender Unterschied zwischen den akut reversiblen und chronisch progressiven bzw. akuten und chronischen Formen: die Pankreasfunktion wird bei den ersteren wieder normal und geht bei den letzteren progredient zugrunde. Diese Unterscheidung läßt sich nach der bisherigen Definition nur histologisch bestätigen, kann aber sonst nur durch einen Pankreasfunktionstest getroffen werden.

Zur Untersuchung der exokrinen Pankreasfunktion stehen 2 Möglichkeiten zur Verfügung:

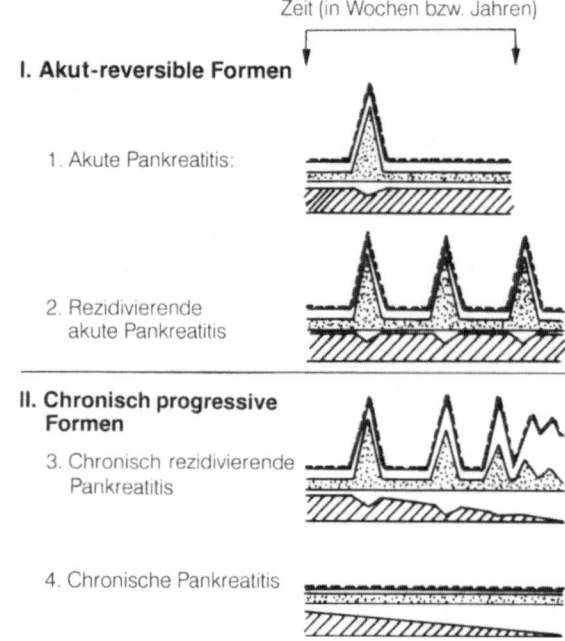

Abb. 5.1. Verlaufsformen der Pankreatitis [3]

Revidierte Klassifikation der Pankreatitis [52a]
1. Akute Pankreatitis
2. Chronische Pankreatitis

- direkte Verfahren, mit denen die Produkte der Pankreassekretion (Bikarbonat, Enzyme) unmittelbar erfaßt werden
- indirekte Methoden, mit denen der Nachweis einer verminderten Verdauungsleistung (Maldigestion) auf eine verminderte Pankreassekretion schließen läßt

1. Direkte Pankreasfunktionsprüfungen
   - Sekretin-Pankreozymin-Test
   - Lundh-Test
2. Indirekte Pankreasfunktionsprüfungen
   a) Messung eines Enzyms
      - Chymotrypsin im Stuhl
      - Trypsin im Stuhl
      - Pankreasisoamylase im Serum
      - Serumtrypsin (RIA)
   b) Messung einer Enzymleistung
      - NBT-PABA-Test
      - Pancreolauryltest
      - quantitative Stuhlfettanalyse

Direkte Pankreasfunktionsprüfungen

Sekretin-Pankreozymin-Test

Prinzip. Durch i.v.-Injektion der physiologischen Stimulationshormone Sekretin und Cholezystokinin-Pankreozymin (CCK-PZ) wird das exokrine Pankreas stimuliert und das Sekret über eine Duodenalsonde gesammelt und analysiert.

Sekretin steigert die Volumen- und Bikarbonatsekretion (hydrokinetische Funktion). Der unter Sekretin beobachtete Enzymanstieg ist auf ein Ausspülen des Gangsystems zurückzuführen, wobei die Enzymkonzentration gegenüber dem Ruhesekret abfällt. Da diese Enzymsekretion lediglich den wechselnden Enzymgehalt des Gangsystems widerspiegelt, ist eine anschließende Stimulation der Enzymsekretion (ekbole Funktion) durch CCK-PZ erforderlich [6].

Technische Durchführung. Die Durchführung des Tests wird von Klinik zu Klinik anders gehandhabt. Der Europäische Pankreas-Club bemüht sich seit Jahren um die Standardisierung dieses Tests; erste Ergebnisse sollen 1984 vorliegen. Bisher besteht Uneinigkeit darüber, ob Duodenalsonden mit oder ohne aufblasbare Ballons zur Verhinderung des Rückflusses von Pankreassekret in den Magen bzw. des Abflusses in den Dünndarm verwandt werden sollen, ob beide Hormone und, wenn ja, in welcher Form (Infusion oder Bolus) sie gegeben werden sollen und schließlich, wie lange und in welchen Abständen der Duodenalsaft gesammelt werden muß. Wir führen den Test in folgender Form durch: Nach 12stündiger Nahrungskarenz wird eine doppelläufige Lagerlöf-Sonde (Fa. Rüsch, Waiblingen) unter Röntgenkontrolle in das Duodenum vorgeschoben. Zur Vermeidung von Pankreassekretverlusten soll der Patient während der Untersuchung in Rechtsseitenlage ruhen. Fließt aus dem Duodenalschlauch alkalischer, gallig gefärbter Duodenalsaft, aus dem Magenschlauch saurer Magensaft, wird zunächst 15 min lang die Leersekretion gemessen. Anschließend werden im Abstand von 30 min zunächst Sekretin (1 CU = clinical unit/kg KG), dann CCK-PZ (1 IU = ivy dog unit/kg KG) injiziert. Der Duodenalsaft wird unter Eiskühlung nach jeder Hormongabe 2mal 15 min lang gesammelt. Die Sekretvolumina werden gemessen und die Bikarbonatkonzentration sowie die Enzymaktivitäten (Amylase, Trypsin und Lipase) bestimmt. Zur Beurteilung des Testergebnisses dienen in erster Linie die Sekretvolumina, die maximale Bikarbonatkonzentration, die innerhalb von 30 min nach Sekretininjektion sezernierte Bikarbonatmenge sowie die innerhalb von 30 min nach CCK-PZ-Injektion ausgeschiedenen Enzymmengen.

Um eventuelle Volumenverluste nachträglich rechnerisch zu korrigieren, kann während der Sammelperiode eine definierte Menge ^{58}CO-markierten Vitamins B_{12} (in vielen Ländern aus ethischen Gründen nicht gestattet) oder Polyäthylenglykols (PEG) durch einen weiteren Sondenlauf kontinuierlich ins Duodenum instilliert und mit dem Pankreassekret wieder aspiriert werden. Nach eigenen Erfahrungen mit PEG als Markersubstanz liegen die Volumenverluste unter 5% und sind damit für die klinische Routinediagnostik zu vernachlässigen [34].

Entsprechend dem Testergebnis läßt sich die Pankreasinsuffizienz in folgende Schweregrade einteilen:

1. leichte Pankreasinsuffizienz: Volumen- und Bikarbonatoutput hochnormal, Enzyme teilweise erniedrigt,
2. mittelschwere Pankreasinsuffizienz: Volumen- und Bikarbonatoutput niedrignormal, Sekretion aller Enzyme erniedrigt,
3. schwere Pankreasinsuffizienz: alle Parameter erniedrigt.

Beurteilung. Der Sekretin-Pankreozymin-Test ist zwar eine technisch und zeitlich aufwendige und damit kostspielige Untersuchung, jedoch die derzeit beste Möglichkeit, eine exokrine Pankreasinsuffizienz zu sichern oder auszuschließen. Seine Durchführung gelingt nur ausnahmsweise nach Billroth-II-Resektion (retrograde Sondierung der zuführenden Schlinge).

Nach einer bei über 2000 Patienten durchgeführten Untersuchung ist mit 8% falsch-pathologischer und 6% falsch-normaler Testergebnisse zu rechnen. Es ist unwahrscheinlich, daß diese hohe Spezifität und Sensitivität wegen der hohen Variationsbreite der normalen Pankreasfunktion noch verbessert werden können [46].

Lundh-Test

Prinzip. Bei diesem direkten Pankreasfunktionstest wird das exokrine Pankreas endogen durch eine definierte Testmahlzeit stimuliert, d.h. es wird nicht nur die Sekretionsleistung des Organs, sondern auch sein nervaler und humoraler Stimulationsmechanismus geprüft [43].

Technische Durchführung. Nach Legen der Duodenalsonde erhält der Patient eine standardisierte Testmahlzeit (40 g Glukose, 80 g Pflanzenöl und 15 g Protein in Form von Trockenmilchpulver in 300 ml Wasser) zu trinken. Anschließend wird der Duodenalinhalt über 2 h in 4 30-min-Portionen aspiriert. Gemessen werden Enzymkonzentrationen, in der Regel Trypsin, im Aspirat.

Beurteilung. Im Vergleich zum Sekretin-Pankreozymin-Test bietet der Lundh-Test einige Vorteile:

- Er ist einfacher und weniger kostspielig, da eine intravenöse hormonelle Stimulation nicht notwendig ist.
- Das Testergebnis beruht nicht auf einer nahezu maximalen, sondern auf einer physiologischen Stimulation des Pankreas.

Diesen Vorzügen stehen jedoch einige Nachteile gegenüber:

- Der Test ermöglicht weder eine Aussage über die Volumen- noch über die Bikarbonatkonzentration.
- Das Testergebnis ist abhängig von einer anatomisch intakten Magen-Darm-Passage und Innervation des Pankreas und daher nach Vagotomie und Magenresektion nur mit Einschränkung verwertbar.
- Der Test ist abhängig von der endogenen Hormonfreisetzung, die bei entzündlichen Dünndarmerkrankungen beeinträchtigt sein kann.

Wegen dieser Nachteile hat sich der Lundh-Test im deutschsprachigen Bereich gegenüber dem Sekretin-Pankreozymin-Test nicht durchsetzen können.

Nach früheren Untersuchungen ist bei der Diagnostik einer chronischen Pankreatitis mit einer Sensitivität von 90% und bei der eines Pankreaskarzinoms mit einer Sensitivität von 79% zu rechnen [21].

Vergleichende Untersuchungen haben gezeigt, daß zwischen dem Sekretin-Pankreozymin- und dem Lundh-Test eine gute Übereinstimmung besteht. Uneinigkeit besteht darüber, welche der beiden Untersuchungsmöglichkeiten eine höhere Sensitivität besitzt [31].

Indirekte Pankreasfunktionsprüfungen

Stuhlenzymbestimmungen
(Chymotrypsin und Trypsin)

Prinzip. Die im Stuhl nachweisbare Enzymaktivität beträgt etwa 5‰ der vom Pankreas sezernierten Enzymmenge [2]. Trotz dieser geringen Restaktivität lassen sich Rückschlüsse auf die Pankreassekretion ziehen.

Technische Durchführung. Durch die Entwicklung synthetischer niedermolekularer Substrate ist eine spezifische Bestimmung von Trypsin und Chymotrypsin möglich. Mit Hilfe dieser Substrate gelingt es, die Ausscheidung aktiver Pankreasenzyme im Stuhl nachzuweisen. Die Bestimmung von Chymotrypsin erfolgt in der Regel an 2 willkürlich entnommenen Stuhlproben mit einer titrimetrischen Methode (Substrat ATE = N-acetyl-tyrosinäthylester). Die Restaktivität des Enzyms im Stuhl ist im Gegensatz zu der sonstigen Aktivität des Enzyms auch bei Raumtemperatur sehr stabil, so daß ein Postversand der Proben möglich ist. Es ist erforderlich, Pankreasenzympräparate 3 Tage vor der Abgabe der Stuhlprobe abzusetzen, da sie die Bestimmung stören.

Beurteilung. In einer eigenen Untersuchung bei Patienten mit chronischer Pankreatitis betrug die Sensitivität der Chymotrypsinbestimmung 62% und die der Trypsinmessung 41% [36].

Wegen dieser auch in anderen Untersuchungen gefundenen schlechten Übereinstimmung mit dem Krankheitsbild ist die Trypsinbestimmung im Stuhl verlassen worden. Übereinstimmend haben mehrere Studien gezeigt, daß die Sensitivität der Chymotrypsinbestimmung im Stuhl, insbesondere bei Patienten mit schwerer exokriner Pankreasinsuffizienz, hoch ist [2, 10, 36, 38, 53]. In Fällen leichter oder mäßiger Insuffizienz erhielt man jedoch wiederholt falsch-normale Testergebnisse. Falsch-pathologische Ergebnisse sind möglich bei Patienten mit nichtpankreatogener Diarrhö bzw. fehlender endogener Stimulation, d.h. bei Patienten nach Billroth-II-Resektion oder reduzierter oraler Ernährung (Anorexia nervosa) oder mit Sprue.

Serumenzymmessungen
(Pankreasisoamylase und Trypsin)

Prinzip. Außer im akuten Schub der Erkrankung fällt die Amylasebestimmung im Serum und Urin bei der chronisch rezidivierenden Pankreatitis normal aus und trägt somit nicht zur Diagnostik einer exokrinen Pankreasinsuffizienz bei. Eine Auftrennung der Gesamtamylase in Speichel- und Pankreasisoamylase ist laboranalytisch möglich. Die Bestimmung des Serumtrypsins wird radioimmunologisch durchgeführt. Bei einer exokrinen Pankreasinsuffizienz sollen im Serum niedrige Pankreasisoamylase- bzw. Trypsinwerte vorliegen.

Technische Durchführung. Es ist seit langem bekannt, daß säulenchromatographisch bzw. elektrophoretisch eine Auftrennung der Gesamtamylase in Speichel- und Pankreasisoamylase möglich ist. Diese Verfahren sind aber technisch aufwendig, so daß sie für die Routinediagnostik nicht verwandt werden. Von einer irischen Arbeitsgruppe konnte vor einigen Jahren ein Amylaseinhibitor isoliert werden, der spezifisch die Speichelisoamylase hemmt [45]. Somit ist es durch ein einfaches photometrisches Verfahren möglich, die Gesamtamylase mit und ohne diesen Inhibitor zu messen und damit aus der Differenz den Anteil der Pankreasisoamylase zu bestimmen (Pharmacia, Freiburg). Die Bestimmung des Serumtrypsins ist wesentlich aufwendiger mit einem Radioimmunassay möglich (Behringwerke, Marburg; Isotopen-Dienst West GmbH, Dreieich b. Frankfurt/Main).

Beurteilung. Die radioimmunologische Bestimmung des Serumtrypsins scheint nur einen begrenzten Wert für die Diagnostik einer exokrinen Pankreasinsuffizienz zu haben. In verschiedenen Untersuchungen lag die Sensitivität zwischen 33 und 65% [27]. Größere Untersuchungen zur Wertigkeit der Pankreasisoamylasemessung im Serum stehen noch aus. In einer eigenen Untersuchung bei 200 Patienten, die sich einem Sekretin-Pankreozymin-Test unterzogen, fanden sich eine Spezifität von 98% und eine Sensitivität von 44%. Im Vergleich dazu lag die Spezifität der radioimmunologischen Messung des Trypsins bei 96% und die Sensitivität dieser Untersuchung bei 38%. Wenn man Patienten mit exokriner Pankreasinsuffizienz nicht berücksichtigte, bei denen die Serumenzyme ohnehin während oder kurz nach einem akuten Schub erhöht waren oder bei denen eine Pankreaspseudozyste vorlag, betrug die Sensitivität 68% (Pankreasisoamylase) und 59% (Trypsin) [33]. Somit besteht bei erniedrigten Serumenzymen der Verdacht auf eine exokrine Pankreasinsuffizienz. Bei normalen Werten kann eine Funktionsschädigung des Pankreas nicht ausgeschlossen werden.

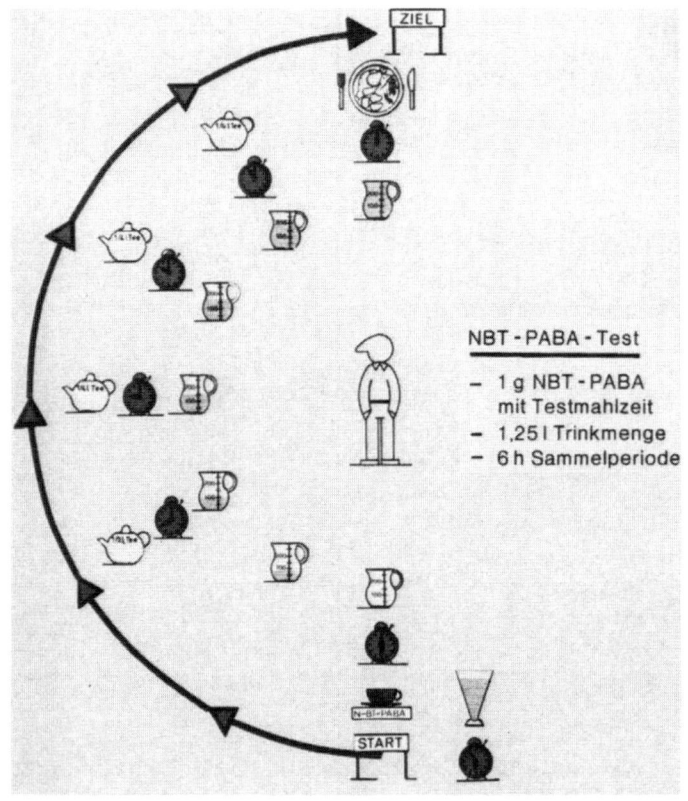

Abb. 5.2. Ablauf des NBT-PABA-Tests [36]

NBT-PABA-Test

Prinzip. Bei diesem sog. oralen oder sondenlosen Pankreasfunktionstest erhält der Patient zusammen mit einer Testmahlzeit zur Stimulation des Pankreas ein synthetisches Tripeptid (N-Benzoyl-L-Tyrosyl-p-Aminobenzoesäure = NBTA-PABA), eine Substanz, die ungehindert den Magen passiert und im Duodenum durch das pankreasspezifische Chymotrypsin gespalten wird. Ein Teil dieser Substanz (p-Aminobenzoesäure = PABA) wird resorbiert, in der Leber verstoffwechselt und durch die Nieren ausgeschieden. Die Ausscheidungsmenge dient dann als Maß für die exokrine Pankreasfunktion.

Technische Durchführung. Der NBT-PABA-Test ist bislang nicht kommerziell erhältlich und nicht standardisiert. Er wird bei uns in folgender Form durchgeführt (Abb. 5.2): Nach Abgabe des Morgenurins erhält der Patient um 6 Uhr 1 g NBT-PABA zusammen mit einer Testmahlzeit. Zur Forcierung der Diurese bekommt er um 8, 9, 10 und 11 Uhr Tee oder Mineralwasser zu trinken. Die Sammelperiode dauert 6 h. Eine Verlängerung auf 9 h hat in einer eigenen Untersuchung die Aussagekraft des Tests nicht verbessert [36].

Der NBT-PABA-Test ist für den Patienten nicht belastend und leicht durchführbar. Sein Ergebnis ist jedoch abhängig von der Kooperation des Patienten (genaues Urinsammeln) und kann durch eine Reihe von Medikamenten sowie Früchten (z.B. Pflaumen und Preiselbeeren) gestört werden. Der Test kann falsch-positiv ausfallen bei einer Resorptions- oder Leberstoffwechselstörung bzw. beim Vorliegen einer Niereninsuffizienz. Die Pankreasspezifität kann jedoch verbessert werden, wenn der Test zur Untersuchung der individuellen Resorption, Konjugation und Exkretion nur mit der abgespaltenen Substanz (reine Paraaminobenzoesäure) wiederholt wird.

In einer großen Studie bei Patienten mit nichtpankreatogenen Erkrankungen betrug die Spezifität des NBT-PABA-Tests 92,9% [28]. In diese Untersuchung waren allerdings keine Patienten mit Niereninsuffizienz eingeschlossen. Weitere

Untersuchungen zur Spezifität des Tests sind notwendig, da eine PABA-Exkretion auch bei Patienten nach totaler Pankreatektomie gefunden wurde [38]. Es ist z.Z. noch unklar, ob bei diesen Patienten die Pankreasenzymsubstitution zu kurzfristig abgesetzt wurde oder ob es tatsächlich eine intakte NBT-PABA-Resorption beim Menschen gibt, wie sie tierexperimentell in vitro und in vivo bereits nachgewiesen wurde [5, 57]. Übereinstimmend haben mehrere Untersuchungen gezeigt, daß der NBT-PABA-Test eine hohe Treffsicherheit bei der Diagnostik einer schweren exokrinen Pankreasinsuffizienz besitzt, während bei leichter oder mäßiger Funktionsschädigung falsch-normale Testergebnisse registriert werden können [28, 38, 53].

Da bei alten, schwerkranken und ambulanten Patienten das korrekte Urinsammeln schwierig sein kann und eine Verkürzung der Tests wünschenswert ist, ist in letzter Zeit versucht worden, durch PABA-Bestimmungen im Serum eine Aussage über die exokrine Pankreasfunktion zu erhalten. Die bisherigen Untersuchungen [4, 7, 29, 39] zeigen, daß der Serumtest etwa die gleiche Aussagefähigkeit hat wie der Urintest. Weitere Untersuchungen müssen jedoch abgewartet werden, bevor eine endgültige Aussage über die Wertigkeit des Serumtests gemacht werden kann.

Pancreolauryltest

Prinzip. Das Prinzip des Pancreolauryltests ähnelt dem des NBT-PABA-Tests. Der Patient erhält einen Fluoreszeindilaurinsäureester zusammen mit einer Testmahlzeit. Der Ester wird durch pankreasspezifische Arylesterasen in Fluoreszein und Laurinsäure aufgespalten (Abb. 5.3). Auch hier dient die ausgeschiedene Menge von Fluoreszein als Maß für die exokrine Pankreasfunktion. Abweichend vom NBT-PABA-Test wird dieser Test 2 Tage nach dem 1. Untersuchungstag wiederholt, um eine individuelle Resorptions- oder Leberstoffwechselstörung bzw. eine Niereninsuffizienz auszuschließen. Aus der Ausscheidung am Test- (T) und Kontrolltag (K) wird dann der T-K-Quotient ermittelt [22].

Technische Durchführung. Der Test ist standardisiert und kommerziell erhältlich (Temmler-Werke, Marburg). Er wird in folgender Weise durchgeführt:

Testtag: Der Patient erhält um 6.30 Uhr $^1/_2$ l dünnen schwarzen Tee ohne Zucker und Sahne und um 7 Uhr ein genormtes Frühstück, das die Pankreassekretion anregt. Dieses Frühstück besteht aus 1 Brötchen, 20 g Butter und 1 Tasse Tee. Die intakten Testkapseln (2mal 0,5 mmol Fluoreszeindilaurat) werden in der Mitte des Frühstücks mit zerkautem Brötchen eingenommen. Um die Diurese anzuregen, erhält der Patient um 10 Uhr 1 l Tee, der innerhalb von 2 h zu trinken ist. Der Urin wird von 7 Uhr bis zum Testende um 17 Uhr gesammelt und muß mindestens 600 ml betragen.

Kontrolltag: Der Ablauf des 2. Tages entspricht genau dem des 1. Tages, nur werden statt der Testkapseln Kontrollkapseln gegeben, die unverestertes Fluoreszein (0,5 mmol Fluoreszeinnatrium) enthalten. Die Resorption erfolgt ohne Mitwirken von Arylesterase. Die Farbstoffausscheidung wird photometrisch ermittelt. Nach Angaben der Hersteller zeigt ein T-K-Quotient über 30 eine normale, einer unter 20 eine pathologische Pankreasfunktion an. Bei Quotienten zwischen 20 und 30 wurde der Test wiederholt und als pathologisch angesehen, wenn der Quotient auch bei Kontrolle unter 30 blieb.

Beurteilung. Alle bisherigen Untersuchungen zeigen, daß der Pancreolauryltest ebenso wie der NBT-PABA-Test mit hoher Treffsicherheit eine schwere exokrine Pankreasinsuffizienz anzeigen kann, während bei leichter oder mäßiger Insuffizienz falsch-normale Testergebnisse registriert werden können [38, 44, 53].

In einer vergleichenden Untersuchung bei Patienten mit pankreatogener Stearrhö lag die Sensitivität für den Pancreolauryl-, den NBT-PABA-Test und die Stuhlchymotrypsinbestimmung zwischen 92 und 100%. Bei Patienten mit leichter bzw. mäßiger Pankreasinsuffizienz waren die beiden sondenlosen Tests der Stuhlenzymbestimmung deutlich überlegen [38].

Die Spezifität des Pancreolauryltests ist noch nicht abschließend geklärt. Falsch-pathologische Testergebnisse wurden berichtet bei Patienten mit Gallenabflußstörung (mangelhafte Hydrolyse des Esters?) und nach Billroth-II-Resektion (postzibale Asynchronie?), aber auch bei einigen Patienten mit entzündlichen Dünndarmerkrankungen [25, 44].

Ähnlich wie beim NBT-PABA-Test fand sich auch beim Pancreolauryltest eine gewisse Fluoreszeinausscheidung bei Patienten nach totaler Pankreatektomie. Nach neueren Untersuchungen sind offenbar bestimmte Bakterien in der Lage, Fluoreszeindilaurat zu hydrolysieren (Meyer-Berten-

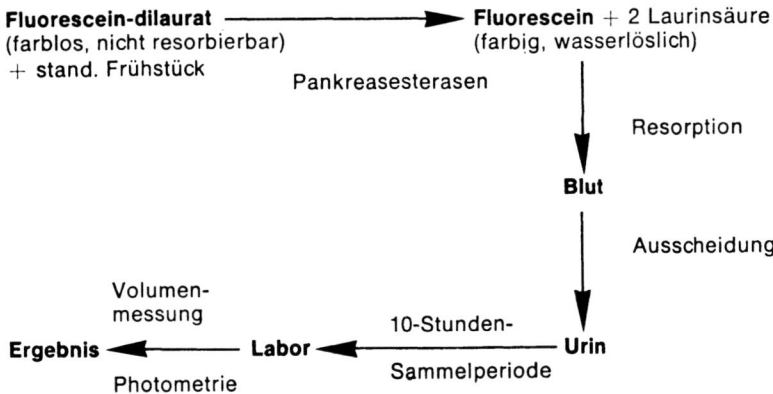

Abb. 5.3. Prinzip des Pancreolauryltests

rath, persönliche Mitteilung 1981). Danach wäre die Fluoreszeinausscheidung nach totaler Pankreatektomie möglicherweise auf die nicht seltene bakterielle Überbesiedlung des Darms bei diesen Patienten zurückzuführen. In diesem Zusammenhang ist von Interesse, daß einige Darmbakterien in der Lage sind, das NBT-PABA-Peptid zu spalten; das kann zu falsch-normalen Testergebnissen führen [18]. Diese Befunde müssen weiter abgeklärt werden, um festzustellen, ob die beiden oralen Pankreasfunktionstests eine quantitative oder nur qualitative Aussage über die exokrine Pankreasfunktion zulassen [30].

Wie der NBT-PABA-Test ist auch der Pancreolauryltest für den Patienten und den Untersucher wenig belastend und technisch in jedem Routinelabor durchführbar. Die Aussage des Tests ist jedoch ebenfalls von der Kooperation des Patienten abhängig. Der Test interferiert mit Vitamin B_2 und Salazosulfapyridinpräparaten, die ebenso wie Pankreasenzyme 5 Tage vorher abgesetzt werden müssen.

Auch beim Pancreolauryltest ist versucht worden, die Wertigkeit von Serumbestimmungen, in diesem Falle von Fluoreszein, zu überprüfen. Die bisherigen, vorläufigen Untersuchungsergebnisse zeigen, daß der Serumpancreolauryltest dem Urinpancreolauryltest und dem Serum-NBT-PABA-Test gleichwertig ist [39].

Quantitative Stuhlfettbestimmung

Prinzip und praktische Durchführung. Die chemische Messung der Stuhlfettausscheidung nach Van de Kamer et al. [23] erfolgt titrimetrisch aus mindestens über 3 Tage unter konstanter Fettzufuhr (etwa 80–100 g/Tag) gesammeltem Stuhl.

Beurteilung. Dies ist eine verläßliche, auch leichte Steatorrhön erfassende Methode, die jedoch technisch aufwendig ist. Sie hat, nicht zuletzt wegen der unangenehmen Stuhlaufbereitung, keine weite Verbreitung gefunden. Eine Steatorrhö liegt vor, wenn die tägliche Stuhlfettausscheidung 7 g überschreitet, und kann durch eine Maldigestion oder Malabsorption entstehen. Diese fehlende Spezifität schränkt die Brauchbarkeit des Tests als Pankreasfunktionsprüfung ein. Durch die Besserung einer Steatorrhö unter Pankreasenzympräparaten kann jedoch auf eine Pankreasinsuffizienz geschlossen werden.

Bei nachgewiesener Pankreasinsuffizienz tritt eine Steatorrhö in der Regel dann auf, wenn die stimulierte Lipasesekretion auf einen Wert von unter 10% abgefallen ist [8]. Nach eigenen Untersuchungen kann eine Steatorrhö auch bei einer geringeren Einschränkung der exokrinen Pankreasfunktion auftreten [37].

Die Messung der Stuhlfettausscheidung ist daher zur Prüfung der Restfunktion des Pankreas sowie zur Indikation und Erfolgskontrolle einer Enzymsubstitution von Bedeutung.

Differenzierung der Ursachen einer exokrinen Pankreasinsuffizienz

Mit Hilfe von Pankreasfunktionsprüfungen kann eine exokrine Pankreasinsuffizienz nachgewiesen oder ausgeschlossen werden. Die Ursache einer eventuellen exokrinen Funktionseinschränkung läßt sich durch keinen der bisher bekannten Funktionstests ermitteln.

Ursachen einer exokrinen Pankreasinsuffizienz:

- chronische Pankreatitis
- akute Pankreatitis (meist nur passagere Insuffizienz)
- Pankreaskarzinom
- Zustand nach Pankreasresektion
- Zustand nach Pankreastrauma (oft passagere Insuffizienz)
- primär sklerosierende Cholangitis
- Mukoviszidose
- angeborene Insuffizienz (Enzymdefekte, Zystenpankreas)
- Hämochromatose

Insbesondere kann nicht unterschieden werden, ob es sich um eine gut- oder bösartige Erkrankung handelt. Um eine differentialdiagnostische Aussage machen zu können, sind Laktoferrin [11, 13, 54], CEA [12, 24] und die γ-GT [47] im Duodenalsaft gemessen worden. Außerdem ist versucht worden, durch zytologische Untersuchungen des Duodenalsafts nach hormoneller Stimulation eine Aussage über das Vorhandensein eines Pankreaskarzinoms zu gewinnen [12, 17, 26, 47]. Keine dieser Maßnahmen hat zu überzeugenden Ergebnissen geführt.

Literatur

1. Adams JT, Libertino JA, Schwartz SI (1968) Significance of an elevated serum amylase. Surgery 63:877–884
2. Ammann R (1967) Fortschritte in der Pankreasdiagnostik. Springer, Berlin Heidelberg New York
3. Ammann R (1968) Die Differentialdiagnose zwischen akut-reversibler und chronisch-progressiver Pankreatitis. Schweiz Med Wochenschr 98:744–755
4. Bornschein W (1981) Der PABA-Peptid-Serum-Test. Dtsch Med Wochenschr 106:1676–1677
5. Caspary WF, Elsenhans B, Graf S, Lankisch PG, Creutzfeldt W (1979) Intestinale Resorption des synthetischen Tripeptids N-Benzoyl-L-Tyrosyl-p-Aminobenzoesäure (PABA). Z Gastroenterol 9:611
6. Creutzfeldt W (1964) Funktionsdiagnostik bei Erkrankungen des exokrinen Pankreas. Verh Dtsch Ges Inn Med 70:781–801
7. Delchier JC, Soule JC (1983) BT-PABA test with plasma PABA measurements: evaluation of sensitivity and specificity. Gut 24:318–325
8. DiMagno EP, Go VLW, Summerskill WHJ (1973) Relation between pancreatic enzyme outputs and malabsorption in severe pancreatic insufficiency. N Engl J Med 288:813–815
9. Dreiling DA, Richman A (1954) Evaluation of provocative blood enzyme tests employed in the diagnosis of pancreatic disease. Arch Intern Med 94:197–211
10. Dürr HK, Otte M, Forell MM, Bode JC (1978) Fecal chymotrypsin: A study on its diagnostic value by comparison with the secretin-cholecystokinin test. Digestion 17:404–409
11. Estevenon JP, Sarles H, Figarella C (1975) Lactoferrin in the duodenal juice of patients with chronic calcifying pancreatitis. Scand J Gastroenterol 10:327–330
12. Farini R, Nitti D, Del Favero G et al. (1980) CEA concentration and cytology in duodenal fluid collected during the secretin-pancreozymin test. Attempt at an "early" diagnosis of pancreatic carcinoma by means of simple procedures. Hepatogastroenterology 27:213–216
13. Fedail SS, Salmon PR, Harvey RF, Read AE (1978) Radioimmunoassay of lactoferrin in pancreatic juice as a test for pancreatic diseases. Lancet I:181–182
14. Goebell H (1976) Enzymevokationstests. In: Forell M (Hrsg) Pankreas. Springer, Berlin Heidelberg New York (Handbuch der inneren Medizin, Bd 3/6, 5. Aufl., pp 473–477)
15. Goldberg JM (1974) Evaluation of a new serum lipase kit specific for pancreatic lipase. Clin Chem 20:898
16. Goldberg JM, Pagast P (1976) Evaluation of lipase activity in serum by radial enzyme diffusion. Clin Chem 22:633–637
17. Goodale RL, Condie RM, Dressel TD, Taylor TN, Gajl-Peczalska K (1979) A study of secretory proteins, cytology and tumor site pancreatic cancer. Ann Surg 189:340–344
18. Gyr K, Felsenfeld O, Imondi AR (1978) Chymotrypsin-like activity of some intestinal bacteria. Am J Dig Dis 23:413–416
19. Haffter D, Meyer N, Scholer A, Gyr K (1983) Der diagnostische Wert der Bestimmung von Serumamylase und Serumlipase bei Verdacht auf akuten Schub einer akuten oder chronischen Pankreatitis. Schweiz Med Wochenschr 113:184–188
20. Heer M, Pei P, Streuli R, Bühler H, Ammann R (1983) Pankreatitis-Diagnostik am Krankenbett mittels Urinamylase-Test-Tape. Präliminäre Resultate. Schweiz Med Wochenschr 113:1950–1952
21. James O (1973) The Lundh test. Gut 14:582–591
22. Kaffarnik H, Klimkeit P, Zöfel P, Otte U, Meyer-Bertenrath JG (1977) Zur klinischen Wertigkeit des oralen Pankreasfunktionstests mit Fluoreszein-Dilaurat. Münch Med Wochenschr 119:1467–1470
23. Kamer JH Van de, Ten Bokkel Huinink H, Weiyers HA (1949) Rapid method for the determination of fat in feces. J Biol Chem 177:347–355
24. Kawanishi H, Sell JE, Pollard HM (1975) Carcinoembryonic antigen and cytology of pancreatic fluid. Gastroenterology 68:1033
25. Kay G, Hine P, Braganza J (1982) The pancreolauryl test. A method of assessing the combined functional efficacy of pancreatic esterase and bile salts in vivo? Digestion 24:241–245
26. Kline TS, Joshi LP, Goldstern F (1978) Preoperative diagnosis of pancreatic malignancy by the cytologic examination of duodenal secretions. Am J Clin Pathol 70:851–854
27. Koop H, Lankisch PG, Arnold R (1980) Bedeutung des Trypsin-Radioimmunoassay. Dtsch Med Wochenschr 105:846–847
28. Lang C, Gyr K, Borer P, Kayasseh L, Stalder GA (1980) Die Prüfung der exokrinen Pankreasfunktion mit oral verabreichter N-Benzoyl-L-Tyrosyl-Paraaminoben-

zoesäure (BT-PABA-Test). Standortbestimmung nach 5 Jahren Erfahrung in der Klinik. Schweiz Med Wochenschr 110:522–528
29. Lang C, Gyr K, Tonko I, Conen D, Stalder GA (1984) The value of serum PABA as a pancreatic function test. Gut 25:508–512
30. Lankisch PG (1981) Tubeless pancreatic function tests. Hepatogastroenterology 28:333–338
31. Lankisch PG (1982) Progress report: Exocrine pancreatic function tests. Gut 23:777–798
32. Lankisch PG (1984) Amylasebestimmung im Serum und (oder) im Urin? Dtsch Med Wochenschr 109:1134
33. Lankisch PG, Koop H, Otto J (1986) Estimation of serum pancreatic isoamylase: its role in the diagnosis of exocrine pancreatic insufficiency. Am J Gastroenterol 81:365–368
34. Lankisch PG, Creutzfeldt W (1981) Effect of synthetic and natural secretion on the function of the exocrine pancreas in man. Digestion 22:61–65
35. Lankisch PG, Kopp H, Otto J, Oberdieck U, Winckler K, Wolfrum DI (1977) Specifity of increased amylase to creatinin clearance ratio in acute pancreatitis. Digestion 16:160–164
36. Lankisch PG, Ehrhardt-Schmelzer S, Koop H, Caspary WF (1980) Der NBT-PABA-Test in der Diagnostik der exokrinen Pankreasinsuffizienz. Dtsch Med Wochenschr 105:1418–1423
37. Lankisch PG, Lembcke B, Wemken G, Creutzfeldt W (1986) Functional reserve capacity of the exocrine pancreas. Digestion 35:175–181
38. Lankisch PG, Schreiber A, Otto J (1983) Pancreolauryl test. Evaluation of a tubeless pancreatic function test in comparison with other indirect and direct tests for exocrine pancreatic function. Dig Dis Sci 28:490–493
39. Lankisch PG, Brauneis J, Otto J, Göke B (1986) Pancreolauryl- and NBT-PABA-tests. Are serum tests more practicable alternatives to urine tests in the diagnosis of exocrine pancreatic insufficiency? Gastroenterology 90:350–354
40. Levitt MD, Johnson SG (1978) Is the C_{Am}/C_{Cr} ratio of value for the diagnosis of pancreatitis? Gastroenterology 75:118–119
41. Lifton LJ, Slickers KA, Pragay DA, Katz LA (1974) Pancreatitis and lipase. A reevaluation with a five-minute turbidimetric lipase determination. JAMA 229:47–50
42. Lorentz K, Koch C-D (1976) Zur Amylasebestimmung im Urin. Dtsch Med Wochenschr 101:1261–1262
43. Lundh G (1962) Pancreatic exocrine function in neoplastic and inflammatory disease: A simple and reliable new test. Gastroenterology 42:275–280
44. Malfertheiner P, Peter M, Junge U, Ditschuneit H (1983) Der orale Pankreasfunktionstest mit FDL in der Diagnose der chronischen Pankreatitis. Klin Wochenschr 61:193–198
45. O'Donnell MD, Fitzgerald O, McGeeney KF (1977) Differential serum amylase determination by use of an inhibitor and design of a routine procedure. Clin Chem 23:560–566
46. Otte M (1979) Pankreasfunktionsdiagnostik. Internist (Berlin) 20:331–340
47. Renner IG, Juttner HU (1976) A new non-specific marker of early pancreatic disease. Gastroenterology 70:929
48. Rick W (1969) Kinetischer Test zur Bestimmung der Serumlipaseaktivität. Z Klin Chem Klin Biochem 7:530–539
49. Salt WB, Schenker S (1976) Amylase – its clinical significance: A review of the literature. Medicine (Baltimore) 55:269–289
50. Schmidt H, Schlaeger R (1972) Amylase und Lipase im Serum und Urin. Med Klin 67:1717–1722
51. Schmidt H, Witthöft C (1976) Wert des Provokations- (Evokations-)Tests für die Pankreasdiagnostik. Leber Magen Darm 6:227–234
52. Shihabi ZK, Bishop C (1971) Simplified turbidimetric assay for lipase activity. Clin Chem 17:1150–1153
52a. Singer MV, Gyr K, Sarles H (1985) Revised classification of pancreatitis. Report of the Second International Symposium on the Classification of Pancreatitis, Marseille 1984. Gastroenterology 89:683–685
53. Stock K-P, Schenk J, Schmack B, Domschke W (1981) Funktions-„Screening" des exokrinen Pankreas. FDL-, N-BT-PABA-Test, Stuhl-Chymotrypsinbestimmung im Vergleich mit dem Sekretin-Pankreozymin-Test. Dtsch Med Wochenschr 106:983–987
54. Tympner F, Gutmann W (1979) Lactoferrinkonzentration im reinen Pankreassekret bei chronischer Pankreatitis. Z Gastroenterol 12:858–861
55. Verduin PA, Punt JMHM, Kreutzer HH (1973) Studies on the determination of lipase activity. Clin Chim Acta 46:11–19
56. Vogel WC, Zieve L (1963) A rapid and sensitive turbidimetric method for serum lipase based upon differences between the lipases of normal and pancreatitis serum. Clin Chem 9:168–181
57. Yamato C, Kinoshita K (1978) Hydrolysis and metabolism of N-benzoyl-L-tyrosyl-p-aminobenzoic acid in normal and pancreatic duct-ligated animals. J Pharmacol Exp Ther 206:468–474

5.2 Konventionelle Röntgendiagnostik des Pankreas

P. Warter und J.J. Wenger

Wegen seiner tiefen Lage im Abdomen und seiner ähnlichen Dichte mit den Nachbarorganen ist das Pankreas röntgenologisch nicht sichtbar.

Da es nicht möglich ist, das Pankreas unmittelbar durch Ingestion oder Injektion von Kontrastmitteln, die von der Drüse elektiv ausgeschieden werden, darzustellen, greift die konventionelle Radiographie auf verschiedene Methoden zurück, die mehr oder weniger schwierig durchzuführen und bezüglich ihrer Aussage relativ unzuverlässig sind.

1. Geschichtliches

In den alten Röntgenbüchern ist der Umfang der Pankreasröntgenologie unbedeutend. Während der letzten Jahrzehnte wurden jedoch große Fortschritte in der Diagnostik erzielt.

Die Pankreasröntgenologie entwickelte sich stufenweise: In einer 1. Phase wurde das Pankreas indirekt hinsichtlich seiner Auswirkungen auf die Nachbarorgane Magen, Duodenum, Gallenwege, Darm und Nieren untersucht.

Die 2. Phase, die unmittelbare Pankreasbilder erbrachte, setzte sich aus folgenden Schritten zusammen:

a) Präoperative Methoden, die von Leger u. Brehant [18] in Frankreich eingeführt wurden.

b) Die achsengerechte Stratigraphie [12] nach doppelter gastrischer und peritonealer Luftfüllung wurde 1950 von Vallebona [28] aus Genua vorgeschlagen, der das von Frain beschriebene Prinzip anwandte. Diese Methode wurde zu einem großen Erfolg. Die Darstellung des Pankreas erfolgte durch seine Einrahmung von 2 negativen gastrischen und peritonealen Kontrasten. Zunächst als Methode der Wahl für die Beurteilung des Pankreaskörpers und -schwanzes betrachtet, verlor sie allerdings bald an Interesse, da sie technisch schwierig durchzuführen war, indem sie Spezialgeräte benötigte und die Aufnahmen oft schwer zu interpretieren waren.

c) Über die Isotopenforschung des Pankreas mittels Selenium-75-Methionin wurde 1964 während eines Gammagraphie-Symposiums in Athen von Blau und Bruce Somee [3] berichtet:
Die Erfahrungen beweisen, daß die Methode schwer anzuwenden war und sich nur in spezialisierter Umgebung durchführen ließ.

d) Es gibt 2 Gefäßdarstellungsverfahren, die im Bereich des Pankreas angewandt wurden:
– die retrograde Splenoportographie nach selektiver Zöliakoarteriographie, die die Technik der direkten Milzpunktion ersetzte;
– die Pankreasarteriographie, die nach den Arbeiten von Lunderquist [19] und Olsson [Zit. nach 16, 22, 34] aussagefähig eingesetzt wird.

1966 berichteten Ledoux-Lebard und Mitarb. [17] über die Pankreatographie auf venösem Weg mit Erythrocin B. Dieser neue Schritt in der funktionellen Pankreasröntgenologie stieß aber auf viele Probleme [6, 17].

f) Zu erwähnen ist noch die retrograde Untersuchung durch endoskopische Katheterisierung der Papilla Vateri und Kontrastdarstellung der Gallenwege, des Ductus Wirsungianus und seiner Nebenäste.

Seit einigen Jahren hat sich die Ultraschalldarstellung des Pankreas immer mehr entwickelt. Diese Methode ist ohne Risiko und kann jederzeit wiederholt werden.

2. Konventionelle Röntgenologie des Pankreas

Sie beruht auf:
– Untersuchungen, wie Abdomenleeraufnahme und Thoraxübersichtsaufnahme, die keiner Vorbereitung bedürfen;
– auf Kontrastmitteluntersuchungen, wie Magen-Darm-Passage und Bariumkontrasteinlauf;
– auf Kontrastdarstellungen der Gallen- und Harnwege.

In der Tat ordnet die konventionelle Röntgenologie bei zahlreichen epigastrischen und abdominellen Syndromen, denen es an Spezifität fehlt, die klinische Diagnose dem Pankreas zu.
Wir werden folgende Möglichkeiten schildern:

- die Untersuchungen ohne Vorbereitungen
- die Kontrastdarstellungen des Verdauungstrakts
- die Kontrastdarstellungen der Gallenwege
- die Kontrastdarstellung der Harnwege

Leeraufnahmen

Sie bestehen aus der
- Abdomenleeraufnahme
- Thoraxuntersuchung
- Röntgendarstellung des Skeletts

Röntgenologie des Abdomens

Die Leeraufnahme des Abdomens wird an erster Stelle im Stehen ausgeführt, damit eine subdiaphragmetische Luftsichel, die für den Durchbruch eines Hohlorgans spricht, sowie Spiegelbildungen, Zeichen eines Darmverschlusses u.a. darstellbar werden.

Man sollte sie systematisch durch Aufnahme im Liegen ergänzen, wobei die Strahlengänge zu verändern sind:

- für den Pankreaskopf in linker Schräglage des Kranken
- für den Pankreaskörper und -schwanz im umgekehrten Strahlengang, und zwar in hinterer linker Schräglage

Manche Autoren bevorzugen die Bauchlage; die Tomographieschichten sind oft angegeben. Der reine schräge Strahlengang, entweder im Stehen oder im Liegen, wird diese Untersuchung ergänzen.

Verschiedene Verfahren, wie z.B. die Logetronographieaufnahme, die den photographischen Kontrast verbessern, werden übrigens oft zu ihrem Vorteil benutzt.

Das normale Pankreas ist auf dem Röntgenbild des Abdomens nicht zu sehen. Das erkrankte Pankreas hingegen kann allerdings auf den Aufnahmen durch anomale Befunde (Kalzifikationen etc.) erkennbar gemacht werden.

Direkte Zeichen. Bei einem sehr vergrößerten Pankreas ist eine dichte Masse im Epigastrium zu sehen, welche die Nachbarstrukturen, die über einen

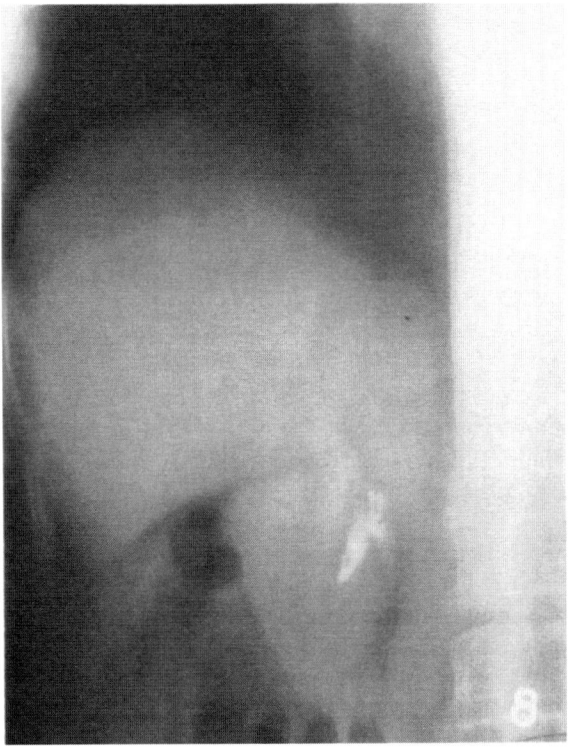

Abb. 5.4. Tomographie des Pankreas mit Verkalkungen im Wirsungianus

natürlichen Kontrast verfügen, wie Magen, Duodenum und Kolon verlagert.

Ausnahmsweise sieht man bei akuten Pankreatitiden schollige und klumpig gefleckte Verschattungen, die einer Fettgewebenekrose entsprechen. Diese Zeichen sind typisch für eine Pankreaserkrankung.

Ein Pankreasabszeß unterscheidet sich entweder durch Luftansammlungen im Projektionsbereich des Pankreas oder durch eine richtige retrogastrische Höhle mit Luft und Flüssigkeitsspiegel auf den seitlichen Aufnahmen.

Verkalkungen. Sie sind para- oder prävertebral und projizieren sich in einen Bereich zwischen dem oberen Rand von L1 und dem unteren Rand von L2. Von der Seite her erscheinen sie retrogastrisch (Abb.5.4).

Diese Verkalkungen, die sehr dicht sind und undeutliche Ränder haben, sind unterschiedlich groß. Manchmal gibt es nur wenige, aber es kann auch vorkommen, daß sie sich kettenartig anhäufen und die ganze Drüse abzeichnen.

Im allgemeinen ist die Diagnose leicht, wenn die Verkalkungen verbreitet sind.

Ist ihre Anzahl gering, so müssen sie von den Mesenterial- oder Gefäßverkalkungen unterschieden werden. Diese Verkalkungen entsprechen meistens einer innerhalb der Gänge entstandenen Lithiasis. Manchmal sind sie in kleinen Abzweigungen gelegen und scheinen deutlich parenchymatös zu sein. Besonders häufig trifft man sie bei chronischen Pankreatitiden. 93% der Verkalkungen, worüber Pringot [24] berichtete, entsprechen einer chronischen Pankreatitis.

Es können auch Verkalkungen in den Wandungen der Pseudozysten entstehen. Dagegen verkalken die Tumoren selten: Die Zystadenome und die Zystadenokarzinome verkalken in 10% der Fälle. Ausnahmsweise gibt es Verkalkungen in den Adenokarzinomen.

Indirekte Zeichen. Sie entsprechen insbesondere einer akuten Pankreatitis:

- Das gaslose Abdomen [8]. Diese Erscheinung gibt es auch bei der akuten Darmischämie.
- Der reflektorische Ileus mit Zeichen im Bereich des direkt benachbarten Intestinaltrakts (Duodenum, erste Dünndarmschlinge).
- Der reflektorische Ileus mit entfernter gelegenen Intestinalzeichen: Colon transversum ohne Darmgas („cut off") oder durch Luft anomal gebläht (zit. nach [21]).
- Das Verschwinden der Nierenränder und des Psoasmuskels sprechen für eine retroperitoneale Ausbreitung der Entzündung.
- Der Aszites kann Röntgenzeichen ergeben, die durch eine mehr oder weniger diffuse Opaleszenz des Abdomens gekennzeichnet sind. Bei den Pankreastraumen [13], deren Diagnose im wesentlichen durch Angiographie zu sichern ist, läßt sich auf der Abdomenleeraufnahme ein „sentinel loop" erkennen.

Thoraxaufnahme

Pathologische Thoraxbefunde werden in 14% der Fälle festgestellt [21].

Hinsichtlich der Technik müssen die Aufnahmen im Stehen erfolgen, und zwar von vorn und mit hoher Spannung. Zusätzliche Filter erlauben eine bessere Untersuchung des Mediastinums. Stellungsaufnahmen können dann noch zusätzlich vorgenommen werden, um geringe Ergüsse innerhalb des Thorax festzustellen. Dabei wird folgendes beobachtet:

a) Zwerchfellhochstand mit oder ohne Phrenikusparese.
b) Eine basale rundliche Plattenatelektase.
c) Zeichen einer Bronchopneumonie des Unterlappens oder Zeichen von alveolärem Ödem (letzteres ist ziemlich häufig bei der akuten Pankreatitis zu finden).
d) Pleuraergüsse [4, 11, 14, 31].
Man findet sie relativ oft; in $^2/_3$ der Fälle sind sie linksseitig. Sie entstehen bei akuten Pankreatitiden, aber auch bei chronischen Prozessen sowie bei Pseudozysten des Pankreas.

Manchmal sind sie massiv und rezidivieren nach Entleerungspunkten. Sie enthalten eine große Menge Amylase und Lipase. Der Ursprung dieser Ergüsse ist hämatogen oder lymphatisch.

Bei Pseudozysten wurde während der Operationen bewiesen, daß Perforationen der Pseudozysten unmittelbar mit der Pleurahöhle verbunden sein können entweder über den Ösophagus oder über den aortalen Hiatus bzw. auch über Perforationen der Diaphragmakuppeln.

Es gibt auch Pleuraergüsse, die mit einem Pankreaskarzinom verbunden sind.

Pseudozysten im Mediastinum sind äußerst selten. Sie entstehen aus Pankreassaft, der sich durch die Zwerchfellschenkel hindurch in das hintere Mediastinum entleert hat.

e) Intraperikardiale Ergüsse sind ganz ungewöhnlich [29].

Röntgenologie des Skeletts

Eine interessante Erscheinung ist das Auftreten von Knochennekrosen im Skelettsystem während einer akuten Pankreatitis. Gelegentlich führt dieses Zeichen zum Nachweis eines Pankreasleidens. So können z.B. Knocheninfarkte, aseptische Nekrosen des Humerus und des Oberschenkelkopfes sowie das Schüller-Christian-Syndrom entdeckt werden.

Kontrastdarstellung des Intestinaltrakts

Magen-Darm-Passage

Da es zwischen Magen, Darmbereich und Pankreas enge anatomische Beziehungen gibt, ist die gastroduodenale Kontrastdarstellung von größter Wichtigkeit, um eine Pankreaskrankheit aufzudecken. Ist sie in dieser Beziehung nicht aussagefähig, so bleibt sie dennoch eine Basisuntersuchung, um Anomalien, die durch das Pankreas bedingt sind, festzustellen.

Technik. Um die Ergebnisse der gastroduodenalen Untersuchung zu verbessern, wurden mehrere Techniken, die sich von der Standarduntersuchung ableiten, vorgeschlagen. Die gastrische Luftfüllung soll auf den seitlichen Aufnahmen (im Stehen, in Bauch- oder Rückenlage) eine herausragende Pankreasmasse im Lumen des durch die Luft verzogenen Magens zeigen: Sie bleibt eine Ausnahmetechnik.

Die Einnahme von Bariumbrei ist die Basis der klassischen Untersuchung und führt zu einer Feststellung von Kompressionen oder Verformungen der großen Magenkurvatur, der Antrumgegend und im Darmbereich.

Nach Einnahme des Kontrastmittels im Stehen wird man im Magenabschnitt ggf. auffällige Erscheinungen sehen, besonders eine Entleerungsverzögerung oder Zeichen einer Magenkompression bzw. Magenverlagerungsbilder. Man wird nach Aussparungen am Magen suchen. Die Aufnahmen von vorn, die seitlichen mit oder ohne Kompression können gastrale Veränderungen sowie eine Erweiterung des retrogastrischen Raums aufweisen. Die Untersuchung wird mit Aufnahmen im Stehen, im Liegen, in Seitenlage und in Trendelenburg-Lage ergänzt.

Für die Studie des Duodenalrahmens bedeutet die duodenale Hypotonie zweifellos einen wesentlichen Fortschritt. Sie ist eine einfache, harmlose Methode und entspricht einer standardisierten Technik. Indem man den Tonus und die Peristaltik des Duodenums vermindert, wird ein enger Kontakt von Kontrastmittel und Duodenalwand erzielt.

Mallet-Guy und Jacquemet [20] haben folgendes Protokoll vorgeschlagen:

– Einlegen einer Duodenalsonde
– Injektion von „Antrenyl"
– Injektion von einer viskösen Xylocainlösung mittels der Sonde
– Injektion von Bariumsulfat 20 min nach der „Antrenylgabe"

Die Ergebnisse dieser Autoren brachten eine wesentliche Verbesserung gegenüber der klassischen Methode mit sich. Heute ist die Technik vereinfacht: Wenn während der Standarduntersuchung Veränderungen am Duodenalrahmen zu beobachten sind, injiziert man intravenös verschiedene Substanzen, die eine rasche und befriedigende Hypotonie bewirken:

– Priamid (Isopriamid) [32]
– Primperan (Metoclopramid)
– Visceralgin (Tiemoniumjodid)

Die pharmakologische Duodenographie hat die Sondenuntersuchung verdrängt. Die Verbesserung der Aussagefähigkeit bei der Untersuchung des Duodenalrahmens wurde folgendermaßen eingeschätzt:

– Nach Pringot [24] steigt sie von 77 auf 87%
– nach Margulis [21] von 57 auf 80%

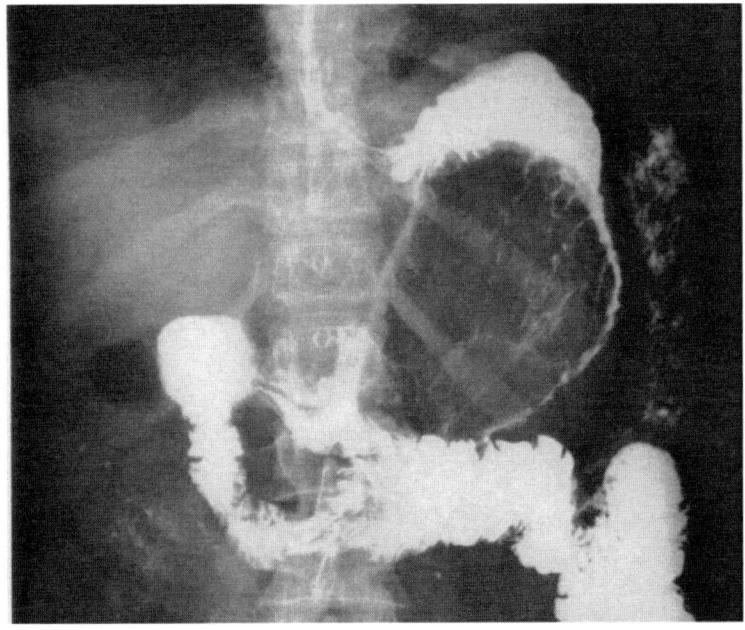

Abb. 5.5. Aufnahme in Liegeposition. Ausgedehnter Füllungsdefekt der kleinen Magenkurvatur

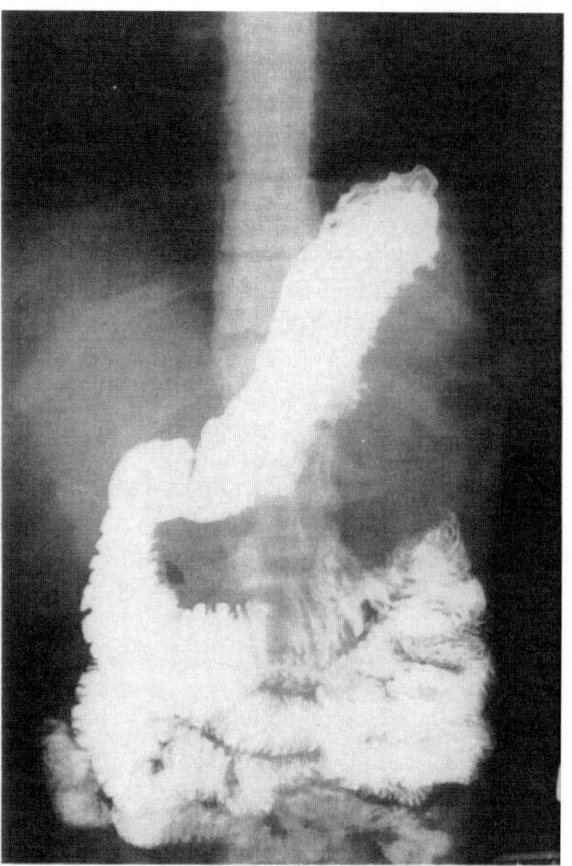

Abb. 5.6. Akute Korpus- und Schwanzpankreatitis: Hypotone Duodenalpassage nach Spasmolytikainjektion. Die große Magenkurvatur ist infiltriert. Deformierung des 3. und 4. Duodenalabschnitts. Kompression des Treitz-Winkels

Röntgensemiotik

Gastrale Zeichen. Der Magen kann verlagert sein. Meistens ist die kleine Magenkurvatur betroffen, wobei sie von einer Anhebung des Antrums begleitet wird (Abb. 5.5). Die Magenfalten sind dabei nicht amputiert. Die kleine Kurvatur erscheint manchmal gesenkt und nach links verlagert, mit breiter Öffnung des Angulus.

Deutliche Impressionseffekte und Wandungsregelmäßigkeit (Abb. 5.6), insbesondere im Bereich des Antrums, sind zu beobachten:

▽ **Abb. 5.7. a** Pankreaskopfpseudozyste mit Verdrängung des Antropylorus und des gesamten Duodenalbogens. Der Treitz-Winkel ist gesenkt. **b** Kontrolle nach Zystojejunostomie

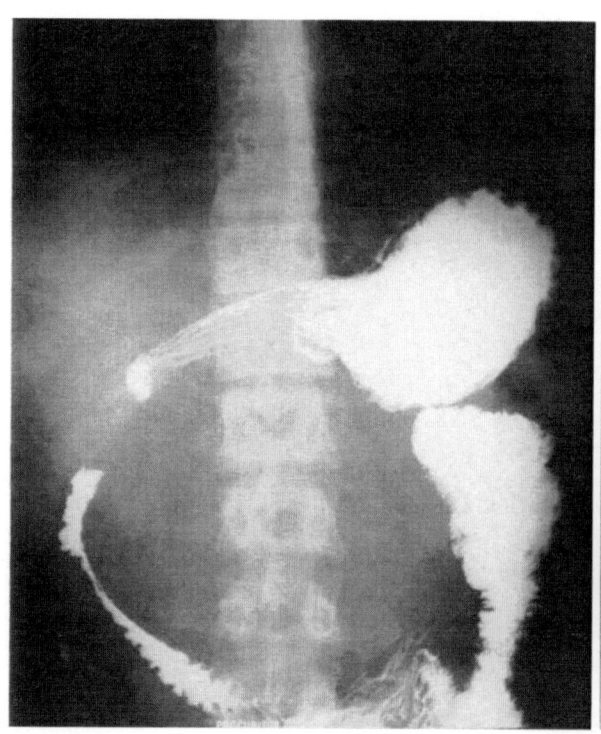
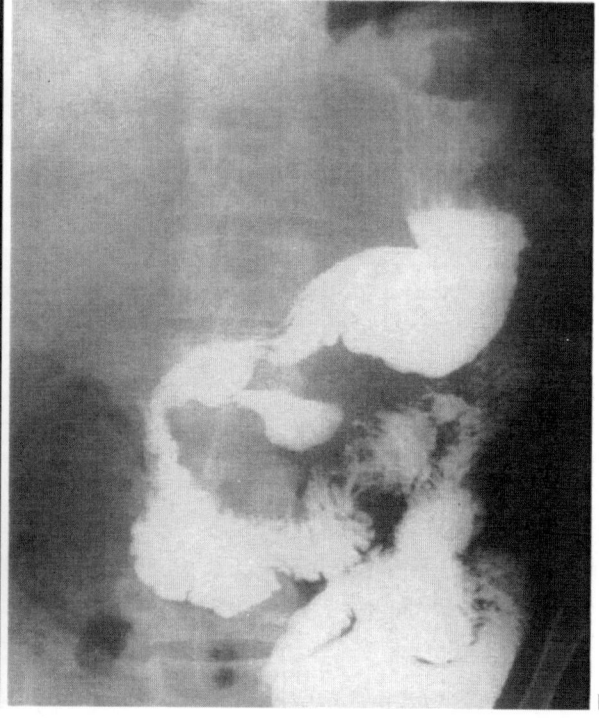

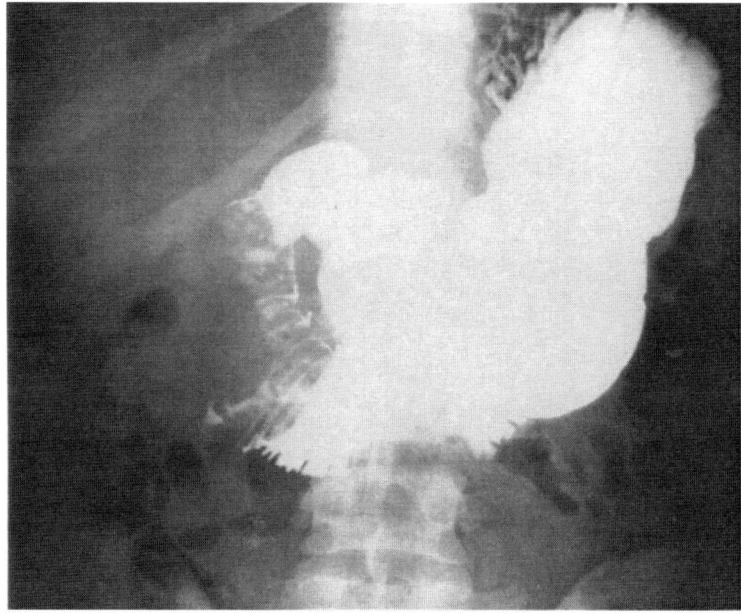

Abb. 5.8. Akute Pankreatitis mit Duodenalhämatom und Kompression des äußeren Randes des 2. Duodenalabschnitts. „Palisadenbildung"

– regelmäßige Füllungsdefekte durch Pseudozysten (Abb. 5.7a, b)
– unregelmäßige Füllungsdefekte durch Karzinome des Pankreaskörpers und -schwanzes

In allen Fällen sind seitliche Aufnahmen anzufertigen.

Duodenalzeichen [5, 15, 25, 33, 37]. Die Röntgenerscheinungen des Duodenalrahmens wurden von Sarles u. Mercadier [25] festgelegt.

Im Duodenalbulbus und im 1. Duodenalabschnitt ist folgendes zu beobachten:
– eine Verlagerung nach oben und nach außen
– runde und dreieckförmige Wandungsregelmäßigkeiten
– regelmäßige und unregelmäßige bogenförmige Impressionen durch den Innenrand des Pankreas bis hin zum aufsteigenden Duodenalabschnitt

Bezüglich der 2., 3. und 4. Duodenalabschnitte:
– abgehobelter Innenrand mit Verschwinden des Mukosareliefs
– vertikal starrer Aspekt oder bogenförmige Abdrücke – die Falten des Außenrandes sind meistens normal
– Starre des Innenrandes des 2. Duodenalabschnitts – Impressionseffekt (Abb. 5.8)
– „Frostberg-Zeichen" oder Bild eines umgekehrten ε

– umschriebene Füllungsdefekte (Abb. 5.9–5.11)
– Ringstenose: kurze Stenose zwischen 2 starren und oft unregelmäßigen Rändern
– fadenförmige Stenose: eine lange, unregelmäßige Einengung
– Nische am Innenrand
– Aufweitung des Duodenalrahmens mit abgeflachten Mukosafalten des Innenreliefs: Gutmann-Zeichen
– Senkung des Treitz-Winkels mit oder ohne Änderungen des Mukosareliefs

Keines dieser Bilder ist absolut pathognomonisch außer verdächtigen Verlagerungen des Magens, des Duodenalrahmens und einer Senkung des Treitz-Winkels im Falle von Zysten oder Pseudozysten des Pankreas. Allerdings kann diese Diagnose im Anfangsstadium schwierig sein. Als Hinweis gelten Verlagerungen ohne Faltenabbrüche und ohne Ulzerationen.

Für ein Neoplasma sprechen: eine Doppelrandimpression, die Ringstenose, ein Impressionseffekt, die fadenartige Stenose, das Frostberg-Zeichen und eine Ulzeration.

Man muß sich aber bewußt sein, daß diese für die eine oder andere Krankheit charakteristischen Zeichen sowohl bei der chronischen Pankreatitis als auch beim Karzinom vorkommen können, so daß erst die chirurgische Freilegung den Schlüssel zur Diagnose liefert.

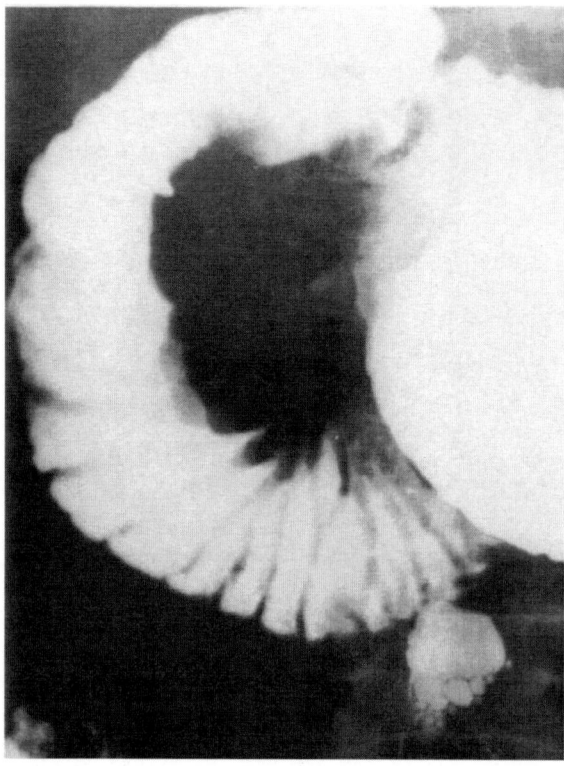

Abb. 5.9. Hypotone Duodenalpassage mit mehreren Einbuchtungen längs der inneren Seite des 1. und 2. Duodenalabschnitts durch chronische kalzifizierende Pankreatitis

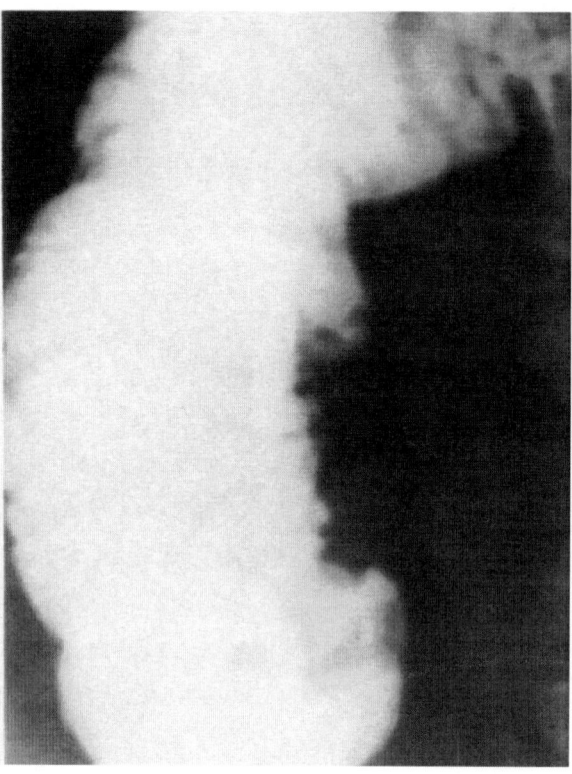

Abb. 5.10. Hypotone Duodenalpassage nach Injektion eines Kontrastmittels durch die Duodenalsonde. Pankreaskopfkarzinom mit Einbeziehung des 2. Duodenalabschnitts

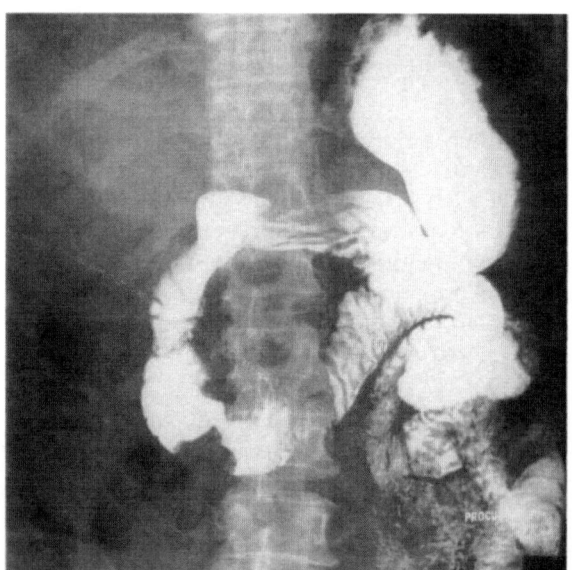

Abb. 5.11. Hypotone Duodenalpassage mit polyzyklischen Unregelmäßigkeiten des unteren Duodenalknies durch ektopisches Papillenkarzinom

Als Beispiel: Das Frostberg-Zeichen ist bei der chronischen Pankreatitis gleichermaßen wie beim Pankreaskopfkarzinom zu beobachten.

Im Falle der akuten Pankreatitis sind die Röntgenzeichen meistens spärlich. Es mag jedoch eine Faltenvergrößerung im Magen und im Duodenalbereich, eine Erweiterung des Duodenalrahmens ohne Veränderung des Mukosareliefs geben.

Dagegen sind die Röntgenzeichen beim Zollinger-Ellison-Syndrom vielsagend, falls sie in ausgeprägter Form vorliegen:

Magenbereich:
- eine erhebliche Aufstauung von Magensaft
- stark verdickte Schleimhautfalten
- Ulkusnischen, oft an atypischer Stelle

Duodenalbereich:
- ein geschwüriger Krater im Bulbusabschnitt, insbesondere in Form einer oder mehrerer postbulbärer oder oberhalb der Papilla Vateri liegender Nischen
- umschriebener Palotteneffekt im Falle eines intraduodenalen Gastrinoms

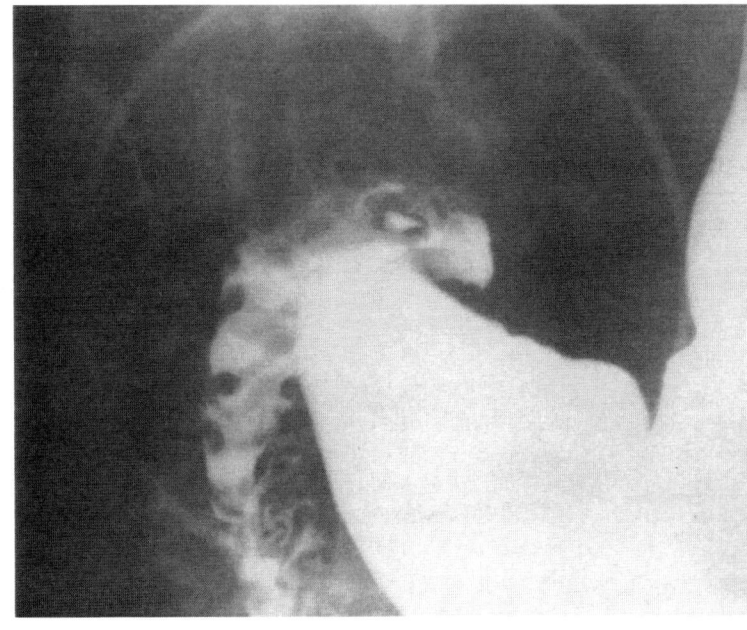

Abb. 5.12. Ektopisches Pankreas. Defekt im Bulbus duodeni mit Zentralschatten, der dem exkretorischen Gangostium entspricht

Jejunalbereich:
– versteckte, ödematöse Schleimhautfalten

Darüber hinaus werden bestimmte Krankheiten relativ leicht mit der Bariumkontrastdarstellung diagnostiziert.

Das ektopische Pankreas (Abb. 5.12) ist eine Mißbildung, die aus einem heterotopen Pankreaskern besteht, der unabhängig von der restlichen Drüse ist, und meistens in der Nachbarschaft von Antrum, Bulbus oder vom postbulbären Duodenalabschnitt liegt. Es ist röntgenologisch durch eine glattwandige Impression gekennzeichnet, in der häufig eine zentrale Ulkusnische dargestellt werden kann.

Das ringartige Pankreas [7, 37] ist eine seltene Anomalie (Abb. 5.13). Der Pankreaskopf hat die Form eines Rings, der den 2. Abschnitt des Duodenums umgibt und eine mehr oder weniger vollständige Duodenalstenose bewirkt. Diese Mißbildung ist insbesondere beim Kleinkind bekannt. Wenn die Obstruktion aber unvollständig ist, mag sie lange Zeit hindurch relativ beschwerdelos zu ertragen sein und erst durch Zufall im Erwachsenenalter entdeckt werden.

Das duodenale Hämatom pankreatischen Ursprungs [30]. Das „Duodenalhämatom" betrifft eine Einblutung in die Duodenalwand, wie sie spontan oder nach einem Trauma auftreten kann. Die Gründe dafür sind verschiedenartig:

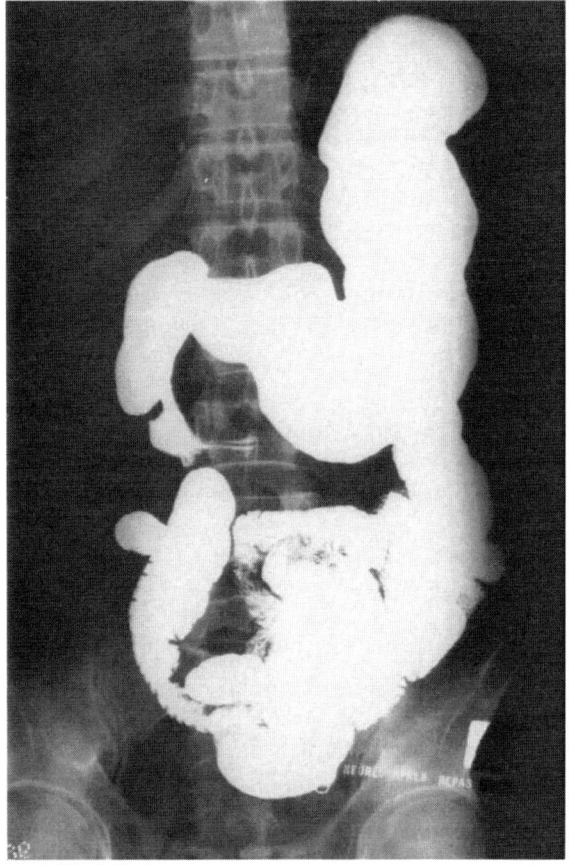

Abb. 5.13. Pancreas anulare: infrapapilläre Duodenalstenose

– Trauma
– Pankreatischer Ursprung: insbesondere akute Pankreatitis, manchmal Pseudozysten oder Pankreaskopfkarzinom
– Störungen der Blutgerinnung oder ganz selten Fistelbildung eines Aneurysmas der Aorta in die Duodenalwand bzw. hämorrhagische Perforation eines Ulkus

Bariumeinlauf

Die Kontrastdarstellung des Kolons bei Pankreaserkrankungen ist von recht geringem Interesse. Die hintere Umschlagsfalte des Mesocolon transversum liegt der Unterkante des Pankreaskörpers an. Daher ist es möglich, daß ein pankreatischer Prozeß das Mesokolon und das Colon transversum einbezieht:

– Bei einer Pankreatitis werden am Colon transversum umschriebene Zonen mit Spasmen, Mukosaödem, perikolischer Fibrose oder Verwachsungszonen beobachtet, die einer Einengung des Kolonlumens entsprechen können
– Pankreasneoplasmen können das Colon transversum und die linke Kolonflexur befallen oder verlagern
– Schließlich können relativ große Pseudozysten des Kopfes oder Schwanzes eine Impression oder Verlagerung des Colon transversum und der linken Kolonflexur bewirken
– Infolge entzündlicher bzw. peptischer Vorgänge kann es zum Einbruch in das Dickdarmlumen mit röntgenologischer Darstellung der Fistel kommen

Gewisse Formen von großen Pankreaszysten komprimieren das linke Kolon und das Sigmoid im Sinne einer hochgradigen Stenose und dies unmittelbar oder durch Flüssigkeitsansammlungen.

Kontrastdarstellung der Gallenwege [27]

Wenn kein Ikterus besteht, wird sie mit einer Cholezystographie in der Kontraktionsphase, aber besonders mit der intravenösen Cholangiographie unter Infusion und unter gleichzeitiger Tomographie ausgeführt.

Im Falle eines Ikterus bleibt eine Kontrastdarstellung aus und ist nicht ungefährlich.

Wenn die Cholangiographie eine befriedigende Darstellung erzielt, können eine diffuse Verengung des retropankreatischen Choledochus (sog. Röhrenstenose) sowie Anomalien, die durch eine Unregelmäßigkeit der Stenose, eine aufwärtsliegende Erweiterung, seitliche Einkerbungen oder eine ringartige Verengung gekennzeichnet sind, bestehen.

Eigentlich ist diese relativ feine Semiologie selten bei der Kontrastdarstellung auf intravenösem Wege zu erreichen, und sie entspricht eher der retrograden Kontrastdarstellung, die gleichzeitig mit der Wirsungographie ausgeführt wird. Die Pseudozysten des Pankreaskopfes können Bilder einer Verlagerung des Hauptgallengangs nach rechts bewirken.

Die röntgenologischen Untersuchungen der Gallenwege können zur Klärung der Ätiologie einer Pankreaserkrankung beitragen: Cholezystolithiasis, Choledocholithiasis, eingeklemmter Papillenstein und Lithiasis des Ductus Wirsungianus. In all diesen Fällen ist allerdings eine retrograde Kontrastdarstellung zur Abklärung der Diagnose unentbehrlich.

Intravenöse Urographie [1, 26]

Die Einbeziehung der ableitenden Harnwege durch einen pankreatischen Prozeß sind seit der allgemeinen Übersicht von Abeshouse [1] im Jahre 1953 bekannt.

Diese Veränderungen entstehen durch die Nähe zwischen Pankreasschwanz und -körper mit dem linken Nierenstiel und der linken Niere, da sie nur durch die Zuckerkandl-Faszie getrennt sind. Diese anatomischen Verhältnisse erklären folgende Möglichkeiten:

– Ausbreitung einer Masse oder Nekrose (Abszeß, Pseudozyste) nach hinten in den Retroperitonealraum
– Bei allen Raumforderungen, so bei Pseudozysten, kann man eine unmittelbare Auswirkung auf die Niere oder eine indirekte infolge links- oder rechtsseitiger Harnleiterkompression beobachten

Die konventionelle Röntgenologie des Pankreas hat viel an Interesse verloren, seit es andere Methoden, wie Sonographie, Tomodensitometrie und nuklearmagnetische Resonanz gibt.

Trotz aller erreichten Fortschritte im Bereich der Röntgendiagnostik wird die endgültige Klärung oft erst durch den chirurgischen Eingriff und die pathomorphologische Untersuchung erbracht.

Literatur

1. Abeshouse BS (1953) Collective review: differential diagnosis of pancreatic and renal disease with particular emphasis on differentiating pancreatic cysts from renal cysts. Surg Gynecol Obstet 96:1–27
2. Adloff M, Kohler JJ, Wong P (1968) Les pseudokystes du pancréas. – Analyse de 41 observations et déductions thérapeutiques. Ann Chir 22:1357–1367
3. Blau, Bruce Somee (1964) Congrés de Médecine Nucléaire, Athènes, 1964
4. Cinqualbre J (1974) Essai sur la pathogénie, le diagnostic et le traitement des pseudokystes du pancréas. Thèse Strasbourg, n° 226
5. Delorme G, Diard F, Fagola M (1975) Le pancréas. Traité de radiodiagnostic, tome 7. Masson, Paris, pp 251–337
6. Desgrez H, Leger L, Ledoux-Lebard G, Heitz F et al. (1965) Pancréatographie expérimentale. J Radiol 12/46:883
7. Dubois R, Debeugny P (1967) Constations radiologiques dans le pancréas annulaire. J Radiol 48/6–7:369
8. Felson BC (1954) Intramural hematoma of the duodenum: diagnostic roentgen signs. Radiology 63:823–829
9. Fontaine R, Frank P (1958) A propos du traitement des pseudokystes du pancréas. Volume des rapports du 60ème Congrès de Chirurgie, Paris, pp 208–210
10. Forster E, Adloff M, Lampert M, Nouzha E (1971) Les pseudokystes du pancréas, affection chirurgicale. Entetrients Bichat 185–190
11. Forster E, Adloff M, Cinqualbre J, Warter P (1974) A propos de l'extension thoracique des pseudokystes du pancréas. Chirurgie 100:596–605
12. Giraud M, Gros C, Walter JP, Bloch P, Grumbach Y (1965) Exploration du pancréas par la tomographie axiale transverse. J Radiol 12/46:863
13. Hollender LF, Viville C, Schvingt E, Adloff M (1962) Les lésions traumatiques du pancréas. Arch Mal App Dig 51:649–657
14. Hollender LF, Bur F, Marrie A, Adloff M, Klein A, Chanthavinout H (1974) Notre expérience du traitement des pseudokystes pancréatiques. Ann Chir 28:53–65
15. Jaquemet P, Ledoux-Lebard G, Bennet J, Doyon J, Bigot R (1969) Le pancréas. Encyclopédie Médico-Chirurgicale, Radiodiagnostic 4:33655 AlO – 33655 BlO
16. Kieny R, Warter P, Japy C, Fontaine R (1965) Aspects angiographiques dans les affections pancréatiques. J Radiol 12/46:867
17. Ledoux-Lebard G, Heitz F, Behar A, Rosier J, Leger L, Siguier F, Premont M (1967) La pancréatographie par voie veineuse à l'érythrosine B en clinique humaine. – Etude des 30 premières observations –. J Radiol 1967 6–7/48:373
18. Legèr L, Brehant J (1956) Chirurgie du pancréas, vol 1. Masson, Paris
19. Lunderquist A (1965) Angiography in carcinoma of the pancreas. Acta Radiol [Suppl] (Stockh) 235
20. Mallet-Guy D, Jacquemet P (1967) Résultats comparatifs de la duodénographie hypotonique des autres techniques d'exploration radiologique du pancréas. J Radiol 6–7/48:352
21. Margulis AR, Burhenne HJ Alimentary tract roentgenology vol 2. Pathology of the pancreas. Mosby, St. Louis, pp 1154–1181
22. Olsson O (1965) Le diagnostic radiologique du pancréas. J Radiol 12:860
23. Pistolesi GF, Procacci C, Fugazzola C (1982) Approche radiologique des maladies du pancréas exocrine. Radiologie 3:2
24. Pringot J, Ponette E, Goncette L, Baert A, Daùtrebande J (1976) Contribution des examens radiologiques classiques et angiographiques au diagnostic de la pancréatite chronique. Acta Gastroenterol Belg 39:426–457
25. Sarles H, Mercadier M (1960) Les pancréatites chroniques de l'adulte. L'expansion scientifique, vol 1. Masson, Paris
26. Tongio J, Wenger JJ, Barth M, Warter P (1979) Pseudokyste du pancréas à expression rénale. Ann Radiol 22/5:441–444
27. Tréheux A, Fays J, Crestin M, Heully F (1968) Intérêt de la cholangiographie intraveineuse et de la duodénographie simultanée dans l'étude de l'ampoule de Vater et des pancréatites chroniques. J Radiol Electrol 49/6–7:471–476
28. Vallebona (1950) Cours international de stratigraphie transverso-axiale. Gènes, 1950
29. Warter J, Weill JP, Storck D (1962) Epanchement péricardique d'origine pancréatique. Presse Méd 70:255–257
30. Warter J, Weill JP, Weill-Bousson M, Buchser P (1965) Intérêt de l'étude de la pancréatographie "post-mortem". J Radiol 12/46:866
31. Warter J, Storck D, Monath C, Gillet N (1972) Contribution à l'étude des épanchements pancréatiques, la polysérite protéasique expérimentale. CR Soc Biol 166:1157–1160
32. Warter P, Weill F (1962) Note et technique: Une technique simplifiée de duodénographie hypotonique. La duodénographie au priamide. J Radiol Electrol 43/12:889–891
33. Warter P, Sibilly A, Bridier JJ, Lang G, Japy C (1965) Les modifications du cadre duodénal dans les affections pancréatiques. J Radiol 12/46:876
34. Warter P, Fontaine R, Kieny R, Japy C, Bridier JJ (1967) Valeur respective du transit baryté et de l'artériographie sélective dans les affections du pancréas. J Radiol 6–7/48:361
35. Warter P, Tongio J, Cinqualbre J, Wenger JJ (1975) Exploration radiologique per-opératoire des voies biliaires et pancréatiques. Traité de radiodiagnostic, tome 7. Masson, Paris, pp 361–382
36. Warter P, Bernhard JD, Tongio J (1975) L'hématome duodénal. Traité de radiodiagnostic, tome 5. Masson, Paris, pp 698–702
37. Warter P, Tongio J, Wenger JJ (1975) Sténoses duodénales de l'adulte. Traité de radiodiagnostic, tome 5. Masson, Paris, pp 671–686
38. Warter P, Tongio J, Cinqualbre J, Wenger JJ (1974) Exploration per-opératoire des voies biliaires et pancréatiques. Traité de radiodiagnostic, tome 7. Masson, Paris

5.3 Angiographie des Pankreas

J. HOEVELS

1. Einleitung

Die selektive Katheterisierung der Splanchnikusarterien hat die Voraussetzung für die angiographische Untersuchung des Pankreas geschaffen [46, 47]. Durch Weiterentwicklung der Untersuchungstechnik können tumoröse [2, 7, 8, 10, 24, 27, 36, 42, 61, 62, 63] und entzündliche [2, 5, 8, 24, 27, 61, 63] Veränderungen des Pankreas angiographisch mit hoher Verläßlichkeit nachgewiesen werden. Wesentliche Fortschritte der Pankreasangiographie sind die Einführung der superselektiven Kathetertechnik [7, 8, 24, 54, 61, 62] und die Entwicklung der Pharmakoangiographie [3, 49].

Während die Angiographie länger als ein Jahrzehnt die wichtigste bildgebende Methode zum Nachweis tumoröser und entzündlicher Veränderungen des Pankreas war, hat sich nach Einführung der endoskopisch retrograden Cholangiopankreatikographie (ERCP), des Ultraschalls und der Computertomographie ein entscheidender Wandel vollzogen. Die Pankreasangiographie als diagnostische Untersuchung hat an Bedeutung verloren und wird nicht mehr als Screeningmethode eingesetzt. Bei der Mehrzahl der Patienten wird die Diagnose eines Pankreaskarzinoms durch die Kombination der Befunde aus Ultraschall, Computertomographie und ERCP gestellt. Die Angiographie ist bei Patienten mit klinischem Verdacht auf eine Pankreaserkrankung indiziert, wenn weniger invasive bildgebende diagnostische Verfahren widersprüchliche oder technisch unzureichende Ergebnisse erbringen [20, 35]. Der Wert der Pankreasangiographie liegt neben der Darstellung der Gefäßtopographie und ihrer Normalvarianten (Abb. 5.14–5.18) in der präoperativen Beurteilung der Resektabilität des Pankreaskarzinoms. Bei Patienten mit chronischer Pankreatitis ist die Angiographie vor chirurgischen Eingriffen indiziert, um Veränderungen der peripankreatischen Gefäße nachzuweisen. Zur Lokalisation kleiner endokriner Pankreastumoren ist die Angiographie trotz bedeutender Fortschritte durch Ultraschall und Computertomographie weiterhin nicht ersetzbar.

2. Technik

Im Gegensatz zu Leber, Milz und Nieren hat das Pankreas keinen Organhilus, durch den alle arteriellen und venösen Gefäße das Organ erreichen bzw. verlassen. An der arteriellen Versorgung des Pankreas beteiligen sich Äste der A. lienalis, der A. hepatica communis und der A. mesenterica superior. Die Pankreasvenen münden überwiegend in die V. lienalis, die V. mesenterica superior, den Konfluenz der V. portae und in den Hauptstamm der V. portae. Die Angiographie des Pankreas erfordert die selektive Katheterisierung der A. coeliaca und der A. mesenterica superior. Die simultane Kontrastmittelinjektion in die A. coeliaca und die A. mesenterica superior wurde von Lunderquist als wesentlich für die angiographische Diagnostik des Pankreaskarzinoms angesehen [36]. Die selektive Katheterisierung der A. gastroduodenalis (Abb. 5.19, s. auch Abb. 5.31a, b) und der A. dorsalis pancreatis ist die beste Voraussetzung zur Beurteilung der Pankreasarterien. Da die Angiographie in der weitaus überwiegenden Zahl der Fälle nicht durchgeführt wird, um ein Pankreaskarzinom nachzuweisen, sondern um die Beurteilung der Tumorresezierbarkeit zu ermöglichen, ist die simultane Kontrastmittelinjektion in die A. coeliaca und die A. mesenterica superior bzw. die

Abb. 5.17. Angiographie der A. mesenterica superior: Über erweiterte Pankreaskopfarterien Versorgung des Stromgebietes der A. coeliaca durch die A. mesenterica superior bei arteriosklerotisch bedingtem Verschluß der A. coeliaca

Abb. 5.18. Angiographie der A. mesenterica superior – venöse Phase: Doppelung des Hauptstamms der V. mesenterica superior

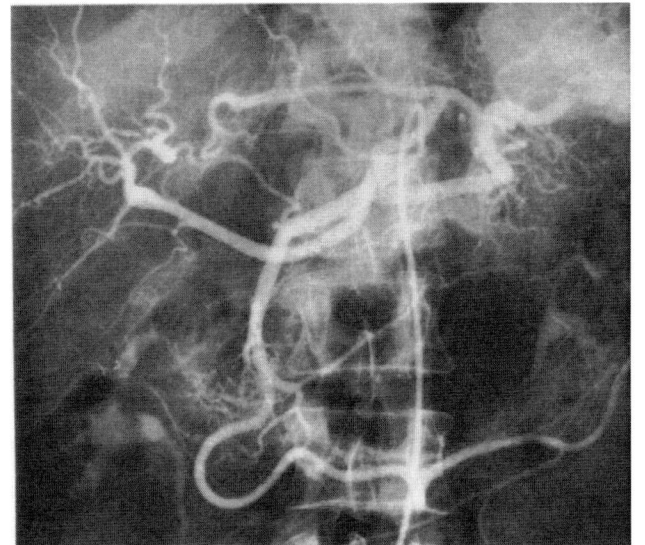

Abb. 5.14. Angiographie der A. coeliaca: Normalvariante der Teilung der A. coeliaca. Ursprung der A. hepatica dextra aus der A. hepatica communis unmittelbar distal des Ursprungs der A. lienalis. Versorgung der lateralen Segmente des linken Leberlappens durch die A. gastrica sinistra

Abb. 5.15. Angiographie der A. mesenterica superior: Ursprung der A. hepatica communis aus der A. mesenterica superior – Truncus hepaticomesentericus

Abb. 5.16. Angiographie der A. mesenterica superior: Ursprung der A. hepatica dextra aus der A. mesenterica superior. Infiltration der A. hepatica dextra (*Pfeil*) durch ein Karzinom des Caput pancreatis

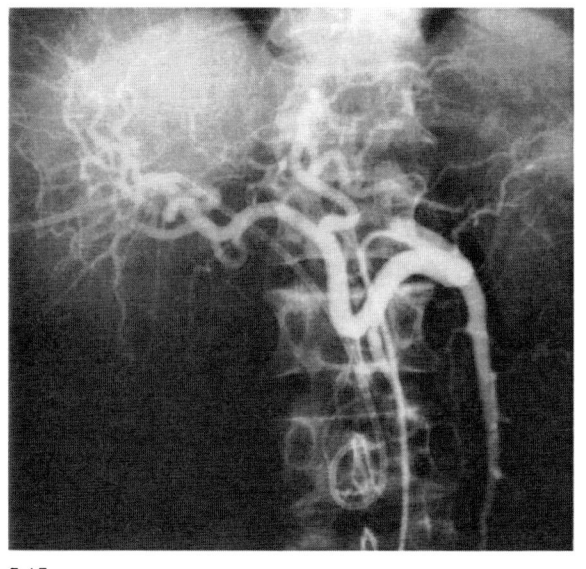

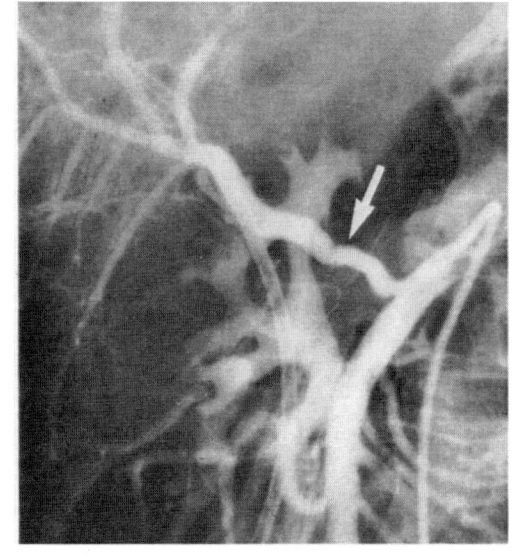

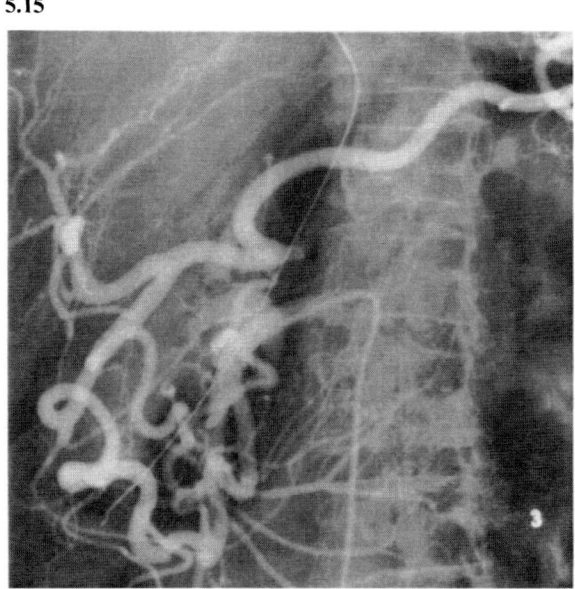

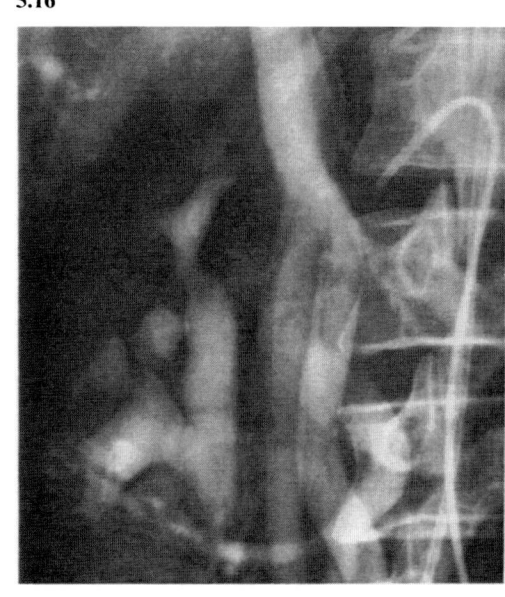

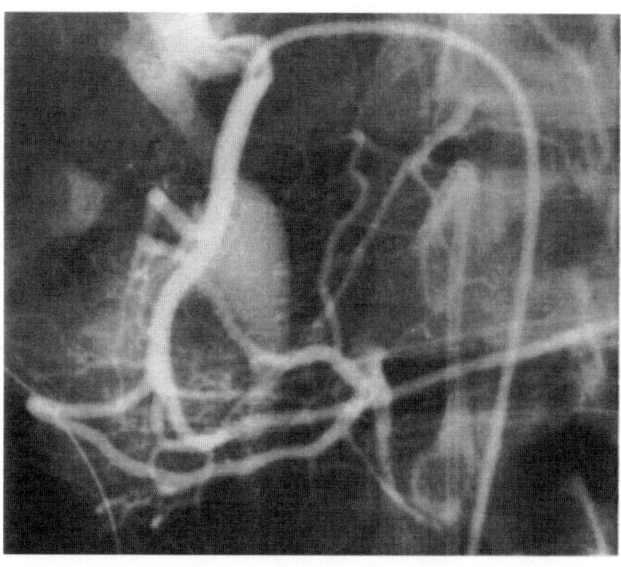

Abb. 5.19. Selektive Angiographie der A. gastroduodenalis: Darstellung normaler Arterien des Duodenums und des Caput pancreatis

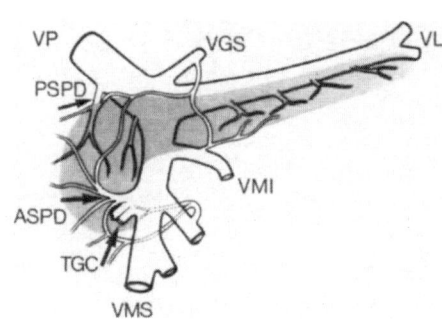

Abb. 5.20. Schematische Darstellung der Pankreasvenen und der Hauptstämme der Splanchnikusvenen: *VP* V. portae; *VL* V. lienalis; *VMS* V. mesenterica superior; *VMI* V. mesenterica inferior; *VGS* V. gastrica sinistra; *PSPD* V. pancreaticoduodenalis posterior superior; *ASPD* V. pancreaticoduodenalis anterior superior; *TGC* Truncus gastrocolicus [50]

superselektive Katheterisierung der das Pankreas versorgenden Arterien nicht erforderlich. Eine optimale Darstellung der peripankreatischen Arterien und Venen wird durch die Injektion von 50 ml Kontrastmittel (300 mg J/ml) in die A. coeliaca mit einer Flußrate von 9 bis 11 ml/s und von 60 ml Kontrastmittel in die A. mesenterica superior mit einer Flußrate von 10 bis 12 ml/s erreicht. Die Darstellung der V. mesenterica superior und der V. portae wird durch die Gabe von 30 bis 50 mg Tolazolinhydrochlorid in die A. mesenterica superior unmittelbar vor der Kontrastmittelapplikation erheblich verbessert. Die Angiographie der A. coeliaca wird in antero-posteriorer Projektion durchgeführt. Durch die Untersuchung der A. mesenterica superior in ca. 25° rechts-posteriorer Schrägprojektion wird die Überlagerung der V. mesenterica superior und des Konfluenz der V. portae durch die Wirbelsäule vermieden. Die intraarterielle digitale Subtraktionsangiographie (DSA) ermöglicht im Vergleich zur konventionellen Angiographie bei gleichwertiger Darstellung der Äste der A. coeliaca und der A. mesenterica superior eine kontrastreichere Darstellung der peripankreatischen Venen. Durch Subtraktion der Skelettstrukturen lassen sich insbesondere die prävertebralen Abschnitte der V. lienalis optimal darstellen. Die geringere örtliche Auflösung der intraarteriellen DSA im Vergleich zur konventionellen Angiographie schränkt die Bedeutung dieser Methode zur Beurteilung der Resezierbarkeit eines Pankreastumors nicht ein, da organüberschreitende Pankreastumoren in der Mehrzahl der Fälle große peripankreatische Arterien und Venen infiltrieren oder verschließen [9, 19, 55].

Die angiographische Standarduntersuchung zum Nachweis von Inselzelltumoren umfaßt die selektive Darstellung der A. coeliaca, A. mesenterica superior und A. lienalis in antero-posteriorer Projektion und Schrägprojektionen. Die superselektive Katheterisierung der A. gastroduodenalis und A. dorsalis pancreatis ist anzustreben. Die Elimination überlagernder Skelettstrukturen wird durch die konventionelle photographische Subtraktionsangiographie erreicht (s. Abb. 5.31 a, b, 5.32, 5.33).

Schwedische Autoren haben die Technik der perkutanen transhepatischen Katheterisierung der V. portae zur selektiven Blutentnahme aus der V. portae, den Hauptstämmen der Splanchnikusvenen und aus den Venen des Pankreas entwickelt [23, 37, 38, 50]. Die Verläßlichkeit dieser Lokalisationsmethode hängt in hohem Maße von der selektiven Katheterisierung der Pankreasvenen ab [50]. So sollte die Katheterisierung der Pankreas-Caput-Venen (V. pancreaticoduodenalis posterior superior – PSPD, V. pancreaticoduodenalis anterior superior – ASPD und Truncus gastrocolicus – TGC) sowie von 3 bis 4 Venen des Korpus und der Kauda durchgeführt werden (s. Abb. 5.20), da

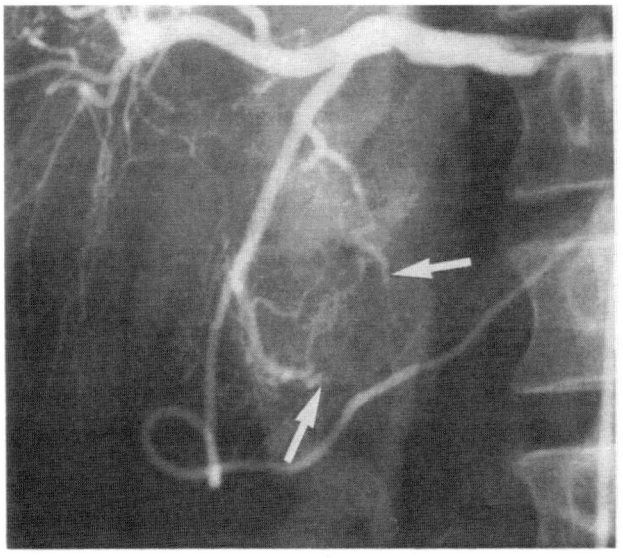

Abb. 5.21. Selektive Angiographie der A. hepatica communis: Infiltration und Verschluß von Pankreasarterien (*Pfeile*) durch ein Karzinom des Caput pancreatis

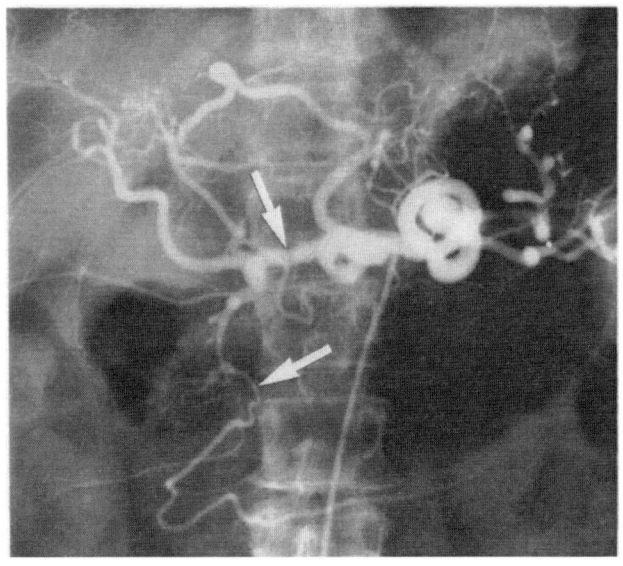

Abb. 5.22. Angiographie der A. coeliaca: Stenosen der A. gastroduodenalis (*Pfeil*) und der A. hepatica communis (*Pfeil*) durch ein Karzinom des Caput pancreatis; Versorgung der lateralen Segmente des linken Leberlappens durch die A. gastrica sinistra

zur sicheren Lokalisation eines endokrinen Tumors die selektiven Blutentnahmen aus der V. lienalis, der V. mesenterica superior und der V. portae in einzelnen Fällen nicht ausreichend sind [50].

3. Pankreaskarzinom

Das infiltrativ wachsende Adenokarzinom des Pankreas führt zu angiographisch erkennbaren Veränderungen an den Pankreasarterien und an den peripankreatischen Gefäßen, sofern der Tumor die Organgrenze überschritten hat. Glattwandige oder unregelmäßig begrenzte Stenosen und seltener der Verschluß der Pankreasarterien (Abb. 5.21) und der peripankreatischen Arterien (Abb. 5.16, 5.22–5.24) sowie Stenose, Verschluß oder Verlagerung der V. lienalis (Abb. 5.25), der V. mesenterica superior oder der V. portae (Abb. 5.26, 5.27) sind häufig zu beobachtende angiographische Befunde bei Patienten mit einem Pankreaskarzinom. Das Adenokarzinom des Pankreas ist gefäßarm, und tumoreigene Gefäße lassen sich angiographisch in der Regel nicht nachweisen. Hingegen läßt das Zystadenokarzinom – im Gegensatz zum Adenokarzinom ein seltener Tumor des Pankreas – angiographisch in der Mehrzahl der Fälle neugebildete Tumorgefäße erkennen. Die

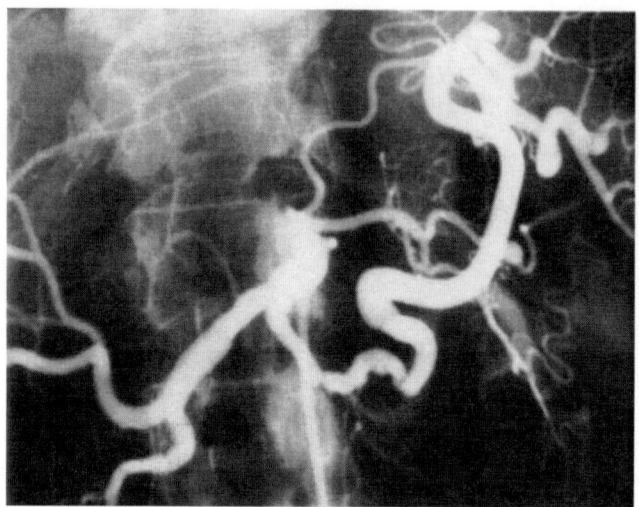

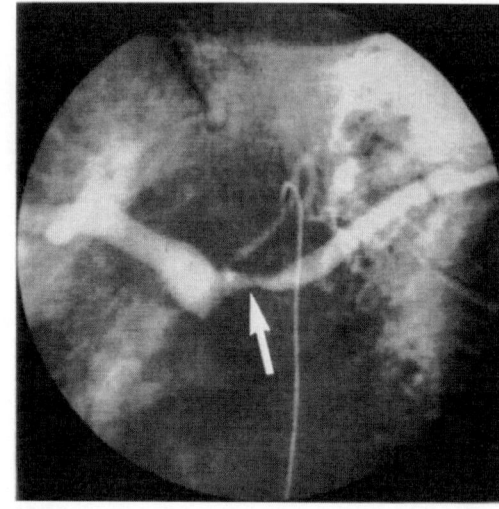

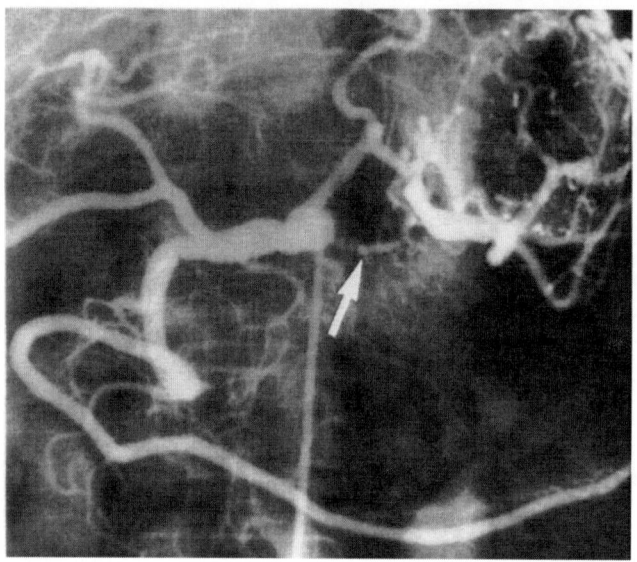

Abb. 5.23. Angiographie der A. coeliaca: Infiltration der proximalen Segmente der A. lienalis und der A. hepatica communis durch ein Karzinom des Corpus pancreatis

Abb. 5.24. Angiographie der A. coeliaca: erhebliche Stenose des proximalen Segments der A. lienalis (*Pfeil*) durch ein Karzinom des Corpus pancreatis

Abb. 5.25. Intraarterielle DSA der A. coeliaca – venöse Phase: Stenose des distalen Segments der V. lienalis (*Pfeil*) durch ein Karzinom des Corpus pancreatis

primäre Indikation für die Pankreasangiographie ist die Beurteilung der Resezierbarkeit des Pankreaskarzinoms. Tumorbedingte Veränderungen der A. coeliaca, A. lienalis, A. hepatica communis und/oder der V. lienalis, V. mesenterica superior und V. portae bedeuten in der Regel, daß die Resezierbarkeit des Tumors ausgeschlossen ist. Ein Normalbefund der peripankreatischen Arterien und Venen hingegen bedeutet nicht in jedem Fall, daß der Pankreastumor resezierbar ist, da die Infiltration der Mesenterialwurzel oder des Retroperitonealraums dem angiographischen Nachweis entgehen kann. Unterschiedliche Ansichten werden über die therapeutischen Konsequenzen bei Tumorbefall der A. gastroduodenalis vertreten. Während Suzuki et al. [59] ein Pankreaskarzinom, das als einziges peripankreatisches Gefäß die A. gastroduodenalis infiltriert hat, für nicht resezierbar halten, wird von Tylén et al. [64] die Ansicht vertreten, daß in derartigen Fällen die radikale Tumorresektion versucht werden sollte. In einer Untersuchung über die Resezierbarkeit und Prognose des Pankreaskarzinoms aufgrund angiographischer Befunde berichten Tylén et al. [64], daß die radikale Entfernung des Pankreastumors bei Patienten mit tumorbedingten Veränderungen der peripankreatischen Arterien nur in 14% möglich war. Bei Patienten, die keine angiographisch nach-

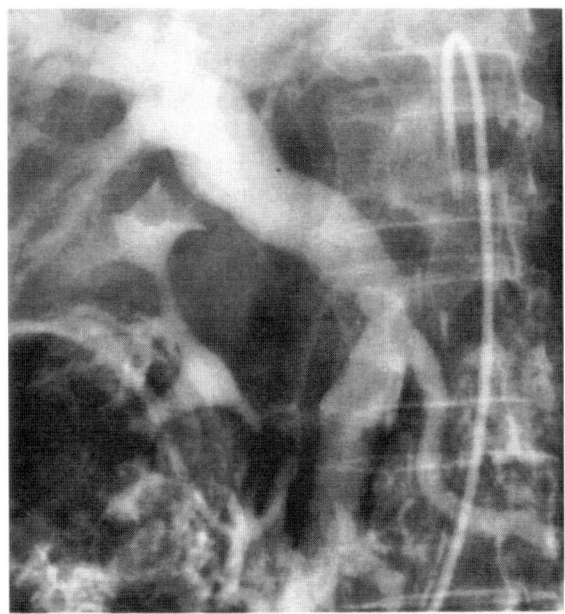

Abb. 5.26. Angiographie der A. mesenterica superior – venöse Phase: Stenose des Hauptstammes der V. mesenterica superior durch ein nichtresezierbares Karzinom des Caput pancreatis

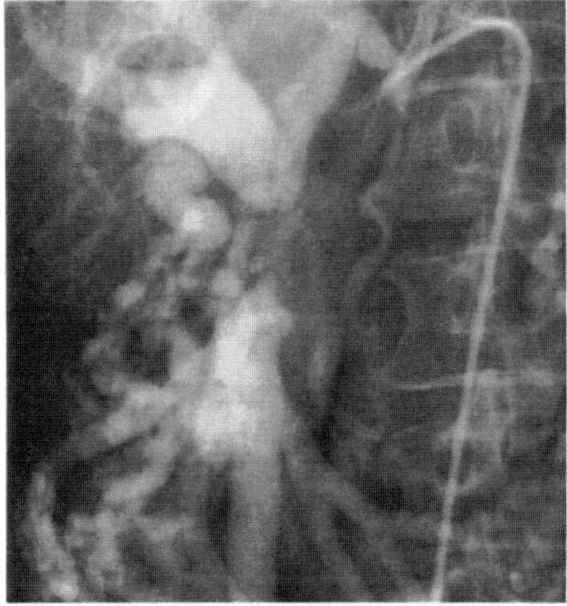

Abb. 5.27. Angiographie der A. mesenterica superior – venöse Phase: Verschluß des Hauptstammes der V. mesenterica superior und des proximalen Segmentes der V. portae durch ein Karzinom des Caput pancreatis; Ausbildung zahlreicher Kollateralen in der Mesenterialwurzel und im Lig. hepatoduodenale

weisbaren Gefäßveränderungen oder tumorbedingte Veränderungen ausschließlich an den intrapankreatischen Arterien hatten, konnte in ca. 40% eine radikale Entfernung des Tumors durchgeführt werden. Die Studien von Suzuki et al. [59], Tylén et al. [64] und Buranasiri et al. [10] belegen, daß die Angiographie andere bildgebende Methoden bei der präoperativen Beurteilung der Resezierbarkeit eines Pankreaskarzinoms hervorragend ergänzen kann. Mackie et al. [39] hingegen vertreten die Auffassung, daß die Angiographie eine unzuverlässige diagnostische Methode zur Beurteilung der Resezierbarkeit des Pankreaskarzinoms ist.

4. Pankreatitis

Die akut rezidivierende und die chronische Pankreatitis führen in der Mehrzahl der Fälle zu angiographisch erkennbaren Veränderungen an den intrapankreatischen Arterien [2, 5, 61, 63]. Die entzündungsbedingten Veränderungen der intrapankreatischen Gefäße sind durch Stenosen und umschriebene Erweiterungen des Gefäßlumens gekennzeichnet (Abb. 5.28). Die chronische Entzündung kann in Einzelfällen den angiographischen Befund umschriebener hypervaskulärer Abschnitte des Pankreas hervorrufen. Das Pankreaskarzinom und die chronische Pankreatitis können zu ähnlichen angiographischen Befunden der intrapankreatischen Arterien führen. Während sich beim Pankreaskarzinom die Gefäßveränderungen in der Regel auf einen umgrenzten Abschnitt des Pankreas beschränken, werden die durch eine Pankreatitis verursachten Veränderungen der kleinen intrapankreatischen Arterien häufig in allen Abschnitten des Pankreas nachgewiesen.

Parallel zum Auftreten narbiger, fibrosierender Veränderungen des Pankreas lassen sich angiographisch Veränderungen der peripankreatischen Arterien und Venen nachweisen. Während sich an den Arterien septenartige Stenosen oder überwiegend glattwandig begrenzte, segmentale Einengungen des Gefäßlumens feststellen lassen, können sich erhebliche Stenosen oder ein Verschluß der V. lienalis, V. mesenterica superior oder V. portae entwickeln [2, 5, 8, 24, 27, 44, 63]. Liegt ein Verschluß der V. lienalis vor, sind in der Regel zahlreiche Kollateralvenen im Milzhilus vorhanden, die sich über die V. gastrica sinistra und die V. ga-

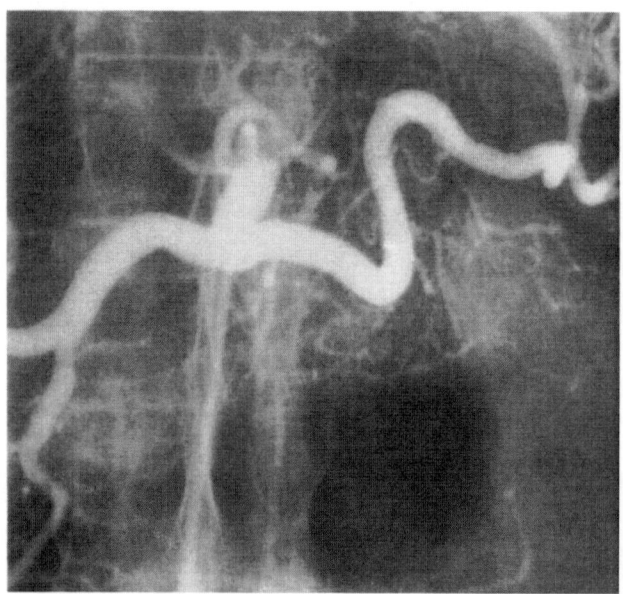

Abb. 5.28. Angiographie der A. coeliaca: Zahlreiche Stenosen der intrapankreatischen Arterien in Corpus und Cauda pancreatis bei einem Patienten mit chronischer Pankreatitis

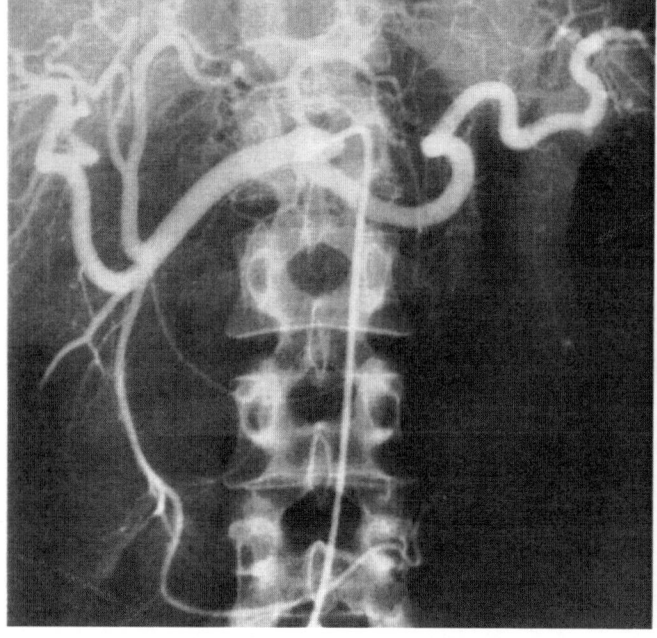
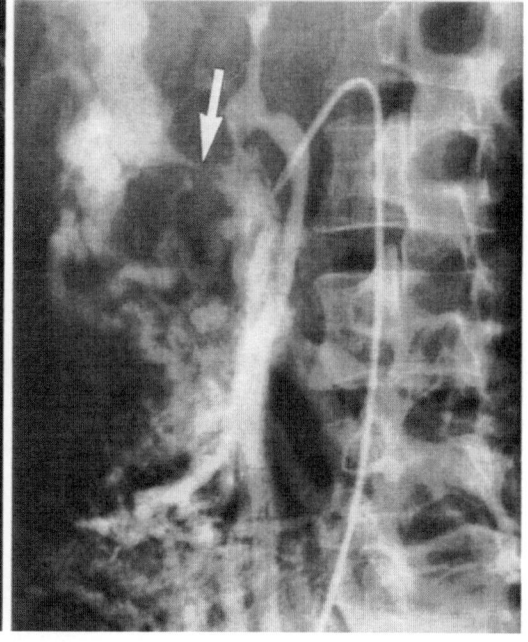

Abb. 5.29a, b. Angiographie der A. coeliaca (*a*) und der A. mesenterica superior – venöse Phase (*b*) bei einem Patienten mit chronischer Pankreatitis und einer Pseudozyste im Caput pancreatis: bogige Verlagerung der A. hepatica communis und der A. gastroduodenalis (**a**). Verschluß des Hauptstammes der V. mesenterica superior und des proximalen Abschnitts der V. portae (*Pfeil*) mit Ausbildung zahlreicher Kollateralvenen (**b**)

stroepiploica in die V. portae drainieren. Falls der Hauptstamm der V. mesenterica superior oder der Konfluenz der V. portae verschlossen ist, wird regelmäßig ein Konvolut variköser Venen in der Mesenterialwurzel und im Lig. hepatoduodenale erkennbar (s. Abb. 5.29b).

Das Pankreaskarzinom und die chronische Pankreatitis können zu ähnlichen oder identischen Veränderungen an den peripankreatischen Gefäßen führen, so daß eine eindeutige Differenzierung durch die Angiographie nicht möglich ist. Begründeter Verdacht auf ein Karzinom besteht, wenn

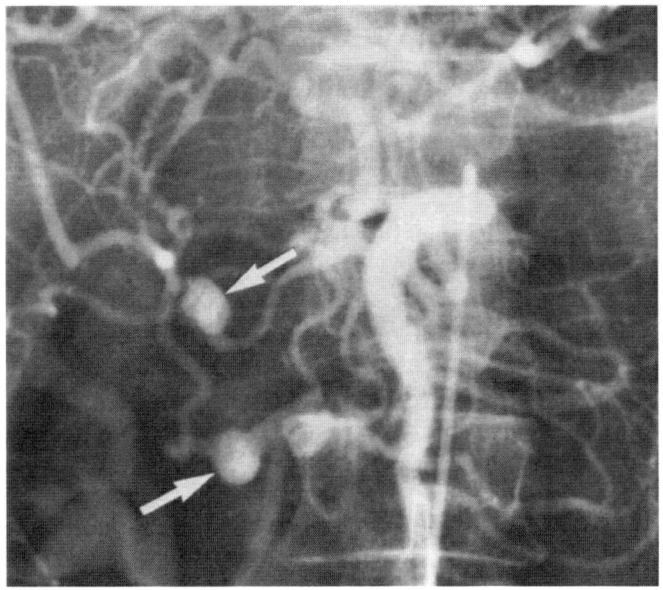

Abb. 5.30. Angiographie der A. mesenterica superior: zwei ca. 0,5 cm breite Pseudoaneurysmen (*Pfeile*) der Arterien des Caput pancreatis bei einem Patienten mit chronischer Pankreatitis und arteriosklerotisch bedingter Stenose der A. coeliaca

Veränderungen an Arterien und Venen vorliegen. Die Pankreatitis führt in der Mehrzahl der Fälle zu ausschließlich venösen Veränderungen. Entscheidend ist in beiden Fällen, daß durch die Angiographie – unabhängig davon, ob es sich um eine tumoröse oder entzündliche Veränderung des Pankreas handelt – die Kriterien der Nichtresezierbarkeit erbracht werden. Pseudozysten und Abszesse des Pankreas werden durch Ultraschall oder Computertomographie nachgewiesen. Die Angiographie ist entbehrlich, falls sich chirurgische Eingriffe auf die Drainage der Pseudozyste bzw. des Abszesses beschränken. Wird die partielle Resektion des Pankreas erwogen, sollten evtl. vorhandene Veränderungen der peripankreatischen Arterien und Venen angiographisch nachgewiesen werden (Abb. 5.29a, b).

Chronische Entzündungen des Pankreas können zur Ausbildung von Pseudoaneurysmen, insbesondere der A. lienalis, Aa. pancreaticoduodenales (Abb. 5.30) oder der A. gastroduodenalis führen. Im Anschluß an den endoskopischen Nachweis einer arteriellen Blutung aus der Papilla Vateri ist die Angiographie des Pankreas zur exakten Lokalisation der Blutungsquelle erforderlich.

5. Endokrine Pankreastumoren

Zur Lokalisation von Inselzelltumoren eignen sich der präoperative und intraoperative Ultraschall [12, 25, 26, 33, 34, 57], die Computertomographie [17, 25, 26, 33], die Angiographie [4, 6, 14, 21, 26, 40, 48, 56, 58] und die perkutane transhepatische Katheterisierung der Pankreasvenen mit selektiver Blutentnahme zur radioimmunologischen Hormonbestimmung [11, 13, 16, 18, 28, 29, 30, 31, 51, 52, 53, 60]. Durch kombinierten Einsatz von Ultraschall, Computertomographie und Angiographie gelingt in der Mehrzahl der Fälle [25] der präoperative Nachweis kleiner Inselzelltumoren (<2 cm). Die angiographische Darstellung eines Insulinoms wurde erstmals durch Olsson [45] 1963 beschrieben. Inselzelltumoren über 1 cm Größe können angiographisch durch den Nachweis neugebildeter Gefäße („Tumorgefäße") und die Anreicherung des Kontrastmittels in der Kapillarphase erfaßt werden (Abb. 5.31a, b, 5.32, 5.33), während Tumoren von weniger als 1 cm Größe durch die häufig nur wenige Sekunden andauernde Anreicherung des Kontrastmittels in der Kapillarphase der Angiographie erkannt werden können. Die Differenzierung verschiedenartiger Inselzelltumoren durch die Angiographie ist nicht möglich, da sich die angiographisch feststellbaren Kriterien dieser Tumoren nicht unterscheiden. Des weiteren ist die Differenzierung endokrin aktiver von inaktiven Inselzelltumoren [1] sowie benigner von malignen endokrinen Pankreastumoren angiographisch nicht möglich. Tumoren, die eine Größe von 5 cm erreicht haben, sind in der Mehrzahl der Fälle maligne. Ein verläßliches Malignitätskriterium von Inselzelltumoren ist der Nachweis von

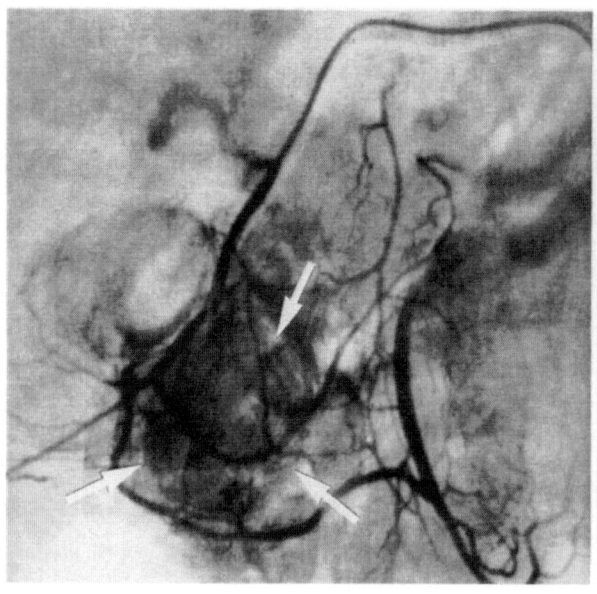
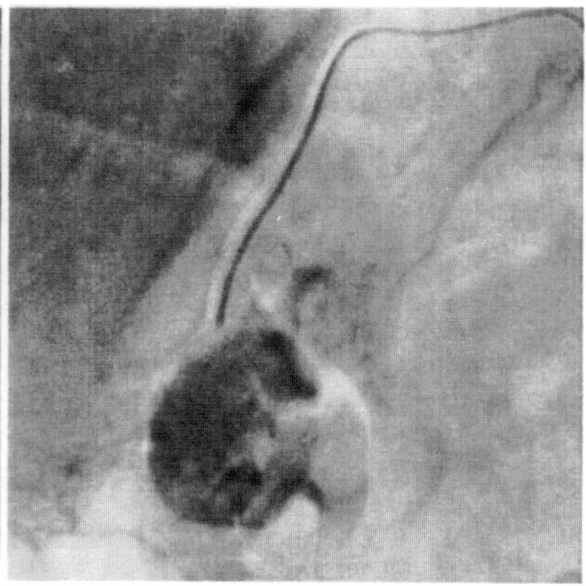

△ **Abb. 5.31a, b.** 62jährige Patientin mit organischem Hyperinsulinismus. Selektive Katheterisierung der A. gastroduodenalis: ca. 3 cm großer Tumor (*Pfeile*) im Caput pancreatis mit Darstellung einzelner Tumorgefäße in der arteriellen Phase (**a**). In der Kapillarphase kräftige Anreicherung des Kontrastmittels im Tumor (**b**). Operation: Enukleation eines 3 cm großen Tumors aus dem Caput pancreatis. Mikroskopischer Befund: Inselzelladenom

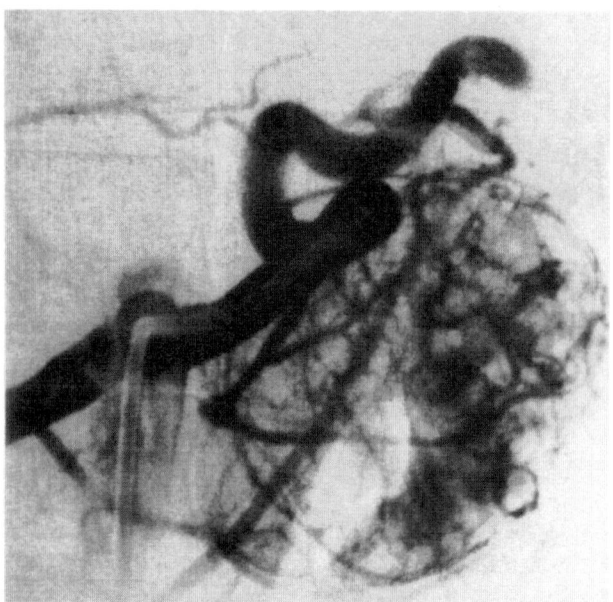

Abb. 5.32. 39jährige Patientin mit Zollinger-Ellison-Syndrom. Selektive Katheterisierung der A. lienalis. Hypervaskulärer ca. 4 × 6 cm großer Tumor im Corpus pancreatis. Nach intraarterieller Gabe eines Vasokonstriktors (1 µg Angiotensin) deutliche Darstellung zahlreicher Tumorgefäße. Operation: ca. 6 cm großer Tumor im Corpus pancreatis; linksseitige Hemipankreatektomie. Mikroskopischer und immunhistochemischer Befund: Inselzelltumor – Gastrinom

Metastasen. Leber- und Lymphknotenmetastasen endokriner Pankreastumoren zeigen in der Regel ähnliche oder identische angiographische Befunde wie die Primärtumoren. Angiographisch falsch-positive Befunde bei der Lokalisationsdiagnostik von Inselzelltumoren können sich u.a. ergeben durch Nebenmilzen, Lymphknotenmetastasen, Hämangiome und andere gefäßreiche Tumoren, z.B. Angiosarkom, Leiomyosarkom und Zystadenom (Abb. 5.34) des Pankreas sowie durch die orthograde Projektion normalen Pankreasgewebes [32].

Die Ursache eines organischen Hyperinsulinismus ist bei ca. 90% der Patienten ein solitäres Inselzelladenom. Die Angaben über die Lokalisation eines Insulinoms mit optimaler angiographischer Technik liegen bei 80–90% [21, 56]. In der überwiegenden Zahl der Fälle wird die intraoperative Lokalisation eines Insulinoms durch die weitgehende Mobilisation und sorgfältige Inspektion und Palpation des Pankreas ermöglicht. Die Schlußfolgerung, auf die präoperative Lokalisationsdiagnostik des Insulinoms zu verzichten [15],

Angiographie des Pankreas

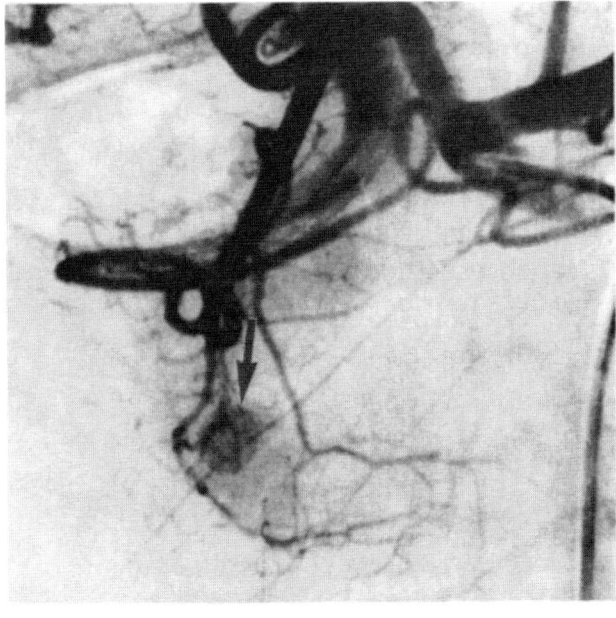

Abb. 5.33. Angiographie einer 58jährigen Patientin mit organischem Hyperinsulinismus. Angiographie der A. coeliaca: Lokalisation eines ca. 1 cm großen Tumors durch Nachweis einer umschriebenen Anreicherung des Kontrastmittels (*Pfeil*) im Caput pancreatis. Operation: Enukleation eines 1 cm großen Tumors aus dem Caput pancreatis. Mikroskopischer Befund: Inselzelladenom

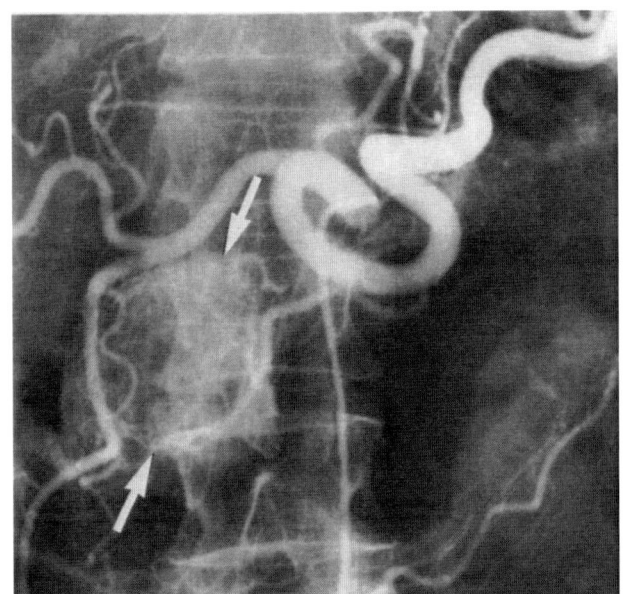

Abb. 5.34. 78jährige Patientin mit Tumor des Caput pancreatis. Angiographie der A. coeliaca: ca. 4 cm großer hypervaskulärer Tumor (*Pfeile*) im Caput pancreatis – Zystadenom (operativ bestätigt)

Tabelle 5.1. Werte für Insulin und C-Peptid in Blutproben aus Pankreasvenen und peripankreatischen Venen

Nr.	Vene	Insulin µU/ml	C-Peptid pmol/ml
1	V. lienalis	10	0,4
2	V. lienalis	11	0,5
3	V. lienalis	13	0,8
4	V. lienalis	12	0,7
5	Confluens V. portae	17	0,3
6	V. mesenterica inferior	14	0,5
7	V. mesenterica superior	13	1,1
8	Truncus gastrocolicus	9	0,5
9	V. pancreaticoduodenalis anterior superior (ASPD)	81	1,6
10	V. portae	14	0,5
11	V. pancreaticoduodenalis posterior superior (PSPD)	40	0,9
12	V. portae	19	0,5

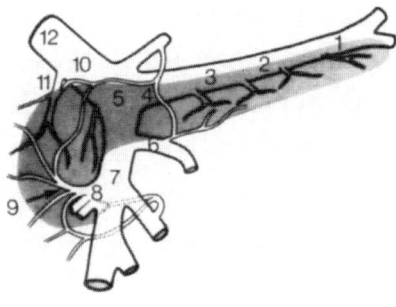

Abb. 5.35. 27jährige Patientin mit organischem Hyperinsulinismus. Die Lokalisation des Insulinoms durch Ultraschall, Computertomographie und Angiographie mißlingt. Transhepatische Katheterisierung der V. portae zur selektiven Blutentnahme aus den Pankreasvenen und den peripankreatischen Venen zur radioimmunologischen Bestimmung von Insulin und C-Peptid (Tab. 5.1). Die höchsten Werte für Insulin und C-Peptid werden in einer Vene (*9*) des Caput pancreatis gefunden (ASPD). Operation: Enukleation eines 0,5 cm großen Tumors aus dem Caput pancreatis. Mikroskopischer Befund: Inselzelladenom

ist umstritten [41]. Es liegen Arbeiten vor, die belegen, daß ohne präoperative Angiographie und transhepatische Pankreasvenenkatheterisierung [50, 51, 60] die Lokalisation und gezielte Entfernung des Inselzelltumors nicht möglich gewesen wäre. Die Angiographie ist indiziert, wenn das Insulinom durch Ultraschall und Computertomographie nicht lokalisiert werden kann. Die perkutane transhepatische Katheterisierung der Pfortader und der Pankreasvenen sollte den Fällen vorbehalten bleiben, in denen die Lokalisation des Insulinoms durch Ultraschall, Computertomogra-

Tabelle 5.2. Werte für Gastrin in Blutproben aus Pankreasvenen und peripankreatischen Venen

Nr.	Vene	Gastrin pg/ml
1	V. lienalis	210
2	V. lienalis	240
3	Pankreaskaudavene	230
4	Pankreaskaudavene	210
5	Pankreaskorpusvene	190
6	Pankreaskorpusvene	440
7	V. lienalis	190
8	V. mesenterica superior	180
9	V. mesenterica superior	240
10	V. pancreaticoduodenalis posterior superior (PSPD)	11000
11	V. portae	190

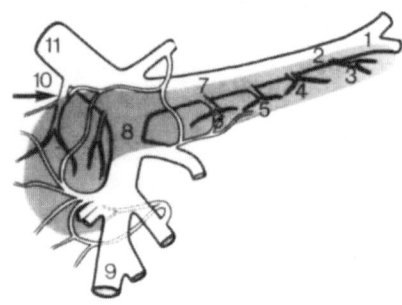

Abb. 5.36. 60jährige Patientin mit Zollinger-Ellison-Syndrom. Die Lokalisation des Gastrinoms durch Ultraschall, Computertomographie und Angiographie mißlingt. Transhepatische Katheterisierung der V. portae zur selektiven Blutentnahme aus Pankreasvenen und peripankreatischen Venen zur radioimmunologischen Bestimmung von Gastrin (Tab. 5.2). Der höchste Wert für Gastrin wird in einer Vene (*10*) gefunden, die das proximale Segment des Duodenums und den dorsokranialen Abschnitt des Caput pancreatis drainiert (PSPD). Operation: Enukleation eines ca. 0,5 cm großen Tumors aus der Wand des Duodenums. Mikroskopischer und immunhistochemischer Befund: Inselzelltumor – Gastrinom

phie und Angiographie nicht möglich ist (Abb. 5.35, Tabelle 5.1). Roche et al. [53] berichten über die korrekte präoperative Lokalisation von Insulinomen und Gastrinomen durch die selektive Pankreasvenenkatheterisierung in 36 von 38 Fällen. Die Ansichten über die Treffsicherheit dieser Methode zur Lokalisation von Inselzelltumoren gehen auseinander [11, 13, 16, 18, 22, 28, 50, 52, 53, 60].

Gastrinome sind in der Mehrzahl der Fälle kleiner als 1 cm und treten im Gegensatz zu Insulinomen häufig multipel auf. Der angiographische Nachweis von Gastrinomen ist deswegen problematisch und wird von Mills et al. mit ca. 15% angegeben [43]. Bei Patienten mit einem Zollinger-Ellison-Syndrom ist zusätzlich zur Angiographie die transhepatische selektive Katheterisierung der Pankreasvenen zu empfehlen (Abb. 5.36, Tabelle 5.2), da durch die Kombination dieser Methoden ein solitäres Gastrinom mit hoher Sicherheit lokalisiert werden kann [18, 51, 53]. Liegen multiple Gastrinome vor, kann in seltenen Fällen der angiographische Nachweis mehrerer Tumoren gelingen [51]. Die transhepatische selektive Blutentnahme zeigt bei diesen Patienten erhöhte Gastrinwerte in allen peripankreatischen Venen (V. lienalis, V. mesenterica superior, V. portae), so daß diese Methode zur Lokalisation mehrerer Gastrinome nicht geeignet erscheint [22].

Literatur

1. Boijsen E (1975) Inactive malignant endocrine tumors of the pancreas. Radiologe 15:177–182
2. Boijsen E (1983) Pancreatic angiography. In: Abrams HL (ed) Abrams angiography. Vascular and interventional radiology, 3rd edn, vol 2. Little Brown, Boston, pp 1427–1466
3. Boijsen E, Redman HC (1966) Effect of bradykinin on celiac and superior mesenteric angiography. Invest Radiol 1:422–430
4. Boijsen E, Samuelsson L (1970) Angiographic diagnosis of tumours arising from the pancreatic islets. Acta Radiol [Diagn] (Stockh) 10:161–176
5. Boijsen E, Tylén U (1972) Vascular changes in chronic pancreatitis. Acta Radiol [Diagn] (Stockh) 12:34–48
6. Bookstein JJ, Oberman HA (1966) Appraisal of selective angiography in localizing islet-cell tumors of the pancreas. Radiology 86:682–685
7. Bookstein JJ, Reuter SR, Martel W (1969) Angiographic evaluation of pancreatic carcinoma. Radiology 93:757–764
8. Bücheler E, Boldt I, Frommhold H, Käufer C (1971) Die angiographische Diagnostik der Pankreastumoren und der Pankreatitis. Fortschr Röntgenstr 115:726–741
9. Busch HP, Hoevels J, Prager P, Strauss L (1985) Intraarterielle DSA der mesenterico-spleno-portalen Gefäße. Röntgenpraxis 38:7–10
10. Buranasiri S, Baum S (1972) The significance of the venous phase of celiac and superior mesenteric angiography in evaluating pancreatic carcinoma. Radiology 102:11–20
11. Burcharth F, Stage JG, Stadil F, Jensen IL, Fisherman K (1979) Localization of gastrinomas by transhepatic portal catheterization and gastrin assay. Gastroenterology 77:444–450
12. Charboneau JW, James EM, van Heerden JA, Grant S, Sheedy PF (1983) Intraoperative real-time ultrasonographic localization of pancreatic insulinoma. J Ultrasound Med 2:251–254
13. Cho KJ, Vinik AI, Thompson NW et al. (1982) Localization of the source of hyperinsulinism: Percutaneous transhepatic portal and pancreatic vein catheterization with hormone assay. AJR 139:237–245

14. Clouse ME, Costello P, Legg MA, Soeldner SJ, Cady B (1977) Subselective angiography in localizing insulinomas of the pancreas. AJR 128:741–746
15. Daggett PR, Goodburn EA, Kurtz AB, Le Quesne LP, Morris DV, Nabarro JDN, Raphael MJ (1981) Is preoperative localisation of insulinomas necessary? Lancet I:483–486
16. Doppman JL, Brennan MF, Kahn CR, Dunnick R, Gordon P (1981) The role of pancreatic venous sampling in the localization of occult insulinomas. Radiology 138:557–562
17. Dunnick NR, Doppman JL, Mills SR, McCarthy M (1980) Computed tomographic detection of non-beta pancreatic islet cell tumors. Radiology 135:117–120
18. Feurle GE, Helmstädter V, Hoevels J, Wenzel-Herzer G, Klempa I (1982) Wandel von Diagnose und Therapie beim Zollinger-Ellison-Syndrom. Dtsch Med Wochenschr 107:697–704
19. Foley WD, Stewart ET, Milbrath JR, Sandretto M, Milde M (1983) Digital subtraction angiography of the portal venous system. AJR 140:497–499
20. Freeny PC, Ball TJ, Ryan J (1979) Impact of new diagnostic imaging methods on pancreatic angiography. AJR 133:619–624
21. Fulton RE, Sheedy PF, McIlrath DC, Ferris DO (1975) Preoperative angiographic localization of insulin-producing tumors of the pancreas. AJR 123:367–377
22. Glowniak JV, Shapiro B, Vinik AI, Glaser B, Thompson NW, Cho KJ (1982) Percutaneous transhepatic venous sampling of gastrin. Value in sporadic and familial islet-cell tumors and G-cell hyperfunction. N Engl J Med 307:293–297
23. Göthlin J, Lunderquist A, Tylén U (1974) Selective phlebography of the pancreas. Acta Radiol [Diagn] (Stockh) 15:474–480
24. Goldstein HM, Neiman HL, Bookstein JJ (1974) Angiographic evaluation of pancreatic disease. Radiology 112:275–282
25. Günther R, Klose K, Rückert K, Beyer J, Kuhn FP, Klotter HJ (1985) Localization of small islet cell tumors. Preoperative and intraoperative ultrasound, computed tomography, arteriography, digital subtraction angiography, and pancreatic venous sampling. Gastrointest Radiol 10:145–152
26. Hemmingsson A, Lindgren PG, Lörelius LE, Öberg K (1981) Diagnosis of endocrine gastrointestinal tumors. Acta Radiol [Diagn] (Stockh) 22:657–662
27. Hernandez C, Ecarlat B, Bismuth V (1967) L'artériographie des affection pancréatiques. J Radiol Electrol 48:327–338
28. Ingemansson S (1977) Pancreatic and intestinal vein catheterization with hormone assay. Bull. No. 13. Dept. of Surgery, University Hospital, Lund Sweden
29. Ingemansson S, Lunderquist A, Lundquist I, Lövdahl R, Tibblin S (1975) Portal and pancreatic vein catheterization with radioimmunologic determination of insulin. Surg Gynecol Obstet 141:705–711
30. Ingemansson S, Larsson LI, Lunderquist A, Stadil F (1977) Pancreatic vein catheterization with gastrin assay in normal patients and in patients with the Zollinger-Ellison syndrome. Am J Surg 134:558–563
31. Ingemansson S, Kühl C, Larsson LI, Lunderquist A, Nobin A, Lundquist I (1978) Localization of insulinomas and islet cell hyperplasia by pancreatic vein catheterization and insulin assay. Surg Gynecol Obstet 146:725–734
32. Korobkin MT, Palubinskas AJ, Glickman MG (1971) Pitfalls in arteriography of islet cell-tumors of the pancreas. Radiology 100:319–328
33. Krudy AG, Doppman JL, Jensen RT et al. (1984) Localization of islet cell tumors by dynamic CT: Comparison with plain CT, arteriography, sonography, and venous sampling. AJR 143:585–589
34. Lane R, Couplano G (1982) Operative ultrasonic features of insulinomas. Am J Surg 144:585–587
35. Levin DC, Wilson R, Abrams HL (1980) The changing role of pancreatic arteriography in the era of computed tomography. Radiology 136:245–249
36. Lunderquist A (1965) Angiography in carcinoma of pancreas. Acta Radiol [Suppl] (Stockh) 235
37. Lunderquist A, Tylén U (1975) Phlebography of the pancreatic veins. Radiologe 15:198–202
38. Lunderquist A, Eriksson M, Ingemansson S, Larsson LI, Reichardt W (1978) Selective pancreatic vein catheterization for hormone assay in endocrine tumors of the pancreas. Cardiovasc Radiol 1:117–124
39. Mackie CR, Lu CT, Noble HG, Cooper MJ, Collins P, Block GE, Moossa AR (1979) Prospective evaluation of angiography in the diagnosis and management of patients suspected of having pancreatic cancer. Ann Surg 189:11–17
40. Madsen B (1979) Angiographic localization of beta cell tumors. Scand J Gastroenterol [Suppl 53] 14:101–109
41. Madsen B, Skjolborg H (1981) Preoperative localization of insulinomas. Lancet I:954
42. Meaney TF, Buonocore E (1965) Arteriographic manifestations of pancreatic neoplasm. AJR 95:720–726
43. Mills SR, Doppman JL, Dunnick NR, McCarthy DM (1979) Evaluation of angiography in Zollinger-Ellison syndrome. Radiology 13:317–320
44. Moskowitz H, Chait A, Mellins HZ (1968) "Tumor encasement" of the celiac axis due to chronic pancreatitis. AJR 104:641–645
45. Olsson O (1963) Angiographic diagnosis of an islet cell tumor of the pancreas. Acta Chir Scand 126:346–351
46. Ödman P (1956) Percutaneous selective angiography of the main branches of the aorta. Acta Radiol [Diagn] (Stockh) 45:1–14
47. Ödman P (1958) Percutaneous selective angiography of the coeliac artery. Acta Radiol [Suppl] (Stockh) 159
48. Pistolesi GF, Frasson F, Fugazzola C, Taddei G, Caresano A (1977) Angiographic diagnosis of endocrine tumors of the pancreas. Radiol Clin 46:401–421
49. Redman HC, Reuter SR, Miller WJ (1969) Improvement of superior mesenteric and portal vein visualization with tolazoline. Invest Radiol 4:24–27
50. Reichardt W (1979) Phlebography of the pancreas. Anatomy, technique, and clinical applications. Doctoral dissertation, Dept. of Diagn. Radiology, University Hospital, Lund Sweden
51. Reichardt W, Ingemansson S (1980) Selective vein catheterization for hormone assay in endocrine tumors of the pancreas. Acta Radiol [Diagn] (Stockh) 21:177–187
52. Reichardt W, Eriksson M, Holst J, Ingemansson S, Lunderquist A (1979) Glucagonproduzierende endokrine Pankreastumoren. Symptome, Diagnostik, Lokalisation, Therapie und Verlaufskontrolle. Chirurg 50:754–758

53. Roche A, Raisonnier A, Gillon-Savouret MC (1982) Pancreatic venous sampling in localizing insulinomas and gastrinomas: procedure and results in 55 cases. Radiology 145:621–627
54. Rösch J, Bret J (1965) Arteriography of the pancreas. AJR 94:182–193
55. Rossi P, Simonetti G, Passariello R, Tempesta P, Pesce B, Pavone P, Castrucci M (1985) Digital celiac arteriography. Radiology 154:229–231
56. Schmitt KR, Pfeifer KJ, Spelsberg F, Wirsching R, Kuntz R (1980) Angiographische Diagnostik bei Inselzelltumoren. Fortschr Röntgenstr 132:1–8
57. Sigel B, Durate B, Coelho J (1983) Localization of insulinomas of the pancreas at operation by real-time ultrasound scanning. Surg Gynecol Obstet 156:145–157
58. Stefanini P, Carboni M, Patrassi N, Basoli A (1974) Beta-islet cell tumors of the pancreas: Results of a study on 1067 cases. Surgery 75:597–609
59. Suzuki T, Kawabe K, Imamura M, Honjo I (1972) Survival of patients with cancer of the pancreas in relation to findings on arteriography. Ann Surg 176:37–41
60. Turner RC, Morris PJ, Lee EC, Harris EA (1978) Localisation of insulinomas. Lancet I:515–518
61. Tylén U (1972) Angiography in inflammatory and malignant diseases of the pancreas. Doctoral dissertation, Dept. of Diagn. Radiology, University Hospital, Lund Sweden
62. Tylén U (1973) Accuracy of angiography in the diagnosis of carcinoma of the pancreas. Acta Radiol [Diagn] (Stockh) 14:449–466
63. Tylén U (1973) Angiographic differentiation between inflammatory disease and carcinoma of the pancreas. Acta Radiol [Diagn] (Stockh) 14:257–272
64. Tylén U, Arnesjö B (1973) Resectability and prognosis of carcinoma of the pancreas evaluated by angiography. Scand J Gastroenterol 8:691–697

5.4 Sonographische Untersuchungen bei Pankreaserkrankungen

F.S. WEILL

1. Untersuchungstechnik

Wir benutzen ein Real-time-Gerät mit mechanischem Sektorschallkopf. Die Real-time-Technik ist sowohl am liegenden als auch am stehenden Patienten durchführbar. Die Untersuchung im Stehen bewährt sich besonders, wenn intestinales Gas die Darstellung des Pankreas im Liegen verhindert. Im Stehen wandert das Darmgas in die Kolonflexuren.

Weitere Techniken sind die Flüssigkeitsfüllung des Magens und – wenn nötig – ergänzende Lagerungen des Patienten, z.B. die Untersuchung in Linksseitenlage. Mit diesen Techniken kann das gesamte Pankreas auch bei adipösen Patienten dargestellt werden. Die Abbildung des Pankreas, einschließlich Pankreasschwanz, gelingt in unserem Krankengut in 99%.

Es ist sinnvoll, den nüchternen Patienten zu untersuchen. Falls eine Flüssigkeitsfüllung des Magens notwendig ist, verwenden wir normales Wasser.

Die Untersuchung beginnt mit parallelen Sagittalschnitten des Epigastriums. Anschließend werden Transversalschnitte mit unterschiedlicher Angulation des Schallkopfes zwischen Xyphoid und Nabel durchgeführt. Durch die Anwendung des Real-time-Verfahrens ist es möglich, die Schnittebene zu korrigieren, falls das Pankreas schräg im Abdomen liegt. Mit rechtsseitigen Interkostalschnitten lassen sich Gallenblase, Ductus hepatocholedochus und Leber darstellen.

Linksseitige Interkostalschnitte und koronale Schnitte von links ermöglichen die Darstellung des Pankreasschwanzes, der Milz und der linken Niere. Der Pankreasschwanz läßt sich auf linksseitigen Interkostalschnitten weit besser untersuchen als bei dorsaler Applikation des Schallkopfes mit transrenaler Darstellung.

Die sonographische Untersuchung des Pankreas stellt natürlich nur einen Teil der gesamten sonographischen und klinischen Untersuchung dar. Das bedeutet, daß das gesamte Gallenwegssystem (Dilatation, Konkremente) und die Leber ebenso untersucht werden wie die angrenzenden retroperitonealen Kompartimente (Beurteilung einer Tumorausdehnung, Beurteilung der Mesenterial- und Milzgefäße, Darstellung der V. cava inferior, Suche nach vergrößerten Lymphknoten). Die gesamte sonographische Untersuchung ist nicht sehr zeitaufwendig. Mit einem guten Real-time-Gerät dauert sie lediglich 4–5 min.

Für die Untersuchung des Pankreas verwenden wir das Compoundverfahren nicht mehr. Compoundschnitte werden in diesem Kapitel nur noch wegen ihrer guten anatomischen Übersichtlichkeit demonstriert.

2. Echoanatomie des normalen Pankreas

Das normale Pankreas stellt sich ventral der großen Gefäße als wurstförmiges echodichtes Organ dar, dessen Korpus durch die Mesenterialgefäße von dorsal pelottiert wird. Die Pfortader verursacht eine tiefe Einschnürung der Pankreasrückseite (Abb. 5.37–5.39). Die Form des Pankreas ist harmonisch. Seine Konturen sind glatt, allerdings sind – wie auch in der CT zu sehen – gelegentlich leichte Konturvorwölbungen vorhanden. Der Processus uncinatus stellt sich dorsal der V. mesenterica superior dar (Abb. 5.38). Auch auf Sagittalschnitten zeigt sich das enge Verhältnis zwischen Pankreas und den umgebenden vaskulären Strukturen (Abb. 5.43b).

Das Pankreas ist in Fettgewebe eingebettet, das sich normalerweise echodichter als das Pankreasgewebe darstellt. Computertomographisch stellt sich Fett gegenüber dem Pankreas hypodens dar: Dadurch erklärt sich die hervorragende Abgrenzbarkeit der Pankreaskonturen auf CT-Schnitten. Sonographisch ist die Abgrenzbarkeit des Pankreas schwieriger. Mit etwas Übung lassen sich

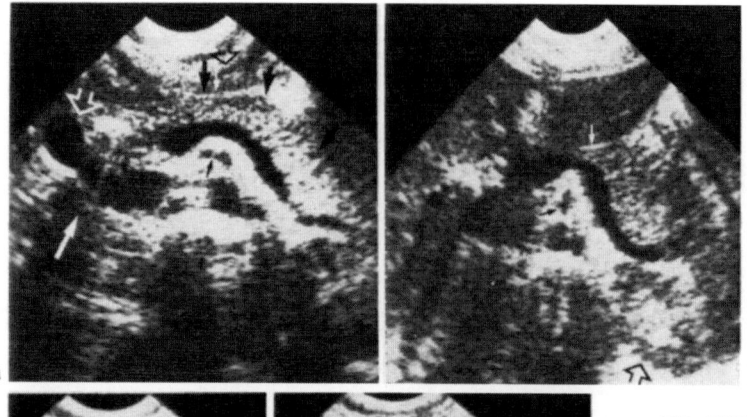
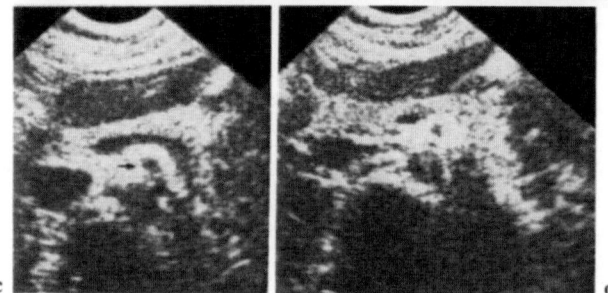

Abb. 5.37a–d. Form des Pankreas und vaskuläre Beziehungen. **a** Das Pankreas (*schwarze Pfeile*) ist dorsal des kleinen Netzes (*kleiner weißer Pfeil*) und des Magens (*offener schwarzer Pfeil*) zu erkennen. Man erkennt die Beziehung zur Milzvene und zu den Mesenterialgefäßen (*kleiner schwarzer Pfeil*). Das Duodenum ist durch den Schallschatten zu erkennen (*weißer Pfeil*). Die Gallenblase (*offener weißer Pfeil*) liegt in unmittelbarer Nachbarschaft. **b, c** Beziehungen zur Milzvene. **d** Auf diesem kaudalen Schnitt sind lediglich die Mesenterialgefäße erfaßt (Binokelzeichen)

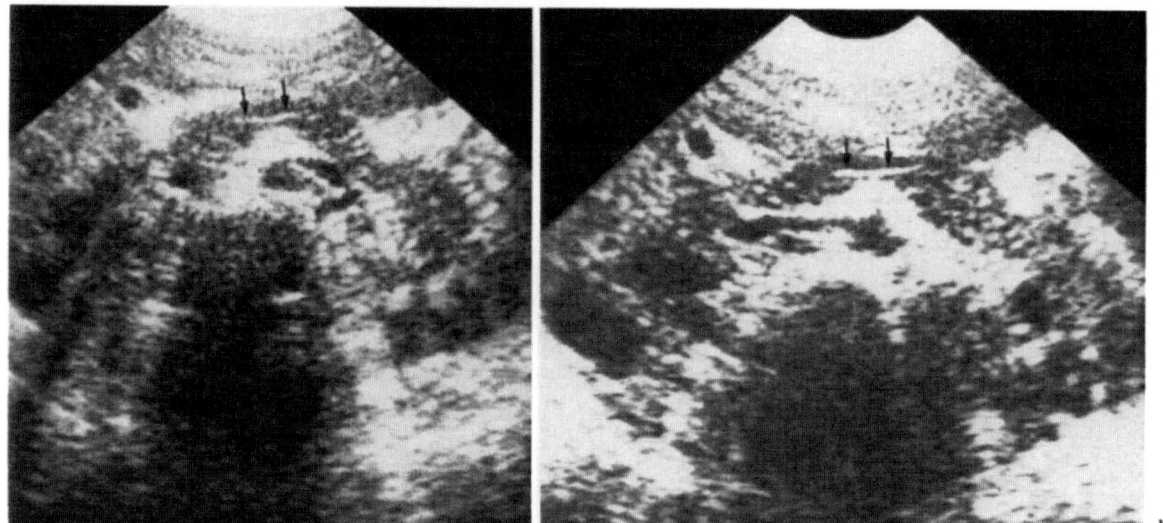

die Grenzen des Pankreas jedoch auch auf sonographischen Abbildungen recht gut erkennen (Abb. 5.38 und 5.49). Im Gegensatz zur CT wird das Pankreasgewebe sonographisch detaillierter dargestellt. Sonographisch erscheint das Pankreas homogen und echoreich. Die Echodichte des Pankreas entspricht wenigstens der Echodichte der Leber, oft ist sie jedoch größer. Der Ductus pancreaticus läßt sich regelmäßig darstellen, sei es nur als dünne echodichte Linie (Abb. 5.37).

Abb. 5.38a, b. Transversalschnitte bei verschiedenen Patienten. Der Ductus pancreaticus ist lediglich als einfache Linie zu erkennen

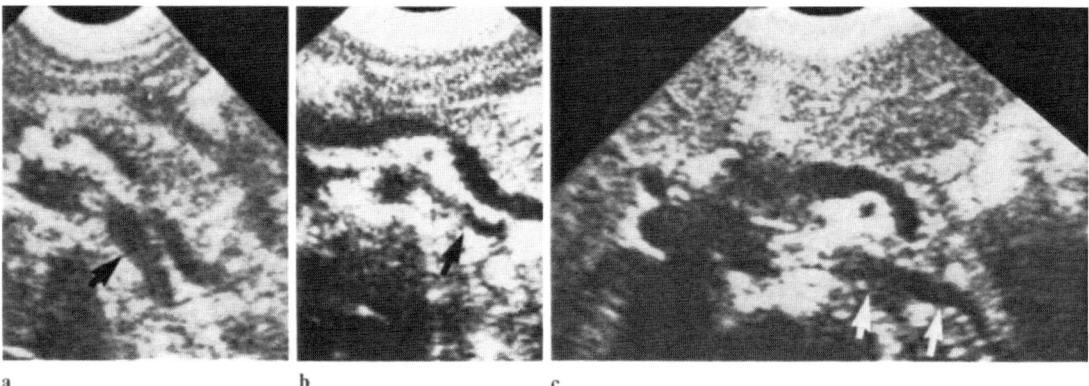

Abb. 5.39a–c. Das Pankreas. Gefäßbeziehungen. Diese drei Transversalschnitte zeigen die enge Beziehung zwischen linker Nierenvene (*Pfeile*), der Milzvene und dem Pankreas. Zu beachten ist auf **a** das gewellte Aussehen der vorderen Kontur des Pankreas, das durch das peripankreatische Fettgewebe unterstrichen wird

Die verschiedenen Nachbarorgane und -strukturen des Pankreas sind leicht darzustellen:

1. Magen und Duodenum
2. Ductus hepatocholedochus
3. Gefäße
   – Aorta
   – Truncus coeliacus mit seiner Aufteilung in A. hepatica und A. lienalis
   – Milzvene und splenoportaler Konfluenz; Pfortader (Abb. 5.37 und 5.39)
   – V. mesenterica superior und A. mesenterica superior (Abb. 5.38)
   – V. cava
   – Linke Nierenvene und -arterie (Abb. 5.39)

Betont werden muß die enge Nachbarschaft zwischen Korpus und Schwanz des Pankreas einerseits und den Gefäßen der linken Niere andererseits. Dieses Verhältnis demonstriert die transversale Lage des Pankreas, wie sie in etwa 60% vorliegt [13].

Andere wichtige Nachbarorgane sind Magen, Duodenum und Kolon. Diese Organe können manchmal eine Pankreasvergrößerung vortäuschen. Das sonographische Bild des Magens ist typisch [16]: Die Magenwände stellen sich als dünne echoarme Strukturen ventral des Pankreas dar. Zwischen Magen und Pankreas liegt die normalerweise nicht erkennbare Bursa omentalis. Weniger charakteristisch ist die Echostruktur des Duodenums (Abb. 5.38 und 5.39). Wenn in der Gegend des Duodenums ein „Tumor" sonographisch zu erkennen ist, sollte eine Kontrolluntersuchung durchgeführt werden. Wenn bei dieser Kontrolle Änderungen in Größe und Struktur des „Tumors" zu erkennen sind, handelt es sich in Wirklichkeit um das Duodenum. Real-time-Untersuchungen zeigen außerdem Bewegungen von Gasblasen und Darminhalt im Darmlumen. Die enge Relation zwischen dem oberen Gastrointestinaltrakt und dem Pankreas erklärt die Effizienz der Flüssigkeitsfüllung des Magens bei der sonographischen Untersuchung des Pankreas. Der Magen stellt dabei ein akustisches Fenster dar, und das lufthaltige Kolon wird verdrängt.

3. Akute Pankreatitis

Pankreasgröße

Zu unterscheiden sind 3 Typen von entzündlicher Pankreasvergrößerung: extreme Vergrößerung, globale harmonische Vergrößerung und partielle Vergrößerung (Abb. 5.40–5.42).

Extreme Vergrößerung des Pankreas

Der Pankreasdurchmesser kann um das 3- bis 4fache zunehmen. Während die ursprüngliche Form des Pankreas dabei verschwindet, wird das Pankreas mehr sphärisch oder nimmt das Aussehen eines Fußballs mit rundlichem oder ovalem Querschnitt an (Abb. 5.40). Diese Organvergrößerungen lassen sich computertomographisch besser darstellen als sonographisch. In einigen Fällen handelt es sich um echte Organvergrößerungen; hier besteht das Risiko einer Nekrotisierung. In anderen Fällen wird eine Pankreasvergrößerung durch ein entzündliches Ödem des peripankreatischen Fettes nur vorgetäuscht.

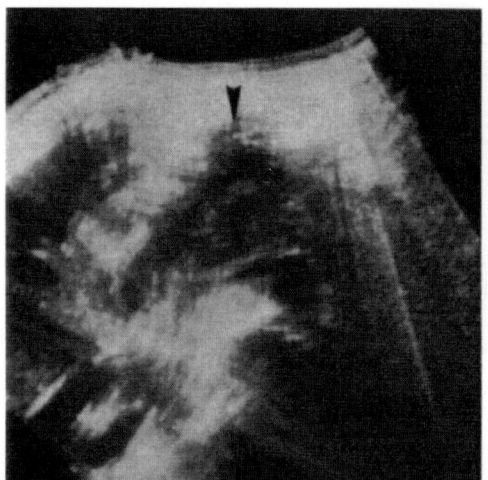

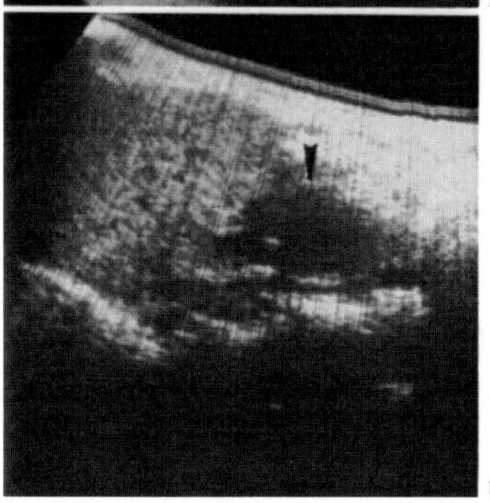

Abb. 5.40 a, b. Akute Pankreatitis mit massiver Organvergrößerung. **a** Transversalschnitt: Der Pankreaskopf erreicht einen Durchmesser von fast 7 cm. Die Pankreasvorderfläche ist regelmäßig, polyzyklisch begrenzt, die Echostruktur semisolide. **b** Sagittalschnitt: Hier fällt eine vom Pankreaskopf verursachte Impression der V. cava auf. Das Echomuster mutet auf diesem Schnittbild beinahe zystisch an

Globale harmonische Organvergrößerung

In diesem Fall behält das Pankreas seine ursprüngliche Form, ist jedoch insgesamt vergrößert und sieht wurstförmig aus. Der Durchmesser des Pankreas kann am Isthmus 5 cm erreichen.

Partielle Vergrößerung

Bei der partiellen Pankreasvergrößerung tritt lediglich eine lokale Anschwellung von Kopf, Korpus oder Schwanz auf.

Unabhängig vom Typ der Pankreasvergrößerung treten Begleitzeichen auf: Kompression der V. cava und – häufiger – Kompression der V. mesenterica und V. lienalis. Eine klassische Komplikation der akuten Pankreatitis ist die akute Milzvenenthrombose. Selten ist die Pankreatitis im Processus uncinatus lokalisiert. In diesem Fall werden die V. mesenterica superior und die V. lienalis nach ventral verdrängt.

Konturen des Pankreas

Die Konturen des Pankreas bleiben gut abgrenzbar und glatt. Während sie bei der globalen Pankreasvergrößerung harmonisch erscheinen, stellen sie sich bei der partiellen Vergrößerung weniger harmonisch dar, da lokale Vorwölbungen auftreten können, die zu einem polyzyklischen Aussehen führen. Bei einem Pankreasödem tritt die dorsale Pankreaskontur verstärkt hervor.

Echostruktur des Pankreas

Eine retrospektive Studie von 62 Patienten mit akuter Pankreatitis [16] zeigte mehrere typische Echostrukturmuster. Ganz überwiegend (58 von 62) stellte sich das Pankreas bei akuter Pankreatitis echoarm dar. In 4 Fällen war die Binnenstruktur jedoch sehr echoreich. Es handelte sich in diesen Fällen wahrscheinlich um eine akute Pankreatitis auf dem Boden einer chronischen Pankreatitis. In einem Fall ging die echoreiche Struktur in eine Pankreasnekrose über. Die in den meisten Fällen vorliegende echoarme Organstruktur bei akuter Pankreatitis läßt sich in 3 Typen differenzieren:

Typ 1: Es handelt sich um eine echofreie, pseudoliquide Struktur, die eine Pseudozyste vortäuschen kann (Abb. 5.42). Als weiterführende Untersuchung empfiehlt sich zur Differenzierung eine Computertomographie.
Typ 2: Echoarme Struktur mit einzelnen Binnenechos (Abb. 5.40).
Typ 3: Heterogene Struktur (Abb. 5.41). Dieses Echomuster ist verdächtig auf einen nekrotisierenden Prozeß, insbesondere, wenn Kontrolluntersuchungen deutliche morphologische Änderungen zeigen.

Die von uns untersuchten 58 Patienten mit verminderter Echodichte bei akuter Pankreatitis ließen sich zu ungefähr 60% dem Typ 2 zuordnen. Die Typen 1 und 3 machten jeweils etwa 20% aus.

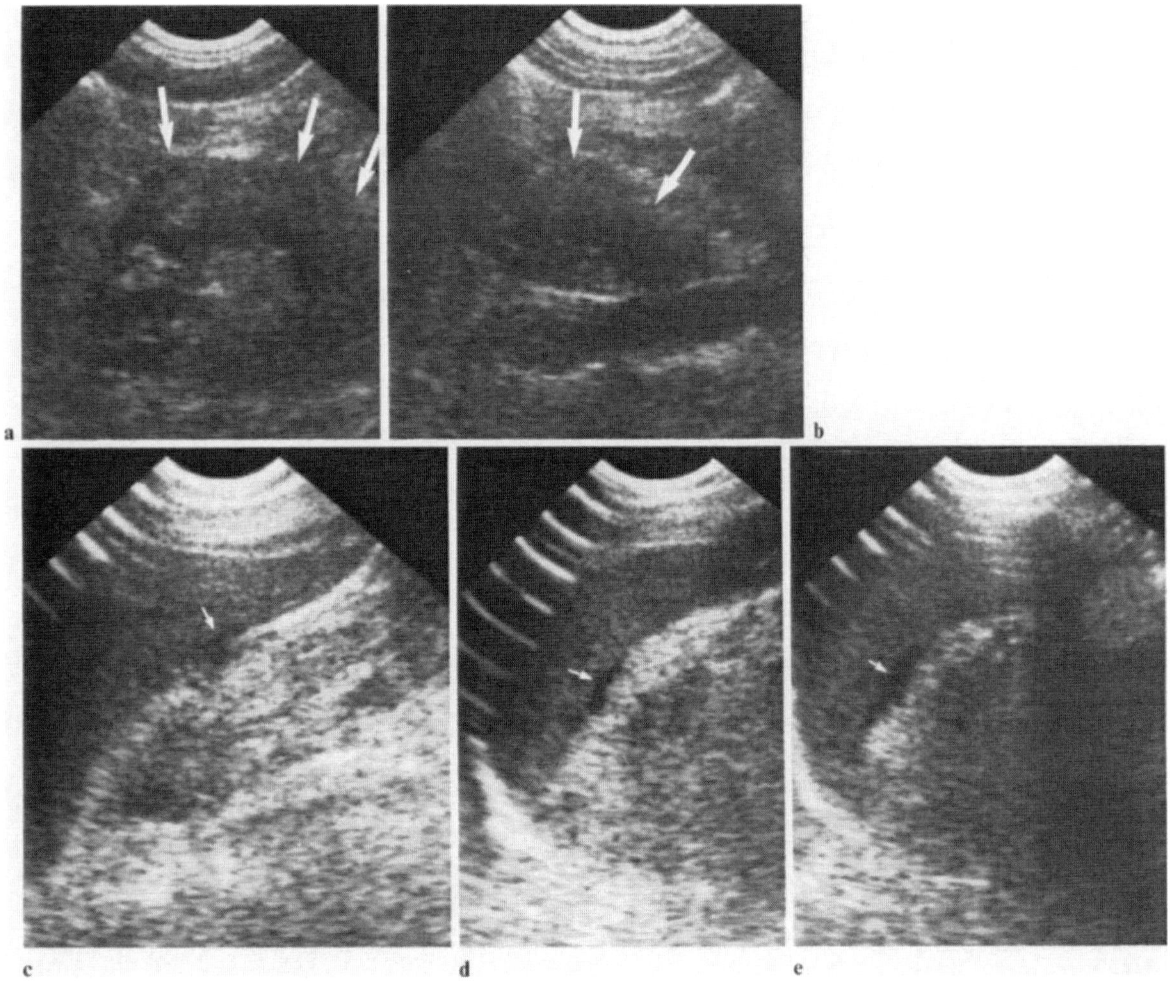

Sonographische Untersuchungen bei Pankreaserkrankungen

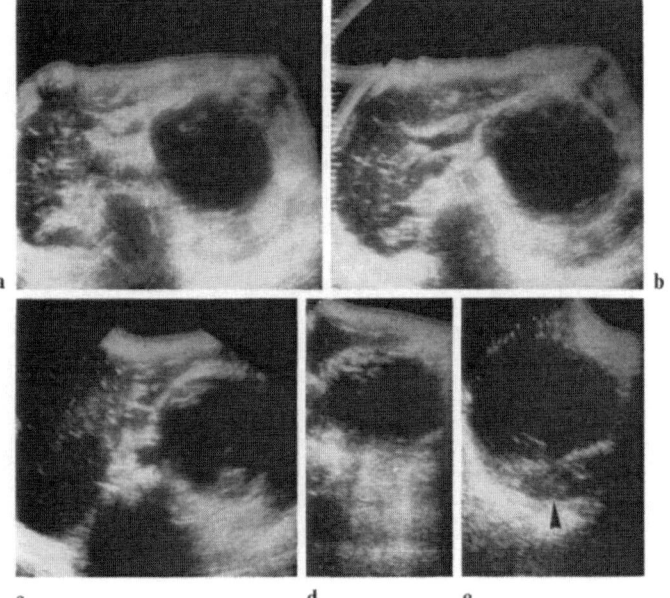

Abb. 5.41 a–e. Akute Pankreatitis. **a** Ein Transversalschnitt zeigt eine Vergrößerung des gesamten Organs (*Pfeile*) und eine anomale Schalltransparenz. **b** Auf dem Sagittalschnitt erscheint der Isthmus (*Pfeile*) besonders vergrößert. **c–e** Man erkennt intraperitoneale Flüssigkeit: auf **c** im Recessus subhepaticus dorsalis, auf **d, e** in den perilienalen Rezessus (*Pfeil*)

Abb. 5.42 a–e. Große umschrieben Flüssigkeitsansammlung im Pankreaskorpus und -schwanz. **a–c** Transversalschnitte, **d, e** linksseitige Sagittalschnitte. Auf **e** ist die Abflachung des oberen Nierenpols (*Pfeilspitze*) zu beachten

Verlauf

Sofern die Diagnose der akuten Pankreatitis nicht zur sofortigen Operation führt, ist es von größter Bedeutung, die sonographischen Veränderungen des Pankreas täglich zu dokumentieren. Der Verlauf kann unterschiedlich sein:

1. Abnahme der Organvergrößerung. Das vergrößerte Pankreas nimmt allmählich seine normale Form und Größe wieder an. Je ausgeprägter die ödematöse Organvergrößerung ist, desto rascher verläuft die Rückbildung der Organvergrößerung.

Seltener findet sich eine zunehmende Pankreasvergrößerung. Normalerweise zeigt sich in den ersten Stunden des akuten Stadiums schon ein Ödem. Wenn – ganz selten – die Organvergrößerung verzögert auftritt, zeigt die erste Untersuchung noch ein normal großes Pankreas. In diesen Fällen stellt sich bei sukzessiven Untersuchungen eine zunehmende Organvergrößerung dar.

3. Bei der Pankreasnekrose entwickelt sich der Verlauf anders. Die Echostruktur entspricht hier normalerweise dem Typ 3. Charakteristisch sind außerdem rasche Strukturänderungen bei nachfolgenden Untersuchungen. Wenn eine Operation nicht oder nicht sofort durchgeführt wird, läßt sich sonographisch die Ausbildung einer Pseudozyste beobachten (Abb. 5.44 und 5.45).

Wenn sich die Pankreatitis in heterotopem Pankreasgewebe entwickelt, z.B. in der Duodenalwand, lassen sich heterotope echoarme Bezirke darstellen.

Pankreasabszesse stellen sich sonographisch mit dem gleichen Echomuster wie die nekrotisierende Pankreatitis dar. Computertomographisch läßt sich zeigen, daß die intensiven Echos innerhalb der Nekrosehöhle oft Gasblasen entsprechen. Der Nachweis von Gasblasen ermöglicht die Frühdiagnose einer Infektion.

Zuverlässigkeit der Sonographie und Untersuchungsstrategie

Eine retrospektive Studie von 62 Fällen (1979) ergab 2 falsch-positive und 2 falsch-negative Diagnosen (Tabelle 5.3).

Die Abdomenübersichtsaufnahme im Stehen zeigt bei der akuten Pankreatitis mit Ausnahme einer Duodenalerweiterung keinen spezifischen Befund. Die Angiographie spielt – wie weiter unten gezeigt wird – nur bei der Pankreasnekrose eine Rolle, um Pseudoaneurysmen nachzuweisen. Die retrograde Pankreatikographie ist bei der akuten Pankreatitis unwichtig, die retrograde Cholangiographie sollte jedoch zum Nachweis von Choledochuskonkrementen so früh wie möglich durchgeführt werden.

Tabelle 5.3. Ergebnisse bei 62 Fällen von akuter Pankreatitis. (aus [17])

	Gesamtzahl	Richtige Diagnose	Falschnegativ	Falschpositiv
3.3.1969– 31.12.1975	49 = 43 + 6[a] (100%)	48 (98%)	1 (2%)	1 (2%)[b]
1.3.1977– 1.3.1978	13 = 9 + 4 (100%)	12 (92%)	1 (8%)	1 (8%)[b]

[a] Akute Pankreatitis und akute Schübe bei chronischer Pankreatitis.
[b] Bezogen auf die Gesamtzahlen.

Die Computertomographie ist unverzichtbar, wenn die sonographische Untersuchung nicht gelingt, z.B. bei ausgeprägtem Darmgasgehalt, postoperativen Zuständen, usw. Auch wenn eine sonographische Untersuchung durchgeführt wurde, liefert die Computertomographie unverzichtbare ergänzende Informationen. Die CT also ermöglicht eine Differenzierung der sonographisch diagnostizierten extremen Pankreasvergrößerung, d.h. die CT unterscheidet zwischen einer echten Pankreasvergrößerung und einer durch peripankreatisches Ödem vorgetäuschten Organvergrößerung. Wenn eine echte Pankreasvergrößerung vorliegt, zeigt die Computertomographie nach Kontrastmittelgabe eine Dichteanhebung des vitalen Pankreasgewebes, während Nekrosezonen eine unveränderte Dichte aufweisen. Letztlich lassen sich computertomographisch auch Gasblasen nachweisen, während sonographisch in diesen Fällen nur unspezifische, intensive Reflexe zu registrieren sind. Gasblasen sind beweisend für eine Infektion.

Auch in der Beurteilung der Ausbreitung des entzündlichen Prozesses ist die CT viel präziser als der Ultraschall. Das Staging nach Ranson u. Hill [9] beruht überwiegend auf CT-Befunden. Schließlich liefert die CT wesentliche Informationen über pankreatogene Flüssigkeitsansammlungen, z.B. im Thorax oder im Mittelbauch, wo intestinales Gas die sonographische Untersuchung oft vereitelt.

Wir verwenden die Sonographie als Screeningverfahren beim akuten Abdomen. Wenn es sich allerdings um eine akute Pankreatitis handelt, ist die CT unverzichtbar.

4. Flüssigkeitsansammlungen

Freie intraperitoneale Flüssigkeit

Bei der akuten Pankreatitis findet sich in 20% freie intraperitoneale Flüssigkeit (Abb. 5.43). Mit einer sorgfältigen Untersuchung aller peritonealen Recessus läßt sich diese Flüssigkeit leicht nachweisen. Besonders wichtig ist die Untersuchung der Bursa omentalis. Wir bezeichnen das gleichzeitige Vorhandensein von Flüssigkeit in der Bursa omentalis und in der Peritonealhöhle als „Schmetterlingszeichen" [20]. Die Flüssigkeitsansammlungen stellen sich sonographisch beiderseits des kleinen Netzes, des Lig. gastrolienale und der Lig. gastrocolicum dar. Beim akuten Abdomen weist das Schmetterlingszeichen auf einen pathologischen Prozeß in einem der an die Bursa omentalis angrenzenden Organe hin, z.B. eine akute Pankreatitis (Abb. 5.43b).

Lokalisierte Flüssigkeitsansammlungen in der Pankreasregion

Die Suche nach Pseudozysten stellte eine der ersten Indikationen für die Sonographie des Pankreas dar. Die Bilder von lokalisierten Flüssigkeitsansammlungen sind absolut klassisch [8]. Flüssigkeitsstrukturen sind echofrei und weisen eine ausgeprägte Verstärkung der Echos der dorsalen Wand auf. Flüssigkeitsansammlungen können in jedem Teil des Pankreas entstehen. Wenn eine Pseudozyste im Pankreasschwanz – der von ventral durch lufthaltiges Kolon verdeckt werden kann – vermutet wird, kann eine Untersuchung von dorsal oder eine Flüssigkeitsfüllung des Magens erforderlich werden. Gelegentlich treten Pseudozysten multipel auf (Abb. 5.44). Ihre Größe ist extrem variabel. Die kleinsten sind 2–3 cm groß, während einige das obere Abdomen fast völlig einnehmen. Derart große Pseudozysten sind natürlich auf konventionellen Röntgenaufnahmen des Abdomens leicht erkennbar, da sie den gasgefüllten Magen und Darm verdrängen. Zweifelsfrei können diese Zysten in konventionellen Kontrastdarstellungen diagnostiziert werden. Die Diagnose der Ausbildung einer Pseudozyste und damit die Frühdiagnose sowie die Punktion des Zysteninhaltes und die exakte Lokalisation sind jedoch sonographische Leistungen. Wenn die Flüssigkeitsansammlung allerdings langgestreckt und mitten im Pankreas lokalisiert ist, ist es sonographisch nicht möglich, zwischen einer normalen Pseudozyste auf dem Boden einer Pankreasnekrose und einer zystisch imponierenden, prästenotischen Erweiterung des Ductus Wirsungianus zu unterscheiden.

Abb. 5.43 a–c. Akute Pankreatitis. Intraperitoneale Flüssigkeit. **a** Dieser Transversalschnitt zeigt ein Pankreas (*schwarze Pfeile*) mit offensichtlich normaler Echostruktur, das vielleicht im Isthmusbereich etwas verdickt erscheint. Um Leber und Gallenblase herum findet sich jedoch bereits intraperitoneale Flüssigkeit. **b** Nachweis von Flüssigkeit in der Bursa omentalis auf einem Sagittalschnitt (*weißer Pfeil*) (Zeichen des Schmetterlings mit zusammengelegten Flügeln). **c** Dieser Longitudinalschnitt bestätigt die Flüssigkeit im Bereich der Leber. Der Patient wurde 24 h später laparotomiert: Hierbei fand sich eine nekrotisierende Pankreatitis, deren Zeichen im Vergleich zum Auftreten der intraperitonealen Flüssigkeit verspätet auftraten

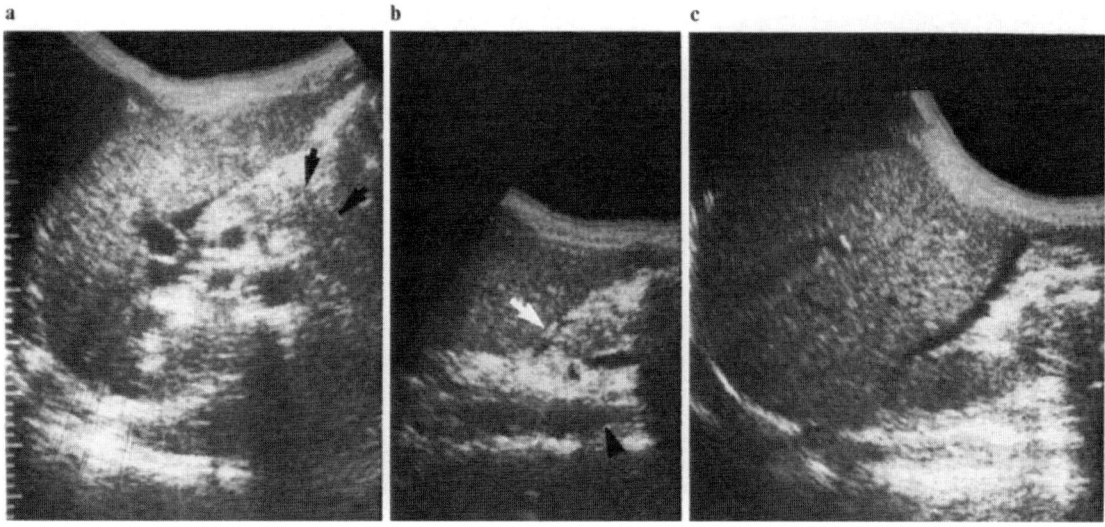

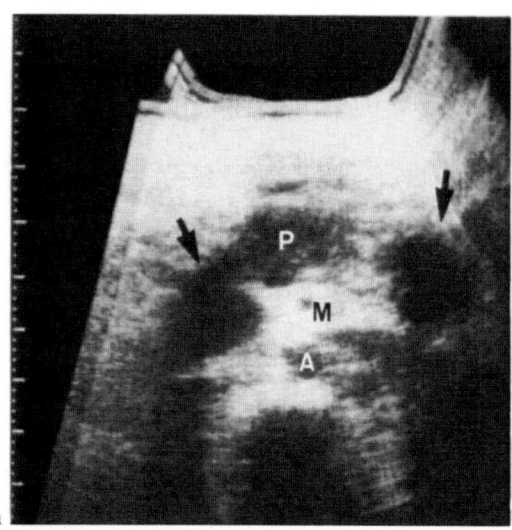 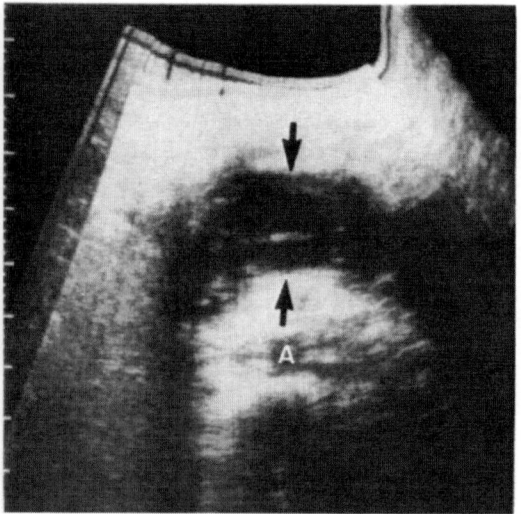

Abb. 5.44a, b. Multiple Flüssigkeitsansammlungen. Dieser Patient kam drei Wochen nach einer pankreatischen Schmerzkrise zur Untersuchung. **a** Man entdeckt auf dem Transversalschnitt im Bereich von Pankreaskopf, Korpus und Kauda (*P*) zwei umschriebene Flüssigkeitsansammlungen (*Pfeile*) (*M*: A. mesenterica superior, *A*: Aorta).
b Auf diesen nach kaudal verschobenen Parallelschnitt findet man darüber hinaus im Pankreasisthmus zwei Nekrosezonen (*Pfeile*)

Wenn sich bei der Entwicklung einer Pseudozyste eine Eigenwand ausgebildet hat, läßt sich diese mit einer sorgfältigen sonographischen Untersuchung darstellen.

Das sonographische Bild der Pseudozyste ist zu bekannt, als daß eine detaillierte Beschreibung erforderlich wäre. Viel interessanter ist der Beitrag der Sonographie in der Beurteilung der Entwicklung und im Verlauf von Pseudozysten.

Entwicklung und Verlauf von Pseudozysten

Obwohl die meisten Pseudozysten erst entdeckt werden, wenn sie völlig ausgebildet sind, erlaubt die regelmäßige Kontrolluntersuchung von Patienten mit akuter Pankreatitis die Darstellung der Ausbildung einer Nekrose mit nachfolgender Pseudozyste. Frühzeitige Untersuchungen zeigen, daß die Flüssigkeitsansammlung eine echoarme Struktur ohne dorsale Schallverstärkung aufweist. Flottierender Detritus im nekrotisierten Areal bewirkt ein semisolides Echomuster. Im weiteren Verlauf sammelt sich der Detritus der Schwerkraft folgend im abhängigen Teil der Zyste an oder verflüssigt sich. Jetzt wird das Aussehen der Pseudozysten durch die echofreie Struktur charakteristischer. Wenn sich Pseudozysten langsam entwickeln oder länger bestehen, entwickelt sich eine Zystenwand (Abb. 5.45 und 5.46). Der Begriff „Pseudozyste" sollte auf die zuletzt beschriebenen Flüssigkeitsansammlungen beschränkt bleiben.

Die Größe der Pseudozysten entspricht nach meiner Erfahrung der Größe des ursprünglich entzündeten Areals. Seltener ist die Zyste größer als das nekrotische Areal. Andererseits ist das spontane Verschwinden der Pseudozysten ein den Klinikern gut bekanntes Phänomen [1]. Wie häufig eine Spontanheilung stattfindet, ließ sich sonographisch zeigen. Es erscheint daher logisch, Pseudozysten im Pankreasschwanz oder -korpus konservativ zu behandeln und sonographisch zu kontrollieren bzw. zur Entleerung des Zysteninhaltes zu

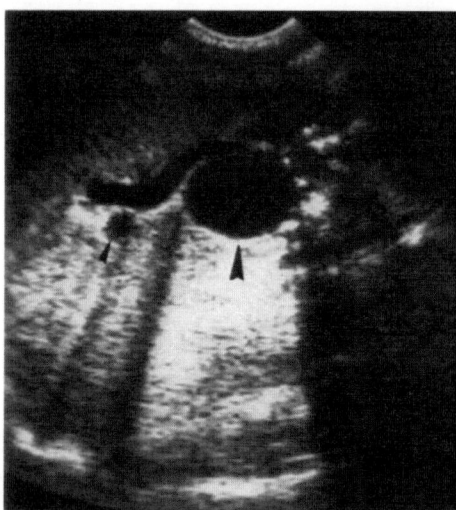

Abb. 5.45. Umschriebene Flüssigkeitsansammlung im dorsalen Anteil des Pankreaskopfes (*Pfeilspitze*): Der dilatierte Ductus choledochus ist nach ventral verdrängt. Die V. portae (*kleine Pfeilspitze*) ist transversal angeschnitten

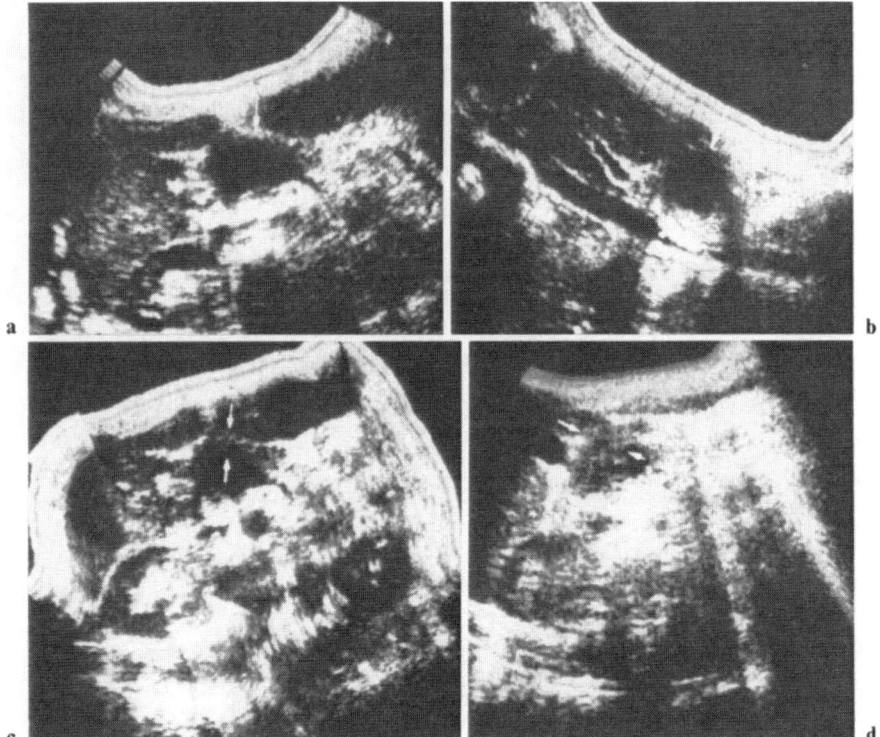

Abb. 5.46a–d. Reifung einer Pseudozyste. **a** Auf dem Transversalschnitt ist eine Pseudozyste im Pankreaskopf (*Pfeil*) zu erkennen. Zu beachten ist die geringe Dicke der Zystenwand. **b** Sagittalschnitt. **c** Patient lehnt die Operation ab. Eine erneute Untersuchung wird sechs Monate später durchgeführt. Auf diesem Transversalschnitt ist die Zystenwand deutlich verdickt (*Pfeile*). **d** Die Operation wird noch immer abgelehnt. Eine Kontrolle nach einem Jahr zeigt, daß die Zystenwand 2 cm stark ist. Die Pseudozyste ist praktisch obliteriert

punktieren. Ein aktiveres Vorgehen ist bei der Lokalisation der Pseudozysten im Pankreaskopf indiziert, wenn die Zysten den Gallengang oder den Pankreasgang komprimieren. Sofern ein konservatives Vorgehen geplant wird, empfiehlt sich eine Computertomographie mit Kontrastmittelapplikation, um ein nekrosebedingtes Pseudoaneurysma auszuschließen.

In einem Fall konnte ich die Entleerung einer Pseudozyste in den Magen beobachten. Die Darstellung chirurgischer Anastomosen ist möglich.

Ausbreitung von Flüssigkeitsansammlungen

Durch das proteolytische Potential und die während der Atmung auftretenden intraabdominalen Druckgradienten kann sich pankreatogene Flüssigkeit vom vorderen pararenalen Kompartiment (in dem das Pankreas lokalisiert ist) ausbreiten: Diese Ausbreitung pankreatogener Flüssigkeit ist einerseits möglich in die Bursa omentalis, die Peritonealhöhle und intraperitoneale Organe, andererseits auch in andere retroperitoneale Kompartimente (posteriores pararenales Kompartiment, Psoasscheide, Perirenalraum) sowie retroperitoneale Organe. Von diesen Kompartimenten ist

Tabelle 5.4. Extrapankreatisch lokalisierte pankreatogene Flüssigkeitsansammlungen

Peritonealhöhle	
Peritonealhöhle	10
Bursa omentalis	4
Peritonealhöhle und Bursa omentalis	2
Retroperitoneale Kompartimente	
Vorderer Pararenalraum	4
Perirenaler Raum	3
Psoasscheide	2
Mediastinum	2
Organe	
Leber	5
Milz	1
Niere	1
Extraabdominal (Leiste)	1

schließlich eine weitere Ausbreitung in Mediastinum, Pleurahöhle, Perikardhöhle sowie in die Leiste möglich. Lokalisierte Flüssigkeitsansammlungen pankreatogenen Ursprungs haben auch in größerer Entfernung vom Pankreas das gleiche Aussehen wie Flüssigkeitsansammlungen im Pankreas. Unserer Erfahrung nach ist die Sonographie ein perfektes Instrument zum Nachweis derartiger Flüssigkeitsansammlungen – auch im Thorax. Computertomographisch läßt sich natürlich die gleiche Information erreichen, was die Ausdehnung des Prozesses und das Verhältnis zu den benachbarten Organen angeht. Tabelle 5.4 zeigt die Lokalisation extrapankreatisch lokalisierter Flüssigkeit in einer Studie von 35 Fällen, die sonographisch und computertomographisch verfolgt wurden [19].

Die Zuverlässigkeit der Sonographie im Verhältnis zu anderen diagnostischen Verfahren

Die Ergebnisse von 2 retrospektiven Studien, die mit sonographischen Geräten unterschiedlichen Standards gewonnen wurden, sind in Tabelle 5.5 dargestellt. Die falsch-negativen Diagnosen beruhen auf atypischen Pseudozysten.

Für die Diagnostik der Pseudozysten spielt die Angiographie keine Rolle. Lediglich zur Bestätigung eines Pseudoaneurysmas kann auf dieses Verfahren nicht verzichtet werden. Durch die ERCP lassen sich einige Pseudozysten direkt darstellen. Diese nicht ungefährliche Methode trägt jedoch insgesamt zur Diagnostik der Pseudozysten kaum bei. Ihr Wert liegt in der Darstellung von Stenosen des Gangsystems. Da Flüssigkeitsansammlungen und flottierender Detritus sonographisch besser zu erkennen sind, halte ich die Computertomographie in der Diagnostik von Pseudozysten nicht für nützlich. Einzige Ausnahme ist die fehlende Beurteilbarkeit der sonographischen Untersuchung von Thorax, Retroperitoneum und Becken.

Durch die sonographisch geführte Punktion [6] läßt sich Flüssigkeit aspirieren, die laborchemisch weiter untersucht werden kann. Nach Punktion der Zyste kann eine Kontrastmittelinstillation erfolgen. Gelegentlich ist dadurch die Kommunikation der Pseudozyste mit dem Pankreasgang zu erkennen. Eine sonographisch kontrollierte Einlage von Drainagekathetern ist ebenfalls möglich. Aus diesen Gründen sollte die sonographisch geführte Punktion zur Entleerung der Pankreaspseudozysten häufiger durchgeführt werden. Dieser Eingriff sollte auf einem Röntgendurchleuchtungstisch stattfinden, damit nachfolgende Kontrastmitteldarstellungen ohne Umlagerung des Patienten möglich sind.

Pankreastrauma

Beim stumpfen Pankreastrauma kann die direkte mechanische Läsion zur Autodigestion und zur Hämatombildung führen. Wie bei der akuten Pankreatitis können in größerer Entfernung vom Pankreas pankreatogene Flüssigkeitsansammlungen zu erkennen sein. Punktion, Drainage und Kontrolluntersuchungen werden wie bei entzündlichen Prozessen ausgeführt.

5. Chronische Pankreatitis

Die chronische, klinisch stumme Pankreatitis ohne Pseudozyste stellt sich sonographisch durch veränderte Organkonturen, Organstrukturen und gelegentlich durch die veränderte Größe des Organs dar. Die Beurteilung des Ductus pancreaticus ist zur Beurteilung der chronischen Pankreatitis sehr wichtig. Besondere diagnostische Probleme entstehen, wenn sich eine akute Pankreatitis auf eine chronische Pankreatitis aufpfropft.

Echostruktur des Pankreas

Die Echostruktur bei chronischer Pankreatitis ist recht spezifisch. Das Pankreas stellt sich hierbei heterogen mit umschriebenen echodichten Bezirken dar, die zu einer allgemein erhöhten Echogenität führen [12, 13]. Diese mikro- oder makronoduläre Echostruktur ist besonders deutlich bei der kalzifizierten Pankreatitis. Die heterogene Echostruktur unterscheidet sich ganz offensichtlich von der Echostruktur des normalen Pankreas (Abb. 5.48). Auch größere echoreiche Areale sind

Tabelle 5.5. Sonographische Diagnose von Pseudozysten (1969–1976 und 1977–1979). (aus [17])

	Gesamtzahl	Richtige Diagnose	Falschnegativ	Falschpositiv
3.3.1969–31.12.1976	25 (100%)	23 (92%)	2[a] (8%)	1[b] (16%)
1.3.1977–1.3.1979	14	14	0	1

[a] Atypische Pseudozysten.
[b] Bezogen auf 25.

Sonographische Untersuchungen bei Pankreaserkrankungen

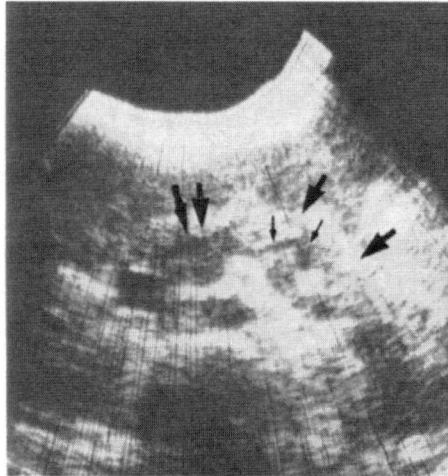 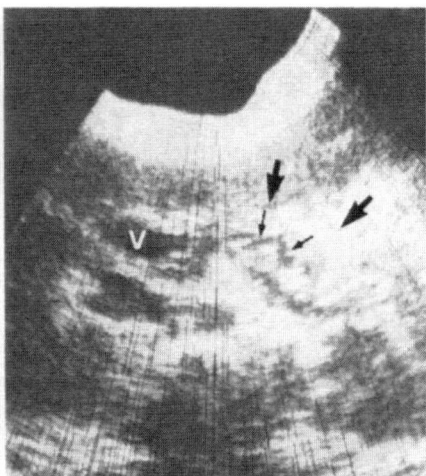

Abb. 5.47a, b. Chronische Pankreatitis. **a** Auf diesem Transversalschnitt findet sich ein Pankreas von offensichtlich normaler Größe. Die ventrale Begrenzung ist durch *große Pfeile* markiert. Die *Doppelpfeile* weisen auf einen kleinen, echoarmen, subakuten Entzündungsherd. Im Korpus-Kauda-Bereich sind demgegenüber multiple, echodichte noduläre Reflexionen vorherrschend. Der Ductus pancreaticus (*kleine Pfeile*) ist abgewinkelt und dilatiert. **b** Auf diesem Parallelschnitt kommt der zickzackförmige Verlauf und die Erweiterung des Ductus pancreaticus noch besser zur Darstellung (*V*: splenoportaler Konfluens)

gelegentlich zu sehen. Pankreasverkalkungen sind sonographisch besser zu erkennen als auf Abdomenübersichtsaufnahmen. Computertomographisch lassen sich selbst winzige Verkalkungen nachweisen, die der sonographischen Darstellung entgehen.

Kontur des Pankreas

Bei der klinisch stummen chronischen Pankreatitis sind die Pankreaskonturen in etwa 50% der Fälle unregelmäßig. Zum Teil weisen sie sogar spitzzipflige Ausziehungen auf.

Größe des Pankreas

Abb. 5.48a, b. Chronische Pankreatitis mit Verkalkungen. **a** Auf diesem Transversalschnitt fallen im Bereich des von seinen Leitgefäßen umgebenen Pankreas multiple, stark reflektierende Areale auf (*Pfeil*). **b** Auf diesem Parallelschnitt scheinen diese Areale ineinander überzugehen (*Pfeil*)

Bei der chronischen Pankreatitis ist das Pankreas höchstens geringfügig vergrößert. Eine Ausnahme stellt der subakute oder akute Schub der chronischen Pankreatitis dar. Im akuten Schub kommt

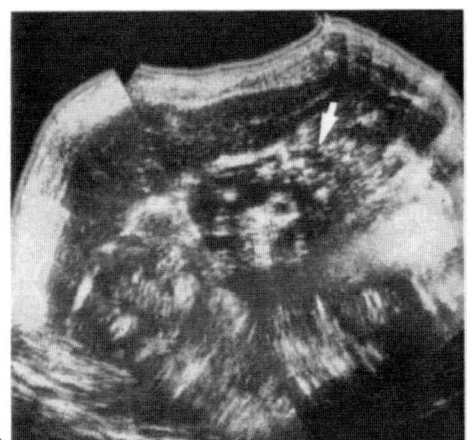 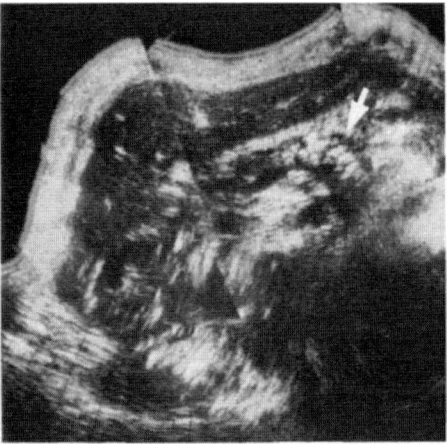

es – besonders wenn der entzündliche Prozeß schon länger besteht – zu einer deutlichen Organvergrößerung. In solchen Fällen kann die Pankreasvergrößerung zu einer Kompression der V. cava inferior oder der V. mesenterica superior führen. Die länger bestehende chronische Pankreatitis führt dagegen zu einer Hypotrophie des Pankreas.

Akuter oder subakuter Schub einer chronischen Pankreatitis

Akute oder subakute Schübe einer chronischen Pankreatitis sind nicht selten. Sonographisch stellen sie sich als Organvergrößerung mit echoarmer Struktur dar. Das sonographische Bild ähnelt dem der primär akuten Pankreatitis. Dieses echoarme sonographische Muster überlagert die noduläre, echoreiche Struktur der chronischen Pankreatitis und kann sie manchmal völlig verdecken. Häufiger jedoch sind echoarme und heterogene echoreiche Areale nebeneinander zu erkennen. Wenn die echoarmen Areale dominieren, stellt sich das vergrößerte Pankreas sonographisch ähnlich wie ein Pankreaskarzinom dar. Das spezifische sonographische Bild der chronischen Pankreatitis ist hierbei durch ein derart unspezifisches Bild ersetzt, daß nur durch eine histologische oder zytologische Untersuchung eine korrekte Diagnose möglich wird. Auch die Klinik dieser Patienten ist unspezifisch, da in beiden Fällen abdominale Schmerzen und Gewichtsverlust auftreten können. Die Trias Gewichtsverlust, Bauchschmerz und auffälliger sonographischer Befund des Pankreas stellt also eine eindeutige Indikation für die sonographisch geführte Biopsie dar. Computertomographie und ERCP führen hier zur Differenzierung nicht weiter.

Tubuläre Strukturen – Ductus Wirsungianus

Die Beurteilung des Ductus Wirsungianus ist ein sehr wichtiger Schritt bei der Untersuchung des Pankreas. Der Ductus pancreaticus liegt etwa in der gleichen Ebene wie die Milzvene. Auf Transversalschnitten läßt sich gewöhnlich nur ein kurzes Segment des Pankreasganges darstellen. Längere Abschnitte sind auf Schrägschnitten zu sehen.

Der Durchmesser des Ductus Wirsungianus kann leicht gemessen werden. Es ist sogar möglich, Gangstenosen darzustellen. Die Begrenzung des Pankreasganges ist in 60% bei chronischer Pankreatitis unregelmäßig, reißverschlußähnlich (Abb. 5.48). Der Wechsel von Durchmesser und

Tabelle 5.6. Sonographische Diagnose der klinisch stummen chronischen Pankreatitis (2 Serien). (aus [17])

	Gesamtzahl	Richtige Diagnose	Falschnegativ	Falschpositiv[a]
3.3.1969–31.12.1976	85 (100%)	80 (94%)	5 (6%)	8 (9,4%)
1.3.1977–1.3.1979	16 (100%)	15 (94%)	1 (6%)	1 (6%)

[a] Bezogen auf 85 und 16.

Verlaufsrichtung des Ganges ist für die chronische Pankreatitis sehr charakteristisch. Im Pankreasgang können Konkremente zu erkennen sein [22], wenn diese Konkremente von Flüssigkeit umspült werden. Wenn der Ductus Wirsungianus dagegen völlig von Steinen ausgemauert ist, ist sonographisch lediglich ein lineares, multinoduläres Echomuster zu erkennen (Abb. 5.49). Konkremente und Pankreasverkalkungen können akustische Schatten verursachen. Auf Abdomenübersichtsaufnahmen oder computertomographischen Schnittbildern sind die Verkalkungen und ihre Position oft besser zu erkennen. Die sonographische Diagnose einer Pankreasgangerweiterung (oder der Ausschluß einer Erweiterung) ist von Bedeutung, wenn eine ERCP als weiterführende Untersuchung in Betracht gezogen wird.

Ausgeprägte Gangerweiterungen können mit Pseudozysten des Pankreas verwechselt werden.

Die Zuverlässigkeit der Sonographie im Verhältnis zu anderen diagnostischen Verfahren

Durch das spezifische Echomuster lassen sich gute Ergebnisse mit der sonographischen Diagnostik der klinisch stummen chronischen Pankreatitis erreichen (Tabelle 5.6).

Die Computertomographie erlaubt die Darstellung kleiner Kalzifikationen, die der Sonographie entgehen, und die Darstellung der Pankreasatrophie.

Das spezifische sonographische Bild der klinisch stummen chronischen Pankreatitis wird durch akute Schübe der Erkrankung verwischt. Die klinischen Daten sind dabei nicht spezifischer als die sonographischen Bilder. Wenn nicht Kontrolluntersuchungen eine Abnahme der Pankreasgröße zeigen oder wenn Abdomenübersichtsaufnahmen typische Kalzifizierungen aufweisen, ist die Differenzierung zwischen subakuter Pankreatitis und

Karzinom unmöglich. Die Computertomographie ist nicht spezifischer als die Sonographie, auch wenn sie die Darstellung kleinerer Verkalkungen ermöglicht. Die ERCP ist nicht immer spezifisch. Das beste Verfahren bei diesem sonographischen Bild der Pankreasvergrößerung ist die sonographisch geführte Punktion.

Die Angiographie bedeutet in der Diagnostik der chronischen Pankreatitis keine Bereicherung. Wenn abdominale Beschwerden, die mit einer chronischen Pankeatitis zu vereinbaren sind, vorhanden sind, ist die ERCP eine ausgezeichnete weiterführende Untersuchung, insbesondere, wenn sonographisch eine Pankreasgangerweiterung nachgewiesen wurde. Durch dieses Verfahren ist nicht nur die Diagnose zu bestätigen, sondern auch das Pankreasgangsystem detaillierter zu beurteilen.

6. Pankreastumoren: Karzinome
(Abb. 5.49–5.53)

Indirekte Zeichen

Ein Frühzeichen der Tumoren des Pankreaskopfes ist die Erweiterung des Ductus hepatocholedochus. Auch eine Erweiterung des Pankreasganges tritt auf. Eine gleichzeitige Erweiterung beider Gangsysteme deutet auf einen juxtapapillären Tumor („Binominalzeichen") (Abb. 5.51 und 5.52).

Der Ductus hepatocholedochus ist nach unserer Auffassung erweitert, wenn sein Durchmesser mehr als die Hälfte des Durchmessers der benachbarten Pfortader beträgt. Der Pankreasgang sollte höchstens 4 mm weit sein.

Die V. cava inferior und die V. mesenterica superior können abgeflacht sein.

Direkte Zeichen

Die wesentlichen sonographischen Zeichen eines Pankreastumors sind:
– Eine Raumforderung, die sich bis außerhalb der normalen Pankreasgrenzen erstreckt.
– Vorgewölbte, glatte Pankreaskonturen mit (in 50%) kleinen, pseudopodienähnlichen Ausläufern.
– In 96% ist die Struktur echoarm mit einigen verstreuten Echos oder einigen größeren echoreichen Arealen (Abb. 5.49–5.53). Nur in 4% der Fälle ist die Struktur des Tumors insgesamt echoreich.

Normalerweise läßt sich das Tumorgewebe vom benachbarten normalen Pankreasgewebe gut abgrenzen. Da die normale Struktur des Pankreas-

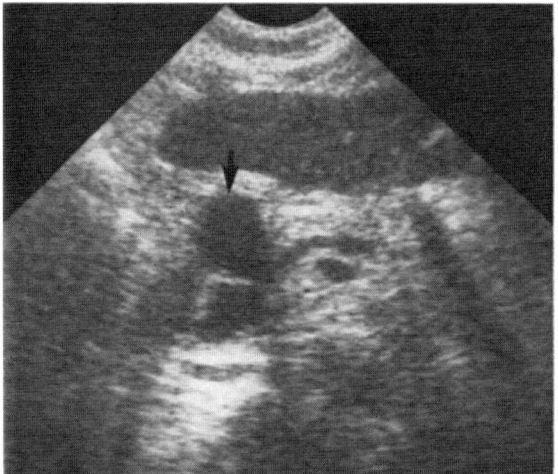
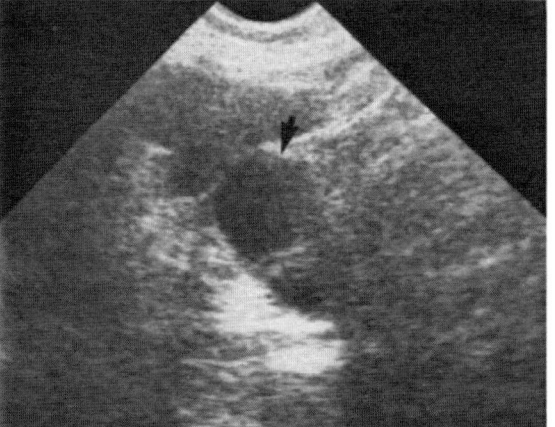
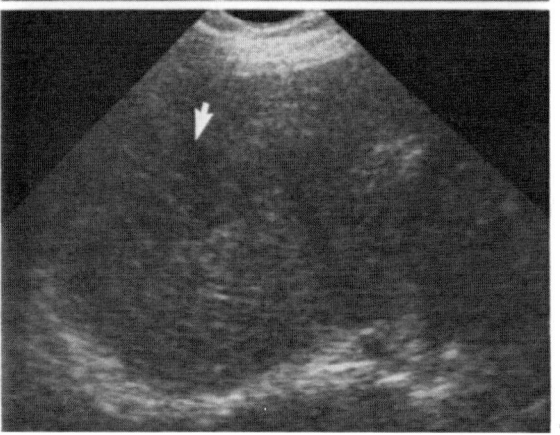

Abb. 5.49a–c. Pankreaskopfkarzinom und Lebermetastasen. **a** Ein Transversalschnitt zeigt eine echoarme, regelmäßig begrenzte Läsion, die den Rand des Pankreas überragt (*Pfeil*). Die Grenzen des Pankreas sind dorsal durch die Milzvene, ventral durch die hintere Magenwand markiert. **b** Sagittalschnitt. **c** Subkostaler Schrägschnitt der Leber. Man erkennt metastatische Läsionen (*Pfeil*)

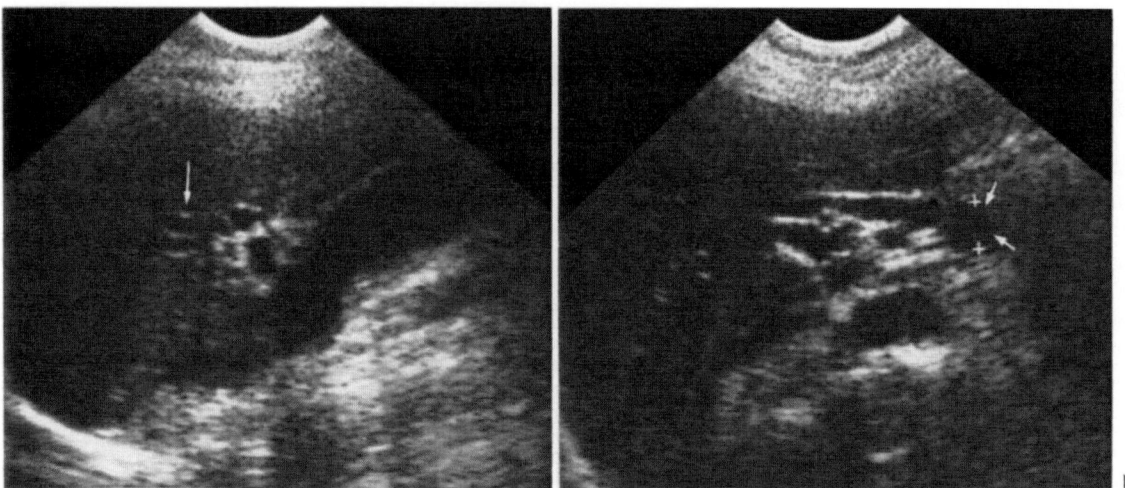

Abb. 5.50a, b. Kleines Pankreaskopfkarzinom. **a** Hilusdoppelflintenzeichen (*Pfeil*). Dilatation der Gallenblase. **b** Tumor (*Pfeile*). Auch hier fällt der stumpfe Abbruch des Choledochus auf

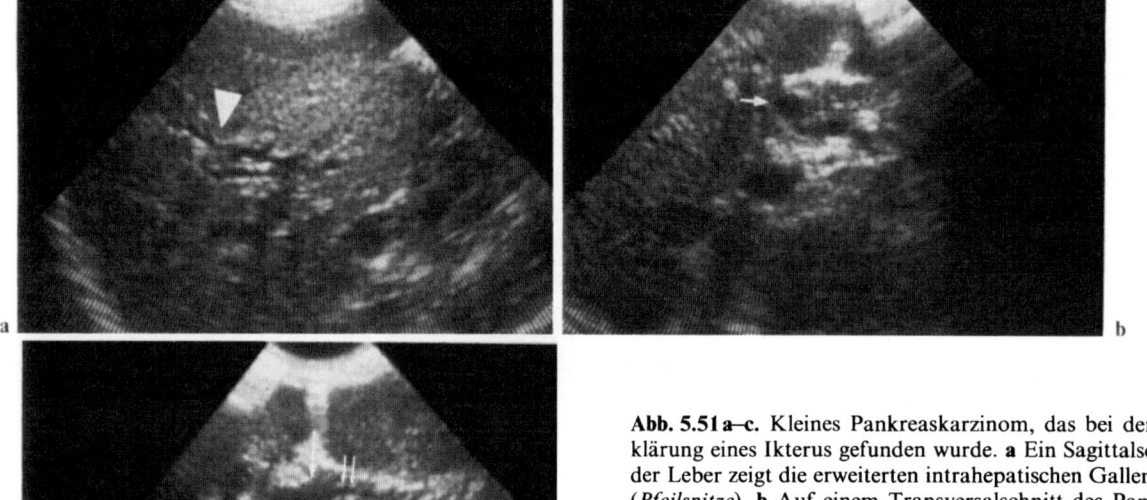

Abb. 5.51a–c. Kleines Pankreaskarzinom, das bei der Abklärung eines Ikterus gefunden wurde. **a** Ein Sagittalschnitt der Leber zeigt die erweiterten intrahepatischen Gallenwege (*Pfeilspitze*). **b** Auf einem Transversalschnitt des Pankreas ist der erweiterte Ductus choledochus (*kleiner Pfeil*) zu erkennen. **c** Auf einem weiter kaudal gelegenen Parallelschnitt ist der Ductus choledochus (*kleiner Pfeil*) bis zu einer kleinen tumorösen Läsion (*lange Pfeile*) zu verfolgen. Der Ductus Wirsungianus ist leicht erweitert (*Doppelpfeil*). Die Erweiterung des Ductus Wirsungianus und Ductus choledochus deutet auf eine sehr weit distal gelegene Stenose, z. B. der Papilla Vateri oder des präpapillären Segmentes

karzinoms echoarm ist, können die pseudopodienähnlichen Ausläufer gut vom echoreichen peripankreatischen Fett abgegrenzt werden.

Wenn ein Ikterus vorliegt, kann durch sorgfältige Ultraschalluntersuchung die Art und die Lokalisation des Stops sonographisch eruiert werden (Abb. 5.50–5.52).

Eine Besonderheit stellen Tumoren im Processus uncinatus dar. Diese Tumoren liegen dorsal der V. mesenterica superior und verlagern sowohl dieses Gefäß als auch das normale Pankreas nach ventral. Gleichartige Veränderungen werden durch vergrößerte Lymphknoten in diesem Bereich verursacht.

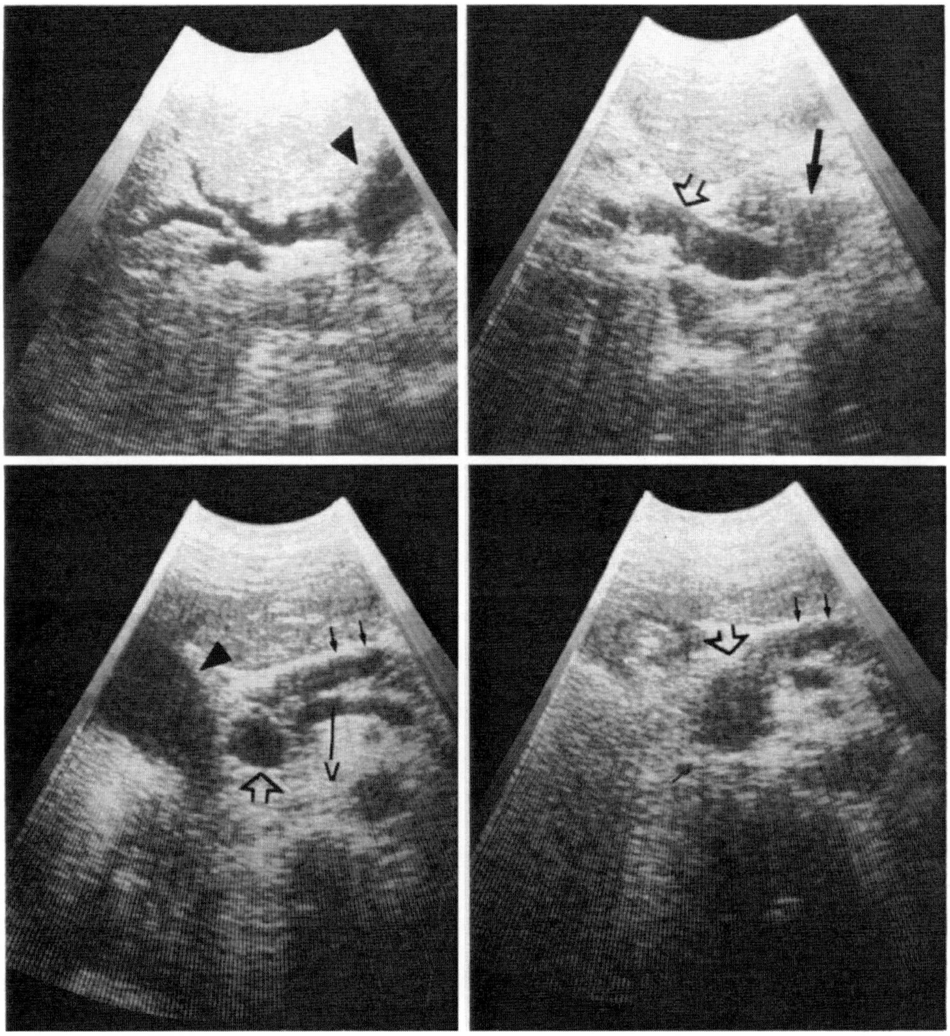

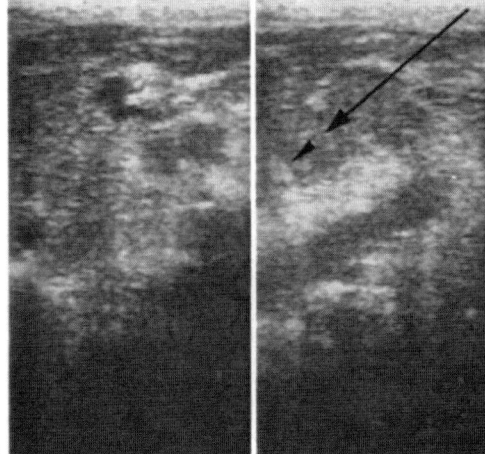

△ **Abb. 5.52a–d.** Ampullom. **a** Auf diesem Schnitt durch das Gallenblaseninfundibulum (*Pfeilspitze*) fällt die Dilatation der intrahepatischen Gallenwege auf. **b** Auf diesem zweiten Schrägschnitt erkennt man den Ductus choledochus (*offener Pfeil*), der ebenfalls erweitert ist. Er läßt sich bis zu einer echoarmen Läsion (*Pfeil*) verfolgen, an der er abrupt abbricht. **c** Dieser epigastrische Transversalschnitt zeigt ventral der V. lienalis (*V*) den stark dilatierten Ductus pancreaticus (*kleine Pfeile*). Dieser Schnitt geht durch den unteren Teil des dilatierten Ductus choledochus (*offener Pfeil*), der hier in der Nähe des Pankreas verläuft. Außerdem wird die dilatierte Gallenblase (*Pfeilspitze*) sichtbar. **d** Dieser etwas weiter nach kaudal verschobene Parallelschnitt verläuft unterhalb des Ductus choledochus. Er erfaßt den Ampullentumor (*offener Pfeil*). Wiederum ist der dilatierte Ductus pancreaticus dargestellt. Die hier vorgestellten Schnittbilder lassen sowohl den Tumor als auch die tumorbedingte Dilatation des Ductus choledochus und des Ductus pancreaticus erkennen

Abb. 5.53a, b. Blockade des Ganglion coeliacum mit Alkohol bei einem Patienten mit inoperablem Pankreaskarzinom und heftigen Schmerzen. Sagittalschnitte. Die Spitze der Nadel, die auf den Solarplexus zielt, ist durch eine *Pfeilspitze* markiert

Lymphknotenvergrößerungen

Lymphknotenvergrößerungen durch Lymphknotenmetastasen sind in der Nachbarschaft des Pankreas, im Lig. hepatoduodenale, neben Pfortader, Gallengang oder Truncus coeliacus darzustellen.

Andere Pankreastumoren

Zystadenome [14, 24] stellen sich sonographisch abhängig von der Größe der einzelnen Zysten und dem Verhältnis zwischen zystischem und solidem Tumoranteil unterschiedlich dar: Zystadenome mit großen Zysten und ohne intrazystisches Wachstum ähneln Pseudozysten. Zystadenome mit multiplen kleinen Zysten haben ein charakteristisches multilokuläres Aussehen. Zystadenome mit überwiegend soliden Anteilen zeigen sowohl sonographisch als auch computertomographisch ein unspezifisches Bild. Die Computertomographie mit Kontrastmittelgabe zeigt eine Dichteanhebung der Zystenwände. Die wichtigste Untersuchung bei der Abklärung von zystischen Raumforderungen, die mit einem Zystadenom oder einem Zystadenokarzinom zu vereinbaren sind, ist die sonographisch geführte Punktion: Bei 75% der Zysten mit muzinösem Inhalt liegt ein maligner Tumor vor, während seröser Zysteninhalt für einen benignen Prozeß spricht.

Sezernierende Apudome sind oft zu klein, um sonographisch dargestellt zu werden. Gewöhnlich stellen sie sich als rundliche Areale mit glatter Begrenzung dar. Nichtsezernierende Apudome sind größer. Sie erscheinen als rundliche, gut begrenzte, mehr oder weniger echoreiche Raumforderungen.

Fehler und Grenzen der Sonographie

Einige Fehler entstehen durch Verwechselung von Teilen des Verdauungstraktes mit Raumforderungen. Um diese Fehler zu vermeiden, empfiehlt es sich, derartige „Raumforderungen" durch Kontrolluntersuchungen oder eine längere Real-time-Untersuchung abzuklären. Diese „Pseudoraumforderungen" ändern beständig Form und Größe. Zusätzlich ist eine „Braun'sche-Bewegung" innerhalb der „Raumforderung" zu beobachten, die durch die Bewegung von Gasblasen oder Darminhalt verursacht wird [16]. Dieses Zeichen wird durch die Flüssigkeitsfüllung des Intestinaltraktes verstärkt.

Die Verletzung der intrinsischen Grenzen der sonographischen Diagnostik verursacht ernstere Fehler: Sonographische Diagnosen sind makroskopische, nicht histologische Diagnosen.

Wir haben gesehen, daß einige Zystadenome ähnlich wie Pseudozysten aussehen. Umschriebene echoreiche Areale können entzündlich oder tumorös bedingt sein. Entzündliche Veränderungen können sich jedoch auch echoarm darstellen und von einer Erweiterung des Pankreasganges begleitet werden. Bei der chronischen Pankreatitis hat der Pankreasgang ein besonderes, reißverschlußähnliches Aussehen. Auch die Klinik kann bei derartigen umschriebenen, echoarmen Arealen exakt der Klinik beim Pankreaskarzinom entsprechen (Gewichtsverlust, Schmerz, Ikterus). Die Computertomographie führt hier ebenfalls nicht weiter. Ihre Bilder sind nicht spezifischer, wenn nicht eine Tumorausdehnung in benachbarte Organe dargestellt wird.

Diese Limitierungen erklären, warum die Pankreaspunktion zu einem Routineverfahren geworden ist.

Pankreaspunktion

Technik. Eine Feinnadel wird in die Raumforderung des Pankreas mit Hilfe eines speziellen Punktionsschallkopfes vorgeschoben. Der Eingriff wird in Lokalanästhesie durchgeführt. Es gibt mehrere Arten von Punktionsvorrichtungen:

1. Compoundscantransducer mit zentraler Bohrung
2. Real-time-Transducer
   - Linear-Array-Schallkopf mit zentraler Bohrung
   - Sektorscanner mit lateral angebrachter Punktionsvorrichtung

Hancke et al. [5, 6] haben gezeigt, daß Komplikationen bei der Pankreaspunktion extrem selten sind. Eine letale Pankreatitis nach einer Punktion wurde von Evans et al. [3] mitgeteilt. Voraussetzung für die Feinnadelpunktion ist ein erfahrener Zytologe. Unter dieser Voraussetzung ist durch die Feinnadelpunktion nur wenige Stunden nach der primären Ultraschalldiagnose einer Pankreasraumforderung eine exakte Diagnose zu stellen.

Diagnostische Strategie. Sonographisch begründete, therapeutische Möglichkeiten beim Pankreaskarzinom. Verhältnis vom Ultraschall zu anderen diagnostischen Verfahren

Diagnostischer Wert der Sonographie bei Raumforderungen des Pankreas

Taylor et al. [11] fanden in einer Untersuchung an 83 Patienten eine Sensitivität von 94% und eine Spezifität von 99%. In eigenen Untersuchungen an 266 Patienten konnte eine Raumforderung des Pankreas in 94% sonographisch nachgewiesen werden. Diese Ergebnisse hängen natürlich von der Größe der Tumoren ab. Statistische Studien, die lediglich kleine (unter 3 cm) Tumoren erfassen, sind uns ebensowenig bekannt wie Studien über isolierte Raumforderungen im Pankreasschwanz. Durch die Technik des flüssigkeitsgefüllten Magens und über den interkostalen Zugang sollten sich jedoch auch in diesen Situationen ähnliche Ergebnisse ergeben. Lackner et al. [7] haben Sonographie und Computertomographie verglichen: Die Ergebnisse beider Methoden sind, abgesehen von der chronischen Pankreatitis, ähnlich.

Screeninguntersuchungen

Wagai hat sonographische Screeninguntersuchungen in der Diagnostik des Pankreaskarzinoms vorgeschlagen. Er verwendete ein transportables Ultraschallgerät. Heute gibt es auch tragbare Geräte (Wagai 1987, persönliche Mitteilung).

Ich habe persönlich mehr als 15000 Patienten sonographisch untersucht. Dabei fanden sich bei vielen asymptomatischen Patienten Lebertumoren, Nierenkarzinome, vergrößerte retroperitoneale Lymphknoten sowie Tumoren des Verdauungstraktes. Nur bei einem einzigen der asymptomatischen Patienten ließ sich ein Pankreaskarzinom nachweisen.

Screeninguntersuchungen bei asymptomatischen Patienten scheinen also nicht vielversprechend zu sein. An der Zuverlässigkeit der Sonographie in der Diagnostik der Pankreastumoren besteht dabei kein Zweifel. Um eine zytologisch-histologische Diagnose zu stellen, ist allerdings eine sonographisch geführte Punktion erforderlich.

Staging des Pankreaskarzinoms
Lokale und regionale Tumorausbreitung.
Die ausgezeichnete Abgrenzbarkeit von peripankreatischem Fett und Pankreasgewebe in der CT wurde schon erwähnt. Ganz allgemein läßt sich festhalten, daß die Computertomographie die Organkonturen besser wiedergibt als der Ultraschall. Die Computertomographie eignet sich daher eher als der Ultraschall zur Bestimmung der lokalen und der regionalen Tumorausbreitung, z.B. Invasion von Magenwand oder Milzparenchym.

Im Gegensatz dazu lassen sich die innerhalb des Parenchyms gelegenen Tumoren sonographisch besser erkennen als computertomographisch.

Es ist daher sinnvoll, die Sonographie als primäre Methode einzusetzen. Für die Computertomographie verbleiben 2 Indikationen:

1. Primärdiagnose nach insuffizienter oder nicht eindeutiger Sonographie,
2. ergänzende Untersuchungen zur Tumorausdehnung, wenn eine Raumforderung sonographisch nachgewiesen wurde und durch die sonographisch geführte Punktion die Malignität der Läsion gesichert wurde.

Punktion – ERCP.
Nach unserer Meinung ist die sonographisch kontrollierte Punktion bei einem pankreaskarzinombedingten Ikterus durchaus nicht in jedem Fall indiziert. Wenn eine diagnostische Diskrepanz besteht oder wenn die Sonographie eine Obstruktion in Höhe der Leberpforte ergeben hat, hat die PTC eine wichtige weiterführende Funktion. Wenn der Ikterus durch ein Pankreaskopfkarzinom verursacht wird, ist das sonographische Bild des erweiterten Ductus hepatocholedochus so typisch, daß in den meisten Fällen (92% in einer eigenen Serie von 199 Ikterusfällen [15]) die positive Diagnose einer Gangerweiterung, die Lokalisation des Abflußhindernisses und die Ursache der Obstruktion zu erkennen sind. Weder die retrograde Cholangiographie noch die Pankreatographie haben bei den gesicherten Pankreastumoren eine Indikation. Wenn allerdings eine Diskrepanz zwischen Klinik und Ultraschall oder CT besteht, z.B. bei einer mit einem Pankreaskarzinom zu vereinbarenden Klinik und negativem Ultraschall- und CT-Ergebnis, stellt die ERCP ein weiterführendes diagnostisches Verfahren dar.

Lebermetastasen.
Die Sonographie ist das beste Verfahren bei der Suche nach Lebermetastasen.

Kontrolluntersuchungen.
Die Sonographie ist ein perfektes Instrument, um die Entwicklung eines Tumors durch Kontrolluntersuchungen zu verfolgen. Kontrolluntersuchungen beim Pankreaskarzinom sind allerdings aufgrund der schlechten Prognose dieses Tumors von begrenztem Wert.

Sonographie in der Therapie des Pankreaskarzinoms

In der radiotherapeutischen Dosimetrie läßt sich die Sonographie verwenden, allerdings ist die Computertomographie wegen der besseren Darstellbarkeit der Tumorgrenzen vorzuziehen. Da die Bedeutung der Strahlentherapie beim Pankreaskarzinom noch umstritten ist, bedeutet die Dosimetrie in diesem Fall kein größeres Problem.

Wenn das Pankreaskopfkarzinom nicht resezierbar ist (Größe, Lymphknotenbefall, Invasion von Nachbarorganen) oder wenn die Prognose insgesamt schlecht ist, sollte die durch Sonographie (und ergänzende CT) gewonnene morphologische und zytologische Diagnose des Pankreaskarzinoms zu einer konservativen Therapie führen. Ein palliativer operativer Eingriff muß bei einem Obstruktionsikterus diskutiert werden. In einigen Fällen läßt sich eine interne Gallenwegsdrainage anlegen. Auf eine ineffektive Operation in fortgeschrittenen Fällen von Pankreaskarzinomen in Korpus und Schwanz sollte wegen des Risikos der postoperativen Beschwerden und der Kosten verzichtet werden.

Bei Patienten mit tumorbedingten Abdominalschmerzen ist die sonographisch geführte Punktion der sympathischen Ganglien (Holm 1981, persönliche Mitteilung) eine nützliche Methode zur Schmerzbekämpfung durch Verödung dieser Ganglien mit Alkohol.

7. Allgemeine Ergebnisse – Untersuchungsstrategie

Die statistischen Ergebnisse in der Literatur weichen erheblich voneinander ab. Foley et al. [4] konnten bei verschiedenen Pankreaserkrankungen eine korrekte Diagnose sonographisch in nur 40%, computertomographisch in 71–90% der Fälle stellen. Lackner et al. [7] erzielten sonographisch und computertomographisch ähnliche Ergebnisse (ca. 85%), wobei geringe Variationen in Abhängigkeit von der Pankreaserkrankung auftraten. Schlechte sonographische Ergebnisse beruhen in der Regel auf technischen Faktoren. Die sonographische Untersuchung ohne Anwendung des Real-time-Verfahrens ist obsolet, insbesondere wenn die Untersuchung im Stehen vergessen wurde. Die meisten Pankreasläsionen sind zum Zeitpunkt der Diagnosestellung sehr groß. Auch die z.Z. modernsten Geräte ermöglichen keine Lösung des häufigen diagnostischen Problems der Unterscheidung zwischen Karzinom und akuter Pankreatitis auf dem Boden einer chronischen Pankreatitis.

Der Einsatz der verschiedenen Untersuchungsverfahren wurde von Whalen [23] untersucht. Wir verwenden die Sonographie als primäres Verfahren, durch das eine Selektion der Patienten für spezifischere und/oder aggressivere Verfahren möglich wird.

Bei zystischen Läsionen sind die Ergebnisse der Angiographie unspezifisch. Die Computertomographie liefert hier keine Zusatzinformationen. Durch die ERCP läßt sich eine evtl. vorhandene Kommunikation der Flüssigkeitsansammlung mit dem Ductus pancreaticus nachweisen. Dieser Nachweis kann auch durch eine sonographisch gezielte Punktion der Zyste erbracht werden. Sehr oft ist die Punktion die effizienteste Methode, um die Diagnose zu stellen, da sie die Instillation von Kontrastmittel und damit die röntgenologische Darstellung sowie das Einführen eines externen Drainagekatheters ermöglicht.

Bei der akuten Pankreatitis lassen sich auf Abdomenübersichtsaufnahmen gelegentlich Verkalkungen sowie Erweiterungen des Duodenums nachweisen. Durch die ergänzende Computertomographie kann ein exakteres Staging des Prozesses durchgeführt werden. Umschriebene Entzündungen und pränekrotische Areale lassen sich computertomographisch ebenso darstellen wie Gasblasen, die Ausdruck einer Infektion sind. Computertomographisch läßt sich schließlich auch eine Ausbreitung pankreatogener Flüssigkeit in Thorax, Retroperitoneum und Peritonealhöhle darstellen.

Bei der chronischen Pankreatitis sind positive sonographische Ergebnisse zuverlässig. Sofern die Sonographie negativ ausfällt, können CT und ERCP in Betracht gezogen werden.

Literatur

1. Bradley EL, Clemens JL (1974) Implications of diagnostic ultrasound in the surgical management of pancreatic pseudocysts. Am J Surg 127:164–173
2. Cooperberg PL, Cohen MM, Graham M (1979) Ultrasonographically guided percutaneous pancreatography. Am J Roentgenol 132:662–663
3. Evans WK, Chia-Sing-Ho, Loughlin MC, Linang Che Tao (1981) Fatal necrotizing pancreatitis following fine needle aspiration biopsy of the pancreas. Radiology 141:61–62
4. Foley WD, Stewart ET, Lawson TL, Geenan J, Loguidice J, Mahler L, Unger E (1980) Computed tomogra-

phy, ultrasonography and endoscopic retrograde cholangiopancreatography in the diagnostic of pancreatic disease: a comparative study. Gastrointest Radiol 5:25–35
5. Hancke S (1980) Ultrasound in the diagnosis of pancreatic cancer: scanning and percutaneous fine needle biopsy. Almqvist & Wiksell, Stockholm
6. Hancke S, Holm HH, Koch F (1975) Ultrasonically guided fine needle biopsy of the pancreas. Surg Gynecol Obstet 140:361–364
7. Lackner K, Frommhold H, Granthoff H, Modder V, Henser L, Braun G, Baumann R, Scherer K (1980) Wertigkeit der Computertomographie und der Sonographie innerhalb der Pankreasdiagnostik. Fortschr Röntgenstr 132:509–513
8. Leopold GR (1972) Pancreatic echography: a new dimension in the diagnosis of pseudocyst. Radiology 104:365–369
9. Ranson JHC (1982) Etiological and prognostic factors in human acute pancreatitis. A review. Am J Gastroenterol 633–638
10. Rohmer P, Bagni A, Manzoni I, Weill F (1982) Etudes sémiologique et statistique comparative ultrasonore et scanographiques des affections pancréatiques. Une etude des 266 observations (1982). J Radiol 63:342–353
11. Taylor KJW, Buchin PJ, Viscono GN, Rosenfield A (1981) Ultrasonographic scanning of the pancreas. Radiology 138:211–213
12. Weill F (1982) Ultrasonography in digestive diseases. Mosby, St. Louis
13. Weill F (1985) L'ultrasonographie en pathologie digestive, vol 1. Vigot, Paris
14. Weill F et al. (1973) Atlas clinique de radiographie ultrasonore. Masson, Paris
15. Weill F, Marmier A, Paronneau P, Zeltner F, Charton MN (1978) Diagnostic ultrasonographique des ictères. 199 malades. Nouv Presse 7:3729–3731
16. Weill F, Zeltner F, Rohmer P, Bihr E, Tuetey JB (1979) Les images gastriques et intestinales en ultrasonographie abdominale. J Radiol 60:579–590
17. Weill F, Marmier A, Paronneau P, Zeltner F, Bourgoin A (1979) Fiabilite de l'exploration ultrasonore du pancréas: résultats de 266 observations contrôlées. J Radiol 60:9–11
18. Weill F, Brun P, Bartoli J (1980) Etude topographique des rapports vasculaires ultrasonores du pancréas. II Artère et veine rénales gauches. J Radiol 61:85–87
19. Weill F, Brun P, Rohmer P, Belloir A (1983) Migrations of fluid of pancreatic origin. Ultrasound and CT study of 28 cases. Ultrasound Med Biol 9:485–496
20. Weill F, Rohmer P, Belloir A, Bagni P (1983) The butterfly sign: An indicator of fluid within both the greater peritoneal cavity and the lesser omental bursa. J Ultrasound Med 2:161–164
21. Weill F, Perigney G, Belloir A, Bagni P, Rohmer P (1983) Ultrasonic anatomical study of the lesser omental sac: a fictional assay. Eur J Radiol 3:142–147
22. Weinstein DP, Weinstein BJ (1979) Ultrasonic demonstration of the pancreatic duct. Radiology 130:729–734
23. Whalen JP (1979) Radiology of the abdomen: impact of new imaging methods. Am J Roentgenol 133:585–618
24. Wolson AH, Walls WJ (1976) Ultrasonic characteristics of cystadenoma of the pancreas. Radiology 119:203–205

5.5 Perkutane transabdominelle Nadelbiopsie – sonographisch gesteuert

E. BODNER und M. AUFSCHNAITER

Die Möglichkeit der präoperativen bioptischen Abklärung, die für viele Organtumoren heute selbstverständlich ist, wäre auch bei den Pankreaserkrankungen für die Behandlungsplanung wichtig. Dementsprechend reichen die Bemühungen um solche Methoden weit zurück; erst mit den neuen bildgebenden Untersuchungstechniken ist man diesem Ziel zumindest näher gekommen. In Tabelle 5.7 sind die verschiedenen Wege, über die eine präoperative mikroskopische Diagnostik am Pankreas versucht worden ist, in historischer Folge dargestellt. Mit Ausnahme der laparoskopischen Stanz- oder Zangenbiopsie [16] handelt es sich ausschließlich um zytodiagnostische Verfahren.

Die perkutane Feinnadelbiopsie unter sonographischer Führung scheint sich unter diesen Methoden am schnellsten durchzusetzen; im Sog der in den letzten Jahren überaus rasch sich ausweitenden Anwendung der Ultraschalldiagnostik wird sie jetzt schon vielfach als eine routinemäßige Zusatzuntersuchung angesehen, die – wenn man sich nicht nach klaren Indikationen richtet – allzu unkritisch eingesetzt zu werden droht. Zum Unterschied zu der intraoperativen Feinnadelbiopsie dient das perkutane Verfahren nicht nur dem Nachweis neoplastischer Veränderungen des Pankreas, sondern es stellt auch eine Hilfe im diagnostischen und therapeutischen Konzept von Zysten oder Abszessen der Bauchspeicheldrüse dar, weil neben der zytologischen auch die bakteriologische Untersuchung sowie die Amylasenbestimmung des Zysteninhalts wertvolle Aufschlüsse geben können.

1. Punktionstechnik

Für die sonographisch gezielte Feinnadelpunktion wird der Patient in der für die Ultraschalluntersuchung üblichen Weise vorbereitet; eine Störung der Blutgerinnung muß vorher ausgeschlossen worden sein. Wenn bei entsprechender Erfahrung voraussichtlich nur einmal eingestochen zu werden braucht, kann man auf eine Lokalanästhesie verzichten, weil die Infiltration der Bauchwand etwa gleich schmerzhaft ist wie die Punktion selbst. Nach der Untersuchung sollte der Patient rund 6 h in klinischer Observanz bleiben; bei Beschwerden länger, bis nämlich durch die entsprechenden Laboruntersuchungen (Blutbild, Amylasenbestimmung) und durch sonographische Nachkontrolle etwaige Komplikationen ausgeschlossen wurden.

Die Feinnadelaspiration kann unter indirekter oder direkter Ultraschallkontrolle durchgeführt werden.

Bildpunktion

Bei dieser einfachen und apparativ wenig aufwendigen Methode erfolgt nicht die eigentliche Punktion, sondern nur die Feststellung des Punktionsziels unter sonographischer Sicht. Durch Verschieben eines Metallstifts zwischen Schallkopf und Bauchdecke in 2 Ebenen wird auf der Haut über dem Pankreastumor die günstige Einstichstelle

Tabelle 5.7. Präoperative Methoden zur mikroskopischen Diagnostik von Pankreaserkrankungen (historische Entwicklung), *FNB* Feinnadelbiopsie

Materialgewinnung	Autor
Duodenalsaftaspiration	Lemon u. Byrnes [14]
Duodenalsaftaspiration nach Sekretinstimulation	Wenger u. Raskin [21]
Laparoskopische Pankreasbiopsie	Meyer-Burg et al. [16]
Perkutane FNB unter angiographischer Sicht	Oscarson et al. [17]
Endoskopisch-transpapilläre Pankreassaftaspiration	Endo et al. [5], Hatfield et al. [10]
Perkutane FNB unter sonographischer Führung	Hancke et al. [9], Smith et al. [20]
Perkutane FNB unter CT-Führung	Haaga u. Alfidi [8]

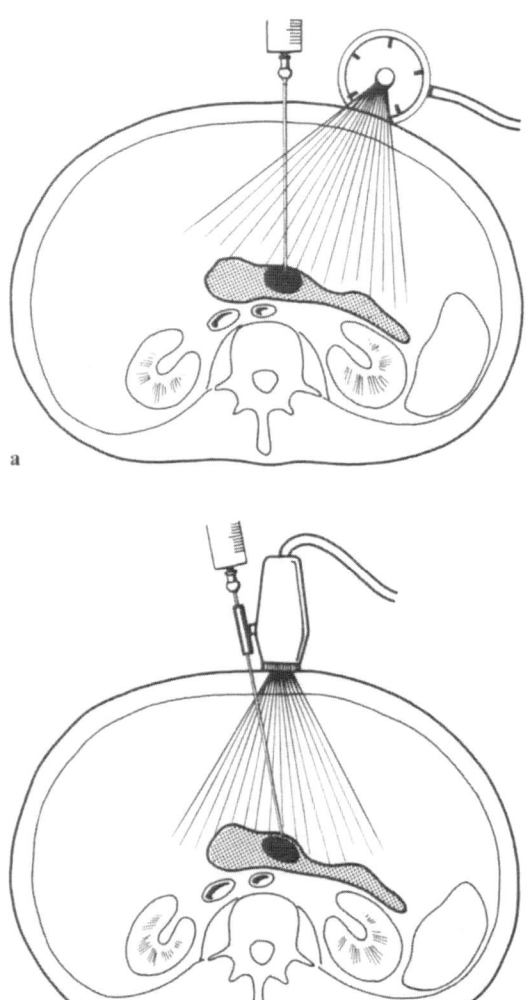

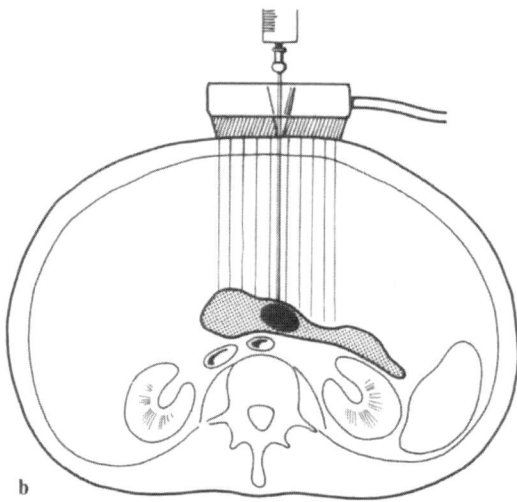

Abb. 5.54. a–c. Ultraschallgezielte Punktion eines verdächtigen Gewebebezirkes mit Hilfe verschiedenartiger Schallköpfe

Sonographisch gelenkte Punktion

Das oben als Blindpunktion beschriebene Vorgehen kann in gewissen Fällen unter sonographischer Sicht erfolgen, wenn nämlich das Zielgebiet mit dem seitlich von der Punktionsstelle auf die Bauchwand aufgesetzten Schallkopf auch von schräg her einsehbar ist (Abb. 5.54a). Häufig gelingt das aber wegen Überlagerung durch Rippen oder gashaltigen Darm nur in unzureichender Weise.

Daher wurden zu vielen Typen von Ultraschallgeräten eigene Schallköpfe für die sonographisch geführte Feinnadelpunktion entwickelt. Sie weisen entweder ein von Senderelementen freies Fenster auf, durch das die Nadel unter permanenter Sichtkontrolle parallel zu den Schallwellen in den Tumor vorgeschoben werden kann (Abb. 5.54b), oder an einem gewöhnlichen Schallkopf ist seitlich eine Vorrichtung für die Nadelführung angebracht. In diesem Fall wird die Nadel schräg zur Richtung des Schalls, aber auch unter sonographischer Sicht, in das Zielgebiet eingestochen (Abb. 5.54c).

Abgesehen von den Anschaffungskosten bereitet v.a. die notwendige sterile Handhabung des Punktionsschallkopfes Schwierigkeiten. Ihnen kann dadurch begegnet werden, daß man den Sender in einen sterilen Plastiksack gibt und den Führungsteil für die Nadel steril außen aufsetzt. Bei entsprechender Erfahrung des Untersuchers genügt zumindest für jene Indikationen, unter welchen wir die perkutane Feinnadelbiopsie durchführen, fast immer das blinde Verfahren. Hinsicht-

markiert; die entsprechende Punktionstiefe kann am Bildschirm ausgemessen werden. Zugleich prägt sich der Untersucher die Punktionsrichtung ein. Wir verwenden eine 0,7 mm dicke, je nach Bedarf verschieden lange Nadel; sie wird vom markierten Punkt aus unter Beachtung der vorher bestimmten Richtung und Tiefe in das Zielgebiet vorgeschoben. Während man die Nadel mehrmals wenig vor- und zurückbewegt, wird in der ihr aufgesetzten 10- oder 20-ml-Spritze durch Anziehen des Stempels ein Sog erzeugt und damit Zellmaterial aus dem Tumor aspiriert. Auch hier ist die Benützung der in Kap. 7 (S. 191) für die intraoperative Feinnadelbiopsie empfohlene Spritzenhalterung von Vorteil. Dort sind auch der Punktionsvorgang sowie die Herstellung der zytologischen Ausstrichpräparate im einzelnen dargestellt.

lich des genauen physikalischen Prinzips der ultraschallgezielten Punktion sei auf die Darstellung von Jensen [13] verwiesen.

2. Ergebnisse

Die diagnostische Treffsicherheit in der Abklärung solider Tumoren ist bei der perkutanen Feinnadelbiopsie verständlicherweise etwas geringer als bei der intraoperativen Methode, bei der die Ortung durch direkte Palpation am Pankreas erfolgt [22]. Falsch-negative Befunde kommen fast ausschließlich durch ein nicht repräsentatives Aspirationsmaterial, das bei fehlerhafter Position der Nadelspitze von außerhalb des eigentlichen Tumors gewonnen wurde, zustande. In der Literatur wird die Rate richtig-positiver Diagnosen mit rund 80% angegeben [3, 9, 15, 18]; sie liegt bei Tumoren von mehr als 2 cm Größe auch darüber und ist bei der sonographisch gezielten Punktion höher als bei den übrigen perkutanen Biopsiemethoden [19].

Von den 281 Patienten des eigenen Krankenguts, bei welchen eine perkutane Feinnadelpunktion solider Prozesse vorgenommen wurde, handelte es sich in 29 Fällen um Tumoren des Pankreas. Warum wir von den im gleichen Zeitraum insgesamt beobachteten 116 Malignomen der duodenopankreatischen Region nur so wenige perkutan biopsiert haben, erklärt sich aus den bei uns geltenden, noch zu besprechenden Indikationen für diese Untersuchung. In 12 Fällen lag außerdem eine sonographisch erkennbare Fernmetastasierung vor, so daß zytologisches Material entweder auch oder ausschließlich aus der Leber und aus großen Lymphknoten entnommen werden konnte. Bei 22 Patienten, bei denen ein karzinomverdächtiger Pankreastumor punktiert worden ist, war das zytodiagnostische Ergebnis positiv.

3. Komplikationen

Obwohl bei der perkutanen Aspirationsbiopsie die Nadel häufig Nachbarorgane des Pankreas, wie den Magen, das Kolon oder den linken Leberlappen passiert, hält sich die Rate ernsterer Komplikationen in sehr niedrigen Grenzen. So risikolos wie die intraoperative Feinnadelbiopsie ist das perkutane Verfahren jedoch nicht.

In der Literatur wurde bisher über eine letale Komplikation berichtet [6]; dabei handelte es sich um septische Komplikationen nach einer nekrotisierenden Pankreatitis, die offenbar durch die Feinnadelbiopsie am gesunden Pankreas ausgelöst worden war. Eine nicht tödliche Pankreatitis wurde von den gleichen Autoren bei mehreren Patienten beobachtet. Massive Blutungen oder Fistelbildungen scheinen nach dem bisherigen Schrifttum keine wesentliche Rolle zu spielen; in einem Fall kam es nach Feinnadelaspiration zu einer schweren Blutung in eine Pankreaspseudozyste [11]. Wir haben im eigenen Krankengut bei einer zuvor auswärts perkutan punktierten Patientin mit einem Apud-Karzinom des Pankreaskörpers anläßlich der Laparotomie gesehen, daß die parapankreatische Region einschließlich der Mesenterialwurzel offenbar nach Anstechen der V. mesenterica superior von einem großen subserösen Hämatom eingenommen war, welches die notwendige subtotale Linksresektion des Pankreas technisch äußerst erschwert hat. Über eine ähnliche symptomarme Blutung wurde auch von McLoughlin et al. [15] berichtet.

Ein theoretisches Risiko stellt die hämatogene Streuung von Tumorzellen bei jeder Nadelpunktion und außerdem die Impfmetastasierung entlang des Punktionskanals bei der perkutanen Methode dar. Für das Nieren- und Mammakarzinom ist nachgewiesen, daß die Langzeitprognose durch die präoperative Aspirationsbiopsie nicht verschlechtert wird. Somit dürfte der beim Punktionsvorgang allenfalls ausgelösten hämatogenen Aussaat keine klinische Relevanz zukommen.

Implantationsmetastasen dem Stichkanal entlang sind bei anderen Tumoren (Prostata, Mamma, metastatische Lymphome) nach Punktion mit der dicken Nadel verschiedentlich bekannt geworden [2, 4, 15]; sie wurden ganz vereinzelt auch nach Feinnadelaspirationsbiopsie gesehen, und zwar bei einem Melanom und immerhin bei 2 Patienten mit Pankreaskarzinom [7, 11]. Diese potentielle Möglichkeit sollte in der Indikationsstellung zur perkutanen Feinnadelpunktion berücksichtigt werden.

4. Indikation

Die wesentliche Zielsetzung der perkutanen Feinnadelbiopsie von Pankreastumoren ist die Vermeidung der mit einer nicht unbedeutenden Letalität belasteten rein diagnostischen Laparotomie [1]. Daher wird diese Methode von uns in den Fällen nicht eingesetzt, bei denen ein palliativer Eingriff etwa zur Galleableitung bei Ikterus oder zur Umgehung einer behinderten Duodenalpassage angezeigt erscheint. Hier soll die mikroskopische Sicherung der Diagnose der aussagekräftigeren und noch weniger gefährlichen intraoperativen Feinnadelbiopsie überlassen werden. Außerdem ist das Verfahren nicht geeignet, um einen malignen Tumor auszuschließen; selbstverständlich gilt auch hier, daß nur der positive Karzinombefund beweisend ist.

Die Indikation zur perkutanen Feinnadelbiopsie engt sich dadurch auf folgende, relativ seltene Situationen ein:

1. Bei Patienten, deren Tumor aufgrund seiner lokalen Ausbreitung eindeutig inoperabel oder wegen Metastasierung chirurgisch inkurabel ist und für die keine Veranlassung zu einem Palliativeingriff besteht, ermöglicht die sonographisch geführte Punktion des Tumors und der Metastasen nicht nur den Malignitätsnachweis, sondern auch ein gewisses Staging. Ihnen kann die Probelaparotomie erspart werden.

2. In Krankenhäusern, an denen die intraoperative Schnelluntersuchung nicht möglich ist, sollte jeder malignitätsverdächtige Tumor am Pankreas punktiert werden, um das weitere therapeutische Vorgehen oder die Überstellung an ein spezialisiertes Zentrum in die Wege leiten zu können und damit dem Patienten eine unnötige Zweitoperation zu ersparen.

3. Läßt ein ungewöhnliches sonographisches Bild Zweifel aufkommen, ob tatsächlich ein primäres Pankreaskarzinom vorliegt, so kann zur Differenzierung etwa gegenüber einem malignen Lymphom oder einer Pankreasmetastase (Bronchuskarzinom) das perkutan gewonnene zytologische Material die Klärung bringen.

4. Bei durch fortgeschrittenes Tumorwachstum bedingten hartnäckigen Rückenschmerzen läßt sich die perkutane Feinnadelpunktion auch therapeutisch zur Infiltration des Ganglion coeliacum mit hochprozentigem Alkohol verwenden, wodurch in manchen Fällen eine über lange Zeit anhaltende Besserung erreicht wird.

5. Bei zystischen Prozessen kann die perkutane Feinnadelaspiration neben ihrer diagnostischen Bedeutung durch zytologische und bakteriologische Untersuchung des Zysteninhalts auch therapeutische Anwendung finden, indem man die Nadel durch einen Katheter ersetzt und auf diese Weise eine äußere Zystendrainage erzeugt, die jederzeit eine röntgenologische Kontrolle ermöglicht.

Die perkutane Feinnadelbiopsie von tumorösen Pankreasprozessen stellt somit u.E. keine Alternative, sondern eine wertvolle Ergänzung der intraoperativen Feinnadelbiopsie dar; sie hat sich als eine einfache, den Patienten kaum belastende und relativ sichere Technik erwiesen, die uns hilft, das für den Einzelfall günstigste therapeutische Vorgehen auszuwählen.

Literatur

1. Aufschnaiter M (1983) Sonographische Kriterien zur Therapiewahl bei malignen Pankreastumoren. Zentralbl Chir 108:979–983
2. Beazley RM (1981) Needle biopsy diagnosis of pancreatic cancer. Cancer 47:1685–1687
3. Braun B, Dormeyer HH (1981) Ultrasonically guided fine needle aspiration biopsy of hepatic and pancreatic space-occupying lesions and percutaneous abscess drainage. Klin Wochenschr 59:707–712
4. Dekker A, Lloyd JC (1979) Fine-needle aspiration biopsy in ampullary and pancreatic carcinoma. Arch Surg 114:592–595
5. Endo Y, Morii T, Tamura H, Okuda S (1974) Cytodiagnosis of pancreatic malignant tumors by aspiration, under direct vision, using a duodenal fibroscope. Gastroenterology 67:944–951
6. Evans WK, Ho CS, McLoughlin MJ, Tao LC (1981) Fatal necroticing pancreatitis following fine-needle aspiration biopsy of the pancreas. Radiology 141:61–62
7. Ferrucci JT, Wittenbery J, Margolies MN, Carey RW (1979) Malignant seeding of the tract after thin-needle aspiration biopsy. Radiology 130:345–456
8. Haaga JR, Alfidi RJ (1976) Precise biopsy localisation by computed tomography. Radiology 118:603–607
9. Hancke S, Holm HH, Koch F (1975) Ultrasonically guided percutaneous fine needle biopsy of the pancreas. Surgery 140:361–364
10. Hatfield ARW, Whittaker R, Gibbs DD (1974) The collection of pancreatic fluid for cytodiagnosis using a duodenoscope. Gut 15:305–307
11. Holm HH, Hancke S (1980) Is there a risk of spreading cancer by percutaneous fine needle aspiration biopsy? In: Holm HH, Kristensen JK (eds) Ultrasonically guided puncture technique. Munksgaard, Copenhagen
12. Holm HH, Rasmussen SN, Kristensen JK (1973) Ultrasonically guided percutaneous puncture technique. J Clin Ultrasound 1:27–31
13. Jensen F (1980) Pyhsical principles for ultrasonically guided puncture. In: Holm HH, Kristensen JK (eds) Ultrasonically guided puncture technique. Munksgaard, Copenhagen
14. Lemon HM, Byrnes W (1949) Cancer of biliary tract and pancreas. JAMA 141:254–257
15. McLoughlin MJ, Ho CS, Langer B, McHattie J, Tao LC (1978) Fine needle aspiration biopsy of malignant lesions in and around the pancreas. Cancer 41:2413–2419
16. Meyer-Burg J, Zieger U, Kirstaedter HJ, Palme G (1973) Peritoneoscopy in carcinoma of the pancreas. Endoscopy 5:86–90

17. Oscarson J, Stormby N, Sundgren R (1972) Selective angiography in fine-needle aspiration cytodiagnosis of gastric and pancreatic tumors. Acta Radiol [Diagn] (Stockh) 12:737–749
18. Schwerk WB, Schmitz-Moormann P (1980) Sonographisch gezielte perkutane transperitoneale Aspirationsbiopsie raumfordernder Pankreasprozesse. Dtsch Med Wochenschr 105:1019–1023
19. Seifert G, Klöppel G (1979) Diagnostic value of pancreatic biopsy. Pathol Res Pract 164:357–384
20. Smith EH, Bartrum RJ, Chang YC, D'Orsi CJ, Lokich J, Abbruzzese A, Dantono J (1975) Percutaneous aspiration biopsy of the pancreas under ultrasonic guidance. N Engl J Med 292:825–828
21. Wenger J, Raskin HF (1958) The diagnosis of cancer of the pancreas, biliary tract and duodenom by combined cytology and secretary methods. Gastroenterology 34:1009–1017
22. Willems JS, Löwhagen T (1980) Aspiration biopsy cytology of the pancreas. Schweiz Med Wochenschr 110:845–848

5.6 Perkutane transabdominelle Wirsungographie – sonographisch gesteuert

D. MATTER

Die perkutane transabdominelle Wirsungographie ist eine neue Untersuchungsmethode des Pankreas, ermöglicht durch die Entwicklung des Real-time-Ultraschallsystems und der Computertomographie. Sie wird hauptsächlich zur präoperativen Überprüfung bei chronischer komplizierter Pankreatitis eingesetzt, bei der eine Wirsungographie erforderlich erscheint und die endoskopische Methode nicht ausführbar ist. Außerdem wird die Wirsungographie bei Verdacht auf einen malignen Pankreastumor angewandt. Die einzige anatomische Vorbedingung zur Ausführung der Untersuchung ist ein genügend erweiterter Wirsung-Gang.

Die präoperative, perkutane Wirsungographie ist nur möglich mit einer sehr feinen Punktionsnadel (0,6–0,7 mm Durchmesser), welche es erlaubt, mit minimalem Trauma durch den peritonealen Raum in die Ligamente, evtl. sogar durch den Magen oder die Leber hindurch bis in das Pankreasgewebe einzudringen. Die tierexperimentellen und klinischen Erfahrungen mit der Feinnadelpunktion haben bewiesen, daß diese relativ harmlose Methode bei den meisten Fällen fast risikolos durchführbar ist. Dies haben chirurgische Kontrollen nach zahlreichen Punktionen bewiesen. Bei einer von 1000 Untersuchungen gibt es Komplikationen, wie z.B. Blutungen, Zellverschleppung bei malignen Tumoren, negative Punktion.

Eine Voraussetzung zur Durchführung solcher Punktionen ist ein präzises Steuerungssystem, das die Einführung der Nadelspitze in die pankreatischen Gänge ermöglicht:

1. Zimmon [25] hat die erste perkutane Wirsungographie mit Hilfe der Fernsehdurchleuchtung durchgeführt. Die Leitgebilde der Punktion waren pankreatische kalziumhaltige Konkremente, die Steinen im Wirsung-Gang entsprachen. Dieser Methode wird vorgeworfen, daß die Pankreasgänge auf dem Schirmbild nicht sichtbar sind. Daher weiß man nicht genau, an welcher Stelle die Nadel einzuführen ist, da die kalziumhaltigen Gebilde sich auch im Pankreasgewebe selbst befinden können.

2. Manche Autoren haben die Computertomographie zur Steuerung der Punktion benutzt [8]: Der normale, nicht erweiterte Wirsung-Gang ist nach einer Kontrastmittelinjektion nicht immer sichtbar. Nach seiner Erweiterung ist es aber möglich, die Punktion mit Hilfe des CT zu steuern. Es handelt sich in jedem Falle um eine zeitraubende, schwer ausführbare Technik, da die Kontrolle der Nadelposition nicht immer möglich ist und jede Schicht eine andere Position der Nadel zeigt, bis das Gangsystem erreicht ist.

3. Die Real-time-Sonographie wird hauptsächlich für Kontrastmittelfüllungen verwandt, teils dank der millimetergenauen Präzision der erzielten Aufschlüsse mit den Hochfrequenzsonden (5–7 MHz), teils dank der ständigen Kontrolle der Nadel und ihrer Einführung in das Gewebe mit dem Real-time-Apparat sowie der Möglichkeit einer multidirektionellen Annäherung des Ziels mit der Nadel bis zu ihrem Eindringen in den Wirsung-Kanal [2, 4, 11, 14–18]. Die Sonographie sowie die Computertomographie erlauben Zytopunktionen mit Feinnadeln aus einer verdächtigen Pankreasmasse, wobei die Präzision des Zielvorgangs durch die gleichzeitige Kontrastmittelfüllung des Pankreasgangsystems, das einen pathologischen Bezirk manchmal atypisch umkreist [3, 9, 12], erhöht ist.

Der normale Wirsung-Kanal (1–2 mm Durchmesser) kann bei 85% der Patienten wenigstens auf einem Teil seiner Strecke sichtbar gemacht werden [18, 20, 24]; seine Erweiterung sowie vorhandene Steine in den Gängen [10] lassen sich mit Hilfe der Sonographie nachweisen [7, 23].

1. Technik

Der erste Teil der Untersuchung besteht in der präzisen Bestimmung der Lage des Pankreas und des Ductus Wirsungianus zur Haut. Die Punktion wird gewöhnlich am isthmischen Teil ausgeführt, nahe der vorderen Bauchwand [7, 20, 23, 24]. Wenn möglich, sollte es vermieden werden, den linken Leberlappen zu durchstoßen, besonders wenn die Lokalisation des Pankreasbefundes eine Erweiterung der intrahepatischen Gallengänge verursacht hat, denn es besteht dabei das Risiko, einen Cholaskos auszulösen [2]. Es sollte eine deutliche Erweiterung des Pankreasgangs (>5 mm) vorliegen.

Vorbereitung des Patienten

- Eine Blutgerinnungsanalyse ist erforderlich, hauptsächlich die Kontrolle der primären und sekundären Hämostase sowie die des Fibrins.
- Der Patient muß nüchtern sein.
- Er bekommt eine Beruhigungsmittelinjektion (i.m. oder i.v.).
- Eine Lokalanästhesie bis auf das Peritoneum wird ausgeführt.

Punktion

Eine Feinnadel von 0,7 mm Durchmesser (22 gauge) und von 15 cm Länge wird in die Haut mit einer Nadel mit größerem Durchmesser eingeführt, um den Kontakt der Feinnadel mit dem unentbehrlichen Gel zu vermeiden. Die Einführung der Nadel wird ständig auf dem Bildschirm verfolgt, bis das Echo an der Nadelspitze das Eindringen zwischen den Kanalwänden anzeigt. Zu diesem Zeitpunkt wird durch die Nadel aspiriert; das gewonnene Pankreaspunktat beweist die korrekte Position der Nadel. Die Aspiration soll auch den intrakanalikulären Druck senken, bevor das Kontrastmittel injiziert wird.

Verschiedene Analysen des Punktats können ausgeführt werden:

- Zytologische Untersuchungen, die aber für die Diagnose der malignen Pankreastumoren enttäuschend sind;
- bakteriologische Untersuchungen;
- chemische Bestimmungen: Amylase, Lipase, Laktoferrin [21].

Kontrastmittel:
Es ist wasserlöslich und wird zur Hälfte mit einer Gentamyzinlösung verdünnt. Die Injektion wird immer am Fernsehbildschirm beobachtet und mit nur geringer Kraft gedrückt, d.h. ohne einen Widerstand zu überwinden. Die Kontrastfüllung erfolgt retrograd für den korporokaudalen Teil und anterograd für den Kopfteil der Drüse. Dabei sollte nachzuweisen sein, ob ein Abfluß in den 2. Duodenalschaft erfolgt (Abb. 5.55 und 5.56) oder nicht.

Röntgenbilder:
Diese werden regelmäßig ausgeführt, frontal und im ersten schrägen Durchmesser für den Kopfabschnitt. Eine seitliche Aufnahme kann gemacht werden, wenn der Patient auf der rechten Seite liegt. Der Abfluß in das Duodenum wird somit erleichtert; auch läßt sich so eine mögliche Verbindung zwischen Pseudozysten und dem Gangsystem darstellen (Abb. 5.57 und 5.58).

Nach den Aufnahmen wird das Kontrastmittel aspiriert und die Nadel entfernt.

Sollten sich Fokalanomalien zeigen (Abb. 5.59), wird die Kontrastmittelfüllung sogleich mit einer gezielten Zytopunktion an der abnormalen Stelle verbunden [2, 12, 17].

2. Komplikationen

1. Über gewisse Zwischenfälle wurde in der Literatur berichtet [2, 5]:

a) Schmerzen: Während der Kontrastmittelinjektion können Schmerzen auftreten, die gewöhnlich durch die Aspiration beseitigt werden. Es handelt sich um die typischen Pankreasschmerzen während einer Krise, wie sie dem Patienten meist schon bekannt sind. Manchmal gibt es auch vorübergehende Steigerungen der Schmerzen, die einige Stunden nach der Untersuchung bestehen. Die Möglichkeit einer Aspiration verdient ernsthafte Überlegung, da so der offensichtlich auslösende Kontakt des Kontrastmittels mit dem exkretorischen Pankreasgangepithel zeitlich vermindert wird und der Schmerzzustand rascher abklingt.

b) Es wurden keine starken Blutungen beschrieben. Wir haben bei unseren Fällen nur eine kleinere Blutung aus dem gastrokolischen Ligament zu vermerken. Andere operative Überprüfungen konnten keine erkennbaren Spuren vom Eindringen der Nadel oder von Einstichen auf der Pankreasoberfläche nachweisen. Die 2 wirksamsten Vorsichtsmaßnahmen sind sicherlich die systematische Kontrolle der Blutgerinnung vor der Punktion und eine Beschränkung auf maximal 3 Punktionen.

Perkutane transabdominelle Wirsungographie – sonographisch gesteuert

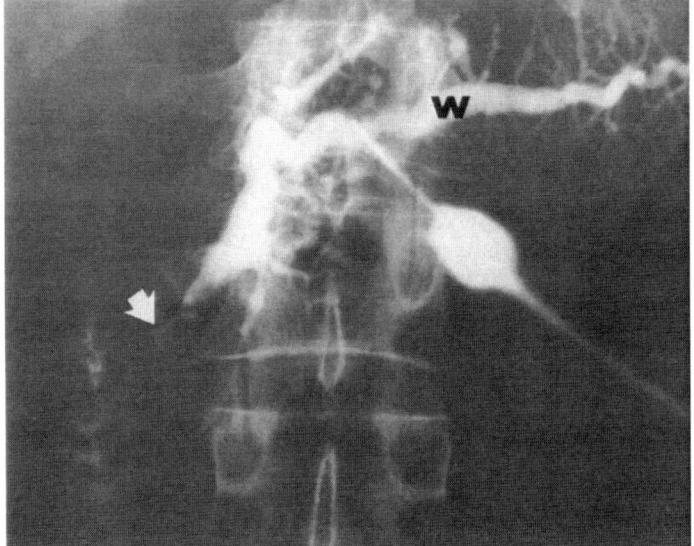

5.55

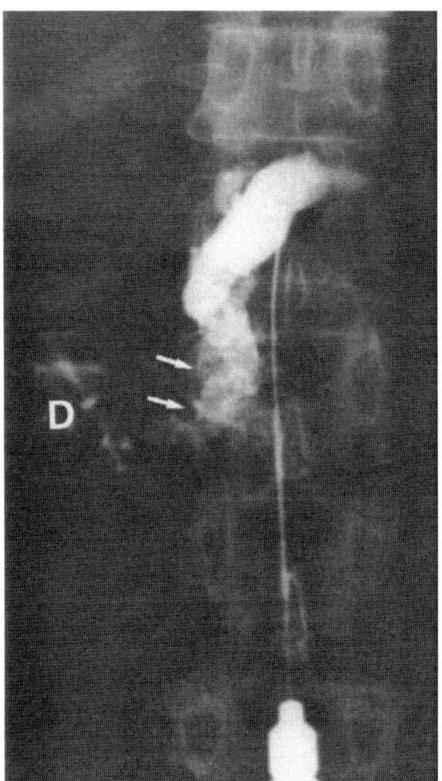

5.56

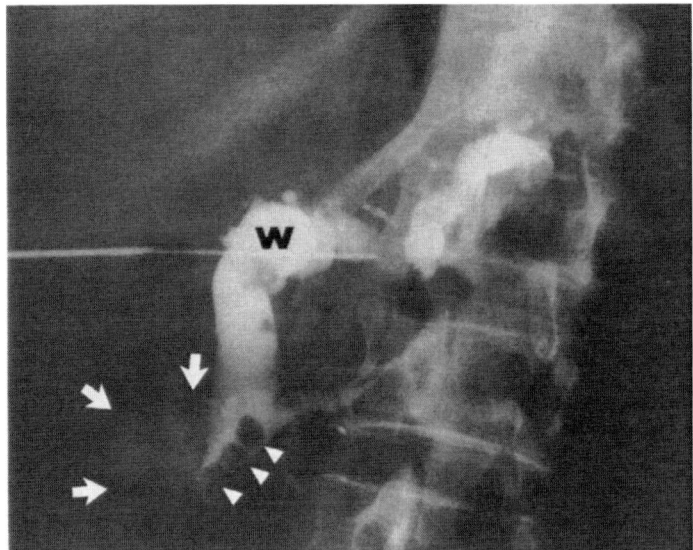

5.57

Abb. 5.55. 27jähriger Mann mit anhaltenden epigastrischen Schmerzen. Die Sonographie zeigt eine knotenförmige zephalische Pankreasmasse sowie eine Erweiterung des Wirsung-Kanals. Die perkutane Wirsungographie zeigt eine Einengung des Kopfteils des Wirsung-Kanals (*Pfeil*). Der Wirsung-Kanal ist leicht erweitert (*W*)

Abb. 5.56. 43jähriger Mann, Pankreatitiskrise vor 3 Jahren. Sonographie: Erweiterung des Ductus pancreaticus mit intrakanalikulärem Stein. Die perkutane Kontrastfüllung zeigt die Kalzifizierungen des Kopfteils des Ductus pancreaticus (*Pfeil*) sowie einen nur geringen Abfluß des Kontrastmittels in den 2. Duodenalabschnitt (*D*)

Abb. 5.57. 48jährige Frau, chronische Pankreatitis mit schwerer Kalzifizierung, schwere Schmerzzustände. Die Sonographie zeigt eine Erweiterung des Wirsung-Kanals, Verkalkungen im Kopfbereich und im Pankreaskörper sowie eine posteriore Pseudozyste am Pankreaskopf. Die retrograde endoskopische Wirsungographie erbringt keine Kontrastfüllung des Ductus Wirsungianus, wahrscheinlich wegen eines steinartigen Hindernisses im Kopfbereich. Die perkutane Wirsungographie zeigt eine irreguläre Erweiterung des Wirsung-Kanals (*W*), vielfache intrakanalikuläre Steine besonders im Kopfteil (*Pfeilköpfe*), keinen Durchtritt des Kontrastmittels in das Duodenum; die Kopfpseudozyste ist vom Ductus Wirsungianus aus (*Pfeil*) gefüllt

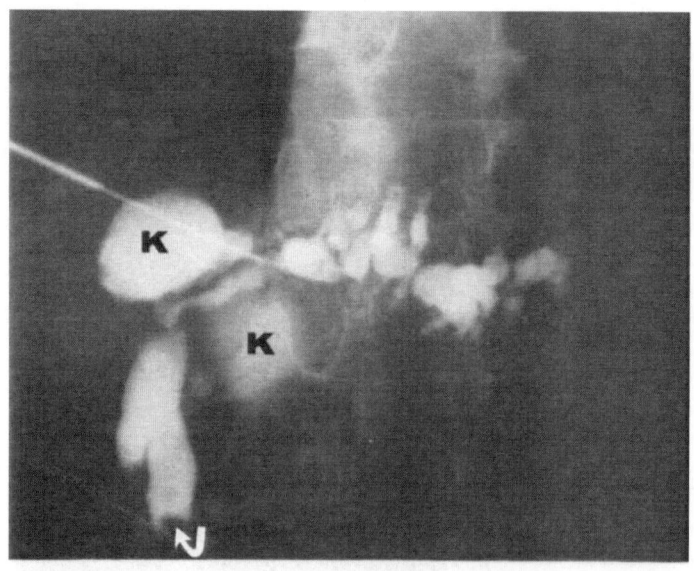

Abb. 5.58. 44jähriger Mann mit chronischer Pankreatitis seit 3 Jahren und einer Kopfpseudozyste. Operation vor 2 Jahren, Geschwulst am Pankreaskopf, wahrscheinlich maligne und inoperabel. Vielfache peripankreatische Venenvarizen, die eine Biopsie nicht erlauben. Peripankreatische Drüsenentzündung. Der Patient ist wieder hospitalisiert wegen erneuter epigastrischer Schmerzen mit dorsaler Ausstrahlung und Fieber. Sonographie: Erweiterung des Ductus Wirsungianus mit 2 Pankreaskopfzysten, mehrere Steine im Gang. Die perkutane präoperative Wirsungographie zeigt eine unregelmäßige Erweiterung des Wirsung-Kanals mit mehreren Stenosen. Mehrere intrakanalikuläre Steine, besonders im Kopfbereich des Pankreas, sind sichtbar (*gebogener Pfeil*), kein Abfluß zum Duodenum. Die 2 Pseudozysten füllen sich, eine sofort, die andere langsamer

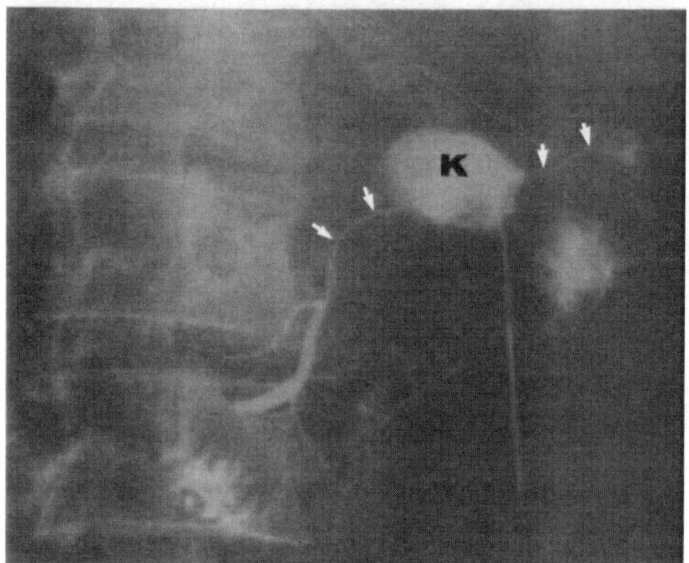

Abb. 5.59. 48jähriger Mann mit starken epigastrischen Schmerzen. Sonographie: Geschwulst des Pankreaskopfes (34 mm) und des Isthmus, Zyste am isthmischen Abschnitt. Die Punktion der Zyste (*K*) zeigt eine sofortige Verbindung mit dem Kanalsystem, das mit Kontrastmittel gefüllt ist. Der Wirsung-Kanal zeigt eine hochgradige und langstreckige Einengung (*Pfeil*) und eine Verlegung der Seitenäste: großer maligner Tumor mit Zeichen von Pankreatitis

2. Zwei Autoren haben über schwere Komplikationen berichtet.

a) Bret [2] beschreibt einen Cholaskos, bedingt durch eine gleichzeitige Punktion der Pankreasgänge und die erweiterten intrahepatischen Gallenwege oberhalb eines malignen Pankreaskopftumors. Das Durchdringen der Leber ist daher zu vermeiden, wenn die Gallengänge erweitert sind und nicht sofort drainiert werden können.

b) Evans [6] beschreibt einen Fall von akuter hämorrhagisch-nekrotisierender Pankreatitis mit letalem Ausgang. Diese wurde durch eine Punktion verursacht, die für die zytologische Untersuchung einer sonographisch und computertomographisch festgestellten pankreatischen Pseudomasse (in Wirklichkeit eines normalen Pankreas) durchgeführt wurde.

Diese Pankreatitis ist entweder auf ein perikanalikuläres Ödem infolge des Nadeltraumas oder auf ein Auslaufen von Pankreasflüssigkeit durch den Punktionsweg zurückzuführen. Die Pankreaspunktion ist also nie absolut harmlos und sollte nur in bestimmten Fällen angewandt werden, und zwar zur Diagnostik bei unklaren Pankreasprozes-

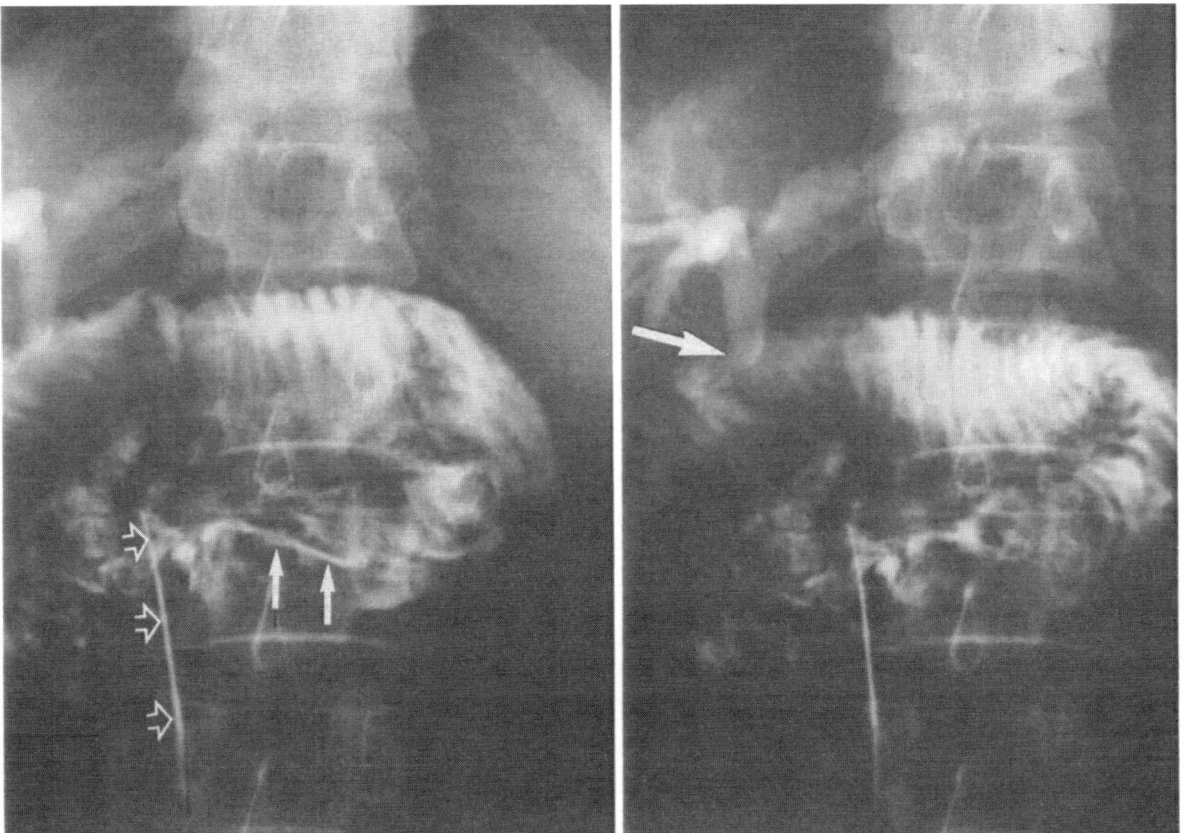

Abb. 5.60a, b. 36jähriger Mann mit seit Jahren bekannter chronischer, verkalkender Pankreatitis. Operation vor 6 Monaten infolge einer Gelbsucht. Pankreatojejunale Anastomose mit einer ausgeschalteten Darmschlinge gleichzeitig mit einer terminolateralen Hepatikojejunostomie an derselben Schlinge. Der Patient wird wegen wiederauftretender Schmerzen wieder eingeliefert, was auf eine Verlegung der Anastomose hinweist. Die Punktion zur perkutanen Wirsungographie ist sonographisch in Richtung auf den Ductus Wirsungianus gesteuert, es erweist sich ein luftenthaltender Ductus Wirsungianus. **a** Die Nadelspitze (*hohle Pfeile*) sitzt im Kopfteil des Pankreas. Die Kontrastfüllung des Gangs beweist die Durchgängigkeit der wirsungojejunalen Anastomose (*Pfeile*), insbesondere durch die Kontrastfüllung der montierten Schlinge. **b** Die Untersuchung zeigt ebenfalls die Kontrastmitteldurchgängigkeit der hepatikojejunalen Anastomose (*Pfeil*). (Mit Genehmigung der Radiological Society of North America)

sen. Ein solches Risiko besteht bei der Punktion eines normalen Pankreas und, wenn auch vermindert, bei einer chronischen Pankreatitis. Zu häufige Punktionen (nie mehr als 3) sollten auch bei einem Patienten mit einer krebsverdächtigen Pankreasmasse vermieden werden, da in diesem Fall zusätzlich das Risiko einer Zellverschleppung durch den Einstichkanal in die Bauchdecke gegeben ist.

3. Indikationen

1. Die Untersuchung kann erwogen werden, wenn eine differenzierte morphologische Darstellung des Ductus Wirsungianus und seiner Nebenäste erforderlich erscheint und der retrograde endoskopische Weg möglich bzw. nicht gelungen ist (Abb. 5.60a, b) [1, 5, 19].

2. Für die präoperative Abklärung bei chronischer, komplizierter Pankreatitis (Gelbsucht, Diabetes, hartnäckige Schmerzen, die nicht auf eine medizinische Behandlung reagieren).

3. Zur Überprüfung der pankreatischen Pseudozysten mit der Suche nach einer vorhandenen oder fehlenden Verbindung zum Gangsystem. Dabei ist eine bestehende Verbindung eher durch eine anfängliche Kontrastmittelfüllung des Gangsystems als mit einer direkten Punktion der Pseudozyste mit Kontrastfüllung nachzuweisen.

4. Zur Diagnostik eines malignen Pankreastumors: Diese Untersuchung ist eine Ergänzungsmethode, die eine Differentialdiagnose zwischen malignem Tumor und chronischer Pankreatitis ermöglichen kann:

- teils durch die Besonderheiten der morphologischen Veränderungen am Gangsystem,
- teils mit der Mengenbestimmung von Laktoferrin im Pankreassaft (die Werte sind bei einer chronischen Pankreatitis erhöht; das Laktoferrin fehlt hingegen im Falle eines Malignoms) Sarles [21],
- letztlich durch ihre Rolle als Lokalisationsmethode für Zytopunktionen bei fokalen Läsionen.

Die Häufigkeit des Einsatzes dieser Methode wird durch die Kontraindikationen oder Hindernisse gegen eine Kontrastfüllung auf retrogradem endoskopischem Wege bzw. hierbei ausbleibende, aber wünschenswerte Aussagen bestimmt.

Die perkutane Wirsungographie sollte eine Ausnahmeuntersuchung bleiben, sie ist von Nutzen, wenn die retrograde Kontrastfüllung auf endoskopischem Wege negativ ausfällt und eine exakte Darstellung der Pankreasgänge zur Diagnose erforderlich erscheint.

Literatur

1. Anacker H, Weiss B, Kramann B, Gmelin E (1981) Die Treffsicherheit der endoscopischen retrograden Pankreatiko-Cholangiographie in der Diagnostik der Pankreas-Krankheiten. Eine Analyse von 3000 Untersuchungen. Dtsch Med Wochenschr 106:230–233
2. Bret PM, Fond A, Bretagnolle M et al. (1981) La wirsungographie transcutanée sous repérage échographique en temps réel. JEMU 2:133–136
3. Bret PM, Fond A, Bretagnolle M, Barral F, Labadie M (1982) Percutaneous fine needle biopsy of intraabdominal lesions. Eur J Radiol 2:322–328
4. Cooperberg PL, Cohen MM, Graham M (1979) Ultrasonographically guided percutaneous pancreatography: Report of two cases. AJR 132:662–663
5. Cotton PB (1972) Cannulation of the papilla of Vater by endoscopy and retrograde cholangiopancreatography (ERCP). Gut 13:1014–1025
6. Evans WK, Ho CS, McLoughlin MJ, Tao LC (1981) Total necrotizing pancreatitis following fine-needle aspiration biopsy of the pancreas. Radiology 141:61
7. Gosink BB, Leopold GR (1978) The dilated pancreatic duct: Ultrasonic evaluation. Radiology 126:475–478
8. Haaga JR, Highmann LM, Cooperman AV, Owens FJ (1979) Percutaneous CT-guided pancreatography and pseudocystography. AJR 132:829–830
9. Hancke S, Holm HH, Koch F (1975) Ultrasonically guided percutaneous fine needle biopsy of the pancreas. Surg Gynecol Obstet 140:361–364
10. Isikoff MB, Hill MC (1980) Ultrasonic demonstration of intraductal pancreatic calculi: A report of two cases. J Clin Ultrasound 8:449–452
11. Makuuchi M, Bandai Y, Ito T, Wada T (1980) Ultrasonically guided percutaneous transhepatic cholangiography and percutaneous pancreatography. Radiology 134:767–770
12. Matter D, Spinelli G, Stoeckel E, Diebolt F, Warter P (1982) Guidage échoscopique des ponctions et biopsies transcutanées. J Radiol 63:667–672
13. Matter D, Spinelli G, Warter P (1982) Technique de ponction percutanée guidée par échographe temps réel sectoriel. J Radiol 63:367–368
14. Matter D, Stoll G, Mougin C, Guth G, Merg A, Warter P (1982) Wirsungographie transcutanée sous contrôle échoscopique. J Radiol 63:49–51
15. Matter D, Adloff M, Warter P (1983) Ultrasonically guided percutaneous opacification of a pancreaticojejunostomy. Radiology 148:218
16. Matter D, Spinelli G, Warter P (1983) Ultrasonically guided percutaneous pancreatography. J Clin Ultrasound 11:401–404
17. Ohto M, Karasawa E, Tsuchiya Y, Kimura K, Saisho H, Ono T, Okuda K (1980) Ultrasonically guided percutaneous contrast medium injection and aspiration biopsy using a real-time puncture transducer. Radiology 136:171–176
18. Ohto M, Saotome N, Saisho H, Tsu Chiya Y, Ono T, Okuda F, Karasawa E (1980) Real-time sonography of the pancreatic duct: Application to percutaneous pancreatic ductography. AJR 134:647–652
19. Oi I, Kobayashi S, Kondo T (1970) Endoscopic pancreatocholangiography. Endoscopy 2:103–106
20. Parulekar SG (1980) Ultrasonic evaluation of the pancreatic duct. J Clin Ultrasound 8:457–463
21. Sarles H (1981) Pancréatites chroniques. Encyclopédie Médico-Chirurgicale, Paris 7105 A 10
22. Warter P, Tongio J, Cinqualbre J, Wenger JJ (1975) Exploration radiologique peropératoire des voies biliaires et pancréatiques. In: Delorme G, Monnier JP (eds) Traité de radiodiagnostic, tome 7. Masson, Paris, pp 361–382
23. Weill F, Bihr E, Zeltner F, Rohmer P, Paronneau P, Lorusso G (1980) Etude ultrasonore des dilatations du canal de Wirsung. J Radiol 61:155–160
24. Weinstein DP, Weinstein BJ (1979) Ultrasonic demonstration of the pancreatic duct: An analysis of 41 cases. Radiology 130:729–734
25. Zimmon DS (1979) Percutaneous pancreatography: Case report and presentation of technique. Gastroenterology 77:1101–1104

5.7 Computertomographie des Pankreas

A.L. BAERT

1. Methodik

Bei der Untersuchung liegen die Patienten auf dem Rücken. Die 1. Schicht wird auf der Höhe des oberen Pols der linken Nieren angefertigt mit anschließend nicht überlappenden Schichten, die so weit nach kranial fortgesetzt werden, bis die Pankreasregion vollständig dargestellt ist.

In den meisten Fällen, v.a. bei Tumorverdacht, wird nach dieser Nativserie die Untersuchung weitergeführt mit einer 2. schnellen Serie in rascher Bildfolge auf der Ebene, in welcher das Pankreas bzw. eine eventuelle suspekte Veränderung dargestellt ist. Diese Schichtaufnahmenserie nach Bolusinjektion von nierengängigem Kontrastmittel erlaubt die Darstellung der transient auftretenden Dichtedifferenzen zwischen normalem und pathologischem Pankreasgewebe sowie die Identifizierung der dem Organ benachbarten Gefäße.

Sind alle Strukturen nun gut erkennbar und/ oder ist der pathologische Befund klar geworden, ist die Untersuchung beendet.

Bei unklaren Befunden folgt eine 3. Schichtserie nach oraler Gabe von 700 bis 1000 ml verdünntem Gastrografin (2–3%). Diese Serie wird entweder in rechter lateraler Seitenlage oder in Rückenlage durchgeführt.

Die i.v.-Verabreichung von antiperistaltischen Medikamenten ist mit den heutigen schnellen Geräten nicht mehr erforderlich.

2. Akute Pankreatitis

Die erste Aufgabe der CT liegt darin, den klinischen Befund zu bestätigen sowie das Ausmaß der entzündlichen Destruktion des Organs und des umgebenden Gewebes sowie der Nachbarorgane zu bestimmen. In diesem Bereich ist der Aussagewert der CT dem der Sonographie eindeutig überlegen.

Die zweite Aufgabe der CT bei akuter Pankreatitis betrifft die Verlaufsüberwachung der Krankheit und die Erfassung von Komplikationen wie Pseudozysten, Abszedierungen oder Läsionen wie Thrombosen oder falsche Aneurysmen der peripankreatischen großen vaskulären Strukturen.

Das CT-Bild der akuten Pankreatitis läßt sich in 2 Gruppen unterteilen, die man wie folgt definieren kann:

1. Geringe oder mäßige morphologische Veränderungen (Abb. 5.61). In diesem Falle ist das Volumen des Pankreas normal oder nur geringfügig vergrößert. Die Densität des Organs ist homogen. Eine Dichteabnahme infolge des Ödems kann meistens nicht in signifikanter Weise beobachtet werden. Die Organgrenzen mit dem umgebenden Fettgewebe sind unscharf und als Folge des Ödems verwaschen. Außerdem kann man Strukturveränderungen des peripankreatischen und retroperitonäalen Nachbarfettgewebes im Sinne von nebenstreifiger Zeichnungsvermehrung der lipomatösen Septen beobachten. Die Fascia renalis ist v.a. in ihrem ventralen Anteil manchmal wenig oder mäßig verdickt. Dieses Zeichen wird am meisten links beobachtet, kann aber auch die rechte Gerota-Faszie (Fascia renalis) betreffen.

In ausgeprägteren Fällen wird man auch peripankreatische inflammatorische Exsudatbildungen feststellen. Diese sind im CT-Bild gekennzeichnet durch isodense oder leicht hypodense Raumforderungen, die direkt an dem Pankreas anliegen und das Organ vollständig oder nur in einem bestimmten Teil seines Umfangs umfassen. Zur korrekten Abgrenzung des Pankreas von den umgebenden isodensen oder leicht hypodensen Entzündungsbezirken und auch zur korrekten Größenbestimmung des Organs selbst ist Kontrastanreicherung mit i.v.-Bolusinjektion erforderlich.

Das oben beschriebene CT-Bild von leichten oder mäßig ausgeprägten morphologischen Veränderungen des Pankreas und seiner direkten Um-

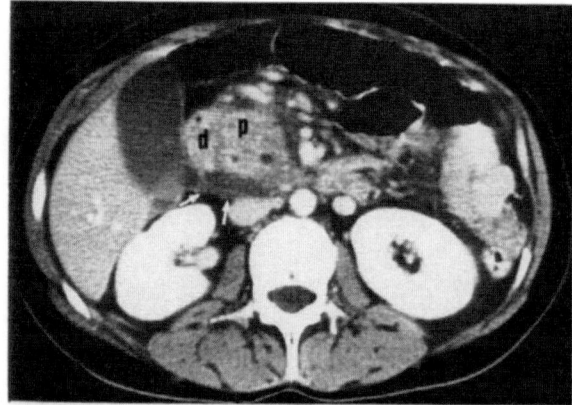
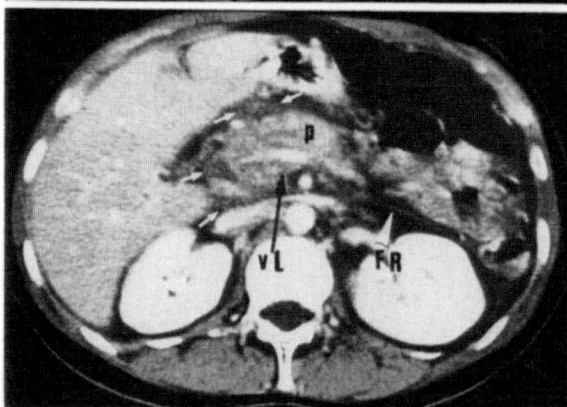
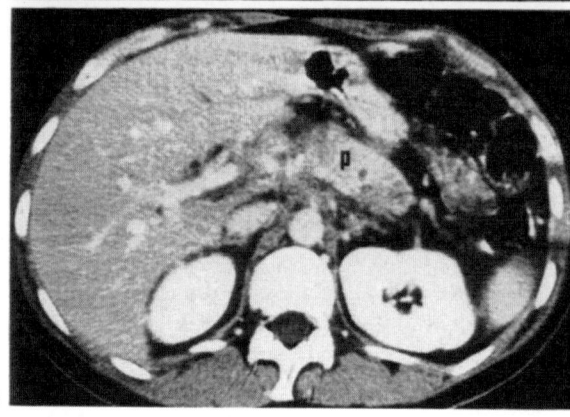

Abb. 5.61 a–c. Akute Pankreatitis; ödematöse Form. **a–c** Serie nach i.v.-Bolusinjektion von kaudal nach kranial. Leichte Volumenzunahme des Pankreasgewebes (*P*). Geringe Exsudatbildung (⇉) ventral und dorsal des Pankreaskopfes und Übergang Kopf-Körper. Keine Exsudatbildung in Umgebung des Pankreasschwanzes. Die linke Fascia renalis (*FR*) (ventraler Teil) ist sichtbar, aber nicht verdickt. *d* Duodenum; *vL* V. lienalis

gebung stimmt wahrscheinlich überein mit der pathologischen Entität der ödematösen Pankreatitis. Doch kann darüber keine definitive Aussage gemacht werden, da diese Patienten meistens nicht operiert worden sind.

2. Ausgeprägte morphologische Veränderungen übereinstimmend mit der hämorrhagisch nekrotisierenden Pankreatitis (Abb. 5.62).

Das CT-Bild ist hier gekennzeichnet durch Veränderungen innerhalb des Pankreasparenchyms und noch ausgedehntere peripankreatische Entzündungs- und Nekrosephänomene.

Die Densität des Pankreas ist in diesen Fällen entweder homogen oder inhomogen durch die Anwesenheit von leicht oder mäßig hypodensen Arealen, hervorgerufen durch teils nekrotische intrapankreatische Gebiete.

Die i.v.-Bolusinjektion des Kontrastmittels ermöglicht hier durch dichte Anreicherung des normalen Gewebes, die nicht mehr perfundierten nekrotischen Areale von dem verbleibenden, normal perfundierten Parenchym abzugrenzen.

Bei den schweren Stadien der akuten Pankreatitis sind auch die peripankreatischen Entzündungsphänomene, die entweder durch Ödem oder hämorrhagische Nekrosen bedingt sind, noch ausgeprägter als im ödematösen Stadium. Unter diesen Umständen werden Faszienscheiden infolge der fermentativen Aktivität des Exsudats nicht immer respektiert. Durch Destruktion und Perforation des parietalen Peritoneums kommt es zur Ausbreitung der Entzündung in der Bursa omentalis und damit bei offenen Foramen Winslowi in die freie Bauchhöhle (pankreatogener Aszites) (Abb. 5.63).

Die oben beschriebenen CT-Befunde erlauben eine optimale morphologische Darstellung der akuten hämorrhagisch-nekrotisierenden Pankreatitis. Problematisch ist noch immer der Beitrag dieser CT-Befunde zur rechtzeitigen operativen Indikationsstellung.

Das CT-Bild allein läßt aus folgenden Gründen keinen Rückschluß auf den vorliegenden klinischen Schweregrad zu:

1. Das klinische Bild der akuten Pankreatitis hängt, abgesehen von den morphologischen Veränderungen des Pankreas, auch von der allgemeinen physischen Konstitution der Patienten ab.

2. Das CT-Bild bleibt manchmal lange Zeit (bis zu 6 Wochen) unverändert, obgleich der Patient klinisch gebessert ist.

3. Die Indikation zu operativen Maßnahmen bei akuter Pankreatitis soll sich also nicht nur auf das CT-Bild einer hämorrhagisch-nekrotisierenden Pankreatitis stützen, sondern auch auf die klinischen und laborchemischen Parameter.

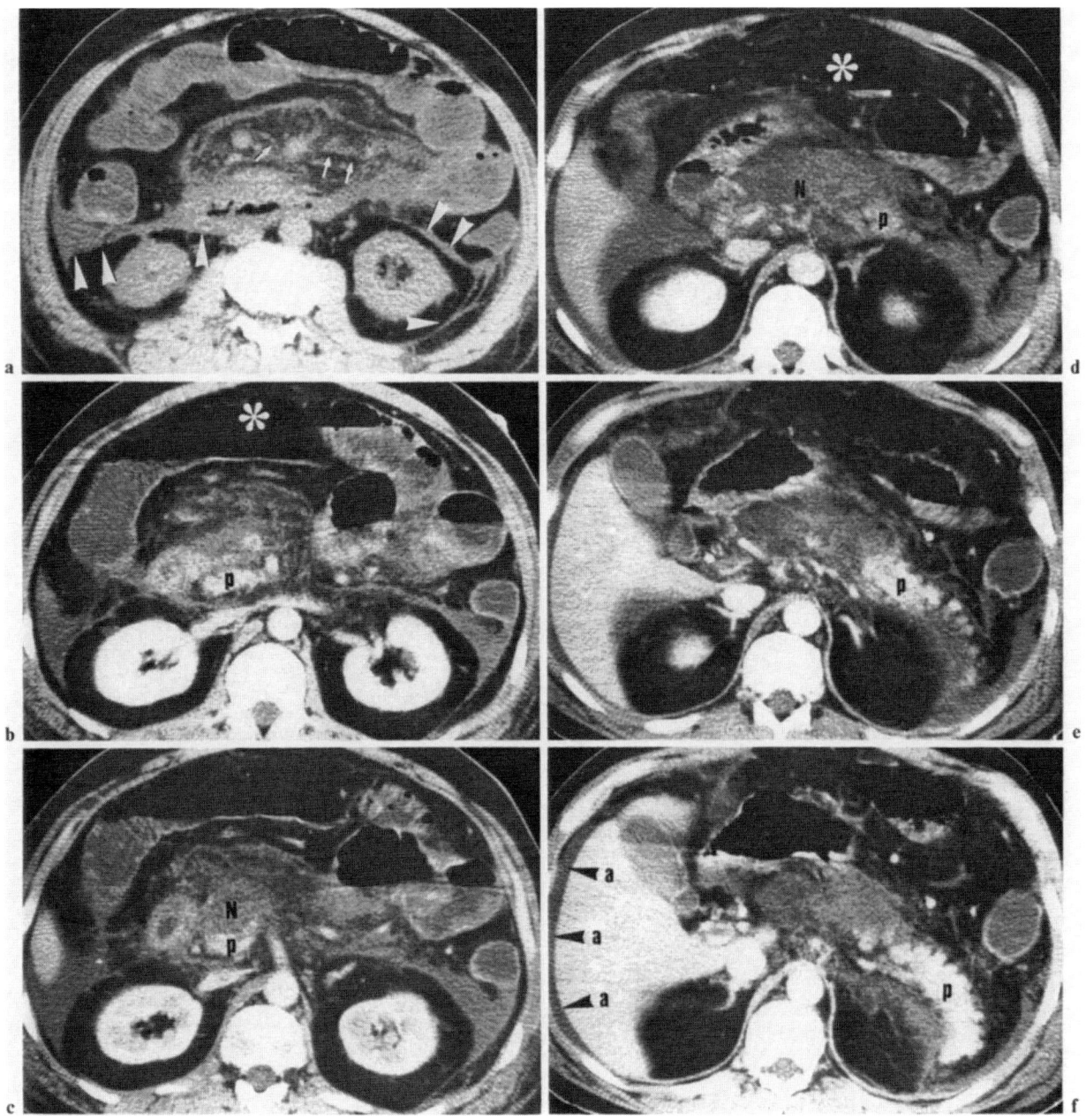

Abb. 5.62 a–f. Akute Pankreatitis; hämorrhagisch-nekrotisierende Form. **a** Nativaufnahmen. **b–f** Anliegende Schnitte in kaudokranialer Reihenfolge nach i.v.-Bolusinjektion. Sehr ausgeprägte Exsudatbildung sowohl im retroperitonealen Bereich bilateral (▶) als auch im Mesenterium (→). Nach Kontrastmittelgabe normaler Dichteanstieg im Bereich des Processus uncinatus und des Pankreasschwanzes (*P*), die beide ein normales Volumen zeigen. Nicht angereicherte hämorrhagische nekrotische Areale sind zu beobachten im Kopf- und Körperbereich (*N*). Zu beachten sind auch der ausgeprägte Ileus (*) und der pankreatogene Aszites (*a*)

CT kann bei gewissen Patienten die progressive und vollständige Regression der Entzündungsphänomene nachweisen.

In anderen Fällen wird das CT die Konsolidierung einer Nekrose bzw. die Entwicklung einer Pseudozyste dokumentieren.

Ein leicht hypodenser Saum, besser sichtbar nach i.v.-Kontrastmittelverabreichung, deutet im CT-Bild die Umbildung des Entzündungsinfiltrats zur Pseudozyste an. Später ist die vollständig aus-

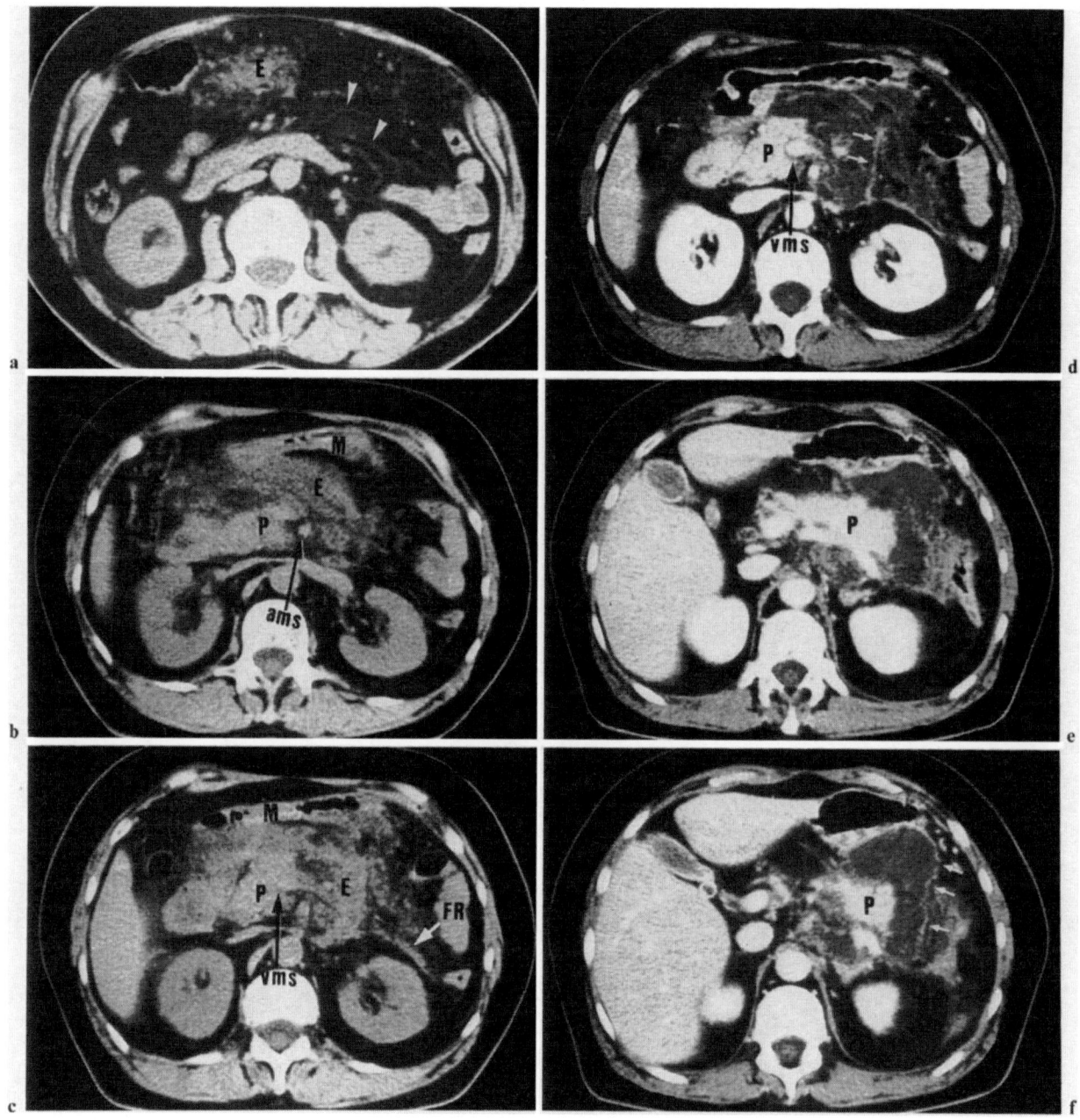

Abb. 5.63 a–f. Akute Pankreatitis; Verlauf. **a–c** Nativserie von kaudal nach kranial, **d–f** Serie nach i.v.-Bolusinjektion von kaudal nach kranial. Verschwinden der scharfen Begrenzung des Organs. Streifige Infiltrierung (▶) und Exsudatbildung (*E*) in das mesenteriale Fettgewebe sowie in die Bursa omentalis minor. Das Exsudat zeigt eine geringere Dichte als das Pankreasgewebe (*P*). Die linke Fascia renalis (*FR*) ist in ihrem ventralen Teil verdichtet. Die Fettschicht rund um die A. mesenterica superior (*ams*) ist gut bewahrt. Die Grenzen der V. mesenterica superior (*vms*) sind nur nach Kontrastanreicherung sichtbar. Nach i.v-Kontrastgabe eindeutige Kontrastanreicherung des Pankreas, in dem keine nekrotischen Bezirke sichtbar werden. Am Rand des Exsudats wird durch Kontrastanreicherung eine Wandung (⇉) sichtbar. Das peripankreatische Exsudat wird also in eine Pseudozyste umgebildet. *M* Magen

gebildete Pankreaspseudozyste gekennzeichnet als eine runde oder ovale Raumforderung mit scharfer Kontur und unterschiedlich dicker Zystenwand. Der Zysteninhalt ist inhomogen hypodens mit wasseräquivalenten Dichtewerten. Die Pseudozyste ist meistens unilokulär, kann aber Septumbildung aufweisen.

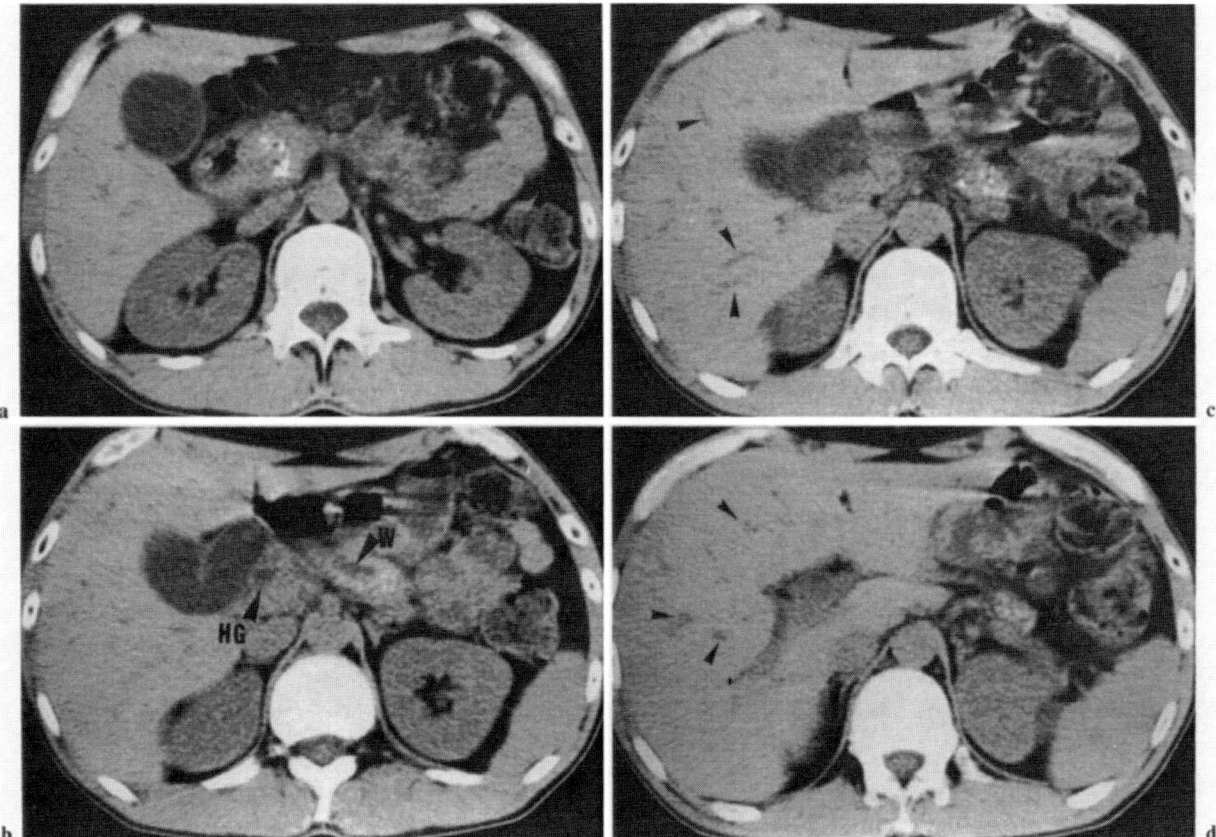

Abb. 5.64a–d. Chronische kalzifizierende Pankreatitis mit obstruktivem Ikterus. **a–d** Nativaufnahmen in kaudokranialer Reihenfolge. Sowohl im Bereich des Kopfes wie im Bereich des Körpers und Schwanzes des Pankreas sind zahlreiche kleine Verkalkungen sichtbar. Der Hauptgallengang (*HG*) und die intrahepatischen Gallengänge (▶) sind erweitert, ebenso die Gallenblase. Der erweiterte Pankreasgang (*W*) ist sichtbar in **b**

CT ist besonders gut geeignet, die Anzahl, das Volumen und v.a. die anatomischen Verhältnisse der Pseudozysten zu den verschiedenen Nachbarorganen des Pankreas aufzuzeigen.

Die CT-Diagnose einer Abszedierung im Verlauf der akuten Pankreatitis bleibt noch immer schwierig.

Computertomographisch kann sich eine Abszedierung durch den Nachweis von kleinen Luftblasen im peripankreatischen Exsudat oder in nekrotischen Pankreasbezirken zeigen.

CT ist auch in der Lage, vaskuläre Komplikationen, die im Laufe der akuten Pankreatitis auftreten können, nachzuweisen. Es handelt sich hier entweder um eine Thrombose der V. mesenterica superior, V. lienalis oder des Hauptstamms der V. portae bzw. um ein falsches Aneurysma als Folge der Erosion eines arteriellen Gefäßes durch eine Pseudozyste.

Zur präoperativen Abklärung dieser Gefäßbefunde bleibt jedoch die Angiographie erforderlich.

3. Chronische Pankreatitis

Die CT-Zeichen der chronischen Pankreatitis sind: Pankreasverkalkungen, Volumenänderungen des Organs, Reduktion oder Obliteration der peripankreatischen Fettschicht, Erweiterung des Ductus Wirsungianus, Pseudozystenbildung und peripankreatische vaskuläre Veränderungen.

Die exakte Lage von abdominellen Verkalkungen läßt sich mit CT gelegentlich besser darstellen als mit konventioneller Radiologie, weil im CT-Bild gleichzeitig Pankreasparenchym und Verkalkungen dargestellt erscheinen (Abb. 5.64). Jedoch hat sich die Hoffnung nicht erfüllt, mit Hilfe der CT frühzeitig die Diagnose einer kalzifizierenden Pankreatitis stellen zu können.

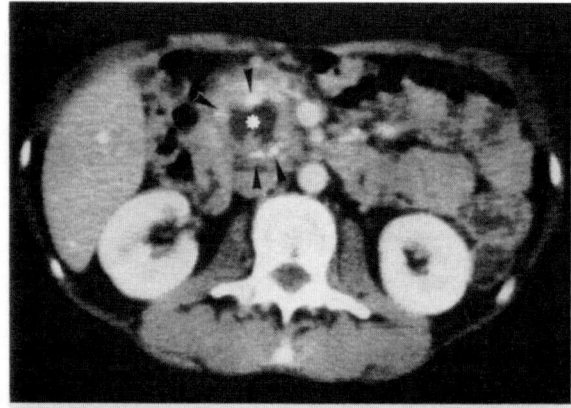
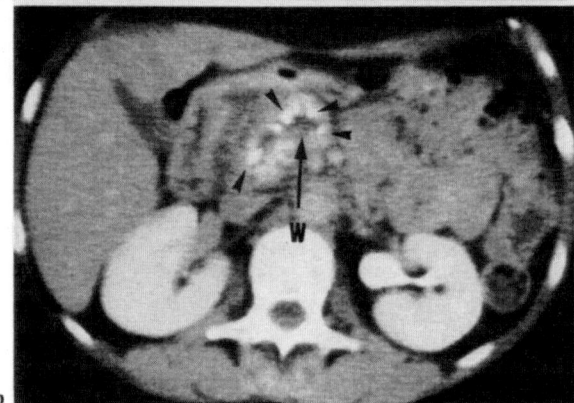
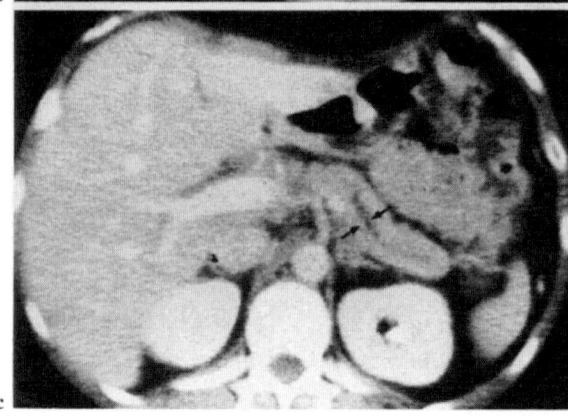

Abb. 5.65a–c. Chronische kalzifizierende Pankreatitis mit Pseudozystenbildung. **a–c** Serie nach i.v.-Kontrastmittelgabe von kaudal nach kranial. Rundes hypodenses Areal im Bereich des Pankreaskopfes durch Pseudozystenbildung (*). In der Wand der Pseudozyste sowie des dilatierten Pankreashauptgangs (*W*) sind zahlreiche Kalzifikationen (▶) sichtbar. Auch im Bereich des Pankreasschwanzes ist der Pankreashauptgang erweitert. Es gibt in diesem Bereich jedoch keine nennenswerte Parenchymatrophie. Erweiterter Pankreashauptgang (→)

Eine Volumenverminderung des Pankreas als Zeichen der chronischen Pankreatitis kann man nur im Zusammenhang mit anderen Veränderungen bewerten, wie Pankreasverkalkungen und/oder Gangdilatation. Man findet ja häufig bei älteren Personen eine kleine atrophische Bauchspeicheldrüse ohne klinische oder biologische Symptome einer Pankreasinsuffizienz.

Dasselbe gilt für die Konturunregelmäßigkeit des Pankreas als Zeichen einer chronischen Pankreatitis.

Bei erheblicher Dilatation des Pankreashauptgangs kann man im CT einen entsprechenden Hinweis in Form einer linearen, hypodensen Struktur finden, deren Verlauf der Längsachse des Pankreaskörpers und -schwanzes entspricht (Abb. 5.65). Ein isolierter CT-Nachweis einer Dilatation des Ductus Wirsungianus kann sowohl auf ein Pankreaskarzinom mit Hauptgangobstruktion als auch auf eine chronische Pankreatitis hindeuten. Dagegen kann die CT-Trias: Verkalkungen, Atrophie und Dilatation des Hauptgangs als nahezu pathognomonisch für chronische Pankreatitis gelten. Sie kommt jedoch nur in fortgeschrittenen Stadien der Erkrankung vor. Über das CT-Bild beim akuten Schub einer chronischen Pankreatitis sowie bei den Komplikationen, wie z.B. Pseudozysten, Abszesse und vaskuläre Läsionen, ist schon bei der akuten Pankreatitis berichtet worden.

4. Tumoren

Tumoren des exokrinen Pankreas

Zystische Tumoren

Diese Tumoren gehören zu 2 verschiedenen histopathologischen Gruppen, die beide ihre eigenen CT-Merkmale haben.

Muzinöses makrozystisches Adenom oder Adenokarzinom (syn. Zystadenom oder Zystadenokarzinom). Im CT-Bild beobachtet man einen multilokulären Aspekt: Mehrere Zysten sind durch Septen voneinander getrennt. In diesen Septen sind manchmal kleine amorphe Kalzifikationen eingelagert. Sehr dünne Septen sind auf CT-Bildern nicht mehr sichtbar, so daß man in diesen Fällen eine unilokuläre zystische Masse sieht.

In einzelnen Fällen gibt es auch solide noduläre intrazystische Proliferationen, die stark vaskularisiert sind und sich deutlich mit Kontrastmittel anreichern.

Das *mikrozystische Adenom* (Zystadenom) enthält Glykogen und kein oder sehr wenig Muzin.

Das CT-Bild ist gekennzeichnet durch eine größere zentrale Kalzifikation von sternförmigem

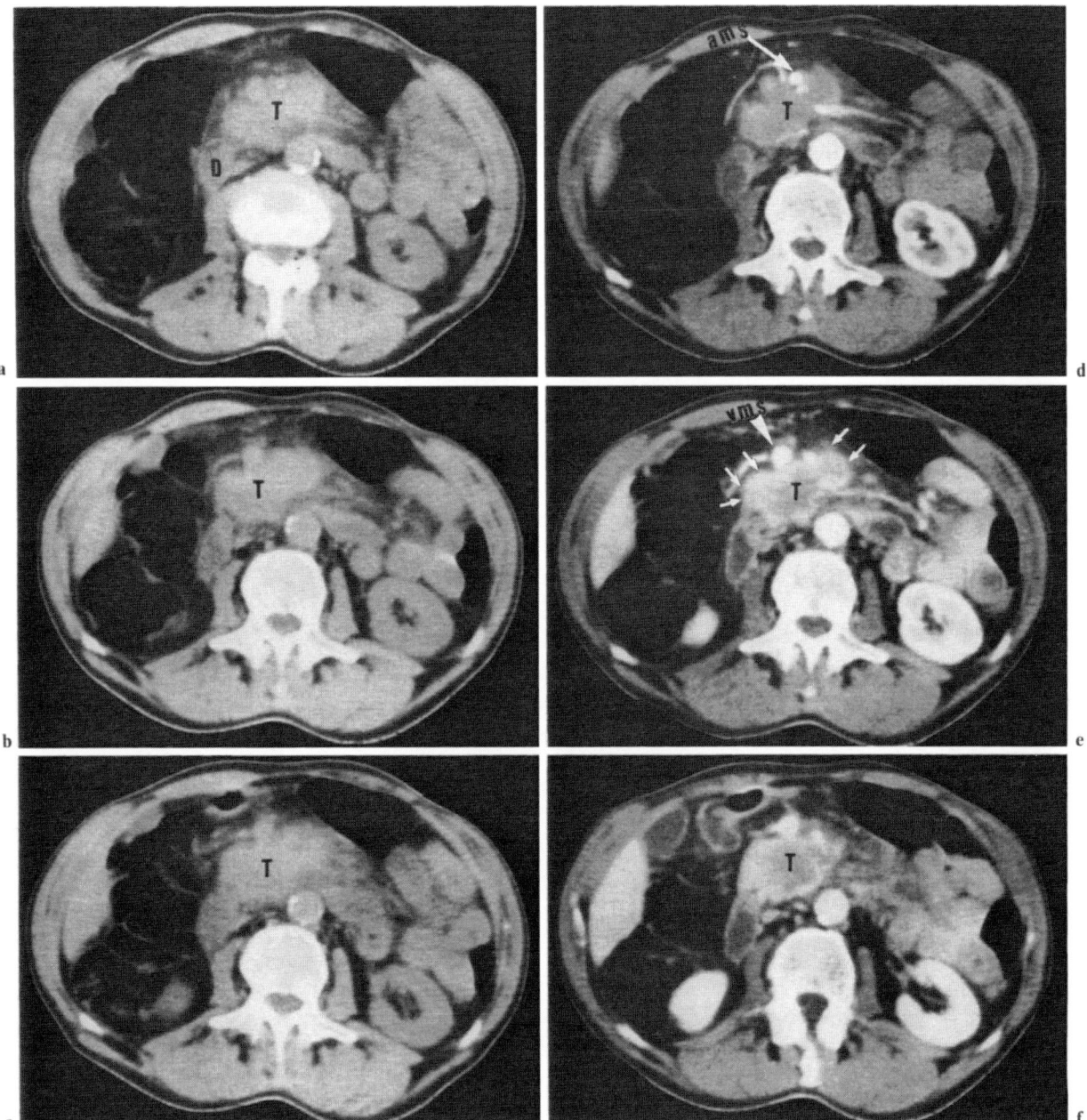

Abb. 5.66a–f. Karzinom der Processus uncinatus. **a–c** Nativserie von kaudal nach kranial, **d–f** rasche Serie nach i.v.-Bolusinjektion. Identische Schnittlage. Form und Konturveränderung der Processus uncinatus. Verschwinden der Fettschicht zwischen Pankreasgewebe und Mesenterialgefäßen. Keine Dichteveränderung des Tumorgewebes. Nach i.v.-Kontrastmittelgabe bessere Identifikation der A. mesenterica superior und V. mesenterica superior. Der Dichteunterschied zwischen dem mit Kontrastmittel angereicherten normalen Pankreasgewebe (⇉) und dem tumoralen Gewebe (*T*) ist nun gut sichtbar. *ams* A. mesenterica superior; *vms* V. mesenterica superior; *D* Duodenum

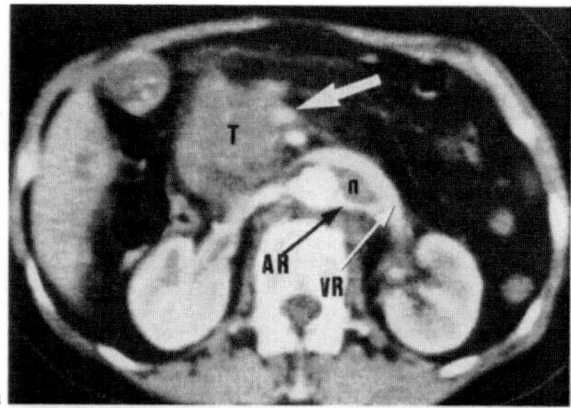
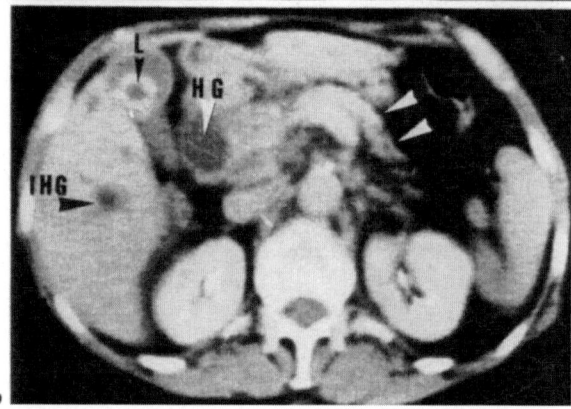

Abb. 5.67a, b. Pankreaskarzinom. **a, b** 2 Aufnahmen (von kaudal nach kranial) in rascher Folge nach i.v.-Bolusinjektion. Tumor (*T*) im Pankreaskopfbereich, während der Pankreasschwanz (▶) einen atrophischen Aspekt zeigt. Keine Kontrastanreicherung des Tumors. Die V. mesenterica superior ist durch den Tumor nach ventral und medial verlagert. Eine metastatische Adenopathie (*n*) ist gelegen zwischen der A. renalis (*AR*) und V. renalis (*VR*). Der Hauptgallengang (*HG*) ist stark erweitert bis oberhalb des Pankreastumors. Auch die intrahepatischen Gallengänge (*IHG*) sind erweitert. *L* Cholezystolithiasis

Aspekt. Die Zysten sind meistens sehr klein und deswegen im CT manchmal nicht als individuelle Strukturen sichtbar.

Es ist wichtig, zwischen beiden zystischen Tumortypen einen Unterschied zu machen, weil nur makrozystische, muzinenthaltende Tumoren potentiell maligne sind, während die mikrozystischen glykogenenthaltenden Tumoren immer gutartig bleiben.

Adenokarzinom

Die CT-Merkmale des Adenokarzinoms des Pankreas sind folgende:

– Änderung in Form und Konfiguration des Organs. Ist eine Konturanomalie als Folge einer soliden Masse relativ einfach zu erkennen, bleibt wegen der häufigen anatomischen Variationen im Volumen des normalen Pankreas bei verschiedenen Individuen und in verschiedenen Altersklassen die Diagnose einer relevanten Pankreasorganvergrößerung manchmal schwierig. In diesem Zusammenhang ist eine örtliche Form- oder Volumenänderung des Organs, z.B. ein vergrößerter Pankreasabschnitt zusammen mit einer Atrophie des übrigen Organabschnitts, ein wichtiger Tumorhinweis (Abb. 5.66, 5.67).

– Wenn das Pankreaskarzinom den peripankreatischen Raum infiltriert, beobachtet man ein Verschwinden der Fettschicht, die das Pankreas umgibt (Abb. 5.66). Das Fehlen dieser Fettschicht wird bei korpulenten Patienten sowohl an der ventralen Pankreaskontur als auch in der Umgebung der Mesenterialgefäße sichtbar sein, während bei dünnen Patienten dieses Zeichen nur an der dorsalen Seite des Organs zu beobachten ist.

– Die CT-Absorptionswerte des Pankreaskarzinoms sind in der Regel gleich den Werten des normalen Pankreasgewebes. In seltenen Fällen wird ein niedriger Absorptionswert als Folge von tumoraler Nekrose oder Fibrose gemessen.

Nach i.v.-Bolusinjektion von nierengängigem Kontrastmittel kann man mit den modernen Computertomographen durch selektive Kontrastanreicherung des normalen Pankreasgewebes die malignen Pankreastumoren deutlicher darstellen (Abb. 5.66). Die Injektion von Kontrastmittel ist v.a. nützlich für diejenigen isodensen Tumoren, die keine oder nur eine geringe Volumenzunahme bzw. keine oder nur eine geringe Konturveränderung zeigen, oder wenn eine Differentialdiagnose zwischen einer anatomischen Variante bzw. Formanomalie und einem Pankreaskarzinom ansteht. Die dynamische CT-Studie erlaubt auch gelegentlich, die tumorale Invasion der peripankreatischen Gefäße (Abb. 5.69) sichtbar zu machen und auf diese Weise eine Inoperabilität nachzuweisen. Bei dubiösem Befund bleibt hier jedoch die Angiographie erforderlich. Die i.v.-Boluskontrastanreicherung soll auch angewendet werden, um differentialdiagnostisch zwischen einem nekrotisierten Tumor und einem entzündlichen Prozeß mit Pseudozyste zu unterscheiden.

Bei Pankreaskarzinomen gibt es auch andere, assoziierte CT-Zeichen. Diese sind aber nicht spezifisch für ein Karzinom. Wenn das Pankreaskar-

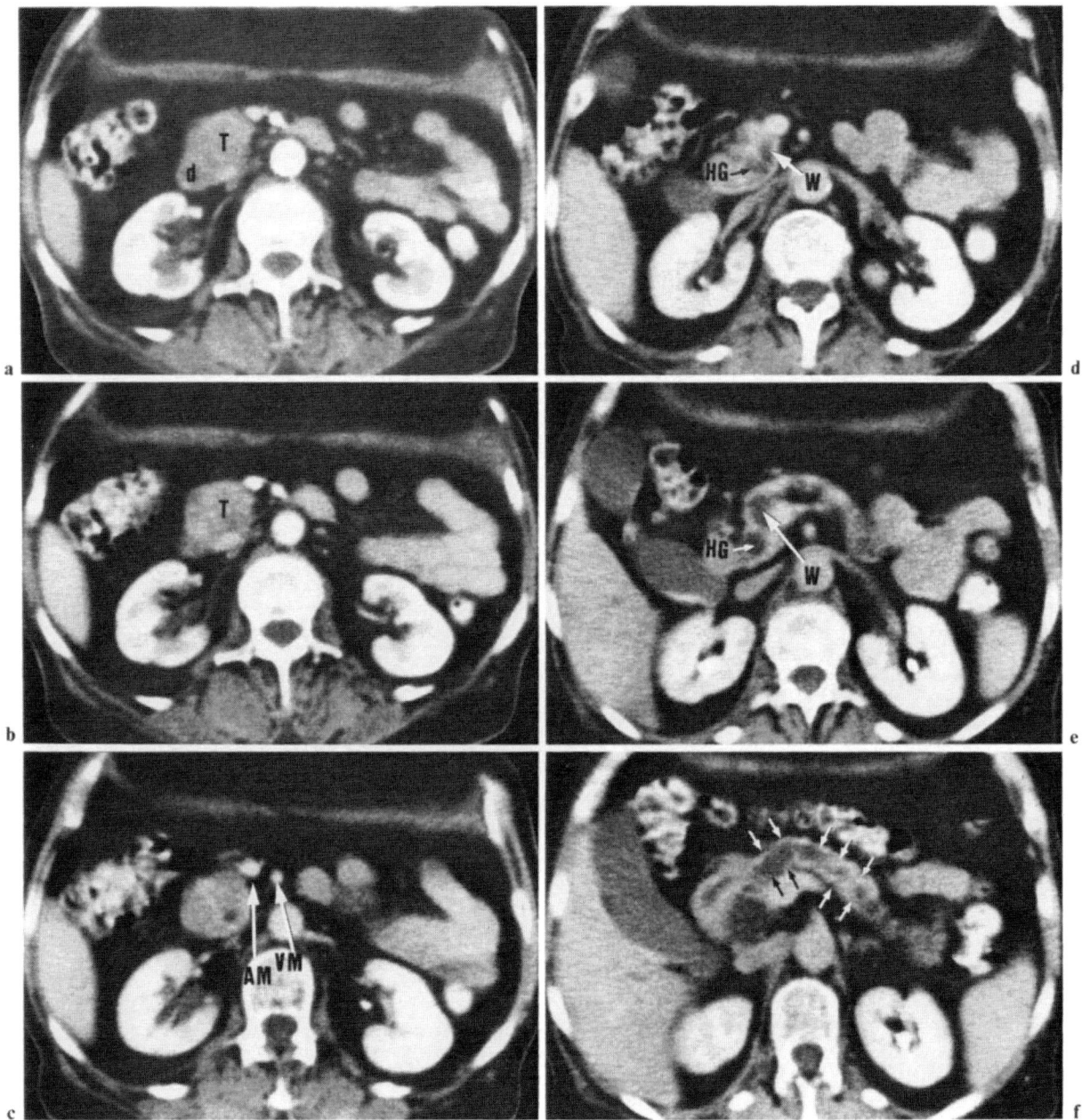

Abb. 5.68 a–f. Pankreaskarzinom. **a–f** 6 anliegende Schnitte durchgeführt in rascher Reihenfolge nach i.v.-Bolusinjektion von kaudal nach kranial. Der Pankreaskopf ist nur geringfügig vergrößert und zeigt keine Konturanomalien. Die Fettschicht um die A. mesenterica superior (*AM*) und V. mesenterica superior (*VM*) ist gut bewahrt. Direkt oberhalb des Tumors (**c** und **d**) beobachtet man den erweiterten Hauptgallengang (*HG*) und den Pankreasgang (*W*). Der Pankreaskörper und -schwanz sind extrem atrophisch, wobei der stark erweiterte Ductus Wirsungianus (*W*) deutlich sichtbar ist. *d* Duodenum; *T* Tumor; (→) erweiterter Ductus Wirsungianus im Bereich des Pankreasschwanzes

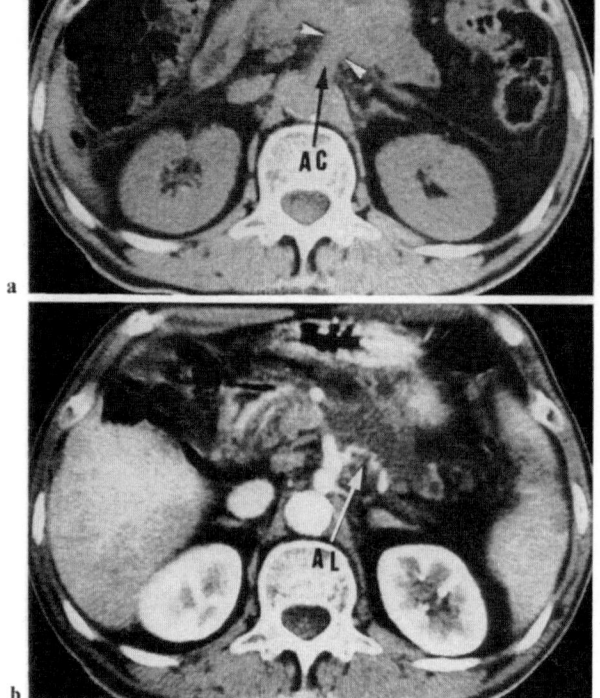

Abb. 5.69a, b. Karzinom des Pankreas. **a** Nativaufnahme, **b** Aufnahme direkt nach i.v.-Bolusinjektion. Form- und Volumenveränderung des Pankreaskörpers und -schwanzes. Verschwinden (►) der Fettgrenze zwischen der dorsalen Pankreasseite und der A. coeliaca (*AC*). Nach i.v.-Kontrastmittelgabe sind die vaskulären Strukturen vom umgebenden Tumorgewebe (*T*) besser zu trennen. Die A. lienalis (*AL*) wird durch den Tumor umfaßt und zeigt eindeutige Kalibereinengung.

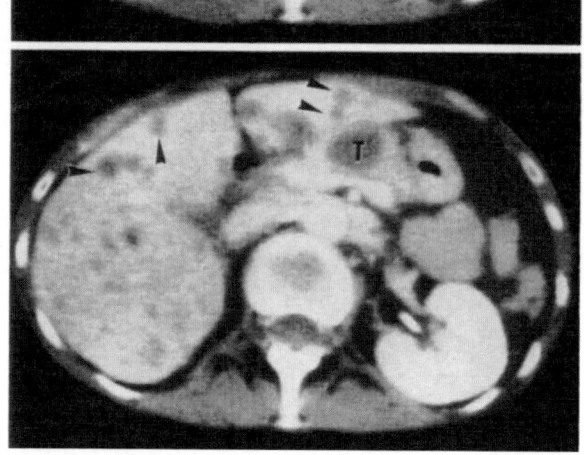

Abb. 5.70a–c. Pankreaskarzinom mit Lebermetastasen. **a** Nativaufnahme, **b, c** 2 anliegende Schichten nach i.v.-Bolusinjektion in rascher Folge. Auf der Nativaufnahme beobachtet man eine Vorwölbung der ventralen Kontur des Pankreaskörpers ohne Dichteveränderung. Mehrere hypodense runde Areale sind im Leberparenchym zu vermuten. Das Karzinom (*T*) wird bestätigt mittels der unterschiedlichen Kontrastanreicherung des Tumors und des normalen Pankreasgewebes (*P*). Ebenso sind die zahlreichen Lebermetastasen nun besser sichtbar (►)

zinom eine Obstruktion der Gallenwege verursacht, beobachtet man eine Dilatation der Gallenblase, eine Erweiterung der extrahepatischen und evtl. intrahepatischen Gallenwege (Abb. 5.67, 5.68).

In einzelnen Fällen ist der Pankreastumor selbst wegen eines kleinen Volumens und isodensen Aspekts nicht im CT darstellbar, und man beobachtet nur die CT-Zeichen der Gallenwegsdilatation (Abb. 5.68).

CT erlaubt auch den Nachweis von Metastasen entweder in den peripankreatischen Lymphknoten (Abb. 5.67) oder in der Leber bzw. in anderen viszeralen Organen (Abb. 5.70).

Computertomographie des Pankreas

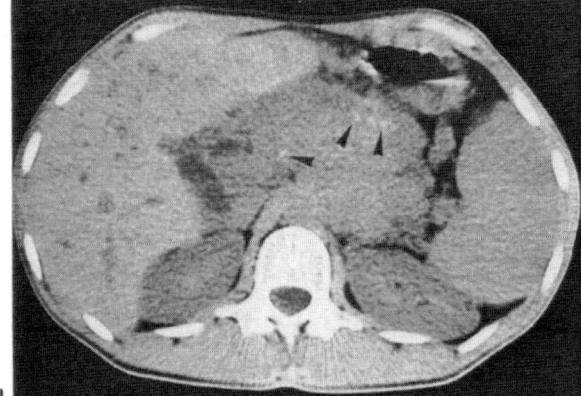
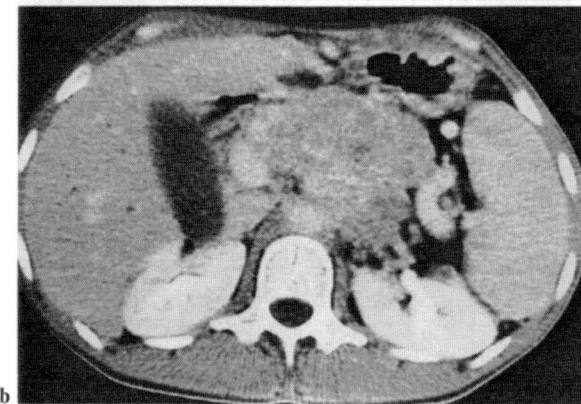

Abb. 5.71 a, b. Apudoma des Pankreas. **a** Nativschicht, **b** Schicht nach i.v.-Kontrastmittelgabe. Extreme Volumenzunahme des Pankreaskörpers und -schwanzes. Innerhalb dieser Raumforderung sind einzelne Kalzifikationen (▶) sichtbar. Diffus inhomogene Kontrastanreicherungen deuten auf einen mäßig bis stark vaskularisierten Tumor

Tumoren des endokrinen Pankreas

Hormonell aktive Pankreastumoren haben manchmal nur ein kleines Volumen. Sie können deswegen mit der CT nur gut dargestellt werden, wenn sie stark vaskularisiert sind und deswegen reichlich Kontrastmittel nach i.v.-Bolusinjektion anreichern. Wahrscheinlich kann man mit CT nur 20–30% der endokrin aktiven Pankreastumoren darstellen.

Maligne endokrine Tumoren des Pankreas sind meistens voluminöser, wenn sie eine klinische Symptomatik verursachen. Im CT-Bild sind sie gekennzeichnet durch eine Raumforderung, worin sich Kalzifikationen befinden, und eine markierte Kontrastanreicherung nach Bolusinjektion (Abb. 5.71).

Literatur

1. Baert AL (1980) Computer tomography of the abdomen. Springer, Berlin Heidelberg New York
2. Friedman AC, Lichtenstein JE, Drachman AH (1983) Cystic neoplasms of the pancreas. Radiology 149:45–50
3. Friedman G, Bücheler E, Thurn P (1981) Ganzkörper-Computertomographie. Thieme, Stuttgart
4. Günther RW, Klose KJ, Rückert K, Kuhn FP, Beyer J, Klotter HJ, Cordes U (1983) Islet-cell tumors detection of small lesions with CT and ultrasound. Radiology 148:485–488
5. Lee J, Sagel S, Stanley R (1983) Computed body tomography. Raven, New York
6. Rossi P, Baert AL, Marchal G, Tipaldi L, Wilms G, Pavone P (1982) Multiple bolus technique VS single bolus or infusion of contrast medium to obtain prolonged contrast enhancement of the pancreas. Radiology 144:929–931
7. Ward EM, Stephen DH, Sheedy PF II (1983) Computed tomographic characteristics of pancreatic carcinoma: An analysis of 100 cases. Radiography 3:547–565

5.8 Laparoskopie

G. DAGNINI und G. MARIN

1. Laparoskopische Pankreasuntersuchung

Bei einer klassischen Laparoskopie kann das Pankreas wegen seiner retroperitonealen Lage meistens nicht untersucht werden, so daß sich bis vor ungefähr 10 Jahren die endoskopische Untersuchung des Pankreas als unmöglich erwies. Dank neu vorgeschlagener Spezialtechniken ist die laparoskopische Pankreasexploration jetzt möglich geworden. Es handelt sich jedoch um ein relativ schwer ausführbares Verfahren.

Spezialtechniken

Die Technik der endoskopischen Pankreasexploration wurde zum ersten Mal durch Henning (zitiert bei Meyer-Burg [20]) vorgeschlagen und durch Meyer-Burg [20] angewandt. Sie erlaubt die Beobachtung des Pankreas durch den durchsichtigen Teil des kleinen Netzes im Verlauf einer klassischen Laparoskopie.

Der Patient liegt auf der rechten Seite in einer Anti-Trendelenburg-Lage. Mit Hilfe eines klassischen Laparoskops wird der linke Leberlappen hochgehoben und in einem Winkel von 130° nach hinten gezogen; das kleine Netz wird somit freigelegt.

In den meisten Fällen, wenn der Patient nicht zu adipös ist, wird es möglich, den Pankreaskörper durch das kleine Netz hindurch zu sehen. Auch andere Manöver sind möglich, wie eine Palpation der Drüse mittels einer Sonde sowie Biopsien mit der Aspirationsnadel von Menghini.

Diese „supragastrische" Pankreatoskopie ist relativ einfach und benötigt keine Besonderheiten bezüglich der Technik. In $^1/_3$ der Fälle verhindern jedoch Verwachsungen oder starke Fetteinlagerungen im kleinen Netz eine solche Untersuchung.

Aus diesem Grunde ist die „subgastrische" Pankreatoskopie [5, 24] angebrachter. Durch Diathermie wird eine Öffnung im Fettgewebe des Lig. gastrocolicum ausgeführt; das Laparoskop wird durch diese Öffnung hindurch hinter den Magen eingeführt, um so das Pankreas zu erreichen.

Eine weitere Technik ist ebenfalls möglich [6]: Durch das Laparoskop wird eine gewisse Menge Gas zur Aufblähung eingespritzt; dadurch wird ein Explorationsraum geschaffen. Diese Technik erlaubt es, einen großen Teil des Pankreaskörpers zu betrachten. Sie ist etwas kompliziert, da sie die zusätzliche Einführung von 2 Zangen erforderlich macht, um die beiden Enden des großen Netzes zu fassen und die nötige Spannung zur Inzision und Einführung des Laparoskops zu erhalten. Die erweiterten Gefäße, die öfter im großen Netz vorhanden sind, insbesondere im Falle eines Pankreaskarzinoms, bieten ein nicht zu unterschätzendes Risiko.

Japanische Autoren [14, 15, 16] haben in den letzten Jahren erneut eine supragastrische Technik

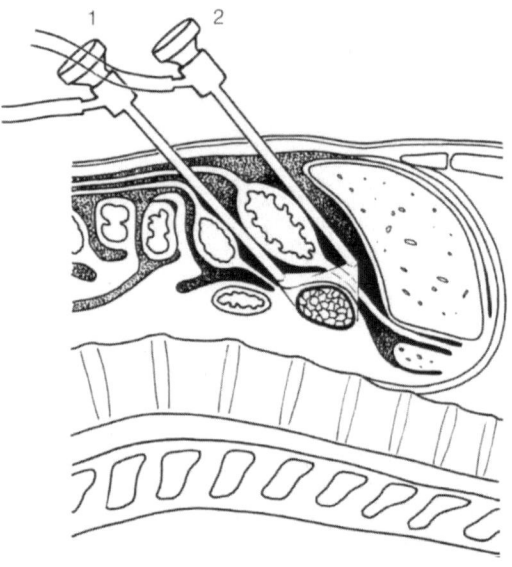

Abb. 5.72. Diagramm der „supragastrischen Pankreatoskopie". Das kleine Netz wird inzidiert, das Laparoskop wird in den kleinen Netzbeutel eingeführt, um eine direkte Untersuchung von Pankreaskörper und -schwanz zu ermöglichen. *1* infragastrisch; *2* supragastrisch

vorgeschlagen, aber mit einer wesentlichen Änderung der Inzision des kleinen Netzes. Man kann es durch eine Pinzette anspannen und die Inzision im dünneren Anteil anlegen. Das Laparoskop wird so in die Bursa omentalis eingeführt und erlaubt eine direkte Beobachtung der Oberfläche des Pankreaskörpers (Abb. 5.72).

Die supragastrische Pankreatoskopie mit Inzision des kleinen Netzes ist z.Z. die beste Technik.

Makroskopische Zeichen

Die nach der klassischen Technik ausgeführte Laparoskopie erlaubt es zudem, gewisse Veränderungen festzustellen, die für die Diagnose wertvoll sind; hinzu kommen noch spezifische laparoskopische Zeichen im Pankreasbereich.

Akute Pankreatitis (Abb. 5.73)

Für die Diagnose wichtig sind folgende indirekte Zeichen [6, 7, 23], die mit Hilfe der klassischen Laparoskopie entdeckt werden können:
- *Zytosteatonekroseflecken* auf dem Bauchfell und dem Netz. Sie sind rund oder oval und makroskopisch leicht zu erkennen. Die Zangenbiopsie erlaubt es, die Liponekrose histologisch zu bestätigen und somit die eindeutige Diagnose einer akuten Pankreatitis zu stellen.
- *Ödem und Kongestion des großen und kleinen Netzes* ermöglichen die sichere Diagnose einer ödematösen Pankreatitis.
- *Blutungen* im großen und kleinen Netz sprechen für hämorrhagische Pankreatitiden.
- *Akute Cholezystitis* von mittlerem Schweregrad wurde in 50% der Fälle festgestellt.
- *Sekundäre, lokale Hypertension der V. portae* nach Milzvenenthrombose.
- *Ödematöse Pankreatitis* oder hämorrhagisch-nekrotisierende Pankreatitis.

Die Laparoskopie ermöglicht die Feststellung von Aszites und erlaubt die Entnahme von Flüssigkeit, selbst in kleinen Mengen, für Laboruntersuchungen.

Die Spezialtechniken, welche die direkte Betrachtung des Pankreas erlauben, erbringen neue Möglichkeiten für die Differentialdiagnose zwischen einer ödematösen und einer hämorrhagisch-nekrotisierenden Pankreatitis [1, 14, 15].

Im Falle einer *akuten ödematösen Pankreatitis* erscheint das Parenchym geschwollen und leicht rötlich, das typische Lobulärmuster ist schlecht zu erkennen (Abb. 5.73). Das Abtasten mit der Sonde ergibt ein abnormal hartes Pankreas.

Im Falle einer *hämorrhagisch-nekrotisierenden Pankreatitis* werden massive, hämorrhagische Ergüsse mit Nekrosestreifen am Pankreaskörper erkannt. Oft wird ein Hämatom im Bereich der Bursa omentalis beobachtet.

Chronische Pankreatitis (Abb. 5.74)

Die für die Diagnose nützlichen Zeichen bei der klassischen Laparoskopie sind hierbei relativ unbedeutend.

Es ist manchmal möglich, einige Liponekroseflecken zu beobachten sowie Verdickungen und Verwachsungen im kleinen Netz.

Infolge großer Fettansammlungen im kleinen Netz und intraperitonealer Verwachsungen erlauben die Spezialtechniken nur in seltenen Fällen eine genaue Betrachtung des Pankreas.

Wenn die Pankreasoberfläche untersucht werden kann, erscheint sie glatt, regelmäßig, weißlich und ist meistens von harter Konsistenz. Nicht selten lassen sich zystenartige Formationen feststellen.

Pankreaskarzinom (Abb. 5.75)

Im Falle eines *Pankreaskarzinoms* sind die mit der klassischen Laparoskopie entdeckten indirekten Zeichen spezifisch und reichen aus, um die Diagnose zu stellen [8]:

- Formveränderung des Antrums
- Erweiterung und Dislokation der Gallenblase (laparoskopisches Zeichen nach Courvoisier-Terrier)
- grünliche, geschwollene Leber mit Zeichen von Gallenstauung
- Venostase
- Leber- und Bauchfellmetastasen usw.

In diesen Fällen erlauben die Spezialtechniken keine direkte Untersuchung des Pankreaskopfes und geben deshalb keine zusätzlichen Anhaltspunkte für die Diagnose.

Im Falle eines Körper- oder Schwanzkarzinoms ergibt die klassische Laparoskopie viele indirekte und sichere Zeichen:
- Hebung des linken Leberlappens
- Formveränderung des Magenfundus
- Vorhandensein einer retrogastrischen Masse, die bei der Sondenabtastung hart erscheint
- beträchtliche Entwicklung der segmentären, kollateralen Blutgefäße, bedingt durch die Kompression der Milzvene
- Metastasen der Leber, des Bauchfells, des Lig. gastrosplenicum usw.

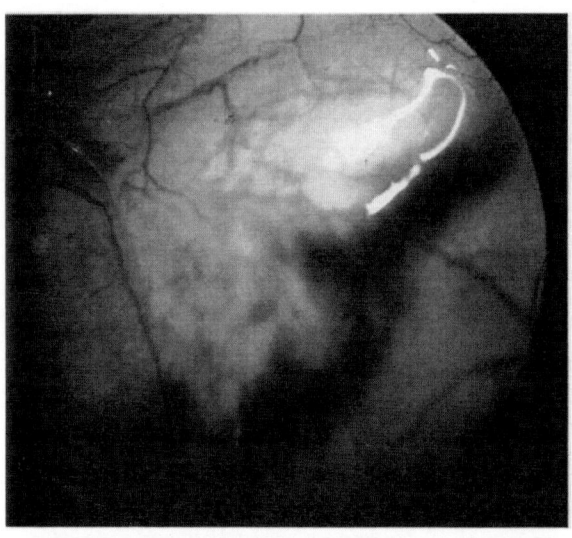

Abb. 5.73. Akut ödematöse Pankreatitis. „Supragastrische Pankreatoskopie": Der Pankreaskörper erscheint ödematös und die Lappenlinien sind nicht mehr zu erkennen. Es besteht eine Vermehrung der feinen Gefäße

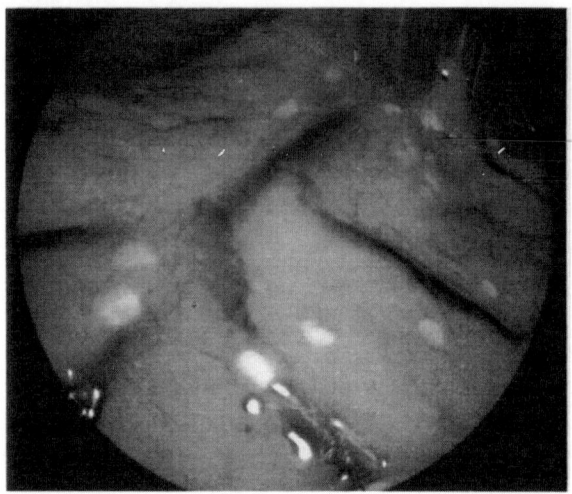

Abb. 5.74. Chronisch rezidivierende Pankreatitis. Hebung des großen Netzes mit leicht geschwollenen Venen. Kleine Verwachsungen sind im Hintergrund sichtbar. Keine positive Kongestion, im Vordergrund einige Zytosteatonekroseflecken

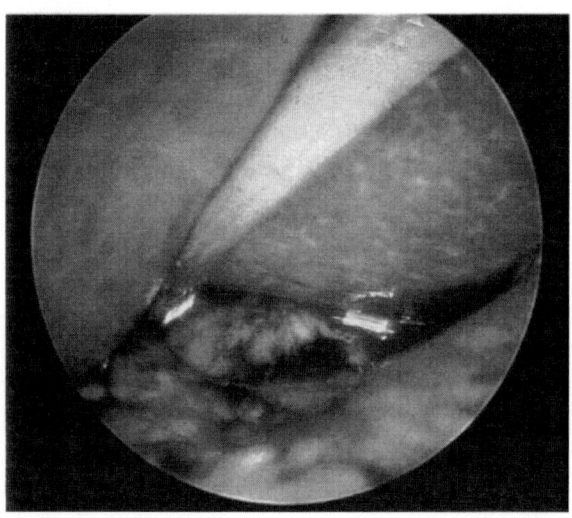

Abb. 5.75. Pankreaskörperkarzinom. „Supragastrische Pankreatoskopie": Eine durch eine 2. Öffnung eingeführte Pinzette hebt den linken Leberlappen an, dessen untere Fläche sichtbar wird und ergreift das kleine Netz am Rande der Inzision. Das neoplastische Gewebe des Pankreaskörpers kann durch diese Öffnung gesehen werden

Die direkte Untersuchung [14, 15] erlaubt u.U. die Betrachtung einer neoplastischen, harten, weißlichen, speckigen Masse unter dem kleinen Netz, die reich an Blutgefäßen ist. Eine positive Diagnose ist möglich, obwohl die Unterscheidung zwischen einer knotigen chronischen Pankreatitis und einem Karzinom sich als schwierig erweist.

Biopsie

Die makroskopische Untersuchung des Pankreas ermöglicht die Entnahme von Gewebeproben. Die Organbiopsien im Verlauf einer Laparoskopie unter direkter Kontrolle sind besonders interessant, da sie:

- präzise aus dem gewünschten Areal entnommen werden können,
- multipel erfolgen können, um bessere Gewebeproben zu erhalten,
- evtl. entstehende Blutungen sofort lokalisieren und stillen lassen.

Besteht keine der klassischen Gegenindikationen, wird die Pankreasbiopsie entweder perkutan durch eine 2. Einführungsöffnung ausgeführt oder mit einem Speziallaparoskop vorgenommen, das mit einer Nadel von 0,6 bis 0,8 mm Durchmesser bzw. einer Menghini-Nadel von 1,2 bis 1,4 mm Durchmesser oder mit einer „Through-cut-Nadel" versehen ist. Verwendet werden können auch verschiedene Pinzettentypen [6, 14, 15, 16, 20, 24].

Diese Technik erlaubt die Entnahme von Material zur zytologischen Diagnostik mit Papanicolaou-Färbung oder für histologische Untersuchungen.

Die Biopsie ist bei Tumoren oder in makroskopisch zweifelhaften Fällen besonders wichtig.

Der Prozentsatz der positiven Diagnosen durch laparoskopische Biopsien ist hoch. Ishida [14, 15], der über die größte Kasuistik verfügt, berichtete bei Pankreastumoren von histologischer Diagnosesicherung in 50%, von zytologischen Diagnosen in 57% der Fälle (74% bei Ausführung beider Untersuchungsmethoden). Bei Pankreaskörper- und -schwanztumoren erhöht sich der Prozentsatz auf 84% bei histologischem, 81% bei zytologischem Nachweis und bei Anwendung beider Untersuchungsmethoden auf bis zu 87% der Fälle.

Diese Ergebnisse sind besser als diejenigen nach Nadelbiopsie mit perkutaner Aspiration oder nach Lokalisierung durch Sonographie und Röntgentechniken.

2. Der praktische Wert der Laparoskopie bei Pankreaserkrankungen

Die Fortschritte der Laparoskopie zur Pankreasexploration waren in den letzten Jahren bedeutend. Wie es der hohe Prozentsatz der sicheren Diagnosen beweist, sind die Ergebnisse von großem Wert: Mehr als 75% der Fälle mit akuter und 70% mit chronischer Pankreatitis [1, 13, 14] lassen sich richtig einordnen. Auch bei Tumoren läßt sich eine zuverlässige Diagnose stellen: In 50% bei Kopfkarzinomen, in 85% bei Körper- und Schwanzkarzinomen.

Es muß aber erwähnt werden, daß es sich um Ergebnisse handelt, die nur mit Hilfe von komplizierten Techniken durch besonders geschickte und erfahrene Endoskopiker erzielt werden.

Es ist auch klar, daß die Laparoskopie zur Darstellung des Pankreas keine allgemein verbreitete Technik sein kann. Die Bildtechniken haben in den letzten Jahren große Fortschritte erzielt; Sonographie und Computertomographie haben die Diagnose der Pankreaserkrankungen vollkommen verändert.

Der große Vorteil der Laparoskopie bleibt aber eine sichere und präzise Diagnose, die auf anatomischen und histologischen Tatsachen beruht.

Vergessen dürfen wir auch nicht den hohen Prozentsatz der zytologischen Diagnosen aus Untersuchungsmaterial, das mit Hilfe von Sonographie, Computertomographie, Angiographie, ERCP [3, 13, 18, 25, 26] und aus duodenaler Drainageflüssigkeit sowie durch direkte Aspiration des Pankreasgangs [19, 25] gewonnen wurde.

Die beste und am meisten verbreitete Technik ist die Sonographie. Die Ergebnisse bei der Diagnose von Pankreaskarzinomen durch Gewebeaspiration bei perkutaner Feinnadelbiopsie sind in rund 90% der Fälle positiv [18, 25].

Obwohl die Ergebnisse durch direkte Beobachtung des Pankreas eine gute theoretische Grundlage haben, sind sie in der Praxis doch als bescheiden zu bezeichnen. Haubrich [12] hat diese Wertung in einem Bericht über die Ergebnisse von Ishida [15] sehr gut dargestellt: „For myself I feel no great urge or need to climb Mount Everest but I find it worthwhile knowing that a successfull ascent can be made".

Man könnte daraus schließen, daß die Laparoskopie für die Diagnoseerstellung der Pankreaserkrankungen nicht von Nutzen ist. Diese Meinung teilen wir nicht. Es ist aber sicher, daß die Indikation zur Laparoskopie eingeschränkt bleibt. Die klassische Technik kann trotzdem für einen genügend erfahrenen Endoskopiker von Wichtigkeit sein.

Es gibt Fälle in der Klinik, bei denen eine vollkommene Untersuchung des Patienten, Sonographie und Computertomographie inbegriffen, keine Diagnose ermöglicht, oder daß verschiedene Aspekte nicht geklärt werden können. Die Laparoskopie wird in diesen Fällen das Problem lösen können. Dies gilt besonders für Pankreatitiden und Pankreastumoren.

Akute Pankreatitis

Die Indikation einer Laparoskopie besteht bei atypischen Symptomen mit erschwerter Diagnosestellung. Es muß eine Differentialdiagnose in Fällen von abdominellen oder extraabdominellen Beschwerden erfolgen, die ein akutes Abdomen auslösen können: Darminfektion, akute Gallenblasen- oder Gallengangsentzündung, Perforationen usw. bzw. extra- oder retroperitoneale Symptome: Herzinfarkt, Nierenkoliken [4] etc. In diesen Fällen kann die Laparoskopie das Problem lösen, denn sie erbringt positive Elemente zur Diagnose von Pankreatitiden oder Zeichen, die sie ausschließen [7].

Wir haben schon die positiven Symptome erwähnt:

Zytosteatonekrose, Ödeme oder Blutungen im großen und kleinen Netz, Hypertension der V. portae und andere mehr. Es soll auch daran erinnert werden, daß die Laparoskopie die diagnostische Peritoneallavage verbessert und wirksamer macht im Gegensatz zur Technik der Abdominalpunktion [22].

Die Zeichen, die es erlauben, eine Pankreatitis auszuschließen, sind:

– Eine negative Laparoskopie, die an eine andere Ätiologie denken läßt, insbesondere extraperitonealer Natur. Diese erfordert komplementäre Untersuchungen.
– Das Bestehen von Läsionen anderer Organe; meistens handelt es sich um Darminfarkte, Cholezystitis, verbunden mit einem Malignom, Gallenblasenempyeme mit oder ohne Perforation, oder um sekundäre Blutungen, bedingt durch ein primäres Leberkarzinom.

In diesem Falle erlaubt die Laparoskopie eine rasche und sichere Diagnose und die Indikationsstellung zu einer eventuellen Operation.

Chronische Pankreatitis

Bei klinischem Zweifel über das Bestehen einer chronischen Pankreatitis kommt eine Laparoskopie gewöhnlich nicht in Frage. Sie kann aber positive Zeichen ergeben für eine eventuelle Bestätigung der Diagnose in Form von: Zytosteatonekroseflecken, Verwachsungen im Bereich des Lig. hepatogastricum oder erhöhte Konsistenz bei der Sondenpalpation.

Wie bei den akuten Formen kann eine negative Laparoskopie von Nutzen sein, um eine chronische Pankreatitis auszuschließen oder Läsionen anderer Organe festzustellen, welche die Symptomatik erklären.

Pankreaskarzinom

Gibt es positive Symptome eines Pankreastumors, ist es besser, andere, weniger aggressive Bildtechniken zur Bestätigung der Diagnose anzuwenden.

Die Laparoskopie ist nur in wenigen Fällen unbedingt erforderlich: bei gering erhöhtem Bilirubinspiegel oder wenn die Sonographie eine normale, höchstens schwach vergrößerte Gallenblase bzw. normale oder noch nicht erweiterte Gallengänge ergibt. Eine Laparoskopie wird dann ggf. zur Feststellung einer intra- oder extrahepatischen Gallenstauung ausgeführt. Dabei kann die Untersuchung eine normale Leber zeigen, entweder makroskopisch oder nach Biopsie, sowie eine fast normale, aber gestaute Gallenblase, letztere ist mit Hilfe der Sondenpalpation feststellbar. Die Möglichkeit, ein Courvoisier-Terrier-Zeichen zu erkennen, gibt es bei der Sonographie nicht, da sie keine Stauung der Gallenblase zeigen kann. Dieses frühe, aber unvollständige Symptom ist bezeichnend für einen sekundären, mechanischen Ikterus und erlaubt es, ein Pankreaskarzinom im Anfangsstadium zu diagnostizieren, also in einem wahrscheinlich noch operablen Stadium.

In Fällen von praktisch sicheren Pankreastumoren wird die Laparoskopie für die Wahl des therapeutischen Verfahrens von Nutzen sein. Sie gibt Information über:

1. die Feststellung einer Fehldiagnose (5% unserer Fälle)
2. die Verbesserung der klinischen Diagnose mit Hilfe der Biopsie (Histologie der Tumoren usw.)
3. das Ausmaß der Tumorausdehnung

Dieser letzte Punkt ist sehr wichtig, denn die Laparoskopie erlaubt es, selbst Metastasen zu entdekken, die mit anderen Techniken nicht bemerkt werden, z.B. in der Leber oder hauptsächlich am Peritoneum.

Nach unserer persönlichen Erfahrung ermöglicht es die Laparoskopie, in mehr als 20% der Fälle Metastasen festzustellen, die mit anderen Untersuchungsmethoden unbemerkt blieben.

Eine einfache und rasche Laparoskopie ermöglicht u.U. die Wahl der günstigsten Therapieform: entweder einen Radikaleingriff oder ein palliatives Vorgehen sowie die Ausführung chirurgischer oder endoskopischer Drainagen.

3. Laparoskopie mit Sonographie

Wir erwähnten bereits die Probleme der Laparoskopie, ebenso die Vorteile der Ultraschallexploration. Letztere hat ihre Grenzen, da sie nicht imstande ist, kleinere Veränderungen oder den spezifischen Typ einer Läsion festzustellen.

Die Anwendung der Sonographie wird durch folgende Faktoren eingeschränkt:

1. Luft im Magen und Darmgase sind hinderlich für die Exploration der tiefliegenden Organe.
2. Die Morphologie des Patienten:
   – Transversale Lage des Magens, hoch gelegenes Colon transversum, horizontale Lage der Leber usw. verkleinern das „Schallfenster" bei manchen Patienten.
   – Die Untersuchungsmöglichkeiten bei adipösen Patienten sind eingeschränkt.
3. Fehlende Mitwirkung des Patienten: zu einer guten Untersuchung gehören bestimmte Positionen sowie tiefes Einatmen.
4. Die Benutzung von Sonden mit relativ niedrigen Frequenzen, um besser in die Tiefe zu kommen, beeinträchtigen die Klarheit des Bildes.

Um die Untersuchung der tiefliegenden Organe zu verbessern, gibt es die endoskopische Sonographie; eine Methode, die es erlaubt, gleichzeitig ein direktes und ein sonographisches Bild des Organs zu erhalten [10, 11, 21]. Diese ganz neue und sehr interessante Technik befindet sich allerdings noch in der Erprobungsphase.

Der laparoskopische Sonograph, mit dem unsere Versuche gemacht werden, ist ein Prototyp (Olympus). Der Apparat besteht aus einer steifen Sonde mit 10 mm Durchmesser mit doppeltem Kanal, der durch einen Trokar eingeführt wird, nachdem das Laparoskop nach der Untersuchung herausgenommen wurde.

Der kleine Transducer am distalen Ende des Sonographen ist eine sektorielle mechanische Sonde mit einer Rotationsgeschwindigkeit von 10 Umdrehungen/sec. Die Frequenz beträgt 7,5 MHz, der Apparat hat ein Fenster von 180°, welches direkt auf dem zu untersuchenden Organ liegt. Das andere Ende der Sonde ist mobil und kann mit Hilfe eines Griffs am Handgelenk in einem Winkel von 90° nach rechts und links gedreht werden. Durch den zweiten Kanal wird ein Laparoskop von 3 mm Durchmesser zur Kontrolle und Lenkung der Sonde eingeführt. Die Extremität des Laparoskops ist, mit einem Schrägwinkel von 45°, durch ein Fenster oberhalb der Sonde zu sehen, und wird nach rechts und links gedreht. Alle Teile im Bereich der Sonographen können dadurch beobachtet werden.

Die Sonde ist mit dem Gerät verbunden; dieses ist mit einem digitalen „scan converter" ausgestattet. 4 Vergrößerungen in „preprocessing" sind möglich, wenn das Bild nicht klar genug ist. Die Sonde erlaubt „Real-time-Untersuchungen". Das Bild kann durch ein Polaroidphoto oder über Videoband wiedergegeben werden.

Die ersten Ergebnisse sind ermutigend, besonders was die Pankreasuntersuchungen betrifft. Der Apparat ist sehr handlich und kann mit dem Auge unter den linken Leberlappen auf das Lig. hepatogastricum gesteuert und in direkten Kontakt mit der Pankreasoberfläche gebracht werden.

Mit diesem Apparat scheint die Pankreasuntersuchung präziser zu sein als mit dem klassischen Sonographen. Die hohe Frequenz ermöglicht ein klares Bild; bei korrekter Lage des Patienten und Kompression oder Verschiebung der oberen Strukturen ist es möglich, die Durchkreuzung der Signale bei der Übertragung auszuschalten.

Durch die direkte Augenkontrolle können mit topographischer Präzision sonographische Messungen vorgenommen werden; damit können viele unsichere Interpretationen von Daten, die mittels externer Sonographie gewonnen wurden, vermieden werden.

Sollten sich diese ersten Erfolge bestätigen, kann sich die laparoskopische Sonographie als gute Technik zur Untersuchung und Diagnose von Pankreaskrankheiten bewähren. Es sei denn, die Fortschritte der Sonographie erreichen einen solchen Höhepunkt, daß es sich als nicht mehr notwendig erweist, die Sonde laparoskopisch zu leiten.

Literatur

1. Arbeiter G, Marsch-Ziegler U, Leonhardt H, Schäfer JH (1981) Retrospektive Erhebungen zum Wert der Laparoskopie bei der Differenzierung von akuter ödematöser und akuter hämorrhagisch-nekrotisierender Pankreatitis in der Frühphase der Erkrankung. Z Gastroenterol 19:173–177
2. Beck K (1980) Farbatlas der Laparoskopie. Schattauer, Stuttgart New York
3. Chia-Sing HO, McLoughlin J, McHattie J, Liang-Che Tao (1978) Percutaneous fine needle aspiration biopsy of the pancreas following endoscopic retrograde cholangiopancreatography. Radiology 125:351–353
4. Cortesi N, Manenti A, Gibertini G (1972) The importance of emergency laparoscopy in the early diagnosis of acute pancreatitis. Surgery 212:107–111
5. Cuschieri A, Hall AW, Clark J (1978) Value of laparoscopy in the diagnosis and management of pancreatic carcinoma. Gut 19:672–677
6. Dagnini G (1980) Clinical laparoscopy. Piccin, Padova
7. Dagnini G (1982) What can be expected of laparoscopy in the diagnosis of acute pancreatitis? In: Hollender LF (ed) Controversies in acute pancreatitis. Springer, Berlin Heidelberg New York
8. Dagnini G, Marin G, Patella M, Zotti S (1983) La place de la laparoscopie dans le diagnostic différentiel des ictères cholestatiques. Méd Chir Dig 12:195–199
9. Frank K, Bliesze H, Beck K, Hammes P, Linhart P (1983) Laparoskopische Sonographie. Dtsch Med Wochenschr 108:902–904
10. Fukuda M, Mima F, Nakano Y (1982) Studies in echolaparoscopy. In: Glaxo (ed) Abstracts of the World Congress in Stockholm/Sweden
11. Furukawa Y, Kanazawa H, Wakabayashi N, Ishida H, Kuroda N, Katsuta N, Miki M, Tsuneoka K (1980) A new method of B mode ultrasonography under the laparoscopic guidance. In: Abstracts of the IV European Congress of Gastrointestinal Endoscopy. Thieme, Stuttgart New York
12. Haubrich WS (1983) Probing the pancreas (Editorial). Gastrointest Endosc 29/3:244–245
13. Holm HH, Jensen F (1979) Ultrasound. Alimentary tract radiology, vol 3. Mosby, St. Louis
14. Ishida H (1983) Peritoneoscopy and pancreas biopsy in the diagnosis of pancreatic diseases. Gastrointest Endosc 29/3:211–218
15. Ishida H, Furukawa Y, Kuroda H, Kobayashi M, Tsuneoka K (1981) Laparoscopic observation and biopsy of the pancreas. Endoscopy 3:68–73
16. Komatsu K, Moriai N, Nishimura S, Sato W, Takahashi H (1982) Laparoscopic biopsy of the pancreas. In: Glaxo (ed) Abstracts of the World Congress in Stockholm/Sweden
17. Llanio R (1977) Laparoscopia en urqencias. Cientifico Técnica, La Habana
18. Lutz H (1983) Ultrasonically-guided fine-needle puncture. Gastroenterology. Endoscopy 15:180–182
19. Mackie CR, Cooper MJ, Lewis MH, Moossa AR (1979) Non-operative differentiation between pancreatic cancer and chronic pancreatitis. Ann Surg 189:480–487
20. Meyer-Burg J (1972) The inspection, palpation and biopsy of the pancreas by peritoneoscopy. Endoscopy 4:99–101
21. Ohta Y, Fujiwara K, Sato Y, Niwa H, Oka H (1983) New ultrasonic laparoscope for diagnosis of intraabdominal diseases. Gastrointest Endosc 29/4:289–294
22. Onishi M, Sato H, Moriai N, Komatsu K (1980) Emergency laparoscopy of the acute pancreatitis. In: Abstracts of the IV European Congress of Gastrointestinal Endoscopy. Thieme, Stuttgart New York
23. Popovici MGH (1965) La valeur de la laparoscopie dans les pancréatites aigues. Arch Mal App Dig Nutr 6:667–672
24. Strauch M, Lux G, Ottenjan R (1973) Infragastric pancreoscopy. Endoscopy 5:30–32
25. Tatsuta M, Yamamoto R, Yamamura H, Okuda S, Tamura H (1983) Cytologic examination and CEA measurement in aspirated pancreatic material collected by percutaneous fine-needle aspiration biopsy under ultrasonic guidance for the diagnosis of pancreatic carcinoma. Cancer 52:693–698
26. Tsuchiya R, Henmi T, Kondo N, Akashi M, Harada N (1977) Endoscopic aspiration biopsy of the pancreas. Gastroenterology 73:1050–1052
27. Tylen U, Arnesjö B, Lindberg LG, Lunderquist A, Akerman M (1976) Percutaneous biopsy of carcinoma of the pancreas guided by angiography. Surg Gynecol Obstet 142:737–739

5.9 Endoskopisch-retrograde Cholangiopankreatikographie (ERCP) und endoskopische Papillotomie (EPT)

U.R. FÖLSCH

1. Einleitung

Seit der Erstbeschreibung durch McCune et al. [19] hat die endoskopisch-retrograde Cholangiopankreatikographie (ERCP) eine neue Dimension in der Diagnostik von Pankreas- und Gallenwegserkrankungen eröffnet. Die invasive endoskopisch-radiologische Methode erlaubt die Festlegung über das Ausmaß der Pankreasgangdestruktion, z.B. im Rahmen einer chronischen Pankreatitis, erleichtert im Zusammenhang mit anderen bildgebenden Verfahren (wie Sonographie und Computertomographie) und der Bestimmung von sog. Tumormarkern die Differentialdiagnose zwischen chronischer Pankreatitis und Pankreaskarzinom und ist hilfreich für die Festlegung einer Operationsstrategie. Darüber hinaus kann die Weiterentwicklung der diagnostischen ERCP – die therapeutische endoskopische Papillotomie (EPT) – bei bestimmten Erkrankungen des Pankreas nützlich sein.

2. Diagnostische Anwendung

Instrumente und apparative Voraussetzungen

Das tiefe Duodenum und die Papilla Vateri werden mit Seitblickinstrumenten untersucht, die eine Arbeitslänge von 120 cm aufweisen und somit länger als die herkömmlichen Geradeausblickendoskope sind. Sie werden von allen Herstellern von Fiberendoskopen angeboten. Diese Geräte zeichnen sich aus durch eine große Flexibilität des Schaftes, gute Abwinkelbarkeit der Spitze in alle Richtungen sowie einen Instrumentierkanal, an dem der Austrittswinkel der Instrumente durch eine Steuerschraube beliebig variiert werden kann. Lichtquellen verschiedener Stärke stehen für alle Endoskopmodelle zur Verfügung und sind durch Adapter für Endoskope anderer Firmen beliebig anwendbar. Die Plastikkatheter zur Kontrastmittelinstillation bestehen aus Teflon oder Polyäthylen und verjüngen sich an der Spitze. Es stehen für schwierige Einzelfälle Spezialkatheter mit Metallspitze oder präformierter Biegung zur leichteren Papillenkanülierung zur Verfügung [10].

Für die Durchführung der ERCP benötigt man ein Durchleuchtungsgerät mit Bildverstärkerfernsehanlage und einen Kipptisch. Die Qualität des Durchleuchtungsgeräts muß bei der Pankreatographie gewährleisten, daß der Hauptgang und die Nebenäste 1. und 2. Ordnung dargestellt und erkannt werden können. Zur röntgenologischen Darstellung des Ductus pancreaticus verwendet man ein wasserlösliches, in der Regel 60%iges Kontrastmittel (z.B. Conray 60, Urovison, Angiografin). Die Vorzüge eines bestimmten Kontrastmittels gegenüber einem anderen sind bisher nicht belegt. Angiografin und Conray 60 enthalten keine Natriumsalze und sind dadurch evtl. günstiger, da ionisierte Kontrastmittel eine stärkere Reizung des Pankreasparenchyms verursachen als nichtionisiertes Kontrastmittel [15].

Durchführung der Untersuchung

Den nüchternen Patienten werden etwa 30 min vor Beginn der Untersuchung 0,5 mg Atropin und 20 mg Triflupromazin i.m. verabreicht. Unmittelbar vor der Untersuchung werden sie mit 5–10 mg Diazepam oder 3,5–7 mg Midazolam sediert und in Bauchlage auf dem Röntgentisch gelagert. Der Rachen wird mit Xylocain anästhesiert und einer Schaumbildung im Duodenum durch Gabe von Dimethylpolysiloxan vorgebeugt. Bei starker Peristaltik werden den Patienten während der Untersuchung 0,2 mg Glukagon, u.U. mehrfach, i.v. injiziert. Die Untersuchung sollte generell eine genaue Inspektion von Ösophagus (soweit bei der Seitblickoptik möglich), Magen und Duodenum beinhalten, um mögliche andere oder zusätzliche Ursachen von unklaren abdominellen Beschwerden zu erkennen. Nach Auffinden der Papilla Vateri wird diese meist in gestreckter Lage des Instruments mit dem eingeführten Plastikkatheter kanüliert und Kontrastmittel unter wohldosiertem Druck appliziert, wobei immer die Anfärbung sowohl des Ductus Wirsungianus als auch des Ductus choledochus zu versuchen ist. Dieser Vorgang wird auf dem Bildverstärker verfolgt und sodann die Anfertigung von Röntgenaufnahmen sowohl während der Füllungsphase als auch nach Anfärbung der Gangsysteme in Bauch- und/oder Rückenlage angestrebt.

Indikationen

Die ERCP sollte angewandt werden, wenn bei einer akut rezidivierenden oder chronischen Pankreatitis ein mechanisches Hindernis (Papillenstenose, Gangstenose und Strikturen, Pankreasgang- oder Gallengangskonkremente), das den Entzündungsprozeß unterhalten könnte, gesucht wird. Weiterhin ist diese Methode zur Differenzierung zwischen chronischer Pankreatitis und Pankreaskarzinom indiziert [12, 13, 21], wobei bei dieser Fragestellung zusätzlich versucht wird, unter Sekretinstimulation Pankreassaft zur zytologischen Untersuchung zu gewinnen [17]. Nicht zuletzt dient sie dem Chirurgen über die Erkennung des Ausmaßes von Gangdestruktionen, -erweiterungen und -obstruktionen als Entscheidungshilfe für das operative Vorgehen [12]. Während früher die akute Pankreatitis generell als absolute Kontraindikation für die Durchführung der ERCP galt, ist diese Ansicht in den letzten Jahren modifiziert worden [8, 24]. Bei Patienten, bei denen aufgrund der klinischen und laborchemischen Untersuchungen der begründete Verdacht auf das Vorliegen einer biliären Pankreatitis besteht und dieser Verdacht durch die endoskopische Untersuchung erhärtet wird (Vergrößerung, Rötung und schwere Entzündung der Papilla Vateri, Entleerung von Eiter aus der Papille, Sichtbarwerden eines in der Ampulle befindlichen Steins), können die ERCP und eine anschließende endoskopische Papillotomie und Steinextraktion eine sinnvolle Alternative zur Operation bedeuten. In allen anderen Fällen von akuter Pankreatitis ist die ERCP nach wie vor kontraindiziert wegen der gefürchteten Komplikation der nekrotisierenden Pankreatitis. Ebenso sollte die ERCP bei bekannter Pseudozyste des Pankreas vermieden werden. Jeder ERCP ist daher eine Sonographie des Abdomens voranzustellen, um Pankreaszysten rechtzeitig zu erkennen. Eine ERCP ist beim Vorliegen größerer Zysten nur dann indiziert, wenn ein operativer Eingriff geplant und unmittelbar angeschlossen wird.

Komplikationen und deren Vermeidung

Die häufigsten Komplikationen der ERCP sind [5]:
- Pankreatitis
- Cholangitis
- Pankreasphlegmone
- Arzneimittelnebenwirkungen

Zweifellos sinkt die Rate der Komplikationen mit der zunehmenden Erfahrung des Untersuchers. Besonders gefürchtet als Komplikation ist die nekrotisierende Pankreatitis, die um so häufiger auftritt, wenn bereits entzündliche Veränderungen am Pankreasgangsystem vorliegen [1, 11]. Aus diesem Grunde sollten ca. 3 Wochen nach Abklingen einer akuten Pankreatitis verstreichen, bevor eine diagnostische ERCP durchgeführt wird. In jedem Falle sollte eine Parenchymographie des Pankreas vermieden werden. In 40–75% der Patienten nach ERCP kann eine passagere Hyperamylasämie beobachtet werden, die jedoch von der Komplikation der akuten Pankreatitis abzugrenzen ist [7], denn sie führt nur zu geringen oder keinen Beschwerden und klingt nach 1–2 Tagen wieder ab. Die zweithäufigste Komplikation nach ERCP, die Cholangitis, muß dann befürchtet werden, wenn das Kontrastmittel in seinem Abfluß aus dem Gallengang durch eine Stenose oder einen Stein behindert ist. Bei extrahepatischer Obstruktion beträgt die ERCP-bedingte Cholangitishäufigkeit 15% [32]. Aufgrund der zuvor durchgeführten laborchemischen und sonographischen Kontrollen ist in der Regel schon vor diesem diagnostischen Eingriff bekannt, ob eine Abflußbehinderung zu befürchten ist. In solchen Fällen kann es infolge einer Keimverschleppung aus dem Duodenum oder dem Instrumentierkanal zu einer Sepsis kommen [2]. Wenn diese potentielle Gefahr erkannt wird, schließen wir unmittelbar an die ERCP eine endoskopische Papillotomie (EPT; s.S. 172) an, u.U. mit Einlage einer nasobiliären Sonde [33]. Wenn dies nicht gelingt, muß eine sofortige parenterale antibiotische Behandlung eingeleitet werden. Die bei diesen chologenen Sepsen nachgewiesenen Keime zeigten gegenüber den semisynthetischen Penizillinen, Zephalosporinen sowie Co-trimoxazol eine wesentlich höhere Empfindlichkeit als gegenüber den nur schwach wirksamen Tetrazyklinen und Ampizillin [2]. Eine prophylaktische Gabe von Antibiotika im Rahmen der ERCP ist umstritten und wird bei uns nicht routinemäßig durchgeführt. Die einzige bekannte kontrollierte Studie fand unter Gabe von Doxycyclin keine signifikante Verminderung der ERCP-assoziierten Cholangitiden [6], wobei auf das ungünstige Keimspektrum hinsichtlich einer Therapie mit Tetrazyklinen bereits hingewiesen wurde [2]. Nur bei einer bestimmten Gruppe von Risikopatienten sollte bei bestehender Cholestase und geplanter ERCP bzw. EPT oder perkutaner transhepatischer Cholangiographie (PTC) eine prophylaktische periendoskopische Behandlung mit Antibiotika durchgeführt werden [3]. Es handelt sich dabei um:

- über 70jährige Patienten
- kachektische, infektanfällige Patienten
- Patienten jeder Altersgruppe, die unter einem Herzklappenfehler leiden und leichter dazu neigen, eine Endokarditis zu entwickeln

Interpretationen

Normales Pankreatikogramm

Der Verlauf des Ductus pancreaticus unterliegt zahlreichen Variationen. Er beträgt in seiner durchschnittlichen Länge ca. 20 cm. Der Gang ist normalerweise glatt begrenzt, wobei sich die Weite des Gangs vom Pankreaskopf- bis zum -schwanzbereich kontinuierlich verjüngt (Abb. 5.76). Der durchschnittliche Durchmesser des Gangs im Kopfbereich beträgt 4 mm, im Korpusbereich 3 mm und im Schwanzbereich 2 mm [16]. Diese Gangkaliber nehmen im Alter variabel zu [18]. In zahlreichen Fällen erkennt man einen kräftigen Nebenast, der im Kopfbereich nach kraniolateral Richtung Duodenum als Ductus Santorini verläuft und über die Minorpapille drainiert wird. Bleibt die Verschmelzung der embryonal angelegten ventralen und dorsalen Pankreasanlage aus und damit die Verschmelzung der beiden Gangsysteme, so ergibt sich die am häufigsten angetroffene Pankreasanomalie: das Pancreas divisum (Abb. 5.77). Bei dieser Norm-Variante färbt sich über die Papilla major lediglich der Kopfanteil des Pankreasgangs an. In dem Bestreben, den gesamten Pankreasgang mit Kontrastmittel zu füllen, kann dann oft eine Parenchymographie des Ductus Wirsungianus beobachtet werden. Der Korpus- und Schwanzbereich des Pankreasgangs werden über die Papilla minor drainiert (Abb. 5.77). Die Kenntnis dieser Anomalie ist für die Endoskopiker aus zweierlei

Gründen von großer Wichtigkeit: Zum einen gibt es Hinweise darauf, daß das Pancreas divisum Ursache einer Pankreatitis sein kann [9, 20, 23]; zum anderen ist die Kenntnis dieser Anomalie für die Differentialdiagnose des Pankreaskarzinoms erforderlich. Wenn bei entsprechender Indikation zur ERCP nur der Kopfbereich des Pankreasgangs angefärbt wird, sollte eine zusätzliche Darstellung des Ductus Santorini über die Papilla minor immer dann versucht werden, wenn der Verdacht auf ein Pankreaskarzinom nicht sicher auszuschließen ist. Die Kontrastmittelinstillation über die Papilla minor mißlingt jedoch in zahlreichen Fällen, so daß dann u.U. zum Ausschluß eines Pankreaskarzinoms eine erweiterte Diagnostik (v.a. Sonographie mit Feinnadelbiopsie, CT, Tumormarker u.a.) durchgeführt werden muß. Wenn mit diesen zusätzlichen Methoden der Verdacht auf ein Pankreaskarzinom nicht sicher ausgeräumt werden kann, besteht die Indikation zur diagnostischen Laparotomie.

Pankreasgang bei chronischer Pankreatitis

Die morphologischen Befunde am Pankreasgang bei chronischer Pankreatitis äußern sich in einer zunehmenden Destruktion der kleinen und großen Pankreasgänge. Man erkennt Kaliberschwankungen, bedingt durch multiple Strikturen, mit prästenotischen Dilatationen („row of lakes" oder „Perlschnur"). Der Hauptgang kann durch wechselnde Stenosen und Ektasien in mehrere Segmente zerlegt sein und Eiweißpräzipitate enthalten (Abb. 5.78 und 5.79). Schließlich können Höhlenbildungen (Abb. 5.80) und Papillenstenosen gefunden werden. Die Veränderungen des Pankreasgangs zeigen jedoch keine strenge Korrelation zu der abnehmenden Pankreasfunktion und damit zu der Progredienz des Leidens. Bis zu 30% der Patienten mit exkretorischer Pankreasinsuffizienz zeigen einen normalen Pankreasgang, und bei geringen Veränderungen an den kleinen Pankreasästen ist die Interpretation schwierig und umstritten. Im März 1983 wurden im Rahmen eines Internationalen Workshops allgemeine Richtlinien zur Interpretation der radiologischen Veränderungen des Pankreasgangs bei der chronischen Pankreatitis aufgestellt [4]. Entsprechend den dort getroffenen Vereinbarungen lassen sich die Befunde einteilen in normale oder zweideutige, milde, mäßig starke und ausgeprägte Veränderungen, die diffus oder lokalisiert auftreten können (Tabelle 5.8). Diese Einteilung hat den Vorteil, Kriterien zu

Tabelle 5.8. Klassifikation der chronischen Pankreatitis entsprechend den radiologischen Veränderungen am Pankreasgang. (aus [4])

Beurteilung	Seitenäste	Ductus Wirsungianus
Normal	Normal	Normal
Zweideutig	<3 Äste pathologisch	Normal
Gering	>3 Äste pathologisch	Normal
Mäßig	>3 Äste pathologisch	Pathologisch
Ausgeprägt	>3 Äste pathologisch	Pathologisch und eine oder mehrere – Höhlenbildung (>10 mm Durchmesser) – Füllungsdefekte – Obstruktion – Ausgeprägte Dilatation (>10 mm Durchmesser) oder massive Kaliberschwankungen

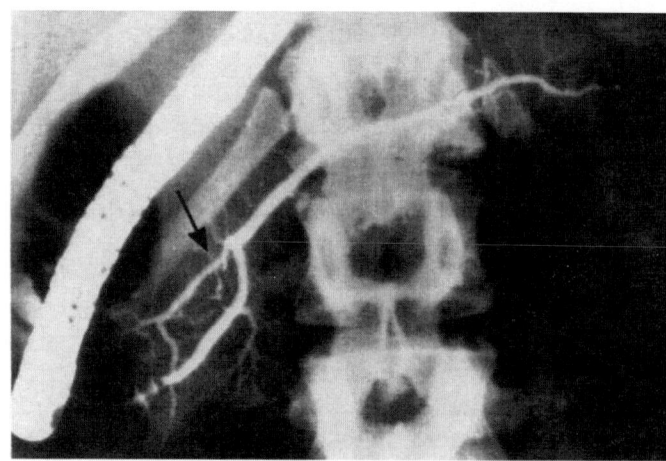

Abb. 5.76. Normales Pankreatikogramm mit Darstellung von Seitenästen 1. und 2. Ordnung, insbesondere im Kopfbereich des Pankreas. Am Übergang vom Kopf- zum Korpusbereich Abgang des Ductus Santorini (*Pfeil*), der kranial des Ductus Wirsungianus zum Duodenum verläuft

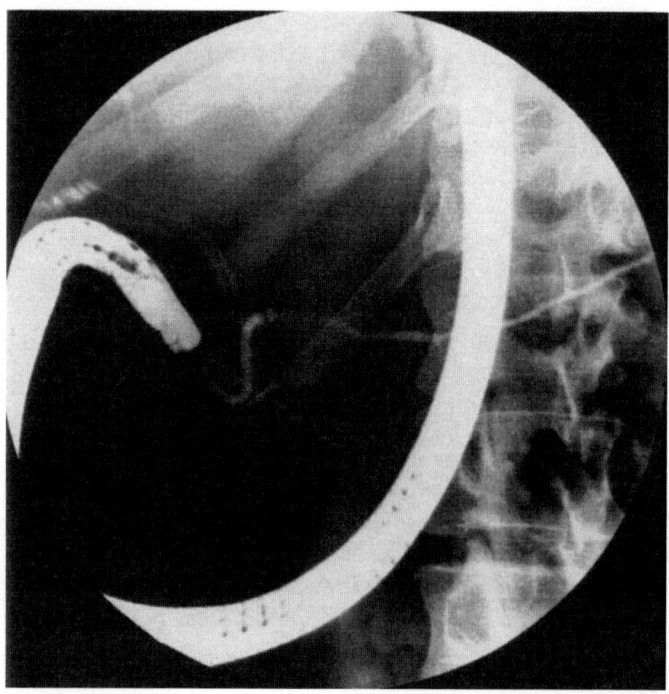

Abb. 5.77. Pancreas divisum: Der kaudale kurze Gangabschnitt entspricht dem Ductus Wirsungianus (ventrale Pankreasanlage), der mit dem größeren von links nach rechts zum Milzpol ziehenden Pankreasgang (Ductus Santorini; dorsale Pankreasanlage) nicht fusioniert ist. Schwach angefärbt ist kranial der Ductus choledochus zu erkennen

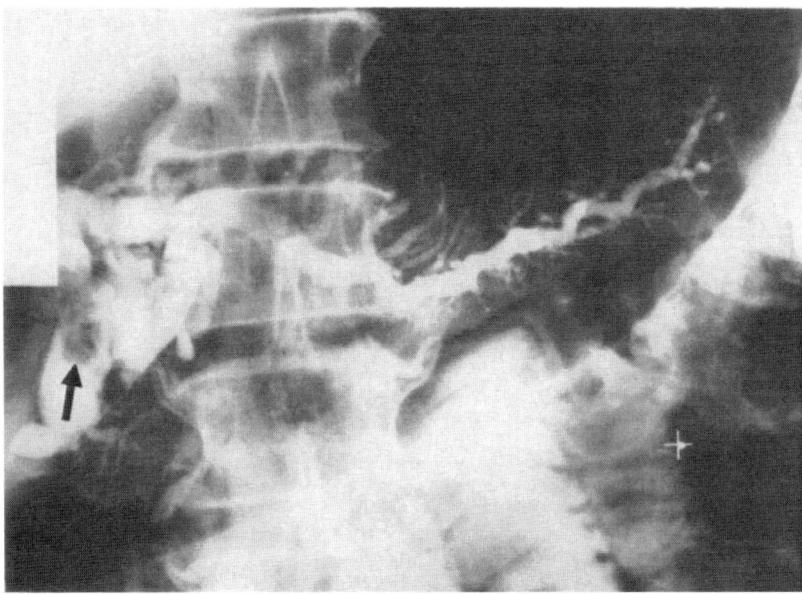

5.78

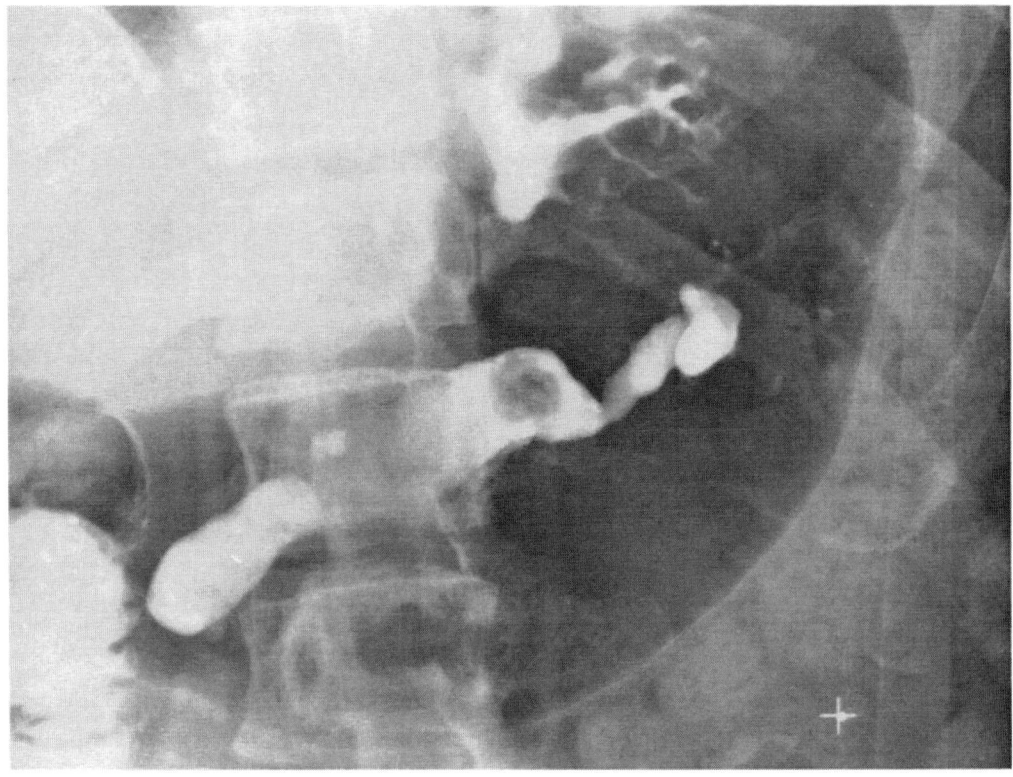

5.79

Abb. 5.78. Pankreatikogramm eines 62jährigen Patienten mit chronisch destruierender Pankreatitis. Erweiterung des Lumens des Pankreasgangs, Kaliberschwankungen und Verplumpung der Seitenäste. 2 cm von der Papille entfernt findet sich ein Pankreasgangstein (*Pfeil*)

Abb. 5.79. Idiopathische „familiäre" Pankreatitis bei einem 46jährigen Patienten. Maximale Erweiterung des Ductus pancreaticus. Mobiles, großes Konkrement im distalen Abschnitt des Korpusbereichs

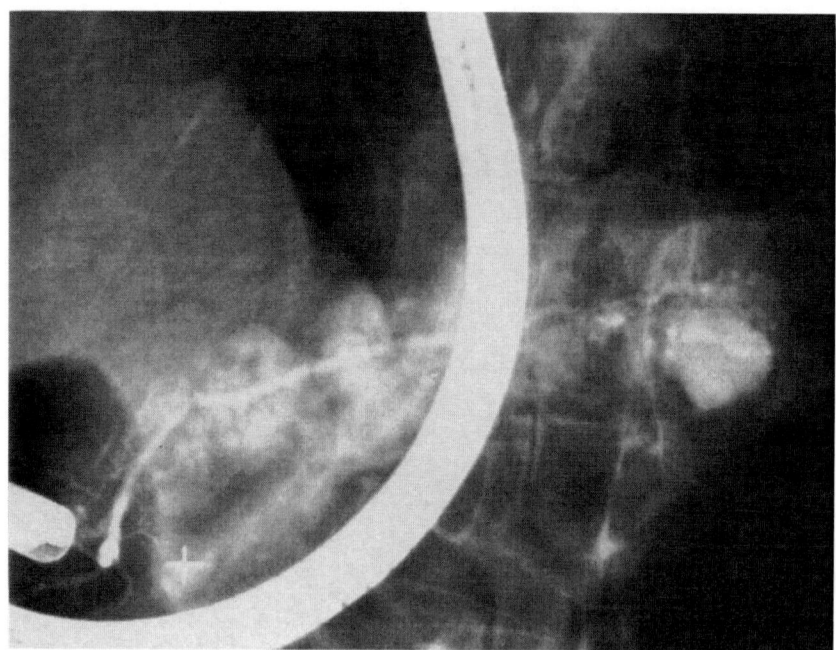

Abb. 5.80. Ausgeprägte Destruktion des Pankreas im Schwanzbereich mit einer Höhlenbildung von 2 × 2 cm kaudal der Gangebene bei einem 31jährigen Patienten

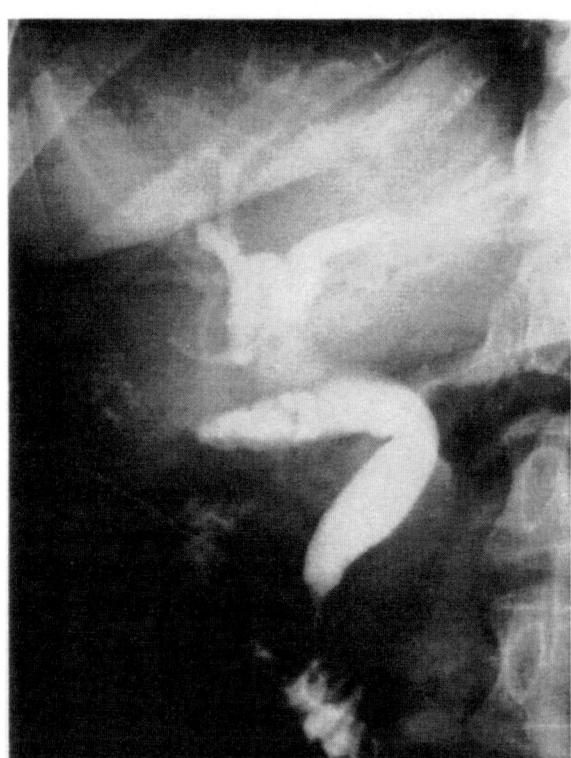

Abb. 5.81. Fadenförmige Einengung des präpapillären Abschnitts des Ductus choledochus mit prästenotischer Dilatation des Gangs bei einer 54jährigen Patientin mit chronischer Pankreatitis

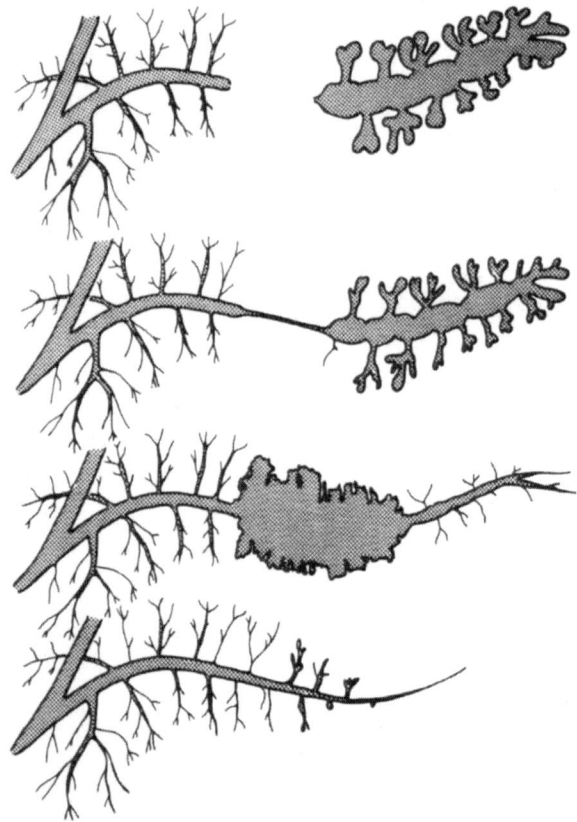

Abb. 5.82. Darstellung pankreatographischer Veränderungen beim Pankreaskarzinom (von oben): Verschlußtyp, Stenosetyp, Zerfallstyp und „tapering Typ." (Aus [30])

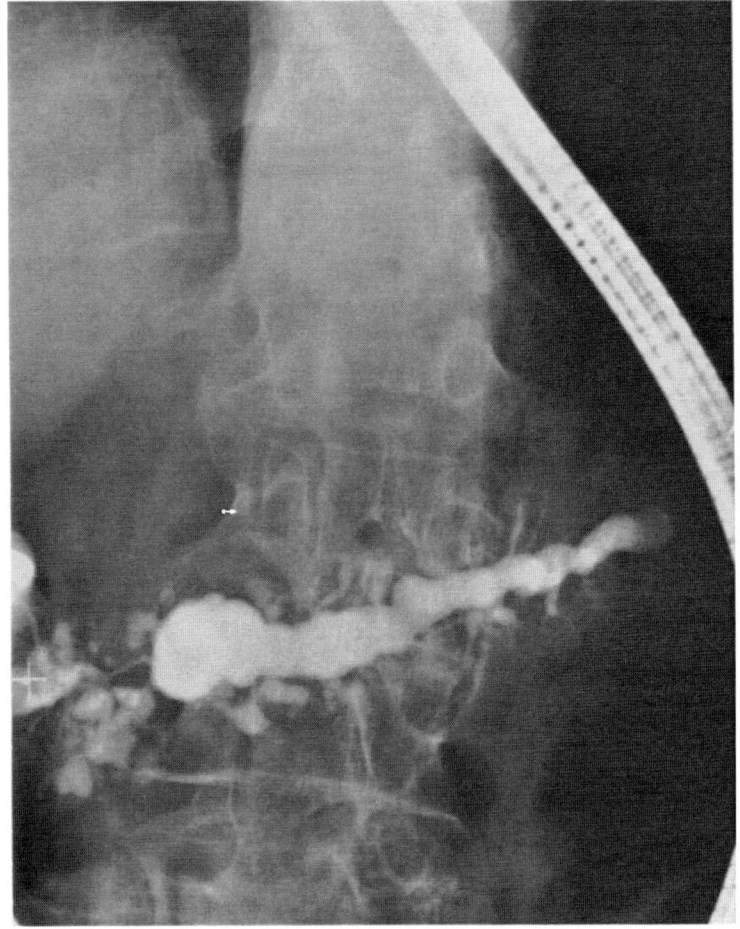

Abb. 5.83. Fadenförmige Einengung des Pankreasgangs im präpapillären Abschnitt mit massiver Erweiterung der nachgeordneten Abschnitte inklusive der Seitenäste. 72jährige Patientin, intraoperativer Befund: Pankreaskopfkarzinom

schaffen, die es ermöglichen, auch zwischen den Zentren Vergleiche hinsichtlich des Ausmaßes einer Pankreatitis anzustellen. Sie berücksichtigt jedoch nicht die klinischen Befunde des einzelnen Patienten, was insbesondere aus folgendem Grunde von Bedeutung sein kann: In einer kürzlich durchgeführten Studie, bei der postmortale Duktographien von 6 erfahrenen Endoskopikern beurteilt und mit histologischen Untersuchungen kombiniert wurden, stellte es sich heraus, daß Duktogramme von 69 Patienten, die histologisch keinerlei Anhalt für das Vorliegen einer chronischen Pankreatitis boten, in insgesamt 81% falsch positiv als Pankreatitis eingestuft wurden [27]. In diesen Fällen waren die Gangunregelmäßigkeiten signifikant korreliert mit einer perilobulären Fibrose. Letztere Befunde stützen die These, daß eine akkurate Beurteilung der endoskopischen Pankreatographie nur in Zusammenhang mit den klinischen Daten möglich ist [22].

Gallengang bei chronischer Pankreatitis

Im Rahmen der endoskopischen Diagnostik der chronischen Pankreatitis ist die Darstellung des Gallengangs, insbesondere präoperativ, von großem Interesse. Aufgrund des Verlaufs des distalen Gallengangs durch den Kopf des Pankreasgangs oder in seiner unmittelbaren Nachbarschaft ist dieser Gang durch die Pankreaserkrankung häufig mitbetroffen. Es werden dann Stenosierungen, Strikturen und Konkremente angetroffen, die von einer prästenotischen Dilatation begleitet sein können (Abb. 5.81).

Befunde beim Vorliegen eines Pankreastumors

Durch die ERCP ist die Diagnostik des Pankreas- und Papillentumors zwar verbessert worden, ohne daß damit eine Verbesserung der Heilungs- und Überlebensquoten erreicht werden konnte [13]. Nach dem duktographischen Bild unterscheidet

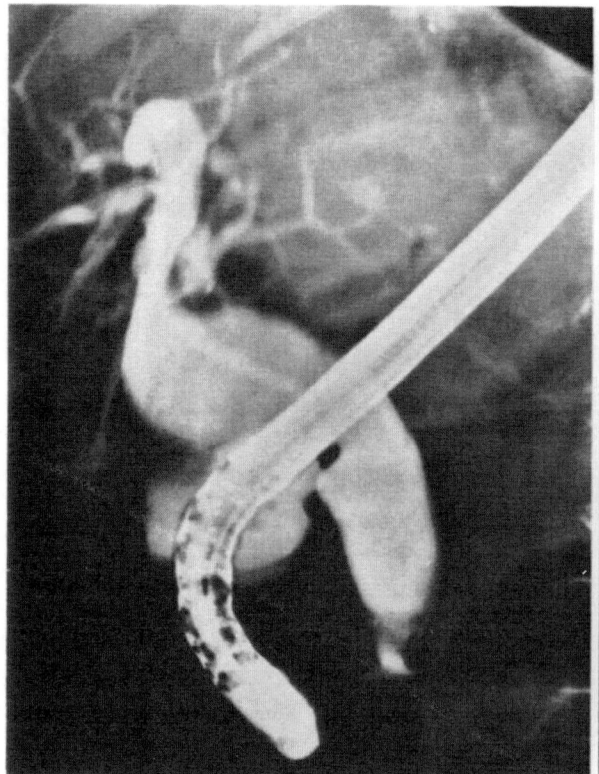
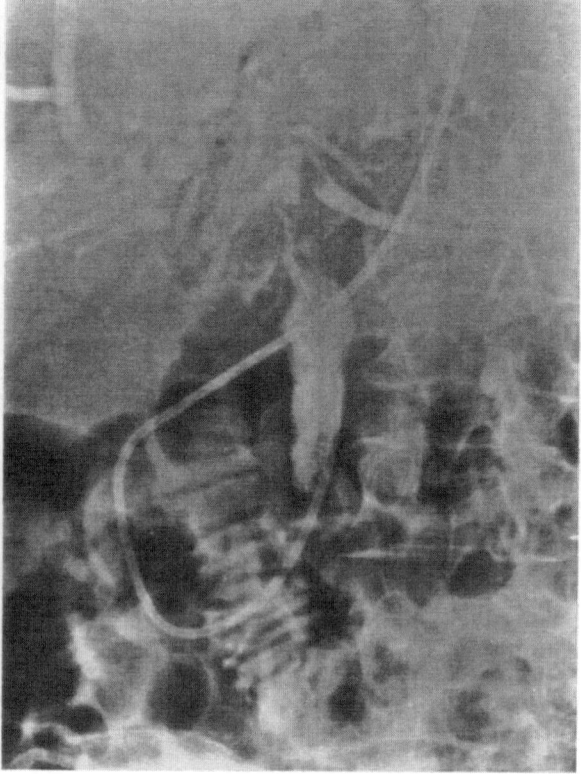

man 4 verschiedene Karzinomtypen des Pankreas (Abb. 5.82):

- Verschlußtyp
- Stenosetyp
- „tapering Typ" (sich langsam verjüngender Hauptgang, bedingt durch einen den Gang von außen einengenden Tumor)
- Zerfallstyp

Mit dem Auftreten dieser Veränderungen ist zwar ein Karzinom nicht bewiesen. Man findet diese Veränderungen bei einem Tumor aber wesentlich häufiger als bei der chronischen Pankreatitis (Abb. 5.83). Insbesondere durch die Kombination der ERCP mit der Biopsie und Pankreassaftzytologie ist die Differentialdiagnose weiter verbessert worden [17].

Papillentumoren sind endoskopisch leicht zu erkennen, wobei das Papillenkarzinom den häufigsten pathologischen Papillenbefund bei der ERCP darstellt [26]. Die histologische Sicherung solcher Malignome ist allerdings äußerst schwierig, wobei oft Schlingenbiopsien nach vorangegangener Papillotomie erforderlich sind [8, 28].

Abb. 5.84. a Papillenkarzinom bei einer 70jährigen Patientin mit gestautem und erweitertem Gallengang. Kein Abfluß des Kontrastmittels in den Darm. **b** Präoperative Anlage einer nasobiliären Sonde. Die Sondenspitze liegt in Höhe des Leberhilus

3. Therapie: die endoskopische Papillotomie und interne/externe Gallenwegsdrainage

Diese beiden Maßnahmen sind eine Fortentwicklung der ERCP. Sie werden unter ganz bestimmten Voraussetzungen bei Pankreaserkrankungen eingesetzt.

Instrumente und Technik

Zusätzlich zu den oben genannten Instrumenten und Apparaten wird für die EPT, insbesondere für die geplante interne oder externe Drainage, gerne ein Seitblickendoskop mit einem besonders weiten Instrumentierkanal (2,7–3,7 mm) angewandt, der die Einführung großkalibriger Drainagekatheter erlaubt. Außerdem werden verschiedene Papillo-

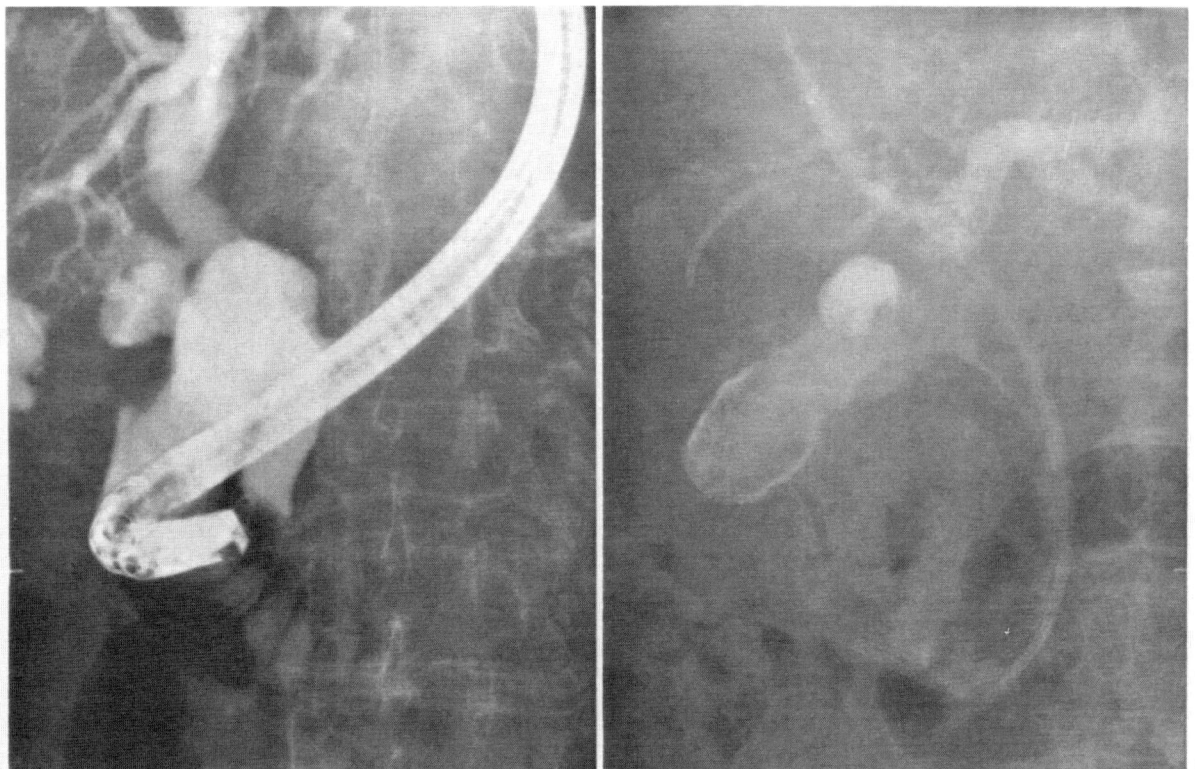

Abb. 5.85. a Ausgedehntes Papillenkarzinom bei einer 76jährigen inoperablen Patientin: stark gestaute extrahepatische und intrahepatische Gallenwege. **b** Anlage von 3 transpapillären Pigtailkathetern, wobei die proximalen Enden von 2 Kathetern in rechtsseitigen intrahepatischen Gallenwegen liegen und ein proximales Ende im Ductus cysticus. Nebenbefund: ca. 4 × 2,6 cm großer Stein in der Gallenblase, von einem schmalen Kontrastmittelsaum umflossen

tome benötigt, die von verschiedenen Herstellern angeboten werden. Das Papillotom wird entsprechend der ERCP-Technik (s.S. 165) in den Pankreas- oder Gallengang eingeführt, die Drahtsehne gespannt und das Papillotom an ein Elektrotom angeschlossen. Unter Anwendung eines kombinierten Koagulier- und Schneidestroms wird das Papillendach aufgeschnitten, somit die Öffnung des Gallen- oder des Pankreasgangs erweitert, und potentielle Gallen- oder Pankreassteine werden extrahiert. Gestaute Gallenwege (bedingt durch einen Tumor oder Gallenstein) können die anschließende Einführung einer temporären (präoperativen), vorgeformten nasobiliären Sonde erforderlich machen (Abb. 5.84) [33] oder die Anlage einer palliativen internen Drainage über einen oder mehrere Pigtailkatheter (Abb. 5.85) [14, 25].

Indikationen

Die EPT ist in den seltenen Fällen einer radiologisch sichtbaren Stenose der Pankreasgangmündung indiziert, wenn diese zu rezidivierenden Schüben einer akuten Pankreatitis geführt hat und andere Ursachen für die rezidivierende Entzündung sicher ausgeschlossen worden sind. Es wurde auf S. 165 bereits erwähnt, daß die akute biliäre Pankreatitis zu einem frühen Zeitpunkt eine Indikation zur ERCP/EPT mit anschließender Steinextraktion darstellt. Eine temporäre (externe) Drainage der Gallenwege sollte bei gestauten Gallengängen dann angelegt werden, wenn z.B. bei einer biliären Pankreatitis der Gallengangsstein nach EPT nicht sofort extrahiert werden kann und aufgrund der Lage und der Größe des Steins eine aszendierende Infektion der Gallenwege und ein Verschluß des Gallengangs befürchtet werden müssen. Weiterhin kann eine nasobiliäre Sonde bei einem Papillentumor als präoperative Maßnahme angelegt werden, um sofort die gestauten Gallenwege zu entlasten und die Operation zu einem späteren Zeitpunkt durchzuführen. Eine interne (bilioduodenale) Drainage ist bei einem Papillenoder Pankreastumor nur dann als palliative Maßnahme indiziert, wenn das Operationsrisiko beträchtlich und/oder ein kurativer Eingriff aufgrund von nachgewiesenen Metastasen nicht mehr möglich ist.

Komplikationen und deren Vermeidung

Die häufigsten Komplikationen sind nach den Ergebnissen einer multizentrischen Studie die Blutung (2%), Pankreatitis (1,2%), Cholangitis (1,0%) und Perforation (0,8%) [29]. Sowohl die Blutung aus der A. retroduodenalis als auch die Perforation müssen dann befürchtet werden, wenn der Schnitt über das Papillendach hinaus in die Wand des Duodenums geführt wird; die A. retroduodenalis ist bei autoptischen Untersuchungen nie im Papillendach selbst gefunden worden [31]. Man sollte sich daher bemühen, den Schnitt auf das Papillendach zu begrenzen, um damit diese gefürchteten Komplikationen zu vermeiden. Weiterhin werden bei allen Patienten, bei denen eine endoskopische Papillotomie in Betracht kommt, Blutkonserven gekreuzt, um das Intervall bis zur Operation optimal überbrücken zu können.

Literatur

1. Ammann RW, Deyhle P, Butkofer E (1973) Fatal necrotizing pancreatitis after peroral cholangiopancreatography. Gastroenterology 64:320–323
2. Ansorg R, Fölsch UR, Kieslich N, Arnold R (1983) Mikrobiologische Untersuchungen vor und nach endoskopischer Papillotomie (EPT). Infection 11:260–263
3. Axon ATR, Cotton PB (1983) Endoscopy and infection. Gut 24:1064–1066
4. Axon ATR, Classen M, Cotton PB, Cremer M, Freeny PC, Lees WR (1984) Pancreatography in chronic pancreatitis; international definitions. Gut 25:1107–1112
5. Bilbao MK, Dotter CT, Lee TG, Katon RM (1976) Complications of endoscopic retrograde cholangiopancreatography (ERCP). A study of 10,000 cases. Gastroenterology 70:314–320
6. Brandes JW, Scheffer B, Lorenz-Meyer H, Koerst HA, Littmann KP (1981) ERCP: Complications and prophylaxis. A controlled study. Endoscopy 13:27–30
7. Classen M, Demling L (1975) Hazards of endoscopic retrograde cholangiopancreatography (ERCP). Acta Hepatogastroenterol 22:1–3
8. Classen M, Phillip J (1984) Endoscopic cholangio-pancreatography (ERCP) and endoscopic therapy in pancreatic disease. In: Creutzfeldt W (ed) The exocrine pancreas, vol 13/3. Saunders, London Philadelphia Toronto, pp 819–842
9. Cotton PB (1980) Congenital anomaly of pancreas divisum as cause of obstructive pain and pancreatitis. Gut 21:105–114
10. Dunham F, Deltenre M, Jeanmart J, Toussaint J, Cremer M (1981) Special catheters for E.R.C.P. Endoscopy 13:81–85
11. Ebner F, Höfler H, Kratochvil P, Brandstätter G, Pristanz H (1982) Pankreasnekrose nach endoskopisch retrograder Pankreatikographie. Dtsch Med Wochenschr 107:453–455
12. Fölsch UR (1984) Diagnostische Probleme während der Langzeitbetreuung von Patienten mit chronischer Pankreatitis: Bildgebende Verfahren (konventionelle Röntgenuntersuchung, Sonographie, CT, ERCP und PTC). In: Goebell H, Hotz J, Farthmann EH (Hrsg) Der chronisch Kranke in der Gastroenterologie. Springer, Berlin Heidelberg New York Tokyo, S 202–206
13. Fölsch UR (1984) Überwachung und Verlaufsdiagnostik bei chronischer Pankreatitis. Dtsch Med Wochenschr 109:1489–1490
14. Huibregtse K, Tytgat GN (1982) Palliative treatment of obstructive jaundice by transpapillary introduction of large bore bile duct endoprothesis. Experience in 45 patients. Gut 23:371–375
15. Kasugai T (1975) Recent advances in the endoscopic retrograde cholangiopancreatography. Digestion 13:76–99
16. Kasugai T, Kuno S, Kobayashi K, Hattoki K (1972) Endoscopic pancreatocholangiography I. The normal pancreatocholangiogram. Gastroenterology 63:217–226
17. Kawanishi H, Sell JE, Pollard HM (1975) Combined endoscopic pancreatic fluid collection and retrograde pancreatography in the diagnosis of pancreatic cancer and chronic pancreatitis. Gastrointest Endosc 22:82–85
18. Kreel L (1975) Pancreatic duct calibre and variations on autopsy pancreatography. In: Anacker H (Hrsg) Efficiency and limits of radiologic examination of the pancreas. Thieme, Stuttgart, S 224–228
19. McCune WS, Shorb PE, Moscowitz H (1968) Endoscopic cannulation of the ampulla of Vater: A preliminary report. Ann Surg 167:752–756
20. Mitchell CJ, Lintott DJ, Rudell WSJ, Losowski MS, Axon AT (1979) Clinical relevance of an unfused pancreatic duct system. Gut 20:1066–1071
21. Nix GAJJ, Schmitz PIM, Wilson JHP, van Blankenstein M, Groeneveld CFM, Hofwijk R (1984) Carcinoma of the head of the pancreas. Therapeutic implications of endoscopic retrograde cholangiopancreatography findings. Gastroenterology 87:37–43
22. Reuben A, Johnson AL, Cotton PB (1978) Is pancreatogram interpretation reliable? – A study of observer variation and error. Br J Radiol 51:956–962
23. Richter JM, Schapiro RH, Mulley AG, Warshaw AZ (1981) Association of pancreas divisum and pancreatitis, and its treatment by sphincteroplasty of the accessory ampulla. Gastroenterology 81:1104–1110
24. Safrany L, Neuhaus B, Krause S, Portocarrero G, Schott B (1980) Endoskopische Papillotomie bei akuter, biliär bedingter Pankreatitis. Dtsch Med Wochenschr 105:115–119
25. Safrany L, Schott B, Krause S, Balint T, Portocarrero G (1982) Endoskopische transpapilläre Gallengangsdrainage bei tumorbedingtem Verschlußikterus. Dtsch Med Wochenschr 107:1867–1871
26. Salmon PR (1977) ERCP in the diagnosis and manage-

ment of periampullary carcinoma. In: Delmond J (ed) Third Gastroenterological Symposium Nice 1975: The sphincter of Oddi. Karger, Basel, p 90
27. Schmitz-Moormann P, Himmelmann GW, Brandes H-J et al. (1985) Comparative radiological and morphological study of human pancreas. 5. Pancreatitis-like changes in post mortem ductograms and their morphological pattern. Possible implication for ERCP. Gut 25:406–414
28. Seifert E, Gail K, Butke H, Cote S (1979) Juxtaampullary carcinoma. In: Classen M, Geenen J, Kawai K (eds) The papilla Vateri and its diseases. Witzstrock, Baden-Baden Köln New York, pp 28–31
29. Seifert E, Gail K, Weismüller J (1982) Langzeitresultate nach endoskopischer Sphinkterotomie. Follow-up-Studie aus 25 Zentren in der Bundesrepublik. Dtsch Med Wochenschr 107:610–614
30. Stolte M (1979) Pankreatographie und Pathomorphologie der Bauchspeicheldrüse. In: Demling L, Koch H, Rösch W (Hrsg) Endoskopische retrograde Cholangio-Pankreatikographie – ERCP –. Schattauer, Stuttgart New York, S 135–167
31. Stolte M, Wiessner V, Schaffner O, Koch H (1980) Vaskularisation der Papilla Vateri und Blutungsgefahr bei der Papillotomie. Leber Magen Darm 10:293–301
32. Vennes IA, Jacobson IR, Silais SE (1974) Endoscopic cholangiography for biliary system diagnosis. Ann Intern Med 80:61–64
33. Wurbs D, Phillip J, Classen M (1980) Experiences with the long standing nasobiliary tube in biliary disease. Endoscopy 12:219–223

5.10 Perkutane transhepatische Cholangiographie (PTC) und perkutane transhepatische Drainage (PTD) der Gallenwege

U.R. Fölsch

1. Einleitung

Unter den direkten Cholangiographieverfahren hat die perkutane transhepatische Cholangiographie (PTC) neben der endoskopischen retrograden Cholangiographie (ERC) in den letzten Jahren erneuten Aufschwung genommen [2, 5, 6], nachdem Okuda et al. 1974 durch die Einführung der sehr dünnen und biegsamen Chiba-Nadel das Untersuchungsrisiko im Vergleich zur herkömmlichen Technik erheblich vermindern konnten [15]. Mit dieser wesentlichen technischen Verbesserung ist es im Gegensatz zu früher insbesondere nicht mehr erforderlich, vor Beginn der Untersuchung Operationsvorbereitungen zu treffen.

2. Diagnostische Anwendung

Instrumente und apparative Voraussetzungen

Die Chiba-Nadel ist 15 oder 20 cm lang und besitzt einen inneren Durchmesser von 0,5 mm sowie einen äußeren Durchmesser von 0,7 mm. Die Nadelspitze hat einen Schrägschliff von 30°. Diese Nadeln werden von zahlreichen Herstellern, u.a. auch als Einmalset, angeboten. Als Kontrastmittel hat sich 60%iges Conray oder Urografin bewährt. Die mit Kontrastmittel gefüllte Spritze wird über einen Silikonverbindungsschlauch an die Nadel angeschlossen. Für die Durchführung der PTC benötigt man ebenso wie für die ERCP ein Durchleuchtungsgerät mit Bildverstärkerfernsehanlage, möglichst mit einem Kipptisch. Neben dem Untersucher, der mit der Röntgentechnik vertraut sein muß, wird nur eine weitere Hilfsperson benötigt.

Durchführung der Untersuchung

Die nüchternen Patienten werden in der Regel mit 5–10 mg Diazepam sediert und in Rückenposition auf dem Röntgentisch gelagert. Die rechte Hand des Patienten ruht unter dem Hinterkopf. Die Position des Einstichorts in der Medioaxillarlinie wird nach Perkussion und Durchleuchtung festgelegt. Sie liegt in der Regel im 7. ICR, was meist der Höhe des Xiphoids entspricht. Es ist wichtig, daß diese Stelle deutlich unterhalb der Zwerchfellkuppe liegt, damit die Leber etwa in ihrem maximalen Durchmesser von der Nadel durchstochen werden kann.

Nach Lokalanästhesie (z.B. 0,5%ige Scandicainlösung) und einer Stichinzision wird die Nadel unter Röntgenkontrolle parallel zur Tischoberfläche und vertikal zur Körperachse vorgeschoben (Abb. 5.86), bis die Nadel etwa 2 cm vom rechten Wirbelsäulenrand entfernt liegt. Bei einem weiteren Vorschieben würde die Nadelspitze den rechten Leberlappen medial wieder verlassen. Das birgt zum einen das Risiko einer Cholerrhö, zum anderen wird das Röntgenbild durch in diesem Bereich appliziertes Kontrastmittel unübersichtlich. Sobald die Nadel in der gewünschten Position liegt, wird unter vorsichtigem permanenten Druck auf den Spritzenkolben Kontrastmittel injiziert, bis die Darstellung eines Gallengangs auf dem Bildschirm erkennbar wird. In dieser Nadelposition wird nun so lange Kontrastmittel injiziert, bis das gesamte Gallengangssystem angefärbt ist (Abb. 5.87). Wenn beim ersten Versuch Gallenwege nicht zur Darstellung kommen, wird die Nadel durch die gleiche Stichinzision in einem um 30° veränderten Winkel kranial (bzw. kaudal, dorsal und ventral) vorgeschoben und das Manöver wiederholt. Bei nicht in ihrem maximalen Durchmesser getroffener oder sehr großer Leber kann eine erneute Stichinzision einen ICR höher oder tiefer angelegt werden. Nach in der Regel 6–10 erfolglosen Versuchen sollte die Untersuchung beendet werden [9]. Erweiterte Gallenwege sind bei 6–10 erfolglosen Punktionsversuchen nahezu auszuschließen.

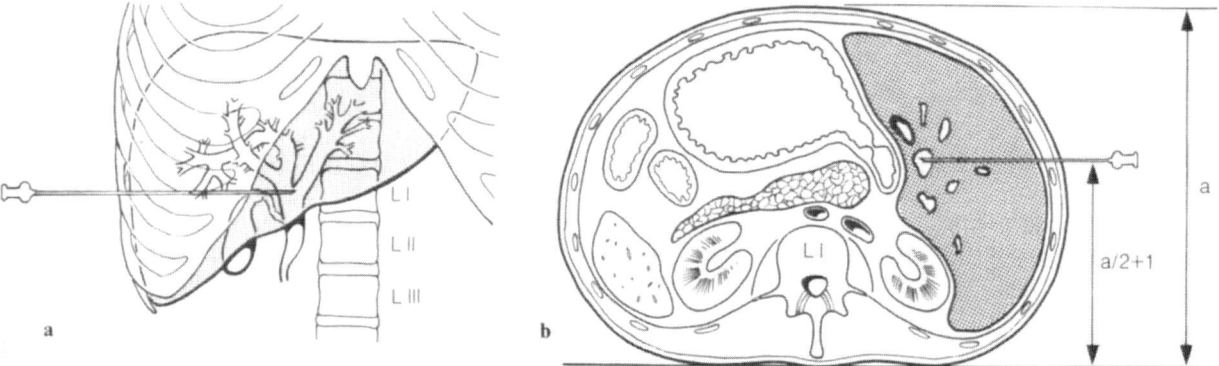

Abb. 5.86. a Topographisches Schema der perkutanen transhepatischen Cholangiographie. **b** Die Nadel wird vom linken Bildrand parallel zur Tischoberfläche ca. 1 cm oberhalb der mittleren Axillarlinie (a/2 + 1 cm) in die Leber hineingeführt. (Aus [6])

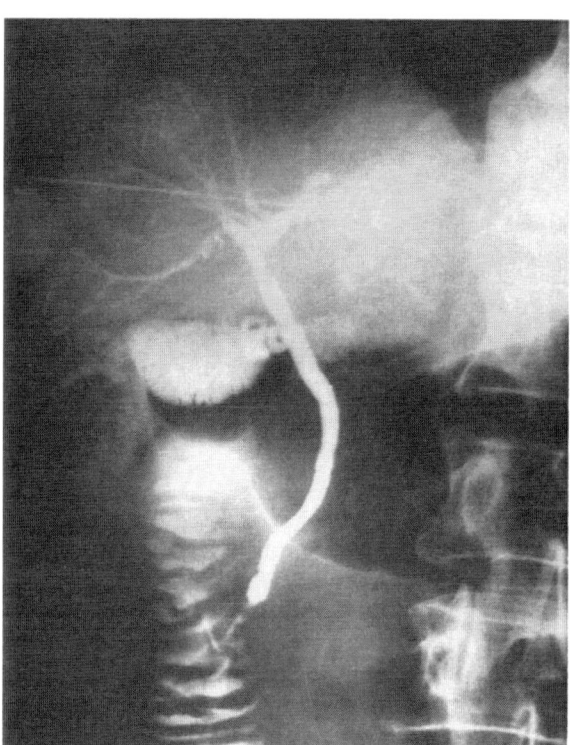

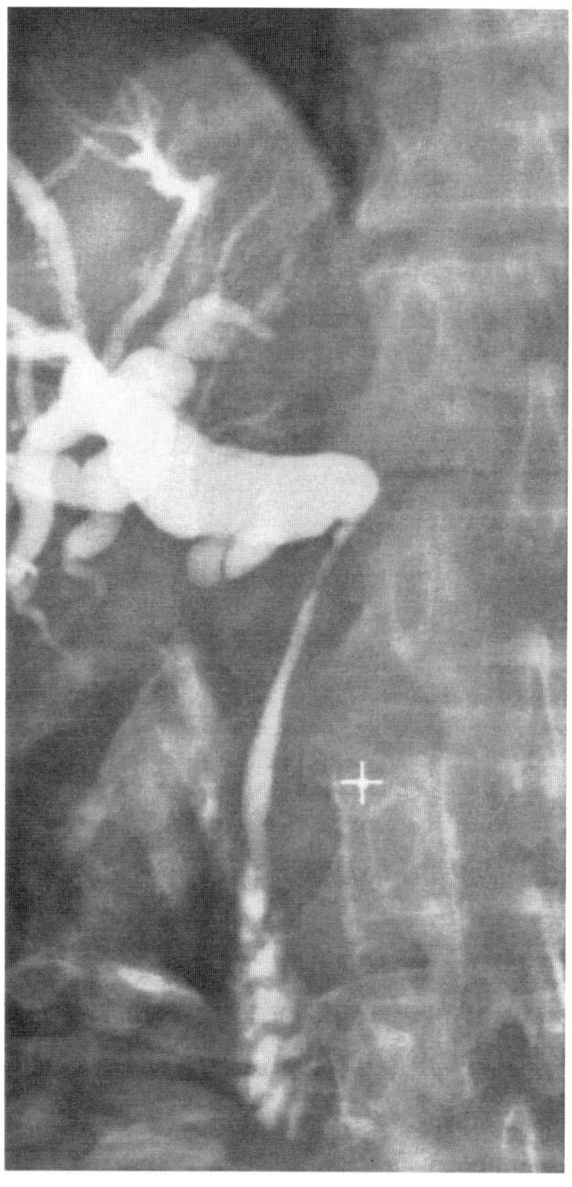

Abb. 5.87. Normales perkutanes transhepatisches Cholangiogramm. Die Nadelspitze liegt in einem linksseitigen intrahepatischen Gallengang. Schweineschwanzartig verlaufender Ductus cysticus. Gut erhaltenes Schleimhautrelief in der Gallenblase. Entleerung des Kontrastmittels über den schlanken, glatt begrenzten Gallengang in das Duodenum

Abb. 5.88. Langstreckige und hochgradige Stenosierung des ▷ Ductus hepaticus mit prästenotischer Dilatation bei großer Pseudozyste im Pankreaskopfbereich bei einer 72jährigen Patientin mit akut rezidivierender Pankreatitis

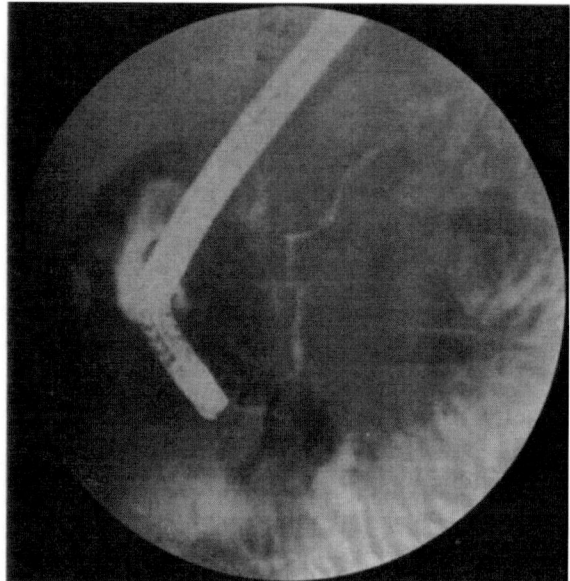
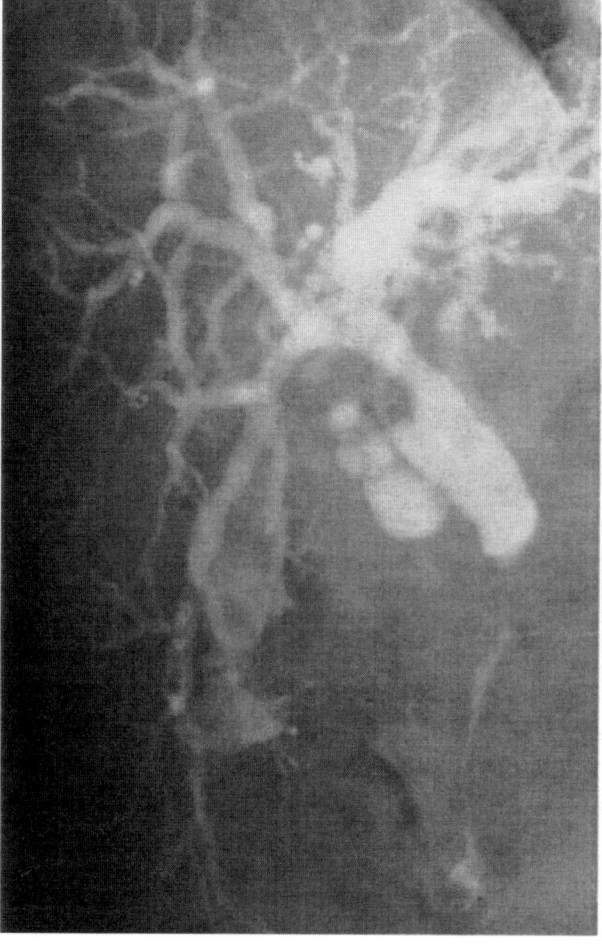

Abb. 5.89. a Schmaler, in seinem Kaliber wechselnder Ductus pancreaticus, der nur bis zum Korpusbereich angefüllt ist, in der ERCP eines 36jährigen Patienten mit schwerer chronisch rezidivierender Pankreatitis und ausgeprägter Cholestase. Keine Anfärbung des Ductus choledochus. **b** Durchführung der PTC bei dem gleichen Patienten. Langstreckige und hochgradige Stenosierung des Ductus choledochus mit erheblicher prästenotischer Dilatation. Behebung der Abflußbehinderung durch eine Roux-Y-Choledochojejunostomie

Indikationen und Kontraindikationen

Der Einsatz der perkutanen transhepatischen Cholangiographie mit der Chiba-Nadel sollte zur Anwendung kommen, wenn bei bestehender Cholestase die konventionellen intravenösen Exkretionscholangiogramme keine vernünftige Aussage mehr erlauben. Sofern die technischen Voraussetzungen verfügbar sind, wird in allen gastroenterologischen Zentren die ERCP vor der PTC angewandt. Der Vorteil besteht in der gleichzeitigen Durchführung einer notwendigen Gastro- und Duodenoskopie, gleichzeitigen Durchführung verschiedener diagnostischer Maßnahmen wie Zytologie, Biopsie und Bakteriologie sowie Information über den Ductus pancreaticus. Im übrigen ist die Rate der schweren Komplikationen der ERCP in geübter Hand geringer als die der PTC. Die PTC sollte bei unklarer Cholestase jedoch dann zur Anwendung kommen, wenn eine Kontraindikation für die ERCP besteht, wie z.B. eine Pankreaspseudozyste (Abb. 5.88), oder diese Untersuchung technisch nicht durchführbar ist. Unabhängig von dieser Qualifizierung beider Methoden kommt es jedoch häufig vor, daß ERCP und PTC komplementär angewandt werden, nämlich dann, wenn eine Anfärbung des Gallengangs mit Hilfe der ERCP nicht gelingt (Abb. 5.89 und 5.90) oder wenn das Ausmaß einer Gallengangsobstruktion durch proximale (PTC) und distale Füllung (ERCP) erkannt werden soll [6]. Die PTC darf nicht durchgeführt werden bei unzureichenden Gerinnungsverhältnissen und bei bekannter Kontrastmittel- bzw. Jodallergie.

Komplikationen und deren Vermeidung

Das Risiko der perkutanen transhepatischen Cholangiographie konnte durch die Einführung der dünnen Chiba-Nadel erheblich reduziert werden.

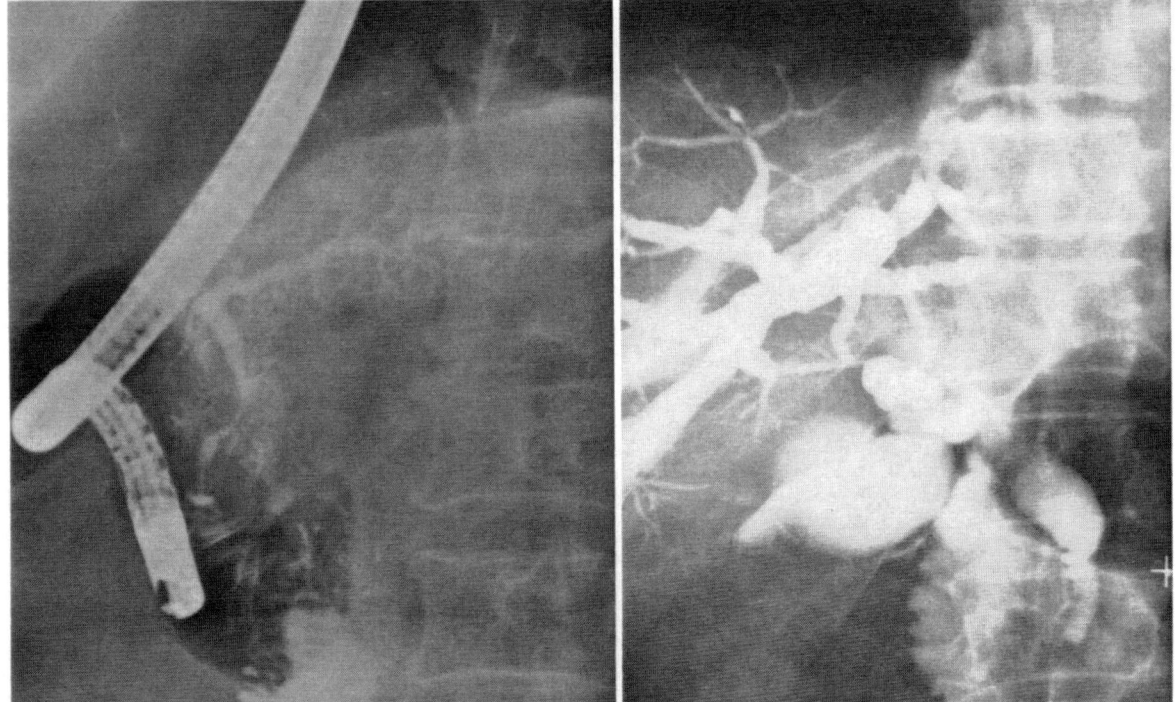

Abb. 5.90. a ERCP bei einem 73jährigen Patienten mit unklarem Ikterus. Der Ductus pancreaticus zeigt eine umschriebene Stenosierung im Kopfbereich mit prästenotischer Dilatation auch der Seitenäste. Keine Darstellung des Ductus choledochus. **b** Durchführung der PTC unmittelbar im Anschluß an die ERCP bei dem gleichen Patienten: distaler glatter und kompletter Abbruch des Ductus choledochus. Deutlich gestaute intra- und extrahepatische Gallenwege einschließlich Ductus cysticus und Gallenblase. Intraoperative Diagnose: inoperables Pankreaskopfkarzinom

Die wichtigsten schweren Komplikationen der PTC sind nach den Ergebnissen einer Multizenterstudie [9]:
- Cholangitis mit Sepsis (1,4%)
- Gallenfistel (1,45%)
- intraperitoneale Blutung (0,35%)
- Exitus (0,2%)

Insgesamt ergaben sich in der Studie von Harbin et al. in 3,4% schwere Komplikationen [9]. Diese sind ebenso wie die Letalitätsrate von 0,2% mit der ERCP vergleichbar [1]. Die Behandlung der Cholangitis bzw. Sepsis und deren mögliche Prophylaxe wurde bereits im Kap. 5.7 (ERCP und EPT) abgehandelt. Ursache einer Gallenfistel ist bei bestehender Obstruktion der Gallenwege die Leakage aus der Leberpunktionsstelle selbst [12], die versehentliche Punktion eines extrahepatischen Gallengangs [9] oder der Gallenblase [3] (Abb. 5.91). Eine Gallenfistel bei entsprechendem Beschwerdebild sollte immer Anlaß zu schnellstmöglicher Operation sein. Um das Intervall bis zur Operation zu überbrücken, kann man bei versehentlicher Punktion der Gallenblase auch vorübergehend eine transhepatische Drainage über die Gallenblase anlegen [11] (s. S. 181).

Als häufigste, aber harmlose Nebenwirkung treten bei 25–30% der Patienten unter oder kurz nach der Untersuchung temporäre Schmerzen auf, die bis in die rechte Schulter ziehen können [6]. Ursache der Beschwerden können neben einer peritonealen Reizung auch eine geringe Nachblutung und v.a. ein Austritt des hyperosmolaren Kontrastmittels in die Bauchhöhle sein. Die Schmerzen verschwinden entweder ohne weitere Therapie oder sistieren in der Regel nach i.v. Applikation von Butylscopolamin. Auf der Station sollten nach Rückkehr des Patienten von der Untersuchung die Schmerzen überwacht und Blutdruck und Puls halbstündlich kontrolliert werden. Weiterhin kann bei Patienten, bei denen die Chiba-Nadel mehrfach in verschiedenen Richtungen vorgeschoben wurde, ein Transaminasenanstieg 6–8fach über basal beobachtet werden [6]. Dieser Transaminasenanstieg ist innerhalb von 2 bis 3 Tagen wieder rückläufig und vermutlich bedingt durch eine direkte Läsion der Hepatozyten durch die unter Druck stattfindende Kontrastmittelinjektion in das Leberparenchym.

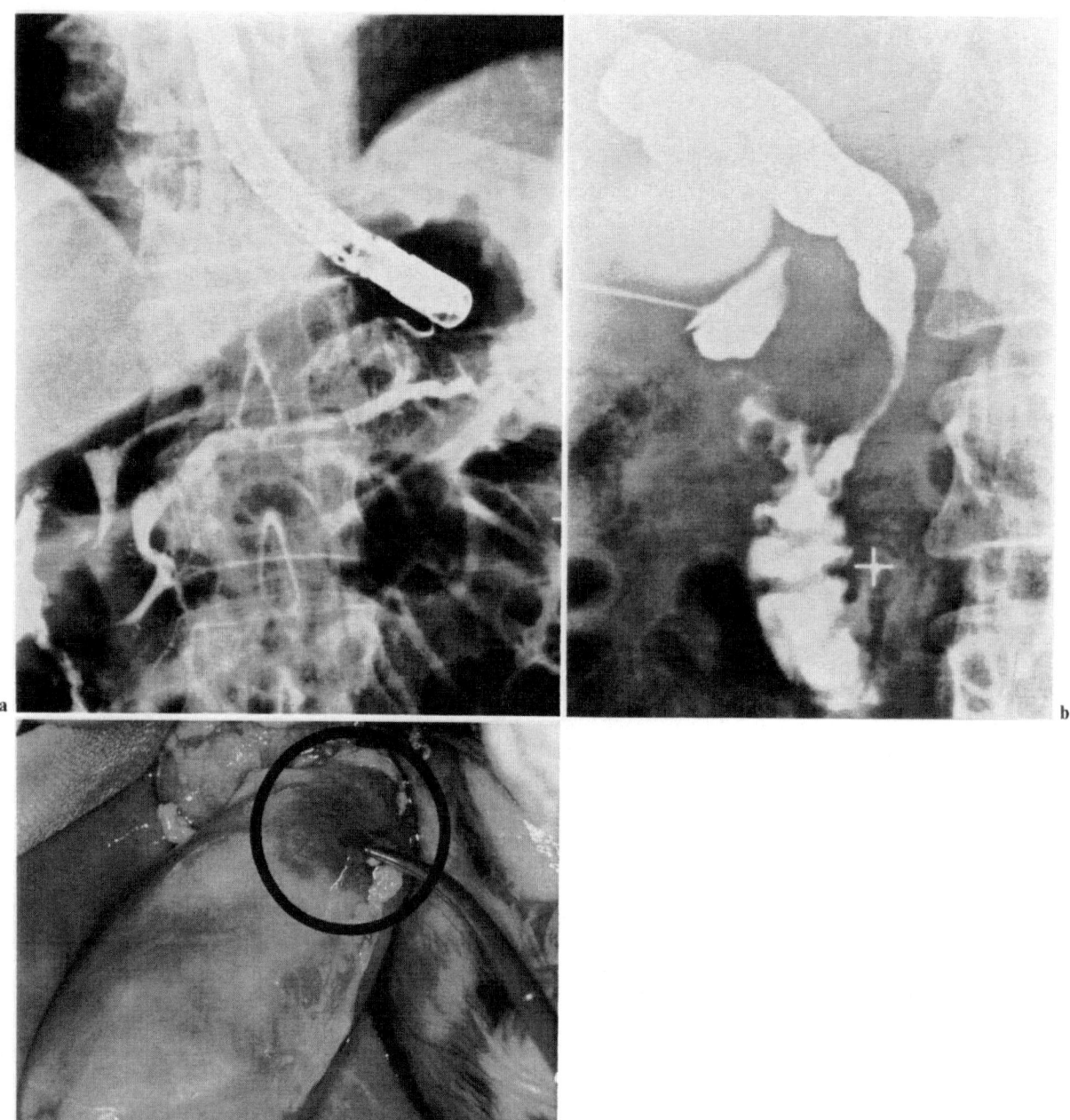

Abb. 5.91 a–c. ERCP bei einem 42jährigen Patienten nach Abklingen einer „akuten Pankreatitis". Der unmittelbar dem Duodenum folgende Abschnitt des Ductus pancreaticus ist nicht dargestellt bzw. nur ganz schmallumig sichtbar. Aufweitung des Pankreasgangs im Korpus- und Schwanzbereich bei leichter Stauung. Keine Anfärbung des Ductus choledochus. **b** Versehentliche perkutane transhepatische Cholezystographie bei hochgeschlagener Gallenblase bei dem gleichen Patienten. Stenosierende Ummauerung des distalen Ductus choledochus. Die sofortige Laparatomie wurde veranlaßt. Intraoperative Diagnose: Pankreaskopfkarzinom. **c** Intraoperativer Befund der Gallenblase in situ: Gekennzeichnet durch den *schwarzen Kreis* ist die Punktionsstelle in der Gallenblase

3. Therapeutische Anwendung: die perkutane transhepatische Drainage

Die perkutane transhepatische Drainage (PTD) bzw. die modifizierte Technik, bei der die Galle in das Duodenum abgeleitet wird, ist eine sinnvolle Ergänzung zur transpapillären Gallengangsdrainage während der ERCP [8, 18].

Instrumente und Technik

Die Technik der PTD wurde von Nakayama et al. 1978 nach der Chiba-Technik an einem großen Krankengut beschrieben [14]. Sie ist seitdem mehrfach modifiziert und verbessert worden [8, 11, 16, 19]. Da die Patienten meist einen schon länger gehenden Verschlußikterus haben, sollten die Gerinnungsverhältnisse durch mehrtägige parenterale Gabe von Vitamin K vor der Drainage normalisiert werden. Im übrigen werden die Patienten wie zur PTC vorbereitet.

Zunächst wird sonographisch die optimale Punktionsstelle festgelegt. In Ausnahmefällen (z.B. ausgeprägtes Lungenemphysem bei kleinem linken Leberlappen oder nur gering erweiterten intrahepatischen Gallengängen) wird die Gallenblase gezielt im Isthmusbereich transhepatisch punktiert, sofern der Verschluß distal der Einmündung des Ductus cysticus liegt. Nach Festlegung der Punktionsstelle wird unter permanenter Ultraschallkontrolle der vorher ausgesuchte Gallengang punktiert.

Bei deutlich erweiterten Gallenwegen bzw. bei der Punktion der Gallenblase benutzen wir primär schon die mit einem Teflonkatheter überzogenen stärkeren Punktionskanülen, durch die sofort ein ausreichend dicker Führungsdraht mit beweglicher Spitze in die Gallenwege gelegt werden kann. Damit entfällt der sonst erforderliche Wechsel von Kathetern oder Führungsdrähten, die die Gefahr einer Dislokalisation mit sich bringen. Das Vorschieben des Führungsdrahts und anschließend des Drainagekatheters erfolgt unter Röntgenkontrolle (Abb. 5.92 und 5.93 [11]). Es wird prinzipiell versucht, die Gallengangsstenose zu überwinden, um eine kombiniert intern-externe Gallengangsdrainage zu ermöglichen [8]. Mittlerweile wird von zahlreichen Firmen ein ganzes Spektrum von verschiedenen Kathetersets unterschiedlicher Materialien angeboten.

Indikationen

Eine Indikation für diesen Eingriff liegt bei malignen Gallengangsobstruktionen nur dann vor, wenn durch eine Operation der bestehende Gallengangsverschluß nicht beseitigt werden kann (z.B. hochsitzender Hepatikusverschluß, große Tumorausdehnung) bzw. wenn ein zu hohes Operationsrisiko besteht, v.a. aber wenn eine transpapilläre Prothese endoskopisch nicht gelegt werden kann. Die endoskopische transpapilläre Drainage sollte in jedem Fall den primären Eingriff darstellen. Eine Gallenwegsentlastung um jeden Preis ist nicht indiziert und sollte bei inoperablen Tumoren nicht zu einer qualvollen Lebensverlängerung beitragen! Darüber hinaus wird schon seit Jahren die Indikation für eine präoperative PTD kontrovers diskutiert. Mehrere retrospektive Studien hatten eine Senkung der postoperativen Letalität nach präoperativer Gallengangsentlastung gezeigt [14, 17]. In einer prospektiven, randomisierten Studie an einer kleinen Zahl von Patienten konnte die Senkung der postoperativen Letalität aber nicht reproduziert werden [10], während in einer neueren prospektiven Studie durchaus positive Aspekte gesehen werden [7]. Die präoperative Gallenwegsentlastung sollte daher ebenfalls zurückhaltend gesehen werden, unter Berücksichtigung der potentiellen Nebenwirkungen (s. nächster Abschnitt).

Komplikationen

Die Komplikationsrate der transhepatischen Drainage ist beachtenswert und lag bei einer großen Umfrage an mehreren Zentren bei 20%, wobei zwischen leichten und schweren Komplikationen unterschieden werden kann [16]. Zu den schweren Komplikationen zählen dabei die biliäre Peritonitis bzw. das Gallenleck mit 2%, Sepsis mit 1,7%, Hämobolie mit 1,6%, Blutung mit 1,6% sowie der retroperitoneale bzw. subphrenische Abszeß mit 0,4%. Zu den leichteren Komplikationen zählen u.a. die Katheterdislokation, die eine Neuanlage der Drainage notwendig macht. Durch eine Sicherung des Drainagekatheters mit einem Stomabeutel ließ sich diese Komplikation bei uns zuletzt immer verhindern (Abb. 5.94). Neben der Belästigung für den Patienten liegt der prinzipielle Nachteil der externen Drainage in dem Galle- und Elektrolytverlust nach außen. Dies macht eine Substitution an konjugierten Gallensäuren und Elektrolyten erforderlich. Darüber hinaus muß eine ständige Katheterpflege erfolgen, um infektiöse Kom-

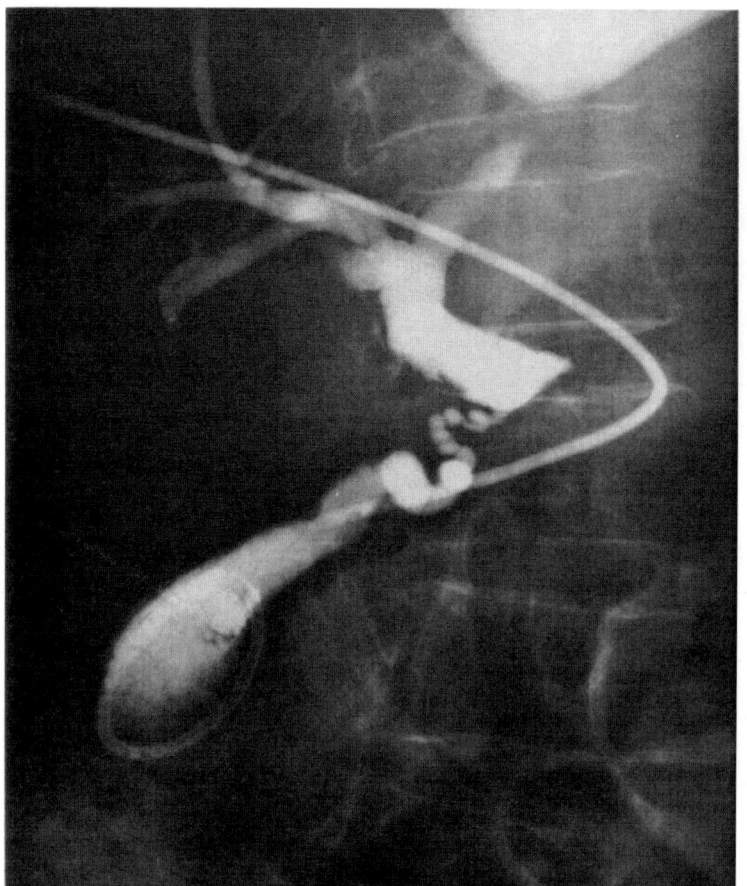

Abb. 5.92. Perkutane transhepatische Drainage der Gallenblase über den Isthmusbereich bei einer 75jährigen Patientin mit einem den Gallengang knapp unterhalb des Abgangs des Ductus cysticus komplett obstruierenden Pankreaskopfkarzinom. Die Drainage wurde 7 Tage präoperativ angelegt. Vor der Drainage war das Volumen der Gallenblase etwa um 100% größer

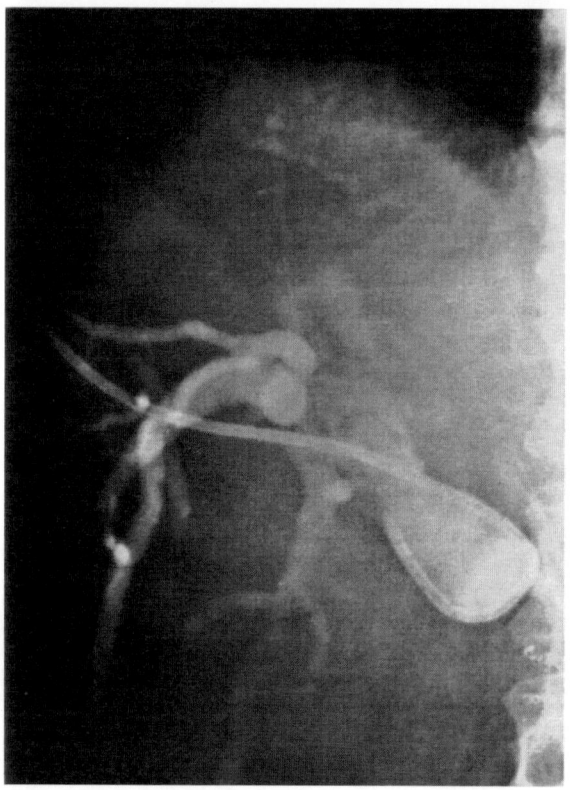

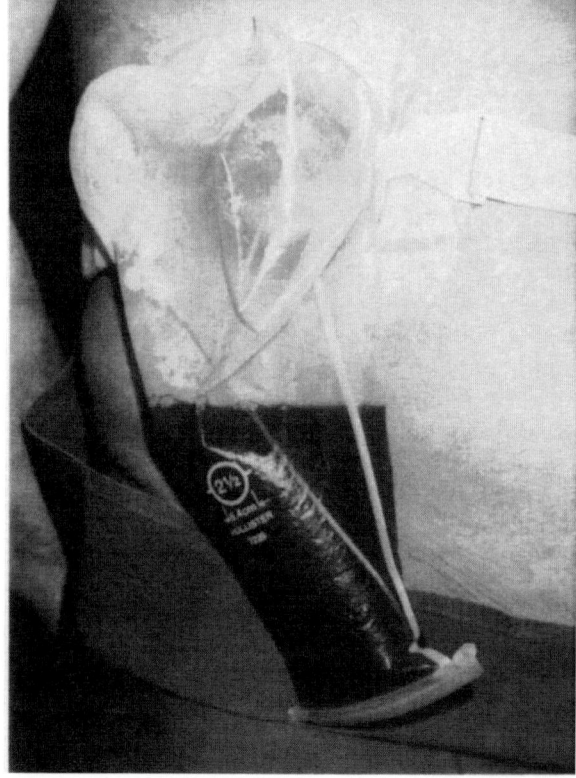

plikationen zu vermeiden. Daher ist die oben erwähnte „innere Drainage" in jedem Fall vorzuziehen, wenn es gelingt, das Abflußhindernis mit dem Drainagekatheter zu überwinden.

Literatur

1. Bilbao MK, Dotter CT, Lee TG, Katon RM (1976) Complications of endoscopic retrograde cholangiopancreatography (ERCP). A study of 10000 cases. Gastroenterology 70:314–320
2. Elias E, Hamlyn AN, Jain S, Long RG, Summerfield JA, Dick R, Sherlock S (1976) Randomized trial of percutaneous transhepatic cholangiography with the Chiba needle versus endoscopic retrograde cholangiography for the duct visualization in jaundice. Gastroenterology 71:439–443
3. Farkas I, Marik J (1983) Gallenperitonitis nach versehentlicher Blasenpunktion als seltene Komplikation der perkutanen transhepatischen Cholangiographie mit der Chiba-Nadel. Leber Magen Darm 13:37–39
4. Fölsch UR (1981) Percutane transhepatische Cholangiographie (PTC). In: Allgöwer M, Harder F, Hollender LF, Peiper HJ, Siewert JR (Hrsg) Chirurgische Gastroenterologie, Bd 1. Springer, Berlin Heidelberg New York, S 75–79
5. Fölsch UR, Erkelenz I, Schuster R, Creutzfeldt W (1978) Technik und Anwendung der perkutanen transhepatischen Cholangiographie (PTC) mit der Chiba-Nadel. Röntgenblätter 31:471–475
6. Fölsch UR, Wurbs D, Classen M, Creutzfeldt W (1979) Vergleich der perkutanen transhepatischen Cholangiographie und der endoskopischen retrograden Cholangiopankreatiographie. Dtsch Med Wochenschr 104:625–628
7. Gundry SR, Strodel WE, Knol JA, Eckhauser FE (1984) Efficacy of preoperative percutaneous biliary tract decompression in patients with obstructive jaundice. Arch Surg 119:703–708
8. Hagenmüller F, Soehendra N (1983) Non-surgical biliary drainage. Clin Gastroenterol 12:297–316
9. Harbin WP, Mueller PR, Ferrucci JT (1980) Transhepatic cholangiography: Complications and use patterns of the fine-needle technique. Radiology 135:15–22
10. Hatfield ARW, Terblanche J, Fataar S et al. (1982) Preoperative external biliary drainage in obstructive jaundice. Lancet II:896–899
11. Kehl A, Fölsch UR, Becker HD (1984) Die ultraschallgesteuerte perkutane transhepatische Gallengangsdrainage. Dtsch Med Wochenschr 109:1072–1074
12. Knop P, Hausamen TU, Thorban W (1979) Galleaustritt nach perkutaner transhepatischer Cholangiographie mit der Chiba-Nadel. Leber Magen Darm 9:135–137
13. McPherson GAD, Benjamin IS, Habib NA, Bowley NB, Blumgart LH (1982) Percutaneous transhepatic drainage in obstructive jaundice: Advantages and problems. Br J Surg 69:261–264
14. Nakayama T, Ikeda A, Okuda K (1978) Percutaneous transhepatic drainage of the biliary tract. Gastroenterology 74:554–559
15. Okuda K, Tanikawa K, Emura T et al. (1974) Nonsurgical, percutaneous transhepatic cholangiography – diagnostic significance in medical problems of the liver. Dig Dis Sci 19:21–35
16. Riemann JF (1984) Extrahepatische Cholestase: Transhepatische Drainagen. Z Gastroenterol 22:64–70
17. Rückert K, Günther R, Kümmerle F (1980) Präoperative perkutane transhepatische Gallenwegsdrainage (PTCD) beim malignen Verschlußikterus. Langenbecks Arch Chir 350:227–232
18. Safrany L, Schott B, Krause S, Portocarrero G (1982) Endoskopische transpapilläre Gallengangsdrainage bei tumorbedingtem Verschlußikterus. Dtsch Med Wochenschr 107:1867–1871
19. Wimmer B, Hauenstein KH, Kauffmann G, Friedburg H (1981) Sonographische perkutane Gallengangsdrainage. Fortschr Röntgenstr 135:466–470

◁ **Abb. 5.93.** Perkutane transhepatische externe Gallengangsdrainage bei einem 67jährigen Patienten mit einem inoperablen Pankreaskopfkarzinom und komplettem Verschluß des Ductus choledochus im distalen Bereich sowie Aufweitung der Gallenwege. Das Ende des Drainagekatheters liegt im extrahepatischen Gallengang und beschreibt dort eine Biegung

Abb. 5.94. Stromabeutel, mit einem Gürtel befestigt, zum Auffangen der über den Katheter drainierten Galle. Man erkennt den quer durch den Plastikbeutel verlaufenden Drainagekatheter

6 Zugangswege und Freilegung des Pankreas zur Exploration

L.F. HOLLENDER

Der Patient liegt in Rückenlage auf einem Operationstisch, der Röntgenuntersuchungen erlaubt. Die Benützung eines „Keils" oder Luftkissens unter der unteren Thoraxhälfte gibt die Möglichkeit, gleich bei der Inzision die dorsolumbale Lordose zu betonen und somit das Pankreas der vorderen Bauchwand näher zu bringen.

1. Inzisionen

4 Inzisionstypen kommen in Betracht (Abb. 6.1 a–d):

1. Längsinzision
Medial, supra- und infraumbilikal (a 1) geführt, beginnt die Inzision unmittelbar an der Spitze des Schwertfortsatzes, umgeht den Nabel links oder geht mitten hindurch bis ungefähr eine Handbreit darunter.
Vorteil: Diese Inzision läßt sich leicht in der xiphopubischen Linie verlängern.
Nachteil: Mangel an Festigkeit der Narbe und die als relativ häufig angenommene Möglichkeit eines späteren Narbenbruchs.
Rechte, transrektale Inzision, supra- und infraumbilikal (a 2): Sie ergibt eine sehr gute Übersicht, aber ihr Verschluß dauert etwas länger.
Linke transrektale Inzision (a 3), supra- und infraumbilikal: Diese Inzision erlaubt es, leichter an das linke Pankreas heranzukommen.

2. Transversale Inzision
Die transversale supraumbilikale Inzision nach Sprengel (b 4) läuft 5 cm oberhalb des Nabels, in der Höhe der 10. oder 12. Rippe je nach der Breite der unteren Thoraxöffnung, von einer Seite zur anderen. Sie hat den Vorteil, einen leichteren Zugang zu beiden Hypochondrien zu erlauben und gibt eine gute Übersicht über die linke sowie rechte Koloparietalrinne. Diese Inzision kann auch auf verschiedenen Höhen des Epigastriums liegen (b 5,6) oder nur linksseitig ausgeführt werden (b 7).

3. Schräginzision
Vorgeschlagen von G. Guillemin [2], laufen diese Inzisionen von rechts nach links entsprechend der Pankreasachse (c 8) oder im Verlauf des rechten (c 10) oder linken (c 9) Rippenbogens.

4. Abgerundete Inzision
Beiderseits subkostal angelegt, leicht gekrümmt oder dachförmig geben sie eine gute Übersicht (d 11, 12).

Die Wahl der Inzision

Die Auswahl zwischen diesen 4 Inzisionstypen wird bedingt durch den Habitus des Patienten, die Größe des kostoxiphoidalen Winkels, die Tiefe des Abdomens, den Typ der Läsion sowie das geplante operative Vorgehen. Besteht bei einem Patienten eine Bauchverletzung mit Verdacht auf ein Pankreastrauma, ist eine vertikale, mediale Inzision angebracht. Sie kann, wenn nötig, zu einer vom Xiphoid zum Os pubis reichenden Laparotomie erweitert werden, welche ohne Probleme auch eine Freilegung der submesokolisch gelegenen Organe sowie der retroperitonealen Gefäße erlaubt.

Bei allen anderen Patienten, besonders bei solchen von gedrungenem Habitus und einer verkürzten xiphoumbilikalen Linie oder solchen mit einer Ateminsuffizienz, raten wir zur transversalen bzw. besser zur doppelseitigen subkostalen Inzision. Solche Inzisionen brauchen zu Beginn nur partiell ausgeführt zu werden und lassen sich sekundär verlängern, sobald die Operabilität und die Operationstaktik festgelegt sind.

Bei einem Patienten mit Insulinomverdacht wird eine transversale, nach oben bogenförmige Inzision ausgeführt. In einem solchen Fall muß die gesamte Drüse genau untersucht werden, um ein evtl. gehäuftes Auftreten und die mögliche Malignität der Läsion feststellen zu können.

2. Freilegung

Nach Eröffnung der Bauchhöhle wird ein Selbsthalterahmen mit seinen Haken in die Wunde eingebracht, wobei ein zusätzlicher Rochard-Haken am besten in der Modifikation von Stuhler einen kräftigen kopfwärts gerichteten Zug hinzufügt,

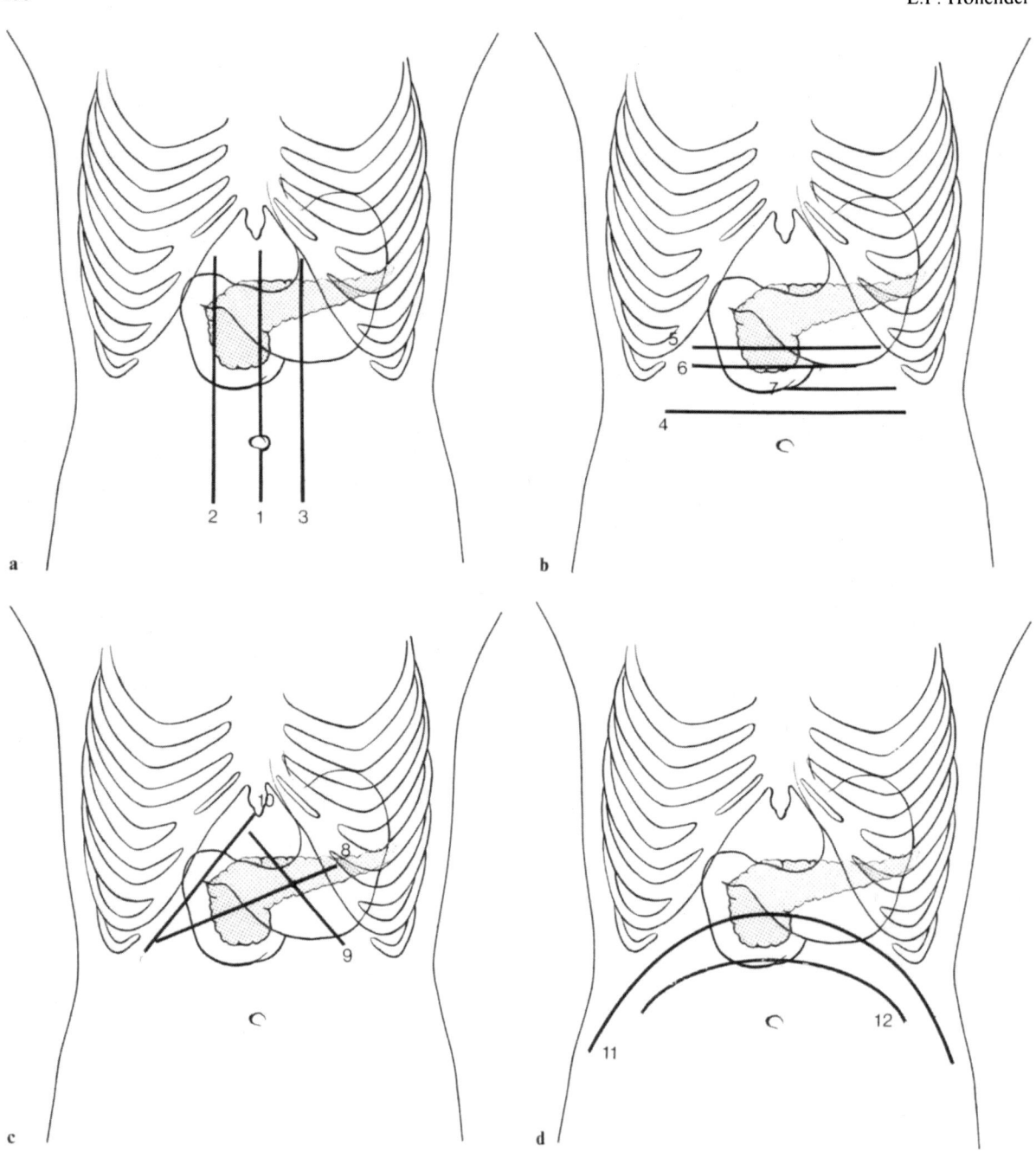

Abb. 6.1 a–d. Verschiedene Inzisionen zur Freilegung des Pankreas

wodurch eine optimale Freilegung des Pankreas in seiner ganzen Länge möglich wird. Die Exploration beginnt mit einer Überprüfung der Leber sowie bei Verdacht auf eine neoplastische Erkrankung mit der Suche nach peritonealen oder visceralen Metastasen. Danach wird das Pankreas sorgfältig abgetastet und seine Verbindungen mit den naheliegenden Organen überprüft.

Welcher Art die Erkrankung auch sein mag, sie verlangt eine genaue Beurteilung der Lage durch ein breites Freilegungsmanöver des ganzen Pankreas (Abb. 6.2). Die Feststellung, daß eine Exstirpation unmöglich ist, sollte nicht erst diagnostiziert werden, wenn bereits irreversible technische Schritte an Eingeweiden und Gefäßen erfolgt sind.

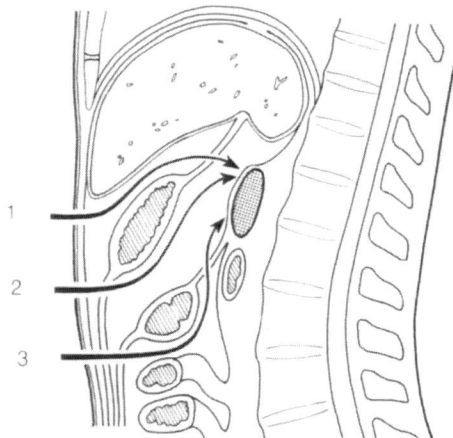

Abb. 6.2. Verschiedene Zugangswege zum Pankreas durch das Omentum minus (*1*), durch das Lig. gastrocolicum bzw. durch die Bursa omentalis (*2*) und subkolisch durch das Mesocolon transversum (*3*)

1. Durchtrennung des Lig. hepatogastricum
Sie wird durchgeführt vom Pylorus bis etwa eine Handbreit unterhalb der Kardia mit Erhaltung der Gefäße an der kleinen Magenkurvatur. Ausnahmsweise kann es nötig sein, die A. gastrica dextra an ihrem Ursprung von der A. hepatica communis zu trennen. Der Weg durch das kleine Netz ergibt einen sehr guten Zugang zum Isthmus und zum rechten Korpusteil des Pankreas, besonders wenn der Magen nach links zurückgehalten wird. Gleichzeitig wird es möglich, die A. coeliaca freizupräparieren und die Leber- sowie Milzarterien anzuzügeln.

2. Ablösung der rechten Kolonflexur

3. Duodenopankreatische Mobilisierung nach dem Kocher-Vautrin-Manöver
Sie erlaubt die Untersuchung des Pankreaskopfes und des Duodenums. Das Peritoneum wird längs der lateralen Umschlagsfalte des 2. Duodenalabschnitts inzidiert, und zwar vom oberen Duodenalknie bis zum 2. Duodenalwinkel. Dadurch gelangt man mühelos stumpf in den Retroperitonealraum. Diese relativ unblutige duodenopankreatische Ablösung wird soweit als möglich bis zur Medianlinie fortgesetzt, wo man an die Aorta gelangt. Auf der Rückseite der tunnelierenden Hand liegen die V. cava, die Nierengefäße und der innere Rand der rechten Niere.

Um eine vollkommene duodenopankreatische Ablösung zu erreichen, wird nach Mobilisierung ihres Mesokolons die rechte Kolonflexur freigelegt und nach unten links abgeschoben. Diese vollständige duodenopankreatische Auslösung erlaubt eine gründliche visuelle und manuelle Untersuchung des ganzen Pankreaskopfes. In manchen Fällen kann seine Mobilisierung weiter nach kranial durchgeführt werden, was aber dann die Freilegung des 1. Duodenalabschnitts nach Durchtrennung der oberflächlichen Gefäße, die ihn mit der A. gastrica dextra verbinden, verlangt. Bei mageren Patienten bekommt man die Aorta zu Gesicht. Um zu einem genauen Überblick der Verhältnisse zu gelangen, muß bei manchen Patienten die A. gastroduodenalis durchtrennt werden. Dazu werden Pylorus und Duodenum nach links gezogen und das Gewebe zwischen Pankreasoberrand und der zunächst meist nur tastbaren A. hepatica communis gespreizt, bis die A. gastroduodenalis freigelegt ist. Diese wird so nahe wie möglich an ihrem Ursprung von der A. hepatica communis durchtrennt. Die doppelte Unterbindung wird mit großer Sorgfalt und nichtresorbierbaren Fäden durchgeführt.

Eine Arbeit aus der Lahey Klinik gibt 11% Blutungen nach Duodenopankreatektomie an. $^3/_4$ dieser Blutungen kamen von dem nekrotisierten Stumpf der A. gastroduodenalis, was die Hypothese einer Autodigestion durch Pankreassaft aufkommen läßt.

Alsdann wird die Mobilität des Choledochus beurteilt; seine Palpation erlaubt es zudem, eine aberrierende A. hepatica dextra festzustellen, die ausgehend von der A. mesenterica cranialis hinter der V. portae und dem Choledochus verlaufend getastet werden kann. Eine Tumorinfiltration der V. cava caudalis, der V. portae, der Mesenterialgefäße oder der Haftlinie des Mesocolon transversum spricht gegen eine Resezierbarkeit des Prozesses. Eine genaue Untersuchung des Processus uncinatus ist notwendig. Sie erlaubt es festzustellen, ob die vorhandene Fixierung an der V. mesenterica superior als unverdächtig angesehen werden kann oder ob mit einer Tumorinfiltration zu rechnen ist. Unserer Erfahrung nach sind Tumoren, die in den Processus uncinatus hineinwuchern, praktisch nicht mehr radikal exstirpierbar. Nun ist es möglich, den Pankreaskopf, einen Teil des Isthmus, den Processus uncinatus, das Duodenum und die Papilla Vateri zwischen Zeigefinger und Daumen abzutasten. Die Konsistenz und die Lokalisierung einer tastbaren Masse sind sehr wichtig für die Differentialdiagnose zwischen einer benignen Läsion (wie ein Adenom, eine lokalisierte nekrotische Zone, eine Zyste) und einem Malignom (Papillenkarzinom, Karzinom des distalen Choledochus, Zystadenokarzinom, Leiomyosarkom, usw.).

4. Durchtrennung des Lig. gastrocolicum
Sie wird ausgeführt vom Pylorus bis zu der avaskulären Zone der großen Kurvatur. Die gastroepiploische Gefäßarkade längs der großen Kurvatur wird sorgfältig geschont. Wenn nötig, wird die rechte A. gastroepiploica an ihrem Ursprung von der A. pankreaticoduodenalis durchtrennt.

Die hintere Seite des Magens wird dann mit breiten Haken nach oben gehalten, Kolon und Mesokolon nach unten gezogen. Die Bursa omentalis liegt nunmehr weit offen und gibt Zutritt zu der gesamten Vorderfläche des Pankreas.

Dieser Zugang kann auch durch eine mehr anatomische, gefäßschonende Ablösung des großen Netzes erreicht werden.

5. Exploration der kranialen Mesenterialgefäße
Abschieben des periadventitiellen Gewebes durch kleine Präpariertupfer und schließlich ggf. durch Einführen eines Fingers mit vorsichtigen Spreizmanövern mittels Overholt-Klemme; dadurch wird der Pankreasisthmus von der darunterliegenden V. portae und der V. mesenterica superior abgelöst. Zwischen diesen großen Venen und dem Pankreasgewebe befindet sich eine gefäßlose Zone, so daß die Ablösung in der beschriebenen Form meist ohne Schwierigkeiten gelingt. Die feinen Nebengefäße der V. portae befinden sich auf ihrer rechten Seite und spielen erst bei einer Resektion eine Rolle. Ausnahmsweise einmal können sich einige kleine Venen in dem zu tunnelierenden Raum befinden, deren Blutung sich meist leicht durch eine einfache Kompression kontrollieren läßt. Der zu bildende Tunnel oberhalb der Gefäße läßt sich vervollständigen und erweitern, indem man sich von kranial und kaudal gleichzeitig mit jeweils einem Finger einer Hand oder Finger und Spreizklemme entgegen kommt (s. S. 259).

Gibt es Schwierigkeiten, den Isthmus von den darunter liegenden Venen abzulösen, so ist dies beim Karzinom ein Zeichen der Inoperabilität, es sei denn, man entschließt sich zu einer Resektion der A. mesenterica superior nach Fortner. Auch bei der chronischen Pankreatitis kann dieser Akt der Freilegung größere Schwierigkeiten bereiten, wenn nämlich entzündliche Schwielenbildungen zu einer Verklebung sonst lockerer Gewebeschichten geführt haben.

6. Zugangswege zum Pankreasschwanz
Verbunden mit der Milz durch das pankreatosplenische Netz, ohne posteriore Verwachsung, liegt der Pankreasschwanz frei und ist leicht erreichbar. Nach Ablösung des Mesogastrium dorsale werden die kurzen Gefäße, welche den Milzhilus und die große Magenkurvatur im Lig. gastrolienale verbinden, durchtrennt. Die Freilegung der Milz erfolgt meistens leicht. Die Hand wird in die Milzloge zwischen der Milz und der Zwerchfellkuppe eingeführt. Eventuelle Verwachsungen oder peritoneale Ausziehungen längs des parietalen Bauchfells, des Milzstiels und des pankreatosplenischen Mesenteriums werden gelöst. Die Freilegung der nach rechts geschobenen Milz gibt somit freien Zugang zur Hinterfläche des Pankreasschwanzes. Die posteriore Ablösungsfläche ist gefäßlos und wird bis zur Medianlinie ausgedehnt. Pankreasschwanz und -körper werden zusammen mit Milz und Milzgefäßen hochgehoben. Eine derartige Mobilisierung des Pankreas von links her läßt sich zumeist problemlos bis auf Höhe des Konfluenz von Milzvene und V. mesenterica superior erzielen.

3. Läsionsbedingte chirurgische Exploration

Praktisch gesehen sind die oben erwähnten Explorationsmanöver dem Typ der Läsion und dem Schweregrad des Lokalbefundes anzupassen.

Akute Pankreatitis

Die durch Entzündung, Blutungen und Nekrose des Pankreasgewebes bedingten Alterationen erschweren die verschiedenen Etappen der Freilegung und können unkontrollierbare Blutungen hervorrufen. Die Erfahrung und die Technik des Chirurgen werden es ihm erlauben, je nach den lokoregionalen Befunden vorzugehen. Die Magenhinterwand ist oft fest verklebt, die duodenopankreatische Ablösung schwierig, laterale und posteriore Nekrosestraßen komplizieren die normalerweise leichte linksseitige sub- und retropankreatische Präparation. Es ist deshalb wichtig, die vaskulären Elemente zu sichern, indem man zumindest die Milzarterie und evtl. die A. mesenterica superior mit Zügeln armiert, den Truncus coeliacus gut lokalisiert, um im Notfall eine Satinsky-Klemme anlegen zu können.

Die genaue Beurteilung der Läsionen einer akuten Pankreatitis benötigt unbedingt die Inzision der präpankreatischen Kapsel. Ein oberflächliches Ödem kann eine tiefsitzende Nekrose verbergen, so wie andererseits hinter nekrotischem peripankreatischem Gewebe ein normales Pankreas erscheinen kann.

Chronische Pankreatitis

Die charakteristischen Veränderungen der chronischen Pankreatitis bestehen hauptsächlich aus Verwachsungen der Umgebung und hier besonders mit den Nachbargefäßen, welche schwer präparierbar sind, v.a. im Bereich der V. mesenterica superior und der V. portae. Die Exploration des kranialen Mesenterialstiels und die Ablösung des retropankreatischen Segments erweist sich als schwierig, deshalb sollte man nach Guillemin [3, 4] bei einer rechten Exhärese den Processus uncinatus stehen lassen. Unter Umständen ist die übliche Freilegung der V. mesenterica superior gar nicht möglich und sollte dann auch nicht erzwungen werden. Die makroskopischen Erscheinungsformen von Malignom und chronischer Pankreatitis sind sehr ähnlich, zumal es beim Malignom nicht selten eine paraneoplastische Pankreatitis gibt (15%). In diesen Fällen stellt sich die Indikation zur Probebiopsie durch Keilexzision, die folgende Gesichtspunkte berücksichtigen soll:

– Ihre Morbidität: Die Komplikationsrate (Fisteln, Blutungen, akute Pankreatitis, Abszeß) wird verschieden beurteilt (bis zu 10% Letalität in besonders ungünstigen Serien!).
– Ihre Sensitivität: Falsche Ergebnisse sind in 20–40% zu erwarten. Gründe hierfür: Die allzu oberflächliche Biopsie mit Exhärese trifft nicht auf einen tiefliegenden Tumor zu; ein Pankreasmalignom kann von parenchymatösen Veränderungen umgeben sein (paraneoplastische Pankreatitis), die im Exzisat enthalten sind.
– Die direkte Punktionsbiopsie (mit der Vim-Silverman-Nadel oder einer „Thru-cut-Kanüle") gilt als weniger risikovoll, auch wenn weniger Pankreasgewebe gewonnen wird als bei der Exhäresebiopsie mit dem Skalpell. Die Nadelbiopsie mit Aspiration nach Bodner [1] stellt einen guten Mittelweg zwischen diesen beiden Verfahren dar und scheint weniger Komplikationen zu verursachen.

Wurde keine präoperative Pankreatographie ausgeführt, so sollte eine Wirsungographie durch transparenchymatöse Punktion unternommen werden (s.S. 141 f.).

Pankreasmalignom

Man sollte mit einer begrenzten, aber nicht zu kleinen Inzision beginnen, die immer erweitert werden kann, wenn keine Leber- oder peritonealen Metastasen vorhanden sind.

Die Eröffnung der Bursa omentalis erfolgt durch breite Inzision des Lig. gastrocolicum. Das Problem besteht eher in der Diagnose der Operabilität als in einer positiven Tumordiagnose, welche oft schon makroskopisch festgestellt werden kann. Die Resezierbarkeit des Malignoms hängt v.a. von der Möglichkeit seines Abtrennens von den kranialen Mesenterialgefäßen, von der V. portae und auch von dem A.-hepatica-Bogen ab.

Das Ausmaß einer Lymphknotenmetastasierung muß überprüft werden. Hierzu sind Lymphknoten 1. Ordnung, also paragastroduodenal und längs des Choledochus zu entnehmen sowie längs der A. hepatica, der A. coeliaca, die Lymphknoten 2. Ordnung der A. mesenterica superior und der Aorta. Das Ergebnis einer Schnellschnittdiagnostik kann die weitere Indikationsstellung bestimmen.

Pankreastrauma

Die Verletzungen liegen meistens im Bereich des linken Pankreas und sind praktisch immer mit einem Milztrauma verbunden. Es ist daher geraten, eine breite Freilegung des korpokaudalen Anteils des Pankreas mit der Milz nach breiter Eröffnung der Bursa omentalis auszuführen.

Eine gründliche Exploration des linken Pankreas ist ohnehin bei jedem Milztrauma unbedingt notwendig.

Gemäß der abnehmenden Frequenz der Pankreasläsion von links nach rechts wird auch der Isthmus untersucht.

Zuletzt greift man zu einem Kocher-Vautrin-Manöver, um nach einer Kopfläsion zu fahnden. Diese kann mit einer gleichzeitigen Choledochusläsion in Verbindung stehen. In diesem Falle findet sich ein leicht erkennbarer Gallenaustritt hinter dem Kopfteil, manchmal sogar eine zusätzliche und mehr oder weniger ausgedehnte Verletzung des Duodenums.

Literatur

1. Bodner E (1973) Das Problem der intraoperativen Abklärung von Pankreaskopftumoren. Ergebnisse konventioneller histologischer und neuartiger zytodiagnostischer Untersuchungen. Langenbecks Arch Klin Chir 333:165–190
2. Guillemin G (1968) Duodéno-pancréatectomie céphalique pour pancréatite chronique. Technique chirurgicale. Encycl Med Chir 46:1
3. Guillemin G (1972) Duodenopankreatektomie in der Behandlung der chronischen Pankreatitis mit Steinbildung. Chirurg 43:263

4. Guillemin G, Cuilleret J, Michel A, Berard P, Feroldi J (1971) Chronic relapsing pancreatitis. Surgical management including sixty three cases of pancreaticoduodenectomy. Am J Surg 802
5. Hivet M, Richarme J, Chevrel JP (1967) Indications, technique et résultats immédiats des duodénopancréatectomies céphaliques. J Chir 94:403
6. Hollender LF, Marrie A (1976) Chirurgie des Pankreas. In: Breitner B (Hrsg) Chirurgische Operationslehre IV/1. Urban & Schwarzenberg, München
7. Hollender LF, Meyer C, Marrie A, Alexiou D (1973) Les pancréatectomies subtotales: le point de vue du chirurgien. Gastroentérologie. Med Hyg 1070:5
8. Soupault R (1952) A propos de la technique des duodéno-pancréatectomies. J Chir 68:257

7 Nahtmaterial in der Pankreaschirurgie

H.-J. Peiper

Die Verwendung des Nahtmaterials in der Pankreaschirurgie entspricht im wesentlichen den in der Bauchchirurgie allgemein üblichen Gepflogenheiten. Im Schrifttum finden sich nur wenige Angaben, die die Besonderheiten der Pankreaschirurgie hinsichtlich des hierbei zu verwendenden Nahtmaterials betreffen. Dabei verdient die Verwendung von resorbierbaren Fäden im Bereich der Gallenwege und am Pankreas besondere Beachtung, da dem Pankreassaft auflösende Wirkung auf das Nahtmaterial zugesprochen wird. Dies wird in Zusammenhang mit der Wirkung proteolytischer Enzyme des Pankreassaftes auf die im Material resorbierbarer Fäden enthaltenen Proteine gebracht. Daher die Empfehlung, insbesondere pankreatikojejunale Anastomosen mit nichtresorbierbarem Nahtmaterial auszuführen.

Allerdings scheint doch mehr der Art der Anastomose, der Nahttechnik, Gewebebehandlung und anderem bei der Entstehung von Nahtinsuffizienzen die wesentliche Rolle zuzukommen, weshalb auch die Verwendung resorbierbarer Fäden gerechtfertigt erscheint.

Umfangreiche klinische Erfahrungen und verschiedene experimentelle Untersuchungen lassen es aber durchaus als gerechtfertigt erscheinen, zumindest die neueren resorbierbaren Kunststofffäden auch in der Pankreaschirurgie einzusetzen. Es handelt sich hierbei um polyglykolsäure- und polyesterhaltiges Nahtmaterial, das im Vergleich zu Katgut, Seide und Supramid eine leicht geringere bindegewebige Umgehungsreaktion zur Folge hat, es also nicht zu nachteiligen, lokalen, entzündlichen Reaktionen kommt. Auf der anderen Seite scheint das Nachlassen der Reißfestigkeit die des Katguts und des Chromkatguts bei weitem zu übertreffen. Aufschlußreich sind insbesondere die In-vitro-Untersuchungen durch Mizuma et al. [3].

Sie konnten zeigen, daß Seide und Kunststofffäden unter Einwirkung von aktiviertem Pankreassekret ihre Zugfestigkeit beibehalten, Polyglykolfäden zwar eine Einschränkung ihrer Reißfestigkeit auf etwa $1/3$ erleiden, sich Katgut und Chromkatgut hingegen innerhalb von 24 bis 48 h praktisch vollkommen auflösen. PGS-Nahtmaterial wird durch Polymerisation einer einzelnen Aminosäure gewonnen und durch einfache Hydrolyse, nicht durch Proteolyse, abgebaut [3].

Der das Fadenmaterial zusätzlich schwächende Effekt scheint auf proteolytische Enzyme, unterschiedlich von Trypsin, zurückzuführen zu sein. Man darf also davon ausgehen, daß die neueren, resorbierbaren Kunststofffäden zwar durch die enzymatische Aktivität des aktivierten Pankreassekrets in ihrer Festigkeit geschwächt werden, dies sich aber während der Zeit der bindegewebigen Verfestigung der Anastomose nicht nachteilig auswirkt. Die Vorteile dieses Nahtmaterials scheinen aus heutiger Sicht die möglichen Nachteile auszugleichen, so daß ihre Verwendung in der Pankreaschirurgie empfohlen werden kann.

Hinsichtlich der Fadenstärke wird man sich nach der Beschaffenheit des Gewebes richten, generell aber eher auf dünnere Stärken (3/0, 4/0) zurückgreifen. Wesentlich dürfte eine subtile und traumatische Nahttechnik sein, die ein Einschneiden der Nähte und ein Knüpfen unter zu starker Spannung vermeidet.

Literatur

1. Miln DC, O'Connor J, Dalling R (1972) The juice of polyglycolic acid suture in gastrointestinal-anastomosis. Scott Med J 17:108
2. Horn J (1985) Therapie der chronischen Pankreatitis. Springer, Berlin Heidelberg New York Tokyo
3. Mizuma K, Lee PC, Howard JM (1977) The disintegration of surgicals sutures on exposure to pancreatic juice. Ann Surg 186:718
4. Schreiber HB, Eichfuss AP, Farthmann E (1975) Chirurgisches Nahtmaterial in der Bauchhöhle. Chirurg 46:437
5. Sugimachi K, Susian S, Weiss MJ, Pavlides A, Matsumoto NT (1978) Evaluation of absorbabal sutures materials in billiary tract surgery. Int Surg 63:135

8 Spezielle intraoperative Diagnostik

8.1 Intraoperative Ultraschalluntersuchung des Pankreas

B. Sigel, J. Mach, J.R. Ramos, B. Duarte und P. Donahue

Während der Operation stehen dem Chirurgen Ultraschalluntersuchung und Röntgenaufnahmen zur Verfügung. Durch beide Techniken kann er deuten, was in der Tiefe verborgen ist und sonst nicht ohne weiteres zugänglich wäre, wenn nicht Probepunktionen oder eine weitergehende operative Freilegung durchgeführt werden. In diesem Kapitel soll über die eigenen Erfahrungen mit Ultraschalluntersuchungen in der Pankreaschirurgie und insbesondere deren Anwendung bei Pankreatitis und Tumoren der Bauchspeicheldrüse berichtet werden.

1. Technik

Ultraschall während der Operation wurde erstmals in den 60er Jahren angewandt. Die Geräte waren damals für die Wiedergabe während einer Operation nur schlecht geeignet und die Bilder somit kaum zu interpretieren. Jüngste technische Fortschritte in der Entwicklung der Geräte führten zu immer besseren Bildern. Heute sind die Ultraschallgeräte klein und tragbar, so daß sie ohne weiteres im Operationsbereich eingesetzt werden können. Die Realtimeapparate liefern 2dimensionale Bilder von hoher Auflösung. In den letzten 5 Jahren hat die Ultraschalltechnik im Bereich der Chirurgie, auch der Pankreaschirurgie, ständig an Boden gewonnen.

Bei der Ultraschalldiagnostik wird das Ultraschallgerät an den Operationstisch gefahren und die sterile Sonde in das Operationsfeld gebracht. Diese Sonde ist entweder gassterilisiert oder liegt steril in einem Gummi- oder Plastikbeutel. Wir haben eine Sonde mit mechanischem Transducer benützt, der einen Sektor abtastet, um Bilder zu produzieren. In der Pankreaschirurgie wurden Geräte mit einer Frequenz zwischen 2,25 MHz und 3,5 MHz von High Stoy, Diasonic und Philips benutzt. Der einfachste Weg, das Pankreas darzustellen, verläuft durch das kleine Netz hindurch. Falls Verwachsungen diesen Zugang verhindern, kann das Pankreas durch die umgebenden Strukturen hindurch sonographisch untersucht werden. Die Sonde sollte ca. 5 mm über das Organ gehalten werden, um die Oberflächenstrukturen bestmöglich darzustellen.

2. Chirurgie der Pankreatitis

Die Indikation zur Operation im Falle einer Pankreatitis ist bei Versagen der konservativen Behandlung und bei auftretenden Komplikationen gegeben. Durch intraoperative Schalluntersuchung sind Veränderungen des Pankreas, die durch Abtasten nicht feststellbar sind, zu lokalisieren, wie z.B. abnorme Flüssigkeitsansammlungen bei Pseudozysten oder Abszesse sowie erweiterte Gangabschnitte innerhalb der Drüse.

Pankreasabszesse

Pankreasabszesse sind eine Komplikation, die bei akuter Pankreatitis im Pankreas selbst oder außerhalb auftreten können. Sie sind einzeln oder multipel anzutreffen. Während der Operation begegnen dem Chirurgen ausgedehnte entzündliche Veränderungen und ein Ödem des umgebenden Gewebes. Im allgemeinen ist schon präoperativ der Hinweis auf eine Entzündung oder deren Lokalisation durch Ultraschall oder CT zu erhalten. Bei Abszessen kann die Ultraschalluntersuchung während der Operation auf zweierlei Weise hilfreich sein. Zunächst lassen sich Eiteransammlungen durch Ultraschall lokalisieren, wenn man sie bei der Exploration nicht auffindet. Oft trifft der Chirurg ohne Schwierigkeiten auf Eiter. Wenn die eitrige Flüssigkeit aber nicht aufzufinden ist oder der

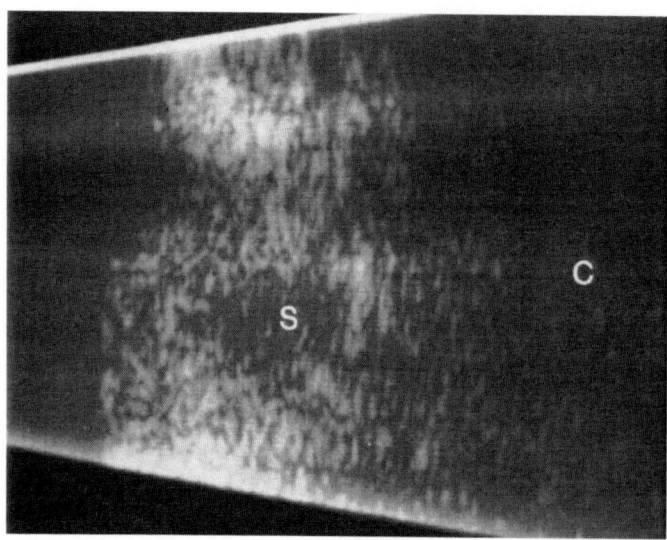

Abb. 8.1. Sonogramm eines Pankreasabszesses durch das Mesocolon transversum hindurch. Eine Abgrenzung zwischen Abszeß und Bauchhöhle (*C*) kommt nicht klar zur Darstellung. Ein kleiner zweiter Abszeß (*S*) liegt im verdickten Mesokolon

Ausgangspunkt der Eiterung nicht bestimmt werden kann, erweist sich der Ultraschall als äußerst hilfreich. Zweitens können durch Ultraschall verborgene Befunde aufgedeckt werden, die sonst verborgen geblieben wären.

Die Abb. 8.1 zeigt einen Pankreasabszeß, der durch das Mesocolon transversum hindurch dargestellt wurde. Wegen einer starken Entzündung und Verwachsungen verbot sich eine unmittelbare Freilegung des Pankreas, das ausgedehnt nekrotisch verändert war; der Abszeß enthielt verflüssigtes Material. Das gewonnene Ultraschallbild zeigt einen weiteren kleinen Abszeß im verdickten Mesocolon transversum.

Pseudozysten des Pankreas

Im Gegensatz zu Abszessen stellen Pseudozysten des Pankreas weniger große Probleme dar. Präoperative klinische Untersuchungen, Endoskopie mit Kontrastmitteldarstellung (ERCP), Ultraschalluntersuchung und CT erlauben eine gründliche Analyse. In den meisten Fällen jedoch kann Ultraschall während der Operation zusätzliche Informationen liefern, die für den Eingriff wichtig sind. Solche Informationen unterstützen die Diagnose, die Lokalisierung oder den Ausschluß von Pseudozysten.

Im allgemeinen ist es nicht schwer, mittelgroße oder ausgedehnte Pseudozysten durch präopera-

Abb. 8.2. 3 Ultrasonogramme durch eine kleine Pseudozyste (*C*) im Pankreaskopf hindurch, die weder durch präoperative Untersuchungen noch durch intraoperative Inspektion, noch Palpation des Pankreas festgestellt werden konnte. Intraoperative Ultrasonographie entdeckte eine Zyste (*links*) und wurde benutzt, um eine Nadel (*Pfeil*) in die Zyste einzuführen (*Mitte*). Der Hohlraum schrumpfte (*rechts*) nach Aspiration der Pseudozyste durch Nadel (*Pfeil*). (Mit Erlaubnis von Archiv of Surgery, s. [6])

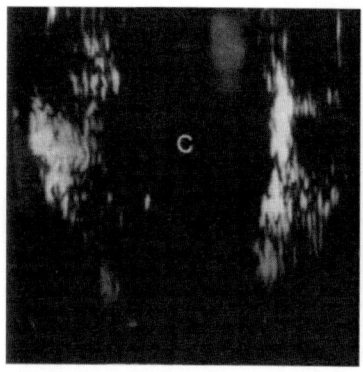
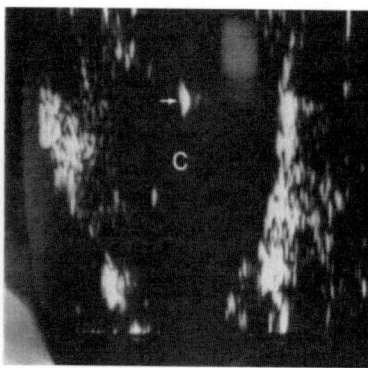
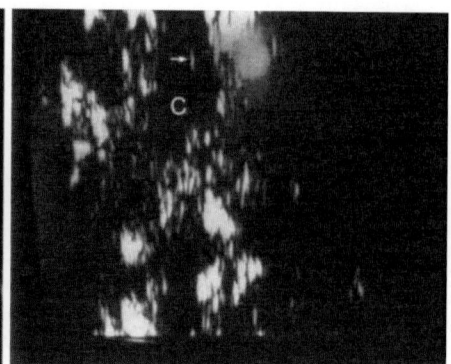

tive Untersuchungen aufzudecken, und zwar günstigerweise durch den Chirurgen selber. In 2 Fällen kann die Diagnosestellung durch Ultraschall ganz besonders unterstützt werden, nämlich bei kleinen Pseudozysten und bei multiplem Auftreten. Die Abb. 8.2 zeigt das Beispiel einer kleinen Pseudozyste. Diese Pseudozyste liegt im Pankreaskopf. Sie wurde weder bei der präoperativen Untersuchung noch bei der Routineexploration durch den Chirurgen aufgedeckt. Auch wenn eine Pseudozyste entdeckt und operativ eröffnet wurde, können durch intraoperative Ultraschalluntersuchung evtl. benachbarte Pseudozysten zusätzlich aufgedeckt werden.

Die Diagnose von Pankreaspseudozysten war eines der ersten Anwendungsgebiete der Ultraschalluntersuchung des Pankreas. Ultraschallaufnahmen während der Operation sind eine gängige Methode, um Pankreaspseudozysten genau zu lokalisieren. Durch den Nachweis einer Pseudozyste kann man sie anatomisch zuordnen. Wenn man die Pseudozyste zu den sie umgebenden Strukturen in Beziehung setzt, kann dies für den Chirurgen in zweierlei Hinsicht hilfreich sein. Erstens bedeuten sie eine schnelle Lokalisierungsmöglichkeit der Pseudozyste mit Bestimmung ihres Ausmaßes und ihrer Wanddicke, zweitens kann die Beziehung der Pseudozyste zu den sie umgebenden Strukturen klar determiniert werden (Vermeidung von Gefäß- und Duodenalverletzungen). Somit läßt sich ein Zugang zur Pseudozyste zwecks Anlegung einer inneren Drainage auffinden.

Die Beseitigung einer Pseudozyste des Pankreas kann während des Eingriffs Schwierigkeiten machen. Während präoperative Untersuchungen eine Pseudozyste vermuten ließen, kann zuweilen deren Auffinden während der Exploration schwierig sein. Man stößt zuweilen auf multiple Schwellungen oder Knotenbildungen bzw. ein insgesamt vergrößertes Pankreas. Dann erweist sich die Zuordnung der Pseudozyste als schwierig. Ohne Ultraschall müßte der Chirurg zahlreiche Schnitte legen oder durch Probepunktionen oder Aspirationen versuchen, die Zyste aufzufinden. Ultraschall vereinfacht diesen Vorgang, denn er gibt Auskunft darüber, ob ein Bezirk Zysten oder verhärtetes Drüsengewebe enthält.

Dilatierter Pankreasgang bei chronischer Pankreatitis

Bei Operationen wegen chronischer Pankreatitis kann das Auffinden des dilatierten Pankreasgangs ein Problem darstellen. Selbst bei der präoperativen ERCP-Darstellung kann es vorkommen, daß der Ductus Wirsungianus mittels Palpation nicht sogleich gefunden wird wegen überlagernden und verhärteten Drüsengewebes. In diesem Fall wird eine Probepunktion gemacht, um den Ductus aufzufinden. Der operative Ultraschall kann das Auffinden der Gangdilatation aber erheblich erleichtern (Abb. 8.3) und verhindert somit diverse unnötige Punktionen.

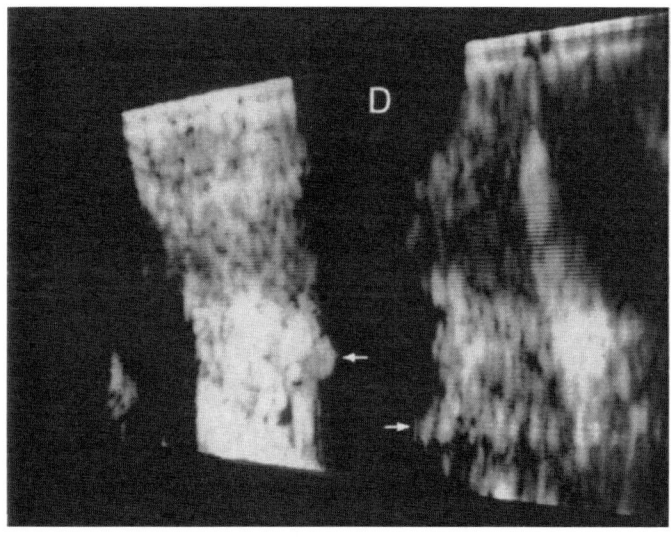

Abb. 8.3. Sonogramm zeigt Erweiterung des Ductus pancreaticus (*D*) mit Verkalkungen (*Pfeil*) bei chronischer Pankreatitis. (Mit Genehmigung von Lea & Febiger, Philadelphia)

3. Die Chirurgie der Pankreastumoren

Operativer Ultraschall bei der Operation von Pankreastumoren kann dem Chirurgen bei der Diagnose, der Lokalisation, der Stadienbestimmung und bei der Biopsie eine wertvolle Hilfe sein. Ultraschall wird bei Adenokarzinomen des Pankreas und bei Inselzelltumoren verwendet.

Das Adenokarzinom des Pankreas

Die beste diagnostische Aussage der Ultraschalluntersuchung besteht darin, während des Eingriffs am Pankreas den Grund für einen Verschlußikterus festzustellen. Durch Ultraschall läßt sich sofort ermitteln, ob es sich um Steine oder um verhärtete Gewebebezirke handelt. Somit kann eine steinbedingte Gallengangsobstruktion auf dem Operationstisch sogleich erkannt werden. Tumorbedingte Gallengangsobstruktionen sind entweder durch intraluminale Gallengangstumoren oder durch Tumorkompression von außen bedingt. Der intraoperative Ultraschall hat sich bei der Klärung dieser Gallengangsverlegungen (Verschlußikterus) bewährt. Der Tumor ist entweder intraluminal im Choledochus gelegen und kann als Abflußhinderung aufgedeckt werden, sei es infolge der unterschiedlichen Echogenität des umgeben-

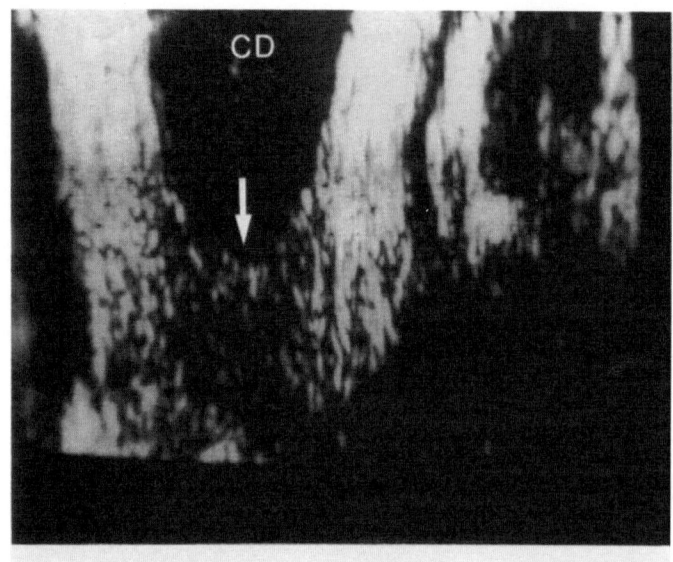

Abb. 8.4. Sonogramm des distalen Ductus choledochus (*CD*), der Gang ist erweitert und enthält Steine. Der *Pfeil* zeigt auf einen invasiv wachsenden Tumor, der den Gang vollständig verlegt hat. Der Tumor ist echoärmer als die Gangwandung. (Mit Erlaubnis von Archiv of Surgery, [7])

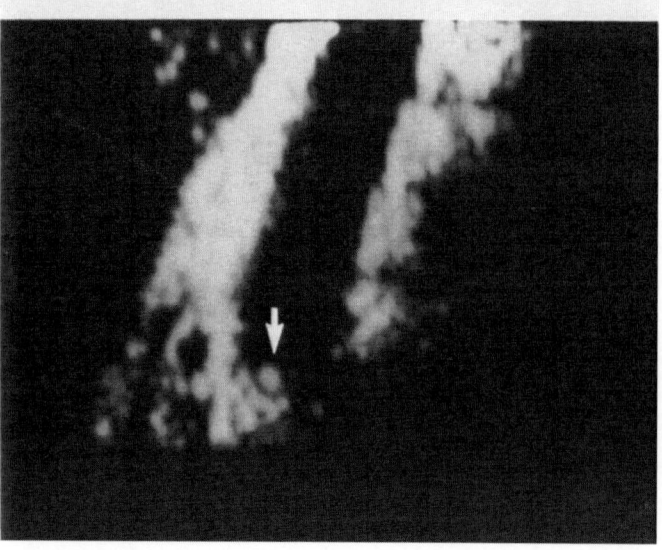

Abb. 8.5. Sonogramm zeigt Längsschnitt durch den Ductus choledochus mit einem infiltrierenden Tumor, der zu einer Gangverlegung geführt hat (*Pfeil*). (Mit Genehmigung von Lea & Febiger, Philadelphia)

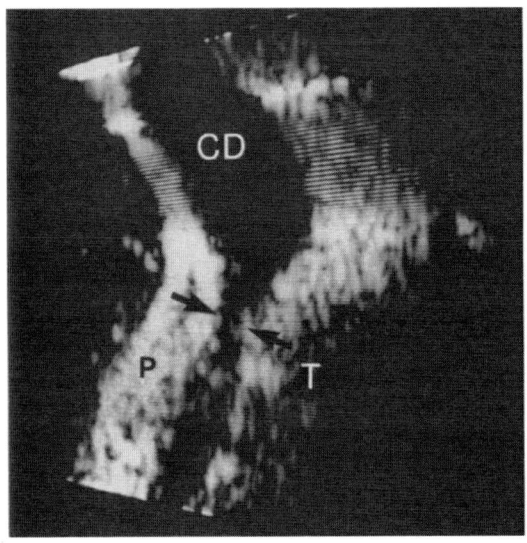 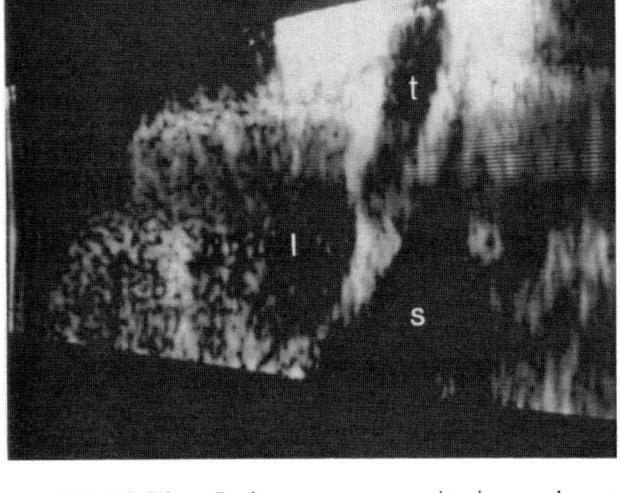

Abb. 8.6. Sonogramm mit einer Längsdarstellung des großen Gallengangs (*CD*) mit einem Pankreastumor (*T*), der eine partielle Verlegung des Ductus choledochus (*schwarzer Pfeil*) hervorgerufen hat. *P* Pankreasparenchym

Abb. 8.7. Dieses Pankreassonogramm zeigt eine sonoluzente Struktur, die sich als ein Insulinom (*I*) erwies. Die Milzvene (*S*) und eine Kollaterale (*t*) können in der Tiefe zum Insulinom hin gesehen werden. (Mit Erlaubnis von Surgery, Gynecology & Obstetrics, s. [8])

den Gewebes oder als eine von der Gangwandung ausgehende Raumforderung (Abb. 8.4).

Bei tumorbedingter Kompression von außen zeigt sich der Choledochus durch abnormes Pankreasgewebe komprimiert (Abb. 8.4, 8.6). In dieser Situation ist es dennoch schwierig, zwischen Pankreatitis und Tumor zu unterscheiden. Zur exakten Abklärung müssen häufig andere Maßnahmen, wie z.B. Biopsien zur Anwendung kommen. Beim heutigen Stand der technischen Entwicklung ist das auf dem Ultraschallbild dargestellte Gewebe meist nicht eindeutig als Tumor oder als Pankreatitis auszumachen. Die Ultraschalldiagnose eines Adenokarzinoms der Bauchspeicheldrüse muß sich deshalb auf das Auffinden von sekundären Tumormerkmalen stützen, wie asymmetrische Vergrößerung des Pankreas, Einbruch in den Ductus pancreaticus und Umwachsen der V. mesenterica superior bzw. der Portalvene. Der Nachweis einer Verlegung der V. mesenterica superior und der Pfortader kann die Entscheidung zur Resektion beeinflussen.

Wenn der Chirurg sich zur Tumorbiopsie entschlossen hat, wird operativer Ultraschall ihm bei der Führung der Biopsienadel helfen. Durch Ultraschall kann man sowohl die krankhaften Gewebebezirke für die Biopsie lokalisieren, als auch die versehentliche Punktion der Blutgefäße und des dilatierten Ductus pancreaticus verhindern.

Inselzelltumoren

Das Darstellen von Inselzelltumoren durch den operativen Ultraschall ist ein wichtiges Hilfsmittel in der diesbezüglichen Pankreaschirurgie (Abb. 8.7). Der Nachweis von Inselzelltumoren durch Ultraschall ist aus 2 Gründen gewöhnlich zuverlässiger als die Aufdeckung von Adenokarzinomen. Einmal weil sich das Gewebe von Inselzelltumoren im Ultraschall dichter darstellt als bei Pankreaskarzinomen, und zum anderen, weil Gastrinome und Insulinome im Vergleich zu dem angrenzenden normalen Pankreas hypodens sind (Abb. 8.4). Sie können, selbst wenn sie noch ziemlich klein sind, sogleich gefunden werden (Abb. 8.5). Zudem sind Inselzelltumoren generell nicht mit einer Pankreatitis assoziiert. Es ist somit selten nötig, beim Inselzellneoplasma zwischen Tumor und Entzündung zu differenzieren, was man bei einem Pankreasadenokarzinom jedoch tun muß.

4. Diskussion

In diesem Kapitel werden unsere Erfahrungen mit dem operativen Ultraschall bei Pankreasoperationen in bezug auf die verschiedenen Anwendungsgebiete analysiert. Außerdem wird eine Anzahl von Wegen beschrieben, in denen Ultraschall hilfreich ist. Die Anwendung von Ultraschall hat sich in 60% der Pankreasoperationen und in 62% der Eingriffe bei Pankreastumoren für den Chirurgen als hilfreich erwiesen. In diesen Fällen hat uns der Ultraschall wertvolle Informationen geliefert, ohne daß größere Gewebeproben notwendig gewesen wären, die sonst nur durch wiederholte Gewebepunktionen und weitere operative Freilegungen hätten erhalten werden können.

Die häufigste Situation, in der Ultraschall nicht als wirklich hilfreich erachtet wurde, bestand bei fortgeschrittener Krankheit. So konnten große und abgegrenzte Pseudozysten intraoperativ leicht identifiziert und drainiert werden, ohne daß zusätzliche wesentliche Informationen durch den Ultraschall hätten geliefert werden müssen. In der Chirurgie des Adenokarzinoms waren das Vorkommen von Metastasen oder ein weit ausgebreiteter Tumor ausreichend für die Diagnosestellung und die diesbezüglichen therapeutischen Entscheidungen.

Der Gebrauch von operativem Ultraschall hat seine besondere Bedeutung während der Pankreasoperation, wenn erforderlichenfalls keine anderen bildgebenden Verfahren eingesetzt werden können. Sowohl in der Gallenwegschirurgie als auch in der Gefäßchirurgie hat die Kontrastmittelradiographie einen festen Platz unter den diagnostischen Möglichkeiten, die dem Chirurgen zur Verfügung stehen. Folglich wird man hier die Rolle des Ultraschalls in Hinblick auf diese anderen Formen bildgebender Techniken kritisch einschätzen. In der Pankreaschirurgie ist das aber anders. Kontraströntgenuntersuchungen des Pankreas während des Eingriffs sind problematisch und daher nicht beliebt, und eine andere einfache, zuverlässige bildgebende Technik steht nicht zur Verfügung. Somit ist der operative Ultraschall während der Eingriffe am Pankreas eine ausgezeichnete Hilfe, insbesondere, wenn man seine speziellen Vorteile in Betracht zieht. Die besonderen Vorteile bestehen in der bildlichen Darstellung in verschiedenen Ebenen, dem Vermeiden von operativen Freilegungen, Kontrastmitteldarstellung und Strahlenbelastung.

Operativer Ultraschall bringt Probleme in der Anwendung mit sich. Unserer Meinung nach ergeben sich die größten Probleme aus der Neuartigkeit der Methode und der relativen Schwierigkeit, das Ultraschallbild darstellen und interpretieren zu können. Durch die Praxis und durch Erfahrung lassen sich diese Probleme aber meist schnell lösen. Wir glauben, daß dieses Verfahren für den Pankreaschirurgen wichtig ist und seine Arbeit erleichtern bzw. seine Operationsergebnisse verbessern kann.

Literatur

1. Eiseman B, Greenlaw RH, Gallagher JQ (1965) Localization of common duct stones by ultrasound. Arch Surg 91:195–199
2. Knight RP, Newell JA (1963) Operative use of ultrasonics in cholelithiasis. Lancet I:1023–1025
3. Lane RJ, Glazer G (1980) Intraoperative B-mode ultrasound scanning of the extrahepatic biliary system and pancreas. Lancet II:334–337
4. Schlegel JU, Diggdon P, Cuellar J (1961) The use of ultrasound for localizing renal calculi. J Urol 86:367–369
5. Sigel B, Coelho JCU, Spigos DG, Donahue PE, Wood DK, Nyhus LM (1981) Ultrasonic imaging during biliary and pancreatic surgery. Am J Surg 141:84–89
6. Sigel B, Coelho JCU, Donahue PE, Nyhus LM, Spigos DG, Baker RJ, Machi J (1982) Ultrasonic assistance during surgery for pancreatic inflammatory disease. Arch Surg 117:712–716
7. Sigel B, Coelho JCU, Nyhus LM, Velasco JM, Donahue PE, Wood DK, Spigos DG (1982) Detection of pancreatic tumors by ultrasound during surgery. Arch Surg 117:1058–1061
8. Sigel B, Duarte B, Coelho JCU, Nyhus LM, Baker RJ, Machi J (1983) Localization of insulinomas of the pancreas at operation by real-time ultrasound scanning. Surg Gynecol Obstet 156:145–147
9. Sigel B, Coelho JCU, Machi J, Flanigan DP, Donahue PE, Schuler JJ, Beitler JC (1983) The application of real-time ultrasound imaging during surgical procedures. Surg Gynecol Obstet 157:33–37

8.2 Intraoperative Pankreatographie

H.-J. PEIPER

Eine Kontrastmitteldarstellung des biliopankreatischen Gangsystems erfolgt heute zumeist bereits präoperativ. Mit Hilfe der endoskopischen retrograden Cholangiopankreatographie (ERCP) lassen sich in vielen Fällen durch diese Untersuchungsmethode bereits vor dem Eingriff Darstellungen der großen Gallenwege einschließlich ihres distalen Abschnitts in der Papillenregion sowie gleichzeitig des Ductus Wirsungianus und seiner Verzweigungen erzielen. Gelingt dies nicht (z.B. nach vorausgegangener Billroth-II-Resektion), so wird man zumindest im Fall einer extrahepatischen Cholestase eine Abklärung der Abflußverhältnisse des Ductus choledochus durch perkutane transhepatische Cholangiographie (PTC) erzwingen. Dadurch wird es nur in Einzelfällen erforderlich sein, Veränderungen der Gallenwege durch intraoperative Cholangiographie bzw. Radiomanometrie zu erfassen. Insbesondere im Hinblick auf die für die Therapie wichtige Unterscheidung zwischen biliärer und autonomer Genese der chronischen Pankreatitis, aber natürlich auch zur Erkennung und Differenzierung eines malignen Prozesses, ist die Röntgendarstellung des Gangsystems wichtig.

Neben der Beurteilung des Kalibers des Ductus choledochus und der Darstellung von Steinen kommt der differentialdiagnostischen Erfassung einer eventuellen organischen Papillenstenose Bedeutung zu.

Im Rahmen einer intraoperativen Gallenwegsdiagnostik stehen folgende Verfahren zur Verfügung:

– Druckkontrollierte Cholangiographie vor der Gallengangsrevision. Sie stellt eine Alternative zur sog. Spritzencholangiographie dar und wird von manchen Autoren [11] bevorzugt. Nachteil der Spritzencholangiographie ist die Anwendung unkontrollierter Drücke, wodurch die Diagnostik von Steinen unsicherer wird, da diese durch zu viel Kontrastmittel überdeckt werden können. Auch wird eine Beurteilung der Abflußverhältnisse an der Papille unsicherer, insbesondere weil übermäßig hohe Drücke nicht selten einen Papillenspasmus auslösen können, der ein organisches Abflußhindernis vortäuschen kann. Auf der anderen Seite ist eine zusätzlich zur Cholangiographie vorgenommene Druckmessung technisch aufwendiger und hat sich deshalb nicht generell durchsetzen können.

– Die durch Kontrastmittelinjektion erzielte Darstellung läßt sich durch Gewinnung von Röntgenbildern mit fahrbaren Geräten und untergeschobener Röntgenplatte, heute zumeist aber mit Hilfe eines Bildwandlers und einer Bildverstärkerfernsehkette als Durchleuchtungsbild darstellen. Hierbei lassen sich bei vorhandener technischer Einrichtung gleichzeitig Aufnahmen mit einer 100-mm-Kamera erzielen.

– Druck- und Durchflußmessung [11]. Sie läßt zusammen mit einer druckkontrollierten Cholangiographie [2] eine recht zuverlässige Beurteilung der Abflußverhältnisse an der Papille zu. Für die Darstellung von Gallengangsteinen ist sie nicht geeignet. Als Parameter werden Residualdruck und Standarddurchfluß (Fluß durch die Papille bei einem konstanten Druck von 30 cm H_2O) bestimmt.

– Papillenfunktionstest (Cholezystokinintest) [11] eignet sich zur Unterscheidung zwischen einem funktionellen Papillenspasmus und einer organischen Papillenstenose (Papillopathie). Man verwendet eine Injektion von 1,5 E/kg KG i.v.

– Der Cholangioskopie bedient man sich ggf. nach einer Gallengangsrevision, wobei sie eine gute Überprüfung der erzielten Steinfreiheit ermöglicht. Gleichzeitig lassen sich bei Tumorverdacht Probeexzisionen unter Sicht mit einer Probeexzisionszange aus der Choledochuswandung bzw. dem Papillenbereich entnehmen.

– Nach der Eröffnung des Ductus choledochus ist zudem eine mechanische Exploration mit Hilfe von Sonden, Löffeln, Fogarty-Kathetern etc. möglich.

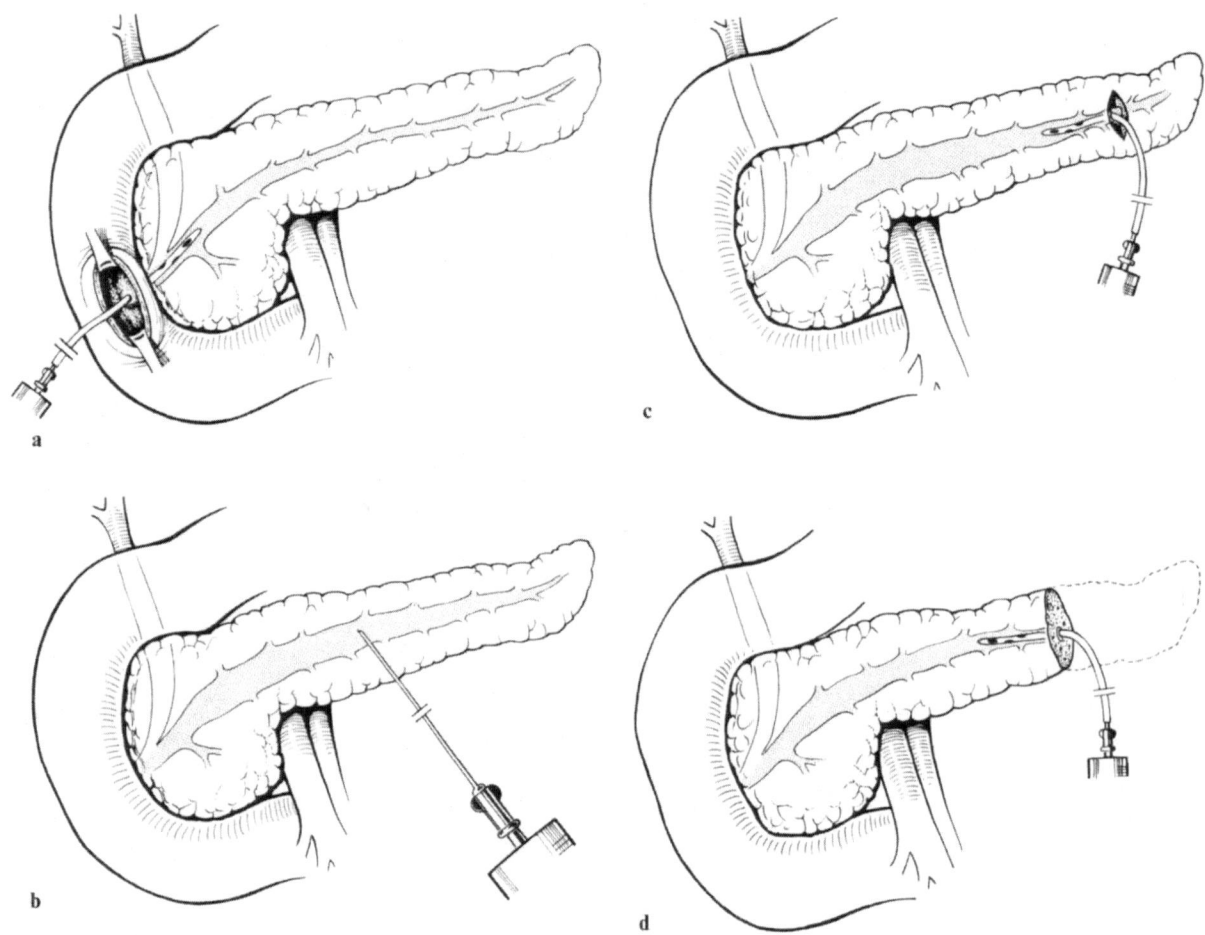

Abb. 8.8a–d. Intraoperative Pankreatographie. **a** Transduodenale, transpapilläre Pankreatographie; **b** Transparenchymatöse Pankreatographie durch Punktion; **c** Pankreatographie nach Längsinzision des Pankreas mit Gangeröffnung und Einschieben eines Katheters; **d** Pankreatographie nach Pankreasschwanzresektion mit Durchtrennung des Ductus pancreaticus und Einschieben eines Katheters

– Für die unmittelbare Erfassung und Deutung des an der Bauchspeicheldrüse vorliegenden Befundes und für die Verfahrenswahl ist die Röntgendarstellung des Pankreasgangsystems wichtig [3, 8, 9]. Liegt keine präoperative Pankreatographie vor, so sollte sie nach Möglichkeit während des Eingriffs durchgeführt werden. Leger [7] führte sie 1951 als intraoperative Untersuchungsmethode während der Exploration ein. Sie gibt Hinweise auf bestehende Veränderungen im Gangsystem und damit auf das einzuschlagende operative Vorgehen. Die Kontrastmittelfüllung des Pankreasgangs (Pankreatographie, Wirsungographie) kann auf verschiedenen Wegen erfolgen (Abb. 8.8) [4]:

1. Durch Intubation der Papille mit darauffolgender aszendierender Kontrastmittelfüllung. Nach Mobilisation und Eröffnung des Duodenums sowie Markierung der Papille durch eine Sonde wird ein Polyvinylkatheter von 1 bis 1,5 mm Durchmesser in den Pankreasgang eingeführt. Häufig gelingt eine blinde Kanülierung ohne vorausgegangene Papillotomie, da der Katheter erfahrungsgemäß leichter in Richtung des Ductus Wirsungianus als in den Choledochus gleitet. Unter Umständen kann man sich das Auffinden des Ostiums im Bereich der Papille oder nach ihrer Spaltung durch Verstärkung der Sekretion mittels Sekretininjektion erleichtern. Füllt sich der Katheter nach seiner Einführung mit Pankreassekret, werden 2–3 cm^3 wasserlöslichen Kontrastmittels ohne Druck injiziert.

2. Durch direkte Punktion des Pankreasgangs (Abb. 8.9). Diese gelingt nur bei gestautem Ductus Wirsungianus, den man dann meist relativ leicht als Rinne von der Vorderfläche der Drüse aus tasten kann. Nach seiner Punktion wird Pankreasse-

Intraoperative Pankreatographie

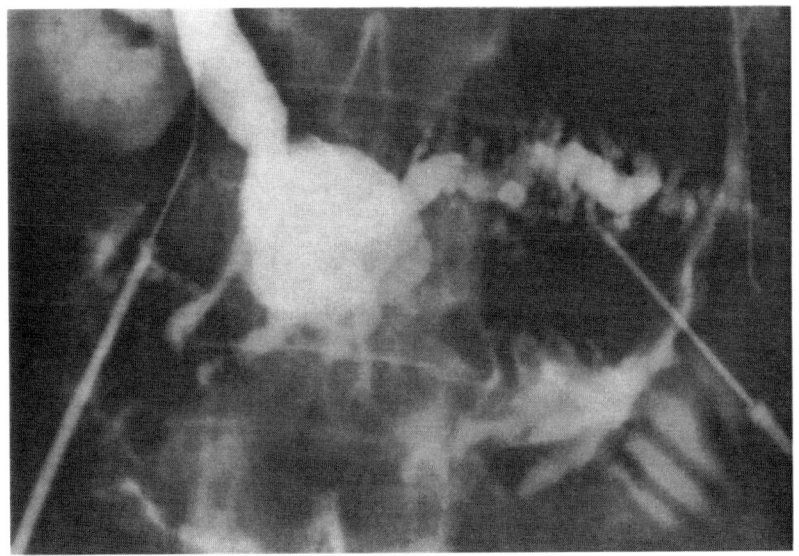

Abb. 8.9. Intraoperative Pankreatographie und Cholangiographie durch direkte Punktionen bei chronisch-kalzifizierender Pankreatitis mit einer kommunizierenden Pseudozyste im Pankreaskopf

kret aspiriert und anschließend das Kontrastmittel eingespritzt.

3. Durch Resektion des Pankreasschwanzes, was häufig die gleichzeitige Milzexstirpation mit sich bringt, läßt sich der Ductus Wirsungianus auf der Resektionsfläche darstellen und gestattet seine deszendierende Füllung.

4. Durch Längsinzision des Pankreasschwanzes auf seiner Vorderfläche, die so weit in die Tiefe hinein ausgeführt wird, bis es zur Eröffnung des Gangs kommt. Dann kann dieser mit einem Polyvinylschlauch intubiert und anschließend deszendierend bzw. auch aszendierend mit Kontrastmittel gefüllt werden. Diese Methode haben wir vor Jahren aus der Überlegung heraus entwickelt [4], daß hierdurch eine nicht in jedem Falle notwendige Pankreasschwanzresektion evtl. unter gleichzeitiger Milzexstirpation vermieden werden kann. Nach der diagnostischen Kontrastmitteldarstellung kann nämlich im Falle eines Belassens des Pankreasschwanzes die gesamte Pankreasvorderfläche mit der zuvor angelegten Längsinzision in eine Jejunumanastomose einbezogen werden. Dieses Verfahren ist zeitsparend und weniger eingreifend als die Resektion des Pankreasschwanzes. Wurde eine Pankreasschwanzresektion zum Zweck der Röntgendarstellung vorgenommen, folgen entweder Nachresektion der Drüse oder aber eine fischmaulförmige Versorgung der Pankreasschnittfläche durch Naht bzw. im Falle einer proximalen Abflußbehinderung die Ableitung des Drüsenstumpfes in eine ausgeschaltete Dünndarmschlinge [10].

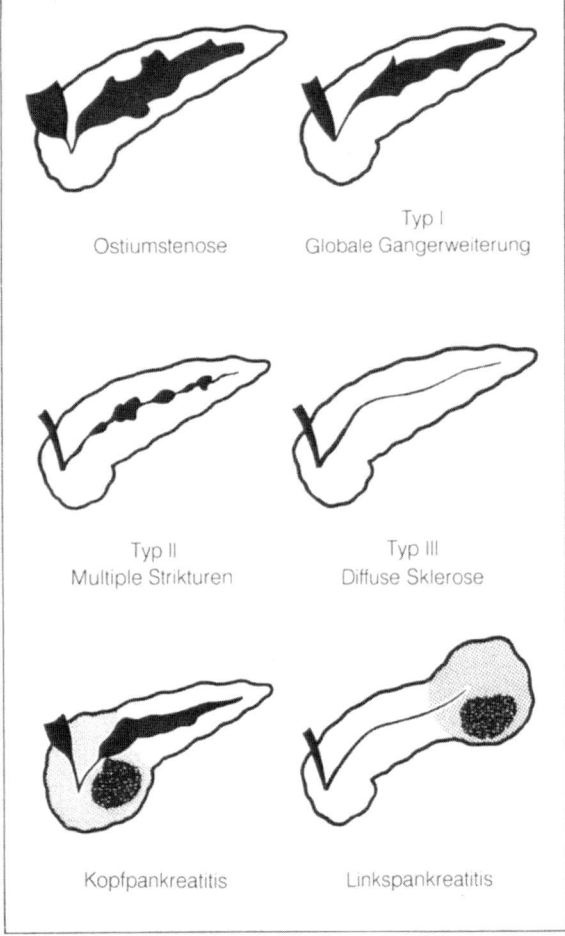

Abb. 8.10. Typeneinteilung der Gangveränderungen am Pankreas aufgrund pankreatographischer Befunde

Die anläßlich der Kontrastmittelfüllung gewonnenen Durchleuchtungsbilder bzw. deren Photodokumentation bringen unterschiedliche Konfigurationen des Gangsystems zur Darstellung (Abb. 8.10a–f). Bei den durch ein mechanisches Hindernis verursachten Pankreatitiden ist der Ductus Wirsungianus prästenotisch dilatiert. Die Erweiterung bei Papillenstenose ist meist geringer ausgeprägt, sie kann teilweise auch völlig fehlen. Bei autonomer Pankreatitis finden sich häufig multiple Strikturen, so daß perlschnurartige Bilder entstehen, die von Puestow als „chain of lakes" bezeichnet wurden [10]. Gelegentlich stellen sich zystische Hohlräume dar, die mit dem Gangsystem kommunizieren; sie entsprechen kleineren intrapankreatischen Pseudozysten. Eine Füllung von Seitenästen des Ductus Wirsungianus wird als Hinweis auf eine chronische Pankreatitis gedeutet [3, 5]. Natürlich ist auch der Nachweis von Konkrementen im Gangsystem möglich.

Literatur

1. Amman R (1970) Die chronische Pankreatitis. Dtsch Med Wochenschr 95:1
2. Caroli J (1946) La radiomanométrie biliaire. Sem Hop Paris 43:1985
3. Fritsch A (1962) Die Pankreatographie – ihre Indikation, Technik und Bedeutung für die Pankreaschirurgie. Chirurg 33:350
4. Fuchs K, Becker HD, Peiper HJ (1972) Intraoperative Diagnostik der chronischen Pankreatitis und ihre therapeutischen Konsequenzen. Chirurg 43:505–509
5. Hess W (1961) Die Erkrankungen der Gallenwege und des Pankreas. Thieme, Stuttgart
6. Hess W (1969) Die chronische Pankreatitis. Huber, Bern Stuttgart
7. Leger L (1951) Sur les prétendus dangers de la pancréatographie per-operatoire. Mém Acad Chir 77:714
8. Mercadier M, Bayre P, Bourbeau D (1965) Indications méthodes et résultats du traitment chirurgical des pancréatites chroniques. J Fr Gastroenterol 1965:282
9. Peiper H-J, Fuchs K, Becker H-D (1972) Intraoperative Diagnostik der chronischen Pankreatitis und ihre therapeutischen Konsequenzen. Chirurg 43:505
10. Puestow CB (1958) Retrograde surgical drainage of pancreas for chronic relapsing pancreatitis. Arch Surg 76:898
11. Tondelli P, Allgöwer M (1980) Gallenwegschirurgie. Springer, Berlin Heidelberg New York

8.3 Intraoperative Punktion und Probebiopsie

E. BODNER

Biopsie (Bios = Leben, Opsis = Betrachtung) heißt so viel wie mikroskopische Diagnostik am Lebenden, also am noch in situ befindlichen Organ; sie erfolgt anhand kleinster Gewebeproben, die für diese Beurteilung aus dem krankheitsverdächtigen Bereich entnommen werden. Die Untersuchung dient v.a. der Abklärung von Geschwülsten und damit der Indikationsstellung für die radikale Tumorchirurgie. Je eingreifender und risikoreicher die therapeutischen Konsequenzen sind, um so wichtiger ist es, sie durch eine zweifelsfreie Diagnose zu begründen.

Beim Pankreaskarzinom ist eine solche Situation gegeben: Die Radikaloperation in Form der Duodenopankreatektomie stellt nicht nur wegen der vielerorts immer noch recht hohen Operationsletalität, sondern auch angesichts der erheblichen postoperativen Morbidität einen äußerst schwerwiegenden Eingriff dar; dazu kommt, daß heute noch weitergehende Operationen, nämlich die subtotale oder totale Pankreasexstirpation, kombiniert mit systematischer regionaler Lymphknotendissektion, beim Karzinom empfohlen werden. Deshalb ist die sichere Differenzierung gegenüber benignen Erkrankungen wichtig, insbesondere bei kleinen Tumoren, die nur durch die Radikaloperation eine, wenngleich geringe, Heilungschance haben, für die aber, falls die Veränderung entzündlich ist, ein derart großer Eingriff nicht gerechtfertigt erscheint. Auch für die Entscheidung zur intraoperativen Direktbestrahlung [50] bei lokal inoperabler Geschwulst sowie zugunsten zytostatischer Behandlungsversuche ist eine sichere Diagnose unerläßlich; sie erlaubt eine gewisse prognostische Aussage und bildet die Voraussetzung, um therapeutische Methoden wissenschaftlich vergleichen zu können.

Unter Berücksichtigung der Anamnese und der mit den modernen bildgebenden Untersuchungstechniken erhobenen Befunde kann in der Mehrzahl der Fälle die bei der Operation sich darbietende Situation richtig gedeutet werden. Fehlbeurteilungen kommen aber auch bei sehr erfahrenen Chirurgen vor [18]. Die Rate der wegen eines vermeintlichen Karzinoms, das bei der Untersuchung des Resektionspräparates durch den Pathologen nicht bestätigt werden konnte, durchgeführten Duodenopankreatektomien beträgt auch in neueren Literaturangaben um 10% (Tabelle 8.1). Dazu kommen noch jene Karzinompatienten, denen man wegen der diagnostischen Unsicherheit die frühzeitige Radikaloperation vorenthalten hat: Wenn nämlich intraoperativ der Tumor ohne mikroskopische Untersuchung zweifelsfrei als Karzinom erkannt werden kann, hat er jenes Stadium, in welchem er chirurgisch noch entfernbar ist, für gewöhnlich schon überschritten.

An der Zweckmäßigkeit der Biopsie von Pankreastumoren kann somit kaum ein Zweifel bestehen. Wenn dennoch viele Chirurgen darauf verzichten, und zwar nicht nur jene, die dem Pankreaskarzinom gegenüber eine von vornherein fatalistische Einstellung haben, und verschiedentlich sogar davon abgeraten wird [22, 39], so läßt sich das nur durch methodische Mängel oder unbefriedigende Ergebnisse erklären. Ein Biopsieverfahren

Tabelle 8.1. Häufigkeit falsch-positiver Pankreaskarzinomdiagnosen bei intraoperativer Beurteilung durch Inspektion und Palpation

Autor	Fehlerrate %
Bowden et al. (1965) [6]	9
Morris u. Nordi (1966) [34]	10
Forsgren et al. (1968) [13]	11
Fortner (1973) [14]	25
Gilsdorf u. Spanos (1973) [17]	9
Isaacson et al. (1974) [24]	8
Gudjonsson et al. (1978) [18]	25
Lee (1982) [31]	8

entspricht seinen Aufgaben nur, wenn es mit hoher diagnostischer Treffsicherheit, ohne wesentliche zusätzliche Belastung oder ernstere Komplikationsgefahr für den Patienten, und v.a. rechtzeitig, d.h. bei intraoperativer Anwendung im Sinne einer schnelldiagnostischen Methode innerhalb von 20 min, die exakte Abklärung erlaubt.

Diese Voraussetzungen waren früher nicht gegeben: Schwierigkeiten, die sowohl die Gewinnung repräsentativer Gewebeproben, als auch die Interpretation am Gefrierschnittmaterial betrafen, haben gerade in jenen Fällen, bei denen es auf die diagnostische Klärung entscheidend ankam, zu einer relativ hohen Inzidenz falsch-negativer Befunde geführt; überdies wurden die damaligen bioptischen Verfahren durch ein nicht unbedeutendes Risiko für den Patienten belastet. Seit Einführung der Feinnadelbiopsie ist die intraoperative mikroskopische Abklärung von Pankreastumoren gefahrlos möglich geworden, eine ablehnende Haltung ist daher kaum mehr gerechtfertigt. Noch immer besteht zwar keine einhellige Meinung in dieser Frage, aber die Befürworter der Pankreasbiopsie nehmen zu [37].

Es gibt vereinzelt auch Verfechter der traditionellen Biopsietechnik, welche auf annähernd gleich gute Ergebnisse hinweisen können; daher sollen die Vor- und Nachteile beider Methoden aufgezeigt werden.

1. Die konventionelle Pankreasbiopsie

Es handelt sich um jene Verfahren, bei welchen das Biopsiematerial histologisch untersucht wird. Die aus der Bauchspeicheldrüse entnommenen Gewebeproben müssen für die Gefrierschnittbehandlung geeignet sein.

Die ursprüngliche Technik ist die einfache *Keilexzision* aus der Oberfläche des Tumors [36]. Wenn das Karzinomgewebe bis unmittelbar unter die Pankreaskapsel reicht und nur wenige Millimeter in die Tiefe geschnitten wird, ist diese Methode diagnostisch aussagekräftig und ungefährlich. Blutungen an der Exzisionsstelle können sofort erkannt und durch eine Umstechungsnaht behoben werden. Bei Keilexzision aus größerer Tiefe und v.a. im gesunden Pankreasgewebe drohen ernste Komplikationen. Daher bewährt sich dieses Verfahren gerade dort am wenigsten, wo die sichere Abklärung am wichtigsten wäre, nämlich bei kleinen Tumoren, die noch resezierbar, aber differentialdiagnostisch zweifelhaft sind. Mit einer oberflächlichen Gewebeentnahme wird in solchen Fällen nur der das Karzinom umgebende chronischfibrosierte Saum erreicht, es kommt daher zu falsch-negativen histologischen Befunden. Dringt die Exzision aber bis zum Karzinom vor, so sind Pankreatitis, Fistel- oder Abszeßbildung nicht seltene Folgen. Diagnostische Treffsicherheit und Komplikationsrisiko stehen somit in direkter Beziehung zueinander. In den letzten Jahren wurden verschiedentlich besondere Techniken angegeben, mit denen man die Biopsiestelle sicherer versorgen wollte: ihre Anastomosierung mit dem Duodenum [47], die Gewebeentnahme zwischen Umstechungsnähten [44] sowie ein Verfahren zur Gewinnung relativ großer Proben aus dem Processus uncinatus [35]; keines dieser Verfahren hat eine größere Bedeutung erlangt.

Wohl aber hoffte man, mit der Einführung der *Stanzbiopsie* es zu ermöglichen, auch aus tiefer im Pankreas gelegenen Karzinomen risikolos repräsentative Gewebeproben zu entnehmen, damit die Inzidenz falsch-negativer Befunde zu senken und gleichzeitig die Komplikationsrate zu verringern. Die anfänglich dabei verwendete Vim-Silverman- [26] oder Menghini-Nadel wurde inzwischen weitgehend durch die Tru-Cut-Nadel verdrängt. Mit diesen Instrumenten werden Gewebezylinder von 1,4 bis 2,0 mm Stärke und bis zu 2 cm Länge gewonnen. Vorteilhaft ist es, das Duodenum nach Kocher ausgiebig zu mobilisieren, weil sich die Punktion dadurch genauer zielen läßt. Außerdem wurde empfohlen, diese Stanzbiopsien durch den Gallengang (von einer supraduodenalen Choledochotomie aus) oder transduodenal vorzunehmen [21, 45].

Es gibt bis heute keine einheitliche Meinung darüber, ob diese Methode der Keilexzision tatsächlich überlegen ist. Häufig wird der Situation entsprechend das eine oder andere Verfahren eingesetzt, weil die Punktion mit der dicken Nadel für Läsionen in der Tiefe der Drüse, die Probeexzision mit dem Skalpell bei bis an die Oberfläche reichenden Karzinomen besser geeignet erscheint. Daher ist die gemeinsame Darstellung dieser konventionellen Biopsieverfahren zweckmäßig.

Die im Schrifttum mitgeteilten Ergebnisse sind größtenteils nicht überzeugend [16, 48]; es werden diagnostische Fehler bis über 50% angegeben [23]. Ähnlich unbefriedigend waren die Erfahrungen im eigenen Krankengut [4]. Da die Technik der Gewebeentnahme variiert, das Krankengut sehr unterschiedlich ist und meistens der endgültige Beweis für die Richtigkeit der Diagnose fehlt, können die

Intraoperative Punktion und Probebiopsie

Tabelle 8.2. Richtig-positive Befunde der konventionellen Biopsieverfahren bei Pankreaskarzinom

Autor (Jahr)	Fallzahl	Positive Befunde	%
Bowden (1954) [5]	31	22	71
Spjut u. Ramos (1957) [43]	49	43	88
Cote et al. (1959) [8]	109	62	57
Schultz u. Sanders (1963) [39]	159	103	65
Winegarner et al. (1966) [49]	80	68	85
Lund (1969) [33]	55	44	80
Dencker (1972) [10]	81	66	81
Isaacson et al. (1974) [24]	326	310	95
George et al. (1975) [16]	35	31	89
Lightwood et al. (1976) [32]	87	72	83
Jamieson et al. (1977) [25]	34	22	65
Tweedle (1979) [45]	29	25	86
Lee (1982) [31]	34	9	26
Hermanek (1983) [21]	138	126	91
Eigenes Krankengut	75	48	64
Gesamt	1322	1051	79,5

Angaben aus der Literatur kaum miteinander verglichen werden. In Tabelle 8.2 wurde versucht, die mittels konventioneller Biopsieverfahren erzielten Raten richtig-positiver Karzinombefunde zu erfassen; sie differieren zwischen 26% und 95% und liegen mit 1051 richtigen Ergebnissen von insgesamt 1322 Fällen im Durchschnitt knapp unter 80%.

Nachblutung, Pankreatitis, Pankreasfistel und subphrenische Abszesse sind schwerwiegende, weil manchmal letal endende Komplikationen der konventionellen Pankreasbiopsie [32, 37, 39]. Todesfälle als unmittelbare Folge der Gewebeentnahme werden auch im neuesten Schrifttum beschrieben [46]. Aus der in Tabelle 8.3 zusammengestellten Literaturübersicht mit zusammen 1201 Fällen ergibt sich eine Komplikationsrate von 5,7% mit einer 1,7%igen Letalität. Das entspricht weitestgehend den in der Sammelstatistik von Reuben u. Cotton [37] angegebenen Zahlen. Ob dabei die Keilexzision oder die Pankreaspunktion mit der dicken Nadel das risikoreichere Verfahren darstellt, wird unterschiedlich beurteilt [21, 24, 32].

Von manchen Autoren [3, 31, 32] – und zwar auch von Pathologen [40] – wird neben der Schwierigkeit der Gewinnung von diagnostisch aussagekräftigem Material v.a. auf die Problematik der Gefrierschnittbeurteilung hingewiesen. Sie betrifft weniger die Diagnostik aus den Keilexzisionen; nicht immer aber ist es offenbar möglich, aus dem mit der Nadel gewonnenen Gewebezylinder eine sichere histologische Schnelldiagnose abzugeben. Besondere Schwierigkeiten ergeben sich einerseits bei den hochdifferenzierten Karzinomen, andererseits kommen atypische Zellhyperplasien im Gangepithel häufig auch bei chronischer Pankreatitis vor.

So erklärt es sich, daß im Schrifttum die Meinung vorherrschend ist, die konventionelle Pankreasbiopsie sei zu ungenau und zu gefährlich, um sie allgemein empfehlen zu können. Um so mehr dürfen aber einzelne gegenteilige Erfahrungen nicht unerwähnt bleiben. Isaacson et al. [24] sowie Hermanek [21] haben durchaus gute Ergebnisse sowohl hinsichtlich der diagnostischen Treffsicherheit (über 90%) als auch hinsichtlich der niedrigen oder fehlenden Komplikationsraten erzielt. Diese Autoren kommen daher zu dem Schluß, daß die konventionelle Pankreasbiopsie ein durchaus zielführendes und sehr verläßliches diagnostisches Verfahren darstellt.

2. Die Feinnadelaspirationsbiopsie

Bei diesem Verfahren wird Zellmaterial mittels einer sehr feinen Nadel, die in das Pankreas eingestochen wurde, aus dem tumorverdächtigen Bezirk entnommen und davon ein Ausstrichpräparat für die mikroskopische Untersuchung hergestellt; es handelt sich also um eine zytodiagnostische Methode.

Tabelle 8.3. Morbidität und Mortalität der konventionellen Pankreasbiopsie

Autor (Jahr)	Fallzahl	Komplikationen	Todesfälle
Schultz u. Sanders (1963) [39]	159	15	6
Lund (1969) [33]	55	5	–
Isaacson et al. (1974) [24]	527	17	9
George et al. (1975) [16]	47	–	–
Lightwood et al. (1976) [32]	171	8	3
Jamieson et al. (1977) [25]	47	6	1
Tweedle (1979) [45]	65	1	–
Lee (1982) [31]	55	1	–
Eigenes Material	75	15	1
Gesamt	1201	69	20
%	100	5,7	1,7
Sammelstatistik Reuben u. Cotton (1978) [37]	1128	49	17
	100	4,3	1,5

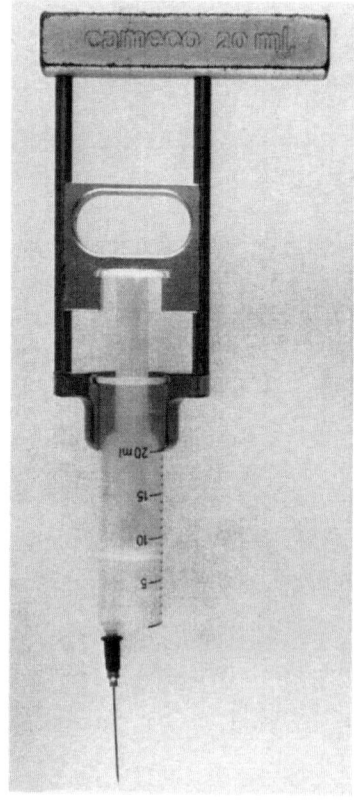
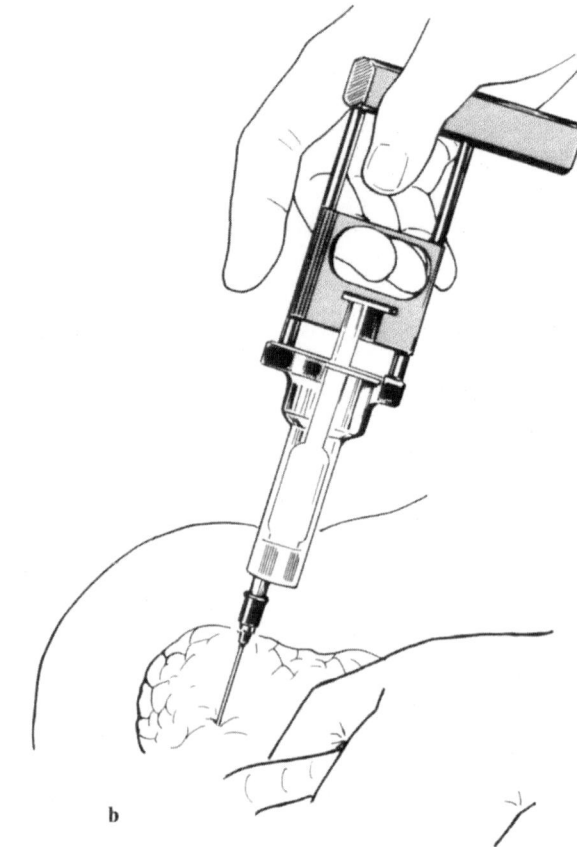

Abb. 8.11. a, b Spritzenhalterung für die Feinnadelaspirationsbiopsie

Als Instrumentarium genügt für die Gewinnung des Zellaspirates eine dünne Kanüle der Stärke 0,6 mm, die auf eine gewöhnliche 20-ml-Spritze aufgesteckt wird. Die Verwendung einer speziellen Spritzenhalterung hat sich als vorteilhaft erwiesen, weil damit die Punktion einhändig ausgeführt und genauer geortet werden kann, indem man mit der freien Hand den vorher schon mobilisierten krankhaften Drüsenabschnitt umgreift. Wir benutzten anfänglich das von Franzen et al. [15] entwickelte Gerät und verwenden nun schon seit Jahren die in Abb. 8.11a gezeigte Halterung für Einmalspritzen. Falls man ungewollt Blut oder Pankreassaft aspiriert, braucht die Spritze zwischendurch nicht gereinigt, sondern nur ausgetauscht zu werden.

Nach dem Einstich in das Pankreas wird der Spritzenstempel kräftig hochgezogen und gleichzeitig die Nadel im Tumor etwas vor- und zurückbewegt (Abb. 8.11b). Um zu verhindern, daß dabei alles Zellmaterial in die Spritze eingesaugt wird, soll nach Loslassen des Stempels der Druckausgleich in der Spritze abgewartet werden, ehe man die Nadel aus dem Pankreas entfernt. Wir punktieren jeden Pankreastumor grundsätzlich 3- bis 5mal unmittelbar nacheinander aus verschiedenen Richtungen, je nach Situation auch durch das Duodenum hindurch.

Das aspirierte Zellmaterial wird jeweils sofort auf einen Objektträger ausgespritzt, dort – ohne zu quetschen – ausgestrichen und mit Zytospray fixiert. Die Lufttrocknung der Präparate hat sich uns weniger bewährt, bei Fixierung in Äther-Alkohol sind verschiedentlich Mißgeschicke auf dem Transport vorgekommen. Alle Ausstrichpräparate werden gemeinsam zur Pathologie gebracht, von wo wir nach durchschnittlich 15 min das zytodiagnostische Ergebnis telefonisch mitgeteilt erhalten.

Durch Modifizierung des Färbeverfahrens nach Papanicolaou ist es gelungen, die für den Färbevorgang benötigte Zeit auf wenige Minuten zu verkürzen [30]. Bei dem am häufigsten vorkommenden duktalen Pankreaskarzinom wird für gewöhnlich ein sehr zellreiches Material gewonnen (Abb. 8.12). Die zytologische Beurteilung hat sich als relativ einfach erwiesen [28], weil die Kernatypien (grobe heteropyknotische Schollen, irreguläre Kerngestalt, vergrößerte Nukleolen) gut zur Darstellung gelangen. Daher sind bei einiger Erfahrung des Untersuchers sowohl Aussagen über den Differenzierungsgrad möglich als auch eine sichere

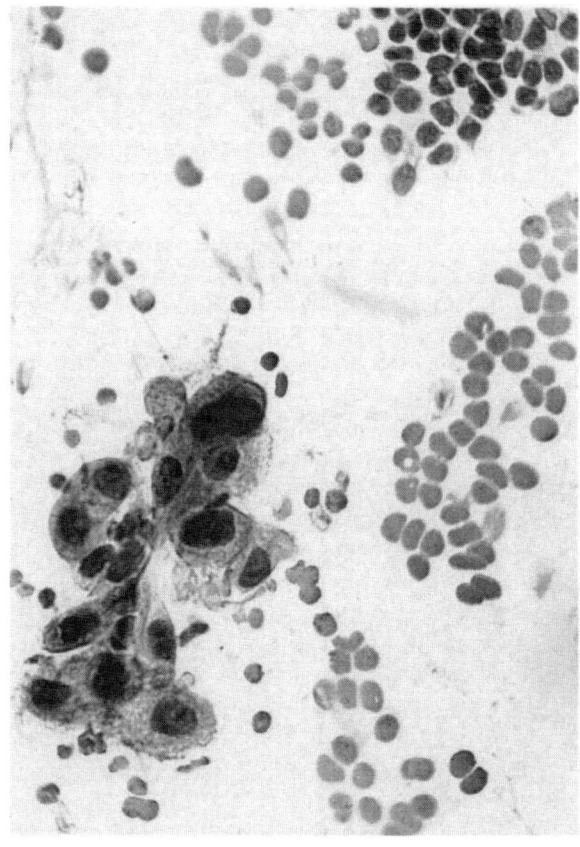

Abb. 8.12. Durch Feinnadelaspiration gewonnenes zytologisches Ausstrichpräparat von einem duktalen Pankreaskarzinom

Unterscheidung gegenüber entzündlichen Veränderungen, endokrinen Tumoren sowie organfremden Geschwülsten (Neurofibrosarkom des Duodenums, Pankreasmetastasen, Lymphom etc.). Da das Feinnadelaspirat oftmals auch größere Zellverbände enthält, können bei der Befundung histologische Kriterien mitherangezogen werden.

In den Tabellen 8.4–8.6 ist die diagnostische Leistungsfähigkeit der Feinnadelbiopsie des Pankreas am eigenen Krankengut von bisher 308 Patienten dargestellt. Da zu dem Zeitpunkt, als wir mit der Erprobung der Methode begonnen haben, noch keine Erfahrungen anderer Autoren verfügbar waren, sind anfänglich die Ausstrichpräparate von 8 Patienten wegen schlechter Fixation oder fehlerhafter Färbung mikroskopisch nicht beurteilbar gewesen. Diese Fälle müssen ebenso wie 39 diagnostisch unbewiesen gebliebene für die Feststellung der zytologischen Treffsicherheit ausgeschlos-

Tabelle 8.4. Intraoperative Feinnadelbiopsie bei Tumoren der duodenopankreatischen Region

Fälle insgesamt (bis Ende 1983)	308
Aspirat nicht beurteilbar (vor 1974)	8
Diagnose nicht gesichert	39
Diagnose gesichert	261
histologisch durch	
totale Duodenopankreatektomie	5
partielle Duodenopankreatektomie	91
Hemiduodenopankreatektomie	2
subtotale Linksresektion (95%)	3
Splenopankreatektomie (60%)	22
Tumorenukleation	1
Exzision aus dem Tumor	45
Exzision aus Metastasen	60
Autopsie	8
klinisch durch	
Metastasen (Leber)	5
Verlauf (mehr als 3 Jahre)	19

Tabelle 8.5. Ergebnisse der intraoperativen Feinnadelbiopsie bei Tumoren der duodenopankreatischen Region

		Zytodiagnose		
Fälle insgesamt (bis Ende 1983)	308			
Diagnose gesichert	261	Positiv	Suspekt	Negativ
Pankreaskarzinome	139	133	1	5
Periampulläre Karzinome	51	46	1	4
Papillenkarzinome	8	4	2	2
Maligne Duodenaltumoren	5	5	–	–
Intrapankreatische Metastasen	5	5	–	–
Retropankreatische maligne Tumoren	8	8	–	–
Insulinom	1	–	–	1
Chronische Pankreatitis	44	–	–	44
Zytologische Beurteilung				
richtig	246	(94,3%)		
falsch-negativ	11	(4,2%)		
falsch-positiv	0	(0,0%)		

Tabelle 8.6. Ergebnisse der intraoperativen Feinnadelbiopsie bei malignen Tumoren der duodenopankreatischen Region (bis Ende 1983)

Zytodiagnostischer Befund	Alle Malignome (%)		Resekable Malignome (%)	
Positiv	201	(93,1)	91	(92,8)
Suspekt	4	(1,8)	2	(2,1)
Negativ	11	(5,1)	5	(5,1)
Gesamt	216	(100)	98	(100)

Tabelle 8.7. Richtig-positive Befunde der intraoperativen Feinnadelbiopsie bei malignen Tumoren der duodenopankreatischen Region

Autor (Jahr)	Fallzahl	Positive Befunde	%
Arnesjo et al. (1972) [2]	18	16	88,9
Forsgren u. Orell (1973) [12]	29	28	96,6
Akashi et al. (1974) [1]	46	44	95,7
Shorey (1975) [41]	18	18	100,0
Hastrup et al. (1978) [20]	19	17	89,5
Kline u. Neal (1978) [27]	41	39	95,1
Dekker u. Lloyd (1979) [9]	17	15	88,2
Ihse et al. (1979) [23]	75	65	86,7
Schick et al. (1980) [38]	11	10	90,9
Willems u. Löwenhagen (1980) [48]	22	18	81,8
Eggert et al. (1984) [11]	65	52	80,0
Eigenes Krankengut (bis 1983)	216	201	93,1
Gesamt	577	523	90,6

Tabelle 8.8. Morbidität und Mortalität der intraoperativen Feinnadelbiopsie des Pankreas

Autor (Jahr)	Fallzahl	Komplikationen	Todesfälle
Christoffersen u. Poll (1970) [7]	28	–	–
Arnesjo et al. (1972) [2]	25	–	–
Koivuniemi et al. (1972) [28]	64	–	–
Forsgren u. Orell (1973) [12]	40	–	–
Halveg et al. (1973) [19]	14	–	–
Akashi et al. (1974) [1]	122	–	–
Shorey (1975) [41]	21	–	–
Kline u. Neal (1978) [27]	65	–	–
Dekker u. Lloyd (1979) [9]	13	–	–
Ihse et al. (1979) [23]	19	–	–
Willems u. Löwenhagen (1980) [48]	22	–	–
Labadie et al. (1981) [29]	16	–	–
Simms et al. (1982) [42]	?	1	–
Eggert et al. (1984) [11]	100	–	–
Eigenes Krankengut (bis 1983)	308	–	–
Gesamt	857	1	–
	100	0,1	0,0

sen werden, so daß die Ergebnisse von 261 Patienten mit zweifelsfrei abgeklärter Pankreaserkrankung vorliegen (Tabelle 8.4).

Insgesamt waren 94,3% aller zytodiagnostischen Befunde richtig (Tabelle 8.5); es findet sich unter 45 benignen Pankreasveränderungen kein falsch-positives Ergebnis, von 216 malignen Tumoren wurden 201 (93,1%) durch die Feinnadelbiopsie korrekt diagnostiziert (Tabelle 8.6). Bei den 11 falsch-negativen Befunden wurde das Karzinom mit der Nadel nicht erreicht, ein solcher Fehler der Materialentnahme ist unter den letzten 100 Fällen nurmehr einmal vorgekommen. Nach Korrektur jener Fälle, bei denen sich der Zytologe mangels ausreichender Erfahrung anfänglich nicht sicher festlegen wollte, die aber bei späterer Nachbefundung einwandfrei zugeordnet werden konnten, verbleiben 4 suspekt-positive Resultate und zwar 2mal bei hochdifferenzierten Pankreaskarzinomen und je in 1 Fall einer malignen Geschwulst vom Inselzelltyp sowie eines papillären Karzinoms des Ductus pancreaticus. Bezogen allein auf die Pankreas- und periampullären Karzinome liegt die Sensitivität der Methode demnach bei über 95%.

Diese hohe diagnostische Treffsicherheit wird in allen bisherigen Veröffentlichungen über die Feinnadelbiopsie des Pankreas bestätigt. Die Rate richtig-positiver Karzinomdiagnosen (diagnostische Sensitivität) schwankt zwischen 80 und 100% und beträgt bei insgesamt 577 publizierten Malignomen durchschnittlich 90,6% (Tabelle 8.7).

Überzeugend dokumentiert sich im Schrifttum das niedrige Komplikationsrisiko bei der Feinnadelbiopsie (Tabelle 8.8): Unter insgesamt 857 Fällen, bei denen das Verfahren angewendet worden ist, findet sich eine einzige, auf die Pankreaspunktion zurückzuführende Komplikation, nämlich eine Pankreasfistel, die nach mehreren Wochen ausheilte [42]. Weitere Komplikationen oder gar Todesfälle sind bisher nicht bekannt geworden. Subkapsuläre Blutungen, die an der Punktionsstelle auftreten können, stehen nach kurzzeitiger Tamponade von selbst. Desgleichen sind die bisweilen postoperativ zu beobachtenden geringgradigen Anstiege der Amylasewerte ohne klinische Relevanz. Für eine durch die intraoperative Feinnadelpunktion bedingte Tumorzellverstreuung haben sich bisher keine Hinweise ergeben.

3. Bewertung der beiden Biopsiemethoden

Die Leistungsfähigkeit der Pankreasbiopsie hat sich in erster Linie an der Treffsicherheit der klinischen Diagnostik zu messen, welche durch den mikroskopischen Krankheitsnachweis eine qualitative und quantitative Verbesserung erfahren sollte. Nur so trägt die Biopsie dazu bei, daß falsche therapeutische Konsequenzen als Folge einer prä- oder intraoperativen Fehldiagnose verhindert werden. Wenn die Trefferquote des bioptischen Verfahrens jene der klinischen Beurteilung nicht übersteigt, so darf für den Patienten durch die Methode wenigstens kein zusätzliches Komplikationsrisiko entstehen.

Will man die Verfahren der konventionellen Pankreasbiopsie mit der Feinnadelbiopsie vergleichen, so ist zu bedenken, daß dabei die Ergebnisse einer traditionell-etablierten jener einer neu in Entwicklung stehenden Methode gegenübergestellt werden. Als um 1970, angeregt durch die Arbeit von Franzen et al. [15] über die Aspirationsbiopsie aus der Prostata und durch Mitteilungen über zytologische Untersuchungen an anderen Organtumoren (Lunge, Mamma, Schilddrüse), sowohl in Skandinavien [2, 12, 19] als auch von einer eigenen Arbeitsgruppe begonnen wurde, die Brauchbarkeit der Zytodiagnostik an der Bauchspeicheldrüse zu erproben, waren die zytomorphologischen Merkmale krankhaft veränderter Pankreaszellen noch kaum bekannt. Daher mußten einerseits Erfahrungen mit der technischen Durchführung der Aspirationsbiopsie gesammelt werden und andererseits galt es, das für eine intraoperative Schnellbeurteilung des Zellausstrichs geeignete Fixierungs- und Färbeverfahren zu finden sowie Kriterien zu erarbeiten, die eine sichere zytologische Diagnostik der Pankreaserkrankungen erlauben. Christoffersen u. Poll [7] haben ihre ersten Pankreasbiopsien an der Leiche gemacht, während wir mit Tierexperimenten begannen, um zunächst die traumatischen Auswirkungen der Feinnadelpunktion am gesunden Pankreas zu studieren [4].

Sowohl die anfänglichen Schwierigkeiten bei der Materialgewinnung und -aufbereitung als auch die Probleme des weitgehend autodidaktischen Erlernens der zytologischen Beurteilung schlagen sich in den Ergebnissen der Feinnadelbiopsie belastend nieder. Erwartungsgemäß nimmt daher die diagnostische Treffsicherheit mit steigender Erfahrung zu, was sich nicht nur im eigenen Krankengut bestätigt, sondern auch von anderen Autoren hervorgehoben wird [11]. Kline u. Neal [27] konnten in ihrem Krankengut die Trefferquote von 89% 1975 auf 95% 1978 steigern.

Umgekehrt gibt Tabelle 8.2 die diagnostische Treffsicherheit der konventionellen Pankreasbiopsie dadurch verschönert wieder, daß in den meisten Publikationen zu diesem Thema der Versuch einer bioptischen Sicherung der Diagnose von vornherein nur bei günstig gelagerten Fällen unternommen wurde; bei kleinen oder tiefer gelegenen Tumoren hat man keine Biopsie gemacht. Die niedrigen Histologieraten sind in der Literatur verschiedentlich belegt [18, 31, 37]. Hingegen haben wir in unserem Krankengut durch mehr als 10 Jahre ausnahmslos jede tumoröse Pankreasveränderung durch Feinnadelbiopsie untersucht und das Ergebnis in unsere Tabellen eingebracht.

Trotzdem erweist sich in der Gegenüberstellung von Tabelle 8.2 und Tabelle 8.7 die Feinnadelbiopsie als das diagnostisch aussagekräftigere Verfahren. Die Fehldiagnosen sind in erster Linie durch ein nicht repräsentatives Biopsiematerial bedingt. Sie betreffen zu einem Großteil Papillenkarzinome [11], die im Rahmen der präoperativen Untersuchungen mit endoskopischer Biopsie auf einfache Weise hätten abgeklärt werden können. Bei der konventionellen Biopsie wird für gewöhnlich nur eine Gewebeprobe entnommen, während wir die Feinnadelpunktion routinemäßig in jedem Fall mehrfach hintereinander ausführen. Die Wahrscheinlichkeit, auch einen kleinen Tumor im Zentrum des Pankreaskopfes zu erfassen, ist also bei dem letzteren Verfahren größer. Dementsprechend zeigt Tabelle 8.6, daß die Trefferquote bei den noch resezierbaren Pankreaskarzinomen, auf die es v.a. ankommt, von der des Gesamtmaterials nicht differiert.

Hinsichtlich der mikroskopischen Beurteilung stehen sich die Problematik der histologischen Gefrierschnittuntersuchung von Stanzzylindern und der Umstand, daß bislang noch relativ wenige Pathologen mit der zytologischen Pankreasdiagnostik vertraut sind, gegenüber. Seitdem die Feinnadelaspirationsbiopsie immer mehr auch als ultraschall- oder CT-gezieltes perkutanes Verfahren empfohlen wird, scheint die Zahl der zytologisch interessierten Pathologen zuzunehmen. Auf die nach unserer Meinung unterschiedliche Indikation dieser prä- gegenüber der intraoperativen Feinnadelbiopsie ist in Kap. 5.5 hingewiesen. Die große Zahl der in unserem Krankengut histologisch überprüften Fälle beweist, daß die Validität der zytologischen Befunde am Pankreas überaus hoch ist. Falsch-positive Befunde sind bisher weder bei uns, noch in anderen publizierten Serien vorgekommen. Auch bei der Feinnadelbiopsie ist natürlich nur das positive Ergebnis für ein Karzinom beweisend, negative Befunde schließen einen malignen Tumor nicht aus.

Das wichtigste Argument zugunsten der Feinnadelbiopsie liegt in der risikolosen Gewinnung des Untersuchungsmaterials; sogar vom gesunden Pankreas werden auch mehrfache Einstiche mit der dünnen Kanüle folgenlos toleriert. Dabei ist die direkte Kontrolle des Punktionsvorgangs am offenen Bauch ein Vorteil gegenüber der perkutanen Aspirationsbiopsie, bei der die Komplikationsrate offenbar nicht gänzlich vernachlässigt werden darf (s. Kap. 5.5). Vergleicht man Tabelle 8.3 mit Tabelle 8.8, so bedarf das unterschiedliche Risiko der beiden intraoperativen Pankreasbiopsiemethoden keiner weiteren Diskussion.

Die immer noch weit verbreitete ablehnende Haltung gegenüber der bioptischen Abklärung von Pankreaserkrankungen ist heute nicht mehr zu begründen: Weniger deshalb, weil einzelne Studien gezeigt haben, daß bei großer Erfahrung und optimaler Teamarbeit zwischen Chirurgen und Pathologen auch die konventionellen Methoden eine wertvolle Hilfe bei der intraoperativen Differenzierung von Pankreastumoren darstellen können, sondern v.a., weil uns in der Feinnadelbiopsie nunmehr ein Verfahren zur Verfügung steht, welches in den bisher dazu erschienenen Veröffentlichungen übereinstimmend als diagnostisch aussagekräftig und zugleich ungefährlich bezeichnet wird und das daher dem eingangs erwähnten wesentlichen Ziel einer bioptischen Untersuchung weitestgehend entspricht.

Literatur

1. Akashi M, Hemmi T, Kondo N (1974) Pancreatic biopsy. Stomach Intest 9:1563–1570
2. Arnesjo B, Stormby N, Akerman M (1972) Cytodiagnosis of pancreatic lesions by means of fine-needle biopsy during operation. Acta Chir Scand 138:363–369
3. Beazley RM (1981) Needle biopsy diagnosis of pancreatic cancer. Cancer 47:1685–1687
4. Bodner E (1973) Das Problem der intraoperativen Abklärung von Pankreaskopftumoren. Ergebnisse konventioneller histologischer und neuartiger cytodiagnostischer Untersuchungen. Langenbecks Arch Chir 333:165–190
5. Bowden L (1954) The fallibility of pancreatic biopsy. Ann surg 139:403–408
6. Bowden L, McNeer G, Pack GT (1965) Carcinoma of the head of the pancreas. Five year survival in four patients. Am J Surg 109:578–582
7. Christoffersen P, Poll P (1970) Peroperative pancreas aspiration biopsies. Acta Pathol Microbiol Scand [Suppl] 212:28–32
8. Cote J, Dockerty MB, Priestley JT (1959) An evaluation of pancreatic biopsy with the Vim-Silverman needle. Arch Surg 79:64–72
9. Dekker A, Lloyd JD (1979) Fine-needle aspiration biopsy in ampullary and pancreatic carcinoma. Arch Surg 114:592–595
10. Dencker H (1972) Evaluation of operative biopsy of periampullary tumors. Acta Chir Scand 138:190–194
11. Eggert A, Lattmann E, Kopf R, Pfeiffer M, Klöppel G (1984) Intraoperative Pankreaspunktionszytologie. Zentralbl Chir 109:540–544
12. Forsgren L, Orell S (1973) Aspiration cytology in carcinoma of the pancreas. Surgery 73:38–42
13. Forsgren L, Hanson K, Lundh G, Nordenstam H (1968) Pancreatic biopsy. Acta Chir Scand 134:457–460
14. Fortner JG (1973) Regional resection of cancer of the pancreas. A new surgical approach. Surgery 73:307–320
15. Franzen S, Giertz G, Zajicek J (1960) Cytological diagnosis of prostatic tumours by transrectal aspiration biopsy: A preliminary report. Br J Urol 32:193–196
16. George P, Brown C, Gilchrist J (1975) Operative biopsy of the pancreas. Br J Surg 62:280–283
17. Gilsdorf RB, Spanos P (1973) Factors influencing morbidity and mortality in pancreatoduodenectomy. Ann Surg 177:332–337
18. Gudjonsson B, Livstone EM, Spiro HM (1978) Cancer of pancreas. Diagnostic accuracy and survival statistics. Cancer 42:2494–2506
19. Halveg AB, Sterling N, Henriques UV (1973) Peroperative fine-needle aspiration biopsy. Acta Chir Scand 139:452–454
20. Hastrup J, Thommesen P, Frederiksen P (1978) Pancreatitis and pancreatic carcinoma, diagnosed by peroperative find-needle-aspiration biopsy. Acta Cytol 21:731–734
21. Hermanek P (1983) Intraoperative Diagnostik des Pankreascarcinoms. Langenbecks Arch Chir 359:289–299
22. Hines LH, Burns R (1976) 10 years' experience treating pancreatic and periampullary cancer. Am Surg 42:441–447
23. Ihse I, Toregard BM, Akerman M (1979) Intraoperative fine-needle-aspiration cytology in pancreatic lesions. Ann Surg 190:732–734
24. Isaacson R, Weiland LH, McIlrath DC (1974) Biopsy of the pancreas. Arch Surg 109:227–230
25. Jamieson C, Bury KD, Colapinto ND (1977) Evaluation of intraoperative biopsy of the pancreas. Can J Surg 20:546–550
26. Kirtland HB Jr (1951) A safe method of pancreatic biopsy. A preliminary report. Am J Surg 82:451–457
27. Kline TS, Neal HS (1978) Needle aspiration biopsy: A critical appraisal. JAMA 239:36–39
28. Koivuniemi A, Lempinen M, Pantzar P (1972) Fine-needle aspiration biopsy of pancreas. Ann Chir Gynaecol Fenn 61:273–280
29. Labadie M, Descos L, Berger F (1981) La ponction cytologique du pancreas. Etude preliminaire. Sem Hop Paris 57:261–265
30. Lederer B, Bodner E (1974) Intraoperative Abklärung tumoröser Veränderungen des Pankreaskopfes mittels der Feinnadelsaugbiopsie. Dtsch Med Wochenschr 99:993–996
31. Lee YTN (1982) Tissue diagnosis for carcinoma of the pancreas and periampullary structures. Cancer 49:1035–1039
32. Lightwood R, Reber HA, Way LW (1976) The risk and accuracy of pancreatic biopsy. Am J Surg 132:189–194
33. Lund F (1969) Carcinoma of the pancreas: Biopsy or not? Acta Chir Scand 135:515–517
34. Morris PJ, Nardi GJ (1966) Pancreaticoduodenal cancer. Arch Surg 92:834–837
35. Murat J, Jobard P (1972) Technique de biopsie pancreatique large. Nouv Presse Med 1:886–888

36. Probstein JG, Sachar LA, Rindskopf W (1950) Biopsies of pancreatic masses. Surgery 27:356–359
37. Reuben A, Cotton PB (1978) Operative pancreatic biopsy: A survey of current practice. Ann R Coll Surg Engl 60:53–57
38. Schick P, Goldberg I, Nieberg R, State D (1980) Peroperative pancreatic aspiration for evaluating pancreatic disease. Am J Surg 139:851–854
39. Schultz NJ, Sanders RJ (1963) Evaluation of pancreatic biopsy. Ann Surg 158:1053–1057
40. Seifert G, Klöppel G (1979) Diagnostic value of pancreatic biopsy. Pathol Res Pract 164:357–384
41. Shorey BA (1975) Aspiration biopsy of carcinoma of the pancreas. Gut 16:645–647
42. Simms MH, Tindall N, Allan RN (1982) Pancreatic fistula following operative fine-needle aspiration. Br J Surg 69:548
43. Spjut HJ, Ramos AJ (1957) An evaluation of biopsy-frozen section of the ampullary region and pancreas. Ann Surg 146:923–930
44. Tobe T, Takahashi K, Midorikawa O (1970) Surgical biopsy of the pancreas. Procedure and diagnostic value. Acta Diabetol Lat 7:93–115
45. Tweedle DEF (1979) Peroperative transduodenal biopsy of the pancreas. Gut 20:992–996
46. Vora NM, Wakamatsu T (1980) Delayed massive bleeding from gastroduodenal artery due to transduodenal needle biopsy of pancreas. Del Med J 52:323–326
47. Willbanks OL, Razzuk MA (1971) Improved incisional biopsy technique for lesions of the head of the pancreas: Construction of pancreaticoduodenostomy at biopsy site. Surgery 69:84–86
48. Willems JS, Löwenhagen T (1980) Aspiration biopsy cytology of the pancreas. Schweiz Med Wochenschr 110:845–848
49. Winegarner FG, Hague WH, Elliot DW (1966) Tissue diagnosis and surgical management of malignant jaundice. Am J Surg 111:5–7
50. Wood WC, Shipley WK, Gunderson LL, Cohen AM, Nardi GL (1982) Intraoperative irradiation for unresectable pancreatic carcinoma. Cancer 49:1272–1275

9 Aktuelle Klassifikation der Pankreatitis

M.V. SINGER, K. GYR und H. SARLES

1963 wurde anläßlich des 1. Internationalen Pankreatitis-Symposiums in Marseille eine Klassifikation der Pankreatitis entworfen, die seither weltweite Anerkennung gefunden hat [(Sarles H (Hrsg) (1965) Pancreatitis. Karger, Basel New York]. Die rapide Entwicklung innerhalb der letzten 2 Jahrzehnte auf dem Gebiet der Diagnostik (Einführung der endoskopischen retrograden Pankreatographie, Sonographie und Computertomographie) und der Biochemie (Entdeckung neuer Markersubstanzen, wie z.B. Lactoferrin, Pankreassteinprotein) führte zu immer größeren Diskrepanzen mit der alten Klassifikation, so daß sich eine Revision aufdrängte.

In der Zeit vom 28.–30. März 1984 fand das 2. Internationale Symposium über die Klassifikation der Pankreatitis in Marseille statt, an dem 86 Wissenschaftler aus 15 Ländern teilnahmen, u.a. 16 Ärzte und Wissenschaftler aus der Bundesrepublik Deutschland.

Das Treffen wurde organisiert von Sarles (Marseille), Gyr (Basel), Singer (Essen) und von verschiedenen nationalen und internationalen Organisationen unterstützt. Während des 2 $^1/_2$tägigen Symposiums wurden der aktuelle Wissensstand und die jeweils strittigen Aspekte der Pathologie, Biochemie, Pathophysiologie, der diagnostischen Untersuchungsmethoden, der Epidemiologie und Ätiologie sowie des klinischen Verlaufs der akuten und chronischen Pankreatitis dargestellt und intensiv diskutiert. Das Ergebnis der Tagung ist die nachstehende, in gemeinsamer Diskussion erarbeitete und einstimmig verabschiedete, revidierte Klassifikation der Pankreatitis[1].

1. Revidierte Marseille-Klassifikation der Pankreatitis

Die Pankreatitis kann eingeteilt werden 1. in eine akute Pankreatitis und 2. in eine chronische Pankreatitis.

Akute Pankreatitis

Klinisch ist die akute Pankreatitis charakterisiert durch akut einsetzende Abdominalschmerzen, die mit einer Erhöhung der Pankreasenzyme im Blut und/oder Urin einhergehen. Der klinische Verlauf ist in der Regel gutartig; schwerere Fälle, die mit Schock und Insuffizienz verschiedener Organe (z.B. Niere, Lunge) verbunden sind, können jedoch tödlich ausgehen. Die akute Pankreatitis kann ein einmaliges Ereignis sein oder rezidivieren.

Morphologisch finden sich bei der akuten Pankreatitis Läsionen unterschiedlichen Ausmaßes. Die *milde Form* ist charakterisiert durch peripankreatische Fettgewebsnekrosen und ein interstitielles Ödem. Parenchymnekrosen fehlen in der Regel. Die milde Form kann in die *schwere Form* übergehen, welche durch ausgedehnte peri- und intrapankreatische Fettgewebsnekrosen, Parenchymnekrosen und Hämorrhagien gekennzeichnet ist. Die Läsionen können entweder lokalisiert oder diffus auftreten. Schweregrad des klinischen Krankheitsbildes und nachweisbare morphologische Veränderungen stimmen nicht immer überein.

Die akute Pankreatitis verursacht *Störungen* der exokrinen und endokrinen *Pankreasfunktion unterschiedlichen Ausmaßes* und von *variabler Dauer*.

Wenn die auslösende Ursache und/oder aufgetretene Komplikationen (z.B. Pseudozysten) der akuten Pankreatitis eliminiert worden sind, erholt sich das Pankreas in der Regel klinisch, funktionell und morphologisch völlig. Gelegentlich können morphologische Veränderungen (z.B. Narben, Pseudozysten) persistieren. Selten geht eine akute Pankreatitis in die chronische Form über.

---

[1] Der Kongreßband mit den Beiträgen der verschiedenen Teilnehmer sowie den Zusammenfassungen der verschiedenen Arbeitssitzungen erschien 1985 in der Internationalen Kongreßserie der Excerpta Medica Nr. 642, Elsevier, Amsterdam, Holland.

Chronische Pankreatitis

Klinisch ist die chronische Pankreatitis durch rezidivierende oder persistierende abdominelle Schmerzen charakterisiert; gelegentlich verläuft sie aber auch schmerzlos. Zeichen der Pankreasinsuffizienz (z.B. Steatorrhöe, Diabetes) können vorhanden sein.

Das *morphologische Bild* der chronischen Pankreatitis ist charakterisiert durch unregelmäßige Sklerosierung mit Zerstörung und permanentem Verlust des exokrinen Drüsengewebes, sei es fokal, segmental oder diffus. Diese Veränderungen können von einer unterschiedlich ausgeprägten Dilatation der verschiedenen Segmente des Gangsystems begleitet sein. Eine Dilatation des Ductus Wirsungianus und seiner kleineren Nebenäste kann sowohl zusammen als auch unabhängig voneinander vorkommen. Die Ursache der Dilatation ist nicht immer erkennbar, in den meisten Fällen jedoch ist sie durch Strikturen oder Steine in den Gängen bedingt (Kalzifikation). Sowohl Ödem, fokale Nekrose als auch sämtliche Typen der Entzündungszellen können in unterschiedlichem Ausmaß beobachtet werden. Zysten und Pseudozysten (mit oder ohne Infektion), welche mit dem Gangsystem kommunizieren können, werden häufig gefunden. Im Vergleich zur Zerstörung des exokrinen Parenchyms sind die Langerhans-Inseln über lange Zeit relativ gut erhalten. Je nach den *vorherrschenden morphologischen Kriterien* können folgende deskriptive Begriffe für die chronische Pankreatitis verwendet werden:

a) chronische Pankreatitis mit fokaler Nekrose,
b) chronische Pankreatitis mit segmentaler oder diffuser Fibrose,
c) chronische Pankreatitis mit oder ohne Kalk (Steine).

Eine *morphologische Sonderform* der chronischen Pankreatitis ist die *obstruktive chronische Pankreatitis*. Sie ist charakterisiert durch eine Dilatation des Gangsystems proximal eines Verschlusses (z.B. durch einen Tumor oder Narben) eines Hauptganges, eine diffuse Parenchymatrophie sowie eine regelmäßige diffuse Fibrose. Steine treten praktisch nie auf.

Bei der *chronischen Pankreatitis* sind die morphologischen Veränderungen meist irreversibel und führen zu einem progressiven und endgültigen *Verlust* der exokrinen und endokrinen *Pankreasfunktion*. Bei der *obstruktiven Pankreatitis* hingegen *können sich* die morphologischen und funktionellen *Veränderungen* nach Beseitigung des Verschlusses *zurückbilden*.

Addendum

In der Frühphase einer alkoholischen chronischen Pankreatitis können die auftretenden Schübe einer akuten Pankreatitis gleichen und nicht von denjenigen einer akuten Pankreatitis anderer Genese unterschieden werden.

Die Hämochromatose und die Mukoviszidose sollten nicht als chronische Pankreatitis klassifiziert werden.

Folgende Punkte sollten weiter erforscht bzw. geklärt werden:

– die Beziehung zwischen akuter Pankreatitis und chronischem Alkoholismus,
– die Bedeutung der Synthese und des Ursprungs des sog. „Pankreassteinproteins" und dessen Rolle in der Pathogenese der chronischen Pankreatitis,
– die Frage, ob eine chronische Pankreatitis gesetzmäßig fortschreitet oder nach Behebung der Ursache(n) zum Stillstand kommen oder sich zurückbilden kann.

2. Diskussion

Worin unterscheidet sich die revidierte von der alten Pankreatitisklassifikation?

1. Die Begriffe „akut rezidivierende Pankreatitis" und „chronisch rezidivierende Pankreatitis" wurden gestrichen, weil sich weder klinisch noch mit Hilfe der modernen morphologischen und funktionellen diagnostischen Verfahren der Schub einer akuten rezidivierenden Pankreatitis von einem akuten Schub (Exazerbation) einer chronischen Pankreatitis unterscheiden läßt. In vielen Fällen erlaubt erst der Verlauf (Katamnese) der Erkrankung die korrekte Zuordnung der sich klinisch manifestierenden Schübe zu einer akuten oder chronischen Pankreatitis.

2. Die meisten Teilnehmer waren der Meinung, daß eine akute Pankreatitis nur selten in eine chronische Pankreatitis übergeht. Die nach überstandener akuter Pankreatitis verbleibenden Narben und Pseudozysten sind im Sinne einer Defektheilung und nicht als Zeichen einer chronischen Pankreatitis zu interpretieren. Dies bedeutet einen wesentlichen Unterschied gegenüber der alten Klassifikation.

3. Neu hinzugefügt wurde, daß das klinische Bild der akuten Pankreatitis nicht unbedingt mit dem morphologischen Schweregrad korrelieren muß. Diese Feststellung ist durch zahlreiche chirurgische und Autopsiestudien belegt.

4. Ebenfalls neu dazugekommen ist, daß es während und nach einer akuten Pankreatitis zu exokrinen und endokrinen Funktionsstörungen kommen kann, deren Ausmaß und Dauer noch nicht näher bekannt sind.

5. Im Gegensatz zur 1. Marseille-Klassifikation, in der nur von der chronischen Pankreatitis gesprochen wurde, wird in der revidierten Fassung aufgrund des morphologischen Bildes eine Sonderform der chronischen Pankreatitis, nämlich die obstruktive chronische Pankreatitis, unterschieden. Bei dieser Form ist nach Entfernung der Obstruktion (z.B. eines Tumors) mit einer morphologischen und funktionellen Erholung des Organs zu rechnen.

6. Es wurde bewußt darauf verzichtet, ätiologische Faktoren in die Klassifikation der Pankreatitis aufzunehmen. Der Grund für diese Entscheidung war die Tatsache, daß – mit Ausnahme der obstruktiven chronischen Pankreatitis – weder klinisch noch pathomorphologisch eine bestimmte Pankreatitisform einer bestimmten Ätiologie zugeordnet werden kann. Unbestritten scheint zumindest in der westlichen Welt die chronische Pankreatitis am häufigsten mit einem chronischen Alkoholabusus assoziiert zu sein. Umgekehrt ist eine Cholelithiasis am häufigsten mit einer akuten Pankreatitis assoziiert.

7. Besonderer Wert wurde auf die im Addendum aufgeführten offenen Fragen gelegt, die Anlaß zur weiteren Forschung geben sollten.

3. Zusammenfassung

Zusammenfassend stellt die revidierte Marseille-Klassifikation der Pankreatitis eine Vereinfachung dar, die von den Vertretern der verschiedenen klinischen und theoretischen Fachrichtungen als Arbeitsgrundlage allgemein akzeptiert wurde. Im Gegensatz zur 1. Klassifikation wurde versucht, bei der Revision eine mehr klinik- und praxisbezogene Einteilung zu erreichen, was wegen der schwierigen klinischen Diagnostik auch heute nur ungenügend gelingen kann. Die Teilnehmer des Symposiums waren sich bewußt, daß jede Klassifikation notgedrungen verallgemeinert und damit ein artifizielles Element beinhaltet. Sie hoffen aber, daß die neue Nomenklatur sowohl im klinischen Alltag als auch bei wissenschaftlichen Studien zu einem einheitlichen Sprachgebrauch und einer einheitlichen Einteilung der Pankreaserkrankungen führt.

Als besonders schwieriges Beispiel einer Zuordnung sei die Pankreatitis beim Alkoholiker genannt, die in der Regel eine chronische Pankreatitis ist. Handelt es sich z.B. bei einem 38jährigen Patienten, von dem ein regelmäßiger Alkoholkonsum bekannt ist und der mit den typischen Zeichen einer Pankreatitis in die Klinik kommt, um eine alkoholische, akute Pankreatitis oder um den ersten, klinisch manifesten Schub einer alkoholischen chronischen Pankreatitis? Gemäß der neuen Klassifikation leidet der genannte Patient an einer akuten Pankreatitis bei Alkoholabusus. Erst der klinische Verlauf mit dem Nachweis typischer morphologischer (z.B. Verkalkung) und funktioneller Veränderungen wird zeigen, ob es sich um die erste akute Exazerbation einer alkoholischen chronischen Pankreatitis gehandelt hat.

Literatur

1. Sarles H (Hrsg) (1965) Pancreatitis. Karger, Basel New York

10 Akute Pankreatitis

10.1 Ätiologie und Pathogenese der akuten Pankreatitis

P.G. LANKISCH

1. Definition

Der Begriff „Pankreatitis" bezeichnet die nichttumorösen Erkrankungen des Pankreas, die mit den Zeichen der akuten oder chronischen Entzündung einhergehen. Die Klassifikation des Internationalen Pankreas-Symposiums in Marseille 1963 [45] unterschied folgende Pankreatitisformen:

1. akute reversible Formen
   a) akute Pankreatitis
   b) rezidivierende akute Pankreatitis
2. chronische progressive Formen
   a) chronische rezidivierende Pankreatitis
   b) chronische Pankreatitis

Die akuten reversiblen Formen sind gekennzeichnet durch kurzdauernde Schmerzattacken, passagere Fermententgleisung und kurzfristige exokrine und endokrine Pankreasinsuffizienz. Nach Abklingen des akuten Schubes normalisiert sich bei den akuten Formen die Pankreasfunktion, während es bei der chronischen rezidivierenden Pankreatitis zu einem progredienten exokrinen und endokrinen Funktionsverlust kommt.

Pathologisch-anatomisch unterscheidet man bei der akuten Pankreatitis

1. die akute interstitielle oder ödematöse Pankreatitis
und
2. die akute hämorrhagisch nekrotisierende Pankreatitis.

Nach der neuen Klassifikation von Marseille unterscheidet man nur noch folgende Formen:

1. die akute Pankreatitis,
2. die chronische Pankreatitis.

Eine strenge Trennung der beiden Formen ist allerdings nicht möglich, da z.B. eine ödematöse Pankreatitis in eine Pankreasnekrose übergehen kann. Es ist jedoch nicht gesichert, ob der akuten hämorrhagisch nekrotisierenden Pankreatitis regelmäßig ein ödematöses Vorstadium vorausgeht. Als pathologisch-anatomische Kriterien der hämorrhagisch nekrotisierenden Pankreatitis gelten

1. Parenchymnekrosen,
2. Fettgewebenekrosen,
3. intra- und peripankreatisches Ödem,
4. Hämorrhagien im Pankreas und seiner Umgebung.

Klinisch ist eine sichere differentialdiagnostische Unterscheidung zwischen den beiden pathologisch-anatomischen Erscheinungsformen häufig nicht zu treffen.

2. Ätiologie der akuten Pankreatitis
(Tabelle 10.1)

Obstruktion und Reflux

Gallenwegserkrankungen

Gallensteine werden bei 40–80% der Patienten mit akuter bzw. rezidivierender akuter Pankreatitis gefunden. Damit liegt die Gallensteinfrequenz um ein mehrfaches höher als in der normalen Population. Nach großen Sammelstatistiken kommt es bei etwa 5% der Patienten mit Gallensteinen zu einer Pankreatitis. Goebell u. Hotz [18] hatten bei 1450 Patienten mit biliärer Pankreatitis bei 72% eine Cholezystolithiasis, bei 20% eine Choledocholithiasis und bei nur 2% der Fälle eine Steineinklemmung in der Ampulla Vateri festgestellt; bei 8% fand sich lediglich eine entzündete Gallenblase ohne Steinbildung. Untersuchungen von Acosta u. Ledesma [2] haben vor einigen Jahren die Bedeutung der Cholelithiasis für das Auslösen einer akuten Pankreatitis unterstrichen. Sie hatten bei Patienten mit akuten Gallenwegserkrankungen mit und ohne Pankreatitis im Stuhl nach Gallensteinen gesucht. Kleine Gallenkonkremente fanden sich

Tabelle 10.1. Ätiologische Faktoren der akuten Pankreatitis

1. Obstruktion und Reflux
    a) Gallenwegserkrankungen
    b) Andere Ursachen der Obstruktion
    c) Duodenalerkrankungen
2. Alkoholismus
3. Infektionen
4. Traumatische Ursachen
    a) Postoperativ
    b) Posttraumatisch
5. Medikamente/Toxine
6. Gefäßprozesse
7. Endokrine und metabolische Ursachen
    a) Hyperparathyreoidismus
    b) Coma diabeticum
    c) Schwangerschaft
    d) Hyperlipoproteinämie
    e) Urämie
8. Allergische/immunologische Prozesse
9. Hereditäre Pankreatitis
10. Nervale Faktoren

bei Patienten mit Pankreatitis in 94% der Fälle, während sie in einem Kontrollkollektiv der Gallensteinträger ohne Pankreatitis nur in 8% nachweisbar waren. Diese Ergebnisse lassen vermuten, daß kleine Konkremente besonders beim Vorliegen einer gemeinsamen, relativ langen Ampulle in dieser kurz vor ihrem spontanen Abgang in das Duodenum steckenbleiben und in dieser Zeit einen Reflux von Gallenflüssigkeit mit Entwicklung einer akuten Pankreatitis verursachen können.

Andere Ursachen der Obstruktion

Eine Stenose in den Pankreasausführungsgängen oder der Papille durch Pankreasgangskonkremente, Tumoren, Metastasen nichtpankreatogener Tumoren, entzündliche Strikturen, Askariden, Epithelmetaplasien sowie Spasmen des Oddi-Sphinkters oder Entzündungen der Papille kann durch die Abflußstörung für das Pankreassekret die Entstehung einer akuten Pankreatitis begünstigen. Tierexperimentell führt die Obstruktion des Pankreasganges allein lediglich zu einer Atrophie des exokrinen Parenchyms. Wird bei einer akuten Obstruktion ein starker Sekretionsreiz ausgelöst, entwickelt sich ein Pankreasödem. Durch Ruptur kleiner Pankreasgänge tritt hierbei möglicherweise enzymreiches Pankreassekret ins Interstitium (und in Lymph- und Blutbahnen) über. Die Entwicklung einer akuten Pankreatitis ist nach tierexperimentellen Untersuchungen zwar nicht die Regel, aber möglich. Werden zusätzliche lokale Durchblutungsstörungen erzeugt, tritt praktisch gesetzmäßig eine hämorrhagisch nekrotisierende Pankreatitis auf. Letzteres dürfte jedoch nur theoretisch interessant sein. Dagegen erscheint von praktischer Bedeutung, daß eine Obstruktion, die gleichzeitig einen Reflux der Galle gestattet, häufig zu Pankreasnekrose führt [12, 47].

Eine weitere Ursache für eine Abflußbehinderung des Pankreassekrets kann das Vorliegen eines Pancreas divisum sein. Normalerweise wird beim Menschen der Hauptgang des Pankreas durch die Fusion der dorsalen und ventralen Pankreasanlage gebildet. Bei einem kleinen Teil der Bevölkerung (1–5% nach ERCP-Untersuchungen) bleibt diese Fusion aus, und der überwiegende Anteil der Pankreassekretion gelangt über den akzessorischen Gang in das Duodenum. Eine Reihe dieser Patienten leidet unter rezidivierenden akuten Pankreatitiden. Als Ursache wird angenommen, daß die akzessorische Papille und der Santorini-Gang für den Abfluß des Pankreassekrets relativ zu klein sind, was über einen Rückstau zu Schmerzen und zum Auslösen von Pankreatitiden führt [11, 43, 44]. Dieser Zusammenhang wird allerdings auch bestritten [35].

Duodenalerkrankungen

Bei den Duodenalerkrankungen unterscheidet man Prozesse, die zu einer kurzen oder längerfristigen Verlegung des Pankreasganges führen, wie periampulläre Duodenaldivertikel (ca. 5–23% nach ERCP-Untersuchungen) [25, 31, 40], ein Pancreas anulare, arteriomesenteriale Duodenalkompression, entzündliche oder maligne Duodenalstriktur. Ein solcher Mechanismus führt tierexperimentell durch Anlegen einer blinden Duodenalschlinge (Pfeffer-Technik) zu einer akuten hämorrhagischen Pankreatitis. Ferner kann es durch Penetration eines Ulcus ventriculi oder duodeni ins Pankreas zu einer akuten Pankreatitis kommen.

Alkoholismus

Alkoholiker stellen die zweitgrößte Gruppe der Patienten mit akuter Pankreatitis dar. In den letzten Jahrzehnten hat die Häufigkeit der akuten alkoholischen Pankreatitis deutlich zugenommen, während die der biliären Pankreatitis abgenommen hat [10, 52].

Da erst ein langfristiger schwerer Alkoholabusus von 8–10 Jahren zu einer chronischen Pankreatitis führt und ein gelegentlicher Alkoholexzeß bei Patienten, die nicht regelmäßig Alkohol trinken, keine akute Pankreatitis auslöst, wird diskutiert, daß eine alkoholbedingte Pankreatitis nur bei einem vorgeschädigten Pankreas auftritt. Nach Durbec u. Sarles [13] besteht eine lineare Korrelation zwischen dem Alkoholkonsum und dem logarithmischen Risiko der Entstehung einer chronischen Pankreatitis. Eine Schwellendosis für den Alkoholkonsum konnte nicht festgestellt werden.

Für den Kliniker ist allerdings die Frage, ob es tatsächlich eine akute alkoholbedingte Pankreatitis gibt oder nicht, nur von begrenztem Interesse. Die Therapie wird dadurch nicht beeinflußt.

Der Mechanismus, durch den Alkohol zu einer Pankreasschädigung führt, ist nicht endgültig geklärt.

Entgegen früheren Berichten, nach denen Alkohol die Pankreassekretion stimuliert, weiß man inzwischen, daß Alkohol bei Mensch, Hund, Ratte, Taube und Kaninchen die Bikarbonat- und Proteinsekretion des Pankreas hemmt. Die Art der Hemmung ist noch nicht geklärt. Diskutiert werden direkte Einflüsse des Alkohols sowie cholinergische Mechanismen (Übersicht bei [51]).

Im Verlauf eines chronischen Alkoholismus ändert sich die Reaktion des Pankreas auf Alkohol. Die Hemmung wird durch eine vermehrte Sekretion von Protein abgelöst (Übersicht bei [51]). In der Folgezeit bilden sich Eiweißpräzipitate in den kleineren und mittleren Gängen des Pankreas. Die entstehende intrapankreatische Obstruktion ist nach den Untersuchungen der Arbeitsgruppe von Sarles die Primärreaktion für die Entstehung einer chronischen Pankreatitis [37, 53]. Kürzlich konnte die gleiche Arbeitsgruppe ein Protein („pancreatic stone protein") aus dem Pankreassaft isolieren [9, 20, 36]. Der Anteil dieses Proteins am Gesamtprotein im Duodenalsaft ist bei Patienten mit hereditärer und alkoholischer, chronisch kalzifizierender Pankreatitis erniedrigt, im Vergleich zu Gesunden, Alkoholikern ohne Pankreasläsionen und Patienten mit akuter Pankreatitis. Daraus entstand die Hypothese, daß ein Mangel von „Pancreatic Stone Protein" die Voraussetzung für eine spontane Entwicklung einer hereditären Pankreatitis schafft bzw. das individuelle Risiko bei Alkoholkonsum, eine alkoholische Pankreatitis zu bekommen, erhöht.

Infektionen

Infektiös bedingte akute Pankreatitiden von eigenständigem Krankheitswert schienen bislang selten zu sein. Meistens handelte es sich um leichtere Begleiterkrankungen des Pankreas, die mit Abklingen des infektiösen Prozesses von selbst ausheilten. Hierbei handelte es sich um Mumpserkrankungen, infektiöse Mononukleose, Virushepatitis oder Coxsackie-Virusinfektionen. Nach neueren systematischen Untersuchungen aus dem angelsächsischen und skandinavischen Raum konnte jedoch gezeigt werden, daß in einem hohen Prozentsatz von Patienten mit akuter Pankreatitis Antikörper gegen Coxsackie-Viren der Gruppe B und v.a. gegen Mycoplasma pneumoniae nachweisbar waren [5, 16, 23, 34]. Weitere Untersuchungen müssen zeigen, ob dies ein Zufallsbefund war oder ob tatsächlich eine ätiologische Verbindung zwischen diesen Erregern und einer akuten Pankreatitis besteht.

Eine akute Pankreatitis tritt gehäuft bei einer fulminanten Hepatitis auf [1, 17, 26, 41]. Hierbei ist offensichtlich eine direkte virale Mitbeteiligung des Pankreas möglich, da Hepatitis-B_s-Antigene im Pankreas gefunden wurden [21]. Da eine akute Pankreatitis aber auch bei einem Leberversagen anderer Ursache auftreten kann [26, 41], ist sie möglicherweise auch Folge metabolischer Störungen eines akuten Leberversagens.

Traumatische Ursachen

Postoperative Pankreatitiden machen bis über 10% der Gesamtzahl der akuten Pankreatitiden aus; sie werden meistens nach Eingriffen am Magen und an den Gallenwegen beobachtet, treten jedoch auch nach pankreasfernen Eingriffen auf. Die Ursachen der postoperativen Pankreatitis sind noch nicht ausreichend bekannt. Diskutiert werden eine direkte Traumatisierung des Pankreasparenchyms oder des Pankreasgangsystems, vaskuläre Schädigungen und eine funktionelle oder organische Stase des Duodenalinhaltes mit möglichem Reflux.

Das direkte Trauma als Ursache der akuten Pankreatitis ist selten; sie kann sich sowohl nach stumpfem wie nach penetrierendem Bauchtrauma entwickeln, wird allerdings nur in 1–2% aller stumpfen Bauchtraumen beobachtet. Die traumatische Pankreatitis wird ausgelöst durch die Quetschung des Pankreas gegen die Wirbelsäule, wobei es zur Ruptur des Organs und des Gangsystems sowie zu ausgedehnter Hämatombildung kommen kann.

Medikamente/Toxine

Akute Pankreatitiden wurden nach Einnahme einer Reihe von Medikamenten beobachtet. Während für einige Präparate ein Zusammenhang mit der akuten Pankreatitis als gesichert angesehen werden kann, wird er bei anderen Medikamenten lediglich für möglich gehalten, und der Zusammenhang ist noch nicht ausreichend gesichert [12, 33]. Da eine akute Pankreatitis nach Gabe dieser Medikamente nur in sehr seltenen Fällen auftritt und die Liste der angeschuldigten Medikamente ganz verschiedene Stoffgruppen umfaßt, läßt sich ein gemeinsames pathogenetisches Prinzip, nach dem eine medikamentös induzierte akute Pankreatitis auftritt, nicht erkennen.

Als ebenso exotisches wie klassisches Beispiel einer toxisch ausgelösten Pankreatitis gilt die Entstehung dieser Erkrankung wenige Stunden nach dem Stich der Skorpionart Tityus trinitatis aus Trinidad [7]. Diese Form der akuten Pankreatitis könnte durch eine doppelte Wirkung des Skorpiongiftes erklärt werden. Es stimuliert die exokrine Pankreassekretion und bewirkt gleichzeitig eine Kontraktion des Oddi-Sphinkters (Obstruktion) [8, 42]. Ferner sind Einzelfälle von Pankreatitiden nach Nitrostigmin (E 605), Methylalkohol und Kohlenmonoxid bekannt geworden.

Gefäßerkrankungen

Aufgrund des guten Kollateralkreislaufs im Pankreas führen Gefäßerkrankungen allein sicherlich nur selten zu einer akuten Pankreatitis. Es gibt jedoch Fallbereichte über akute Pankreatitiden als Folge arterieller Embolien in Pankreasarterien, bei Periarteriitis nodosa, beim systemischen Lupus erythematodes und bei malignem Hochdruck [12].

Endokrine und metabolische Ursachen

Klinisch manifeste Pankreatitiden treten in rund 7% der Fälle von primärem Hyperparathyreoidismus auf; etwa 2/3 der Fälle entfallen auf die akute Form. Akute Pankreatitiden sind besonders häufig während hyperparathyreoter Krisen und somit am ehesten durch die Hyperkalzämie bedingt. Die Ursache einer akuten Pankreatitis ist möglicherweise eine kalziuminduzierte Stimulation des Pankreas, die in vitro und in vivo tierexperimentell und klinisch nachgewiesen wurde [19, 22, 30].

Kürzlich wurde auch über das Auftreten einer Hyperkalzämie und einer akuten Pankreatitis unter totaler parenteraler Ernährung berichtet [24]. Da eine totale parenterale Ernährung bei Patienten mit schwerer akuter Pankreatitis erforderlich sein kann, muß bei diesen Patienten das Serumkalzium engmaschig kontrolliert werden, um eine weitere Schädigung des Organs zu vermeiden.

Im Sektionsmaterial konnte bei 1/5 aller Todesfälle infolge hyperosmolaren diabetischen Komas eine akute Pankreatitis nachgewiesen werden. Als verantwortlicher Faktor wurden neben den metabolischen Störungen Zirkulationsstörungen infolge Schockzustandes bei intra- und extrazellulärer Dehydratation diskutiert [12].

Auch eine Schwangerschaft scheint einen gewissen prädisponierenden Faktor für eine akute Pankreatitis darzustellen, möglicherweise als Folge der endokrinen und metabolischen Umstellung. Als Ursache kann auch eine nicht seltene, mechanisch bedingte Darmatonie mit daraus resultierendem Reflux diskutiert werden. Außerdem begünstigen Schwangerschaften die Entwicklung von Gallensteinen, die als weiterer ätiologischer Faktor in Frage kommen können.

Schließlich ist zu erwähnen, daß bei familiär auftretenden primären Hyperlipoproteinämien vom Typ I, IV und V gehäuft akute Attacken einer rezidivierenden Pankreatitis auftreten können. Hiervon abzugrenzen sind Triglyzeriderhöhungen, wie sie in der Akutphase einer Pankreatitis sekundär auftreten können und die nach Abklingen der Erkrankung wieder verschwinden sollen. Ferner kann eine Hyperlipidämie durch chronischen Alkoholabusus induziert sein, der unabhängig von der Hyperlipidämie für einen akuten Pankreatitisschub verantwortlich sein kann.

Klinische und histologische Untersuchungen haben wiederholt eine Mitbeteiligung (rezidivierende leichte, aber auch schwere akute Pankreatitiden bzw. interstitielle Pankreasveränderungen) bei Urämie gezeigt [6]. Die Ursache hierfür ist nicht klar: Kalziumstoffwechselstörung, bedingt durch einen sekundären Hyperparathyreoidismus, wird diskutiert. Umgekehrt ist ein akutes Nierenversagen eine häufige Komplikation der akuten Pankreatitis.

Relativ oft (0,4–7%) tritt eine akute Pankreatitis einige Tage, meistens aber einige Monate oder sogar Jahre nach einer Nierentransplantation auf. Als Ursache kommen hierfür in Frage: Medikamente (Glukokortikoide, Immunsuppressiva), Infektionen (Zytomegalie), postoperativer Hyperparathyreoidismus und Vaskulitiden [12].

Allergien und immunologische Prozesse

Allergien sind offenbar nur in ganz seltenen Fällen – wenn überhaupt – Ursachen für eine akute Pankreatitis [12]. Kürzlich wurde gezeigt, daß bei Patienten mit akuter und chronischer Pankreatitis unbekannter Ätiologie antinukleäre (ANA) und Azinuszellantikörper (ACA) häufiger sind als bei Patienten mit bekannter Ätiologie [32, 38]. Diese Annahme ließ sich jedoch von anderer Seite nicht bestätigen [27].

Hereditäre Pankreatitis

Bei der hereditären Pankreatitis handelt es sich um ein sehr seltenes Ereignis. Familien mit dieser Erkrankung sind jedoch in fast allen Ländern nachgewiesen worden. Der Vererbungsmodus folgt dem eines autosomalen Gens mit inkompletter Penetranz.

Nervale Faktoren

Eine nervale Auslösung wird bei vereinzelten Fällen mit akuter Pankreatitis diskutiert, bei denen eine übermäßige Reizung des N. vagus durch Vergiftungen mit Muskarin und Nitrostigmin (E 605) bewirkt wurde.

3. Pathogenese der akuten Pankreatitis
(Abb. 10.1)

Der Vielfalt ätiologischer Faktoren steht bei der akuten hämorrhagisch nekrotisierenden Pankreatitis ein weitgehend einheitliches pathogenetisches Prinzip gegenüber. Es beruht auf der intrapankreatischen Aktivierung von Verdauungsenzymen des Pankreas und der nachfolgenden Autodigestion des Organs. Zwei Vorgänge müssen unterschieden werden:

1. die auslösenden Mechanismen, die die Verdauungsenzyme im Pankreas aktivieren,
2. die enzymatischen Prozesse, die zur Ausbildung der typischen pathoanatomischen und pathophysiologischen Veränderungen führen [47].

Intrapankreatische Inaktivierung

Das Pankreas ist normalerweise gegen die enzymatische Wirkung seiner Verdauungsenzyme dadurch geschützt, daß diese als inaktive Vorstufen vorliegen und darüber hinaus Inhibitoren im Pankreasgewebe, Pankreassekret und im Serum existieren.

Im Duodenum erfolgt initial die Aktivierung des Trypsins durch die Enterokinase, wobei das Trypsin seinerseits anschließend sämtliche Zymogene des Pankreas aktivieren kann. Dieser physiologische Vorgang führt zu der Annahme, daß eine vorzeitige intrapankreatische Aktivierung von Trypsin den Zündfunken für die Autodigestion bei der akuten Pankreatitis darstellt [12].

Abb. 10.1. Synopsis ätiologischer und pathogenetischer Faktoren der akuten Pankreatitis [12]

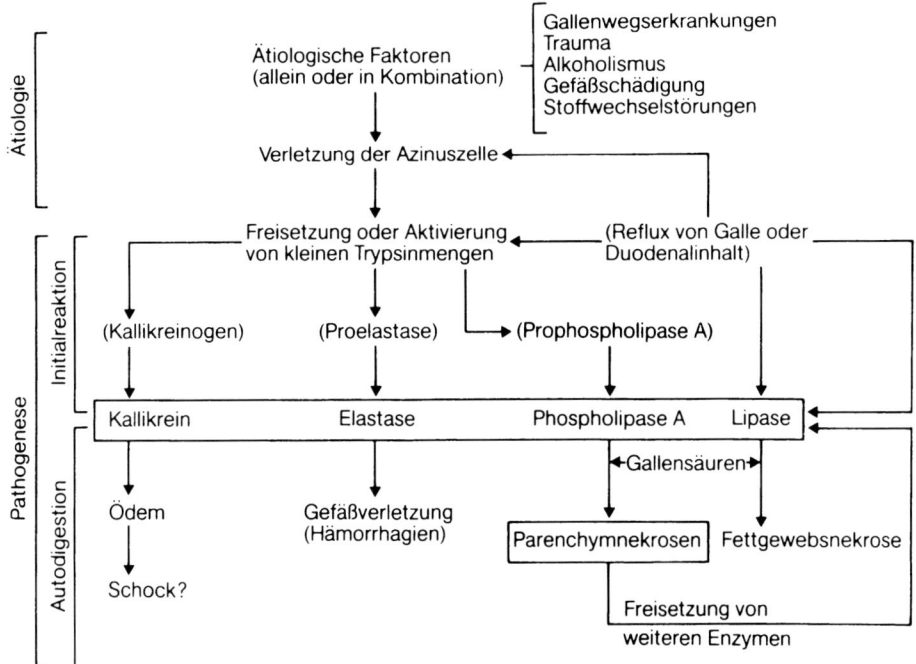

Als auslösende Faktoren werden diskutiert:
1. Reflux von Duodenalinhalt bzw.
2. Reflux von Galle in den Pankreasgang.

Normalerweise verhindern der Sphinkter Oddi, die Schleimhautfaltenstruktur der Papilla Vateri sowie das Druckgefälle zwischen Pankreas und Duodenum einen solchen Reflux. Durch entsprechende organische Veränderungen der Papille, der Sphinktermuskulatur und durch einen Druckanstieg im Duodenum könnte jedoch dieser natürliche Schutzwall durchbrochen werden.

Seit langem ist tierexperimentell bekannt, daß durch die retrograde Injektion von Galle oder Gallensäuren in den Pankreasgang von Versuchstieren akute Pankreatitiden ausgelöst werden können, die eine weitgehende Ähnlichkeit mit der Pankreatitis beim Menschen aufweisen [12]. Gallensäuren wirken aufgrund ihres Detergenzieneffektes direkt zytotoxisch auf die Azinuszellen und könnten durch Freisetzung kleiner Mengen aktiven Trypsins zu einer Aktivierung der Pankreasenzymvorstufen beitragen. Darüber hinaus sind Gallensäuren Aktivatoren der Phospholipase A und der Lipase. Schließlich liefert das in der Galle in hoher Konzentration enthaltene Lecithin das Substrat für die Lysolecithinbildung durch Phospholipase A.

Ähnlich wie für den Reflux von Duodenalsaft müßte auch hier eine Umkehrung der Druckverhältnisse angenommen werden, die jedoch durch eine kurzfristige Steineinklemmung bei einem gemeinsamen Ausführungsgang zustande kommen könnte.

Neuere Untersuchungen haben gezeigt, daß auch durch eine Aktivierung des Komplementsystems eine akute Pankreatitis tierexperimentell ausgelöst werden kann [49, 50]. Offenbar kommt den Komplementfaktoren auch eine gewisse prognostische Bedeutung zu. Ein Vergleich der Komplementwerte von Patienten, die eine akute Pankreatitis überlebten bzw. an ihr starben, ergab deutlich niedrigere Werte für die letal verlaufenen Fälle. Bei Patienten, bei denen kurz nach dem Tode eine Untersuchung des Pankreas möglich war, fand sich analog zu den Tierexperimenten eine Komplementablagerung um die Parenchymnekrosen herum [28]. Weitere Untersuchungen müßten noch klären, ob die Komplementveränderungen Ursache oder Folge einer akuten Pankreatitis sind.

Einen weiteren Entstehungsmechanismus für die akute Pankreatitis kann die Überstimulation der Enzymsekretion darstellen [12]. Durch die Infusion supramaximaler Dosen von Caerulein läßt sich bei der Ratte eine akute ödematöse Pankreatitis auslösen [3]. Die Behandlung mit Caerulein [14], aber nicht die mit Sekretin, erhöht die Letalität einer akuten experimentellen Pankreatitis [15, 29]. Es gibt einige Parallelen zwischen diesen tierexperimentellen Befunden und der Klinik der akuten Pankreatitis. Seit langem ist bekannt, daß eine Reihe von Patienten vor der Entwicklung einer akuten Pankreatitis eine besonders reiche Mahlzeit zu sich genommen hat. Die o.a. Skorpionart, deren Stich auf Trinidad zu einer Pankreatitis führt, sondert ein Gift ab, das die Pankreassekretion stimuliert. Außerdem kann eine akute Pankreatitis als Folge einer Hyperparathyreoidismus auftreten, bedingt durch eine Stimulation des Pankreas durch Hyperkalzämie.

Autodigestive Wirkung aktiver Verdauungsenzyme des Pankreas

Durch Injektion reiner aktiver Enzyme in den Pankreasgang konnte gezeigt werden, daß die verschiedenen Enzyme unterschiedliche autodigestive Wirkungen haben und die für eine akute Pankreatitis charakteristischen Befunde hervorrufen können. Kallikrein setzt beispielsweise Kinine frei. Tierexperimentell entwickelt sich ein ausgeprägtes Ödem. Die Elastase führt v.a. zu Hämorrhagien. In Gegenwart von Gallensäuren bewirkt Lipase die Ausbildung schwerer Fettgewebenekrosen. Durch lokale Anhäufung freigesetzter Fettsäuren ist ein sekundäres Übergreifen der Nekrose auf angrenzendes Pankreasparenchym möglich. Aktive Phospholipase A führt in Gegenwart von Gallensäuren ebenso wie Lysolecithin zu schwersten Parenchym- und Fettgewebsnekrosen. Untersuchungen am menschlichen Pankreas berechtigen zu der Annahme, daß bei einer akuten Pankreatitis des Menschen die Phospholipase A einen entscheidenden pathogenetischen Faktor bei der Entstehung der Pankreasnekrose darstellt [12, 46, 47]. Untersuchungen von Schmidt u. Creutzfeldt [46] konnten zeigen, daß das menschliche Pankreas einen besonders hohen Gehalt von Phospholipase A aufweist. Im nekrotischen Pankreasgewebe von Patienten, die an einer akuten Pankreatitis verstorben waren, fand sich eine starke Abnahme von Lecithin und Kephalin bei gleichzeitiger Lysolecithinbildung, was als Beweis für eine intrapankreatische Wirkung der organeigenen Phospholipase anzusehen ist. Inzwischen haben weitere Untersuchungen die Bedeutung der Phospholipase A unterstrichen [39].

Beim Hund führten Phospholipase-A-Injektionen in die Portal- oder Femoralvene zu einem deutlichen Abfall des arteriellen Blutdruckes sowie zu einem Lungenödem und zu deutlichen Veränderungen des Lungensurfactants. In einem weiteren Tierexperiment konnte nachgewiesen werden, daß Phospholipase A zu einer Hydrolyse der Phospholipide der Lungenkapillaren führte. Somit könnte die Phospholipase A für die sog. Pankreatitislunge oder das Adult-respiratory-distress-Syndrom verantwortlich sein (Übersicht bei [39]).

Zieve u. Vogel [54] konnten einen parallelen Anstieg der Phospholipase A im Vergleich zu Serumamylase und -lipase bei akuter Pankreatitis nachweisen. In einer Untersuchung von Schröder et al. [48] hatten Patienten mit schwerer hämorrhagischer Pankreatitis deutlich höhere Phospholipase-A-Werte im Serum als Patienten mit einer klinisch leichteren Verlaufsform.

In diesem Zusammenhang finden Therapieversuche der akuten Pankreatitis mit Phospholipase-A-Inhibitoren Interesse. Aho et al. [4] fanden nach intravenöser und intraperitonealer Gabe von Prokainhydrochlorid sofort und 2 h nach experimenteller Auslösung einer Natriumtaurocholatpankreatitis eine signifikante Verbesserung der Überlebensrate im Vergleich zu unbehandelten bzw. mit Aprotinin therapierten Tieren. Es bleibt abzuwarten, ob eine Therapie mit Phospholipase-A-Inhibitoren tatsächlich ein Fortschritt in der Behandlung der Erkrankung ist. Diese Versuche unterstreichen jedoch die pathophysiologische Bedeutung des Enzyms für die akute Pankreatitis.

Literatur

1. Achord JL (1968) Acute pancreatitis with infectious hepatitis. JAMA 205:837–840
2. Acosta JM, Ledesma CL (1974) Gallstone migration as a cause of acute pancreatitis. N Engl J Med 290:484–487
3. Adler G, Hupp T, Kern HF (1979) Course and spontaneous regression of acute pancreatitis in the rat. Virchows Arch [A] 382:31–47
4. Aho HJ, Nevalainen TJ, Lindberg RLP, Aho AJ (1980) Experimental pancreatitis in the rat. The role of phospholipase A in sodium taurocholate-induced acute haemorrhagic pancreatitis. Scand J Gastroenterol 15:1027–1031
5. Arnesjö B, Edén T, Ihse I, Nordenfelt E, Ursing B (1976) Enterovirus infections in acute pancreatitis – a possible etiological connection. Scand J Gastroenterol 11:645–649
6. Baggenstoss AH (1948) The pancreas in uremia: A histopathologic study. Am J Clin Pathol 24:1003–1011
7. Bartholomew C (1970) Acute scorpion pancreatitis in Trinidad. Br Med J I:666–668
8. Bartholomew C, McGeeney KF, Murphy JJ, Fitzgerald O, Sankaran H (1976) Experimental studies on the aetiology of acute scorpion pancreatitis. Br J Surg 63:807–810
9. Caro A de, Lohse J, Sarles H (1979) Characterisation of a protein isolated from pancreatic calculi of men suffering from chronic calcifying pancreatitis. Biochem Biophys Res Commun 87:1176–1182
10. Corfield AP, Cooper MJ, Williamson RCN (1985) Acute pancreatitis: a lethal disease of increasing incidence. Gut 26:724–729
11. Cotton PB (1980) Congenital anomaly of pancreas divisum can cause obstructive pain and pancreatitis. Gut 21:105–114
12. Creutzfeldt W, Lankisch PG (1985) Acute pancreatitis: Etiology and pathogenesis. In: Berk JE, Haubrich WS, Kalser MH, Roth JLA, Schaffner F (eds) Bockus gastroenterology, vol 6, 4th edn. Saunders, Philadelphia, pp 3971–3992
13. Durbec JP, Sarles H (1978) Multicenter survey of the etiology of pancreatic diseases. Relationship between the relative risk of developing chronic pancreatitis and alcohol, protein and lipid consumption. Digestion 18:337–350
14. Evander A, Ihse I, Lundquist I (1981) Influence of hormonal stimulation by caerulein on acute experimental pancreatitis in the rat. Eur Surg Res 13:257–268
15. Evander A, Lundquist I, Ihse I (1982) Influence of gastrointestinal hormones on the course of acute experimental pancreatitis. Hepatogastroenterology 29:161–166
16. Freeman R, McMahon MJ (1978) Acute pancreatitis and serological evidence of infection with mycoplasm pneumoniae. Gut 19:367–370
17. Geokas MC, Olsen H, Swanson V, Rinderknecht H (1972) The association of viral hepatitis and acute pancreatitis. Calif Med 117:1–7
18. Goebell H, Hotz J (1976) Die Ätiologie der akuten Pankreatitis. In: Forell MM (Hrsg) Pankreas. Springer, Berlin Heidelberg New York (Handbuch der inneren Medizin, Bd 3/6, 5. Aufl, S 615–675)
19. Goebell H, Steffen C, Baltzer G, Bode C (1973) Stimulation of pancreatic secretion of enzymes by acute hypercalcaemia in man. Eur J Clin Invest 3:98–104
20. Guy O, Robles-Diaz G, Adrich Z, Sahel J, Sarles H (1983) Protein content of precipitates present in pancreatic juice of alcoholic subjects and patients with chronic calcifying pancreatitis. Gastroenterology 84:102–107
21. Hohenberger P (1983) Das Pankreas als Zielorgan des Hepatitis-B-Virus. Z Gastroenterol 21:410
22. Hotz J, Minne H, Ziegler R (1973) The influences of acute hyper- and hypocalcemia and of calcitonin on exocrine pancreatic function in man. Res Exp Med (Berl) 160:152–165
23. Imrie CW, Perguson JC, Sommerville RG (1977) Coxsackie and mumpsvirus infection in a prospective study of acute pancreatitis. Gut 18:53–56
24. Izsak EM, Shike M, Roulet M, Jeejeebhoy KN (1980) Pancreatitis in association with hypercalcemia in pa-

tients receiving total parenteral nutrition. Gastroenterology 79:555–558
25. Kirk AP, Summerfield JA (1980) Incidence and significance of juxtapapillary diverticula at endoscopic retrograde cholangio-pancreatography. Digestion 20:31–35
26. Lankisch PG, Rahlf G, Schmidt H, Creutzfeldt W (1975) Pankreatitis bei Virushepatitis und Coma hepaticum. Z Gastroenterol 13:407–412
27. Lankisch PG, Koop H, Seelig R, Seelig HP (1981) Antinuclear and pancreatic acinar cell antibodies in pancreatic diseases. Digestion 21:65–68
28. Lankisch PG, Koop H, Kaboth U (1981) Serum complement factors in human acute pancreatitis. Hepatogastroenterology 28:261–263
29. Lankisch PG, Göke B, Fölsch UR, Winckler K, Otto J, Creutzfeldt W (1983) Influence of secretin on the course of acute experimental pancreatitis in rats. Digestion 26:187–191
30. Layer P, Hotz J, Schmitz-Mohrmann HP, Goebell H (1982) The influence of chronic hypercalcemina on feline pancreatic secretion. Gastroenterology 82:309–316
31. Leinkram C, Roberts-Thomson IC, Kune GA (1980) Juxtapapillary duodenal diverticula. Association with gallstones and pancreatitis. Med J Aust 1:209–210
32. Lendrum R, Walker G (1975) Serum antibodies in human pancreatic disease. Gut 16:365–371
33. Mallory A, Kern F (1980) Drug-induced pancreatitis: A critical review. Gastroenterology 78:813–820
34. Mardh P-A, Ursing B (1974) The occurrence of acute pancreatitis in mycoplasma pneumoniae infection. Scand J Infect Dis 6:167–171
35. Mitchell CJ, Lintott DJ, Ruddell WSJ, Losowsky MS, Axon ATR (1979) Clinical relevance of an unfused pancreatic duct system. Gut 20:1066–1071
36. Multigner L, Caro A de, Lombardo D, Campese D, Sarles H (1983) Pancreatic stone protein, a phosphoprotein which inhibits calcium carbonate precipitation from human pancreatic juice. Biochem Biophys Res Commun 110:69–74
37. Nakamura K, Sarles H, Payan H (1972) Three dimensional reconstruction of the pancreatic ducts in chronic pancreatitis. Gastroenterology 62:942–949
38. Neher M, Lemmel E (1975) Antinukleäre Faktoren bei Patienten mit Pankreatitis „unklarer Ätiologie". Hinweis auf immunpathologische Genese? Dtsch Med Wochenschr 100:362–367
39. Nevalainen TJ (1980) The role of phospholipase A in acute pancreatitis. Scand J Gastroenterol 15:641–650
40. Osnes M, Myren J, Lövteit T, Swensen T (1977) Juxtapapillary duodenal diverticula and abnormalities by endoscopic retrograde cholangio-pancreatography (ERCP). Scand J Gastroenterol 12:347–351
41. Parbhoo SP, Welch J, Sherlock S (1973) Acute pancreatitis in patients with fulminant hepatic failure. Gut 14:428
42. Renner IG, Pantoja JL, Abramson SB, Douglas AP (1979) The production of acute hemorrhagic pancreatitis in the dog using scorpion venom. Gastroenterology 76:1225
43. Rösch W, Koch H, Schaffner P, Demling L (1976) The clinical significance of the pancreas divisum. Gastrointest Endosc 22:206–207
44. Sahel J, Cros R-C, Bourry J, Sarles H (1982) Clinicopathological conditions associated with pancreas divisum. Digestion 23:1–8
45. Sarles H (ed) (1965) Pancreatic Symposium, Marseille, April 25–26, 1963. Bibl. Gastroenterol, vol 7. Karger, Basel, pp 7–8
46. Schmidt H, Creutzfeldt W (1969) The possible role of phospholipase A in the pathogenesis of acute pancreatitis. Scand J Gastroenterol 4:39–48
47. Schmidt H, Lankisch PG, Creutzfeldt W (1984) Akute und rezidivierende Pankreatitis (einschließlich der sog. Begleitpankreatitis). In: Demling L (Hrsg) Klinische Gastroenterologie. Bd 2. Thieme, Stuttgart, S 416–444
48. Schröder T, Kivilaakso E, Kinnunen PKJ, Lempinen M (1980) Serum phospholipase A_2 in human acute pancreatitis. Scand J Gastroenterol 15:633–636
49. Seelig R, Seelig HP (1975) The possible role of serum complement system in the formal pathogenesis in acute pancreatitis. I. Immunopathogenetic pancreatitis – local Schwartzman-Sanarelli phenomenon – endotoxin-induced pancreatitis. Hepatogastroenterology 22:263–268
50. Seelig R, Seelig HP (1975) The possible role of serum complement system in the formal pathogenesis of acute pancreatitis. II. Cobra venom factor pancreatitis-sodiumtaurocholate and deoxycholate pancreatitis. Hepatogastroenterology 22:335–346
51. Singer MV, Goebell H (1985) Acute and chronic actions of alcohol on pancreatic exocrine secretion in humans and animals. In: Seitz H, Kommerell B (eds) Alcohol Related Diseases in Gastroenterology. Springer-Verlag Berlin Heidelberg New York 376–414
52. Svensson J-O, Norbäck B, Bokey EL, Edlund Y (1979) Changing pattern in aetiology of pancreatitis in an urban Swedish area. Br J Surg 66:159–161
53. Tasso F, Stemmelin N, Sarles H, Clop J, Durbec JP, Cros RC, Cornee J (1973) Comparative morphometric study of the human pancreas in its normal state and in primary chronic calcifying pancreatitis. Biomedicine 18:134–144
54. Zieve L, Vogel WC (1961) Measurement of lecithinase A in serum and other body fluids. J Lab Clin Med 57:586–599

10.2 Klinik und Diagnostik der akuten Pankreatitis

P.G. LANKISCH

1. Klinik

Anamnese

Da die Diagnose einer akuten Pankreatitis schwierig sein kann, ist die Prävalenz der Erkrankung nicht leicht zu erfassen. In unserer Klinik betrug der Anteil der Patienten mit akuter oder akut rezidivierender Pankreatitis am stationären Krankengut 1% der Fälle [39], die Häufigkeit nimmt jedoch in der Bundesrepublik Deutschland eher zu.

Bei der Erhebung der Anamnese sollte nach früheren Oberbaucherkrankungen, insbesondere nach einem Gallensteinleiden, sowie in differenzierter Weise nach dem Alkoholkonsum gefragt werden. Häufig findet sich die charakteristische Angabe über den Krankheitsbeginn im Anschluß an eine reichliche Mahlzeit und/oder einen Alkoholexzeß.

Tabelle 10.2. Klinische Symptomatik der akuten Pankreatitis. (Aus [39])

Symptom	Häufigkeit (in % der Fälle)
Schmerzen	90–100
Schmerzausstrahlung in den Rücken	50
Übelkeit, Erbrechen	75– 85
Meteorismus, Darmparese	70– 80
Elastische Bauchdeckenspannung („Gummibauch")	50
Palpabler Oberbauchtumor	10– 20
Ikterus, Subikterus	20
Fieber	60– 80
Hämatemesis	3
Meläna	4
Passagere Hypertonie	10– 15
Schock	40– 60
Anurie, Oligurie	20

Im Vordergrund der Symptomatik (Tabelle 10.2) stehen heftige Schmerzen, die z.T. in den Rücken ausstrahlen und anfangs mehr im Oberbauch, im späteren Stadium der Erkrankung im gesamten Abdomen angegeben werden. Wahrscheinlich hängt die Schmerzverlagerung von der Ausbreitung des entzündlichen Exsudates bzw. von der Ausbreitung von Nekrosen ab. Häufige Symptome sind ferner Übelkeit, Erbrechen und rasch ansteigende Körpertemperaturen.

Untersuchungsbefund

Bei der klinischen Untersuchung (Tabelle 10.2) finden sich in etwa 50% der Fälle eine charakteristische elastische Bauchdeckenspannung, der sog. „Gummibauch", nicht selten ein Ikterus oder Subikterus oder palpabler Oberbauchtumor oder sogar eine passagere Hypertonie. Schock, respiratorische und renale Insuffizienz stellen die wesentlichen und gefürchteten Komplikationen dar. Seltene Symptome sind Hämatemesis und Meläna infolge gastrointestinaler Blutung, entweder bedingt durch eine Verbrauchskoagulopathie oder hämorrhagische Magen- oder Darmnekrosen. Bei Kolonwandnekrosen können auch blutige Durchfälle auftreten. Nicht ganz selten finden sich bräunlich-grünliche Verfärbungen der Haut im Bereich des Nabels (Cullen-Zeichen) oder der Flanke (Grey-Turner-Zeichen), hervorgerufen durch Imbibierung des Gewebes mit Pankreassaft und nekrotisch-hämorrhagischem Material. Beide Zeichen zeigen eine schwere Pankreasnekrose an, sind jedoch nicht immer mit einem letalen Ausgang verbunden [7].

Komplikationen

Entscheidend für den Verlauf einer akuten bzw. akut rezidivierenden Pankreatitis sind neben den intra- und peripankreatischen v.a. auch die pankreasfernen Komplikationen, die bereits im Frühstadium der Erkrankung auftreten und deren Prognose entscheidend beeinflussen können (s. folgende Übersicht).

*Extrapankreatische Komplikationen
bei akuter Pankreatitis* [22]

1. Schock
2. Akutes Nierenversagen
3. Respiratorische Insuffizienz
4. Kardiale Komplikation
5. Stenose des Ductus choledochus
6. Gastrointestinale Blutung
7. Stenosen der benachbarten Hohlorgane (Duodenum, Kolon)
8. Dünndarm
9. Fettgewebenekrosen
10. Pankreatische Enzephalopathie
11. Hautmanifestationen
12. Ophthalmologische Veränderungen

Schock

Das Auftreten eines Schockzustandes ist eine der ernstesten Komplikationen der akuten Pankreatitis. Die Angaben verschiedener Studien zur Häufigkeit eines Schockgeschehens variieren zwischen 1 und 60%. Diese Variabilität hängt im wesentlichen davon ab, ob auch leichtere Formen der akuten Pankreatitis in die Untersuchung eingeschlossen worden sind [8].

Die Ätiologie des Schockgeschehens wurde lange Zeit auf einen intravasalen Volumenmangel zurückgeführt. Elliot et al. [9] zeigten 1955, daß sich der Krankheitsverlauf wesentlich verbessern ließ, wenn frühzeitig Albumin und Blut zur Behandlung des Schocks substituiert wurden. Es gibt jedoch eine Reihe von experimentellen Untersuchungen, die zeigen, daß bei einer akuten Pankreatitis toxische Substanzen freigesetzt werden, die zur Schockentstehung und seiner hohen Letalität beitragen [2, 25].

Das Auftreten eines Schocks bedeutet eine schlechte Prognose für den Verlauf der Erkrankung. Jacobs et al. [19] berichteten, daß bei Patienten mit einer akuten Pankreatitis und einem systolischen Blutdruckwert von 100 bzw. 90 mm Hg die Letalität 29 bzw. 39% betrug.

Im Zusammenhang mit dem Schockzustand können Blutgerinnungsstörungen auftreten, die offenbar in Krankheitsfällen mit schlechter Prognose besonders häufig sind [30, 37].

Akutes Nierenversagen

Ein akutes Nierenversagen soll bei akuter Pankreatitis in bis zu 11% der Fälle auftreten, aber geringere Funktionsstörungen, wie eine Proteinurie und das Auftreten von Erythrozyten und Leukozyten im Urinsediment, finden sich bei bis zu 50% der Patienten mit akuter Pankreatitis [21].

Ursachen des akuten Nierenversagens können die Hypovolämie und das Schockgeschehen sein, aber ein akutes Nierenversagen wurde auch bei Patienten mit akuter Pankreatitis ohne Blutdruckabfall gefunden [10], so daß zusätzlich wahrscheinlich toxische Substanzen für das Nierenversagen verantwortlich sind.

Die Prognose der akuten Pankreatitis bei akutem Nierenversagen ist schlecht. In der Untersuchung von Jacobs et al. [19] betrug die Letalität bis zu 96%.

Respiratorische Insuffizienz

Pleuraergüsse, die in der Regel links, aber auch rechts bzw. beidseitig bei akuter Pankreatitis auftreten können, sind eine seit langem bekannte Komplikation der Erkrankung.

Vor noch etwa 15 Jahren verstarben Patienten mit schwerer hämorrhagischer Pankreatitis am Schock oder an akutem Nierenversagen. Eine Verbesserung der Intensivtherapie der akuten Pankreatitis bewirkte, daß viele Patienten diese frühen Komplikationen überlebten. Diese Senkung der Frühletalität führte dazu, daß die Gefahren durch eine respiratorische Insuffizienz in gehäuftem Maße bestimmend für den Verlauf der Erkrankung wurden.

Die Angaben zu der Häufigkeit eines akuten respiratorischen Versagens bei akuter Pankreatitis schwanken: Jacobs et al. [19] berichteten, daß eine akute, beatmungsbedürftige respiratorische Insuffizienz bei 9,2% ihrer Patienten auftraten (Letalität 80%), während Imrie et al. [16] eine pulmonale Komplikation, definiert als ein Abfall der arteriellen Sauerstoffspannung auf unter 60 mm Hg, bei 45% ihrer Patienten fanden (Letalität 13,2%).

Die Pathogenese der akuten respiratorischen Insuffizienz ist noch unklar. Diskutiert werden:
1. eine Hypoventilation, bedingt durch schmerzhafte Abwehrspannung des Abdomens und/oder Pleuraergüsse,
2. ein sog. „high-output-respiratory-failure", hervorgerufen durch die allgemeine Entzündung im Abdomen,
3. Freisetzung von Enzymen und biogenen Aminen wie

   Histamin, das im pankreatogenen Aszites nachgewiesen werden konnte,
   Trypsin, das eine disseminierte intravaskuläre Gerinnungsstörung bewirken könnte,

Phospholipase A, die den aus Phospholipiden bestehenden Surfactant der Lunge zerstören und dadurch einen Anstieg von zelltoxischem Lysolecithin bewirken könnte,
4. Freisetzung von Triglyzeriden, die durch die Pankreaslipase hydrolysiert und dann als freie Fettsäuren Alveolar-Kapillar-Membranen zerstören könnten

Pathologisch-anatomische Untersuchungen haben gezeigt, daß Veränderungen im Sinne einer Schocklunge bei akuter Pankreatitis häufig sind [26].

Kardiale Komplikationen

Elektrokardiographische Veränderungen wurden in bis zu 51% der Patienten mit akuter Pankreatitis beobachtet und können einen akuten Herzinfarkt vortäuschen [34]. Gelegentlich wurden Perikardergüsse beobachtet, die zur Herzbeuteltamponade führten [29, 42].

Stenose des Ductus choledochus

Eine Stenose des Ductus choledochus wurde bei 39% der Patienten mit akuter Pankreatitis festgestellt. Sie wird durch die ödematöse Schwellung des Pankreaskopfes bei leichterer Pankreatitis bzw. durch Pankreaskopfnekrosen bei schwerem Krankheitsverlauf verursacht [32].

Gastrointestinale Blutung

Das Auftreten einer gastrointestinalen Blutung ist ein seltenes Ereignis bei akuter Pankreatitis. Imrie u. Whyte [16] beobachteten sie bei 4% ihrer Patienten in einer prospektiven Untersuchung. Die Häufigkeit einer gastrointestinalen Blutung ist viel größer bei einer hämorrhagischen Pankreatitis (11,3%) als bei der ödematösen Form der Erkrankung (1,5%) [31]. Diese extrapankreatische Komplikation hat eine hohe Letalitätsrate [15] und ist wahrscheinlich bedingt durch lokale Faktoren wie alkoholische Gastritis, Mallory-Weiss-Syndrom, Ulcera ventriculi oder duodeni, intrapankreatische Blutungen, segmentale Hypertension bei Ösophagusvarizen oder -wandnekrosen.

Stenosen der benachbarten Hohlorgane (Duodenum und Kolon)

Eine Duodenalstenose als Folge einer akuten Pankreatitis ist ebenfalls ein seltenes Ereignis (Häufigkeit ca. 1%). Spontane Rückbildungen sind möglich [4]. Das Kolon kann bei akuter Pankreatitis in Form von Wandnekrosen, Fistelbildung und insbesondere einer partiellen oder kompletten Stenosierung beteiligt sein. In einer retro-/prospektiven Studie war eine partielle bzw. komplette Kolonstenosierung bei 14% der Patienten nachweisbar. Eine Literaturübersicht zeigt, daß die linke Kolonflexur besonders häufig betroffen ist [23]. Wahrscheinlich ist in diesem Bereich die Stenosierung auf eine durch die anatomische Nachbarschaft ungehinderte Ausbreitung des Pankreatitisexsudates auf das Kolon zurückzuführen. Spontane Rückbildungen sind möglich, aber gelegentlich ist ein chirurgisches Eingreifen erforderlich.

Dünndarm

Ein paralytischer Ileus als Folge der Peritonitis, der Elektrolytverschiebung, des Auftritts von toxischen Substanzen und von Aszites tritt bei etwa 50% der Patienten mit akuter Pankreatitis auf [31]. Er ist bei Patienten mit hämorrhagischer Pankreatitis (95%) weitaus häufiger als in Fällen mit ödematöser Pankreatitis (25%) [31]. Die Prognose dieser Komplikation ist in der Regel günstig.

Als seltene Komplikationen sind Dünndarminfarkte beschrieben worden, die eine schlechte Prognose hatten [5, 11].

Fettgewebsnekrosen

Die Entstehung von Fettgewebsnekrosen bei akuter Pankreatitis wird auf die lipaseinduzierte Spaltung von Triglyzeriden und die Entstehung von Fettsäuren und Glyzerin zurückgeführt. Die Fettsäuren können sich mit Kalzium zu Kalziumseifen verbinden und nicht nur intraperitoneal, sondern auch in der Perikard- und Pleurahöhle sowie im Mediastinum, im subkutanen Fettgewebe und in den Knochen auftreten. Es gibt keine Angaben über die Häufigkeit von Fettgewebsnekrosen bei akuter Pankreatitis, und es ist außerdem noch unklar, ob ihr Auftreten irgendeinen Einfluß auf die Prognose der Erkrankung hat. Es ist manchmal erstaunlich, bei Sektionen ausgedehnte, extraperitoneale Fettgewebsnekrosen zu finden, während das Pankreas selbst noch relativ gut erhalten ist [27].

Pankreatische Enzephalopathie

Die Häufigkeit einer pankreatischen Enzephalopathie soll nach Angaben in der Literatur 4–19% betragen [6]. Es ist jedoch möglich, daß die früher angegebenen höheren Häufigkeitsangaben darauf zurückzuführen sind, daß während dieser Zeit noch hohe Dosen von Atropin zur Behandlung der akuten Pankreatitis gegeben wurden und das Auftreten einer Atropinpsychose als pankreatische Enzephalopathie fehlgedeutet wurde

Hautmanifestationen

Das Grey-Turner-Zeichen (bräunlich-grünliche Verfärbung der Haut im Bereich der Flanken) und das Cullen-Zeichen (gleichartige Verfärbung im Bereich des Nabels) stellen keinen spezifischen Hinweis für das Vorhandensein einer akuten Pankreatitis dar. Sie scheinen häufiger zu sein, als ursprünglich angenommen, sind aber nicht immer mit einem tödlichen Ausgang der Erkrankung verbunden [7].

Ophthalmologische Veränderungen

Episoden plötzlicher Erblindung mit Retinaveränderungen, die denen einer Purtscher-Retinopathie gleichen, wurden bei einigen Patienten berichtet [17, 18]; eine komplementinduzierte Leukoembolisation wurde als ätiologische Ursache diskutiert [18].

2. Diagnostik

Labordiagnostik

Amylase, Lipase, Trypsin

Ein Anstieg von Amylase und Lipase im Serum bzw. im Urin ist nicht beweisend für eine akute Pankreatitis (s. auch Kap. 5.1). Die Höhe des Anstieges steht darüber hinaus nicht im Zusammenhang mit der Schwere der Erkrankung.

Bei akuter Pankreatitis steigen beide Enzyme im Serum auf das 3- bis 5fache der Norm in den ersten Tagen an und fallen nach 3–4 Tagen wieder ab. Anhaltend hohe Enzymspiegel über 10 Tage nach Krankheitsbeginn weisen auf Komplikationen wie Pseudozysten oder Abszesse hin. Von besonderer diagnostischer Aussagekraft für das Vorhandensein einer akuten Pankreatitis ist der Nachweis der Pankreasenzyme im Pleuraexsudat oder im Aszites.

Die Bestimmung des Amylase-/Kreatinin-Clearancequotienten hat keine Verbesserung der diagnostischen Möglichkeiten gebracht (s. Kap. 5.1).

Nach den bisher vorliegenden Untersuchungen kann noch nicht endgültig entschieden werden, ob der aufwendigen Trypsinbestimmung im Serum eine größere diagnostische Wertigkeit bei akuter Pankreatitis zukommt als den Amylase- und Lipasemessungen.

Kalzium

Ein Abfall des Serumkalziums nach dem 2. oder 3. Tag nach Krankheitsbeginn gilt als prognostisch ungünstiges Zeichen. Die Ursache der Hypokalzämie ist unklar. In einem Teil der Fälle kann sie auf die Bildung unlöslicher Kalkseifen (Fettgewebenekrosen) durch Freisetzung von langkettigen Fettsäuren bei der Lipolyse im nekrotischen Fettgewebe zurückgeführt werden. Nur selten kommt es zu einer Tetanie.

Eine Hyperkalzämie bei akuter Pankreatitis oder eine Normokalzämie bei schwerem Krankheitsbild ist verdächtig auf einen primären Hyperparathyreoidismus als Ursache der Pankreatitis.

Methämalbumin

Bei einer akuten hämorrhagischen Pankreatitis wird aus dem Hämoglobin in den peripankreatischen Hämorrhagien Hämatin freigesetzt, das sich mit Albumin zu Methämalbumin verbindet. Methämalbumin ist spektralphotometrisch nachweisbar. Der Nachweis ist jedoch nicht spezifisch für eine akute Pankreatitis, da Methämalbumin auch bei hämolytischen Anämien (wenn die Haptoglobinkapazität erschöpft ist) und bei anderen hämorrhagischen Prozessen im Bauchraum (Strangulationsileus, rupturierte Eileiterschwangerschaft) nachweisbar ist. Bei akuter Pankreatitis kommt dem Nachweis von Methämalbumin jedoch eine wesentliche prognostische Bedeutung zu (Unterscheidung: ödematöse oder hämorrhagische Pankreatitis) [24].

Arterielle Blutgase

Von großer prognostischer Bedeutung für den Verlauf der Erkrankung sind die arteriellen Blutgase. Imrie et al. [16] fanden beim Abfall der arteriellen Sauerstoffspannung unter 60 mm Hg einen Anstieg der Letalität bei der akuten Pankreatitis um das 5fache.

Glukosebestimmung

Eine vorübergehende Hyperglykämie findet sich in 25–75% der Patienten mit akuter Pankreatitis, eine begleitende Glukosurie in 8–35% der Fälle [1]. Beides gilt als ein prognostisch ungünstiges

Zeichen. Die Werte normalisieren sich mit Abklingen der akuten Pankreatitis; in Einzelfällen kann jedoch ein manifester Diabetes mellitus bestehen bleiben. Selten führt eine akute Pankreatitis zu einem diabetischen Koma.

Sonstige Laboruntersuchungen

Die Blutsenkung ist in der Regel entsprechend der Schwere der Erkrankung erhöht, eine Leukozytose häufig nachweisbar. Bei starkem intravasalem Flüssigkeitsverlust kommt es zu einem Anstieg von Hämoglobin und Hämatokrit. Ein Hb-Abfall weist auf eine schwere retroperitoneale oder gastrointestinale Blutung hin. Ein Anstieg der Kreatinkinase zeigt retroperitoneale Muskelnekrosen durch das Pankreatitisexsudat an. Hyperbilirubinämien sind nicht selten und können Ausdruck einer biliären Ursache der Pankreatitis oder einer Choledochusstenose durch Pankreaskopfödem sein. Anstiege der GPT, GOT, AP und γ-GT können Informationen über eine Leber- und Gallenmitbeteiligung bei akuter Pankreatitis geben oder auf eine alkoholinduzierte Pankreatitis (γ-GT) hinweisen.

Ein beginnendes akutes Nierenversagen kündigt sich durch das Ansteigen der harnpflichtigen Substanzen (Harnstoff und Kreatinin im Serum) an. Pathologische Urinbefunde (passagere Proteinurie, Leukozyturie und Erythrozyturie) sind häufig. Von Interesse für die Ätiologie der akuten Pankreatitis ist auch die Bestimmung der Serumlipide; zusätzlich müssen regelmäßige Bestimmungen der Gerinnungsfaktoren zur Erkennung einer disseminierten intravaskulären Gerinnungsstörung erfolgen.

Elektrokardiogramm

EKG-Veränderungen im Sinne eines Herzinfarktes und Arrhythmien können bei akuter Pankreatitis auftreten; die Ursache ist unbekannt.

Röntgen

Bei Verdacht auf eine akute Pankreatitis sollte eine Röntgenuntersuchung des Thorax in 2 Ebenen und eine Abdomenleeraufnahme im Stehen erfolgen. Bei der ersteren können vornehmlich linksseitig lokalisierte Plattenatelektasen und Pleuraergüsse bei Pankreatitis nachgewiesen werden, mit der zweiten lassen sich 2 wichtige Differentialdiagnosen der akuten Pankreatitis ausschließen: perforiertes Ulkus (Luftsichel unter den Zwerchfellschenkeln) und Dünndarmileus (multiple Flüssigkeitsspiegel). Röntgenologische Zeichen eines generalisierten Ileus bei akuter Pankreatitis sind selten. Charakteristisch sind einzelne geblähte Dünndarmschlingen im linken Ober- oder im Mittelbauch („sentinel loop") oder ein plötzlicher Abbruch der Luftfüllung im Bereich der linken Kolonflexur oder des Colon descendens („colon cutoff sign"). Schollige Verkalkungen im mutmaßlichen Pankreasbereich sprechen für eine kalzifizierende, chronische Pankreatitis. Eine intravenöse Darstellung der Gallenblase und -wege zum Ausschluß von Konkrementen ist im Intervall indiziert.

Kontrastmitteluntersuchungen des Magens und des Darms sowie des Kolons sollten nach Abklingen der akuten Symptomatik zum Nachweis von Verdrängungen im Magen- und Duodenalbereich (Pseudozyste) bzw. von Engstellungen im Kolon als Ausdruck einer nicht seltenen Kolonstenose bei Pankreatitis erfolgen [23].

Sonographie und Computertomographie

Bei akuter Pankreatitis läßt sich sowohl mit dem Ultraschall als auch mit Hilfe der Computertomographie (CT) ein diffus vergrößertes Pankreas nachweisen (s. auch Kap. 5.3 und 5.5). Da das Pankreas bei akuter Pankreatitis infolge Meteorismus sonographisch häufig nicht einsehbar ist, war in vergleichenden Untersuchungen die CT der Sonographie überlegen [13, 40]. Diese Überlegenheit soll auch für den Nachweis von Pankreaspseudozysten gelten [41]. Allerdings korreliert das CT-Bild nicht immer mit dem klinischen Geschehen, d.h., es können noch erhebliche Veränderungen computertomographisch sichtbar sein, wenn die klinische Symptomatik sich vollständig zurückgebildet hat [14].

Endoskopische retrograde Choledochopankreatikographie (ERCP)

Die Durchführung einer ERCP oder gar einer endoskopischen Papillotomie galt lange Zeit als kontraindiziert. Kürzlich konnte jedoch gezeigt werden, daß bei biliärer Pankreatitis eine ERCP sinnvoll sein kann und eine endoskopische Papillotomie, evtl. mit Steinextraktion, die Ursache und die Symptomatik der akuten Pankreatitis rasch beseitigen kann [38]. Vorläufig sollte diese Methode allerdings nur besonders erfahrenen Untersuchern vorbehalten bleiben.

Laparoskopie

Eine frühzeitige Laparoskopie sollte die Differenzierung zwischen ödematöser und nekrotisierender Pankreatitis ermöglichen [3]. Diese diagnostische Maßnahme hat jedoch keine weite Verbreitung gefunden. Kürzlich konnte gezeigt werden, daß die Laparoskopie bei akuter Pankreatitis keine höhere diagnostische Aussagekraft hatte als die üblichen klinischen und laborchemischen Parameter [12].

Rationelle Diagnostik

Eine sichere klinische differentialdiagnostische Unterscheidung zwischen ödematöser und hämorrhagischer bzw. zwischen leicht und schwer verlaufender akuter Pankreatitis ist häufig nicht möglich. Es ist daher immer wieder versucht worden, möglichst frühzeitig anhand der verschiedensten Parameter die Prognose der Erkrankung bereits zu ihrem Beginn einzuschätzen. Hierfür wurden häufig klinische und laborchemische Untersuchungsparameter herangezogen [20, 35, 36]. Weite Verbreitung haben die prognostischen Kriterien von Ranson gefunden (Tabelle 10.3). Untersuchungen dieser Arbeitsgruppe konnten zeigen, daß die Letalität mit der Anzahl dieser Zeichen sprunghaft zunahm und bei den überlebenden Patienten ein längerer stationärer Aufenthalt auf der Intensivstation erforderlich wurde [36]. Inzwischen wurden diese Kriterien etwas modifiziert, um dem Krankheitsbild insbesondere älterer Patienten mit

Tabelle 10.3. Prognostische Parameter für den Verlauf der akuten Pankreatitis. [35, 36]

Alter über 55 Jahre	
Bei der Aufnahmeuntersuchung:	
– Blutzucker	200 mg %
– Leukozyten	16000/cmm
– LDH	700 IE/l
– GOT	166 U/l
Innerhalb der ersten 48 h:	
– Hämatokritabfall	>10%
– Serumkalzium	8 mg %
– Basendefizit	4 mval/l
– Anstieg des Harnstoff-N	>5 mg %
– geschätzte Flüssigkeitsretention	6 l
– arterielle O_2-Spannung	60 mm Hg

biliärer Pankreatitis gerecht zu werden, die sonst eine zu hohe Anzahl prognostischer Parameter erreicht hätten [33]. Eine ähnliche Wertigkeit wie die prognostischen Parameter soll der Verfärbung des Aszites zukommen [28]. In eigenen Untersuchungen konnte gezeigt werden, daß die Bestimmung des Methämalbumins bei akuter Pankreatitis eine gute prognostische Aussagekraft hat [24].

Bei der Abklärung der Verdachtsdiagnose einer akuten Pankreatitis kommt es darauf an, die Diagnose zu sichern, mögliche Differentialdiagnosen auszuschließen und das Ausmaß der Erkrankung sowie den Schweregrad festzustellen. Hierfür sind (Abb. 10.2) nach sorgfältiger Anamnese und klinischer Untersuchung die o.a. Labordiagnostik, ein EKG und bildgebende Verfahren, wie Röntgenuntersuchung (Thorax: Pleuraergüsse?; Abdomen im Stehen: freie Luft? Spiegel?) sowie eine

Abb. 10.2. Rationelle Diagnostik bei Verdacht auf akute Pankreatitis

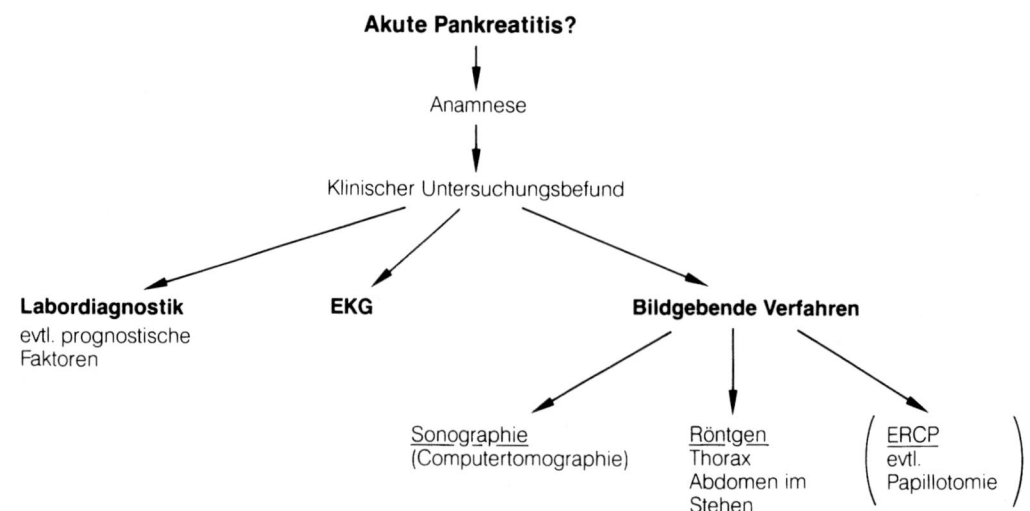

sonographische bzw. computertomographische Untersuchung (Organvergrößerung? Zysten? Abszesse? Nekrosen?) erforderlich. Bei gegebener Indikation können sehr erfahrene Untersucher mit Hilfe der ERCP eine weitere Aussage zur Ätiologie und zum Schweregrad der akuten Pankreatitis machen, evtl. durch eine Papillotomie die Ursache der Erkrankung beseitigen.

Literatur

1. Ammann R (1985) Acute pancreatitis: clinical aspects and medical management. In: Bockus HL (Hrsg) Gastroenterology, vol 6, 4th edn. Saunders, Philadelphia London Toronto, pp 3993–4009
2. Amundsen E, Ofstadt E, Hagen PO (1968) Experimental acute pancreatitis in dogs. I. Hypotensive effect induced by pancreatic exudate. Scand J Gastroenterol 3:659–664
3. Arbeiter G, Marsch-Ziegler U, Leonhard H, Schäfer J-H (1981) Retrospektive Erhebungen zum Wert der Laparoskopie bei der Differenzierung von akuter ödematöser und akuter hämorrhagisch-nekrotisierender Pankreatitis in der Frühphase der Erkrankung. Z Gastroenterol 19:173–177
4. Bradley EL, Clements JL (1981) Idiopathic duodenal obstruction: An unappreciated complication of pancreatitis. Ann Surg 193:638–648
5. Collins JJ, Peterson LM, Wilson RE (1968) Small intestinal infarction as a complication of pancreatitis. Ann Surg 167:433–436
6. Colmant HJ, Noltenius H (1977) Pankreatische Enzephalopathie. Med Klin 72:2146–2154
7. Dickson AP, Imrie CW (1984). The incidence and prognosis of body wall ecchymosis in acute pancreatitis. Surg Gynecol Obstet 159:343–347
8. Dürr GHK (1979) Acute pancreatitis. In: Howat HT, Sarles H (eds) The exocrine pancreas. Saunders, London Philadelphia Toronto, pp 352–401
9. Elliot DW, Zollinger RM, Moore R, Ellison EH (1955) The use of human serum albumin in the management of acute pancreatitis. Gastroenterology 28:563–587
10. Goldstein DA, Llach F, Massry SG (1976) Acute renal failure in patients with acute pancreatitis. Arch Intern Med 136:1363–1365
11. Griffiths RW, Brown PW (1970) Jejunal infarction as a complication of pancreatitis. Gastroenterology 58:709–712
12. Gutschmidt S, Pufahl J, Emde C, Riecken EO (1984) Diskriminanzanalytische Untersuchungen der prognostischen Wertigkeit der Laparoskopie bei akuter Pankreatitis. Verh Dtsch Ges Inn Med 90:1059–1061
13. Hessel SJ, Siegelmann SS, McNeil BJ et al. (1982) A prospective evaluation of computed tomography and ultrasound of the pancreas. Radiology 143:129–133
14. Hill MC, Barkin J, Isikoff MB, Silverstein M, Kalser M (1982) Acute pancreatitis: clinical vs. CT findings. AJR 139:263–269
15. Imrie CW, Whyte AS (1975) A prospective study of acute pancreatitis. Br J Surg 62:490–494
16. Imrie CW, Ferguson JC, Murphy D, Blumgart LH (1977) Arterial hypoxia in acute pancreatitis. Br J Surg 64:185–188
17. Inkeles DM, Walsh JB, Matz R (1976) Purtscher's retinopathy in acute pancreatitis. Am J Med Sci 272:335–338
18. Jacob HS, Goldstein IM, Shapiro I, Craddock PR, Hammerschmidt DE, Weissmann G (1981) Sudden blindness in acute pancreatitis. Possible role of complement-indced retinal leukoembolization. Arch Intern Med 141:134–136
19. Jacobs ML, Daggett WM, Civetta JM et al. (1977) Acute pancreatitis: Analysis of factors influencing survival. Ann Surg 185:43–51
20. Kümmerle F, Neher M, Schönborn H, Mangold G (1975) Vorzeitige Operation bei akuter hämorrhagisch-nekrotisierender Pankreatitis. Dtsch Med Wochenschr 100:2241–2245
21. Lankisch PG (1980) Therapie der akuten Pankreatitis – Tierexperimentelle Untersuchungen. Habilitationsschrift. Thieme, Stuttgart
22. Lankisch PG, Buschmann H (1984) Extrapancreatic complications of acute pancreatitis. In: Banks PA, Bianchi Porro G (eds) Acute pancreatitis. Advances in pathogenesis, diagnosis and treatment. Masson Italia Editor, Milano, pp 49–56
23. Lankisch PG, Lopez E, Winckler K, Schuster R (1976) Kolonstenosen nach Pankreatitis. Schweiz Med Wochenschr 106:1243–1247
24. Lankisch PG, Koop H, Otto J, Oberdieck U (1978) Evaluation of methaemalbumin in acute pancreatitis. Scand J Gastroenterol 13:975–978
25. Lankisch PG, Koop H, Winckler K, Schmidt H (1979) Continuous peritoneal dialysis as treatment of acute experimental pancreatitis in the rat. II. Analysis of its beneficial effect. Dig Dis Sci 24:117–122
26. Lankisch PG, Rahlf G, Koop H (1983) Pulmonary complications in fatal acute hemorrhagic pancreatitis. Dig Dis Sci 28:111–116
27. Maclean N (1977) The role of the surviving pancreas in late fatalities of acute pancreatitis. Br J Surg 64:345–346
28. McMahon MJ, Playforth MJ, Pickford IR (1980) A comparative study of methods for the prediction of severity of attacks of acute pancreatitis. Br J Surg 67:22–25
29. Mitchell CE (1964) Relapsing pancreatitis with recurrent pericardial and pleural effusions. A case report and review of the literature. Ann Intern Med 60:1047–1053
30. Murphy D, Imrie CW, Davidson JF (1977) Haematological abnormalities in acute pancreatitis. A prospective study. Postgrad Med J 53:310–314
31. Neher M, Kümmerle F (1978) Gastrointestinale Komplikationen bei akuter Pankreatitis. Dtsch Med Wochenschr 103:1400–1404
32. Neher M, Mangold G, Kümmerle F (1977) Ursachen und Behandlung des Ikterus bei entzündlichen Pankreaserkrankungen. Dtsch Med Wochenschr 102:644–647
33. Osborne DH, Imrie CW, Carter DC (1981) Biliary surgery in the same admission for gallstone-associated acute pancreatitis. Br J Surg 68:758–761
34. Perez Oteyza C, Rebollar JL, Chantres MT, Estella J (1979) Alteraciones electrocardiográficas en la pancreatitis aguda. Rev Clin Esp 152:287–290

35. Ranson JHC, Rifkind KM, Roses DF, Fink SD, Eng K, Localio SA (1974) Objective early identification of severe acute pancreatitis. Am J Gastroenterol 61:443–451
36. Ranson JHC, Rifkind KM, Turner JW (1976) Prognostic signs and nonoperative peritoneal lavage in acute pancreatitis. Surg Gynecol Obstet 143:209–219
37. Ranson JHC, Lackner H, Berman IR, Schinella R (1977) The relationship of coagulation factors to clinical complications of acute pancreatitis. Surgery 81:502–511
38. Safrany L, Cotton PB (1981) A preliminary report: Urgent duodenoscopic sphincterotomy for acute gallstone pancreatitis. Surgery 89:424–428
39. Schmidt H, Lankisch PG, Creutzfeldt W (1984) Akute und rezidivierende Pankreatitis einschl. der sog. Begleitpankreatitis). In: Demling L (Hrsg) Klinische Gastroenterology, Bd 2. Thieme, Stuttgart New York, S 416–444
40. Silverstein M, Isikoff MB, Hill MC, Barkin J (1981) Diagnostic imaging of acute pancreatitis: prospective study using CT and sonography. AJR 137:497–502
41. Williford ME, Foster WL Jr, Halvorsen RA, Thompson WM (1983) Pancreatic pseudocyst: Comparative evaluation by sonography and computed tomography. AJR 140:53–57
42. Withrington R, Collins P (1980) Cardiac tamponade in acute pancreatitis. Thorax 35:959–960

10.3 Konservative Therapie der akuten Pankreatitis

P.G. LANKISCH

1. Allgemein

Wenn die Diagnose einer akuten Pankreatitis gestellt wird, ist der wesentliche Teil der Autodigestion bereits abgelaufen. Ein direktes Eingreifen in das pathogenetische Geschehen, d.h. in die intrapankreatische Enzymaktivierung und Autodigestion, ist leider bis heute nicht möglich. Ziel der Therapie ist daher eine symptomatische, evtl. auch prophylaktische Beeinflussung der klinischen Folgeerscheinungen und Komplikationen.

Die Mehrzahl der organbezogenen und systemischen therapeutischen Maßnahmen (Tabelle 10.4 und 10.5) ist nicht durch klinische kontrollierte Studien belegt, sondern beruht auf pathophysiologischen Überlegungen, klinisch unkontrollierten Studien und tierexperimentellen Untersuchungen. Bei einigen therapeutischen Verfahren, wie der Schockbehandlung und der Schmerzbeseitigung, sind allerdings kontrollierte Studien aus ethischen Gründen ohnehin nicht möglich.

2. Organbezogene Therapie

Hemmung der Pankreassekretion

Indirekte Hemmung

Absolute Nahrungs- und Flüssigkeitskarenz sowie Dauerabsaugen des Magensaftes. Die absolute Nahrungskarenz sowie das Dauerabsaugen des Magens über eine Magensonde sollen eine endo-

Tabelle 10.4. Organbezogene Therapie der akuten Pankreatitis. Wirksamkeit: positiv beurteilt +, negativ beurteilt −, nicht untersucht 0

Ziele und Maßnahmen	Prüfung der Wirksamkeit	
	Tierexperimentell	Klinisch (kontrolliert)
1. Ruhigstellung des Pankreas		
a) Indirekte Hemmung der Pankreassekretion		
− Nulldiät	0	0
− Dauerabsaugen des Magens	0	−
− Antazida	0	0
− Cimetidin	+/−	+/−
b) Direkte Hemmung der Pankreassekretion		
− Atropin	+	−
− Karboanhydrasehemmer	0	0
− Glukagon	+/−	−
− Kalzitonin	0	−
− Somatostatin	+/−	−
2. Hemmung autodigestiver Enzyme		
− Aprotinin	+/−	+/−
− Antifibrinolytika	+/−	−
− Phospholipase-A-Hemmer	+	0

Tabelle 10.5. Systemische Therapie der akuten Pankreatitis. Wirksamkeit: positiv beurteilt +, negativ beurteilt −, nicht untersucht 0

Ziele und Maßnahmen	Prüfung der Wirksamkeit	
	Tierexperimentell	Klinisch (kontrolliert)
1. Schockbehandlung	0	0
2. Schmerzbeseitigung		
− Analgetika	0	0
− Peritonealdialyse	0	0
3. Entfernung toxischer Substanzen		
− Peritonealdialyse	+	+/−
− Drainage des Ductus thoracicus	+	0
4. Renale Insuffizienz		
− Hämodialyse	0	0
− Peritonealdialyse	+	+
5. Respiratorische Insuffizienz		
− O$_2$-Gabe/kontrollierte Beatmung	0	0
6. Infektionsschutz		
− Antibiotika	0	−/+

gene Stimulation des Pankreas durch Übertritt von saurem Mageninhalt in das Duodenum verhindern und ferner eine Magendekompression und Entlastung des Darmes bei Ileus erreichen.

Klinisch ist der Wert einer Nahrungskarenz bisher nicht überprüft worden. Eine Nulldiät sollte jedoch zu Beginn einer akuten Pankreatitis eingehalten werden, um den nicht seltenen paralytischen Ileus nicht zu verstärken bzw. Übelkeit und Erbrechen als Folge einer Magenentleerungsstörung zu verhüten. Der Wert einer parenteralen Hyperalimentation ist umstritten, bei protrahiert verlaufenden Pankreatitiden ist sie jedoch nicht zu umgehen.

In 4 kontrollierten Studien hatte das Dauerabsaugen des Mageninhaltes keinen günstigen Effekt auf die Erkrankung [19, 21, 43, 48]. Alle 4 Untersuchungen enthielten jedoch keine schweren Krankheitsverläufe, in denen ein Ileus obligat und somit das Dauerabsaugen des Magens weiterhin notwendig ist.

Antazida sollten durch Neutralisation der Magensäure ebenfalls eine Stimulation des Pankreas verhindern. Ihre Wirkung bei akuter Pankreatitis ist nie gesichert worden und ihr Einsatz beim Vorliegen eines Subileus oder Ileus muß als kontraindiziert gelten.

Cimetidin sollte ebenfalls über eine Hemmung der Magensekretion indirekt eine Hemmung der Pankreassekretion durch Verhinderung der endogenen Stimulation über den Sekretin-Pankreozymin-Mechanismus bewirken und das den Patienten belästigenden Dauerabsaugen des Magens überflüssig machen. In den letzten Jahren wurden jedoch mehrere Kasuistiken über Patienten veröffentlicht, bei denen eine akute Pankreatitis durch Cimetidin ausgelöst worden war. Hadas et al. [24] berichteten sogar über eine Verzehnfachung der Letalität bei experimenteller Pankreatitis durch Cimetidin. Dieses Ergebnis konnte jedoch an anderen tierexperimentellen Modellen nicht [40] oder nur für sehr hohe Dosen von Cimetidin [16] bestätigt werden. Auch Ranitidin hatte keinen günstigen Effekt auf den Verlauf der akuten Natriumtaurocholatpankreatitis [42a]. Meshkinpour et al. [46] berichteten in einer klinischen, kontrollierten Studie über etwas höhere Serumamylasewerte bei Patienten mit akuter Pankreatitis nach Cimetidin. Die Ergebnisse weiterer Untersuchungen zur Wirkung von Cimetidin auf den Verlauf der akuten Pankreatitis sind widersprüchlich: Regan et al. [53] fanden, daß Cimetidin den Verlauf der Erkrankung verschlechterte. Perez de Oteyza et al. [51] berichteten dagegen über eine klinische und klinisch-chemische Besserung der akuten Pankreatitis durch Cimetidin. In 2 weiteren Untersuchungen hatte Cimetidin weder einen günstigen noch einen schädlichen Einfluß auf den Verlauf der Erkrankung [5, 55].

Aufgrund der bisherigen Erfahrungen kann der Einsatz von Antazida und Cimetidin zum Zwecke der indirekten Pankreassekretionshemmung als unnötig betrachtet werden. In schweren Fällen einer akuten Pankreatitis kann jedoch in der Absicht einer Blutungsprophylaxe im oberen Gastrointestinaltrakt der Einsatz eines H_2-Blockers diskutiert werden.

Direkte Hemmung

Atropin hemmt die Magen- und Pankreassekretion und wirkt spasmolytisch auf den Sphinkter-Oddi. Die Gabe von Atropin wäre eigentlich eine ideale therapeutische Maßnahme bei der akuten Pankreatitis. Diese Wirkungen lassen sich jedoch nur durch eine höhere Dosierung erzielen, wobei dann jedoch Nebenwirkungen, wie Verstärkung der Ileussymptomatik, Tachykardien und Atropinpsychosen, auftreten, so daß auf eine Atropinmedikation verzichtet werden sollte. Die einzige klinische, kontrollierte Studie zur Wirkung von Atropin auf den Verlauf einer akuten Pankreatitis zeigte keinen günstigen Effekt [7].

Karboanhydrasehemmer. Der Karboanhydrasehemmer Diamox hemmt die Flüssigkeits- und Bikarbonatsekretion des Pankreas. Wegen der unerwünschten Nebenwirkungen auf den Elektrolyt- und Säure-Basen-Haushalt sollte dieses Präparat jedoch ebenfalls nicht eingesetzt werden, zumal seine Wirkung auf den Verlauf der akuten Pankreatitis bisher nicht untersucht worden ist.

Hormonelle Hemmung der Pankreassekretion. Zur hormonellen Hemmung der Pankreassekretion bei akuter Pankreatitis sind Glukagon, Kalzitonin und Somatostatin empfohlen worden, die die ekbole und weniger die hydrokinetische Pankreassekretion hemmen.

Nachdem ein erster Bericht über die Wirkung von Glukagon bei Patienten mit akuter Pankreatitis einen günstigen Effekt zu zeigen schien [31], wurden zahlreiche unkontrollierte Studien mit positivem Ergebnis durchgeführt [33]. Tierexperimentell konnte ein günstiger Einfluß von Glukagon auf die Pankreatitis beim Schwein gezeigt werden [58], der sich jedoch bei anderen tierexperimentellen Modellen und anderen Spezies nicht bestätigte [8, 13, 35, 44, 49]. Spätere klinische, kontrollierte Untersuchungen haben ebenfalls keinen günstigen Effekt von Glukagon auf den Verlauf oder die Letalität der akuten Pankreatitis beim Menschen gezeigt [10, 14, 22, 47]. Somit kann auf den Einsatz von Glukagon bei der akuten Pankreatitis verzichtet werden.

2 kontrollierte Studien haben lediglich einen günstigen Einfluß von Kalzitonin auf einzelne klinische und laborchemische Parameter der akuten Pankreatitis zeigen können. Die Letalität wurde jedoch nicht beeinflußt [23, 50]. Kürzlich konnten Imrie et al. [29] zeigen, daß Patienten mit akuter Pankreatitis hohe Kalzitoninspiegel hatten. Die Gabe von Kalzitonin zum Zwecke der Sekretionshemmung bei akuter Pankreatitis sei somit nicht sinnvoll.

Tierexperimentelle Untersuchungen zur Frage, ob Somatostatin einen ungünstigen Einfluß auf den Verlauf der akuten Pankreatitis besitzt, haben zu widersprüchlichen Ergebnissen geführt [1, 36, 54]. Eine klinische, kontrollierte Studie zur Wirkung von Somatostatin auf den Verlauf der akuten Pankreatitis konnte keinen günstigen Effekt des Hormons auf den Verlauf der akuten Pankreatitis zeigen [57a].

Zusammenfassung. Wahrscheinlich werden eine Flüssigkeits- und Nahrungskarenz sowie ein Dauerabsaugen des Magens zur Verhütung einer Sekretionsstimulation ausreichen. Es gibt allerdings bisher keinen sicheren Hinweis dafür, daß eine Hemmung der exokrinen Pankreassekretion bei einer akuten Pankreatitis einen günstigen Einfluß besitzt. Der Einsatz entsprechender Präparate ist somit nicht obligat, zumal unbekannt ist, ob das Pankreas im Stadium der akuten Entzündung überhaupt sezerniert.

Tierexperimentell konnte gezeigt werden, daß eine Stimulation der Pankreassekretion mit Sekretin keinen [18, 41], dagegen mit Caerulein [17] einen ungünstigen Einfluß auf den Verlauf der Erkrankung hat.

Hemmung autodigestiver Enzyme

Aprotinin

Die Zahl klinischer und experimenteller Untersuchungen für und wider den Einsatz von Aprotinin ist Legion. 10 verschiedene Doppelblindstudien ergaben keinen eindeutigen Effekt [30]. Trapnell et al. [57] konnten mit einer im Vergleich zu früheren Studien wesentlich höheren Dosierung die Letalität der akuten biliären oder idiopathischen Pankreatitis signifikant senken. Die Letalität der aprotininbehandelten Patienten in der Altersgruppe über 60 Jahre lag ebenfalls signifikant unter der der Kontrollgruppe. Diese Wirkung von Aprotinin ließ sich jedoch in 3 späteren Studien nicht reproduzieren [22, 28, 47]. Der Einsatz dieses Präparates erscheint daher nicht gerechtfertigt.

Antifibrinolytika

Antifibrinolytika, wie Σ-Aminokapronsäure (EACA) und ihre Derivate 4-Amino-Methylcyclohexancapronsäure-(1) (AMCA) und p-Amino-Methylbenzoesäure (PAMBA), hemmen Plasmin und Trypsin, wobei PAMBA die beiden anderen an Wirkung übertrifft. PAMBA hatte keinen günstigen Einfluß auf Letalität und Ausmaß der Organzerstörung bei experimenteller Pankreatitis [12, 37]. In einer tierexperimentellen und in einer klinischen, kontrollierten Studie hatte die zusätzliche Therapie mit EACA keinen signifikanten Effekt [11, 32].

Phospholipase-A-Hemmer

Tierexperimentelle Untersuchungen haben gezeigt, daß die Phospholipase A durch Bildung zytotoxischer Lysophospholipide und der Zerstörung der Zellmembranen für die Parenchymnekrosen bei akuter Pankreatitis verantwortlich ist. Darüber hinaus hat die Phospholipase A eine systemische Wirkung und führt z.B. beim Hund zum Blutdruckabfall sowie zu Veränderungen des Lungensurfactants. Ihre Wirkung führt möglicherweise zu der bei Pankreatitis nicht seltenen Schocklunge [42]. Tierexperimentelle Untersuchungen haben jedoch kürzlich einen günstigen Effekt von Prokain auf die Letalität einer akuten experimentellen Pankreatitis gezeigt [2]. Interessanterweise wird dieses Präparat seit Jahrzehnten im angelsächsischen Bereich zur Schmerzlinderung bei akuter Pankreatitis empfohlen. Klinische, kontrollierte Untersuchungen zur Frage der Wirksamkeit von Phospholipase-A-Hemmern stehen z.Z. noch aus.

Zusammenfassung

Zum gegenwärtigen Zeitpunkt können auf der Hemmung autodigestiver Enzyme beruhende therapeutische Verfahren für die akute Pankreatitis nicht empfohlen werden.

3. Systemische Therapie der akuten Pankreatitis

Schockbehandlung

Da im Verlaufe jeder, auch im Anfang noch harmlos erscheinenden Pankreatitis lebensbedrohliche Komplikationen auftreten können, ist eine anfänglich intensive Überwachung unerläßlich.

Der Schock bei akuter Pankreatitis ist bedingt durch Volumenmangel und/oder Freisetzung hypotensiver Substanzen. Neben der üblichen Schocktherapie gilt die Gabe von Albumin und Blut als eine wesentliche gesicherte Maßnahme [15]. Beim Kreislaufschock kann ohne Bedenken Dopamin gegeben werden, da Dopamin beim Menschen nicht zu einer Stimulation des Pankreas führt [34]. Durch Erbrechen, Aszites, Ileus, retroperitoneales Ödem und Dauerabsaugen des Magens können Flüssigkeits- und Elektrolytverluste erheblich sein und müssen ausgeglichen werden. Auch ohne Schockzeichen sollten anfangs mindestens 2,5–3 l/24 h Elektrolytlösung infundiert werden, um die immer vorhandene Sequestrierung abzufangen.

Schmerzbehandlung

Zur Schmerzbekämpfung kommen Prokainchlorid (2 g/24 h; s. auch S. 515), Pyrazolonabkömmlinge oder Pethidin in Frage. Morphium ist kontraindiziert. Die analgetische Wirkung von Aprotinin ist nicht gesichert. Der schmerzstillende Effekt der Peritonealdialyse ist bisher ebenfalls nicht gesichert. Es entspricht jedoch klinischer Erfahrung, daß bereits nach dem ersten Einlaufen der Spülflüssigkeit Schmerzfreiheit bzw. eine deutliche Besserung der Schmerzsymptomatik auftritt.

Entfernung toxischer Substanzen

Peritonealdialyse

Nach Untersuchungen von Amundsen et al. [3] und unserer Arbeitsgruppe [39] gibt es hypotensive Substanzen im Aszites von Hunden und Ratten mit experimenteller Pankreatitis. Diese Befunde lassen eine frühzeitige kontinuierliche Peritonealdialyse zur Entfernung des Aszites ratsam erscheinen. Hierdurch ließen sich tierexperimentell Überlebenszeit und -rate von Ratten mit experimenteller Pankreatitis signifikant erhöhen [38]. Zur Frage, ob die Peritonealdialyse auch beim Menschen eine günstige Wirkung auf den Verlauf der akuten Pankreatitis hat, liegen nur wenige Untersuchungen vor. In einer retrospektiven Studie untersuchten Ranson u. Spencer [52] die Wirkung der Peritonealdialysebehandlung bei 103 Patienten mit schwerer akuter Pankreatitis. Zwar hatte die Peritonealdialyse keinen günstigen Einfluß auf die Gesamtletalität, die Frühletalität wurde jedoch deutlich reduziert; 45% der Gesamtletalität der nichtdialysierten Patienten entfielen auf die ersten 10 Tage. Todesursache waren meist respiratorische und kardiovaskuläre Komplikationen. Während dieser Frühphase verstarb kein einziger dialysierter Patient. Spätere Todesursachen in dieser Gruppe waren peripankreatische Abszesse, die im weiteren Krankheitsverlauf auftraten.

In einer prospektiven Untersuchung konnte kürzlich gezeigt werden, daß die Peritonealdialysebehandlung keinen günstigen Effekt auf den Verlauf der Erkrankung hat [45]. In einer anderen prospektiven Studie konnten Stone u. Fabian [56] einen signifikant günstigen Effekt der Peritonealdialyse auf den Verlauf der akuten Pankreatitis zeigen. Die Letalität in der nichtdialysierten Patientengruppe war doppelt so hoch wie bei den Patienten, die einer Dialyse unterzogen wurden. Durch eine Peritonealdialyse kann eine Besserung der Frühletalität der akuten Pankreatitis durch Beseitigung toxischer Substanzen, Elektrolytausgleich, Schocktherapie und Prävention eines akuten Nierenversagens erreicht werden. Außerdem bessert sich die Schmerzsymptomatik der Patienten. Eine Beeinflussung der pankreatitisinduzierten Organzerstörung kann jedoch nicht erreicht werden.

Eine Peritonealdialyse ist nicht bei jedem Patienten mit akuter Pankreatitis durchzuführen. Eine Indikation für diese therapeutische Maßnahme besteht bei akutem Nierenversagen, beim Vorliegen von Aszites, bei Patienten, bei denen schon zu Beginn der Erkrankung aufgrund prognostischer Zeichen oder des Nachweises von Methämalbumin ein schwerer Krankheitsverlauf zu erwarten ist.

Drainage des Ductus thoracicus

Brzek u. Bartos [6] konnten durch Drainage des Ductus thoracicus tierexperimentell und klinisch eine Besserung der akuten Pankreatitis nachweisen. Eine kontrollierte Studie zur Überprüfung dieser Therapie beim Menschen steht noch aus.

Renale Insuffizienz

Bei Anurie sollte zunächst ein Versuch mit Mannitol (250 ml einer 25%igen Lösung i.v. innerhalb von 30 min unter Kontrolle des zentralen Venendruckes) gemacht werden. Bei anhaltender Anurie ist ein Dialyseverfahren angezeigt. Dabei hat die Hämodialyse keinen signifikanten Effekt auf den Verlauf der Erkrankung [4]. Die Peritonealdialyse ist für diese Komplikation der akuten Pankreatitis die Therapie der Wahl.

Respiratorische Insuffizienz

Beim Abfall der arteriellen Sauerstoffspannung auf unter 70 mm Hg sollte Sauerstoff über eine Nasensonde gegeben werden. In einer prospektiven Studie ließ sich durch diese Routinemaßnahme bei Patienten mit akuter Pankreatitis über 60 Jahre mit einem arteriellen pO_2 von unter 60 mm Hg die Letalität der akuten Pankreatitis deutlich senken [27]. Sinkt die arterielle Sauerstoffspannung trotz der Gabe von Sauerstoff weiter ab, ist eine kontrollierte Beatmung mit PEEP unverzüglich durchzuführen [25].

Infektionsprophylaxe/Infektionsschutz

In 3 kontrollierten Untersuchungen [9, 20, 26] bei Patienten mit alkoholbedingter akuter Pankreatitis klinisch leichten Schweregrades zeigte sich kein Vorzug einer prophylaktischen Antibiotikagabe (Ampizillin). Da auch bei Patienten mit Pankreatitis alkoholischer Genese eine biliäre Ursache nicht immer mit Sicherheit ausgeschlossen werden kann, ist trotzdem insbesondere bei anfänglich schweren und bei biliären Pankreatitiden ein gallengängiges Antibiotikum zu empfehlen.

Diabetes mellitus

Ein Blutglukoseanstieg bei akuter Pankreatitis gilt als prognostisch ungünstig, weil er beim Nichtdiabetiker auf einer ausgedehnten Organschädigung beruht. Insulin sollte ab einem Blutglukosewert von 250 mg% gegeben werden, wobei gewöhnlich die Kaliumsubstitution erhöht werden muß.

Disseminierte intravaskuläre Gerinnungsstörung (DIC)

Im Rahmen der Schocktherapie sollte Heparin in „Low-dose-Form" beim Auftreten einer disseminierten intravaskulären Gerinnungsstörung in entsprechender Dosierung verabreicht werden.

4. Zusammenfassende Therapieempfehlung

Aufgrund der bisher vorliegenden Untersuchungen können die in Tabelle 10.6 zusammengefaßte Basistherapie der akuten Pankreatitis sowie die Behandlung evtl. auftretender Komplikationen

Tabelle 10.6. Internistische Therapie der akuten Pankreatitis

Basistherapie	Intensivüberwachung
	Analgetika
	Nulldiät
	Dauerabsaugen des Magens
	Parenterale Volumen-, Elektrolyt- und ggf. Albuminsubstitution
	Antibiotika
	Heparin
Schocktherapie	
Therapie der renalen Insuffizienz	Peritonealdialyse
Therapie der respiratorischen Insuffizienz	O_2-Gabe→kontrollierte Beatmung (PEEP)
Therapie der endokrinen Insuffizienz	Insulin
Disseminierte intravaskuläre Gerinnungsstörung	Heparin

Tabelle 10.7. Verlaufskontrollen bei akuter Pankreatitis

Stündlich	Blutdruck, Frequenz, Urinausscheidung
Alle 6–8 h	Temperatur, Hämatokrit, Blutglukose, Elektrolyte, Blutgase, Einfuhr-Ausfuhr-Bilanz
2mal/Tag	Klinische Untersuchung (Abdomen: Aszites, Cullen-Zeichen, Grey-Turner-Zeichen; Tetanie)
Täglich	Amylase im Serum und Urin, Leukozyten, Thrombozyten, Albumin, Gesamteiweiß, Kreatinin, Kalzium, Methämalbumin, Gerinnungsstatus

empfohlen werden. Während der Intensivtherapie sind klinische und laborchemische Kontrollen erforderlich (Tabelle 10.7), um die Entwicklung von systemischen und organbezogenen Komplikationen rechtzeitig erkennen und behandeln zu können.

Nachsorge

Die Basistherapie der akuten Pankreatitis sollte bis zur deutlichen klinischen Besserung des Patienten (Schmerzfreiheit, Normalisierung der Körpertemperatur, des abdominellen Tastbefundes und der Enzyme) beibehalten werden. Die orale Nahrungsaufnahme ist langsam und zunächst mit einer wenig Fett und Eiweiß enthaltenden Diät zu beginnen. Koffeinhaltige Getränke und Alkohol sind zu vermeiden.

Ultraschalluntersuchungen sollten in regelmäßigen Abständen auch nach der akuten Krankheitsphase durchgeführt werden, um die Rückbildung des zunächst vergrößerten Pankreas zu verfolgen und rechtzeitig Abszesse und Pseudozysten zu erkennen.

Röntgenuntersuchungen mit Kontrastmittel des Kolons und, falls Ultraschalluntersuchungen nicht möglich sind, auch des Magens und Duodenums sollten durchgeführt werden, um Stenosen durch Pseudozysten und (oder) peripankreatische Nekrosen und Entzündungsprozesse auszuschließen.

Literatur

1. Adler G, Koch A, Kern HF (1980) Effect of somatostatin on rat exocrine pancreatic secretory process in normal and diseased state. Z Gastroenterol 18:418–426
2. Aho HJ, Nevalainen TJ, Lindberg RLP (1980) Experimental pancreatitis in the rat. The role of phospholipase A in sodium taurocholate-induced acute haemorrhagic pancreatitis. Scand J Gastroenterol 15:1027–1031
3. Amundsen E, Ofstad E, Hagen PO (1968) Experimental acute pancreatitis in dogs. I. Hypotensive effect induced by pancreatic exudate. Scand J Gastroenterol 3:659–664
4. Balsløv JT, Jørgensen HE, Nielsen R (1962) Acute renal failure complicating severe acute pancreatitis. Acta Chir Scand 124:348–354
5. Broe PJ, Zinner MJ, Cameron JL (1982) A clinical trial of cimetidine in acute pancreatitis. Surg Gynecol Obstet 154:13–16
6. Brzek V, Bartos V (1969) Therapeutic effect of the prolonged thoracic duct lymph fistula in patients with acute pancreatitis. Digestion 2:43–50
7. Cameron JL, Mehigan D, Zuidema GD (1979) Evaluation of atropine in acute pancreatitis. Surg Gynecol Obstet 148:206–208
8. Condon RE, Woods JH, Poulin TL, Wagner WG, Pissiotis CA (1974) Experimental pancreatitis treated with glucagon or lactated Ringer solution. Arch Surg 109:154–158
9. Craig RM, Dordal E, Myles L (1975) The use of ampicillin in acute pancreatitis. Ann Intern Med 83:831–832
10. Debas HT, Hancock RJ, Soon-Shiong P, Smythe HA (1980) Glucagon therapy in acute pancreatitis: Prospective randomized double-blind study. Can J Surg 23:578–580
11. Diwok K, Gülzow M, Trettin H-J (1965) Die Wirkung der Σ-Aminokapronsäure auf die experimentelle Pankreatitis der Ratte. Z Ges Inn Med 20:111–112
12. Diwok K, Leithäuser W, Nowotny P (1971) Zur Wirkung von Contrykal L, PAMBA und Heparin auf den Verlauf einer experimentellen Pankreatitis bei Ratten. Dtsch Z Verdau Stoffwechselkr 31:113–121
13. Dürr HK, Weihe W, Bode C, Bode JC (1977) A controlled trial of glucagon in acute experimental pancreatitis in rats. Z Gastroenterol 15:728–733
14. Dürr HK, Maroske D, Zelder O, Bode JC (1978) Glucagon therapy in acute pancreatitis. Report of a double-blind trial. Gut 19:175–179
15. Elliot DW, Zollinger RM, Moore R, Ellison EH (1955) The use of human serum albumin in the management of acute pancreatitis. Gastroenterology 28:563–587
16. Evander A, Ihse I (1980) Cimetidine treatment in acute experimental pancreatitis. Eur Surg Res 12:301–309
17. Evander A, Ihse I, Lundquist I (1981) Influence of hormonal stimulation by caerulein on acute experimental pancreatitis in the rat. Eur Surg Res 13:257–268
18. Evander A, Lundquist I, Ihse I (1982) Influence of gastrointestinal hormones on the course of acute experimental pancreatitis. Hepatogastroenterol 29:161–166
19. Field BA, Hepner GW, Shabot M, Schwartz AA, State D, Worthen N, Wilson R (1979) Nasogastric suction in alcoholic pancreatitis. Dig Dis Sci 24:339–344
20. Finch WT, Sawyers JL, Schenker S (1976) A prospective study to determine the efficacy of antibiotics in acute pancreatitis. Ann Surg 183:667–671
21. Fuller RK, Loveland JP, Frankel MH (1981) An evaluation of the efficacy of nasogastric suction treatment in alcoholic pancreatitis. Am J Gastroenterol 75:349–353
22. Gauthier A, Gillet M, Di Constanzo J, Camelot G, Maurin P, Sarles H (1978) Etude controlée multicentrique de l'aprotinine et du glucagon dans le traitement des pancreatites aiguës. Gastroenterol Clin Biol 2:777–784
23. Goebell H, Ammann R, Herfarth C et al. (1979) A double-blind trial of synthetic salmon calcitonin in the treatment of acute pancreatitis. Scand J Gastroenterol 14:881–889
24. Hadas N, Wapnick S, Grosberg SJ, Sugaar S (1979) Cimetidine induced mortality in experimental pancreatitis. Gastroenterology 76:1148
25. Hayes ME, Rosenbaum RW, Zibelman M, Matsumoto T (1974) Adult respiratory distress syndrome in association with acute pancreatitis. Evaluation of positive end expiratory pressure ventilation and pharmacologic doses of steroids. Am J Surg 127:314–319
26. Howes R, Zuidema GD, Cameron JL (1975) Evaluation

of prophylactic antibiotics in acute pancreatitis. J Surg Res 18:197–200
27. Imrie CW, Blumgart LH (1975) Acute pancreatitis: A prospective study on some factors in mortality. Bull Soc Int Chir 6:601–603
28. Imrie CW, Benjamin IS, Ferguson JC, McKay AJ, Mackenzie I, O'Neill J, Blumgart LH (1978) A single-centre double-blind trial of trasylol therapy in primary acute pancreatitis. Br J Surg 65:337–341
29. Imrie CW, Beastall GH, McKay AJ, Campbell FC, Gordon D, O'Neill J (1983) Calcitonin and parathyroid hormone (PTH) levels in clinical acute pancreatitis. Gut 24:597
30. Kasper H, Sommer H (1976) Klinik der akuten Pankreatitis. In: Forell MM (Hrsg) Pankreas. Springer, Berlin Heidelberg New York (Handbuch der inneren Medizin, Bd 3/6, 5. Aufl, S 676–731)
31. Knight MJ, Condon JR, Smith R (1971) Possible use of glucagon in the treatment of pancreatitis. Br Med J II:440–442
32. Konttinen YP (1971) Epsilon-aminocaproic acid in the treatment of acute pancreatitis. Scand J Gastroenterol 6:715–718
33. Lankisch PG (1980) Therapie der akuten Pankreatitis – Tierexperimentelle Untersuchungen. Habilitationsschrift. Thieme, Stuttgart
34. Lankisch PG, Koop H (1978) Dopamin-Wirkung auf die basale Pankreassekretion des Menschen. Dtsch Med Wochenschr 103:391–392
35. Lankisch PG, Winckler K, Bokermann M, Schmidt H, Creutzfeldt W (1974) The influence of glucagon on acute experimental pancreatitis in the rat. Scand J Gastroenterol 9:725–729
36. Lankisch PG, Koop H, Winckler K, Fölsch UR, Creutzfeldt W (1977) Somatostatin therapy of acute experimental pancreatitis. Gut 18:713–716
37. Lankisch PG, Koop H, Winckler K, Köstering H (1977) Therapie der akuten experimentellen Pankreatitis mit dem Antifibrinolytikum PAMBA. Z Gastroenterol 15:722–727
38. Lankisch PG, Koop H, Winckler K, Schmidt H (1979) Continuous peritoneal dialysis as treatment of acute experimental pancreatitis in the rat. I. Effect on length and rate of survival. Dig Dis Sci 24:111–116
39. Lankisch PG, Koop H, Winckler K, Schmidt H (1979) Continuous peritoneal dialysis as treatment of acute experimental pancreatitis in the rat. II. Analysis of its beneficial effect. Dig Dis Sci 24:117–122
40. Lankisch PG, Koop H, Winckler K, Otto J (1982) Cimetidine: harmful in acute experimental pancreatitis? Hepatogastroenterol 29:195–197
41. Lankisch PG, Göke B, Fölsch UR, Winckler K, Otto J, Creutzfeldt W (1983) Influence of secretin on the course of acute experimental pancreatitis in rats. Digestion 26:187–191
42. Lankisch PG, Rahlf G, Koop H (1983) Pulmonary complications in fatal acute hemorrhagic pancreatitis. Dig Dis Sci 28:111–116
42a. Lankisch PG, Otto J, Göke B, Rahlf G (1986) Ranitidine and acute experimental pancreatitis. Dig Dis Sci 31:780–781

43. Levant JA, Secrist DM, Resin H, Sturdevant RAL, Guth PH (1974) Nasogastric suction in the treatment of alcoholic pancreatitis. A controlled study. JAMA 229:51–52
44. Manabe T, Steer ML (1979) Experimental acute pancreatitis in mice. Protective effects of glucagon. Gastroenterology 76:529–534
45. Mayer AD, McMahon MJ, Corfield AP, Cooper MJ, Williamson RCN, Dickson AP, Shearer MG, Imrie CW (1985) Controlled clinical trial of peritoneal lavage for the treatment of severe acute pancreatitis. N Engl J Med 312:399–404
46. Meshkinpour H, Molinari MD, Gardner L, Berk JE, Hoehler FK (1979) Cimetidine in the treatment of acute alcoholic pancreatitis. A randomized, double-blind study. Gastroenterology 77:687–690
47. M.R.C. multicentre trial of glucagon and aprotinin: Death from acute pancreatitis. Lancet II:632–635
48. Naeije R, Salingret E, Clumeck N, De Troyer A, Devis G (1978) Is nasogastric suction necessary in acute pancreatitis? Br Med J II:659–660
49. Papp M, Ribet A, Fodor I, Nemeth PE, Feher S, Horvath JE, Folly G (1975) Glucagon treatment of experimental acute pancreatitis. Acta Med Hung 32:105–116
50. Paul F, Ohnhaus EE, Hesch RD et al. (1979) Einfluß von Salm-Calcitonin auf den Verlauf der akuten Pankreatitis. Ergebnisse einer prospektiven Doppelblindstudie. Dtsch Med Wochenschr 104:615–622
51. Perez de Oteyza C, Rebollar JL, Ballarin M et al. (1980) Tratamiento controlado de la pancreatitis aguda. Ensayo doble ciego con cimetidina. Rev Clin Esp 158:263–266
52. Ranson JHC, Spencer FC (1978) The role of peritoneal lavage in severe acute pancreatitis. Ann Surg 187:565–575
53. Regan PT, Malagelada J-R, Go VLW, Wolf AM, DiMagno EP (1981) A prospective study of the antisecretory and therapeutic effects of cimetidine and glucagon in human acute pancreatitis. Mayo Clin Proc 56:499–503
54. Schwedes U, Althoff PH, Klempa I et al. (1979) Effect of somatostatin on bile-induced acute hemorrhagic pancreatitis in the dog. Horm Metab Res 11:655–661
55. Sillero C, Perez-Mateo M, Vazquez N, Martin A (1981) Controlled trial of cimetidine in acute pancreatitis. Eur J Clin Pharmacol 21:17–21
56. Stone HH, Fabian TC (1980) Peritoneal dialysis in the treatment of acute alcoholic pancreatitis. Surg Gynecol Obstet 150:878–882
57. Trapnell JE, Rigby CC, Talbot CH, Duncan EHL (1974) A controlled trial of trasylol in the treatment of acute pancreatitis. Br J Surg 61:177–182
57a. Usadel KH, Überla KK, Leuschner U (1985) Treatment of acute pancreatitis with somatostatin: Results of the multicenter double-blind trial (APTS-study). Dig Dis Sci 30:992
58. Waterworth MW, Barbezat GO, Hickman R, Terblanche J (1976) A controlled trial of glucagon in experimental pancreatitis. Br J Surg 63:617–620

10.4 Chirurgische Therapie der akuten Pankreatitis

L.F. HOLLENDER und H.-J. PEIPER

1. Geschichtliches

1685 berichtete Nikolaus Kulp über den ersten autoptischen Fall einer akuten Pankreatitis. Er fand das Pankreas eines jungen Mannes, der einige Tage vor seinem Tod an heftigem Fieber mit Schmerzen erkrankt war, geschwollen, klebrig, verschleimt und eitrig.

1761 Morgagni machte 1761 in seinem Werk *De sedibus et causis morborum...* auf die Symptome der akuten Pankreatitis aufmerksam, indem er äußerst starke Oberbauchschmerzen, galliges Erbrechen, Kollaps und Schweißausbruch mit der Krankheit in Zusammenhang brachte.

1882 berichtete W. Balser, ein praktischer Arzt aus Sonneberg in Thüringen, Assistent Ponficks in Göttingen, über eine ihm merkwürdig erscheinende Fettgewebsnekrose des Pankreas, die mit lebensbedrohlichem klinischem Bild und schwerstem Kollaps einherging, und wollte dadurch „das Interesse der pathologischen Anatomen und der praktischen Ärzte auf diese merkwürdige und rätselhafte Veränderung lenken".

1886 als Senn und Fitz die klinischen Manifestationen sowie die Pathologie der Krankheit genauer beschrieben, begann die Kontroverse zwischen konservativer und chirurgischer Behandlung. Senn, ein Chirurg, sprach sich für die Chirurgie aus. Fitz, ein Pathologe, war der Meinung, daß eine Frühoperation zweifelhaft und ohne positives Resultat sein müsse.

1887 führte Hirschberg bei einer akuten hämorrhagischen Pankreatitis eine Probelaparotomie durch. Im selben Jahr punktierte Socin ein Pankreashämatom: Beides ohne Erfolg.

1894 schlug Körte vor, die akute Pankreatitis systematisch und so rasch wie möglich auf chirurgischem Wege durch Spülung und Drainage der Pankreasloge zu behandeln.

1895 drainierten Finney u. Halstedt einen Pankreassequester unter Entleerung von nekrotischem Material und Eiter; der Patient konnte 4 Monate später die Klinik verlassen.

1896 erklärte Hans Chiari die akute Pankreatitis durch eine partielle tryptische Autodigestion der Bauchspeicheldrüse, und Allina berichtete über ein Hämatom in der Pankreasloge, das er nach außen drainierte.

1898 beschrieb Claude Bernard seine kanalikuläre Theorie und erklärte das Entstehen einer akuten Pankreatitis durch das Vorhandensein eines blockierenden Steins in der Papille.

1903 schlug Richard Bunge vor, „das Pankreas freizulegen und durch eine ausgedehnte Tamponade Abfluß für das austretende Exsudat zu schaffen".
Im gleichen Jahr empfahl Bertelsmann die Spaltung der Pankreaskapsel zur Entlastung der angeschwollenen Drüse.

1904 führte Mikulicz mit Erfolg eine Pankreatostomie durch.

1905 beschrieb Villar auf dem 18. Französischen Chirurgen-Kongreß in Paris 4 Typen von akuter Pankreatitis: die ödematöse, die hämorrhagische, die eitrige und die nekrotische; er befürwortete bei allen Fällen eine rasche Intervention, obwohl die akute Pankreatitis selten präoperativ diagnostiziert und meistens bei einer Laparotomie wegen Ileus entdeckt wurde.

1910 schlug Gobiet vor, die Galle abzuleiten, dadurch den Druck in den Gallengängen zu entlasten und einen Rückfluß in den Wirsungianus zu vermeiden. Die Operation bestand aus einer Choledochostomie, evtl. verbunden mit einer Cholezystektomie.

1911 machte Hoffmann den Versuch einer Pankreasexhärese, mußte aber wegen zu starker Blutung aufgeben; er befürwortete die sofortige Operation mit Pankreasligatur beiderseits des nekrotischen Parenchyms als einzige Möglichkeit bei einer akuten nekrotisierenden Pankreatitis. Langsam setzte sich der Gedanke einer chirurgischen Behandlung der akuten Pankreatitis durch (Guleke 1912, Körte 1913, Schmieden 1939).

Jedoch waren die operativen Resultate bei akut hämorrhagisch nekrotisierender Pankreatitis i.allg. schlecht (78% Mortalität vor, 67% nach 1910), so daß es immer mehr Chirurgen vorzogen, nicht zu operieren. Diese Einstellung wurde verstärkt durch die Häufigkeit der spontan oder unter medizinischer Behandlung abgeheilten Krankheitsfälle.

1934 schrieb Broca in seinem Lehrbuch über die Pankreaschirurgie:
> Was vor allem gilt ist, nicht eine genaue Diagnose zu stellen, sondern so schnell wie möglich zu operieren und dabei zu lernen, die Läsionen zu erkennen, die am Pankreas vorliegen. Die besseren Statistiken bestätigen, daß eine rasche Operation, trotz des schlechten Zustandes des Patienten, die einzige Überlebenschance bietet.

1938 veröffentlichte Nordmann auf dem Deutschen Chirurgen-Kongreß die schlechten Resultate der chirurgischen Behandlung der akuten Pankreatitis und befürwortete eine Rückkehr zu rein medizinischer Behandlung. Die Arbeiten von E.K. Frey, Kraut und Werle über die Trypsininhibitoren brachten der konservativen Therapie ab 1930 weiteren Auftrieb. Das Auffinden eines Kallikreininaktivators (Traylol) veranlaßte Frey 1953 zu seinem therapeutischen Einsatz bei der akuten Pankreatitis. Die oft unvermindert schlechten Ergebnisse konservativer Behandlung ließen in der Folge operative Bemühungen erneut aufleben.

1945 vollzog Dargent aus Lyon die erste Exhärese bei akuter Pankreatitis; sie blieb unbemerkt.

1953 vollzogen Léger und Lataste die erste Wirsungianusdrainage und zeigten, daß es durch Druckentlastung des Ductus Wirsungianus möglich ist, den akuten Pankreatitisschub zu stoppen.

1959 berichteten Chan et al. über einen Fall von akuter Pankreatitis bei einem 35jährigen Alkoholiker, den er durch 40%ige distale Resektion zur Heilung brachte.

1960 berichtete Ferron über 9 Fälle von Wirsungianusdrainage bei akut-hämorrhagischer Pankreatitis; er riet dazu, frühzeitig einzugreifen, um irreversible Schäden zu vermeiden. Mercadier war jedoch der Meinung, daß eine solche Operation nur im Falle einer sekundären akuten Pankreatitis mit Papillenobstruktion vorzunehmen sei.

Moulonguet und Vernes schlugen vor, die Splanchnikusresektion, die 1942 für die Behandlung der chronischen Pankreatitis durch Mallet-Guy angegeben wurde, auch bei akuter Pankreatitis anzuwenden.

1963 publizierte Waterman 10 Fälle von akuter nekrotischer Pankreatitis, von denen 9 durch Saugdrainage ausheilten, und zog daraus die Schlußfolgerung, daß die Resektion keine gute Lösung sei.

1963 veröffentlichte Watts aus London einen Fall von akuter Pankreatitis mit schwerem Schock, bei dem er eine Duodenopankreatektomie ausführte und den Patienten zur Ausheilung bringen konnte.

1968 berichtete Colin über 8 Fälle von schwerer akuter Pankreatitis, die er durch Pankreatektomie behandelte, und Maillet und Mouchet publizierten 10 weitere Fälle.

1972 verglich Jordan 21 Fälle hämorrhagischer Pankreatitis, die operativ behandelt wurden, wobei 9 überlebten (57%), mit 30 Fällen, die nicht operiert wurden und alle starben.

1974 publizierte Warshaw 11 Fälle, die durch Saugdrainage behandelt wurden, verbunden mit Gastrostomie, Cholezystostomie, Jejunostomie (Triple-Stoma-Verfahren), mit 4 Todesfällen.

1974 publizierten Trapnell und Anderson Fälle von Patienten, die auf energische Intensivbehandlung nicht ansprachen und dank chirurgischer Maßnahmen geheilt wurden.

Im selben Jahr schlug Hollender eine mehr oder weniger weite, je nach lokalen Läsionen ausgeführte Pankreasresektion vor und konnte über 18 Fälle berichten, von denen 12 durch Frühexhärese zur Heilung kamen. Kümmerle in Mainz und Gall in Erlangen befürworteten diese Einstellung.

1975 ging Alexandre aus Paris zur totalen Pankreatektomie über.

Derartig radikale Eingriffe sind wegen der hohen Letalität aber wieder weitgehend verlassen worden. So auch die Frühoperation, während mit einer aufgeschobenen Dringlichkeit, ausgiebigen Spüldrainagen, Sequesterentfernungen und begrenzten Resektionen unter Intensivtherapiebehandlungen heute die besten Ergebnisse zu erzielen sind.

2. Primärbehandlung

Die initiale Behandlung einer akuten Pankreatitis sollte stets konservativ sein (s. auch Kap. 10.3).

Eine Ausnahme machen nur solche Fälle, in denen die Diagnose zweifelhaft oder nicht mit Sicherheit zu stellen ist.

Therapeutische präoperative Peritoneallavage

Sie verfolgt das Ziel, Enzyme, Kinine und im Exsudat enthaltene toxische, aus den Herden der akuten Pankreatitis stammende Substanzen aus der Bauchhöhle auszuschwemmen und dadurch ihre peritoneale Resorption mit deren sekundären systemischen Folgeerscheinungen zu vermeiden [32, 53].

Ihre Indikation und die bisher vorliegenden experimentellen bzw. klinischen Ergebnisse wurden in Kap. 10.3 abgehandelt. Die definitive Effektivität der Peritoneallavage bleibt jedoch fragwürdig.

Die folgenden Ausführungen sind der Technik der therapeutischen peritonealen Lavage gewidmet [18, 62, 70].

Technik

Der Patient wird mit einem Blasenkatheter versorgt, damit eine absolut leere Blase gewährleistet ist. Unter Lokalanästhesie wird 2–3 Querfinger unterhalb des Nabels in der Medianlinie nach einer kleinen Hautinzision zunächst das Peritoneum freigelegt und unter Sicht inzidiert, so daß sich ein großkalibriger Katheter einführen und ca. 10 cm tief kaudalwärts in die Bauchhöhle vorschieben läßt. Neben diesem als Zuleitung benutzten Katheter wird ein zweites dickes, mit mehreren Löchern versehenes Drain in den Douglas plaziert. Danach erfolgt die Spülung der Bauchhöhle mit einer Lösung von folgender Zusammensetzung:

NaCl	5,60 g/l
Natriumlaktat	5,09 g/l
NaCl	0,52 g/l
MgCl	0,15 g/l
Glukose	15,00 g/l
Aqua bidest. ad	1000 ml

30–40 l werden pro 24 Stunden perfundiert. Die Auswirkungen dieser Peritoneallavage sind durch eine Verminderung der renalen, pulmonalen und kardiovaskulären Insuffizienzerscheinungen gekennzeichnet. Sie wird über 3–4 Tage durchgeführt. Eine solche Maßnahme darf aber in keinem Falle bei Zeichen gravierender Verschlechterung den operativen Eingriff verzögern.

Der beschriebenen Lösung werden anfangs noch keine Antibiotika zur Prophylaxe beigegeben.

In vereinzelten Zentren wird die Peritoneallavage mit Zusatz von hohen Dosen von Aprotinin (15–20 Mio. Einheiten in den ersten 24 h) kombiniert [33, 50]. Dem liegt die Vorstellung einer Neutralisierung des freigesetzten Trypsins und des Kallikreins sowie einer erhöhten Resorption von Aprotinin zugrunde.

Dubick et al. aus Leeds haben diese Methode bei 10 Patienten erprobt.

1 h nach der Lavage waren Amylasen und Lipasen im Peritonäalexsudat je um 21% bzw. um 30% gesunken, im Vergleich zu den Werten vor der Lavage. Die Maximalreduktion (40%) erfolgte nach 6 h. Die Plasmawerte hingegen bleiben unverändert.

Spezielle Problematik der Gallensteinpankreatitis

Auf die Bedeutung und Häufigkeit von Gallensteinen bei der Pankreatitis (sog. biliäre Form) wurde bereits in Kap. 10.1 hingewiesen.

Die Gallensteine spielen bei der Diagnostik, insbesondere aber gerade auch im Zusammenhang mit der chirurgischen Therapie, eine wichtige Rolle. Die hohen Häufigkeitszahlen beruhen auf Siebuntersuchungen des Stuhls, bei denen im Fall einer Pankreatitis viele und äußerst kleine Konkremente gefunden wurden. Gerade ihre Einklemmung im Sphinkterapparat erzeugt einen akuten Überdruck in den Pankreasgängen und gleichzeitig manchmal einen galligen Rückfluß in dieses Gangsystem. Hier scheint ein wesentlicher Faktor für die Ausbildung einer akuten Pankreatitis zu liegen.

Unter diesem Gesichtspunkt ist bei sichergestellten Konkrementen im Papillenbereich oder im Choledochus die endoskopische Sphinkterotomie die logische therapeutische Maßnahme. Sie ermöglicht den Spontanabgang der Gallengangskonkremente bzw. die Extraktion eines präpapillären Steins mit einem Dormia-Körbchen [10, 65].

Die Spaltung der ödematös verquollenen Papille beseitigt den Überdruck in den Gallengängen und behebt den galligen Rückfluß in den Wirsungianus. Gelingt es nicht, auf endoskopischem Wege den Choledochus vollkommen zu sanieren, so ist bei Versagen des endoskopisch retrograden Vorgehens der operative Weg indiziert. Hat sich hingegen bereits ein Schockzustand entwickelt, ist es ratsam, zunächst diese Komplikation konservativ zu behandeln und erst nach Stabilisierung zu operieren.

Tabelle 10.8. Klassifikation der akuten Pankreatitis nach morphologischen, klinischen und biologischen Kriterien = Schweregrade nach Hollender [32]

Grad 1: Ödematöse Pankreatitis

Klinik:
Epigastrische Schmerzen +
Erbrechen (±)

Epigastrischer Druckschmerz (+)
Leichte Abwehrspannung (+)
Kein Ikterus
RR > 120
Puls ~ 100/min

Gutes Ansprechen auf konservative
Behandlung

Klinisch-chemische Parameter/Kriterien
Keine schweren Abweichungen:
– des Blutzuckers
– des Serumkalziums
– des Harnstoff-N und Kreatinins
– des Hämatokrits
Serumamylase ↑
Urinamylase ↑
Serumlipase ↑
Progressive Normalisierung der Pankreasenzyme unter konservativer Behandlung

---

Grad 2: Limitierte Pankreasnekrosen

Klinik:
Epigastrische Schmerzen + +
Erbrechen ±, Tachypnoe
Diffuse Abdominalschmerzen
mit Punctum maximum im
Epigastrium Abwehrspannung +,
Meteorismus +, Subileus +,
Resistenz im Oberbauch (+),
Subikterus bis Ikterus,
progredient
RR < 100
Puls > 120/min
Temperatur ~ 28 C

Leukozytose (> 15 000 µl)
Hämatokrit ↓↓
Harnstoff-N ↑, Kreatinin ↑
Blutzucker (↑) (< 150 mg/dl)
Serumkalzium ↓ (2 mmol/l)
Serumamylase ↑↑
Serumlipase ↑↑
Punktion des Abdomens:
bräunliche, enzymreiche Flüssigkeit

(Peritoneallavage,
Laparoskopie)

Hoher Flüssigkeitsbedarf von mehr als 3 l/24 h, um Zentralvenendruck konstant und Diurese aufrechtzuerhalten.
Geringes oder fehlendes Ansprechen auf konservative Behandlung!

Grad 3: Diffuse nekrotisierende Pankreatitis (mit/ohne extrapankreatische Exsudationen, Pleuraergüsse, retrokolische Nekrosestraßen)

Klinik:
Wie bei Grad 2:
Schockreichen + +/ZVD!!
Zunehmende Oligurie + +

Respiratorische Insuffizienz + +
Enzephalopathie +
Gastrointestinale Blutung (+)
Hämatokrit (Abfall)

RR < 80/ZVD!
Puls > 140/min
Temperatur 38–39°
Auffällig hoher Flüssigkeitsbedarf

Klinisch-chemische Parameter/Kriterien:
Leukozytose   > 20 000/µl
Blutzucker   > 150 mg/dl
Serumkalzium   < 2 mmol/l
Metabolische Azidose:
Hypoxie
Hypokapnie
Transaminasen ↑
Kreatinin/Harnstoff-N ↑↑
Serumamylase ∅/↑↑
Serumlipase ∅/↑↑
Letalfaktoren!
(vgl. Ranson-Prognose-Index)

Trotz konservativer Intensivbehandlung progressive Verschlechterung!

Die Indikation zur operativen Gallenwegsanierung hängt auch vom Allgemeinzustand und insbesondere von der Kreislaufsituation ab.

3. Intensivüberwachung

Zur rechtzeitigen Erfassung einer Operationsindikation ist eine Beurteilung des Schweregrades im einzelnen Krankheitsfall wichtig. Intensivüberwachung, Notfalldiagnostik und Intensivtherapie sollten in dieser Phase Hand in Hand gehen [35, 60].

In diesem Zusammenhang kommt heute der täglich zu wiederholenden Computertomographie eine Schlüsselstellung zu. Die übrigen klinischen, allgemeinen und biologischen Überwachungsparameter wurden zuvor abgehandelt.

Verschiedene Verlaufsformen können sich ergeben:

a) Eine rasche progrediente Besserung des klinischen Zustandes sowie der verschiedenen Parameter.

b) Eine vorübergehende, mehr oder weniger lang andauernde Besserung mit darauffolgender klinischer und biologischer Verschlechterung.

c) Trotz aller Maßnahmen persistiert ein Schockbild mit rascher Verschlechterung des klinischen Gesamtzustandes sowie der verschiedenen klinisch-chemischen Parameter mit zunehmender Niereninsuffizienz, Auftreten einer pankreatischen Enzephalopathie und einer Verschlimmerung der respiratorischen Insuffizienz.

In Abhängigkeit von der Effektivität der konservativen Intensivbehandlung kann die akute nekrotisierende Pankreatitis in 3 Schweregrade unterteilt werden [32, 43] (Tabelle 10.8).

4. Operationsindikation

Die Indikation zur Operation sollte keinesfalls allzu schematisch gestellt werden. Es darf nicht zu früh operiert werden, da sich zu diesem Zeitpunkt oft noch keine effektive, d.h. den Verlauf entscheidend beeinflussende operative Maßnahme durchführen läßt [6, 7]. Außerdem könnte sich die Operation durch die jetzt noch nicht voraussehbare weitere Entwicklung als unverhältnismäßig herausstellen. Man darf aber auch nicht erst dann eingreifen, wenn schon irreversible polyviszerale Schädigungen entstanden sind.

Die Computertomographie [5, 51, 54] hat ganz wesentlich dazu beigetragen, die Stellung der Operationsindikation zu erleichtern. Bei der akuten Pankreatitis ist es äußerst selten (in weniger als 4% der Fälle), daß sie sich als unauffällig erweist.

Bei einer unauffälligen Computertomographie wird man nicht eingreifen, da das Fehlen pathologischer Röntgenbefunde für eine benigne Form von akuter Pankreatitis spricht. Selbstverständlich sollte der CT-Befund immer in Korrelation mit klinischen wie auch mit biologischen Kriterien gesehen werden, um ggf. eine Indikation zum chirurgischen Vorgehen zu stellen. Man sollte keinesfalls nur auf der Grundlage von computertomographischen Bildern operieren.

Die CT bietet aber auch die Möglichkeit, neue Nekroseherde zu diagnostizieren und diese vor Entstehen septischer Zustände zu entfernen.

Es sei allerdings darauf hingewiesen, daß bis jetzt die Computertomographie solide, noch fixierte Nekroseherde nicht von verflüssigtem Material unterscheiden kann.

Als zuverlässiger wird neuerdings von Beger (persönl. Mitt.) die Veränderung von Serumparametern herausgestellt; hiermit soll sich ein Übergang von der ödematösen in die nekrotisierende Form mit großer Treffsicherheit feststellen lassen.

Die Indikationsstellung zur Operation bei der akuten Pankreatitis gehört zu den schwierigsten Entscheidungen in der Abdominalchirurgie.

Sie hängt von einer Vielzahl von Einzelfaktoren ab, insbesondere von der Verschlechterung der Vitalfunktionen, nicht zuletzt aber von der Beurteilung des Lokalbefunds. Maßgebend ist letztlich die Entwicklung eines septischen Prozesses im Retroperitonealraum, der nur chirurgischen Maßnahmen zugänglich ist.

Wie aber läßt sich die Operationsindikation im einzelnen festlegen?

1. Bei unsicherer Diagnose, die infolge der modernen Diagnostik immer seltener wird, kann eine operative Revision zur genauen Abklärung des Befunds unerläßlich sein. Es sei dabei hervorgehoben, daß die Probelaparotomie als solche keine schädliche Auswirkung auf den Verlauf einer akuten Pankreatitis hat, wie dies früher gelegentlich behauptet wurde.

2. In allen anderen Situationen ist die Operationsindikation vom Verlauf unter den Gegebenheiten der Intensivbehandlung abhängig. Wenn klinische Symptomatik und Körperkonstanten sich insgesamt verschlechtern, also die Intensivbehandlung keine wesentliche Besserung mit sich bringt, oder

wenn nach einer vorübergehenden Besserung ein Rückfall eintritt, sollte chirurgisch eingegriffen werden. Dies trifft insbesondere für septische Krankheitserscheinungen zu, die häufig auf ein Fortschreiten des retroperitonealen Prozesses mit bakterieller Keimbesiedelung hinweisen. Besonders ernst muß ein Multiorganversagen bewertet werden.

Zur Prognose der verschiedenen Schweregrade [5, 27, 54] und ihrer therapeutischen Erfolgschancen:
- *Grad 1* entspricht i. allg. einer ödematösen Pankreatitis und erfordert eine rein konservative Behandlung.
- In den meisten Fällen sind es die Formen des *Grads 2*, die am besten auf eine chirurgische Behandlung ansprechen. In diesem Stadium gilt es also, den richtigen Zeitpunkt für die operative Intervention herauszufinden.
- *Grad 3* betrifft äußerst schwere Verlaufsformen mit sehr ungünstiger Prognose. Dennoch konnten auch in diesen Fällen durch gezieltes operatives Eingreifen vereinzelte Erfolge erreicht werden.

3. Es besteht auch eine Operationsindikation bei den Patienten, die eine unauffällige Anfangssymptomatik aufweisen, welche klinisch sehr trügerisch oder larviert war, und dann Sepsissymptome durch Sekundärinfektion von Sequesterherden entwickelten.

4. Es sei schließlich darauf hingewiesen, daß sich nach einem Primäreingriff erneut die Frage nach einer Reintervention stellen kann, möglicherweise auch mehrmals.

5. Chirurgisches Vorgehen

1. Breite bilaterale subkostale kurvenförmige Inzision, 5 cm oberhalb des Nabels.
2. Genaue Untersuchung des Gesamtabdomens
a) Absaugen von peritonealem Exsudat nach Probeentnahme für bakteriologische und enzymatische Untersuchungen.
b) Aufsuchen und Lokalisierung von Kalkspritzern; sind sie nur peripankreatisch oder auf dem Omentum bzw. im ganzen Abdomen und über das Peritoneum verstreut?
c) Das Vorhandensein von submesokolischen Läsionen spricht für eine schwere Form von Pankreatitis.
d) Besteht eine Cholezystolithiasis mit oder ohne Choledocholithiasis? Hierzu ggf. intraoperative Cholangiographie.

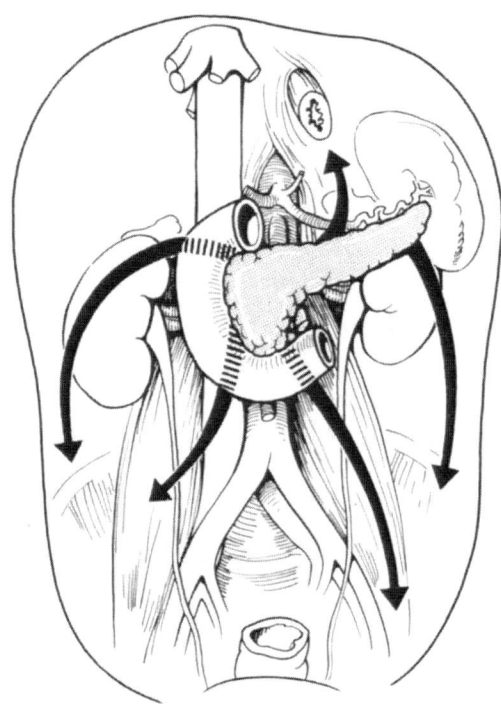

Abb. 10.3. Nekrosestraßen im Retroperitonealraum, Frontalansicht

3. Freilegung des Pankreas durch:
- Breites Aufspalten des Lig. gastrocolicum und vorsichtiges Ablösen der Magenhinterwand,
- Kocher-Vautrin-Manöver,
- Spaltung des kleinen Netzes,
- Isolierung der Strukturen im Leberhilus,
- Mobilisierung der Milz, des linken Pankreas und Spaltung der peritonealen Umschlagfalte.

4. Beurteilung der Läsionen
a) Pankreas. Um Ausmaß und Schweregrad der Veränderungen genau beurteilen zu können, ist es unentbehrlich, die peripankreatische Kapsel am Unterrand der Drüse längs zu spalten. Die Läsionen sind meistens sehr polymorph. Es können angetroffen werden:
- Ödem, maskierte Nekrosen, evtl. vermischt mit hämorrhagischen Zonen, die sich vom normalen Pankreasparenchym oft schwer unterscheiden lassen,
- graue, fortgeschrittene Nekrosen oder auch gelbe Steatonekrosen,
- ein vollkommen vergrautes Pankreas als Ausdruck diffuser, tryptischer Veränderungen und bereits eingetretener Zirkulationsstörungen,
- schmutzig gelb-graues Gewebe mit den verschiedensten Zwischenstufen von autotryptischen Veränderungen,

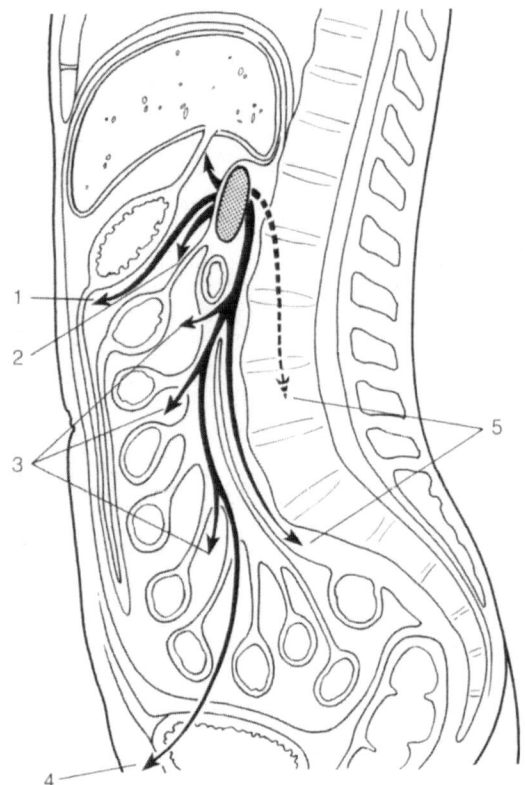

Abb. 10.4. Nekrosestraßen (Sagittalschnitt) in die Bursa omentalis (*1*), in das Mesocolon transversum (*2*), in die Mesenterialwurzel (*3*), in kleines Becken und Leistengegend (*4*), in den Retroperitonealraum (*5*)

- Nekrosen, die am Pankreasgewebe noch anhaften und je nach Stadium schwer von ihm abtrennbar sind,
- Sequester, die frei in eitriger Flüssigkeit schwimmen.

Auch die Grenze zwischen normalem und nekrotischem Gewebe ist oft nur schwer zu erkennen.

Diese Vielgestaltigkeit macht es schwierig, genau zwischen noch gesundem und schon definitiv zugrunde gegangenem Gewebe zu unterscheiden.

b) Die topographische Verteilung der hauptsächlichen Herde sollte so präzise wie möglich beurteilt und im Bericht festgehalten werden.

Unserer Erfahrung nach wird eine Isthmus-, Korpus- und Schwanzpankreatitis in 40% der Fälle angetroffen; auf Korpus und Schwanz beschränkte Läsionen liegen in 30% der Fälle vor; eine überwiegende Kopfpankreatitis besteht in 15%, ein Gesamtbefall des Pankreas ist mit ca. 10% relativ selten; auf eine beschränkte Zone verteilte Nekroseherde werden in 5% der Fälle gefunden.

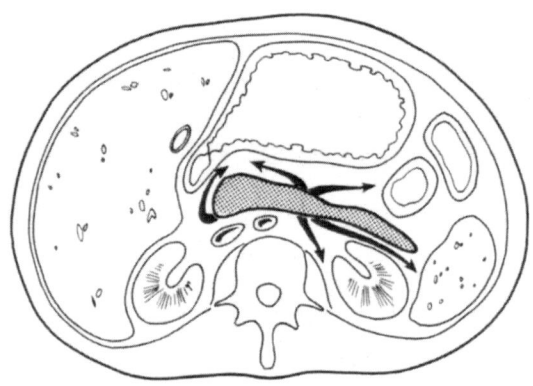

Abb. 10.5. Peripankreatische Ausdehnung der Entzündung (Transversalschnitt)

Für die Chirurgie bedeutungsvoll ist, daß die am meisten beschädigten Zonen im linksseitigen Pankreasabschnitt liegen, während der Kopfbereich häufig oder zumindest lange Zeit ausgenommen zu bleiben scheint. Eine postoperative Pankreatitis führt i.allg. zu Läsionen im Kopfbereich oder über die ganze Drüse hinweg. Hingegen manifestieren sich biliäre oder idiopathische Formen überwiegend im Isthmus, Korpus und Schwanzbereich.

c) Nach Ablösen der Kolonflexuren und Spaltung der peritonealen Umschlagfalten entlang des Colon ascendens bzw. descendens, läßt sich die kaudalwärts gerichtete Ausdehnung der Nekrosen im Retroperitonäalraum ermessen (Abb. 10.3–10.5).

6. Operative Taktik

Maßnahmen an den Gallengängen

Zwei Probleme ergeben sich:
1. Soll die Gallenblase systematisch entfernt werden oder nicht?
2. Soll man immer den Hauptgallengang drainieren?

Es ist klar, daß man bei bekannter Cholezystolithiasis die Gallenblase entfernt und bei einer Choledocholithiasis den Hauptgallengang saniert sowie eine T-Drainage einlegt.

Das Vorgehen ist aber umstritten, wenn weder in der Gallenblase noch im Hepatocholedochus Steine vorhanden sind. Manche Autoren raten in jedem Fall zu einer Gallengangsentlastung.

Kümmerle [43] befürwortet die absolute Zurückhaltung hinsichtlich einer Gallenwegsdrainage.

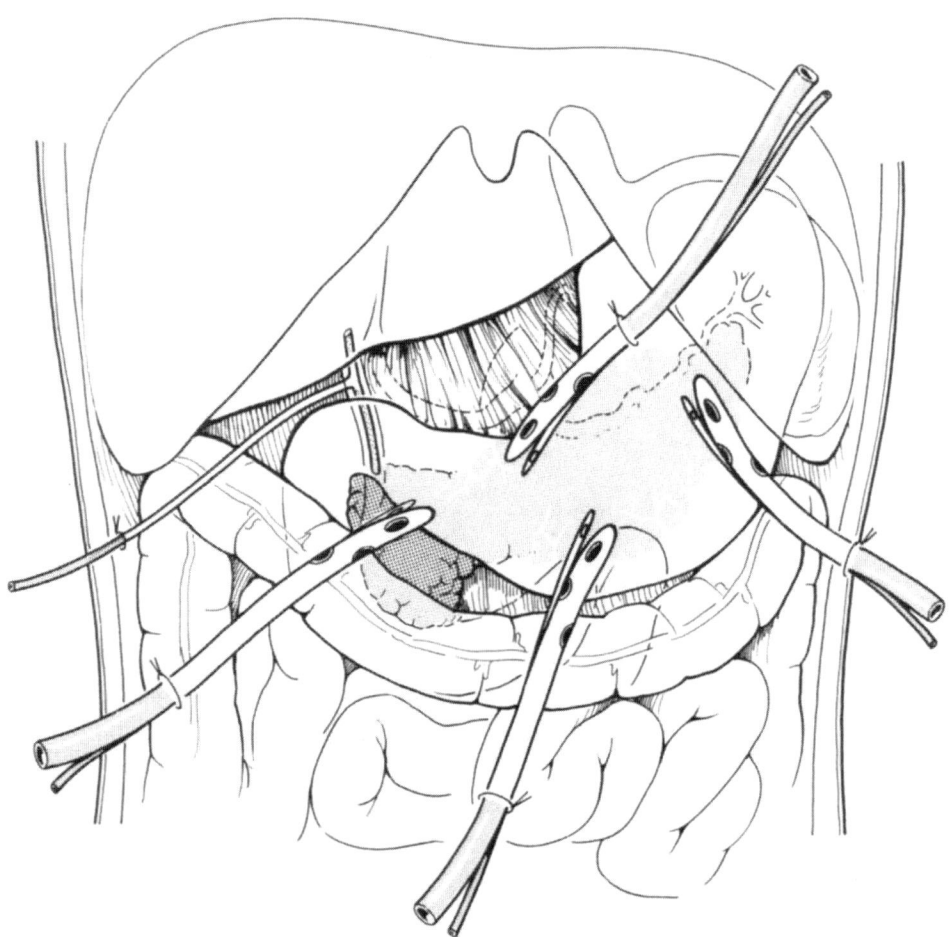

Abb. 10.6. Spüldrainagen der Pankreasloge und zusätzliche T-Drainage der Gallenwege

Wir selber verhalten uns folgendermaßen:
Ergibt die systematische perioperative Cholezystographie eine normale Gallenblase, dann wird unter der Voraussetzung eines durchgängigen Ductus cysticus eine Cholezystostomie angelegt oder bei Steinnachweis eine Cholezystektomie mit transzystischer Drainage bzw. T-Drain im D. choledochus angelegt.

Maßnahmen am Pankreas

Das Ziel der Operation ist die Entfernung aller irreversibel geschädigten, nekrotischen Gewebebezirke. Dabei gilt das Prinzip: Nicht zu viel, aber auch nicht zu wenig (Kümmerle [43])!

Es gibt vielfältige technische Verfahrensvarianten, die je nach Befund und Einschätzung bzw. Erfahrung des Operateurs in Frage kommen.

Die therapeutische postoperative Spül-Saug-Drainage (Abb. 10.6)

Als lokaler Minimaleingriff kommt die ausgedehnte peripankreatische und intraperitoneale Drainage mit therapeutischer Spülung in Frage. Hierbei werden mehrere perforierte Drains in die Pankreasloge eingelegt, um eine sichere und reichliche Spülung in den ersten postoperativen Tagen zu ermöglichen. Innerhalb von 24 h werden 10–12 l Peritonealdialysat perfundiert.

Bei Verwendung einer kaliumfreien Spülflüssigkeit muß K^+ intravenös substituiert werden.

Die Spülflüssigkeit verläßt den Bauchraum durch Drains größten Kalibers (mindestens mit 1,5 cm Innendurchmesser), damit auch Nekrosedetritus abgesaugt bzw. ausgespült werden können. Die Drains kommen entlang des Pankreas in die rechts- und linksseitigen koloparietalen Rinnen sowie in den Douglas-Raum zu liegen.

Regelmäßige bakteriologische Untersuchungen der abgesaugten Flüssigkeit sind für eine gezielte Antibiotikatherapie erforderlich.

Nekrosektomien

Sie bestehen in einer elektiven Exstirpation nekrotischer Fragmente unter Schonung des gesunden Parenchyms und erfolgen durch Digitoklasie oder mit dem Skalpell.

Diese Nekrosektomien werden vervollständigt durch das Anlegen einer Drainagelavage. In etwa 50% der Fälle entstehen sekundäre Fistelbildungen. Derartige Nekrosektomien sind besonders gut bei „trockenen" isolierten und partiellen Nekrosen durchführbar.

Sequestrektomien

Sie kommen in Frage für die schon fortgeschrittenen, bereits „feuchten", also in Verflüssigung befindlichen Nekrosen. Dabei werden Fragmente von abgestorbenem Pankreas unterschiedlicher Größe, meist mit einer eitrigen oder infizierten Flüssigkeit umgeben, abgetragen. So kann es erforderlich werden, ein völlig infarziertes Pankreas, das keinerlei vitale Gefäßverbindungen mehr hat, abzutragen. Nekrosen peripankreatischen Gewebes können als Nekrosen der Bauchspeicheldrüse fehlgedeutet werden.

Segmentresektionen

Nekrotisch veränderte Pankreassegmente unterschiedlicher Größe können durch Digitoklasie entfernt oder, je nach Typus und Stadium des pankreaktischen Prozesses, auf eine „regelrechte" Weise reseziert werden [57, 64, 72, 74].

Die Resektionen erfolgen von links nach rechts bzw. vom Pankreasschwanz zum Pankreaskopf, zumeist mit simultaner Milzexstirpation. Sie werden an dem Punkt beendet, an dem sich gesundes Pankreasgewebe erkennen läßt. Die Sigmentresektionen zielen darauf ab, das gesamte nekrotisch veränderte Pankreas bis ins Gesunde zu entfernen. Es handelt sich um ein zwar blutreiches Vorgehen, das sich aber zum richtigen Zeitpunkt durchaus durchführen läßt. Man wird dieses Vorgehen für die Fälle wählen, in denen die Nekrose auf einen Drüsenabschnitt begrenzt ist.

Entsprechend der vorgefundenen Befunde kann auch eine *Kombination von Nekrosektomie und Segmentresektion* geeignet erscheinen.

Totale Duodenopankreatektomie

Dieses Verfahren, das von einigen Autoren vorgeschlagen wurde [2, 3], hat sich als ein Procedere mit extrem hoher Letalität erwiesen und bleibt deshalb, wenn überhaupt, extremen Ausnahmefällen vorbehalten. Dies gilt wegen der Größe des Eingriffs auch für die Technik der partiellen Duodenopankreatektomie, also eine Rechtsresektion. Man wird sie aber ohnehin selten erwägen, da auf den Pankreaskopf beschränkte Veränderungen selten angetroffen werden.

Besonderheiten der Verfahrenswahl

1. Die Praxis lehrt, daß es Befunde gibt, bei denen es unmöglich ist, eine übersichtliche Freilegung zu erzwingen. Es sind dies die Fälle, in denen ein sehr voluminöses, entzündetes, ödematöses und leicht blutendes Gewebekonglomerat vorliegt, das fest mit den Nachbarorganen verbacken ist. Nur eine breite Spüldrainage ist hier angebracht. Auch dürfen wir nicht vergessen, daß es am Pankreas selbst Übergänge zwischen ödematösen oder nekrotisierenden Formen gibt.
2. Bei biliärer Pankreatitis wird das chirurgische Vorgehen durch die Lokalisation der Läsionen an der Drüse bestimmt. Befinden sie sich hauptsächlich im Kopfbereich, wird eine Spüldrainage nach eventueller Nekrosektomie angelegt.

Handelt es sich um korporokaudale Läsionen, wird eine linksseitige Segmentresektion bis in gesundes Drüsengewebe hinein vorgenommen.
3. Bei alkoholischer Pankreatitis gelten dieselben Gesichtspunkte.
4. Bei posttraumatischer Pankreatitis bevorzugen wir eine Resektionsbehandlung, basierend auf der Topographie und der Ausdehnung der Läsionen.
5. Idiopathische Formen gehören zu den spezifischen Fällen. Das Vorgehen wird bestimmt durch die klinische Entwicklung mit Bevorzugung von Resektionen im isthmokorporokaudalen Bereich und von Nekrosektomien in Höhe des Pankreaskopfes.
6. Die postoperativen Formen sind durch ihre rasche und ernste Entwicklung charakterisiert. Bei diesen Kranken sitzen die lipoproteolytischen Nekrosen hauptsächlich am Kopf und gefährden den retropankreatischen Choledochus, die pankreasnahen Gefäße sowie das Duodenum. Dies ist eine der seltenen Indikationen für die Duodenopankreatektomie, aber nur bei Patienten in schwerem, unkontrollierbarem Schockzustand.
7. Maßnahmen zur Entlastung des Retroperitonealraums. Bestehen links oder rechts Nekrosestraßen in den koloparietalen Rinnen, werden Spüldrainagen im gesamten Bereich ihrer Längsausdehnung eingelegt und aus den Flanken her-

ausgeleitet, nachdem abzulösendes, nekrotisches bzw. verflüssigtes Gewebe zuvor entfernt wurde.

8. Maßnahmen bei Komplikationen am Kolon. In manchen Fällen läßt das Colon transversum bzw. die linke Flexur nekrotische Läsionen durch Autodigestion oder Gefäßläsionen erkennen. In diesen Fällen besteht die Indikation zur Segmentresektion des erkrankten Kolonabschnitts mit einer proximalen Kolostomie oder durch ein „loop ileostoma". Manchmal kommt aber nur eine Resektion mit der Ausleitung des proximalen, und dem Blindverschluß des distalen Schenkels in Frage.

9. Maßnahmen zur Kompartimentierung des Oberbauchs. Da bei schwerer, fortschreitender Verlaufsform eine Bereinigung der Nekrose- und Eiterhöhlen kaum durch einen einzelnen Eingriff erzielt werden kann, bewährt es sich, den Oberbauch bzw. das linke Hypochondrium wiederholten Ausräumungen, Sequesterabtragungen und Spülungen breit und langfristig zugänglich zu machen. Dies erzielt man durch Abstopfung des Kolons bauchabwärts mit Tamponaden und durch Offenlassen der Bauchdecke im Bereich des linken oder rechten Oberbauchs. Dadurch verklebt der subkolische Raum und bleibt von den Maßnahmen in der Pankreasloge und im Retroperitonealraum unberührt.

10. Maßnahmen bei Sepsis. Es gibt auch Kranke mit sekundärer Verschlechterung des Allgemeinzustands, Sepsis und erneuten Abdominalsymptomen. Die Ursache sind Abszesse oder infizierte Sequester, die entleert und drainiert werden müssen, nachdem sie durch Ultraschall oder Computertomographie lokalisiert worden sind.

7. Postoperative Ernährung – Hyperalimentation

Bei Pankreatitispatienten ist auf eine ausreichende Kalorienzufuhr zu achten: Langsam bis auf 60 cal/kg KG steigend, das sind etwa 4000–5000 cal in 24 Stunden.

Die Ernährung erfolgt anfangs parenteral [75]. Ausreichende Kalorienzufuhr ist ein wesentlicher Bestandteil der Therapie und darf in keinem Fall unterschätzt werden; man wird sie so rasch wie möglich einsetzen, und zwar mit gleichzeitiger Lipidzufuhr, was vor einigen Jahren noch als fraglich galt.

Sobald die akute Symptomatik abklingt und sich insbesondere Ileus oder Subileus zurückgebildet haben, ist es ratsam, langsam aufbauend, auf die enterale Ernährung überzugehen. Hierfür bieten sich 2 Möglichkeiten an:

1. Eine nasogastrale doppelläufige Verweilsonde wird über den Pylorus in die erste Jejunumschlinge vorgeschoben.
2. Alternativ kann auch die Ernährungssonde über eine Jejunostomie angelegt werden, am günstigsten bei einer sowieso erforderlichen Laparotomie.

Nach der von Delany [14, 15] beschriebenen Technik wird eine strahlenundurchlässige Nasen-Magen-Sonde von 91 cm Länge und 8 mm Durchmesser in die Jejunumwand der zweiten Schlinge antimesenterial eingeschoben und in Form einer Witzel-Fistel angelegt. Daraufhin wird die Sonde aboral 30 cm weiter ins Lumen vorgeschoben und, nachdem ihre exakte Lage röntgenologisch kontrolliert worden ist, wie bei einer Redondrainage durch die Bauchwand gestochen und nach außen geleitet. Die Hautöffnung wird wie bei einem Venenkatheter geschützt und gepflegt.

Kann eine ausreichende Kalorienzufuhr beim nichtlaparotomierten Patienten auf diesem Wege nicht vorgenommen werden, ist eine parenterale Ernährung über einen Subklaviakatheter unumgänglich.

Grundsätzlich bietet jedoch die enterale, insbesondere die intrajejunale Ernährung gegenüber der parenteralen erhebliche Vorteile, da sie weniger als die parenterale Ernährung mit mechanischen, metabolischen und insbesondere septischen Komplikationen belastet ist. Die ausschließlich parenterale Ernährung kann darüber hinaus zu Nebenwirkungen führen, die bisher viel zu wenig beachtet worden sind. Die Erhaltung der Verdauungsfunktion durch Nährsubstrate im Darm ist unerläßlich, um den hormonstimulierenden trophischen Effekt auf die gastrointestinale Mukosa nicht zu lange auszuschalten. Auch ist die enterale Ernährung erheblich kostengünstiger.

Die früher nur zurückhaltende Anwendung der Katheterjejunostomie erklärt sich in erster Linie daraus, daß sowohl die optimalen Nährstoffzusammensetzungen als auch die für die Jejunostomie wünschenswerten Kathetermaterialien nicht zur Verfügung standen.

Neuerdings hat sich die „Nadeljejunostomie" dank ihrer leichten Durchführung und ihrer sehr guten Verträglichkeit durchgesetzt.

Ein nicht unwesentlicher Vorteil dieser postoperativen Ernährung ist die geringe und damit schonende Patientenbelastung. Gegenüber der nasogastrischen Ernährung treten bei der intrajejunalen Katheterernährung praktisch keine Komplikationen durch Erbrechen und Aspiration auf.

8. Postoperativer Verlauf und Komplikationsmöglichkeiten

Die Letalitätsrate nach Frühoperation der akuten nekrotisierenden Pankreatitis ist hoch. Dies ist nicht überraschend, wenn man bedenkt, daß nur Kranke mit zum Zeitpunkt der Indikation geringer Überlebenschance bei erfolgloser konservativer Vorbehandlung operiert werden. Der frühe postoperative Verlauf verlangt weiterhin alle aktiven konservativen Therapiemaßnahmen unter Intensivpflegebedingungen. Bei ausgedehnten Eingriffen am Pankreas mit Entfernung von dort lokalisierten Nekrosen oder Resektion von Drüsenabschnitten muß mit Stoffwechselstörungen (vorübergehendem oder permanentem Diabetes) gerechnet werden. Diese sollten rechtzeitig erkannt und ausgeglichen werden (Insulinperfusion).

Im Vordergrund allgemeiner postoperativer Komplikationen stehen der Häufigkeit nach bronchopulmonale Infektionen, Wundinfektionen, Pankreasfisteln, Wundheilungsstörungen (Wundruptur, Platzbauch), Hämatemesis (streßblutungsbedingt) peripankreatische Abszeßbildungen, postoperativer Ileus durch Adhäsionen, intestinale Fisteln durch Druckusuren von seiten des Drainagekatheters oder gleichermaßen bedingte Arrosionsblutungen.

Solche Komplikationen führen dazu, daß die schweren Fälle der hämorrhagisch-nekrotisierenden Pankreatitis häufig relaparotomiert werden müssen.

9. Indikationen zur Relaparotomie

In einem nur schwer genau abzuschätzenden und von der Zusammensetzung des Krankenguts abhängigen Prozentsatz von Fällen (unserer Erfahrung nach ungefähr 30%) ist damit zu rechnen, daß nach dem Ersteingriff mit zunächst günstigem Verlauf erneut entweder abdominelle Krankheitserscheinungen oder septische Symptome auftreten. Es handelt sich um Patienten, bei denen nach allzu limitierter Exhärese Nekrosen am Resektionsrand übriggeblieben oder noch erneute Nekroseherde bzw. sekundär infizierte Nekrosestraßen aufgetreten sind, die eine erneute Revision erforderlich machen.

In der Beherrschung dieser septischen Folgeerscheinungen liegt ein großes, noch nicht befriedigend gelöstes Problem, so sehr auch die Indikationsstellung durch die neuen bildgebenden Verfahren vereinfacht und vitale Organkomplikationen durch die moderne Intensivtherapie besser beherrscht werden konnten.

Im Zusammenhang mit diesen Reinterventionen kommt den während der letzten Jahre entwickelten Methoden chirurgischer Peritonitisbekämpfung große Bedeutung zu.

Bei mehrfachen Relaparotomien hat sich die Methode des „offengelassenen Abdomens" zum Zweck von rasch und in kurzen Abschnitten wiederholbaren Abdominaltoiletten mit Ausspülungen und mechanischer Reinigung bewährt.

Für den endgültigen Verschluß kommen je nach primärer Inzision ausgerichtete Entlastungsschnitte in Frage, die zumindest einen spannungsfreien Hautverschluß erlauben.

10. Ergebnisse

Auf eine Wiedergabe von Statistiken [20, 27, 29, 43, 52], aus unserem persönlichen Krankengut oder aus der Literatur, haben wir bewußt verzichtet, da ungenügende oder überholte Zahlen leicht ein falsches Bild ergeben.

Es ist auch bemerkenswert, daß die Einordnung der Patienten in Schweregrade recht unterschiedlich gehandhabt wird, so daß Ergebniszahlen aus verschiedenen Zentren und um so mehr noch aus verschiedenen Ländern kaum vergleichbar sind.

Insgesamt kann dennoch festgestellt werden, daß sich die Behandlungsergebnisse bei der schweren akuten Pankreatitis gebessert haben, obwohl die immer noch hohe Letalität als unbefriedigend zu bezeichnen ist.

Die sog. ödematöse Pankreatitis heilt zumeist unter konservativen Maßnahmen aus. Sie ist häufig nur eine Begleiterscheinung des Gallensteinleidens bzw. ein flüchtiges, rückbildungsfähiges Geschehen aufgrund nicht immer feststellbarer Noxen. Entscheidend für die Beurteilung von Effektivität und Zuverlässigkeit chirurgischer Behandlungsmethoden bei der akuten Pankreatitis ist deren Schweregrad. Hier gibt es einen breiten Ermessensspielraum der Einstufung. So bleibt in diesem Zusammenhang die Beurteilung schwierig, welche Fälle auch unter einer rein konservativen Therapie durch Resorption bestehender Nekrosen ausheilen können oder welche nur durch eine chirurgische Entlastung bzw. Bereinigung eine Überlebenschance haben. Für uns gibt es keinen Zweifel, daß ausgedehnte, zurückbleibende Nekrosen eine fortschreitende Intoxikation des Organismus mit Entstehung irreversibler Organversagen zur Folge haben müssen, insbesondere wenn bereits eine Keimbesiedlung vorliegt.

Bei der hämorrhagisch-nekrotisierenden Form der akuten Pankreatitis ist auch heute noch unter einer intensiven konservativen Behandlung eine Letalität von 60 bis 100% anzunehmen. Diese Sterblichkeitsrate konnte offensichtlich durch ein chirurgisches Vorgehen zum richtigen Zeitpunkt und mit einem adäquaten Verfahren unter den Voraussetzungen moderner Intensivpflege verbessert werden. Ein allzu konservatives operatives Vorgehen (alleinige Spül-Saug-Drainage) führt ebenso wie die sehr aggressiven Verfahren (Rechtsresektion, totale Duodenopankreatektomie) zu schlechten Ergebnissen: Letalität 50–70%.

Günstigere Ergebnisse lassen sich durch Nekrosektomie und Sequestrotomie bzw. Pankreaslinksresektion erreichen, insbesondere wenn diese Maßnahmen mit einer Saug-Spül-Drainage kombiniert werden. Global dürfte die Letalität zwischen 30 und 40% liegen.

Die Spätergebnisse nach operativer Behandlung der hämorrhagisch-nekrotisierenden Pankreatitis können aufgrund spärlicher und unzuverlässiger Mitteilungen im Schrifttum kaum beurteilt werden. Insgesamt scheint die Prognose bei alkoholischer Pankreatitis infolge häufiger Rezidive besonders schlecht zu sein.

Solange uns die genaue Pathogenese der akutnekrotisierenden Pankreatitis unklar bleibt, ist keine auf Ätiologie beruhende Behandlung durchführbar.

Erfreulicherweise geben neue bildgebende Verfahren größere Entscheidungshilfen, die unsere Bemühungen um das therapeutische Konzept mit besseren Fakten unterstützen.

Literatur

1. Aldridge MC, Ornstein M, Glazer G, Dudley HAF (1985) Pancreatic resection for severe acute pancreatitis. Br J Surg 72:796–800
2. Alexandre JH, Chambon H, Assan R (1976) Total pancreatectomy in the treatment of acute necrotizing and hemorrhagic pancreatitis. Langenbecks Arch Chir 340:231
3. Alexandre JH, Camilleri JP, Assan R, Guerrieri MT, Bonan A (1977) Indications et résultats de la pancréatectomie totale dans le traitement des pancréatites aiguës nécrosantes. Chirurgie 103:858
4. Balldin G (1980) On protease-antiprotease imbalance with special reference to the protective role of protease inhibitors in acute pancreatitis. Akademisk Avhandling, Malmö
5. Becker H, Gahbauer H, Horn J, Mechler T (1985) Korrelation klinischer und computertomographischer Befunde für die Therapie und Prognose der akuten Pankreatitis. Chirurg 56:386–392
6. Boutelier P (1972) Les indications opératoires précoces dans les pancréatites aiguës. Ann Chir 26:261
7. Boutelier P, Edelmann G (1972) Tactique chirurgicale dans les pancréatites aiguës nécrosantes. Plaidoyer en faveur des séquestrectomies. Ann Chir 26:249
8. Buck J, Heuck F (1982) Entzündliche Pankreaserkrankungen im Computertomogramm. Therapiewoche 32:3523
9. Colin R, Lapeyrie H, Dossa J (1968) La pancréatectomie précoce dans les pancréatites aiguës nécrotiques. Mém Acad Chir 94:437
10. Cooperman M, Ferrara JJ, Carey LC, Thomas FB, Martin EW Jr, Fromkes JJ (1981) Idiopathic acute pancreatitis: The value of endoscopic retrograde cholangiopancreatography. Surgery 90:666–670
11. Cox AG (1977) Death from acute pancreatitis: M.R.C. Multi-centre double-blind trial of glucagon and aprotinin. Lancet II:632–635
12. Creutzfeldt W, Lankisch PG (1981) Intensive medical treatment of severe acute pancreatitis. World J Surg 5:341–350
13. Dammann HG, Grabbe E, Flashoff D (1981) Klinische, laborchemische und computertomographische Charakterisierung des vital bedrohten Patienten bei akuter Pankreatitis. Leber Magen Darm 11:174
14. Delany HM, Carnavale N, Garrey JW (1973) Jejunostomy by needle catheter technique. Surgery 73:786
15. Delany HM, Carnavale N, Garrey JW, Moss CM (1977) Postoperative nutritional support using needle catheter feeding jejunostomy. Ann Surg 186:165
16. Edelmann G, Boutelier P (1974) Le traitement des pancréatites aiguës nécrosantes par l'ablation chirurgicale précoce des portions nécrosantes. Mém Acad Chir 100:155
17. Ellis C, Köhler DF, Eckfeldt JH, Levitt MD (1982) Evaluation of an inhibitor assay to determine serum isoamylase distribution. Dig Dis Sci 27:897–901
18. Fagniez PL, Julien M, Velluet M, Germain A (1974) Sur le traitement chirurgical des pancréatites aiguës nécrosantes. A propos de 47 cas. Chirurgie 100:816
19. Freise J (1983) Therapie der akuten Pankreatitis mit dem synthetischen Proteasen- und Phospholipase A^2-Inhibitor Gabexat mesilat. Fortschr Med 101:1432–1436
20. Friedmann G, Mödder U (1980) Stadieneinteilung und Verlaufsbeobachtung der akuten Pankreatitis durch Angio-Computertomographie. Leber Magen Darm 10:303
21. Gauthier A, Escoffier JM, Camatte R, Sarles H (1981) Severe acute pancreatitis. Clin Gastroenterol 10:209–224
22. Gerhardt P (1978) Die Computertomographie und ihre Bedeutung in der präoperativen Diagnostik des Abdomens. Chirurg 49:485
23. Goebell H, Dürr G H-K (1981) Akute Pankreatitis. Pro

und Contra der modernen Therapie. Internist (Berlin) 22:684–693
24. Grabbe E, Dammann HG, Heller M (1982) Wert der Computertomographie für die Prognose der akuten Pankreatitis. RÖfO 136:534
25. Gülecke N (1912) Die neueren Ergebnisse in der Lehre der akuten und chronischen Erkrankungen des Pankreas, mit besonderer Berücksichtigung der entzündlichen Veränderungen. Ergeb Chir Orthop (Berl) 4:408
26. Guivarch M, Mouchet A, Marquand J (1974) A propos de 33 pancréatites nécrosantes traitées par exérèse. Mém Acad Chir 100:91
27. Hill MC, Barkin J, Isikoff MB, Silverstein W, Kalser M (1982) Acute pancreatitis: Clinical vs CT findings. AJR 139:263
28. Hollender LF (1976) Traitement chirurgical de la pancréatite aiguë. Schweiz Med Wochenschr 106:266
29. Hollender LF (1982) Controversies in acute pancreatitis. Springer, Berlin Heidelberg New York
30. Hollender LF, Kümmerle F, Longmire WP, Trede M (1975) Die Chirurgie der akuten Pankreatitis. Langenbecks Arch Chir 338:91
31. Hollender LF, Starlinger M, Meyer C (1977) Die Chirurgie der akuten Pankreatitis. Aktuel Chir 12:43
32. Hollender LF, Lehnert P, Wanke M (1983) Acute pancreatitis. An interdisciplinary synopsis. Urban & Schwarzenberg, München
33. Imrie CW, Mackenzie M (1981) Effective aprotinin therapy in canine experimental pancreatitis. Digestion 22:32–38
34. Isikoff MB, Hill MC, Silverstein W, Barkin J (1981) The clinical significance of acute pancreatic hemorrhage. AJR 136:679
35. Kelium JM, de Meester TR, Elkins RG (1972) Respiratory insufficiency secondary to acute pancreatitis. Ann Surg 175:657
36. Klose KJ, Neher M, Kuhn FP, Kümmerle F, Thelen M (1983) Operative Behandlung bei akuter Pankreatitis. Wandel unter dem Einfluss von Sonographie und Computertomographie. Dtsch Med Wochenschr 108:490–495
37. Köhler DF, Eckfeldt JH, Levitt MD (1982) Diagnostic value of routine isoamylase assay of hyperamylasemic serum. Gastroenterology 82:887–890
38. Körte W (1894) Beitrag zur Chirurgie des Pankreas. Bericht über die Verhandlungen der deutschen Gesellschaft für Chirurgie Leipzig 23:57
39. Körte W (1896) Beitrag zur chirurgischen Behandlung der Pankreas-Entzündungen, nebst Experimenten über Fettgewebs-Nekrose. Berlin 27 pp 8°, Forms Hft 102: Berl. Klinik
40. Kronborg O, Bülow S, Jörgensen PM, Svendsen LB (1980) A randomized double-blind trial of glucagon in treatment of first attack of severe acute pancreatitis without associated biliary tract disease. Am J Gastroenterol 73:423–425
41. Kümmerle F (1978) Frühindikation der akuten Pankreatitis: Operation (Kongreßbericht). Langenbecks Arch Chir 347:563–566
42. Kümmerle F, Neher M, Schonborn H, Mangold G (1975) Vorzeitige Operation bei akuter hämorrhagisch nekrotisierender Pankreatitis. Dtsch Med Wochenschr 100:2241
43. Kümmerle F, Hollender LF, Lehnert P, Wanke M (1984) Akute Pankreatitis. Interdisziplinäre Standortbestimmung. Med Welt 35:240–251, 275–280
44. Lagache G, van Kemmel M (1974) Modalités du traitement lésionnel des pancréatites aiguës nécrosantes. Mém Acad Chir 100:394
45. Lagache G, van Kemmel M, Edelmann G et al. (1974) Le traitement des pancréatites aiguës nécrosantes par l'ablation chirurgicale précoce des portions nécrosées. Chirurgie 100:155
46. Lankisch PG, Rahlf G, Koop H (1983) Pulmonary complications in fatal acute hemorrhagic pancreatitis. Dig Dis Sci 28:111–116
47. Lataste J, Serpault P (1977) Le traitement chirurgical des pancréatites aiguës hémorragiques. J Chir 113:447
48. Leger L, Chiche B, Ghouti A (1977) Notre expérience de la pancréatite aiguë. Chirurgie 103:846
49. Lehnert P (1979) Ätiologie und Pathogenese der chronischen Pankreatitis. Internist (Berlin) 20:321–330
50. McMahon MJ, Playforth MJ, Pickford IR (1980) A comparative study of severity of attacks of acute pancreatitis. Br J Surg 67:22–25
51. Mendez G Jr, Isikoff MB, Hill MC (1980) CT of acute pancreatitis: Interim assessment. AJR 135:463
52. Mercadier M (1977) Sur une série de 100 cas de pancréatites aiguës graves opérés précocément. Chirurgie 103:835
53. Mero M, Schröder T, Tenhunen R, Lempinen M (1982) Serum phospholipase A^2, immuno-reactive trypsin, and trypsin inhibitors during human acute pancreatitis. Scand J Gastroenterol 17:413–416
54. Neher M, Braun B, Klose KJ (1982) Der Einfluss von Sonographie und Computertomographie auf die operative Behandlung der akuten Pankreatitis. Langenbecks Arch Chir 356:141
55. Noppeney T, Link W, Gebhardt C (1984) Die akute hämorrhagisch-nekrotisierende Pankreatitis. Therapie, Komplikationen und Prognose. Aktuel Chir 19:197–200
56. Nordmann O (1938) Neuere Anschauungen über die akute Pankreasnekrose. Verhandlungen der Deutschen Gesellschaft für Chirurgie 62. Arch Klin Chir 193:370
57. Norton L, Eiseman B (1974) Near total pancreatectomy for hemorrhagic pancreatitis. Am J Surg 127:191
58. Ranson JHC (1981) Conservative surgical treatment of acute pancreatitis. World J Surg 5:351–359
59. Ranson JHC (1982) Etiological and prognostic factors in human acute pancreatitis: A review. Am J Gastroenterol 77:633–638
60. Ranson JHC, Turner BJW, Roses DF, Rifkind KM, Spencer FC (1974) Respiratory complications in acute pancreatitis. Ann Surg 179:557
61. Ranson JHC, Rifkind KM, Roses DF, Fink SD, Eng K, Spencer FC (1974) Prognostic signs and the role of operative management in acute pancreatitis. Surg Gynecol Obstet 139:69
62. Ranson JHC, Rifkind KM, Turner JW (1976) Prognostic signs and nonoperative peritoneal lavage in acute pancreatitis. Surg Gynecol Obstet 143:209–219
63. Regan PT, Malagelada J-R, Go VLW, Wolf AM, Di Magno EP (1981) A prospective study of the antisecretory and therapeutic effects of cimetidine and glucagon in human acute pancreatitis. Mayo Clin Proc 56:499–503
64. Reming YH, Priestly JT, Judd ES, King JN (1970) Total pancreatectomy. Ann Surg 172:595

65. Safrany L, Neuhaus B, Krause S, Portocarrero G, Schott B (1980) Endoskopische Papillotomie bei akuter, biliär bedingter Pankreatitis. Dtsch Med Wochenschr 105:115–119
66. Schönborn H, Pross E, Obermann M (1975) Neuere Vorstellungen zur konservativen und operativen Therapie der akuten Pankreatitis. Internist (Berlin) 16: 108
67. Schwerk WB (1982) Ultraschalldiagnostik in der Gastroenterologie. Indikationen und Ergebnisse. Internist (Berlin) 23:36–46
68. Siegelmann SS, Copeland BE, Saba GP, Cameron JL, Sanders RC, Zernonni EA (1980) CT of fluid collections associated with pancreatitis. AJR 134:1121
69. Staudacher V, Martinotti A (1976) Possibilita terapeutiche a di urgenza nelle pancreatiti acute. Minerva Chir 31:515
70. Stone HH, Fabian TC (1980) Peritoneal dialysis in the treatment of acute alcoholic pancreatitis. Surg Gynecol Obstet 150:878–882
71. Usadel K-H, Leuschner U, Überla KK (1980) Treatment of acute pancreatitis with somatostatin: A multicenter double-blind trial. N Engl J Med 303:999–1000
72. Ville A, Jucesela E, Laushahti K, Markkula H, Pessi T (1979) Resection of the pancreas for acute hemorrhagic and necrotizing pancreatitis. World J Surg 3:631
73. Warshaw AL, Imbembo AL, Civetta JM, Dagget WM (1974) Surgical intervention in acute necrotizing pancreatitis. Am J Surg 127:484
74. Watts JT (1963) Total pancreatectomy for fulminant pancreatitis. Lancet II:384
75. White TT, Heimbach DM (1976) Sequestrectomy and hyperalimentation in the treatment of hemorrhagic pancreatitis. Am J Surg 132:270

11 Chronische Pankreatitis

11.1 Pathogenese

M.V. SINGER

Die revidierte Marseille-Klassifikation der Pankreatitis unterscheidet nur noch zwischen akuter und chronischer Pankreatitis [30]. Als eine Sonderform der chronischen Pankreatitis gilt die obstruktive chronische Pankreatitis, welche durch Verschluß eines großen Pankreasganges entsteht (z.B. durch einen Tumor). Die klinischen, morphologischen und funktionellen Veränderungen können sich nach Beseitigung des Verschlusses zurückbilden. Im folgenden wird die Pathogenese der chronischen Pankreatitis sui generis und nicht dieser Sonderform diskutiert werden.

1. Epidemiologie

Die chronische Pankreatitis ist ungleichmäßig über die ganze Welt verteilt. Die Unterschiede bestehen nicht nur zwischen einzelnen Ländern, sondern auch innerhalb der einzelnen geographischen Regionen dieser Länder. Zwei Hauptgebiete mit der höchsten Inzidenz können unterschieden werden: In der westlichen Welt, Japan, Lateinamerika und den wohlhabenden Gebieten der Entwicklungsländer geht die chronische (kalzifizierende) Pankreatitis mit einem hohen Alkoholkonsum und einer fett- und proteinreichen Ernährung einher. Es gibt jedoch auch innerhalb dieser Gegenden eine geringe Anzahl von Abstinenzlern, die die Erkrankung bekommt. In den tropischen Regionen Asiens und Afrikas, dem anderen Hauptgebiet, geht die chronische Pankreatitis in den meisten Fällen mit einer Malnutrition einher, Alkoholabusus ist dort ungewöhnlich.

Die Angaben über die Inzidenz der Erkrankung sind je nach Autopsie- oder klinischen Studien sehr unterschiedlich. In *Autopsiestudien* betrug die niedrigste Inzidenzrate 0,04% [57] und die höchste 66% [48]. Nur eine geringe Anzahl der Fälle in der Studie von Olsen [48] wurde in vivo diagnostiziert. Bei den Angaben über die Häufigkeit der chronischen Pankreatitis in Autopsiestudien ist zu beachten, daß es noch keine einheitliche Meinung darüber gibt, inwieweit minimale morphologische Veränderungen (z.B. Fibrose, Gangabnormalitäten, Atrophie) Ausdruck einer chronischen Pankreatitis oder des normalen Alterungsprozesses sind. *Klinische Studien* berichten über eine deutliche Zunahme der chronischen Pankreatitis seit dem Ende des Zweiten Weltkriegs, insbesondere innerhalb der letzten 25 Jahre. Worning [75] errechnete eine Inzidenzrate für das Jahr 1960 von 1,55 für das Jahr 1970 von 5,79 und für das Jahr 1980 von 10,2/100000 Einwohner. Haemmerli et al. [31] beobachteten von 1958–1962 nur 15 Fälle unter 440000 Einwohnern. Grendel u. Cello [27] berichteten über eine Inzidenzrate von 3,5/100000 Einwohner pro Jahr in Minnesota in der Zeit von 1960–1969. In Frankreich betrug die Inzidenzrate 1979 etwa 1/100000 Einwohner [20]. Anderssen et al. [3] beobachteten einen signifikanten Anstieg in der Inzidenzrate von 6,9 auf 10/100000 Einwohner pro Jahr in der Zeit von 1970–1979. Dies traf nur für die alkoholische Pankreatitis zu. Die Kopenhagen-Pankreatitis-Studie [14] gab eine Inzidenzrate von 8,2/100000 für das Jahr 1978 an. Die aus der Kopenhagen-Pankreatitis-Studie [14] errechnete Prävalenz betrug 27/100000 Einwohner. Diese Zahl ist sehr wahrscheinlich zu niedrig, wenn man sie mit der Inzidenzrate und der mittleren Überlebenszeit vergleicht.

2. Ätiologie

In Tabelle 11.1 sind die verschiedenen ätiologischen Faktoren der chronischen Pankreatitis aufgelistet. In Westeuropa, den USA, Brasilien und einigen Ländern Südamerikas und Südafrikas ist Alkohol mit weitem Abstand der dominierende ätiologische Faktor; in den tropischen Regionen hingegen ist es die Mangelernährung. Gallenwegs-

Tabelle 11.1. Ätiologie der chronischen Pankreatitis (modifiziert nach H. Worning [75])

Autoren	Anzahl (n)	Alkohol (%)	Biliäre Erkrankung (%)	Idiopathisch (%)	Verschiedenes (%)
Haemmerli et al. [31]	15	60	13	–	27
White et al. [74]	179	59	–	–	–
Creutzfeldt et al. [15]	60	38	18	30	13
Gastard et al. [20]	263	85	–	–	–
Gullo et al. [28]	253	75	2	21	2
Phillip u. Schmid [51]	369	62	24	–	–
White u. Slavotinek [73]	142	60	–	–	–
Aldrete et al. [1]	101	78	8	9	5
Ammann 1980 [1a]	258	67	<1	27	6
Goebell et al. [24]	31	52	3	45	–
Copenhagen Pancreatitis Study [14]	66	41	8	–	–
Kondo et al. [36]	127	55	–	–	–
Andersen et al. [3]	126	62	0	29	9
Pedersen et al. [50]	64	70	0	22	8
Goebell et al. [25]	216	73	6	20	1
Ammann et al. [2]	245	70	–	24	6

erkrankungen, Hyperparathyreoidismus und kongenitale Abnormalitäten sind seltene Ursachen der chronischen Pankreatitis. In 20–30% der Fälle wird keine Ursache gefunden (idiopathische chronische Pankreatitis).

Alkohol

Wie aus Tabelle 11.1 hervorgeht, wurde chronischer Alkoholabusus in den Jahren 1965–1982 in 38–85% der Fälle genannt. In der Schweiz, Frankreich und Italien war er in 60–90% der Fälle für die chronische Pankreatitis verantwortlich. In unserem eigenen Krankengut von 216 Patienten fanden wir ihn in 73% der Fälle [25]. Das männliche Geschlecht überwiegt bei weitem; das durchschnittliche Erstmanifestationsalter liegt bei etwa 40 Jahren [59]. Das Intervall zwischen Beginn des Alkoholkonsums und der ersten klinischen Manifestation der Erkrankung betrug 17–18 Jahre für Männer und 10–12 Jahre für Frauen [18]; in Einzelfällen wurden auch deutlich kürzere Expositionszeiträume beobachtet [61]. Die konsumierte Alkoholmenge betrug praktisch immer mehr als 80 g; in den meisten Fällen allerdings mehr als 150 g reinen Alkohols täglich. Statistisch ließ sich keine untere toxische Schwellendosis nachweisen, was auf eine unterschiedliche individuelle Empfindlichkeit gegenüber Alkohol zurückgeführt wird [18]. Diese unterschiedliche individuelle Empfindlichkeit gegenüber Alkohol würde auch erklären, warum die Mehrzahl der Alkoholiker niemals eine Pankreatitis entwickelt [17, 23]. Damit läßt sich die kritische Alkoholmenge, die zur Drüsenschädigung führt, im Einzelfall nicht vorhersagen. Als therapeutische Konsequenz ergibt sich daraus, daß der Patient keinen Tropfen Alkohol trinken darf. Bei Frauen, die ca. 15% der Patienten ausmachen, soll eine niedrigere Menge von Alkohol bereits nach kürzerer Expositionszeit zur Erkrankung führen [61]. Aus diesen Gründen ist sowohl eine genetische als auch eine Geschlechtsdisposition postuliert worden. Bei der Entwicklung der Erkrankung spielt offensichtlich nur die Alkoholmenge, nicht die Art des alkoholischen Getränkes die entscheidende pathogenetische Rolle [61, 63].

Neben dem Alkohol sind noch andere Nahrungsfaktoren in der Pathogenese der chronischen alkoholischen Pankreatitis von Bedeutung. Es besteht eine enge Korrelation zwischen dem relativen Risiko, an einer chronischen Pankreatitis zu erkranken, und der täglichen *Proteinzufuhr*; der Effekt der Proteine ist allerdings deutlich geringer als der des Alkohols. Während *Kohlenhydrate* keinen Effekt haben, ist die *Fettzufuhr* mit dem Risiko, eine chronische Pankreatitis zu bekommen, korreliert: Das geringste Risiko besteht bei einem durchschnittlichen Fettverzehr von 80–110 g/Tag; ein höheres Risiko besteht bei einer Fettzufuhr von weniger als 85 g/Tag und das höchste Risiko bei einem Fettkonsum von mehr als 110 g/Tag [18, 19]. Als therapeutische Konsequenz aus diesen Studien sollte dem Patienten eine tägliche Fettzufuhr von 80–110 g empfohlen werden und nicht die üblicherweise verordnete fettarme Diät. Die Wirkungen von Alkohol, Eiweiß und Fett sind additiv. Dies erklärt, warum die chronische alkoholische Pankreatitis häufiger bei Menschen beobachtet wird, die mehr Alkohol trinken und mehr Eiweiß und Fett zu sich nehmen, als bei Kontrollpersonen [18]. Da diese Ernährungsfaktoren additiv sind, kann die Abwesenheit eines Faktors durch eine Zunahme eines oder mehrerer der anderen Faktoren kompensiert werden. Dies könnte eine Erklärung für die Befunde von Pitchumoni et al. [55] sein, welche die chronische Pankreatitis bei Menschen beobachteten, die große Alkoholmengen und gleichzeitig eine eiweiß- und fettarme Nahrung zu sich nahmen.

Die chronische alkoholische Pankreatitis geht in den meisten Fällen mit Pankreasverkalkungen (-steinen) einher. Sarles et al. [44, 49, 63] haben in ihren zahlreichen Studien gezeigt, daß die chronische Pankreatitis alkoholischer Genese bei weit mehr als der Hälfte der Patienten mit Pankreasverkalkungen (Steinen) einhergeht. Bernades et al. [5] haben nachgewiesen, daß bei Patienten mit chronischer Pankreatitis die Wahrscheinlichkeit des Nachweises von Kalzifikationen mit der Dauer der Erkrankung zunimmt. Nach etwa 15 Jahren sind bei mehr als 90% der Patienten Pankreaskalzifikationen nachweisbar. Es handelt sich daher sehr wahrscheinlich bei den kalzifizierten und nichtkalzifizierten Formen der alkoholischen chronischen Pankreatitis um verschiedene Stadien ein und derselben Erkrankung. In unserem eigenen Krankengut fanden wir bei Erstvorstellung der Patienten in 48% der Fälle Pankreasverkalkungen. Wie Ammann et al. [2] und Sarles [57] beobachteten auch wir [25] eine Zunahme der Verkalkungen im Laufe der Krankheitsdauer.

Pathogenetische Vorstellungen zur alkoholischen chronischen Pankreatitis

Im frühen Stadium der durch Alkohol verursachten chronischen (kalzifizierenden) Pankreatitis lassen sich Eiweißpräzipitate in den Azinuslumina und den Endkanälchen nachweisen. Es kommt zur fokalen Obstruktion der kleinen Pankreasgänge. Diese Eiweißniederschläge können – mit Einschränkungen – als primum movens des pathologisch-anatomischen Prozesses betrachtet werden. Ihr Entstehungsmechanismus ist noch weitgehend ungeklärt. Um den Wirkungsmechanismus von Alkohol auf das Pankreas aufzuklären, wurden eingehende Untersuchungen beim Menschen und Tier durchgeführt. Die Tabellen 11.2 und 11.3 geben eine sehr gedrängte Übersicht über die bekannten Wirkungen der akuten und chronischen Alkoholzufuhr auf die Pankreassekretion beim Menschen und Tier. Der interessierte Leser sei auf englisch- und deutschsprachige neuere Übersichtsartikel verwiesen [58, 65, 69].

Bei einer kritischen Beurteilung der uns heute zur Verfügung stehenden Daten über die Wirkung des Alkohols auf das Pankreas läßt sich folgendes sagen:

1. Entgegen der früheren Ansicht, wonach Alkohol vorwiegend die Pankreassekretion stimuliert, haben verschiedene Arbeitsgruppen übereinstimmend gefunden, daß intravenös gegebener Alkohol beim Menschen und verschiedenen Labortieren (z.B. Hund, Ratte) die Bikarbonat- und Proteinsekretion des Pankreas hemmt. Diese Hemmung könnte ein direkter zellulärer Effekt des Alkohols sein oder durch inhibitorische, cholinerge zentralnervöse Mechanismen vermittelt sein. Das Trinken von Alkohol bewirkt eine mäßige, nur kurz anhaltende Stimulation der exokrinen Pankreassekretion bei verschiedenen Spezies.

2. Im Verlauf des chronischen Alkoholismus ändert sich die Reaktionsweise des Pankreas auf Alkohol. Die Hemmung wird durch eine vermehrte Enzymsekretion abgelöst. Der entscheidende Effekt des Alkohols scheint eine Erhöhung der basalen Enzymsekretion und eine damit einhergehende Erniedrigung der Volumen- und Bikarbonatsekretion des Pankreas zu sein. Das Pankreassekret ist damit eingedickt und visköser. Es kommt in der Folge leicht zu Eiweißniederschlägen in den kleineren und mittleren Gängen. Die entstehende intrapankreatische Obstruktion ist nach Sarles [58] die Primärreaktion, welche den Anstoß zu den Veränderungen der chronischen Pankreatitis mit Atrophie der Azini, begleitender Entzündung und Sklerose gibt.

3. Alkohol stimuliert beim Hund die Magensäuresekretion und führt zu einer Gastrinfreisetzung. Während Gastrin in der Pathogenese der Pankreatitis des Hundes eine Rolle spielen könnte. ist dies beim Menschen unwahrscheinlich. Das Trinken von reinem Alkohol in verschiedenen Konzentrationen (1,4–40 Vol.%) bewirkte keine Gastrinfreisetzung, Bier und Wein, jedoch nicht Cognac und Whisky, waren starke Gastrinliberatoren [67]. Die basalen und postprandialen Gastrinspiegel von Alkoholikern und Nichtalkoholikern unterscheiden sich nicht signifikant.

Tabelle 11.2. Wirkung einer akuten Alkoholgabe auf die Pankreassekretion beim Menschen und bei verschiedenen Tierarten

Applikationsart	Wirkung	Spezies
Oral, intravenös	Erhöhung des Tonus am Oddi-Sphinkter	Mensch (fraglich), Hund, Kaninchen (gesichert)
	Stimulierung der Magensäuresekretion	Hund (gesichert) Mensch (bei oraler Gabe stimulieren nur die niedrigen Konzentrationen 1,4 Vol.% und 4 Vol.%; höhere Konzentrationen (10, 20, 40 Vol.%) haben keinen Effekt. Bei i.v.-Gabe deutliche stimulierende Wirkung
	Freisetzung von Gastrin. Stimulierung der Proteinsekretion des Pankreas	Mensch, Hund (keine Gastrinfreisetzung)
	Bei Übertritt der Magensäure ins Duodenum geringe Stimulation der Bikarbonat- und Enzymsekretion des Pankreas	Mensch, Hund
	Ohne Übertritt ins Duodenum Hemmung der Bikarbonat- und Proteinsekretion	Mensch, Hund, Ratte
Intravenös	Hemmung der stimulierten Pankreassekretion (Bikarbonat und Enzyme)	Mensch, Hund, Kaninchen
	Aufhebung der Hemmung durch Atropin, Pentolinium, trunkale Vagotomie	Mensch, Hund
	Hemmung der basalen Enzymsekretion	Mensch, Hund

4. Die Beziehungen zwischen gastrointestinalen Hormonen und akutem bzw. chronischem Alkoholismus sind noch weitgehend ungeklärt.

5. Während beim Menschen und verschiedenen Labortieren akute Alkoholzufuhr eine geringe Widerstandserhöhung des Oddi-Sphinkters bewirkt, ließen sich bisher keine definitiven Beweise dafür erbringen, daß beim Menschen die durch Alkohol verursachte leichte Erhöhung des Sphinktertonus eine Rolle in der Pathogenese der Pankreatitis spielt. Neuere Untersuchungen von Viceconte [72] ergaben sogar einen verminderten Tonus des Oddi-Sphinkters nach oraler oder intravenöser Gabe von Alkohol beim Menschen. Untersuchungen über den Einfluß des chronischen Alkoholismus auf den Oddi-Sphinkter beim Menschen liegen nicht vor.

6. Obwohl sich bei Ratte und Hund durch chronischen Alkoholismus Pankreasläsionen erzeugen ließen, die denen des Menschen mit chronischer Pankreatitis ähnlich sind, fehlt es immer noch an geeigneten in-vivo-Tiermodellen für die chronische Pankreatitis. Denn die Tierergebnisse sind nur schwer auf den Menschen zu übertragen, wie das Beispiel der besonderen Rolle des Gastrins für die Pankreassekretion des Hundes zeigt.

Spielt das „Pankreassteinprotein" eine Rolle in der Pathogenese der chronischen alkoholischen Pankreatitis?

Innerhalb der letzten Jahre wurde von der Arbeitsgruppe von Sarles [11, 12, 13, 41, 42] ein Protein in Pankreassteinen und im Pankreassaft gefunden, das „Pankreassteinprotein" (pancreatic stone protein; PSP) genannt wird. Dies ist ein Glykoprotein mit einem Molekulargewicht von 13 500 und einem isoelektrischen Punkt von ca. 5,5. PSP unterscheidet sich immunologisch von Chymotrypsinogen, Trypsinogen, Lipase und Amylase und anderen Enzymen. PSP wird gleichzeitig mit den anderen Pankreasproteinen sezerniert und seine Sekretion durch die Gabe von CCK stimuliert. Die PSP-Konzentrationen im Pankreassaft sind bei Alkoholikern und nichtalkoholischen Kontrollen ähnlich. Bei Patienten mit chronischer Pankreatitis wurde ein deutlich erniedrigter Gehalt von PSP im Pankreassaft gefunden. PSP ist ein Inhibitor der Kalziumkarbonatkristallbildung im menschlichen Pankreassaft. Normalerweise ist der Pankreassaft mit Kalziumkarbonat übersättigt. PSP verhindert die Bildung und das Wachstum von Kristallen im Pankreassaft. Ähnliche Inhibitoren der Kalziumkristallbildung wurden beim Menschen nicht nur im Pankreassaft, sondern auch im Urin und im Speichel gefunden [12].

Sarles et al. [12, 58] spekulieren, daß PSP eine Rolle in der Pathogenese der chronischen Pankreatitis spielt, da die Konzentration von PSP im Pankreassaft bei diesen Patienten erniedrigt ist, unabhängig von der Ätiologie der chronischen Pankreatitis, sei sie alkoholisch, hereditär, tropisch oder isiopathisch. Auch das vollständige Fehlen von PSP im Pankreassaft eines Patienten, der riesige Steine hatte, ist beschrieben worden. Dies deutet darauf hin, daß die Verminderung von PSP sehr wahrscheinlich nicht auf eine Absorption an präformierte Kalziumkarbonatsteine zurückzuführen ist.

Zum jetzigen Zeitpunkt ist es noch zu früh, eine definitive Aussage über die Bedeutung von PSP in der Pathogenese der chronischen Pankreatitis zu machen.

Die Arbeitsgruppe von Bordalo [7, 45, 46, 47] hat ein anderes Konzept für die Pathogenese der chronischen alkoholischen Pankreatitis beim Menschen vorgeschlagen. Nach der Auffassung dieser Autoren ist eine Akkumulation von Fett im Pankreas, mit oder ohne gleichzeitige Fibrose, das erste morphologische Anzeichen einer Pankreasschädigung durch chronischen Alkoholismus beim Menschen. Wird der Alkoholabusus fortgesetzt, kommt es zur zellulären Degeneration, Atrophie und Fibrose und zu einem Sekretionsabfall. Die Veränderung der Pankreassekretion wäre die Folge der morphologischen Veränderungen und nicht – wie von Sarles [57] postuliert – die primäre Ursache der Erkrankung. In Analogie zur Leber könnten die metabolischen und toxischen Effekte der Alkoholmetaboliten zu einer Pankreasschädigung führen. In einer neueren Studie [47] bestätigen die Autoren ihre früheren Befunde bezüglich einer fettigen Degeneration der Azinuszellen und einer periazinären Fibrose bei Alkoholikern, unabhängig davon, ob eine Pankreatitis nachweisbar war oder nicht. Bei den Patienten wurden auch verschiedene elektronenmikroskopische Veränderungen sowie eine Fettakkumulation der Leberzellen nachgewiesen. Die Autoren sehen in erster Linie toxische metabolische Veränderungen als Ursache für das Entstehen einer chronischen alkoholischen Pankreatitis an.

In neuester Zeit wurde von Braganze [8] die Hypothese aufgestellt, daß die Pankreatitis die Folge einer gestörten hepatischen „Detoxifikation" sei. Die Autorin postuliert, daß eine Dysfunktion der hepatischen Mixed-function-Oxidasen (MFO) ursächlich verantwortlich ist. Das MFO-System führt zur Bildung verschiedener chemischer Substanzen, von denen es auch induziert werden kann. Die für die Ätiologie der Pankreatitis verantwortlich gemachten Faktoren, wie z.B. Arzneimittel, und Alkohol können dieses System induzieren. Der Grad der Induzierbarkeit ist durch die genetische Anlage des Individuums bestimmt, und die Induktion wird durch eine überreichliche Aufnahme von nichtgesättigten Fettsäuren aus der Nahrung erleichtert. Die Autorin glaubt, daß der gestiegene Anteil der ungesättigten Fettsäuren in der Nahrung für die ansteigende Inzidenz der Pankreaserkrankungen verantwortlich ist. Sie nimmt an, daß die Produkte der hepatischen „Detoxifikation" (z.B. Karzinogene, freie Radikale, Lipidpe-

Table 11.3. Reaktionsweise des Pankreas beim alkoholkranken Menschen und chronisch alkoholisierten Tier auf hormonale Stimuli und auf akute Alkoholzufuhr

Applikation	Wirkung	Spezies
Chronische Alkoholzufuhr	Basale und stimulierte Magensäuresekretion erhöht; Gastrinspiegel nach Testmahlzeit erhöht	Hund (gesichert); beim Menschen widersprüchliche Befunde
	Basale Enzymsekretion erhöht	Mensch, Hund
	Sekretingabe: Erhöhung der Wasser- und Bikarbonatsekretion	Mensch, Hund
	CCK-Gabe: Keine veränderte Sekretion	Hund
	Sekretin plus CCK: Vorübergehend erhöhte Sekretion (6.–14. Woche), dann wieder normal	Hund
Alkohol intravenös	Stimulierung der Bikarbonat- und Proteinsekretion, erhöhte Proteinkonzentration im Saft, Ausfällung von Eiweißpfröpfchen in den Gängen	Mensch, Hund
	Atropin hebt den Stimulationseffekt auf	Hund

roxidationsprodukte) in die Galle ausgeschieden werden, in den Pankreasgang regurgitieren und dann die pathologischen Veränderungen hervorrufen.

Nach Auffassung des Verfassers ist die Hypothese von Braganza rein spekulativ, die Befunde der Arbeitsgruppe von Bordalo bedürfen noch der Bestätigung durch andere Arbeitsgruppen; die Hypothese von Sarles et al. ist bisher am besten experimentell belegt; ob die intraluminären Proteinpräzipitate allerdings die erste Läsion der Alkoholschädigung am Pankreas darstellen, bezweifelt der Autor; er glaubt, daß ein Zusammenspiel von metabolisch-toxischen sowie sekretorischen Veränderungen am ehesten für die pathomorphologischen Veränderungen, die bei der chronischen alkoholischen Pankreatitis gesehen werden, verantwortlich ist.

Gallenwegserkrankungen

Gallenwegserkrankungen (insbesondere Cholezysto- und Choledocholithiasis) wurden in den meisten Studien als zweithäufigste bekannte Ursache einer chronischen Pankreatitis genannt. Im eigenen Krankengut fanden wir in 6% der Fälle eine biliäre chronische Pankreatitis [25]. Die Angaben in der Literatur schwanken zwischen 0% [3] und 24% [51]. Der eindeutige Nachweis, daß Gallenwegserkrankungen für die Entstehung einer chronischen Pankreatitis verantwortlich sind, ist sehr schwer zu führen, da im Laufe einer chronischen Pankreatitis sehr häufig die Gallenwege sekundär in Mitleidenschaft gezogen werden. Während die Beziehung zwischen Cholezystolithiasis und akuter Pankreatitis evident ist, ist es sehr zweifelhaft, ob Gallenwegserkrankungen per se in der Lage sind, eine chronische Pankreatitis zu verursachen.

Idiopathische chronische Pankreatitis

Die Gruppe der idiopathischen chronischen Pankreatitis betrug in den verschiedenen Studien 9 [1] bis 45% [24]. In unserem eigenen Krankengut von 216 Patienten betrug die idiopathische Gruppe 20% [25].

Seltenere bekannte Ursachen der chronischen Pankreatitis

Zu den seltenen Ursachen der chronischen Pankreatitis gehören primärer Hyperparathyreoidismus, Hyperlipidämie Typ I und V nach Fredrickson, Pancreas divisum, stumpfes Bauchtrauma sowie die familiäre kongenitale Form.

Hyperlipidämie und Hyperparathyreoidismus wurden in 5–10% der Fälle für eine chronische Pankreatitis verantwortlich gemacht [16, 40, 70]. Der Mechanismus für die pankreasschädigende Wirkung beim Vorliegen einer Hyperlipidämie ist unbekannt. Im Rahmen eines Hyperparathyreoidismus oder einer Hyperkalzämie anderer Ursache kommt es zu einer sehr hohen Kalziumkonzentration im Pankreassaft, welche die Basis für die intraduktalen Präzipitationen und Kalzifikationen darstellt [57].

Andere Faktoren

Verschiedene Autoren haben eine schwache Korrelation zwischen dem Auftreten von HLA-B13 und chronischer alkoholischer Pankreatitis beobachtet [29, 33, 34]. Andere Autoren hingegen [37] fanden eine HLA-Antigendistribution bei 65 Patienten mit chronischer Pankreatitis, die sich nicht von der einer Normalbevölkerung unterschied.

Die Verteilung der α-1-Antitrypsinphänotypen bei Patienten mit chronischer Pankreatitis und einer Normalbevölkerung war nicht unterschiedlich [10]; aber der Anteil der Blutgruppe 0 war höher bei Patienten mit chronischer alkoholischer Pankreatitis als in der Normalbevölkerung [39].

Tropische chronische Pankreatitis

In den Entwicklungsländern sind die Proteinmangelernährung und ihre Folgeerkrankungen (z.B. die tropische chronische Pankreatitis) das wichtigste Gesundheitsproblem. In einigen Teilen der Welt sind 1–7% der Vorschulkinder davon betroffen, bis zu 20% der Patienten, die in Kinderkliniken vorgestellt wurden litten darunter [35]. Über $^2/_3$ der Vorschulkinder in der Dritten Welt leiden an mäßiger Proteinmangelernährung. Innerhalb des Spektrums der Proteinmangelernährung können 3 klinische Varianten der schweren Malnutrition unterschieden werden: Kwaschiorkor; Marasmus und marasmischer Kwaschiorkor [53]. Als eine Erkrankung, die in unmittelbarer Beziehung zur Proteinmangelernährung und Malnutrition steht, ist die tropische chronische Pankreatitis anzusehen.

Die tropische chronische Pankreatitis ist durch Kalzifikationen und ähnliche pathologisch-anatomische Veränderungen, wie sie bei der alkoholischen Pankreatitis vorkommen, gekennzeichnet. Die typische Form findet sich besonders in dem südindischen Staat Kerala [21, 71]. Besonders charakteristisch ist der klinisch frühe Beginn der Erkrankung und die Assoziation mit einem Diabetes mellitus. In etwa $^3/_4$ der Fälle waren die Patienten bei Beginn der Erkrankung unter 30 Jahre alt und hatten einen Diabetes mellitus. Das Verhältnis Mann:Frau ist etwa 1:1, und bekannte Krankheitsursachen wie Alkohol, Hyperkalzämie oder kongenitale Abnormalitäten fehlen [53]. Die Nahrung der Bevölkerung von Kerala ist sehr fett- und proteinarm (30 bzw. 35 g täglich). Während Kwaschiorkor sehr selten in dieser Region ist, kommt die chronische Pankreatitis gehäuft vor.

Pathogenetische Vorstellungen zur tropischen chronischen Pankreatitis. Da die tropische Pankreatitis in der Jugend beginnt, muß die pathogenetische Rolle von Kwaschiorkor und Malnutrition diskutiert werden. Es ist bekannt, daß Kwaschiorkor und Proteinmalnutrition eine Atrophie der Pankreasazini und eine exokrine Pankreasinsuffizienz hervorrufen können. Pankreasatrophie und -insuffizienz scheinen sich aber zurückzubilden, wenn die Kinder wieder voll und richtig ernährt werden [9]. Pathologisch-anatomische Studien ergaben bei an Kwaschiorkor verstorbenen Kindern eine generalisierte Pankreasatrophie mit nur geringen entzündlichen Veränderungen. Die Azinuszellen enthielten nur wenige Zymogengranula und erschienen vakuolisiert. Bei extremen Fällen von Unterernährung fand sich eine Fibrose, die entweder lokalisiert war oder die ganze Drüse erfaßte. Die Pankreasgänge waren sehr gut erhalten, und Steine wurden nicht beobachtet [53]. Bei Erwachsenen mit Proteinmangelernährung wurden ähnliche Veränderungen wie bei Kindern beobachtet. Kwaschiorkor allein scheint daher nicht für das gehäufte Auftreten der chronischen tropischen Pankreatitis verantwortlich zu sein. Die geographische Verteilung von Kwaschiorkor und chronischer tropischer Pankreatitis zeigt, daß in den Ländern, in denen die Malnutrition der Gesamtbevölkerung häufig vorzufinden ist, keine Korrelation zwischen chronischer Pankreatitis und Kwaschiorkor besteht. Es müssen daher noch andere Faktoren, die statistisch mit der Malnutrition verbunden sind, für die Erkrankung mitverantwortlich sein. Ein Mangel an Spurenelementen könnte eine Rolle spielen. In tierexperimentellen Untersuchungen wurde nachgewiesen, daß ein Mangel an Selen, Zink und Kupfer zu einer Pankreasatrophie und -fibrose führen kann [53, 58]. Auch Nahrungstoxine könnten eine Rolle spielen. Barbezat [4] vermutet, daß die Dauer der Mangelernährung ein entscheidender Faktor ist. Pitchumoni u. Thomas [54] machten den Genuß der tropischen Pflanze Maniok, welche reich an Blausäure ist, mitverantwortlich. Nach Sarles (persönliche Mitteilung) könnte die endemische Mangelernährung der Eltern mitentscheidend sein für das Auftreten der Erkrankung. Durch die Unterernährung der Mutter könnte es zu Veränderungen in der Pankreassekretion des Kindes kommen, die dann schließlich zusammen mit einer Malnutrition beim Kind zum Auftreten einer chronischen Pankreatitis führen könnte. In unveröffentlichten Studien bei Ratten fanden Sarles et al., daß junge Ratten von Eltern, die eine Proteinmangelernährung erhalten hatten, einen deutlich gesteigerten intrapankreatischen Gehalt an Enzymen hatten. Die intraduktalen Proteinablagerungen sollen der initiale pathogenetische Mechanismus bei der Entstehung der chronischen Pankreatitis sein.

Literatur

1. Aldrete JS, Jimenez H, Halpern NB (1980) Evaluation and treatment of acute and chronic pancreatitis. A review of 380 cases. Ann Surg 191:664
1a. Ammann RW (1980) Zur Klinik und Differentialdiagnose der chronischen Pankreatitis. Schweiz Med Wochenschr 110:1322
2. Ammann RW, Akovbiantz A, Largiadier F, Schueler G (1984) Course and outcome of chronic pancreatitis. Gastroenterology 86:820–828
3. Andersen BN, Pedersen NT, Scheel J, Worning H (1982) Incidence of alcoholic chronic pancreatitis in Copenhagen. Scand J Gastroenterol 17:247
4. Barbezat GO (1967) The exocrine pancreas and protein-caloric malnutrition. Research Forum, University of Cape Town. Tydskr Geneeskd 28:84
5. Bernades P, Belghiti J, Athouel M et al. (1983) Histoire naturelle de la pancreatique chronique. Etude de 120 cas. Gastroenterol Clin Biol 7:8–13
6. Blackburn WR, Vinijchaikul K (1969) The pancreas in Kwashiorkor. An electron microscopic study. Lab Invest 20:305–318
7. Bordalo O, Baptista A, Dreiling D, Noronha M (1984) Early pathomorphological pancreatic changes in chronic alcoholism. In: Gyr KE, Singer MV, Sarles H (eds) Pancreatitis – concepts and classification. – Excerpta Medica, International Congress Series No. 642. Elsevier, Amsterdam
8. Braganza JM (1983) Pancreatic disease: A casualty of hepatic "detoxification"? Lancet II:1000–1002
9. Bras G, Watherlow JC, Depass E (1957) Further observations on the liver, pancreas and kidney in malnourished infants and children: The relation of certain histopathological changes in the pancreas and those in liver and kidney. West Ind Med J 6:33–42
10. Braxel C, Versieck J, Lemey G et al. (1982) Alpha-1-antitrypsin in pancreatitis. Digestion 23:93–96
11. De Caro A, Lohse J, Sarles H (1979) Characterization of a protein isolated from pancreatic calculi of men

suffering from chronic calcifying pancreatitis. Biochem Biophys Res Commun 87:1176–1182
12. De Caro A, Multigner L, Lafont H et al. (1983) Pancreatic stone protein: A phosphoprotein which inhibits calcium carbonate precipitation from human pancreatic juice. Gastroenterology 84:1120
13. De Caro A, Multigner L, Montalto G, Lombardo D, Sarles H (1984) Chemical and biochemical studies of pancreatic stones. In: Gyr KE, Singer MV, Sarles H (eds) Pancreatitis – concepts and classification. – Excerpta Medica, International Congress Series No. 642. Elsevier, Amsterdam
14. Copenhagen Pancreatitis Study (1981) An interim report from a prospective epidemiological multicentre study. Scand J Gastroenterol 16:305
15. Creutzfeldt W, Fehr H, Schmidt H (1970) Verlaufsbeobachtungen und diagnostische Verfahren bei der chronisch-rezidivierenden und chronischen Pankreatitis. Schweiz Med Wochenschr 100:1180
16. Dubost C, Testart J, Choquart P, Kaswin R (1979) Les pancreatites de l'hyperparathyroidie. Gastroenterol Clin Biol 3:621–630
17. Dürr HK (1978) Alkoholschädigung des Pankreas. Internist (Berlin) 19:123–130
18. Durbec JP, Sarles H (1978) Multicenter survey of the etiology of pancreatic diseases. Relationship between the relative risk of developing chronic pancreatitis and alcohol protein and lipid consumption. Digestion 18:337–350
19. Durbec JP, Sarles H (1984) Epidemiology of chronic pancreatitis. Alcohol and dietary habits. In: Gyr KE, Singer MV, Sarles H (eds) Pancreatitis – concepts and classification. – Excerpta Medica, International Congress Series No. 642. Elsevier, Amsterdam
20. Gastard J, Joubaud F, Farbos T et al. (1973) Etiology and course of primary chronic pancreatitis in Western France. Digestion 9:416
21. Geevarghese PJ, Pitchumoni CS (1966) Pancreatic diabetes in Kerala based on clinicopathological study of 325 diabetic patients with pancreatic calculi. In: Patel JC, Talwalker NG (eds) Proceedings of the World Congress of Diabetes in the Tropics, Bombay. Madres, Diabetic Association of India, pp 223–229
22. Geevarghese PJ, Pillai VK, Pitchumoni CS (1962) The aetiopathogenesis of chronic relapsing pancreatitis. Congres et Symposium (Resumes) 4:153–155
23. Goebell H, Singer MV (1981) Alkohol und Pankreas. In: Teschke R, Lieber CS (Hrsg) Alkohol und Organschäden. Witzstrock, Baden-Baden Köln New York, S 111–123
24. Goebell H, Hotz J, Hoffmeister H (1980) Hypercaloric nutrition as an aetiological factor in chronic pancreatitis. Z Gastroenterol 18:94
25. Goebell H, Singer MV, Hotz J (1983) Chronische Pankreatitis – klinisches Bild, Diagnostik und moderne Behandlung. In: Goebell H (Hrsg) Pankreatologie, Die gastroenterologische Reihe, Bd 18. Kali-Chemie, Hannover, S 29–46
26. Gosselin M, Fauchet R, Genetet B, Gastard J (1978) Les antigenes HLA dans la pancreatite chronique alcoolique. Gastroenterol Clin Biol 2:883–886
27. Grendell JH, Cello JP (1983) Chronic pancreatitis. In: Sleisenger MH, Fordtran JS (eds) Gastrointestinal disease. Saunders, Philadelphia, p 1485
28. Gullo L, Costa PL, Labo G (1977) Chronic pancreatitis in Italy. Aetiological, clinical and histological observations based on 253 cases. Rendiconti Gastroenterol 9:97
29. Gullo L, Tabacchi PL, Gorazza GR et al. (1982) HLA-B13 and chronic calcific pancreatitis. Dig Dis Sci 27:214–216
30. Gyr KE, Singer MV, Sarles H (1984) Pancreatitis – concepts and classification. – Excerpta Medica, International Congress Series No. 642. Elsevier, Amsterdam
31. Haemmerli UP, Hefti ML, Schmid M (1965) Chronic pancreatitis in Zürich, 1958 through 1962. Bibl Gastroenterol 7:58
32. Harada H, Miyake H, Miki H et al. (1982) Role of endoscopic elimination of protein plugs in the treatment of chronic pancreatitis. Gastroenterol Jpn 17:463
33. Homma T, Kubo K, Sato T (1981) HLA antigen and chronic pancreatitis in Japan. Digestion 21:267
34. Homma T, Aizawa T, Nagata A, Oguichi H (1981) HLA antigens in chronic idiopathic pancreatitis compared with chronic alcoholic pancreatitis. Dig Dis Sci 26:449
35. Jelliffe DB (1968) Infant nutrition in the subtropics and tropics, 2nd edn. WHO monograph series No. 29. WHO, Geneva
36. Kondo T, Hayakawa T, Noda A et al. (1981) Follow-up study of chronic pancreatitis. Gastroenterol Jpn 16:46
37. Lankisch PG, Hierholzer E, Koop HE et al. (1980) HLA antigens in acute and chronic pancreatitis. Z Gastroenterol 18:524
38. Layer P, Singer MV (1984) Epidemiologie, sozioökonomische Bedeutung und Spontanverlauf der chronischen Pankreatitis. In: Goebell H, Hotz J, Farthmann EH (Hrsg) Der chronisch Kranke in der Gastroenterologie. Springer, Berlin Heidelberg New York, S 182–194
39. Marks IN, Bank S, Louw JH (1973) Chronic pancreatitis in the Western Cape. Digestion 9:447–453
40. Mixter CG, Keynes WM, Cope O (1962) Further experience with pancreatitis as a diagnostic clue to hyperparathyroidism. N Engl J Med 266:265–272
41. Multigner L, De Caro A, Lombardo D, Sarles H (1983) Implication of pancreatic stone protein in stone formation during the course of chronic calcifying pancreatitis. Digestion 28:50
42. Multigner L, De Caro A, Campese D et al. (1983) Measurement of stone protein in human pancreatic juice during the course of chronic calcifying pancreatitis, part 2. Gastroenterology 1415:1255
43. Multigner L, De Caro A, Lombardo D, Campese D, Sarles H (1983) Pancreatic stone protein, a phosphoprotein which inhibits calcium carbonate precipitation from human pancreatic juice. Biochim Biophys Res Commun 110:69–74
44. Nakamura K, Sarles H, Payan H (1972) Three-dimensional reconstruction of the pancreatic ducts in chronic pancreatitis. Gastroenterology 62:942–949
45. Noronha M, Salgadinho A, Ferreira de Almeida MJ, Dreiling DA, Bordalo O (1981) Alcohol and the pancreas. I. Clinical associations and histopathology of minimal pancreatic inflammation. Am J Gastroenterol 77:114–119
46. Noronha M, Bordalo O, Dreiling DA (1981) Alcohol and the pancreas. II. Pancreatic morphology of advanced alcoholic pancreatitis. Am J Gastroenterol 76:120–124

47. Noronha M, Baptista A, Bordalo O (1984) Sequential aspects of pathology in chronic alcoholic disease of the pancreas. In: Gyr KE, Singer MV, Sarles H (eds) Pancreatitis – concepts and classification. – Excerpta Medica, International Congress Series No. 642. Elsevier, Amsterdam
48. Olsen TS (1978) The incidence and clinical relevance of chronic inflammation in the pancreas in autopsy material. Acta Pathol Microbiol Immunol Scand [A] 86:361
49. Payan H, Sarles H, Demirdjian M et al. (1972) Study of the histological features of chronic pancreatitis by correspondence analysis. Identification of chronic entity. Biomedicine 18:663–670
50. Pedersen NT, Andersen BN, Pedersen G, Worning H (1982) Chronic pancreatitis in Copenhagen. Scand J Gastroenterol 17:925
51. Phillip J, Schmid A (1977) Chronische Pankreatitis – konservative versus operative Therapie unter prognostischen Aspekten. Fortschr Med 95:1875
52. Pitchumoni CS (1973) Pancreas in primary malnutrition disorders. Am J Clin Nutr 26:374–379
53. Pitchumoni CS (1984) Special problems in tropical pancreatitis. Clin Gastroenterol 13:941–959
54. Pitchumoni CS, Thomas E (1973) Chronic cassava toxicity. Possible relationship to chronic pancreatic disease in malnourished populations. Lancet II:1397–1398
55. Pitchumoni CS, Sonnenshein M, Candido FM et al. (1980) Nutrition in the pathogenesis of alcoholic pancreatitis. Am J Clin Nutr 33:631–636
56. Sahel J, Sarles H (1979) Modifications of pure human pancreatic juice induced by chronic alcohol consumption. Dig Dis Sci 24:879–905
57. Sarles H (1974) Chronic calcifying pancreatitis – chronic alcoholic pancreatitis. Gastroenterology 66:604–616
58. Sarles H (1984) Epidemiology and pathophysiology of chronic pancreatitis and the role of the pancreatic stone protein. Clin Gastroenterol 13:895–912
59. Sarles H, Sarles JC, Camatte R et al. (1965) Observations on 205 confirmed cases of acute pancreatitis, recurring pancreatitis and chronic pancreatitis. Gut 6:545–559
60. Sarles H, Tiscornia O, Palasciano G (1977) Chronic alcoholism and canine exocrine pancreas secretion: A long-term follow-up-study. Gastroenterology 72:238–248
61. Sarles H, Singer MV, Sahel J (1978) Pathologische Anatomie, Pathogenese und Ätiologie der chronischen Pankreatitis. In: Sarles H, Singer MV (Hrsg) Akute und chronische Pankreatitis. Witzstrock, Baden-Baden Köln New York, S 147–164
62. Sarles H, Cros RC, Bidart JM (1979) The International Group for the Study of Pancreatic Disease: A multicenter inquiry into the etiology of pancreatic disease. Digestion 19:110–125
63. Sarles H, Sahel J, Bourry J, Laugier R (1979) Chronic pancreatitis. In: Howat HT, Sarles H (eds) The exocrine pancreas. Saunders, London Philadelphia Toronto, pp 402–439
64. Sarles H, De Caro A, Multigner L, Martin E (1982) Giant pancreatic stones in teetotal women due to absence of the "stone protein". Lancet II:714–715
65. Singer MV (1985) Pankreas und Alkohol. Schweiz Med Wochenschr 115:973–987
66. Singer MV, Goebell H (1985) Acute and chronic effects of alcohol on pancreatic exocrine secretion in humans and animals. In: Seitz H, Kommerell H (eds) Alcohol and related diseases in gastroenterology. Springer, Berlin Heidelberg New York Tokyo
67. Singer MV, Eysselein V, Goebell H (1983) Beer and wine but not whisky and pure ethanol do stimulate release of gastrin in humans. Digestion 26:73–79
68. Singer MV, Leffmann C, Calden H, Eysselein VE, Goebell H (1984) Konzentrationsabhängige Wirkung von Alkohol auf die Magensäuresekretion des Menschen. Z Gastroenterol 22:446
69. Singer MV, Goebell H, Sarles H (1984) Chronische Pankreatitis. In: Demling L (Hrsg) Klinische Gastroenterologie. Thieme, Stuttgart
70. Terisse JF (1968) Hyperparathyroidie et atteinte pancreatique (a propos de 83 observations dont une personelle). Dissertation, Lyon
71. Vakil BJ (1976) Chronische Pankreatitis in Indien. Leber Magen Darm 6:276–281
72. Viceconte G (1983) Effects of ethanol on the sphincter of Oddi: An endoscopic manometric study. Gut 24:20–27
73. White TT, Slavotinek AH (1979) Results of surgical treatment of chronic pancreatitis. Ann Surg 189:217
74. White TT, Murat J, Morgan A (1968) Pancreatitis. Review of 733 cases of pancreatitis from three Seattle hospitals. Northwest Med 67:731
75. Worning H (1984) Chronic pancreatitis: Pathogenesis, natural history and conservative treatment. Clin Gastroenterol 13:871–893
76. Worning H (1984) Chronic pancreatitis – Epidemiology, etiology and clinical picture 1946–1984. In: Gyr KE, Singer MV, Sarles H (eds) Pancreatitis – Concepts and classification. Elsevier, Amsterdam

11.2 Klinik und Diagnostik

P.G. LANKISCH und B. LEMBCKE

1. Anamnese

Die Anamnese der Patienten mit chronischer Pankreatitis ist oftmals charakteristisch und diagnostisch wegweisend. Leitsymptom sind heftige Oberbauchschmerzen, die anfallsweise nahrungsabhängig und/oder postprandial auftreten können. Schmerzerleichterung wird häufig durch Hocken und Sitzen in leicht gebückter Haltung empfunden.

Ein weiteres charakteristisches Symptom ist der Gewichtsverlust der Patienten (Abb. 11.1), der nur in geringem Umfange durch Diarrhö und Steatorrhö (beides fakultative Spätsymptome bei chronischer Pankreatitis) bedingt ist; in erster Linie führt Angst vor postprandialen Schmerzen zur Verminderung der Nahrungsmittelaufnahme und damit zum Gewichtsverlust. Bei chronischen Alkoholikern trägt darüber hinaus eine qualitative Fehlernährung zu nutritiven Mangelerscheinungen bei.

Da sich infolge einer Pankreaskopfschwellung oder einer Pankreaskopfzyste eine Stenosierung des Ductus choledochus in seinem intrapankreatischen Abschnitt mit Cholestase entwickeln kann, ist als weiteres Symptom ein Ikterus zu nennen. Ein Spätsymptom ist der pankreatogene Diabetes mellitus.

Bei der Erhebung der Anamnese muß subtil nach Symptomen oder dem Vorhandensein von Gallensteinen sowie v.a. nach dem Alkoholkonsum gefragt werden. Daneben sind auch die Eßgewohnheiten von Interesse, da der Verbrauch von Eiweiß und Fett bei Patienten mit chronischer Pankreatitis signifikant höher liegt als bei der übrigen Bevölkerung [10]. Das Auftreten einer Ölschicht auf dem Stuhl gilt als klassisches Spätsymptom bei schwerer exokriner Insuffizienz des Pankreas.

Bei Patienten mit der sehr viel selteneren schmerzlosen chronischen Pankreatitis führen in

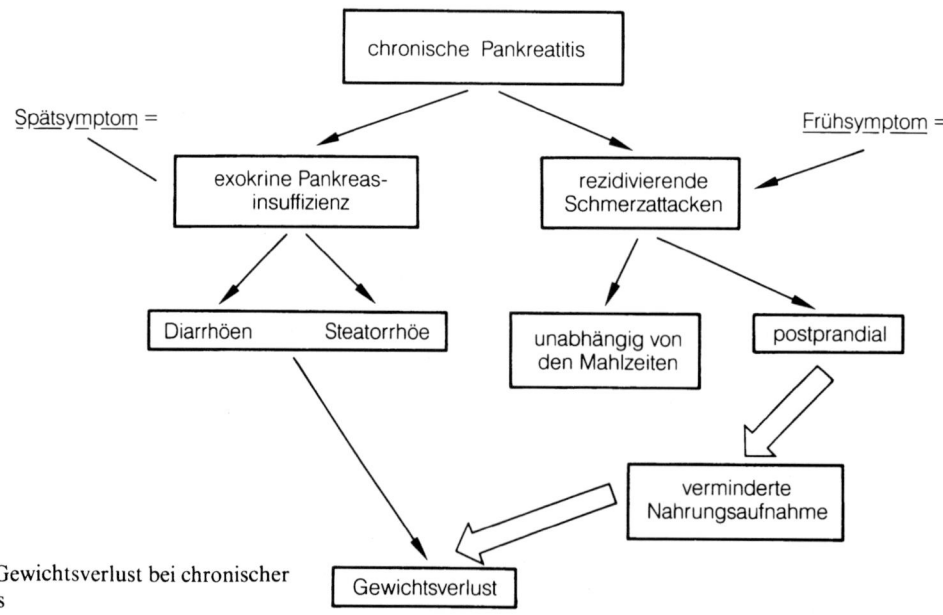

Abb. 11.1. Gewichtsverlust bei chronischer Pankreatitis

der Regel die Folgezustände, wie Diabetes mellitus, Steatorrhö, Ikterus oder die zufällige röntgenologische Entdeckung von Pankreasverkalkungen, zur Diagnose.

2. Klinischer Untersuchungsbefund

Der Allgemein- und Ernährungszustand des Patienten ist zumeist reduziert, nicht selten bis zur Kachexie. Beim akuten Schub einer chronischen Pankreatitis entspricht der klinische Untersuchungsbefund dem einer akuten Pankreatitis. Im beschwerdefreien Intervall, aber auch bei weniger ausgeprägten Rezidiven, ist die physikalische Untersuchung häufig wenig ergiebig. Nicht selten sind uncharakteristische Schmerzen im Epigastrium und stärkere Schmerzen bei Palpation der Pankreasgegend in Seitenlage im Vergleich zu der gleichen Untersuchungstechnik in Rückenposition (Mallet-Guy-Zeichen). Selten findet sich ein tastbarer Pankreastumor (Pseudozyste) oder eine vergrößerte Milz als Ausdruck einer portalen Hypertension, die durch eine Stenose oder Thrombosierung der V. lienalis bedingt sein kann.

Ein Skleren- oder gar Hautikterus tritt eher selten auf. Gelegentlich wird eine Marmorierung der Haut in Oberbauchmitte beobachtet, ein Folgezustand zu intensiver Wärmeapplikation durch Wärmflaschen, Heizkissen etc. (Abb. 11.2). Dieses Hautzeichen (Erythema ab igne) gilt in der angloamerikanischen Literatur als Hinweis auf das Vorhandensein einer chronischen Pankreatitis [8].

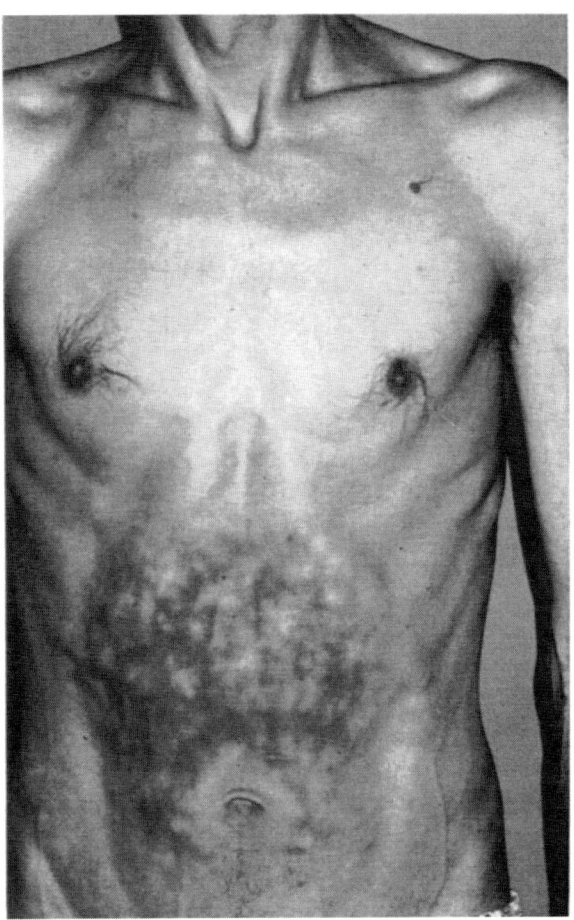

Abb. 11.2. Marmorierung der Haut in Oberbauchmitte als Folgezustand zu intensiver Applikation eines Heizkissens (Erythema ab igne)

3. Komplikationen

Entscheidend für den Verlauf der chronischen Pankreatitis ist neben der Frequenz und der Intensität der Schmerzattacken das Auftreten von Komplikationen (Abb. 11.3).

Pankreaspseudozysten sind häufig und zeigen nicht die spontane Rückbildungstendenz wie nach akuter Pankreatitis [13]. Gastrointestinale Blutungen wurden von der Arbeitsgruppe von Sarles [11] in etwa 9% der Fälle mit chronischer Pankreatitis gesehen und waren Folge einer portalen Hypertension, seltener eines blutenden Ulcus ventriculi oder duodeni.

Zysten, entzündliche Pankreaskopfschwellungen und entzündliche peripankreatische Exsudate können zu Einengungen von Ductus choledochus, Duodenum oder Kolon [5] führen, wobei die entsprechenden Stenosesymptome, wie Ikterus, Übelkeit, Erbrechen, im Wechsel Obstipation/ Diarrhöen, Meläna, auftreten können.

Angaben, überwiegend der älteren Literatur, über das Auftreten peptischer Ulzera bei chronischer Pankreatitis divergieren erheblich (2–19% [7]); eine neuere Untersuchung zur Frage ihrer Häufigkeit mit endoskopischer Kontrolle steht jedoch aus.

Während eines entzündlichen Schubes können Perikard- und Pleuraergüsse entstehen. Die Ursache des nicht ganz seltenen pankreatogenen Aszites bei chronischer Pankreatitis ist nicht ganz klar. Folgende Ursachen werden diskutiert [4]:

- Gang- oder Pseudozystenrupturen mit anschließendem Übertritt von Pankreassekret in die

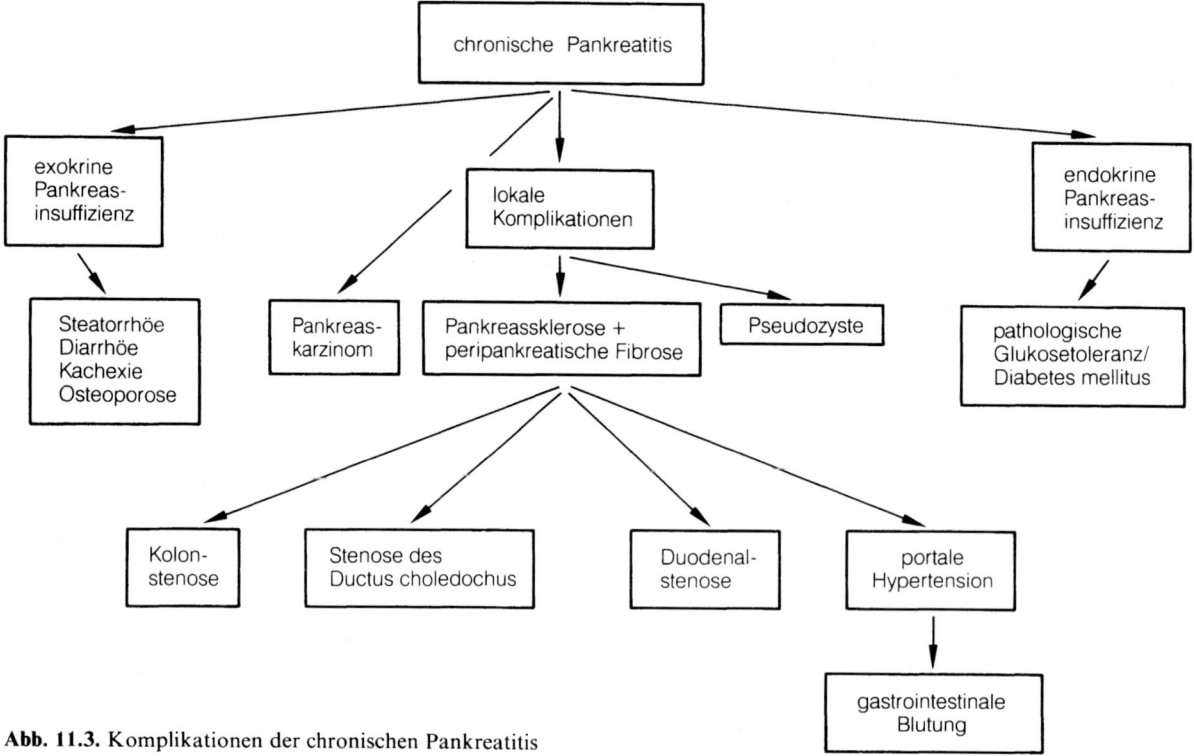

Abb. 11.3. Komplikationen der chronischen Pankreatitis

freie Bauchhöhle unter Ausbildung einer Peritonitis mit profuser eiweißreicher Exsudation
- Verlegung von Lymphbahnen durch Peripankreatitis, Pseudozysten und Fibrose des Pankreas
- portale Hypertension (prähepatischer Block) bei gleichzeitiger Hypalbuminämie

Mit einer malignen Entartung des Pankreas bei chronischer Pankreatitis muß nach der Literatur in bis zu 5% der Fälle gerechnet werden [11]. Als Folge der exokrinen Pankreasinsuffizienz ist in Spätstadien der Erkrankung nicht selten eine generalisierte Osteoporose zu beobachten.

Subkutane Fettgewebenekrosen und Osteolysen der Röhrenknochen gelten als Raritäten.

4. Diagnostik

Laboruntersuchungen

Die Laboruntersuchungen beim akuten Schub einer chronischen Pankreatitis entsprechen denen bei einer akuten Pankreatitis. Im beschwerdefreien oder -armen Intervall können die cholestaseanzeigenden Enzyme (AP, γGT) als Folge einer Choledochusstenose erhöht und der β-Karotinspiegel im Serum als Ausdruck der Fettmalabsorption erniedrigt sein. Erhöhte Kalziumwerte im Serum sollten den Verdacht auf einen primären Hyperparathyreoidismus lenken.

Funktionsdiagnostik

Exokrine Pankreasfunktion

Auf die einzelnen Pankreasfunktionsprüfungen ist im Kap. 5.1 eingegangen worden.

Von den direkten Pankreasfunktionsprüfungen hat sich der Sekretin-Pankreozymin-Test im Vergleich zum Lundh-Test durchgesetzt. Er stellt das derzeit beste diagnostische Verfahren zum Beweis oder Ausschluß einer exokrinen Pankreasinsuffizienz auf dem Boden einer chronischen Pankreatitis dar. Da dieser Test aber invasiv, zeitaufwendig und kostspielig ist, werden in der Regel indirekte Pankreasfunktionsprüfungen, wie die Chymotrypsinbestimmung im Stuhl, der NBT-PABA-Test und der Pancreolauryltest, verwendet. Wenn diese Tests normal ausfallen, kann eine klinisch relevante Pankreasinsuffizienz als ausgeschlossen gelten. Zu den Möglichkeiten für falsch-normale und falsch-pathologische Ergebnisse s. Kap. 5.1.

Bei nachgewiesener exokriner Pankreasinsuffizienz sollten das Stuhlgewicht und die Stuhlfettausscheidung über mindestens 72 h bestimmt wer-

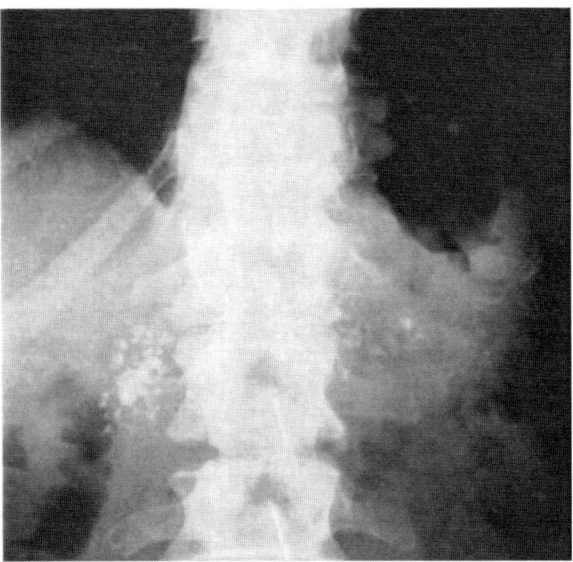

Abb. 11.4. Nahezu das gesamte Pankreas darstellende Verkalkungen bei einem Patienten mit chronischer Pankreatitis

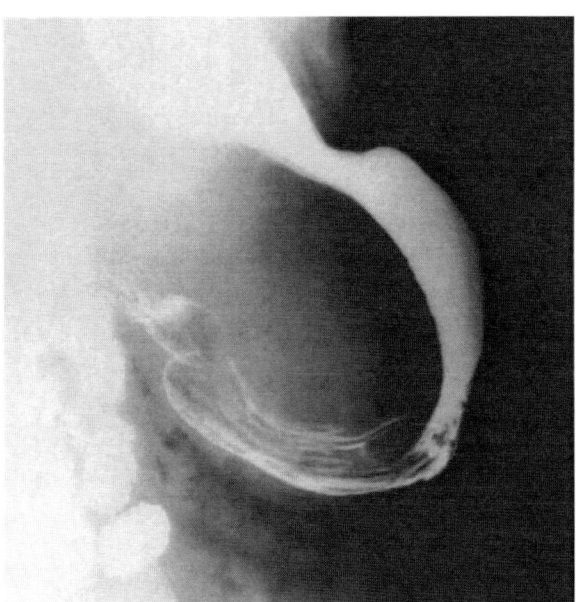

Abb. 11.5. Röntgenuntersuchung des Magens und Duodenums bei chronischer Pankreatitis: großbogige Verlagerung des Magens durch eine Pankreaspseudozyste

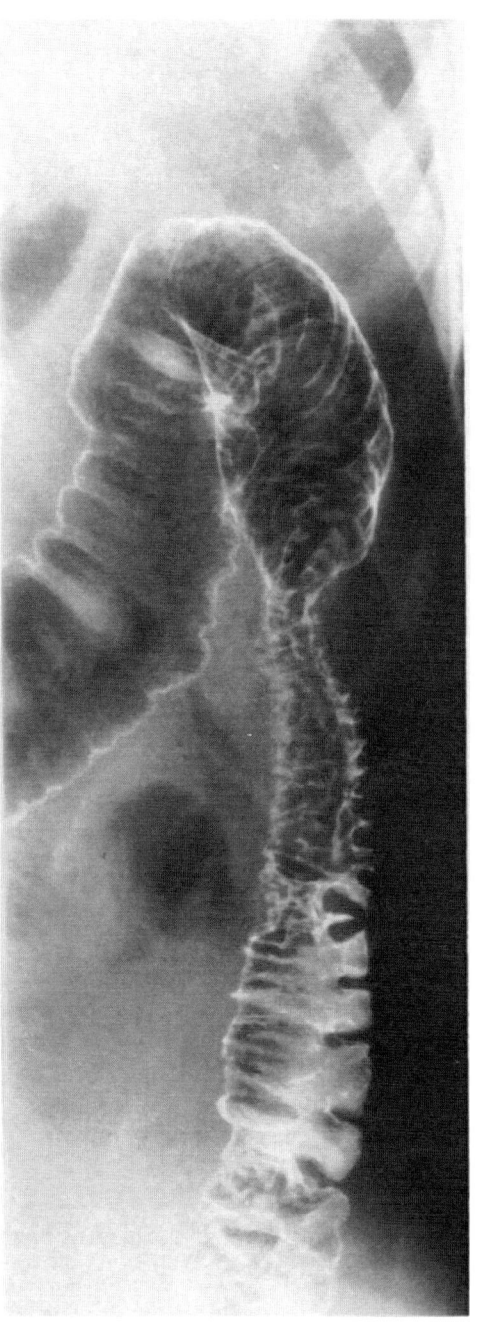

Abb. 11.6. Doppelkontrastdarstellung des Kolons bei chronischer Pankreatitis: Engstellung unterhalb der linken Kolonflexur als Folge peripankreatischer Entzündungen bei einer Patientin mit chronischer Pankreatitis

den, um festzustellen, ob eine substitutionsbedürftige exokrine Pankreasinsuffizienz vorliegt.

Endokrine Pankreasfunktion

Zur Überprüfung der endokrinen Pankreasfunktion sollten mehrfach Bestimmungen der Nüchternblutglukosekonzentration erfolgen und ein Blutzuckertagesprofil erstellt werden. Falls diese Meßwerte keinen manifesten Diabetes mellitus anzeigen, ist ein oraler Glukosetoleranztest sinnvoll.

Morphologische Untersuchungen

Radiologische Untersuchungen

Auf die radiologischen Untersuchungen ist in Kap. 5.2 ausführlich eingegangen worden. Die einfachste Röntgenuntersuchung ist die Leeraufnahme des Oberbauches zum Nachweis von Verkalkungen (Abb. 11.4). Die Angaben zur Häufigkeit von Pankreasverkalkungen schwanken erheblich. Kalk im Pankreas galt früher als eine Spätkomplikation und als Hinweis auf das Vorliegen einer schweren exokrinen Pankreasinsuffizienz. Nach neuesten Ergebnissen einer vergleichenden Untersuchung können Pankreasverkalkungen jedoch bereits in einem Frühstadium der Erkrankung auftreten und zeigen nicht notwendigerweise das Vorhandensein einer manifesten exokrinen Pankreasinsuffizienz an [6].

Beim akuten Schub einer chronischen Pankreatitis sind, wie bei einer akuten Pankreatitis, eine Thoraxaufnahme (Pleuraergüsse? Atelektasen? Freie Luft?) und eine Abdomenübersichtsaufnahme im Stehen (Spiegel?) erforderlich.

Trotz der nunmehr weiten Verbreitung der Sonographie, die das Verfahren der Wahl zum Nachweis von Gallensteinen bzw. von Pankreaspseudozysten darstellt, können Röntgenuntersuchungen der Nachbarorgane des Pankreas indiziert sein:

– Magen-Darm-Passage bzw. hypotone Duodenographie: Nachweis einer Verdrängung von Magen und/oder Duodenum durch Pseudozysten oder entzündliche Pankreaskopfschwellungen (Abb. 11.5)
– Kolonkontrasteinlauf: Nachweis sekundärer Stenosen, v.a. im Bereich der linken Flexur ([5] Abb. 11.6)
– Splenoportographie oder vorzugsweise indirekte Portographie im Rahmen einer Angiographie der A. coeliaca (venöse Rückflußphase): indiziert beim Vorliegen einer Splenomegalie, besonders bei gleichzeitigen Ösophagusvarizen, zur Differenzierung einer portalen Hypertension

Sonographie und Computertomographie

Diese beiden bildgebenden Verfahren (s. auch Kap. 5.3 und 5.5) haben die Diagnostik, vorwiegend aber die klinische Verlaufsbeobachtung bei chronischer Pankreatitis, wesentlich erleichtert. Ohne besondere Belästigung des Patienten gestattet insbesondere die wiederholt durchführbare Sonographie neben dem Nachweis von Gallensteinen und Pankreaskalk (Abb. 11.7) die Beurteilung der Entwicklung und Rückbildung von Pankreaspseudozysten und Abszessen sowie der Vergrößerung des Organs oder einzelner Organsegmente [3]. Sie können insbesondere zum Nachweis einer Rinnen- oder segmentären Pankreatitis [14] beitragen. Größere vergleichende Untersuchungsserien mit diesen beiden bildgebenden Verfahren fehlen noch und scheiterten bisher daran, daß nur wenige Untersucher beide Verfahren gleich gut beherrschen. Es ist unser bisheriger Eindruck, daß beide Untersuchungstechniken bezüglich der Veränderungen am Pankreas selbst gleichwertig sind, daß aber die Computertomographie die Beurteilung der pankreatitisbedingten Veränderungen an den Nachbarorganen leichter macht. Dabei darf allerdings nicht vergessen werden, daß die Sonographie wesentlich weniger invasiv, weniger kostspielig und weiter verbreitet ist als die Computertomographie.

Endoskopische retrograde Cholangiopankreatikographie (ERCP) und perkutane transhepatische Cholangiographie (PTC)

Die ERCP stellt ebenfalls eine wesentliche Bereicherung für die Diagnostik der chronischen Pankreatitis dar (s. auch Kap. 5.7). Sie ist aber ein invasives Verfahren und steht deswegen bei unseren diagnostischen Maßnahmen in der Regel hinter den Pankreasfunktionsprüfungen. Vergleichende Untersuchungen haben gezeigt, daß in der überwiegenden Mehrzahl der Patienten ein Verlust der exokrinen Pankreasfunktion mit Gangveränderungen einhergeht. Es gibt aber Patienten mit exokriner Pankreasinsuffizienz und normalem Pankreasgangsystem und umgekehrt [9]. Der Nachweis von Gangveränderungen ist somit nicht gleichbedeutend mit einem Pankreasfunktionsverlust und umgekehrt (Abb. 11.1).

Eine ERCP sollte bei Verdacht auf eine chronische Pankreatitis durchgeführt werden, wenn sich

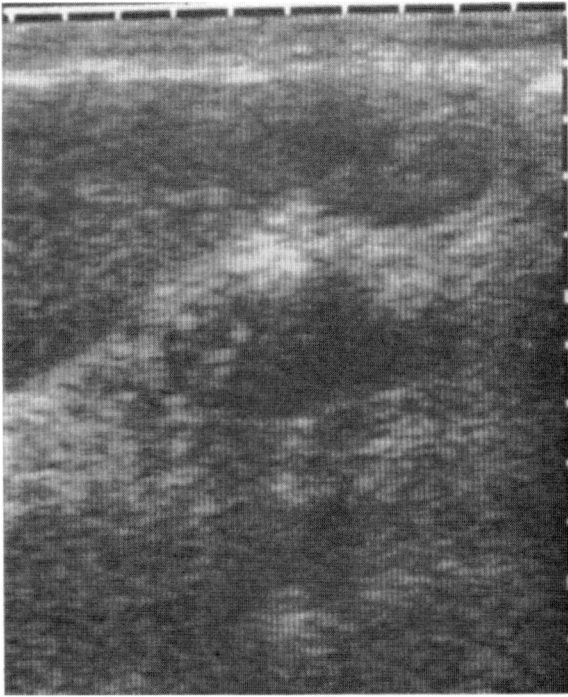

Abb. 11.7. Sonographische Darstellung des vergrößerten Pankreaskopfes eines Patienten mit chronischer Pankreatitis. Im Pankreaskopf sind mehrere Verkalkungen sichtbar. Der Ductus Wirsungianus ist torquiert, die Nebenäste sind lakunenartig erweitert

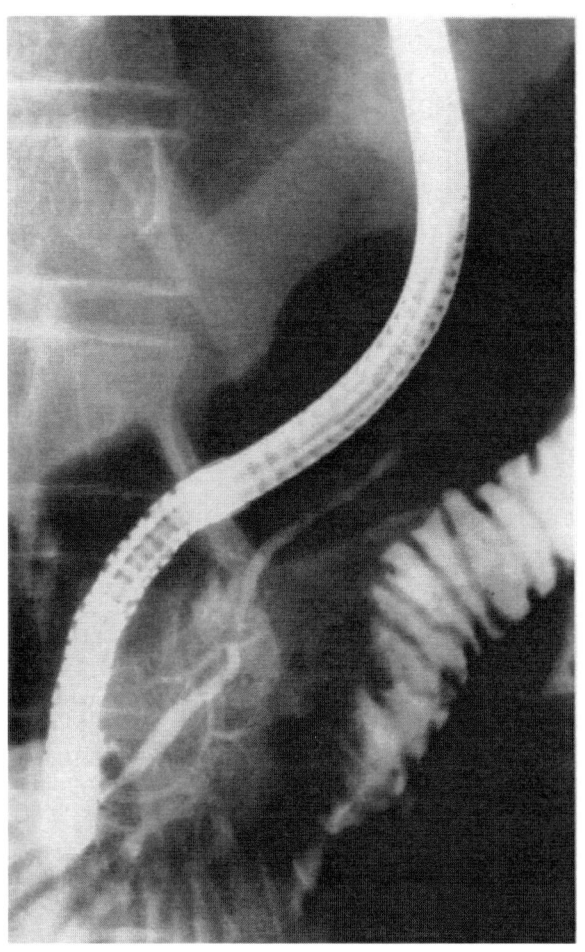

△
Abb. 11.9. ERCP-Befund bei einem Patienten mit chronischer Pankreatitis. Gangabbruch mit kurzbogiger Überbrückung im Korpusanteil

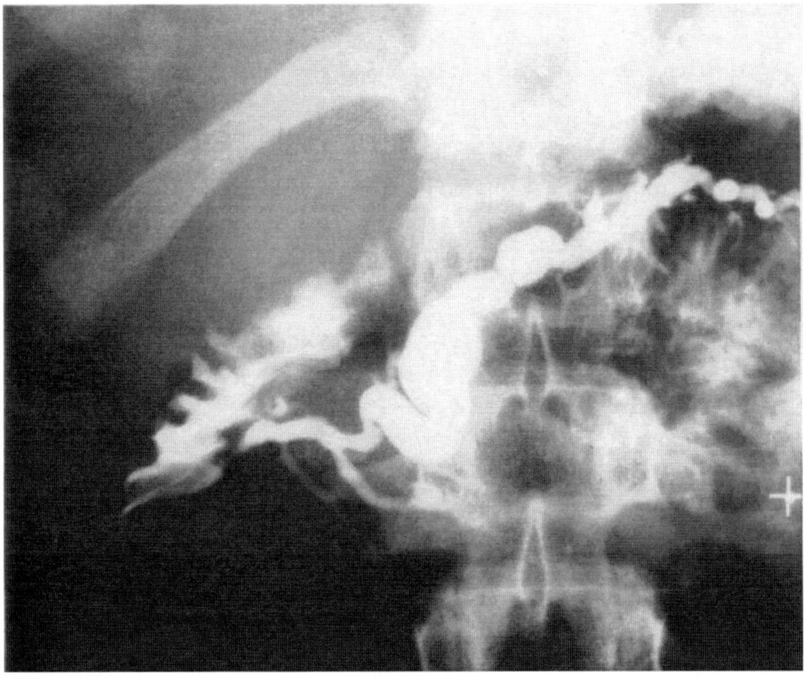

◁ **Abb. 11.8.** ERCP-Befund einer Erweiterung des Ductus pancreaticus im Übergang vom Kopf- zum Korpusbereich bei einer Patientin mit chronischer Pankreatitis

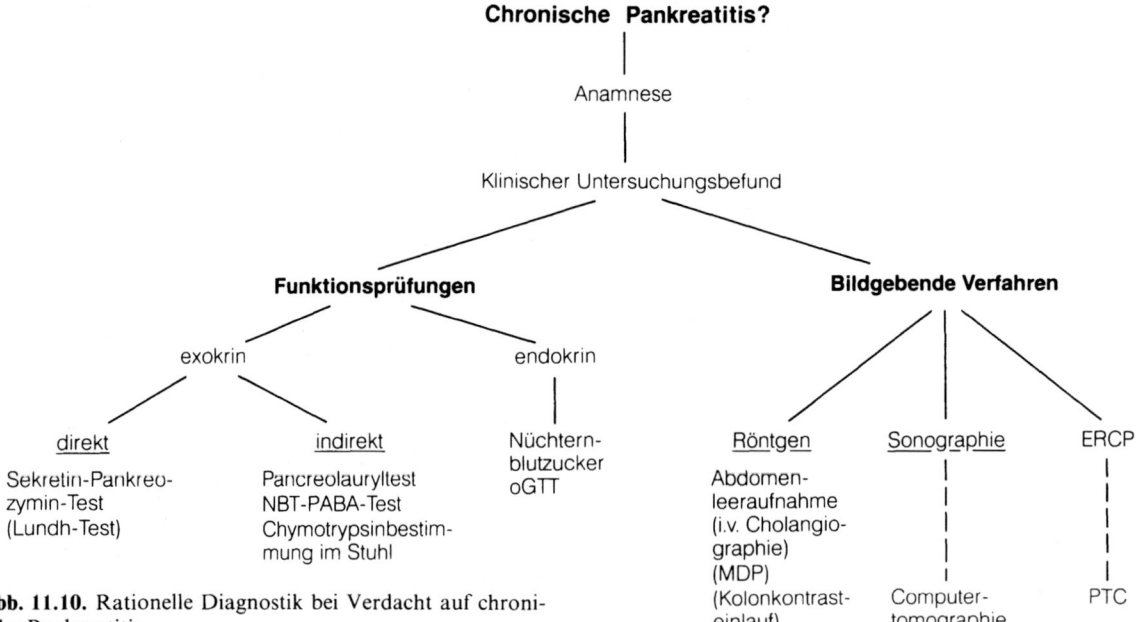

Abb. 11.10. Rationelle Diagnostik bei Verdacht auf chronische Pankreatitis

aus dem Nachweis von pathologischen Veränderungen therapeutische Konsequenzen ableiten lassen. Dies trifft präoperativ zu bei Patienten mit unbeeinflußbaren Schmerzen oder rezidivierenden Schmerzattacken, als deren Ursache Pankreasgangstenosierungen und -erweiterungen ("chain of lakes") oder Konkremente im Pankreasgangsystem angesehen werden können (Abb. 11.8 und 11.9). Sie ist ferner indiziert, wenn postoperativ, z.B. nach Drainageoperationen am Pankreasgang, erneut Beschwerden auftreten und z.B. eine Stenosierung der Anastomose möglich ist. Wenn bei der Abklärung eines Cholestasesyndroms die ERCP keine Klärung bringt oder technisch nicht durchführbar ist, kann eine PTC (s. auch Kap. 5.8) bei Verdacht auf pathologische Veränderungen im präpapillären Bereich des Ductus choledochus notwendig werden.

Szintigraphie

Die Pankreasszintigraphie, die letztlich eine Pankreasfunktionsprüfung darstellt, muß heute als unnötiges Verfahren bezeichnet werden. Sie beruht auf dem Einbau von ^{75}Se-Methionin, einer radioaktiv markierten Aminosäure, in das Enzymprotein des Pankreas. Die Anreicherung der Radioaktivität im Pankreas ist somit u.a. ein Maß für die Neusynthese von Pankreasenzymen. Diese Untersuchung ist jedoch nicht nur technisch und finanziell aufwendig und für den Patienten nicht indifferent (Strahlenbelastung), sondern auch mit einem hohen Prozentsatz falsch-normaler und falsch-pathologischer Ergebnisse behaftet [2].

Die Messung der Radioaktivität im Duodenalsaft nach Gabe von ^{75}Se-Methionin und Stimulierung der Pankreassekretion mit einer Testmahlzeit [15] oder mit Pankreozyminsekretin [12] erfaßt neben der Neusynthese auch die Enzymsekretion. Da sich grundsätzlich mit dieser Methode keine über den Informationsgehalt des Sekretin-Pankreozymin-Tests bzw. des Lundh-Tests hinausgehende Aussage treffen läßt, ist ihre Einführung in die Routinepankreasdiagnostik nicht erforderlich.

5. Rationelle Diagnostik

Die zur Abklärung der Verdachtsdiagnose einer chronischen Pankreatitis notwendigen Maßnahmen (Abb. 11.10) richten sich nicht nur nach den Beschwerden des Patienten, sondern auch nach den diagnostischen Möglichkeiten des Untersuchers. Zum Minimalprogramm sollten jedoch neben der Erhebung der Anamnese und der physikalischen Untersuchung folgende diagnostischen Maßnahmen gehören:

1. eine exokrine Pankreasfunktionsprüfung (z.B. einer der genannten indirekten Tests),
2. eine endokrine Pankreasfunktionsprüfung (z.B. Nüchternblutglukosekonzentration oder oraler Glukosetoleranztest),

3. die Röntgenleeraufnahme des Oberbauches,
4. eine sonographische Untersuchung,
5. eine ERCP bei heftiger Schmerzsymptomatik.

Weitergehende Untersuchungen, wie direkte Funktionsprüfungen, Röntgenuntersuchungen, Computertomogramm, PTC etc., können in Abhängigkeit von der Symptomatik und den sonstigen Befunden erforderlich sein.

Literatur

1. Braganza JM, Hunt LP, Warwick F (1982) Relationship between pancreatic exocrine function and ductal morphology in chronic pancreatitis. Gastroenterology 82:1341–1347
2. Cotton PB, Britton KE, Hazra DK, Stern RB, Ponder BAJ, Croft DN (1978) Is pancreatic isotope scanning worth-while? Br Med J I:282
3. Freeny PC, Lawson TL (1982) Radiology of the pancreas. Springer, Berlin Heidelberg New York
4. Hotz J (1978) Ätiologie und Diagnose des pankreatogenen Aszites. Dtsch Med Wochenschr 103:847–848
5. Lankisch PG, Lopez E, Winckler K, Schuster R (1976) Kolonveränderungen nach Pankreatitis. Dtsch Med Wochenschr 101:1885–1886
6. Lankisch PG, Otto J, Erkelenz I, Lembcke B (1986) Pancreatic calcifications: no indicator of severe exocrine pancreatic insufficiency? Gastroenterology 90:617–621
7. Marks IN, Bank S, Barbezat GO (1976) Alkoholpankreatitis – Ätiologie, klinische Formen, Komplikationen. Leber Magen Darm 6:257–270
8. Mok DWH, Blumgart LH (1984) Erythema ab igne in chronic pancreatic pain: A diagnostic sign. J R Soc Med 77:299–301
9. Otte M (1979) Pankreasfunktionsdiagnostik. Internist (Berlin) 20:331–340
10. Sarles H (1973) An international survey on nutrition and pancreatitis. Digestion 9:389–403
11. Sarles H, Sahel J (1976) Die chronische Pankreatitis. In: Forell MM (Hrsg) Pankreas. Springer, Berlin Heidelberg New York (Handbuch der inneren Medizin, Bd 3/6, 5. Aufl, S 737 844)
12. Shichiri M, Etani N, Yoshida M, Harano Y, Hoshi M, Shigeta Y, Abe H (1975) Radioselenium pancreozyminsecretin test as a clinical test for pancreatic exocrine function. Am J Dig Dis 20:460–468
13. Singer M, Sarles H, Sahel J (1978) Klinik der chronischen Pankreatitis. In: Sarles H, Singer M (Hrsg) Akute und chronische Pankreatitis. Witzstrock, Baden-Baden Köln New York, S 165–177
14. Stolte M, Weiß W, Volkholz H, Rösch W (1982) A special form of segmental pancreatitis: "groove pancreatitis". Hepatogastroenterol 29:198–208
15. Youngs GR, Agnew JE, Levin GE, Bouchier IAD (1971) Radioselenium in duodenal aspirate as an assessment of pancreatic exocrine function. Br Med J II:252–255

11.3 Konservative Therapie der chronischen Pankreatitis

P.G. LANKISCH und B. LEMBCKE

1. Allgemein

Die Therapie der chronischen Pankreatitis orientiert sich an 3 Zielsetzungen:

- Schmerzbekämpfung
- Behandlung der exokrinen Pankreasinsuffizienz
- Behandlung der endokrinen Pankreasinsuffizienz

Bei der schmerzlos verlaufenden chronischen Pankreatitis kommt es naturgemäß nur auf die Behandlung der exokrinen und endokrinen Funktionsstörung an.

2. Schmerzbekämpfung

Ziel der Schmerzbekämpfung bei chronischer Pankreatitis muß eine Milderung der Schmerzsymptomatik bis zum Erreichen von Beschwerdefreiheit sein. Es soll nach Möglichkeit versucht werden, schmerzreiche Stadien der Erkrankung mit konservativen, evtl. operativen Maßnahmen zu überbrücken, bis das schmerzarme Endstadium der chronischen Pankreatitis erreicht ist.

Neben peripher und/oder zentral wirkenden Analgetika kann eine gewisse schmerzlindernde Wirkung durch diätetische Maßnahmen erzielt werden (s. folgende Übersicht). Hierzu gehören: Beschränkung des Fettanteils in der Nahrung, Einnahme häufiger kleiner Mahlzeiten, Meiden von auch für Gesunde oft unverträglichen Nahrungsmitteln (Hülsenfrüchte etc.). Alkohol, gleichgültig in welcher Form und Menge, muß strikt verboten werden. Eine konsequente Alkoholkarenz führt bei immerhin 50% der Erkrankten zu einer deutlichen Besserung [20].

Diätetische Empfehlungen bei chronischer Pankreatitis

1. Alkoholkarenz
2. Beschränkung des Fettanteils in der Nahrung
3. Häufige kleine Mahlzeiten
4. Fettsparende Zubereitung der Speisen (Aluminiumfolie, Römertopf, Grill)
5. Eventuell Meiden von auch für Gesunde oft unverträglichen Nahrungsmitteln (z.B. Hülsenfrüchten) und Zubereitungsformen (eisgekühlte Getränke oder Speisen)

Zur Beeinflussung der Schmerzsymptomatik ist die orale Gabe von Pankreasenzympräparaten auch in einem Stadium der Erkrankung empfohlen worden, in dem noch keine manifeste exokrine Pankreasinsuffizienz (Steatorrhöe) vorliegt [20]. Isaksson u. Ihse [14] konnten kürzlich bei Patienten mit chronischer Pankreatitis ohne Steatorrhöe eine Reduktion der Schmerzsymptomatik durch Gabe von Pankreasenzymen zeigen. Die Beobachtungszeit war allerdings nur kurz und die Patienten sprachen uneinheitlich auf die Therapie an. Die Autoren führen den günstigen Effekt ihrer Behandlung auf einen sekretionshemmenden Feedbackmechanismus zurück, dessen Existenz zumindest experimentell für Pankreasenzyme noch nicht belegt werden konnte [5, 13].

Sollte sich die Schmerzsymptomatik unter Alkoholkarenz, den genannten diätetischen Maßnahmen und eventueller Gabe von Pankreasenzymen nicht bessern, ist eine endoskopische retrograde Cholangiopankreatikographie (ERCP) indiziert, um Gangveränderungen zu erkennen, die die Schmerzen verursachen und einer operativen Korrektur zugänglich sind. Bei erweitertem Pankreasgang sind Drainageoperationen indiziert und aussichtsreich [23]. Sie sind daher dem größeren Eingriff einer Rechtsresektion (Whipple-Operation) vorzuziehen. Bei nichterweitertem Pankreasgang kommt evtl. eine ausgedehnte Linksresektion des Pankreas oder eine Whipple-Operation in Frage. Hinsichtlich der postoperativen Schmerzfreiheit soll die Whipple-Operation der Linksresektion überlegen sein [23].

In anderweitig nicht zu beeinflussenden Fällen kann eine Schmerzbekämpfung durch eine passagere Nervenblockade über einen Periduralkatheter versucht werden [1, 11, 17]. Die endoskopische Pankreasgangverödung mit Kunstharzen [19] hat sich noch nicht durchgesetzt.

3. Therapie der exokrinen Pankreasinsuffizienz

Diät

Der Erfolg jeglicher internistischer oder chirurgischer Therapie der chronischen Pankreatitis hängt von der Einhaltung des Alkoholverbotes ab. Außer dem Alkoholverbot gibt es aber keine sicheren Hinweise für die Beeinflussung einer chronischen Pankreatitis durch diätetische Maßnahmen. Eine „Pankreasdiät" im eigentlichen Sinne gibt es daher nicht. Dagegen kann eine Art Schonkost für die Patienten zweckmäßig sein (s. Übersicht S. 272). Da fettreiche Mahlzeiten wahrscheinlich die Häufigkeit und Intensität der Schmerzen erhöhen, wird empfohlen, den Fettanteil der Nahrung auf 20–25% der Gesamtkalorien zu beschränken [20]. Insbesondere bei Malabsorption mit Anzeichen des Eiweißmangels sollte die Ernährung eiweißreich sein.

Bei schwerer symptomatischer Steatorrhöe sind mittelkettige Triglyzeride (MCT) indiziert. Sie werden pankreaslipaseunabhängig resorbiert, ohne Bildung von Mizellen in die Darmmukosa aufgenommen, dort durch intrazelluläre Lipasen hydrolytisch in Fettsäure und Glyzerin gespalten und über die Pfortader abtransportiert. Im Handel sind mittelkettige Triglyzeride in Form von Öl und Margarine (Margarine-Union GmbH, Postfach 1020, 2000 Hamburg 50) erhältlich. Da die Gabe von mittelkettigen Triglyzeriden Durchfälle auslösen kann, sollte diese Diät allmählich begonnen werden.

Enzymsubstitution

Wenn die exokrine Pankreasinsuffizienz im fortgeschrittenen Stadium klinisch manifest wird, stehen Gewichtsverlust und Fettstühle im Vordergrund. Eine Steatorrhöe, d.h. eine Stuhlfettausscheidung von mehr als 7 g/Tag, tritt i. allg. erst dann auf, wenn die stimulierte Lipasesekretion unter 10% der Norm absinkt [4]. Es gibt allerdings einige Patienten, die auch dann noch eine normale Stuhlfettausscheidung haben, wie auch solche, bei denen eine Steatorrhöe in einem früheren Stadium der exokrinen Funktionseinschränkung auftreten kann [15].

Im allgemeinen ist eine Enzymsubstitution indiziert, wenn die tägliche Stuhlfettausscheidung 15 g überschreitet und (oder) wenn der Patient Durchfälle, dyspeptische Symptome oder einen progredienten Gewichtsverlust hat.

Die eigentliche Behandlung der exokrinen Pankreasinsuffizienz erfolgt durch Gabe von Pankreasenzymen zu den Mahlzeiten (s. folgende Übersicht).

Therapie der pankreatogenen Steatorrhöe

Obligat

1. Pankreatin
    a) hochdosiert (5–10 g/Tag)
    b) vorzugsweise in Granulatform
    c) ohne Gallensäurezusatz
2. fettlösliche Vitamine (parenteral)

Fakultativ

1. Antazida, Cimetidin
2. mittelkettige Triglyzeride (MCT)
3. Kalziumsubstitution (0,5–1 g/Tag), ggf. zusätzlich Natriumfluorid (40–80 mg/Tag)

Ein gutes Präparat sollte keine freie Trypsinaktivität enthalten, weil es sonst während der Lagerung an enzymatischer Aktivität verliert. Wegen der besseren Durchmischung mit der Nahrung sollten Enzympräparate vorzugsweise in Granulatform gegeben werden. Das gilt besonders für Patienten nach partieller oder totaler Duodenopankreatektomie und Magenresektion, da Tabletten wegen der schnellen Passage der Nahrung häufig nicht zeitgerecht zur Wirkung kommen. Gallensäurehaltige Enzympräparate sollten vermieden werden, denn Gallensäuren können, besonders bei der oftmals erforderlichen hohen Dosierung der Enzympräparate, zu einer chologenen Diarrhöe führen.

Die einzusetzende Pankreatinmenge richtet sich nach dem Ausmaß der Steatorrhöe; allerdings verbleibt häufig eine Reststeatorrhöe. Die Wirksamkeit der Enzymsubstitution hängt von der Kooperation des Patienten, der Art der Dosierung, der Bioverfügbarkeit des gewählten Enzympräparates und dem Ausmaß der exokrinen Pankreasinsuffizienz sowie nicht zuletzt vom Magensäuresekretionsverhalten des Patienten ab.

Pankreasenzympräparate können durch Magensäure inaktiviert werden [12]. Während aufgrund früherer Untersuchungen angenommen worden war, daß bei Patienten mit chronischer Pankreatitis die Magensäuresekretion häufig erniedrigt ist, haben Untersuchungen von Saunders et al. [21] und Gullo et al. [10] gezeigt, daß die meisten Patienten mit dieser Erkrankung eine normale oder sogar erhöhte Magensäuresekretion haben.

Antazida oder Cimetidin können die Magensäure neutralisieren bzw. ihre Sekretion hemmen und somit die intragastrale Inaktivierung der Enzympräparate vermindern und die intraduodenale Lipaseaktivität erhöhen.

Diese adjuvante Therapiemöglichkeit ist jedoch nicht durch alle Medikamente zur gastralen Säurereduktion gleichermaßen gegeben. In einer vergleichenden Untersuchung von Antazida konnte Graham [8] nur durch zusätzliche Gabe eines aluminiumhydroxidhaltigen Antazidums eine signifikante Reduktion der Steatorrhöe aufzeigen. Natriumbikarbonat hatte keinen signifikanten Einfluß. Unter Kalziumkarbonat und Magnesiumaluminiumhydroxid kam es sogar (möglicherweise durch Bildung von Kalkseifen oder durch Präzipitation glyzinkonjugierter Gallensäuren) zu einer Zunahme der Steatorrhöe [6, 9]. Unter diesen Umständen kann eine Erhöhung der Pankreatindosierung erforderlich werden.

Der Einfluß einer Cimetidingabe (300 mg 30 min vor der Mahlzeit) auf die Enzymsubstitution wurde unterschiedlich beurteilt [8, 18, 22].

In einer eigenen Untersuchung konnten wir kürzlich nachweisen, daß die Kombination von Cimetidin und einem Pankreasenzympräparat ein signifikant wirksameres Therapieprinzip bei der Behandlung einer pankreatogenen Steatorrhöe darstellt als die Gabe des Enzympräparates ohne adjuvante Säuresekretionshemmung [16]. Der kombinierten Behandlungsform gleichwertig war die Wirkung einer neuen Enzympräparation mit säuregeschützten Granula, die erst bei pH-Werten über 5,5 die Pankreasenzyme freigeben. Hierdurch soll eine gleichmäßige Durchmischung der Enzyme mit dem Speisebrei unter weitgehender Schonung der Enzymaktivität erreicht werden. Dieses therapeutische Prinzip dürfte damit eine praktikable und nützliche Alternative zu der zusätzlichen Gabe von Antazida oder Cimetidin darstellen.

Klinisch läßt sich der Erfolg der Enzymsubstitution an der Gewichtszunahme des Patienten, am Rückgang der Stuhlfrequenz, des Stuhlgewichtes, der Steatorrhöe, einer Zunahme der Stuhlkonsistenz und einer Abnahme abdomineller Beschwerden beurteilen.

Bei Versagen der Substitutionstherapie einer exokrinen Pankreasinsuffizienz mit Pankreasenzymen müssen folgende Fragen beantwortet werden:

1. Ist die Diagnose richtig (nichtpankreatogene Steatorrhöe?)?
2. Bestehen zusätzliche andere Erkrankungen, z.B. eine Sprue, eine Lambliasis oder eine bakterielle Überbesiedlung des Dünndarms, die eine pankreatogene Steatorrhöe verstärken können?
3. Nimmt der Patient seine Medikamente in der vorgeschriebenen Menge (compliance) und, wenn ja, erfolgt die Einnahme zeitgerecht, d.h. zu den Mahlzeiten?
4. Erhält der Patient eine ausreichende Enzymmenge?
5. Wird die verabreichte Enzymaktivität durch Magensäure inaktiviert?

Vitamin- und Mineraliensubstitution

Durch eine ausreichende Pankreasenzymsubstitution kann die bei chronischer Pankreatitis nicht seltene Vitamin-B_{12}-Malabsorption [24] korrigiert werden [25].

Dutta et al. [7] fanden bei Patienten mit exokriner Pankreasinsuffizienz und nur noch geringer Reststeatorrhöe während der Enzymsubstitutionstherapie eine z.T. deutliche Erniedrigung der Serumspiegel fettlöslicher Vitamine. An eine regelmäßige parenterale Substitution fettlöslicher Vitamine (A, D, E, K) sollte daher gedacht werden.

Bei Entwicklung einer Osteoporose im Rahmen einer exokrinen Pankreasinsuffizienz kann die Gabe von Kalzium und evtl. Natriumfluorid erforderlich sein. Die Gabe von Kalzium kann allerdings möglicherweise die Wirkung der Enzymsubstitution auf die Stuhlfettausscheidung abschwächen [9], so daß eine Dosissteigerung der Pankreatinmedikation erforderlich sein kann.

4. Therapie der endokrinen Pankreasinsuffizienz

Die endokrine Pankreasinsuffizienz wird mit Diät und Insulin behandelt. Der pankreatogene Diabetes bei chronischer Pankreatitis spricht, wenn überhaupt, nur kurzfristig auf orale Antidiabetika vom Sulfonylharnstofftyp an. Nach totaler Pankreatektomie sind diese primär unwirksam. Von besonderer Bedeutung ist die Diabeteseinstellung bei Pankreatektomierten [2]. Der pankreaslose Patient ist hochgradig insulinempfindlich, was wahrscheinlich durch den Verlust des pankreatischen Glukagon bedingt ist. Da schwere, teilweise tödlich verlaufende Hypoglykämien nach Totalpankreatektomie beschrieben wurden, sollte die mittlere Blutglukosehöhe zwischen 120 und 150 mg% liegen. Hypoglykämien sollten vermieden werden. Der Insulintagesbedarf liegt meistens zwischen 20 und 32 E und sollte trotz der niedrigen Dosis auf 2 Injektionen pro Tag verteilt werden.

Der Patient muß dahingehend geschult werden, seine tägliche Nahrungsaufnahme auf mehrere kleine Mahlzeiten zu verteilen und seine Enzymsubstitution regelmäßig einzunehmen, um Resorptionsunregelmäßigkeiten zu vermeiden.

Wegen der ausgeprägten Hypoglykämieneigung sollten subtotale und totale Pankreatektomien möglichst nicht bei Alkoholikern durchgeführt werden, weil bei ihnen die Befolgung dieser Richtlinien nicht garantiert ist.

Die in letzter Zeit vielfach diskutierte Autotransplantation von Langerhans-Inseln nach totaler Duodenopankreatektomie bei chronischer Pankreatitis kann das Problem des Diabetes dieser Patienten nicht lösen. Die Gründe hierfür sind:

1. Häufig werden Abszesse im chronisch entzündlich veränderten Pankreas die Isolierung und anschließende Injektion isolierter Inselzellen in die Pfortader verbieten.
2. Die totale Duodenopankreatektomie stellt wegen ihrer hohen Mortalität nur eine letzte therapeutische Konsequenz bei Patienten mit chronischer Pankreatitis dar. Bei diesen Patienten liegt jedoch bereits eine derartige Reduktion des B-Zell-Organs vor, daß nicht mit der Isolierung einer ausreichenden Menge von B-Zellen aus dem entfernten Pankreas gerechnet werden kann, mit der eine Verhütung des postoperativen Diabetes mellitus wahrscheinlich wäre. Bei Patienten, die noch über eine für den Zweck einer Autotransplantation ausreichenden Inselzellmasse verfügen, liegt in der Regel eine nur leichte bis mäßige chronische Pankreatitis vor, so daß ein so radikaler Eingriff wie die totale Pankreatektomie aus ethischen Gründen nicht indiziert ist [3].

Literatur

1. Bell SN, Cole R, Roberts-Thomson IC (1980) Coeliac plexus block for control of pain in chronic pancreatitis. Br Med J 281:1604
2. Creutzfeldt W (1971) Der Diabetes des pankreaslosen Menschen. In: Pfeiffer EF (Hrsg) Diabetes mellitus, Bd 2. Lehmann, München, S 239–257
3. Creutzfeldt W, Lankisch PG (1980) Totale Duodenopankreatektomie bei chronischer Pankreatitis. Z Gastroenterol 18:641–643
4. DiMagno EP, Go VLW, Summerskill WHJ (1973) Relation between pancreatic enzyme outputs and malabsorption in severe pancreatic insufficiency. N Engl J Med 288:813–815
5. Dlugosz J, Fölsch UR, Creutzfeldt W (1983) Inhibition of intraduodenal trypsin does not stimulate exocrine pancreatic secretion in man. Digestion 26:197–204
6. Drube HC, Büttner H (1964) Über die Wirkung oraler Kalziumgaben auf die Stuhlfettausscheidung bei Gesunden und Kranken mit Steatorrhoe. Med Klin 59:1234–1236
7. Dutta SK, Bustin MP, Russell RM, Costa BS (1982) Deficiency of fat-soluble vitamins in treated patients with pancreatic insufficiency. Ann Intern Med 97:549–552
8. Graham DY (1977) Enzyme replacement therapy of exocrine pancreatic insufficiency in man. Relation between in vitro enzyme activities and in vivo potency in commercial pancreatic extracts. N Engl J Med 296:1314–1317
9. Graham DY, Sackman JW (1982) Mechanism of increase in steatorrhea with calcium and magnesium in exocrine pancreatic insufficiency: An animal model. Gastroenterology 83:638–644
10. Gullo L, Corinaldesi R, Casadio R et al. (1983) Gastric acid secretion in chronic pancreatitis. Hepatogastroenterol 30:60–62
11. Hegedüs V (1979) Relief of pancreatic pain by radiography-guided block. AJR 133:1101–1103
12. Heizer WD, Cleaveland CR, Iber FL (1965) Gastric inactivation of pancreatic supplements. Bull John Hopkins Hosp 116:261–270
13. Hotz J, Ho SB, Go VLW, DiMagno EP (1983) Short-term inhibition of duodenal tryptic activity does not affect human pancreatic, biliary, or gastric function. J Lab Clin Med 101:488–495
14. Isaksson G, Ihse I (1983) Pain reduction by an oral pancreatic enzyme preparation in chronic pancreatitis. Dig Dis Sci 28:97–102
15. Lankisch PG, Lembcke B, Wemken G, Creutzfeldt W (1986) Functional reserve capacity of the exocrine pancreas. Digestion 35:175–181
16. Lankisch PG, Lembcke B, Göke B, Creutzfeldt W (1986) Therapy of pancreatogenic steatorrhea: Does acid protection of pancreatic enzymes offer any advantage? Z Gastroenterol 24:753–757
17. Leung JWC, Bowenwright M, Aveling W, Shorvon PJ, Cotton PB (1983) Coeliac plexus block for pain in pancreatic cancer and chronic pancreatitis. Br J Surg 70:730–732
18. Regan PT, Malagelada J-R, DiMagno EP, Glanzman SL, Go VLW (1977) Comparative effects of antacids, cimetidine and enteric coating on the therapeutic re-

sponse to oral enzymes in severe pancreatic insufficiency. N Engl J Med 297:854–858
19. Rösch W (1983) The value of endoscopic occlusion of the pancreatic duct. Endoscopy 15:175–177
20. Sarles H, Sahel J (1976) Die chronische Pankreatitis. In: Forell MM (Hrsg) Pankreas. Springer, Berlin Heidelberg New York (Handbuch der inneren Medizin, Bd 3/6, 5. Aufl, S 737–844)
21. Saunders JHB, Cargill JM, Wormsley KG (1978) Gastric secretion of acid in patients with pancreatic disease. Digestion 17:365–369
22. Staub JL, Sarles H, Soule JC, Galmiche JP, Capron JP (1981) No effect of cimetidine on the therapeutic response to oral enzymes in severe pancreatic insufficiency. N Engl J Med 304:1364–1365
23. Taylor RH, Bagley FH, Braasch JW, Warren KW (1981) Ductal drainage or resection for chronic pancreatitis. Am J Surg 141:28–33
24. Toskes PP, Hansell J, Cerda J, Deren JJ (1971) Vitamin B_{12} malabsorption in chronic pancreatic insufficiency studies suggesting the presence of a pancreatic "intrinsic factor". N Engl J Med 284:627–632
25. Toskes PP, Deren JJ, Fruiterman J, Conrad ME (1973) Specificity of the correction of vitamin B_{12} malabsorption by pancreatic extract and its clinical significance. Gastroenterology 65:199–204

11.4 Chirurgische Therapie der chronischen Pankreatitis

H.-J. PEIPER und L.F. HOLLENDER

11.4.1 Geschichtliches

1554 erwähnte Jean Fernel (1505–1558) zum ersten Mal unter den Erkrankungen des Pankreas die chronische Pankreatitis, obwohl es dahingestellt bleibt, ob es sich wirklich um eine chronische Pankreatitis oder ein Pankreaskarzinom handelte.

1652 beschrieb Panarolus wahrscheinlich den ersten Fall einer chronischen Pankreatitis; es handelte sich um einen an Kachexie verstorbenen Patienten, bei welchem das Pankreas steinhart gewesen sei.

1796 erschien in Göttingen eine Doktorarbeit „Schirrhosi pancreatis diagnosis observationibus anatomico pathologicis illustrata Goettingae", geschrieben von J.R. Rahn. Auch diese Darstellung läßt das Problem zwischen chronischer Pankreatitis und Pankreasmalignom offen.

1812 wies Harles darauf hin, daß eine akute Pankreatitis in eine chronische Entzündung übergehen kann.

1842 gab Claessen die erste pathologisch-anatomische Darstellung der chronischen Pankreatitis mit seinen makro- und mikroskopischen Differenzierungen dem Karzinom gegenüber.

1875 vertrat Friedrich die Auffassung, daß die Entzündung des Pankreas durch Alkoholabusus und durch lang andauernde Stauungen des Sekrets bedingt sei.

1890 führte Mayo-Robson die erste Laparotomie wegen einer chronischen Pankreatitis durch.

1894 beschrieb Dieckhoff die pathologische Anatomie der chronischen Pankreatitis.

1896 lenkte Riedel die Aufmerksamkeit auf das Gallensteinleiden als ätiologischen Faktor und schlug bei chronischer Pankreatitis als kausale Maßnahme eine Cholezystostomie bzw. Cholezystoenterostomie vor.

1904 führte Payr nach Martina einen direkten therapeutischen Eingriff am Pankreas durch, und zwar die Inzision der Pankreaskapsel, welche das Verschwinden der Schmerzen mit sich brachte.

1905 trug Villar auf dem französischen Chirurgenkongreß 55 Fälle von chronischer Pankreatitis vor, bei denen er Cholezystoenterostomien, Cholezystoduodenostomien und Cholezystostomien ausgeführt hatte.
Desjardin ist der Pionier der linksseitigen Pankreatektomie bei chronischer Schwanzpankreatitis.

1908 beschrieb Vautrin die Pankreatolyse, welche darin bestand, die Kapsel an verschiedenen Stellen zu inzidieren, um eine Dekompression zu erreichen.

1911 empfahl Link die kaudale Pankreatojejunostomie zur drainierenden Behandlung der chronischen Pankreatitis mit erweitertem Gangsystem.

1912 empfahl Guleke bei der durch Magen- oder Duodenalulkus bedingten Pankreatitis die Gastroenterostomie.

1913 führte Archibald bei der chronischen Pankreatitis eine Sphinkterotomie durch.

1933 warnte Sebening dringend vor Resektionen von Pankreasgewebe, deren Gefahren äußerst groß seien.

1934 legten Brocq und Miginial eine kritische Studie vor über die seinerzeit durchgeführten Operationen wegen chronischer Pankreatitis.

1936 empfahl Malley-Guy die Pankreasschwanzresektion für die linksseitig lokalisierte chronische Pankreatitis.

1946 führte Whipple die erste Kopfduodenopankreatektomie bei chronischer Pankreatitis durch.

1947 schlug Catell für die chronische Pankreatitis mit Abflußstörungen die laterolaterale Pankreatikojejunostomie vor.

1950 empfahl Mallet-Guy die linksseitige Splanchnikektomie als schmerzlindernde Operation.

1954 beschrieb K. Duval seine Technik der kaudalen Wirsungo- oder Pankreatojejunostomie.

1955 schlug Cannon die Ligatur des Ductus Wirsungianus vor, um eine Atrophie des Pankreasparenchyms und damit ein Versiegen der Entzündung zu erreichen.

1956 hat Longmire eine totale Pankreatektomie für chronische Pankreatitis ausgeführt, wie sie dann auch später, allerdings nur vereinzelt, für sehr ausgedehnte Prozesse befürwortet wurde (Nissen 1961, Whipple 1964).

1960 beschrieben Partington und Rochelle die laterolaterale Wirsungojejunostomie, wie sie dann auch später, allerdings nur vereinzelt, für sehr ausgedehnte Prozesse befürwortet wurde (Nissen 1961, Whipple 1964).

1961 propagierte Warren die partielle Duodenopankreatektomie bei der Kopfpankreatitis.

1962 schlug Child und 1965 Fry die subtotale Linksresektion vor.

1966 beschrieb Guillemin die subtotale Kopfresektion unter Beibehalten des Processus uncinatus.

1967 publizierte Hivet seine ersten Resultate der Pankreaskopfresektion bei chronischer Pankreatitis.

1967 berichtet Guillemin über 50 Fälle von Duodenopankreatektomie mit einer Beseitigung der Schmerzen in 70% bei einer Operationsletalität von 5%.

11.4.2 Indikation zur Operation

Bei der chronischen bzw. chronisch-rezidivierenden Pankreatitis gibt es kaum eine Restitutio ad integrum. Diese progrediente entzündliche Erkrankung führt zu einer zunehmenden Zerstörung des Organs, die sich klinisch in einer fortschreitenden Funktionseinbuße äußert [54]. Ob es dabei zu einem zeitweisen Stillstand kommen kann, muß dahingestellt bleiben. Es gibt Kranke, bei denen es immer wieder zu akuten Schüben auf dem Boden einer chronischen Pankreatitis kommt. Sicherlich läßt die Schmerzsymptomatik bei einem Teil der Fälle infolge eines „Ausbrennens" der Drüse [3–6] nach langen Jahren nach. Dies schließt nicht aus, daß vielen Kranken ein jahrelanger Leidensweg beschieden ist, da es keine erfolgversprechende kausale Therapie gibt. Ohne Zweifel sieht der Chirurg meistens die Fälle, in denen die Schmerzsymptomatik ein schwer erträgliches Ausmaß erreicht hat oder ernste Komplikationen entstanden sind.

Das Ziel einer chirurgischen Behandlung der chronischen Pankreatitis besteht vornehmlich in der Beseitigung der Ursachen von schweren Schmerzzuständen bzw. von Kompressionserscheinungen an benachbarten Organen. Es bleibt unvorhersehbar, ob sich auch die Funktionsstörungen dabei bessern lassen, obwohl wir dies hinsichtlich der exokrinen Funktion, zumindest bei einem Teil der Fälle, nachweisen konnten.

Insgesamt aber dürfte es sich bei den chirurgischen Maßnahmen mehr um palliative als um kurative Verfahren handeln. Dabei steht der Chirurg vor der Forderung, möglichst viel noch funktionsfähiges Parenchym zu erhalten, insbesondere um die inkretorische Funktion nicht übermäßig zu verschlechtern. Auf der anderen Seite sollten natürlich die Faktoren, die für Schmerzsymptomatik und ein Fortschreiten der Erkrankung verantwortlich gemacht werden können, beseitigt werden.

Schwierige indikatorische Überlegungen ergeben sich bei Vorliegen multipler Sekundärauswirkungen auf die Nachbarorgane, wie Schmerzzuständen mit Choledochusstenose, ggf. mit gleichzeitiger Duodenalstenose. *Die Indikation zur Operation* ergibt sich in diesem Falle aus der Schwere des Krankheitsbildes [74, 96, 139]. Die Operationsfrequenz im Gesamtkrankengut an Patienten mit chronischer Pankreatitis ist schwer zu bestimmen. Amann schätzt sie auf 10%, Bernades hingegen auf 80% bei einem durchschnittlichen Verlauf von 13 Jahren.

Chronischer Alkoholabusus hat prognostisch als äußerst ungünstig zu gelten und mahnt zu einer extrem zurückhaltenden operativen Indikationsstellung.

Folgende Symptombereiche spielen bei der operativen Indikationsstellung eine Rolle:

1. Komplikationen

Besteht eine der folgenden Komplikationen der chronischen Pankreatitis oder sind sogar mehrere nachzuweisen, wird die Operationsindikation dringlich oder unerläßlich:

– Röhrenstenose des Ductus choledochus mit Cholestasezeichen bzw. Ikterus
– Duodenalstenose
– Pfortader- bzw. Milzvenenthrombose oder Kompression des Pfortadersystems mit portaler Hypertension

- Magen-Darm-Blutungen durch segmentale portale Hypertension
- seröse pankreatogene Ergüsse (Pleuraergüsse, Aszites)
- Kolonstenose
- Pankreorhagie (Haemosuccus pancreaticus)
- innere Fistel durch Perforation in den Gastrointestinaltrakt
- äußere Fisteln
- zystenartige Dilatation oder intrapankreatische Zysten, nur bei Symptomen
- persistierende Pankreaspseudozysten

2. Schmerzsyndrom

Dieses ist weniger durch die parenchymatöse Entzündung als solche, sondern durch Veränderungen bedingt, für die es sehr häufig ein morphologisches Korrelat gibt: intrapankreatische Zysten und Abszesse, Gangstenosen mit Sekretstauungen, intraduktale Konkremente, entzündlicher „Pseudotumor" des Pankreas mit Kompressionserscheinungen auf das vegetative Nervensystem im Retroperitonealraum.

Eine Operationsindikation ist bei einem anhaltenden, v.a. postprandial verstärkten Schmerzsyndrom zu diskutieren, insbesondere wenn es von akuten Krisen überlagert wird. Hier sind schwere Behinderungen im Beruf wie im täglichen Leben sowie ein zunehmender Abusus von Alkohol und Schmerzmitteln (Toxikomanie) die Folgen. Gerade in dieser Patientengruppe erscheint eine aktive Einstellung zum chirurgischen Eingriff geboten; die Operationsindikation bleibt aber eine Ermessensfrage. Bei erwiesenem Äthylismus ist eine präoperative Entwöhnungskur sinnvoll, zumal die operativen Langzeitergebnisse nur bei absoluter Abstinenz befriedigend ausfallen.

3. Pankreatogene Kachexie

Gerade Alkohol, der ja ein wesentlicher ätiologischer Faktor der chronischen Pankreatitis ist, und Schmerzmittel führen über Appetitlosigkeit zur Nahrungsreduktion. Hinzu kommt das Wissen der Kranken um die postprandiale Verstärkung der Beschwerden, so daß sie Angst vor dem Essen haben.

4. Karzinomverdacht

Ist ein Pankreaskarzinom nicht mit Sicherheit auszuschließen, und dies kann bei der gleichartigen Symptomatik schwierig sein, ist eine Laparotomie angezeigt. Früher traf dies für 10–15% der Fälle zu. Dank der neuen diagnostischen Möglichkeiten beschränkt sich diese Form der Diagnosesicherung auf nur 3–4% [42, 43]. Allerdings ist ein Karzinom auch durch Probelaparotomie mit Hilfe mehrfacher Nadelbiopsien nicht immer mit letzter Sicherheit nachzuweisen, zumal das histologische Bild infolge einer paraneoplastischen Pankreatitis fehlleiten kann. Wir sind mit anderen Autoren der Meinung, daß bei entsprechender Erfahrung und nach Feststellung der Resektabilität eine Entfernung des malignomverdächtigen Pankreasbezirkes gerechtfertigt ist.

11.4.3 Verfahrenswahl

Notwendige präoperative Untersuchungen. Zur Festlegung des sinnvollsten Operationsverfahrens sollten die Veränderungen am Pankreasgangsystem erfaßt werden (s. Kap. 7). Hier bedeutet die ERCP heute einen beträchtlichen Zeitgewinn gegenüber entsprechenden intraoperativen Verfahren (Abb. 11.11).

Auch Sonographie und Computertomographie vermitteln wertvolle, diesbezügliche Aufschlüsse. Das gleiche gilt für die Klarstellung der Verhältnisse an den Gallenwegen. Häufig kann heute die Verfahrenswahl aufgrund präoperativer Befunde getroffen werden, doch es gibt auch Fälle, in denen das wirkliche Ausmaß der Erkrankung erst intraoperativ zu erfassen ist.

Sowohl aus diagnostischen Überlegungen als auch im Hinblick auf eine mögliche Pankreasresektion verzichten wir heute kaum noch auf eine selektive Arteriographie (s. Kap. S. 2). Durch sie lassen sich Karzinomzeichen bzw. Inoperabilitätskriterien, aber auch eine Thrombose oder Kompression der Pfortader bzw. der V. lienalis feststellen. Für das technische Vorgehen bei einer Resektion ist es wichtig, auf Atypien (z.B. Abgang der A. hepatica dextra aus der A. mesenterica superior) vorbereitet zu sein.

Auswahl spezieller Operationsverfahren. Die Vielfalt der bei der chronischen Pankreatitis angewandten Operationen zeigt, daß es keinen Standardeingriff zur Bewältigung dieses schwierigen Problems gibt. Man kann zwischen direkten Eingriffen am Pankreas und indirekten Eingriffen an benachbarten Organen unterscheiden (Abb. 11.12).

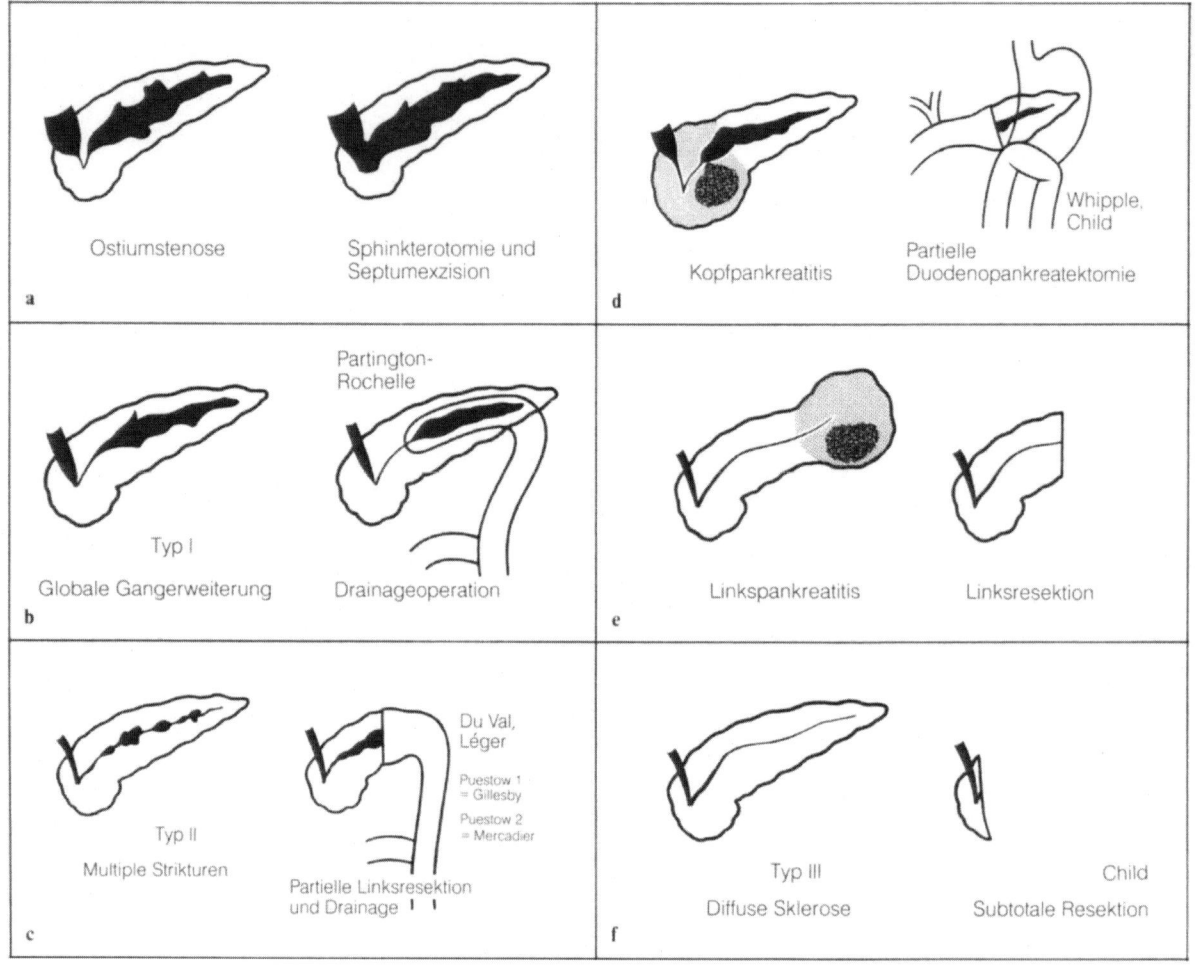

Abb. 11.11 a–f. Einteilung der Veränderungen am Pankreasgangsystem mit den hierfür in Frage kommenden Operationsverfahren

1. Zentrale Bedeutung für den Schmerz bei chronischer Pankreatitis kommt möglicherweise Stauungen im Pankreasgangsystem zu. Sie werden selten einmal durch eine hochgradige organische Sphinkterstenose (Typ I nach Peiper [96]), meist durch langstreckige Einengung des Ductus Wirsungianus im Kopfbereich (Typ II) oder hier lokalisierte Konkremente bedingt, können aber auch Folge der Drüsenatrophie sein. Zumindest ließen sich bisher noch nie erhöhte Druckwerte im Pankreasgangsystem nachweisen. Dennoch zeigen sich operative Drainagenmaßnahmen in diesen Fällen immer wieder als außerordentlich wirkungsvoll.

Eine *Dekompression* läßt sich – wenn auch wohl nur selten – auf transduodenalem Wege durch Sphinkterotomie mit Septumspaltung oder im Sinn einer Pankreatikoplastik nach Rumpf u. Pichlmayr [119], bei längerstreckigem Abflußhindernis im Kopfbereich und globaler Gangerweiterung auf transpankreatischem Wege im Sinne einer Pankreatikojejunostomie erzielen.

Für den Einzelfall können Ansichten über die Anzeigestellung einer Drainageoperation oder die Bevorzugung eines Resektionsverfahrens konkurrieren. So gehen die Meinungen auseinander, ob ein im Kopfbereich obstruiertes Gangsystem besser drainiert oder aber durch partielle Duodenopankreatektomie angegangen werden sollte.

Für diesbezügliche Entscheidungen sollte man berücksichtigen, daß die Letalität der Drainageoperationen (ca. 2,4%) [97] geringer als die nach Resektionen ist (5% nach Linksresektion, 6,3% nach Whipple-Operation) [40–43, 97]. Einzelstatistiken bieten insgesamt wesentlich höhere Zahlen, wenn auch bei ähnlicher Relation.

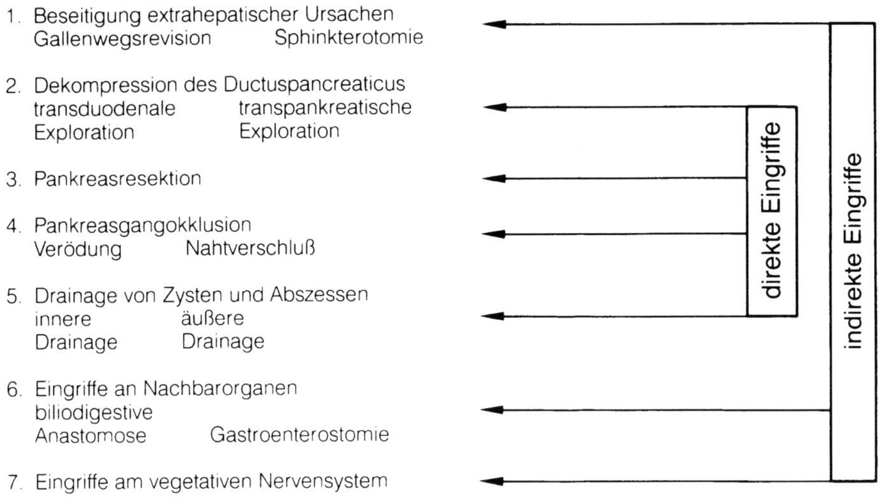

1. Beseitigung extrahepatischer Ursachen
   Gallenwegsrevision   Sphinkterotomie

2. Dekompression des Ductuspancreaticus
   transduodenale   transpankreatische
   Exploration   Exploration

3. Pankreasresektion

4. Pankreasgangokklusion
   Verödung   Nahtverschluß

5. Drainage von Zysten und Abszessen
   innere   äußere
   Drainage   Drainage

6. Eingriffe an Nachbarorganen
   biliodigestive
   Anastomose   Gastroenterostomie

7. Eingriffe am vegetativen Nervensystem

Abb. 11.12. Operationsprinzipien bei chronischer Pankreatitis

Im übrigen werden durch Resektionen, besonders wenn es sich um Linksresektionen handelt, bedeutende Anteile noch funktionsfähigen Drüsengewebes entfernt, was sich in einer Verschlechterung der exokrinen (Malnutrition, Steatorrhöe) und der endokrinen (Diabetes mellitus) Funktion äußert. Auf der anderen Seite können sich diese Faktoren nach einer Drainageoperation, zumindest vorübergehend, gar nicht selten sogar wieder bessern [75, 76]. Bedeutungsvoll ist, daß die schlechtesten Spätergebnisse hinsichtlich Spätletalität und Morbidität nach Resektionen zu verzeichnen sind.

Aus diesen Gründen haben Drainageoperationen ihren Stellenwert in den letzten Jahren wieder stärken können [61, 99–103, 117–119], unseres Erachtens zu Recht, wenn bestimmte Voraussetzungen an die Indikationsstellung geknüpft werden: Diffus erkranktes Parenchym mit globaler Dilatation des Hauptganges um 10 mm (Typ I) – hier im Sinne einer langen (mehr als 7 cm) Seit-zu-Seit-Anastomose nach Partington-Rochelle [95]; im Falle multipler Stenosen und Erweiterungen (Typ II) kommt eine partielle Linksresektion mit Drainage nach Puestow 1-Gillesby bzw. Puestow 2-Mercadier in Frage [104, 105]. Auf das Sphinkterorgan bzw. die Pankreaseinmündung begrenzte Stenosen können durch transduodenale Sphinkter- bzw. Pankreatikoplastik behandelt werden [119]. Rumpf u. Pichlmayr [119] kombinieren ggf. diese Form der Drainage mit einer seitlichen Pankreatikojejunostomie. Wegen der erwähnten Vorteile halten wir unter den erwähnten Voraussetzungen und bei Beachtung bestimmter technischer Details eine Drainageoperation für erfolgversprechend und insbesondere als Primäreingriff für angezeigt. Besondere Beachtung sollte allerdings das nicht unerhebliche Risiko eines verkannten und deshalb belassenen Karzinoms finden.

2. Zunehmende Bedeutung hat die *Resektion* des erkrankten Parenchyms erlangt. Sie kann als alleinige Maßnahme in Frage kommen, u.U. aber auch mit einer Drainageoperation kombiniert werden. Dieses ist zu erwägen, wenn der freie Abfluß aus dem Restpankreas über den Pankreaskopf bzw. die Papille nicht gesichert ist oder aber multiple Strikturen und Erweiterungen vorliegen, die sog. „chain of lakes", also ein Typ II der Gangveränderungen, wobei eine Spaltung aller Stenosen bis in die Seitenäste hinein kaum gelingt. Vorteil einer Resektion ist zudem die sichere Erfassung eines nicht bekannten Karzinoms.

Eine *partielle Linksresektion* ist angezeigt, wenn eine sog. Linkspankreatitis vorliegt, die entzündlichen Veränderungen mit Schwielenbildungen, Abszedierungen und Zysten bzw. einem entzündlichen „Pseudotumor" im Schwanz- und Korpusbereich lokalisiert sind.

Man wird ein Resektionsverfahren auch beim Pfortaderhochdruck infolge segmentaler Milzvenenthrombose und bei besonderen Formen von isolierten Pseudozysten im Schwanzbereich erwägen.

Da der hauptsächliche Entzündungsherd mit Gangstenosen, Konkrementen und intrapankreatischen Zystenbildungen häufig im Kopfbereich liegt, wird heute in Fällen ohne eindeutige Linkslokalisation eine Rechtsresektion (partielle Duodenopankreatektomie) vorgezogen [41].

Das Ausmaß der Linksresektion gestaltet sich unterschiedlich je nach der Art der Veränderungen, und zwar von 40–80% [34]. Gebhardt et al. [43–46] berichteten über 90% guter Ergebnisse, wenn bis in die Höhe der V. portae reseziert wurde und es sich um Schwanzpankreatitiden gehandelt hatte. Demgegenüber hat sich ein noch radikaleres Vorgehen im Sinne einer von Child [18] insbesondere für die diffuse Sklerose ohne Gangerweiterung (Typ III) empfohlenen *subtotalen Linksresektion* (90%-Resektion, „fast totale Pankreatektomie") offensichtlich nicht bewährt. Die Spätergebnisse wurden zunehmend als ungünstig beurteilt, so infolge einer hohen Spätletalität (27%) mit einer begrenzten Erfolgsrate (20%) [34], nicht zuletzt infolge einer erheblichen Zunahme des Prozentsatzes an Diabetes mellitus, v.a. aber wegen erneuter heftiger Schmerzen. Kümmerle [69, 73] und auch andere sehen deshalb in einer partiellen Duodenopankreatektomie auch für diese Fälle eine bessere therapeutische Möglichkeit. Wir schließen uns dieser Meinung an.

Betrifft die chronische Pankreatitis überwiegend den Kopfbereich (entzündlicher Pseudotumor, intrapankreatische Zysten, Steine, Gangdestruktionen, Duodenalwandzysten), wie dies heute in der Mehrzahl der Krankheitsfälle zu beobachten ist [43, 96], dann ist eine *kephalische bzw. partielle Duodenopankreatektomie* die Methode der Wahl.

Mit ihrer Hilfe lassen sich zugleich die begleitenden Auswirkungen auf Duodenum und Choledochus, gelegentlich auch auf die Pfortader beseitigen. Immer noch meist in Anlehnung an das Whipple-Verfahren durchgeführt, sind einige hiervon abweichende Modifikationen angegeben worden: Die *pyloruserhaltende Pankreatikoduodenektomie*. Hiernach wurden allerdings häufig Anastomosenulzera beobachtet, so daß u.a. Gebhardt u. Gall [43] dieses Verfahren wieder verlassen haben und die Duodenopankreatektomie stets mit einer distalen Magenresektion ausführen. Eine *duodenumerhaltende Pankreaskopfresektion* haben Beger et al. [9] angegeben. Dabei werden das Duodenum mit einem Saum von Pankreasgewebe und der Pankreasschwanz erhalten, eine Methode, die zu Durchblutungsstörungen des Duodenums und Verletzungen des Ductus choledochus führen kann bzw. die bei den häufig schweren Veränderungen des Pankreaskopfes mit Einbeziehung der Pfortader zu ganz erheblichen technischen Schwierig-keiten führen dürfte. Klempa [68] beschrieb ein *magenerhaltendes Verfahren mit Jejunuminterposition und selektiv proximaler Vagotomie*. Von den gleichen Überlegungen ausgehend, veröffentlichten Zumtobel et al. [168] ein ähnliches Verfahren. Es unterscheidet sich dadurch, daß ein transponiertes Jejunalsegment der Magendrainage dient, wobei dieses Y-förmig in den abführenden Dünndarm eingepflanzt wird. Jener findet Verwendung für die Pankreas- und Galleableitungen. Da sich diese Modifikationen nicht prinzipiell von der Methode nach Traverso-Longmire unterscheiden, dürften ihnen die gleichen Nachteile anhaften. Sie haben deshalb wohl bisher keine weitere Verbreitung gefunden. Bei der Rekonstruktion wird eine pankreatojejunale Teleskopanastomose und eine Gallengangseinpflanzung an einer isolierten Jejunalschlinge vorgenommen, der präpylorisch durchtrennte Magen wird durch terminoterminale Gastrojejunostomie angeschlossen. Betrifft die chronische Pankreatitis die ganze Bauchspeicheldrüse, insbsondere mit Hauptlokalisation im Kopf- und Schwanzbereich, so wurde für diese relativ seltenen Fälle eine *totale Duodenopankreatektomie* vorgeschlagen und auch von uns vereinzelt vorgenommen.

Kümmerle [69, 70, 73] hat diese Indikation vorübergehend auch im Hinblick auf die häufigen Rezidive bei anhaltendem Alkoholabusus gestellt. Zudem fand dieses Verfahren bei fortbestehenden schweren Pankreatitisschüben als *Restpankreatektomie* Anwendung.

Wegen dieser relativ hohen Früh- und Spätletalität sollte diese Ausweitung der Resektionstechnik aber nach Möglichkeit vermieden werden. Der pankreoprive Diabetes ist außerordentlich insulinempfindlich, da eine Gegenregulation durch Glukagon ebenfalls infolge des Parenchymverlustes fortgefallen ist. Es wird angenommen, daß innerhalb des ersten postoperativen Jahres mindestens 20% der Kranken infolge hiermit zusammenhängender Komplikationen versterben.

3. Aus gegebenem Anlaß wird man extrapankreatische Ursachen einer Pankreatitis, insbesondere beim Gallensteinbefall, durch *Sanierung der Gallenwege bzw. Sphinkterotomie*, ausschalten. Erfolge durch Gallenwegseingriffe sind nur bei der biliären Pankreatitis zu erwarten. Im Gegensatz zu früheren Mitteilungen sind die Erfolge einer Sphinkterotomie unwahrscheinlich, da ein biliopankreatischer Reflux alleine noch nicht pathogenetisch bedeutungsvoll zu sein scheint. Eine Indikation ist aber bei eindeutigem morphologischem

Abflußhindernis (organische Papillenstenose, inkarzerierter Papillenstein) gegeben, das Ursache einer Retentionspankreatitis sein kann.

4. *Okkludierende Maßnahmen* am Pankreasgangsystem verfolgen das Ziel einer Beseitigung der exokrinen Sekretion, entweder isoliert durch operative transduodenale, transpapilläre Injektion oder im Zusammenhang mit einer Resektion: Gangobliteration durch Nahtverschluß oder Verödung mittels Injektion sklerosierender Substanzen. Bereits Banting u. Best (1922) stellten fest, daß es nach Verschluß des exkretorischen Gangapparates zu einer narbigen Atrophie der Bauchspeicheldrüse kommt. Dieser Gedanke wurde von Hoffmann et al. [56] aufgegriffen. Sie unterbanden den Pankreasgang, um dadurch einen schnelleren Untergang des Drüsenparenchyms mit Schmerzbefreiung zu erzielen. Little et al. [80] in Australien versuchten, die Gangokklusion durch Kunstharzausguß herbeizuführen.

Ausgedehnte Untersuchungen von Gebhardt u. Stolte [45] unter Verwendung schnellhärtender, röntgenkontrastgebender alkoholischer Aminosäurelösungen (Ethibloc) bestätigten, daß sich auf diese Weise eine weitgehende Atrophie des exokrinen Drüsenapparates bei einer geringgradigen Schädigung der Langerhans-Inseln erreichen läßt. Die Substanz führt zu einem Ausguß des Gangsystems, bringt die Atrophie in Gang und wird nach 2–3 Wochen resorbiert. Wir (Hollender) haben eine experimentelle Untersuchung an 20 Hunden vorgenommen, die uns von der Unschädlichkeit der Methode überzeugte. Es wurde nur eine vorübergehende ödematöse Pankreatitis ohne klinische Auswirkungen gesehen. Nach 10 Tagen beobachteten wir die Umwandlung des normalen zu einem fibrösen Pankreasparenchym, wie dies im Endstadium der chronischen Pankreatitis gesehen werden kann, ohne daß eine Schädigung der Langerhans-Inselzellen erkennbar geworden wäre, was sich auch durch Ausbleiben eines Diabetes mellitus bestätigte.

Angeregt durch diese Erkenntnis wurde das erwähnte Verfahren auf seine klinische Relevanz hin überprüft. Es kann in Form einer isolierten Gangokklusion ohne Parenchymresektion bei freier Durchgängigkeit des Gangsystems und Fehlen von extrapankreatischen Komplikationen in Frage kommen. Dies wurde auf endoskopischem Wege versucht [113], war jedoch infolge rascher Verhärtung der Substanz technisch problematisch. Man kann die Injektion aber auch operativ auf transduodenalem, transpapillärem Wege vornehmen [39, 45]. Größere Verbreitung hat eine Kombination der Injektion mit einer Pankreasresektion gefunden, da in den meisten Fällen ohnehin Destruktionen, Steine oder Zysten im Gangsystem vorliegen. Dies kann sich als Rezidivprophylaxe im Bereich des belassenen Drüsenabschnitts auswirken, wird von uns und anderen aber auch mit dem Ziel vermehrter Anastomosensicherheit bzw. zur Abdichtung eines blinden Nahtverschlusses am Pankreasstumpf eingesetzt (s.S. 309). Eine endgültige Beurteilung des Verfahrens muß allerdings noch abgewartet werden, da auch über zystische Degenerationen, Schädigungen des Inselapparates und Fistelbildungen infolge unzureichender Blockade oder der allzu frühen Resorption [164], aber auch Unwirksamkeit bei der chronischen Pankreatitis berichtet wurde.

Gebhardt u. Stolte [45] allerdings halten die Wirksamkeit der Pankreasgangokklusion aufgrund ihrer Langzeitergebnisse für erwiesen. Eine Restsekretion führen sie auf eine Regeneration der tubulären Gangdrüsen mit Produktion von Schleim, Wasser und Bikarbonat zurück. Auch für die Richtigkeit einer Funktionserhaltung der Inselzellen führten sie Langzeituntersuchungen aus. Es gibt zu diesem Problemkreis also noch unterschiedliche Auffassungen.

5. *Eingriffe an Nachbarorganen* wegen Kompressionserscheinungen durch das entzündlich vergrößerte Pankreas können in Form von *biliodigestiven Anastomosen* und *Gastroenterostomien* erfolgen. Ihr Risiko ist geringer als das der Resektion, wenn sie auch keine globale Sanierung mit Beseitigung des eigentlichen Krankheitsherdes darstellen. Dieser vermag demzufolge auch später zu fortbestehenden oder erneuten Beschwerden Anlaß geben.

6. *Eingriffe am vegetativen Nervensystem*, so eine Splanchnikektomie links oder beidseits mit Resektion des Ganglion semilunare. Mallet-Guy [83] und Vossschulte [147] sprachen diesem Verfahren bei der diffusen parenchymatösen Pankreatitis ohne Steine und Gangdilatation gute Ergebnisse zu, unter der Voraussetzung einer relativ frühzeitigen Operation. Ganz allgemein aber dürften die Ergebnisse umstritten geblieben sein, so daß diese Verfahren praktisch wieder verlassen sind.

Eine Schmerzbekämpfung läßt sich nicht selten, auch nach unseren Erfahrungen, durch Alkoholblockade des Plexus coeliacus [10] erreichen, wenn auch diesbezügliche Erfahrungen beim Pankreaskarzinom überzeugender sind (s. Kap. 26.1).

11.4.4 Operationsverfahren

1. Drainageoperationen

Isolierte Pankreato-(bzw. Wirsungo-)Jejunostomie (ohne Resektion)

Eine anhaltende Druckentlastung des Pankreasgangsystems läßt sich mit diesen Methoden ohne weiteren Parenchymverlust erzielen. Dies erscheint bemerkenswert im Hinblick auf den bei einer linksseitigen Pankreasresektion besonders starken Verlust an Langerhans-Inseln, der eine Störung oder Verschlechterung der Glykoregulation zufolge haben kann. Zudem ist der hierbei gegebene Verlust der Milz zu bedenken, die bei einer Drainageoperation u.U. erhalten werden kann. Auch die zunehmenden Erfahrungen mit Spätergebnissen haben zu einer gewissen Renaissance der Drainageoperation geführt, zumindest als Erstoperation und bei jüngeren Patienten.

Um einen solchen Derivationseingriff auszuführen, sollten einige allgemeine Gesichtspunkte beachtet werden: Als wesentliche Voraussetzung muß ein deutlich erweiterter Ductus pancreaticus vorliegen, dessen Durchmesser um 1 cm beträgt, und zwar auf eine Länge von 5–7 cm. Dabei ist es in technischer Hinsicht wichtig, den Hauptpankreasgang über eine möglichst lange Strecke hin zu inzidieren, wobei allerdings der Schnitt nicht zu weit in den Kopfbereich zum Duodenum hin ausgeführt werden sollte, da es hier leicht zu Blutungen kommen kann und eine direkte Schleimhautnaht in diesem Bereich wegen der Tiefe des Ganges ohnehin nicht mehr ausführbar ist. Wir meinen nämlich, daß bei der Herstellung der Anastomose, wenn irgend möglich, nicht nur das Pankreasparenchym, sondern auch die Wirsungianus-Schleimhaut mit der Naht gefaßt werden sollte. Hierdurch scheint man das Risiko einer Schrumpfungsstenose der Anastomose vermeiden und somit die Spätergebnisse verbessern zu können.

Im allgemeinen Sprachgebrauch wird häufig kein Unterschied zwischen den Begriffen „Pankreatojejunostomie" und „Wirsungojejunostomie" („Pankreatikojejunostomie") gemacht. Im Sinne einer exakteren Definition und für eine bessere Beurteilung von Operationsspätergebnissen möchten wir darauf hinweisen, daß unter Wirsungojejunostomie eine direkte Einbeziehung des eröffneten Pankreasganges in die Anastomose gemeint ist, hingegen verstehen wir unter Pankreatojejunostomie die Anastomosierung zwischen dem gespaltenen Pankreasgewebe und dem Dünndarm.

Technik

Folgende Varianten sind möglich:

- die laterolaterale Pankreatojejunostomie mit Roux-Y-Schlinge
- die laterolaterale Pankreatojejunostomie mit Omegaschlinge
- die dreifache Ableitung nach Salembiér [120].

Für die Freilegung der Bauchspeicheldrüse und zur Überprüfung der Verhältnisse am Gangsystem gelten die gleichen Operationsschritte.

Nach breiter Durchtrennung des Lig. gastrocolicum wird der Magen mit breitem Haken nach kranial gehalten. Es folgt die Inzision der pankreatischen supramesokolischen Faszie und eine Ablösung der Haftlinie des Mesocolon transversum, um die ganze Vorderfläche des Pankreas übersichtlich freizulegen. Gewöhnlich ist eine Lokalisation des Ductus Wirsungianus durch Palpation einer mehr oder weniger deutlichen Rinne durch die Vorderwand der Drüse hindurch möglich. Schwierigkeiten ergeben sich bei besonders tiefer Lage, veränderter Drüsenstruktur oder nicht dilatiertem Gang.

Läßt sich der Gang nicht tasten, wird eine Pankreaspunktion vorgenommen mit dem Ziel, den erweiterten Ductus Wirsungianus zu treffen. Sobald Pankreassaft durch die Nadel abfließt, sollte man sogleich eine Kontrastdarstellung ausführen, wobei man die Füllung und die Abflußverhältnisse gut mit Hilfe einer Bildverstärkerfernsehkette verfolgen und durch Aufnahmen mit einer 100 mm-Kamera ergänzen kann (s. Kap. 8.2).

Man legt dann eine kleine Inzision an der Punktionsstelle an und spaltet den Gang mit Hilfe einer Hohlrinne bzw. einer Spezialschere oder elektrischem Messer soweit wie möglich und in beiden Richtungen seines Verlaufs.

a) Laterolaterale Pankreatojejunostomie (Partington-Rochelle) [95] (Abb. 11.13).

Hierbei wird der Wirsung-Gang soweit wie möglich mit dem elektrischen Messer oder einer Pott-Schere längsgespalten. Die Hämostase der pankreatischen Transsektionsfläche läßt sich durch feine Umstechungen oder Elektrokoagulation sichern. Die Inzision sollte so lang wie möglich sein, nach rechts auf alle Fälle bis jenseits der Mesenterialgefäße, also bis in den Anfangsteil des Kopfabschnittes hinein (Cave!). Es ist hingegen nicht immer notwendig, allzuweit in den Schwanzbereich hinein zu gehen, da sich der Gang dort zusehends verengt. Wenn

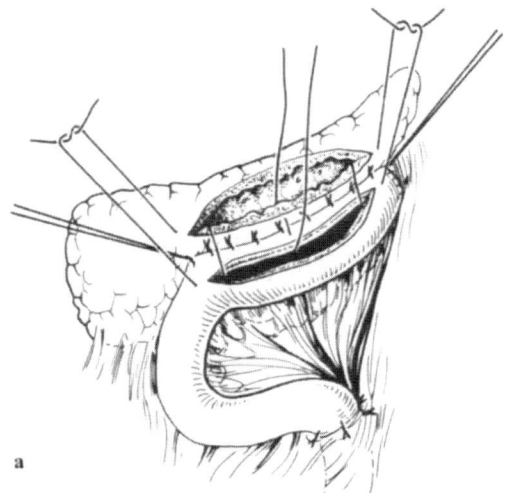
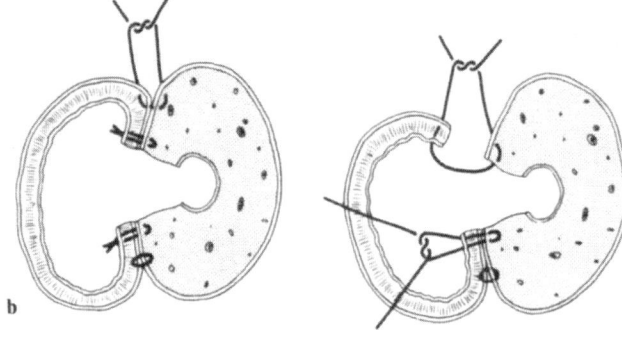
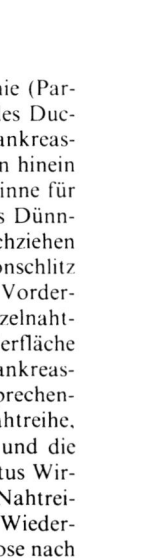
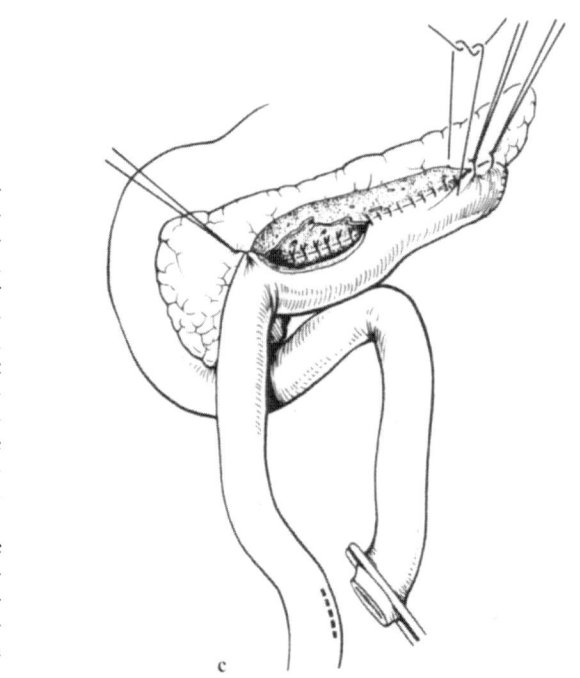

Abb. 11.13a–c. Laterolaterale Pankreatojejunostomie (Partington-Rochelle). **a, b** Ausgiebige Längsspaltung des Ductus pancreaticus; die klaffenden Schnittränder im Pankreasgewebe sollten ggf. keilförmig bis in das Ganglumen hinein exzidiert werden, um eine möglichst breite Abflußrinne für das Pankreassekret zu schaffen. Durchtrennung des Dünndarms etwa 60 cm aboral des Treitz-Bandes, Hochziehen des abführenden Schenkels durch einen Mesokolonschlitz und isoperistaltische Anlagerung desselben an die Vorderfläche des Pankreas. Ausführung einer ersten Einzelnahtreihe zwischen Seromuskularis und Pankreasvorderfläche parallel und nahe der Schnittkante des eröffneten Pankreasganges. Längsinzision des Jejunumschenkels in entsprechender Länge und Ausführung der zweiten hinteren Nahtreihe, die alle Schichten des Schnittrandes am Jejunum und die Schnittkante des Pankreas bzw. des eröffneten Ductus Wirsungianus faßt. **c** Entsprechende Ausführung von 2 Nahtreihen an der vorderen Zirkumferenz der Anastomose. Wiederherstellung der Darmkontinuität durch Y-Anastomose nach Roux

das Pankreas jetzt noch nicht ausreichend klafft, um eine Anastomose mit dem Ductus Wirsungianus auszuführen, schneidet man die Ränder keilförmig in die Tiefe hinein aus. Eventuell feststellbare Steine werden mit entsprechenden Faßzangen oder Klemmen herausgezogen bzw. der Gang wird in beiden Richtungen kürettiert. Nach gründlicher instrumenteller Exploration sollte der Gang möglichst auf der ganzen Länge frei sein.

Eine für die Anastomosierung verwendete Jejunalschlinge wird dadurch gewonnen, daß man den Dünndarm ca. 60 cm unterhalb des Treitz-Bandes durchtrennt (Stapler) und den abführenden Schenkel in den supramesokolischen Raum durch eine Öffnung im Mesocolon transversum hinaufführt, wobei später eine Wiederherstellung der Darmkontinuität Y-förmig nach Roux ausgeführt wird.

Der hochgezogene Jejunalschenkel wird nunmehr isoperistaltisch in unmittelbaren Kontakt zum Pankreas gebracht, wobei das freie, möglichst übernähte Ende zum Schwanz hin ausgerichtet ist, damit die Darmperistaltik in derselben Richtung abläuft, wie es der Pankreassaftsekretion entspricht, aber auch um eine sich leicht ergebende Darmwandknickung in Grenzen zu halten.

Die erste Nahtreihe besteht aus Einzelknopfnähten, die seromuskulär die Darmwand auf der einen, die Vorderfläche des Pankreas kaudal des gespaltenen Pankreasganges auf der anderen Seite fassen und durch Knüpfen aneinanderlegen. Die

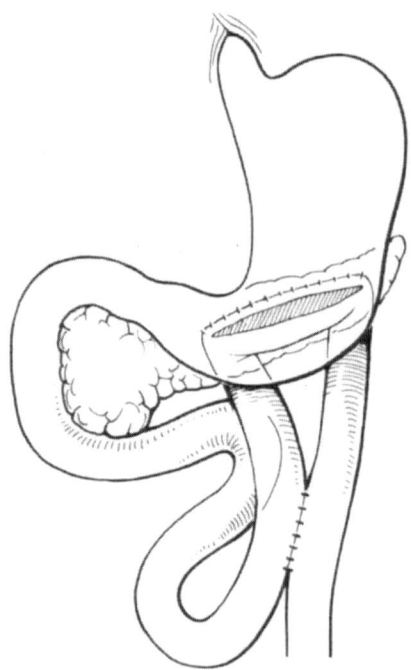

Abb. 11.14. Laterolaterale Pankreatojejunostomie mit Omegaschlinge (Cattel). Nach Längsspaltung des Ductus pancreaticus wird die oberste Jejunumschlinge durch einen Mesokolonschlitz zum Pankreas hochgezogen und dort eine anisoperistaltische Seit-zu-Seit-Anastomose in zweireihiger Nahttechnik angelegt; Kurzschließen der Jejunumschlinge durch Braun-Enteroanastomose

zweite hintere Einzelknopfnahtreihe erfaßt nach Längsinzision des Jejunums alle Schichten des Schnittrandes und, wenn technisch möglich, den unteren Rand des klaffenden Pankreasganges (Abb. 11.13a). Da dies häufig technisch unmöglich ist, empfiehlt es sich, die Schnittränder keilförmig auszuschneiden, um eine breit klaffende Rinne zum Pankreasgang zu schaffen (Abb. 11.13b). Die zweite hintere bzw. erste vordere Nahtreihe faßt dann den äußeren Rand dieser Rinne (Abb. 11.13c).

Man kann natürlich die Anastomose auch anisoperistaltisch anlegen, wenn dies aufgrund topographischer Gegebenheiten günstiger erscheint (Thal 1961, 1. Methode).

Sowohl in dieser Situation wie auch bei der Technik von Partington-Rochelle [95] hat es sich gelegentlich bewährt, die Anastomose mit dem offenen und durch antimesenteriale Längsinzision erweiterten Dünndarmende auszuführen, wodurch das überstehende, blind verschlossene Ende wegfällt.

b) Laterolaterale Pankreatojejunostomie mit Omegaschlinge (Cattel) [17] (Abb. 11.14). Eine Ableitung des längseröffneten Ductus pancreaticus läßt sich auch mittels laterolateraler Pankreatojejunostomie in eine durch Braun-Enteroanastomose kurzgeschlossene Dünndarmschlinge herstellen. Im Prinzip gleicht die Anastomosierung dem zuvor beschriebenen Verfahren. Der Roux-Y-förmigen Schlingenführung wird heute allerdings allgemein der Vorzug gegeben.

c) Dreifachableitung. Diese Drainageverfahren dienen der gleichzeitigen Ableitung von Gallewegen, Bauchspeicheldrüse und Magen. Dabei kann eine biliäre Drainage durch Cholezystojejunostomie bzw. Choledochojejunostomie erfolgen. Die Bauchspeicheldrüse läßt sich mit Hilfe einer Wirsungojejunostomie entlasten, wofür verschiedene Anastomosenformen angegeben werden:

Laterolaterale Verbindung oder Zwischenschaltung nach Längsspaltung der Drüse in Form der Einpflanzung beider Pankreasteile in einen Dünndarmschenkel oder einer Dünndarmschlinge bzw. Anastomosierung des linken Pankreas nach Blindverschluß des Kopfabschnitts. Schließlich wird eine Magenableitung durch Gastroenterostomie entweder ohne Resektion oder nach distaler Magenresektion vorgenommen.

Unsere Erfahrungen mit diesem Verfahren erwiesen es als allzu aufwendig und komplikationsreich, als daß es weiterhin empfohlen werden könnte. Wir bevorzugen für eine dreifache Ableitung die Kombination von Gastroenterostomie mit Vagotomie, Choledochojejunostomie (End-zu-Seit) und laterolateraler Pankreatojejunostomie ohne Braun-Enteroanastomose (Abb. 11.15).

2. Eingriffe am Sphinkterapparat (transduodenale Sphinkterplastik) (Abb. 11.16)

In den Rahmen der Drainageoperationen bei der chronischen Pankreatitis fallen auch Eingriffe am Sphinkterapparat. Sie dienen der Schaffung einer breiten Ausflußbahn und kommen für kurzstreckige Einengungen im Mündungsabschnitt des Ductus pancreaticus, vornehmlich in Form der seltenen, isolierten Ostiumstenose, in Frage. Rumpf u. Pichlmayr [118] halten sie für die Beseitigung einer Einengung und der bei der kalzifizierenden Pankreatitis häufig in diesem Abschnitt gelegenen, kausal wirksamen Konkremente für sinnvoll.

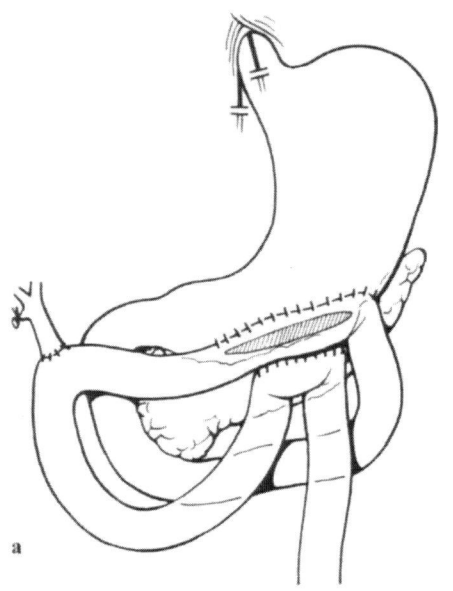
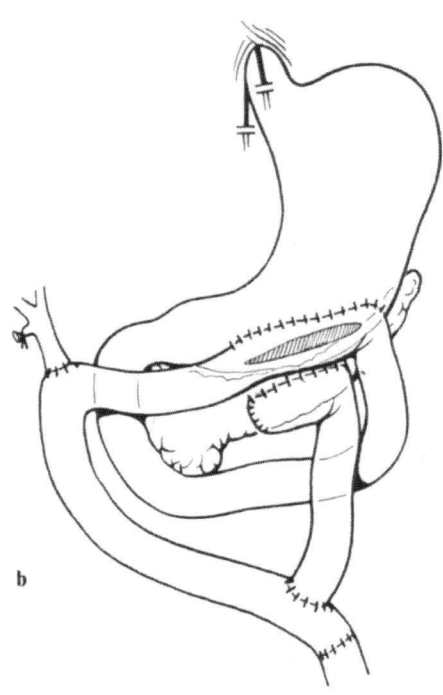

Abb. 11.15a, b. Dreifachableitung von Magen, Gallenwegen und Bauchspeicheldrüse. **a** Verwendung der obersten Jejunumschlinge zum Anlegen einer isoperistaltischen Gastroenterostomie, dann nachgeschaltete End-zu-Seit- bzw. Seit-zu-Seit-Einpflanzung des Ductus choledochus und der laterolaterale Anlage einer anisoperistaltischen Pankreatojejunostomie. **b** Für die Ableitung eines gestauten und dilatierten Ductus pancreaticus kann auch ein aus dem oberen Dünndarm ausgeschaltetes Jejunumsegment verwandt werden, das Seit-zu-Seit mit dem eröffneten Ductus pancreaticus und End-zu-Seit mit dem Dünndarm anastomosiert wird, nachdem zu- und abführendes Jejunum mittels End-zu-End-Anastomose verbunden wurden. Als Prophylaxe gegen ein Ulcus pepticum jejuni nach Anlage der Gastroenterostomie sollte zusätzlich eine trunkuläre Vagotomie ausgeführt werden

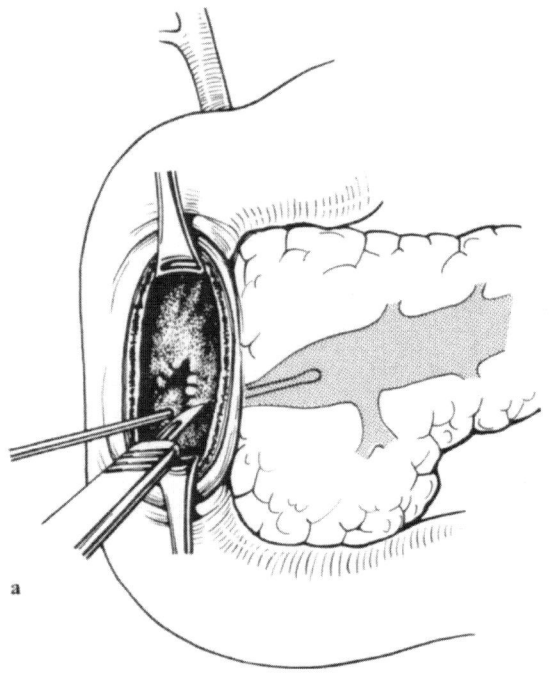
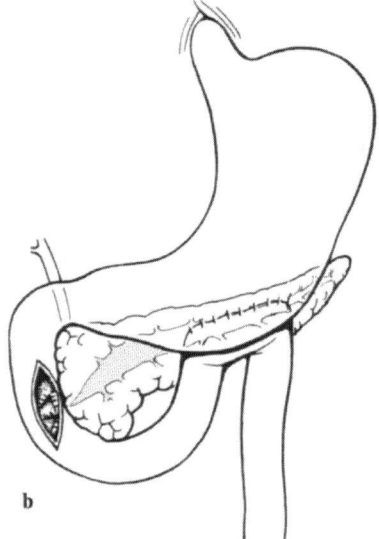

Abb. 11.16a, b. Transduodenale Sphinkterplastik. **a** Längsspaltung des absteigenden Duodenalabschnitts, Einstellen und Sondieren der Papilla Vateri sowie deren Längsspaltung (z.B. mit der Papillotomiesonde nach Soler-Roigg). Identifizierung des Wirsungianus-Ostiums nach i.-v.-Injektion von Sekretin und Spaltung auf einer in den Ductus pancreaticus eingeführten Sonde. Gegebenenfalls Exzision des Septums zwischen Ductus pancreaticus und Ductus choledochus. Falls erforderlich, Extraktion von Konkrementen aus dem Pankreasgang. Schleimhautadaptation zwischen Duodenalwand und Choledochus im Bereich der Sphinkterotomie. Verschluß der Duodenotomie durch einreihige Einzelknopfnähte. **b** Kombination der transduodenalen Sphinkterplastik mit einer longitudinalen anisoperistaltischen Pankreatojejunostomie. (Nach Rumpf u. Pichlmayr [119])

Die Operation beinhaltet zunächst eine transduodenale Sphinkterotomie der Papilla Vateri (Abb. 11.16a). Dabei empfiehlt sich eine Schleimhaut-Schleimhaut-Naht im Sinne einer sog. Sphinkterplastik. Danach folgt eine Intubation der Pankreasgangmündung, die zumeist im unteren linken Quadranten der Papille zu finden ist. Sekretionsstimulation mit Sekretin kann die Lokalisierung des Ostiums erleichtern. Es folgt die Spaltung. Diese kann als Septumresektion zum Ductus choledochus hin erfolgen oder entlang des Pankreasganges in den Pankreaskopf hinein geführt werden. Dabei wird die Duodenalhinterwand in ihrem vom Pankreas bedeckten Abschnitt durchtrennt. Von hier aus ist eine Extraktion von inkarzerierten Konkrementen möglich (Abb. 11.16).

Unter Umständen müssen solche Steine zertrümmert und ausgespült werden. Blutungen aus der hinteren und vorderen Pankreaskopfarkade der A. pancreaticoduodenalis sind möglich. Es folgt die Nahtvereinigung der Schnittränder des Pankreasganges mit der duodenalen Hinterwand und der Verschluß der längsverlaufenden Duodenotomie durch einreihige Naht.

Diese Form der Drainage kombinieren Rumpf u. Pichlmayr [118] mit einer longitudinalen Pankreatojejunostomie (Abb. 11.16b).

3. Kombinierte Pankreatojejunostomien (mit Resektion)

Drainageoperationen können auch mit einer linksseitigen Pankreasresektion kombiniert werden. Diese Eingriffe kommen in Frage, wenn der linke Pankreasabschnitt eine erfolgversprechende Anastomose nicht erlaubt, da keine Gangerweiterung besteht, wobei die Parenchymveränderungen aber eine Resektion sinnvoll erscheinen lassen. Dabei wird man sich aber gleichzeitig zu einer Ableitung des Gangsystems im Restpankreas entschließen, wenn dieses erweitert und nicht ausreichend zum Duodenum hin drainiert ist.

Die Durchtrennung des Lig. gastrocolicum und Lig. gastrolienale mit Mobilisierung der Milz aus ihrem retroperitonealen Lager läßt zusammen mit dem bereits präoperativ erhobenen Befund (ERCP) das anstehende Problem einer Pankreasresektion und ihres Ausmaßes klären. Die Resektion beschränkte sich in der ursprünglichen Technik von K. Du Val [26] auf einen 2–3 cm langen Schwanzabschnitt. Eine gleichzeitige Milzexstirpation ist dabei aufgrund der entzündlichen Veränderungen, welche die Gefäßversorgung der Milz einbezieht, fast immer obligatorisch.

Das Ausmaß der Resektion sollte sich i. allg. unmittelbar bis vor die Ebene der Mesenterialgefäße erstrecken. Eine begrenzte Parenchymresektion erscheint zwecklos, während eine weiterführende Resektion zu technischen Anastomosenproblemen führt.

Als Nachteil muß erwähnt werden, daß bei Linksresektionen derjenige Pankreasabschnitt entfernt wird, der besonders reichhaltig an Langerhans-Inseln ist.

Die Wirsungojejunostomie mit End-zu-End-Anastomose nach K. Du Val [26] (Abb. 11.17a–e)

Die Anastomosierung erfolgt mit einer Roux-Y-förmig ausgeschalteten Jejunumschlinge, und zwar durch zweireihige Einzelnähte (Abb. 11.17a, b):

– Die erste Nahtreihe erfaßt jeweils die Wandung des dilatierten Ductus pancreaticus und alle 3 Schichten des Dünndarmschnittrandes.
– Die zweite Nahtreihe befestigt den Schnittrand des Pankreas mit der Seromuskularis des Darmes

Es empfehlen sich Einzelnähte im Abstand von 3–4 mm.

Abb. 11.17a–g. Wirsungojejunostomie (Du Val). **a** End-zu-End-Anastomose, erste Nahtreihe zwischen stark dilatiertem Ductus pancreaticus und allen Schichten des Dünndarmschnittrandes. **b** Vervollständigung der ersten Nahtreihe. **c** Zweite Einzelnahtreihe zwischen Schnittrand des Pankreas und Seromuskularis des Dünndarms. **d** *Variante* bei nicht stärker dilatiertem Ductus Wirsungianus: Teleskopanastomose. Hierbei erfolgt die erste Nahtreihe zwischen den Schnitträndern von Pankreas und Jejunum. **e** Diese zirkuläre Einzelknopfnahtreihe wird durch eine zweite Nahtreihe zwischen Seromuskularis und Pankreasoberfläche im Abstand von 5–10 mm von der ersten Nahtreihe ausgeführt, wodurch sich die Dünndarmwandung über dem Pankreasstumpf faltet und diesen einstülpt. **f** *Variante* bei nicht stärker dilatiertem Ductus Wirsungianus: Invaginationsanastomose. Der Pankreasstumpf wird an 4 gegenüberliegenden Punkten durch mehrere Zügelnähte, die gemeinsam durch die Dünndarmwandung auszuleiten sind, mittels Zug (*1*) und Gegenzug (*2*) (Zügel am Dünndarmrand) in das Darmlumen hineingezogen. Der Schnittrand des Jejunums wird durch Einzelknopfnähte am Pankreas befestigt (*Insert*); nach Entfernung der Zügelnähte wird deren Ausleitungsöffnung in der Dünndarmwand übernäht. **g** *Variante* bei starkem Kaliberunterschied zwischen Pankreasstumpf und Dünndarmlumen: terminolaterale Pankreatojejunostomie (Cattel-Warren). Diese Anastomose kann ein- oder zweireihig ausgeführt werden

Chirurgische Therapie der chronischen Pankreatitis

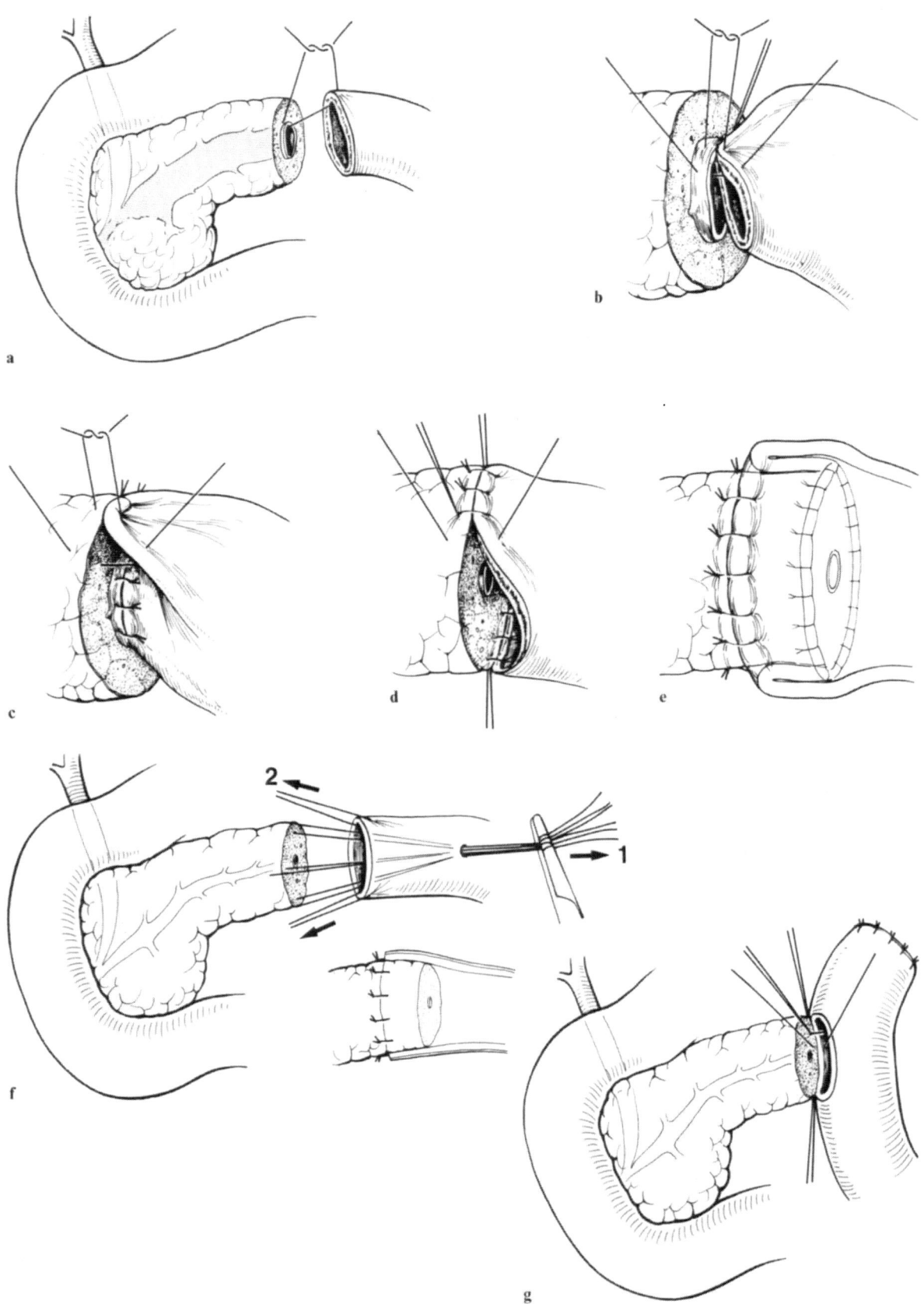

Varianten

- Bei nicht stärker dilatiertem Ductus Wirsungianus läßt sich eine Teleskopanastomose ausführen. Erste Nahtreihe zwischen den Schnitträndern von Dünndarm und Pankreas, der im Abstand von 5–10 mm eine zweite Nahtreihe folgt. Diese stülpt die Darmwandung teleskopartig über den Pankreasstumpf, wodurch eine gute Deckung der ersten Nahtreihe erzielt wird (Abb. 11.17c, e).
- Bei nicht stärker dilatiertem Ductus Wirsungianus wird eine Invaginationsanastomose mit dem Pankreasstumpf ausgeführt. Dabei wird der Stumpf durch Zügelnähte in das Darmlumen hineingezogen und der Schnittrand des Jejunums an der Pankreasoberfläche durch tiefgreifende Einzelnähte befestigt (Abb. 11.17f.).
- Besteht ein zu großer Kaliberunterschied zwischen Pankreasstumpf und Jejunumlumen, wird man die Anastomose terminolateral nach Cattel-Warren [17] entsprechend den bereits beschriebenen Prinzipien ausführen (Abb. 11.17g).

Die Wirsungopankreatojejunostomie nach Puestow [104]

Das Prinzip dieser Methode besteht in der Kombination von Linksresektion und Längsspaltung des Ductus Wirsungianus durch die Pankreasvorderfläche.

Für die Anastomosierung gibt es verschiedene Modalitäten. Zwei von den am meist gebräuchlichen werden im folgenden beschrieben:

- *Erste Modalität* (Puestow 1 oder Puestow-Gillesby) [105] (Abb. 11.18a, b): Sie besteht in der terminoterminalen Invagination des erhaltenen und gespaltenen Pankreasstumpfes in das Roux-Y-Jejunumsegment. Dabei wird der Schnittrand des Dünndarms durch allschichtige Einzelnähte zirkulär am Pankreasstumpf befestigt.
- *Zweite Modalität* (Puestow 2 – Mercadier) [86–88] (Abb. 11.19a, b): Die Dünndarmschlinge wird hierbei nicht quer, sondern schräg durchtrennt. Damit gewinnt man ein weites Dünndarmlumen, das in seiner hinteren Zirkumferenz an dem hinteren Resektionsrand des Pankreas durch allschichtige Einzelnähte befestigt wird. Die vordere Jejunalwand wird an der Pankreasvorderwand um den gespaltenen Gang herum vernäht.

Es gibt dabei die Möglichkeit, die Dünndarmschlinge antimesenterial längs zu spalten, um ein noch weiteres Lumen für die Anastomose zu erhal-

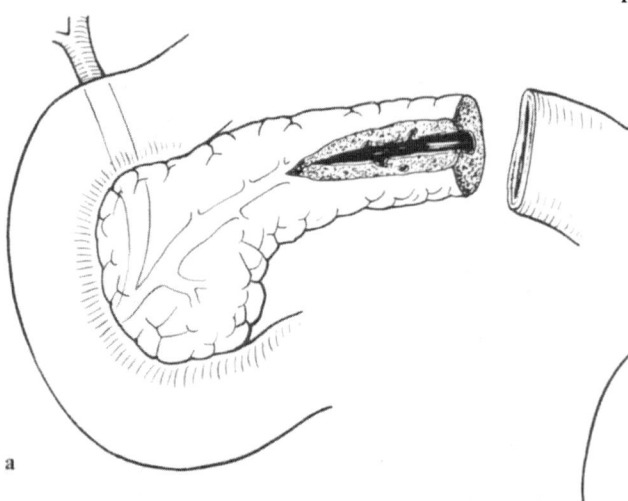

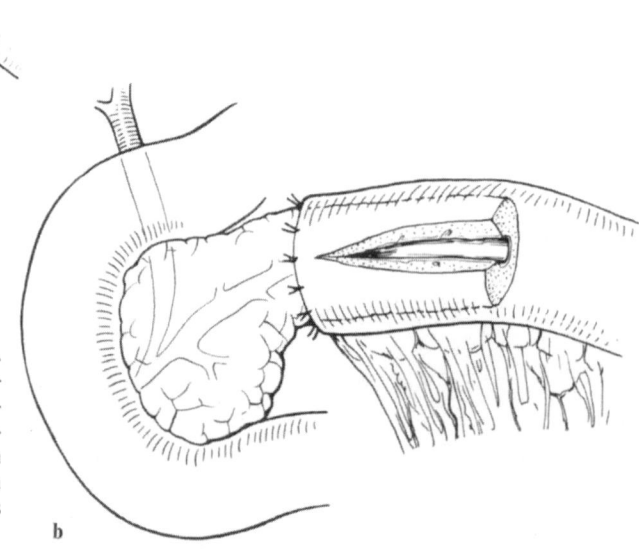

Abb. 11.18a, b. Wirsungopankreatojejunostomie (Puestow). **a** *Erste Modalität* (Puestow 1 oder Puestow-Gillesby): Terminoterminale Invagination des Pankreasstumpfes mit seinem über 2–3 cm durch die Vorderfläche hindurchgespaltenen Pankreasgang in eine Roux-Y-Jejunumschlinge. **b** Nach Einstülpen des Pankreasstumpfes in das Dünndarmlumen erfolgt die zirkuläre Befestigung des jejunalen Schnittrandes mit dem Pankreas durch Einzelknopfnähte

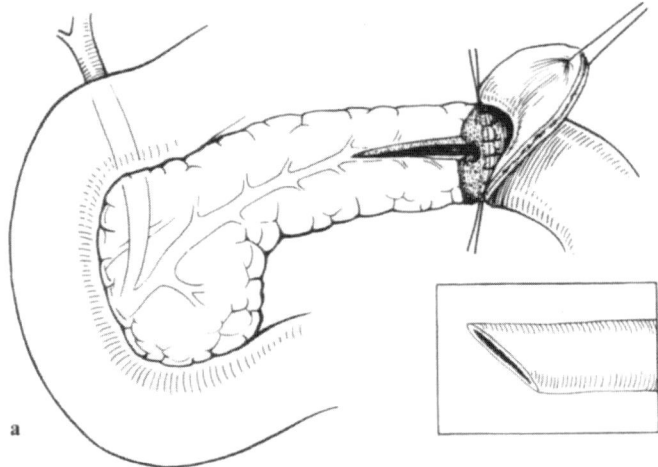

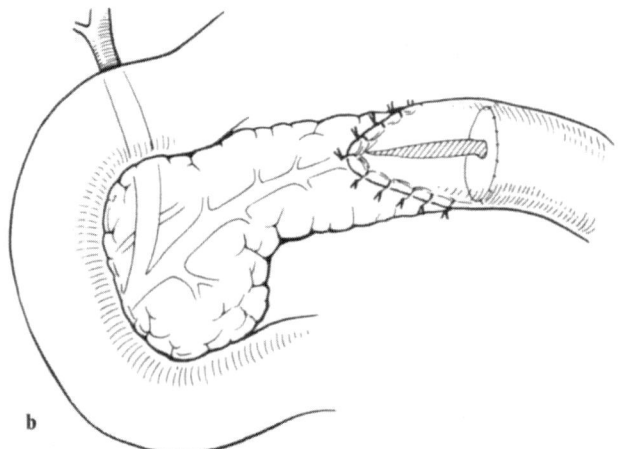

Abb. 11.19a, b. Wirsungopankreatojejunostomie, *zweite Modalität* (Puestow 2 – Mercadier). **a** Für die Sekretableitung aus dem Pankreas wird ein angeschrägter Dünndarmschenkel verwandt (*Insert*), um damit das Lumen zu erweitern. Die hintere Zirkumferenz wird durch Einzelnähte zwischen den Schnitträndern von Dünndarm und Pankreas ausgeführt. **b** Nahtvereinigung der zungenförmigen vorderen Zirkumferenz des Dünndarms mit der Vorderfläche des Pankreas um den gespaltenen Ductus Wirsungianus herum durch Einzelknopfnähte

ten. Außerdem läßt sich der Y-förmige Jejunalschenkel auch anisoperistaltisch anastomosieren.

Die Wirsungopankreatojejunostomie kann auch mit einer Omegaschlinge hergestellt werden.

4. Resektionen

Rechtsresektion – partielle Duodenopankreatektomie

Dieser relativ große und technisch anspruchsvolle Eingriff besteht aus folgenden Schritten:

- Exploration und Überprüfung der Resezierbarkeit. Dieses ist insbesondere im Hinblick auf ein nicht sicher auszuschließendes Karzinom bedeutungsvoll (s. Kap. 6), kann aber auch bei der Kopfpankreatitis im Falle größerer Zysten oder ausgedehnter entzündlicher Schwielen, Abszedierungen usw. Anlaß zu kritischem Abwägen sein.

- Resektion. Hier gibt es außer dem klassischen Vorgehen unterschiedliche Auffassungen über das Ausmaß der erforderlichen Magenresektion bzw. eine zusätzliche trunkuläre Vagotomie und Methoden zur Erhaltung des Magens bzw. auch des Duodenums. Zudem kann die Kopfresektion auch ohne Entfernung des Processus uncinatus erfolgen.

- Rekonstruktion. Abgesehen von zahlreichen, heute nicht mehr verwendeten und allenfalls geschichtlich interessanten Modifikationen gibt es einige wichtige Varianten, die die Anastomosierungen von hinterem Pankreasstumpf bzw. vom Gallengang und Magenstumpf betreffen. Sie werden von Chirurgenschulen unterschiedlich bevorzugt, bieten zudem aber Möglichkeiten, sich unterschiedlichen Gegebenheiten anzupassen. Auch das Risiko des Eingriffs und seiner Komplikationen soll weiterhin vermindert werden.

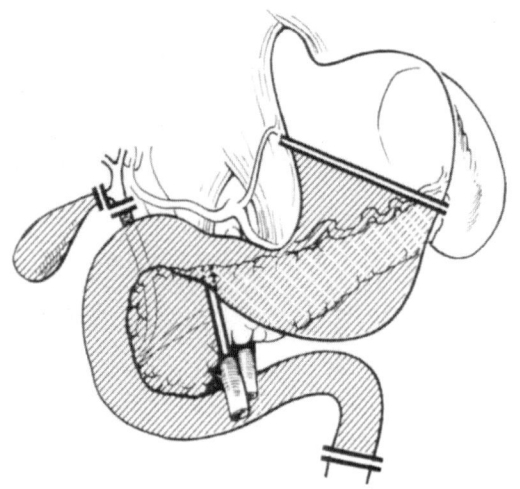

Abb. 11.20. Rechtsresektion, partielle Duodenopankreatektomie: Ausmaß der Resektion (schraffiert)

gewählten Höhe (ca. 50%ige distale Magenresektion) am besten mit einem Klammernahtapparat (TA 90) (Abb. 11.26). Sodann schlägt man den distalen Magenanteil nach kaudal und rechts, wodurch ein übersichtlicher Zugang zum Isthmus der Bauchspeicheldrüse erzielt wird.

Manche Autoren [100] kombinieren eine Antrumresektion mit einer trunkulären Vagotomie. Die selektive Form der Vagotomie erscheint in diesem Zusammenhang nicht empfehlenswert zu sein wegen der starken Verwachsungen, der Gefahr einer Milzverletzung und der übermäßigen Verlängerung der Operationszeit [100].

Klassische Resektionstechnik

Das Ausmaß der Resektion von Pankreas, distalem Magen, Duodenum und Flexura duodenojejunalis sowie des Ductus choledochus mit der Gallenblase liegt von Anbeginn des Eingriffs fest (Abb. 11.20).

– Die übersichtliche Freilegung der duodenopankreatischen Regionen beginnt mit einer Eröffnung der Bursa omentalis durch Spaltung des Lig. gastrocolicum zwischen Ligaturen, einem Ablösen des kranialen Mesokolonblattes, das quer über das absteigende Duodenum hinwegzieht, und ein Kocher-Vautrin-Manöver mit Mobilisierung des Pankreaskopfes aus dem Retroperitonealraum heraus (Abb. 11.21, 11.22). Eine Spaltung des Omentum minus parallel zur kleinen Magenkurvatur erlaubt einen Zugang zum oberen Pankreasrand unter vollständig gegebenen Operationsmöglichkeiten (Abb. 11.23).
– Besteht die Möglichkeit eines Pankreaskopfkarzinoms, erfolgt als letzter Schritt der Freilegung und noch vor der Magendurchtrennung die Tunnelierung und Anschlingung des Isthmus unter Abschieben der V. mesenterica superior nach hinten. Zu diesem Zeitpunkt kann dann noch eine Entscheidung gegen die Resektion gefällt werden (Abb. 11.24, 11.25).
– Soll die Resektion beim Vorliegen einer chronischen Pankreatitis erfolgen und ist die diesbezügliche Entscheidung klar, wird zunächst der Magen an seiner großen und kleinen Kurvatur skelettiert. Seine Durchtrennung erfolgt in der

Abb. 11.21 a, b. Operationsschritte bei der partiellen Duodenopankreatektomie in bewährter Reihenfolge.
1 Ablösung der rechten Kolonflexur;
2 Ablösung des kranialen Mesokolonblattes von der Vorderfläche des absteigenden Duodenums und des Pankreaskopfes;
3 Eröffnung der Bursa omentalis durch Spaltung des Lig. gastrocolicum zwischen Ligaturen;
4 Inzision der peritonealen Umschlagfalte entlang des absteigenden Duodenums und Mobilisierung des Duodenopankreas nach Kocher-Vautrin;
5 Skelettierung der großen und kleinen Kurvatur bis zur Resektionsgrenze des Magens im Sinne einer $^2/_3$-Resektion;
6 Weitere Spaltung des Omentum minus unter Freilegung der A. gastrica dextra und der A. gastroduodenalis;
7 Aufsuchen der V. mesenterica superior am Unterrand des Pankreashalses, was man sich durch Präparation entlang des unteren Randes des Processus uncinatus bzw. durch Verfolgung des Verlaufs der einmündenden V. colica media erleichtern kann. Tunnelierung zwischen Mesenterialgefäß und Pankreasrückfläche, wobei man sich nach Spaltung des Peritoneums am Pankreasoberrand von dort aus entgegenkommt. Diese Phase der Operation wird man zur Überprüfung der Operabilität sowohl bei chronischer Pankreatitis, aber insbesondere bei Karzinomverdacht, bereits vor der Querdurchtrennung des Magens durchführen. Es folgt die Längsdurchtrennung des Pankreas über den Mesenterialgefäßen;
8 Cholezystektomie;
9 Darstellung und Anschlingen des Ductus choledochus;
10 Mobilisierung der Flexura duodenojejunalis unter Durchtrennung des Treitz-Bandes und Skelettierung des proximalen Jejunumabschnittes;
11 Durchtrennung des oberen Jejunums (Nahtapparat); Durchzug der mobilisierten Flexura duodenojejunalis nach Auslösen aus dem Retroperitonealraum hinter dem Mesokolon hindurch;
12 durch Zug am anfallenden Resektionspräparat spannt sich das hinter dem durchtrennten Pankreasisthmus gelegene Mesopankreas an, das durchtrennt wird

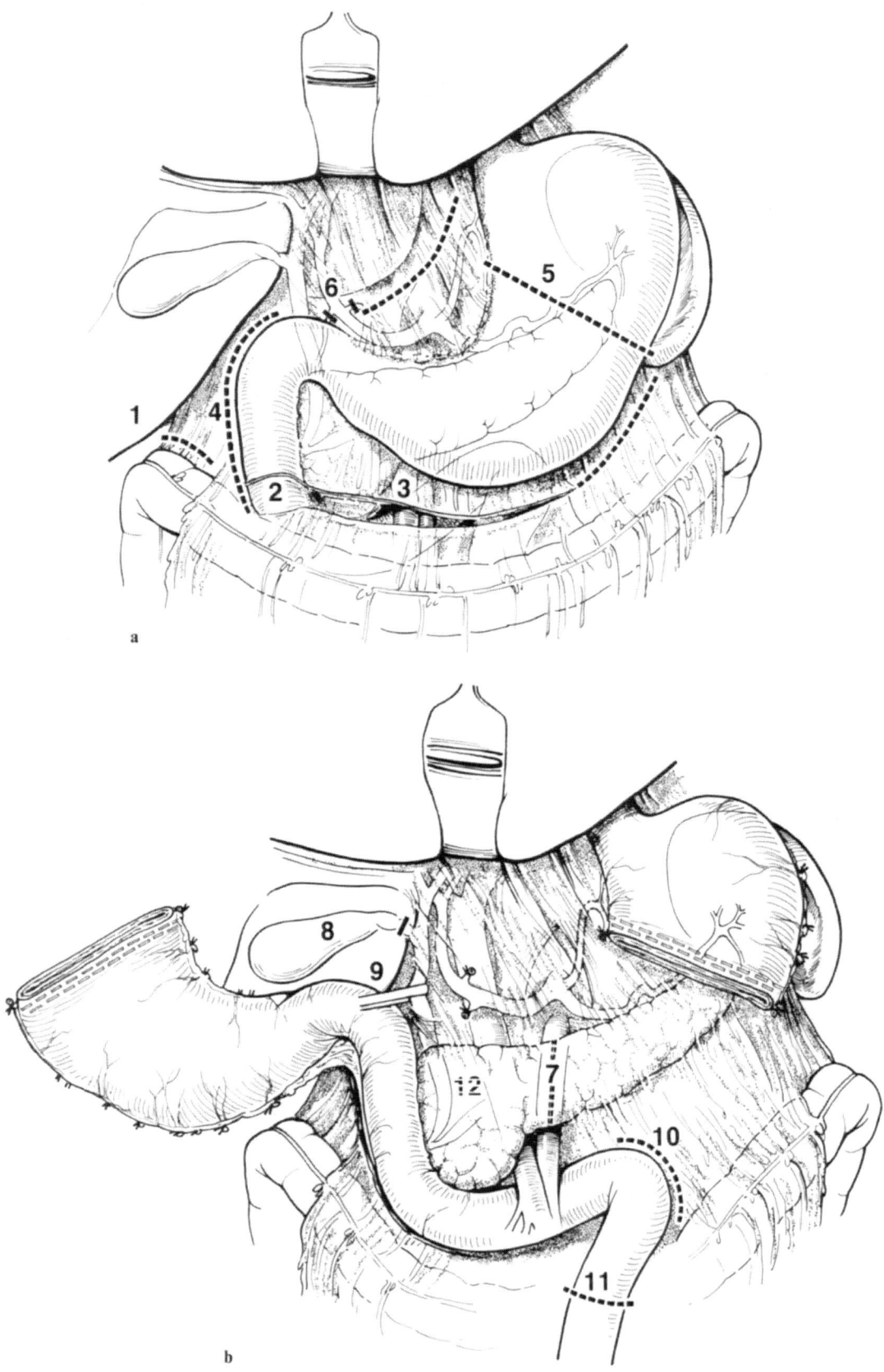

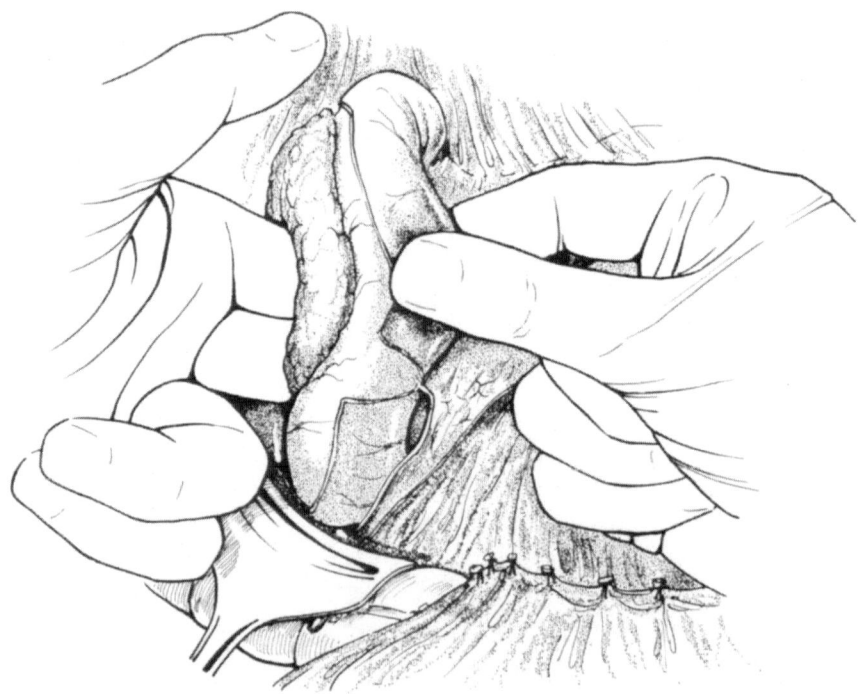

Abb. 11.22. Partielle Duodenopankreatektomie: Mobilisierung des Duodenopankreas durch das Kocher-Vautrin-Manöver

Abb. 11.23. Zugang zur Bauchspeicheldrüse durch Inzision der peritonealen Umschlagfalte entlang des absteigenden Duodenums (*1*), durch Eröffnung der Bursa omentalis mittels Durchtrennung des Lig. gastrocolicum (*2*) und Inzision des Omentum minus (*3*)

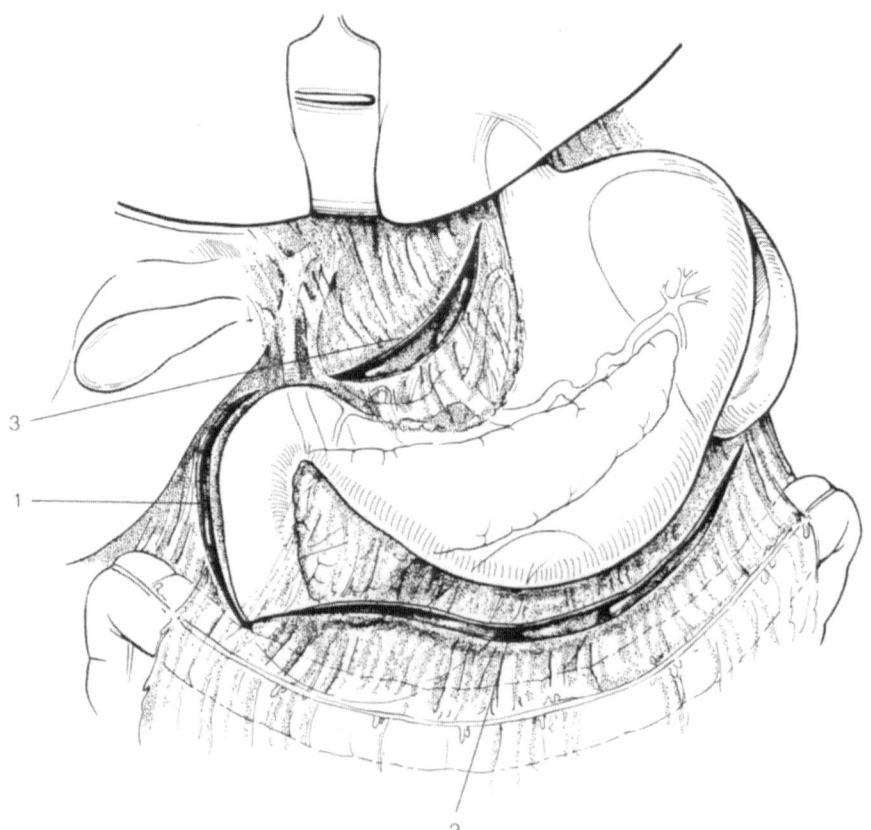

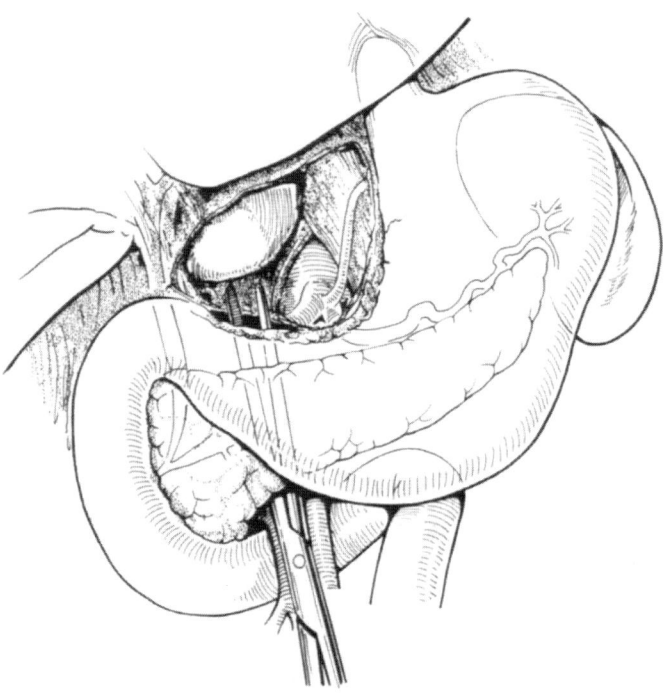

Abb. 11.24. Aufsuchen der V. mesenterica superior am Unterrand des Pankreasisthmus, Darstellung einer geeigneten Dissektionsebene zwischen dorsaler Pankreaskapsel und ventraler Gefäßscheide; überwiegend stumpfes, bei schweren entzündlichen Veränderungen auch scharfes Tunnelieren hinter dem Pankreasisthmus, was durch Spreizen einer langen Gefäßklemme erleichtert werden kann. Inzision des Peritoneums am Pankreasoberrand und Vervollständigung der Tunnelierung

△▽**Abb. 11.25.** Die Tunnelierung läßt sich besonders übersichtlich vornehmen, wenn man den Magen nach Eröffnung der Bursa omentalis nach kranial zieht, so daß der Isthmus des Pankreas freiliegt. Dann erfolgt die Inzision der meist festen Bindegewebsschicht am Oberrand des Pankreas und die Erweiterung des von kaudal entgegenkommenden Tunnels durch Spreizklemme oder mittels vorsichtiger Fingerdilatation

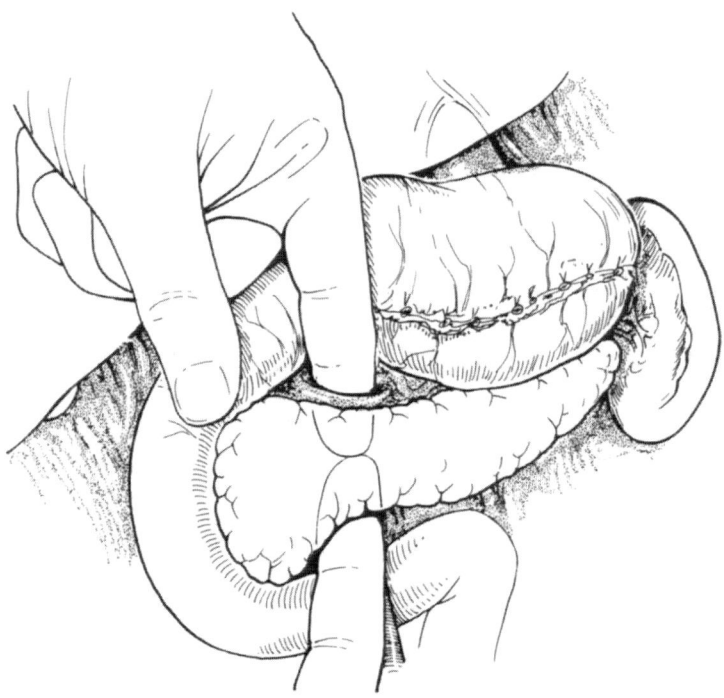

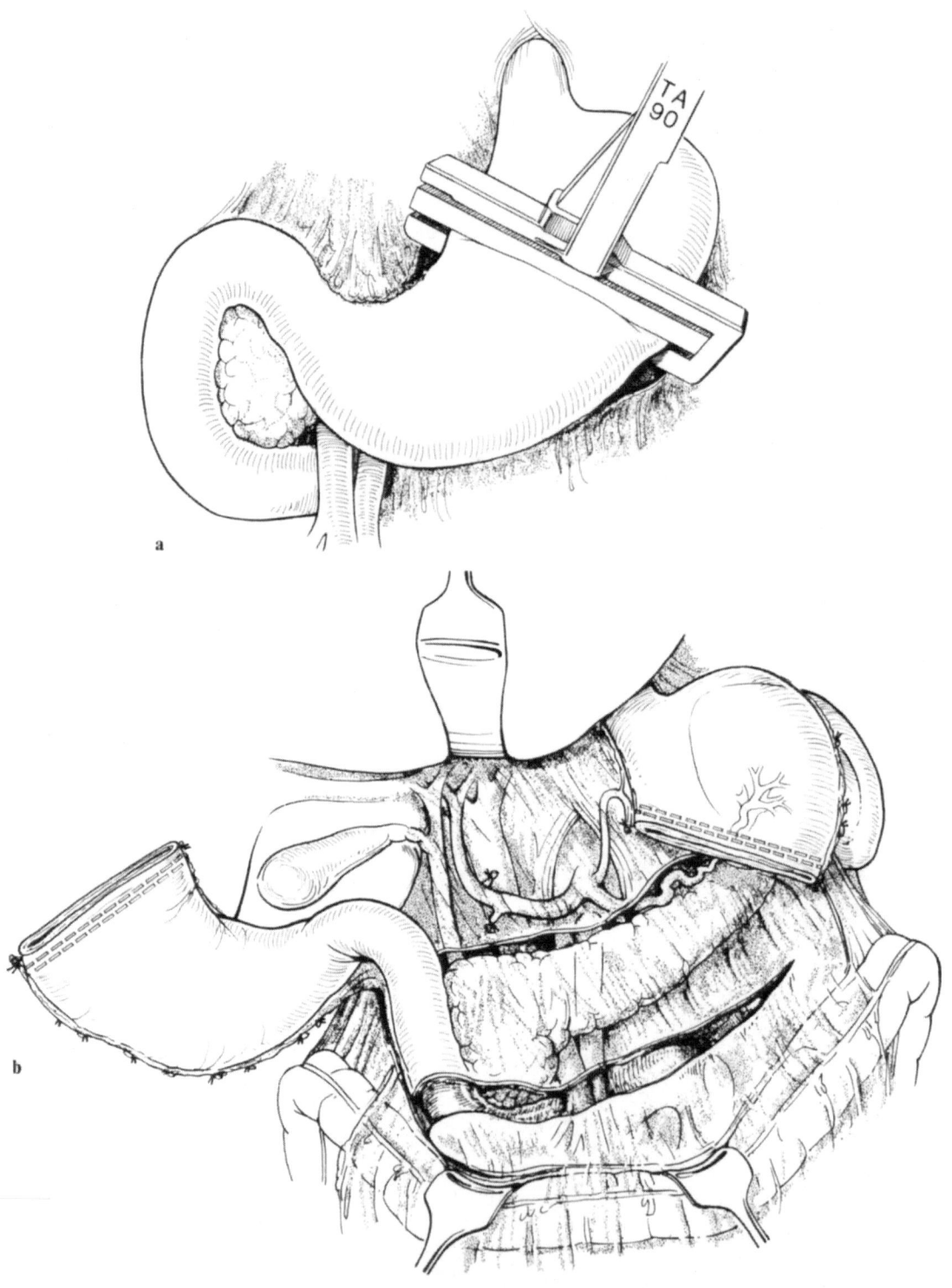

Abb. 11.26. a Nach Skelettierung der großen und kleinen Magenkurvatur in Höhe der geplanten Resektion erfolgt die Querdurchtrennung mit dem TA 90. **b** Nach Zurückschlagen des distalen Magenanteils liegt nunmehr das Pankreas übersichtlich in der Tiefe der Bursa omentalis frei. Bei schwierigen topographischen Verhältnissen und klarer Indikation zur Resektion wird man erst jetzt die V. mesenterica superior am Pankreasunterrand freilegen und eine sorgsame Tunnelierung zwischen diesem Gefäß und der Pankreasrückfläche vornehmen

- Gegebenenfalls wird es erst jetzt gelingen, die V. mesenterica superior am Unterrand des Pankreas aufzufinden, um von hier aus in der richtigen Schicht den Isthmus nach vorne abzuschieben (Abb. 11.26b). Diese Phase kann bei der chronischen Pankreatitis wegen der dünnen Gefäßwand und festen entzündlichen Verwachsungen mit ausgeprägter perivaskulärer Fibrosierung riskant sein. Es kann zu schweren Blutungen kommen. Die Verläufe der V. colica media und V. gastroepiploica lassen sich als topographische Hinweise auf die Lage der V. mesenterica superior verwenden, in die sie einmünden. Man arbeitet sich dabei am Unterrand des Pankreaskorpus von links her, bzw. vom Processus uncinatus aus von rechts her, auf den Gefäßstamm der Mesenterialvene zu. Erleichtert wird das Auffinden des Gefäßes in der Mesenterialwurzel, wenn man das Mesokolon der rechten Kolonflexur nach vorne links zieht. In dieser Region ist auf die einmündende V. mesenterica inferior und auf die V. pankreaticoduodenalis inferior anterior bzw. Truncus Henle zu achten. Dieser mündet u.U. auf der Vorderseite in die obere Mesenterialvene ein und kann unangenehme Blutungen verursachen. Man wird ihn deshalb sorgfältig darstellen und zwischen Ligaturen durchtrennen.

Hat man eine gute Dissektionsebene zwischen Pankreas und Mesenterialvene gefunden, sollte man sich bei der Tunnelierung vom Oberrand der Drüse aus entgegenkommen. Hierzu inzidiert man das oft schwielige Gewebe zwischen der A. hepatica communis und dem oberen Pankreasrand, wobei man zur besseren, später ohnehin erforderlichen Darstellung der A. hepatica einen in dieser Region lokalisierten und meist vergrößerten Lymphknoten exstirpieren kann. Durch stumpfe Dissektion mit einem Zeigefinger oder durch vorsichtiges Spreizen einer Rummel- bzw. Overholt-Klemme, häufig von beiden Seiten aus sich einander nähernd, gelingt die Tunnelierung in dieser meist avaskulären Zone (s. Abb. 11.25, 11.26). Kommt es in dieser Phase des Eingriffs zu einer Blutung aus dem gebildeten Tunnel, steht diese i. allg. nach vorübergehender Tamponade. Andernfalls wird die Blutungsquelle nach rascher Durchtrennung des Isthmus direkt freigelegt und durch Naht versorgt.

Ist diese Darstellung von distal nach proximal infolge der perivaskulären Verschwielung übermäßig schwierig, ist es u.U. besser, die V. portae nach Durchtrennung des Ductus choledochus von kranial her darzustellen und das Pankreas im Isthmusbereich unter Sicht der Venenvorderwand schrittweise nach kaudal zu durchtrennen.

Bei besonders ausgeprägten entzündlichen Veränderungen, wie z.B. einer intrapankreatischen Pseudozyste oder Abszedierung, haben wir die Zerfallshöhle von vorne her eröffnet und die schwielige Hinterwand auf der V. mesenterica superior belassen. Dadurch mindert man die Gefahr schwer zu beherrschender Gefäßeinrisse.

- Es folgen die Exstirpation der Gallenblase und die Präparation des Lig. hepatoduodenale mit Anschlingen der A. hepatica propria sowie des Ductus hepaticus communis, der später meist unmittelbar leberwärts des Zystikusstumpfes durchtrennt wird. Die Präparation in diesem Bereich ist bei der Pankreatitis häufig infolge starker entzündlicher Verschwielung erschwert und unterscheidet sich dadurch von den Verhältnissen beim Pankreaskopfkarzinom. Der proximale Gallengangsstumpf wird mit Haltenähten versehen. In diesem Bereich trifft man auf die darunter liegende Pfortader und kann ihre Vorderwand stumpf in Richtung auf den Pankreaskopf abschieben. Die weitere Präparation entlang des distalen Choledochus und am Oberrand des Pankreaskopfes wird zur Darstellung des Leberarterienbogens benutzt, der aber in dichte Schwielen eingebettet sein kann. In dieser Region trifft man auf die A. gastrica dextra und die A. gastroduodenalis, die gut unterbunden und dann durchtrennt werden müssen. Gelegentlich erscheint es vorteilhafter, diese Gefäße erst bei der Auslösung des Pankreaskopfes zu versorgen.
- Durchtrennung des Pankreas (Abb. 11.27) nach Anlegen von Haltenähten mit dem elektrischen Messer oder Skalpell, nachdem eine Kunststoffrinne zum Schutz der Vene daruntergeschoben wurde. Es empfiehlt sich, den Pankreashals zwischen einer kopfwärts angelegten Satinsky-Klemme und einer zum Schwanz hin angelegten weichen Darmklemme zu durchtrennen, um anschließend unter vorsichtigem Öffnen der Klemmen stärkere Blutungen aus der Resektionsfläche zu umstechen oder zu koagulieren.
- Nach Ablösen des Treitz-Bandes und Mobilisierung der Flexura duodenojejunalis unterhalb des Mesokolons wird die Durchtrennungslinie am Dünndarm durch Zügelung markiert (Abb. 11.28).

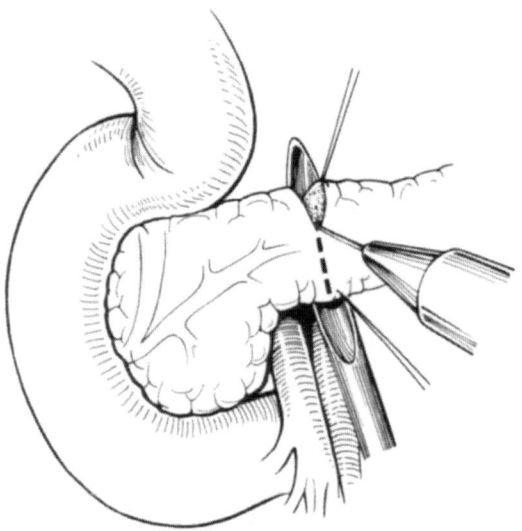

Abb. 11.27. Durchtrennung des Isthmus der Bauchspeicheldrüse mit Thermokauter

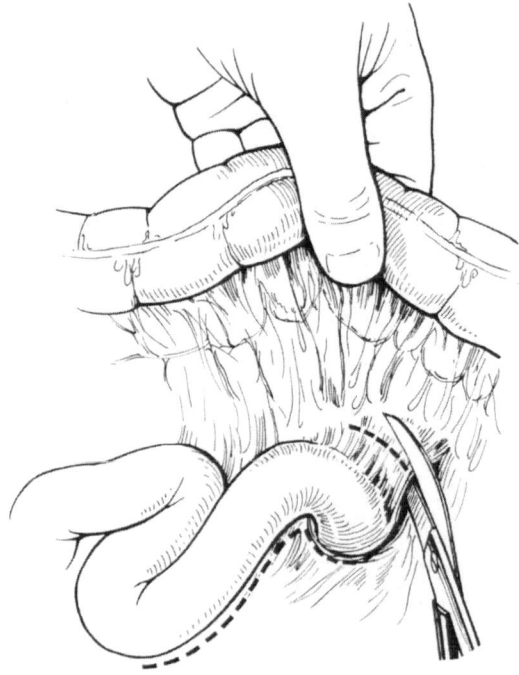

Abb. 11.28. Auslösen der Flexura duodenojejunalis unter Spaltung des Treitz-Bandes und Skelettierung der obersten Zentimeter des Jejunums bis zur vorgewählten Durchtrennungshöhe

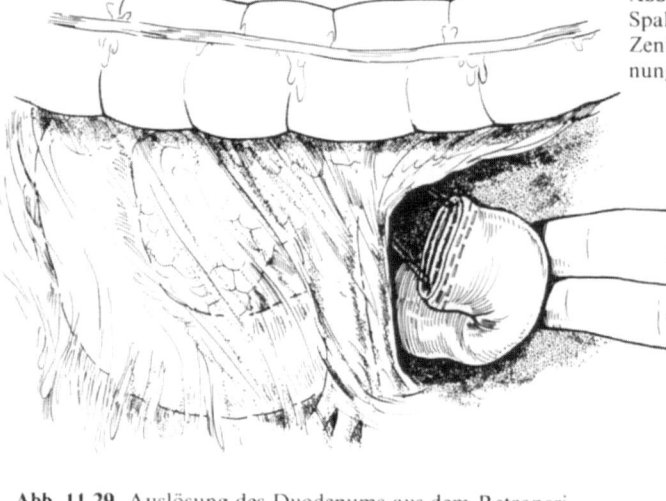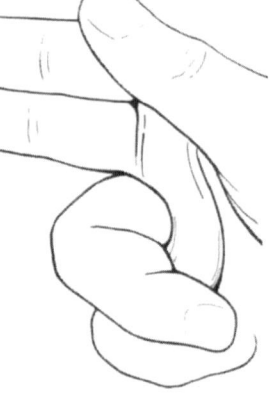

Abb. 11.29. Auslösung des Duodenums aus dem Retroperitonealraum hinter den Mesenterialgefäßen von proximal. Durchziehen der am verschlossenen Resektionsende befestigten Zügelnähte und Verlagerung der mobilisierten Flexura duodenojejunalis in den Oberbauch

Es folgt die Skelettierung des obersten Jejunalabschnitts bis in das retroperitoneale Lager des Duodenums hinein, was man sich erleichtern kann, wenn man die oberste Jejunumschlinge nach ihrer Durchtrennung hinter der Mesenterialwurzel hindurch in den rechten Oberbauch luxiert (Abb. 11.29), dadurch lassen sich die kleineren Mesenterialgefäße anspannen und übersichtlich versorgen. Ist die Durchtrennung des Jejunums nicht bereits in seiner ursprünglichen Lage distal des Treitz-Bandes erfolgt, so kann sie nunmehr am mobilisierten Darm mit einem Nähapparat erfolgen.

- Nun zieht man das mobilisierte Resektionspräparat nach rechts (Abb. 11.29), wodurch sich das hinter der Mesenterialvene und der Pfort-

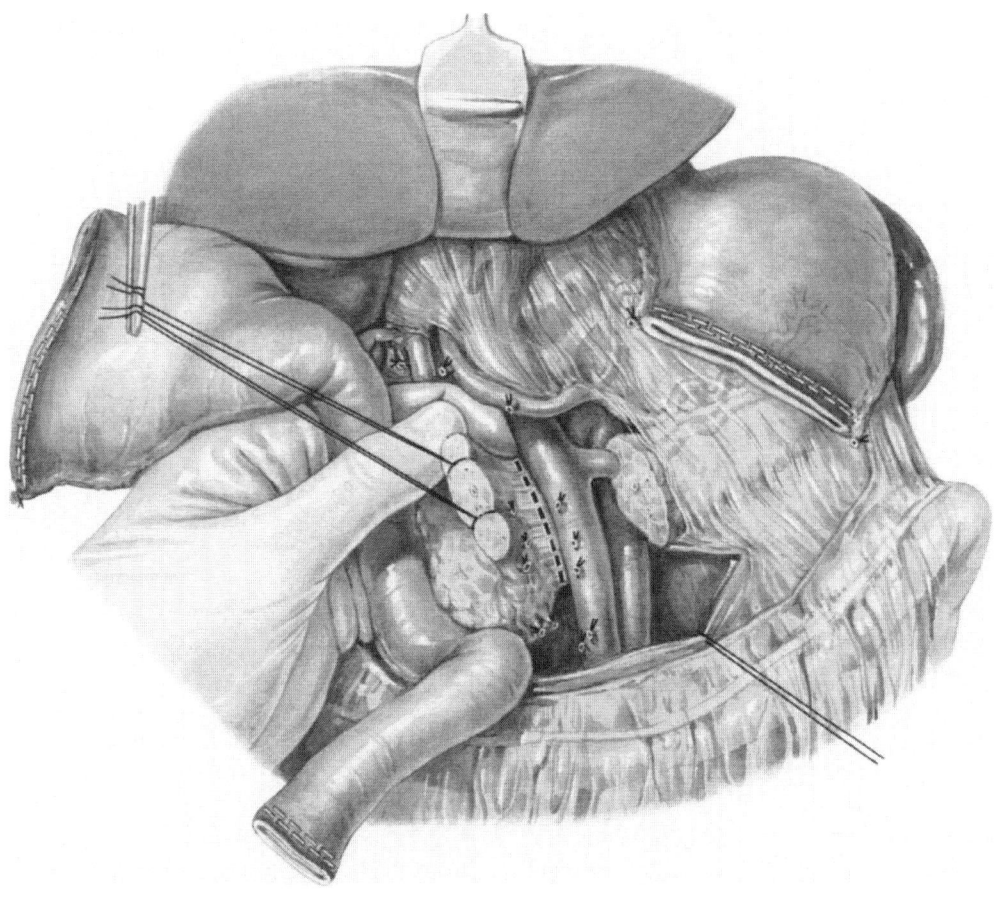

Abb. 11.30. Das anfallende Resektionspräparat wird nach rechts gezogen, wodurch sich das Mesopankreas (punktierte Linie) anspannt

ader verlaufende Mesopankreas anspannt. Mit der das Pankreas umgreifenden linken Hand kann der Operateur Zug auf das Mesopankreas ausüben, um es für die erforderliche Durchtrennung darzustellen. Der Zug am Resektionspräparat (Abb. 11.30) kann nunmehr mittels Faßzangen am distalen Magen und am abführenden Duodenum vom Assistenten übernommen werden, während der Operateur sich der weiteren Mobilisierung des Pankreaskopfes widmet. Dabei wird der Pankreaskopf mit seinem Processus uncinatus von der oberen Mesenterialvene abgelöst, wobei die Vene mit einem Haken beiseitegehalten wird. Dadurch spannen sich kleine Gefäße an, die sorgfältig ligiert oder durch Metallclips versorgt werden müssen. Der Processus uncinatus reicht manchmal relativ weit hinter den Stamm der V. mesenterica superior. Liegen hier starke Verschwielungen vor, kann man ihn scharf durchtrennen und den adhärenten Rest in situ belassen. Ein Zurückbleiben solcher Drüsenreste ist (im Gegensatz zum Karzinom) nicht von Nachteil und wird bei der Methode von Guillemin [51–53] (s.S. 314) sogar beabsichtigt.

– Der nächste, manchmal recht schwierige Schritt besteht in der Durchtrennung des Mesopankreas, in dem kleinere Gefäße von der A. mesenterica superior zum Pankreaskopf verlaufen bzw. in die V. mesenterica superior einmünden. Diese müssen sicher versorgt werden, meist durch Umstechen der zuvor zwischen Klemmen durchtrennten Gewebebrücken, gelegentlich auch mit Metallclips. Diese neigen allerdings zum Abrutschen und sind für den generellen Gebrauch nicht ohne Nachteile (Abb. 11.31).

In dieser Phase der Operation sollte man an die gar nicht seltenen und schon erwähnten arteriellen Gefäßanomalien (20% im Krankengut von Kümmerle [73]) denken, um eine Verletzung der Leberarterien bei der Pankreaskopfresektion zu vermeiden. Aus diesem Grunde ist die präoperative selektive Angiographie über die A. coeliaca und die

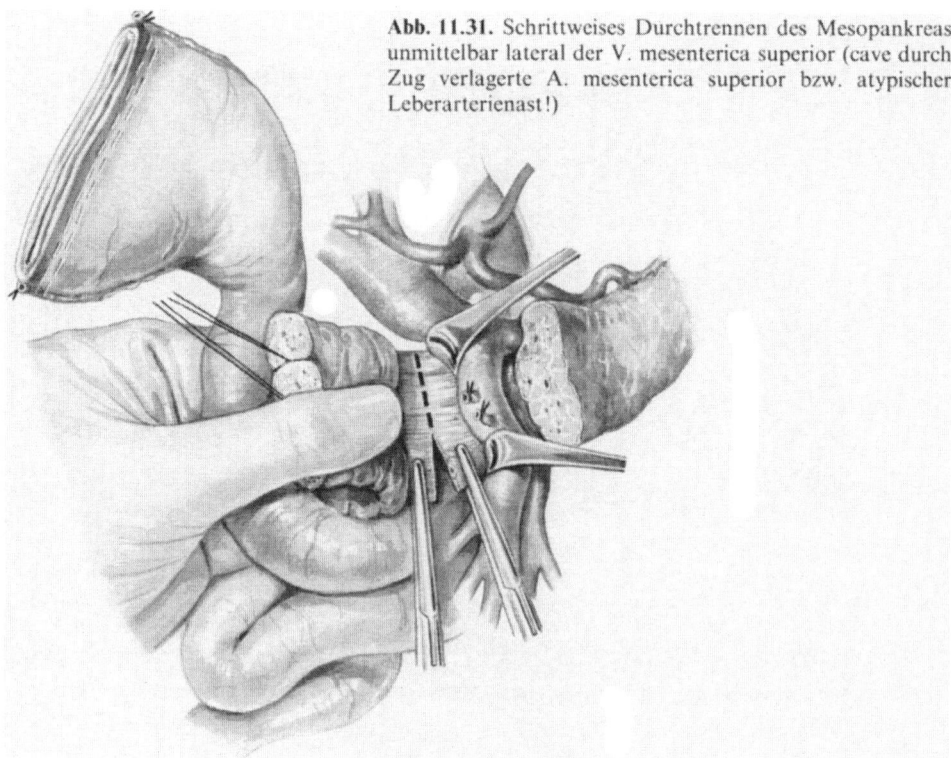

Abb. 11.31. Schrittweises Durchtrennen des Mesopankreas unmittelbar lateral der V. mesenterica superior (cave durch Zug verlagerte A. mesenterica superior bzw. atypischer Leberarterienast!)

A. mesenterica superior angezeigt. Am häufigsten (18% im Erlanger Krankengut [43]) ist ein Abgang der A. hepatica dextra aus der Mesenterialarterie. Sie unterkreuzt die Mesenterialvene und verläuft hier in der hinteren Schicht des Mesopankreas, wo sie vom Finger der hinter dem Pankreaskopf liegenden Hand des Operateurs getastet werden kann. Dann zieht sie hinter, später rechtsseitig der Pfortader leberwärts; dort sollte sie schon bei Durchtrennung des Ductus choledochus geschont werden. Auch in diesem Bereich läßt sie sich durch Abtasten des Lig. hepatoduodenale meist leicht lokalisieren. Seltener kommt ein Abgang der A. hepatica communis aus der Mesenterialarterie vor (5,6%) [43].

Auch hierbei unterkreuzt das Gefäß innerhalb der Bindegewebebrücke des Mesopankreas die V. mesenterica superior, um dann vor dem Ductus choledochus über die Pfortader auf deren linke Seite herumzuziehen, wo sie dann neben dem Gallengang leberwärts verläuft. Hier ist auf den Abgang der A. gastroduodenalis zu achten. Aufgrund der Angaben von Gebhardt [43] sollte man sich bei dem seltenen isolierten arteriosklerotischen Verschluß der A. hepatica communis daran erinnern, daß die arterielle Versorgung der Leber in diesem Falle über Gefäße erfolgt, die bei der Duodenopankreatektomie geopfert werden müssen. Es bleibt als Ausweg nur ein gleichzeitiger Bypass zwischen deszendierender Aorta und A. hepatica propria.

– Nach Ablösung bzw. Durchtrennung der letzten bindegewebigen Verbindung zwischen Resektionspräparat und benachbarten Strukturen kann dieses schließlich entfernt werden (Abb. 11.32). Es folgt eine Überprüfung des Operationsgebietes auf evtl. noch vorhandene Blutungen, die jetzt übersichtlich gestillt werden können.
– Entschließt man sich zu einer Gangokklusion des Pankreasrestes (s.S. 309) als Rezidivprophylaxe der Pankreatitis und zur Nahtsicherung, sollte diese möglichst frühzeitig nach Durchtrennung des Pankreashalses erfolgen. Die Aushärtung der Prolaminlösung dauert mindestens 15 min. Kümmerle [73] empfahl, die Gangokklusion erst nach röntgenologischer Prüfung der Gangdurchgängigkeit und Steinfreiheit vorzunehmen, da es sonst infolge inkompletter Füllung zu pankreatitischen Rezidiven kommen kann. Meist liegen heute bereits präoperative ERCP-Befunde vor. Eine Steinausräumung wird man ggf. mit einem kleinen scharfen Löffel

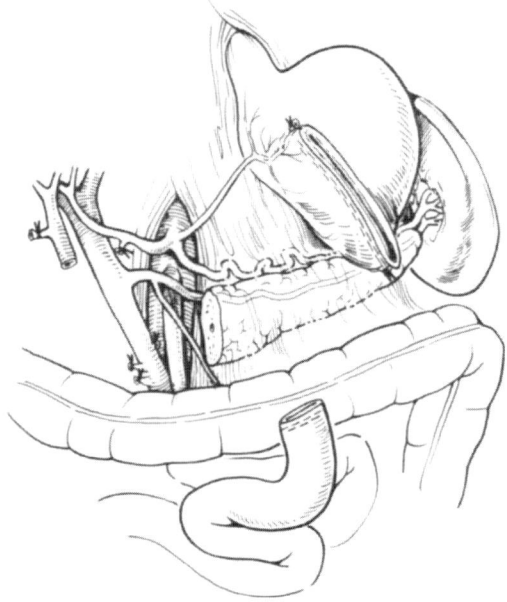

Abb. 11.32. Situs nach vorhergegangener proximaler Auslösung des Pankreaskopfes sowie nach Durchtrennung der A. gastroduodenalis zwischen Umstechungsligaturen, Durchtrennung des Ductus choledochus und Entfernung des Resektionspräparates

vornehmen und den Erfolg dieses Manövers evtl. sogar nochmals durch Röntgenkontrolle überprüfen. Nach Legen einer Tabaksbeutelnaht um die Öffnung des Pankreasganges, die ein Ausfließen verhindern soll, injiziert man 2–3 ml des Okklusionsmittels unter Druck, um möglichst auch die Seitenäste auszufüllen. Die Tabaksbeutelnaht knotet man nach Entfernung der Kanüle vorübergehend, bis die Lösung ausgehärtet ist.

Rekonstruktion

Eine große Anzahl von Rekonstruktionsmöglichkeiten wurde seit den ersten Mitteilungen durch Codivilla (1898) [22], Kausch (1912) [66] und Whipple (1935) [159] angegeben (Abb. 11.33a–d).
Am gebräuchlichsten ist heute eine als klassisch zu bezeichnende Montage, die auf Child (zitiert nach [18]) (Abb. 11.34a, b) zurückgeht und in verschiedenen Modifikationen zur Anwendung kommt. Bei der Wiederherstellung verwenden wir im Regelfall den nach der Resektion anfallenden abführenden Dünndarmschenkel und anastomosieren mit ihm nacheinander den Pankreasrest (nicht prinzipiell), das zentrale Gallengangsende und den Magenstumpf. Dabei kann die Schlinge retrokolisch ohne Braun-Enteroanastomose gelagert werden, oder aber antekolisch mit Braun-Anastomose zur Verhinderung eines Gallerefluxes in den Magen.

Der für die Pankreas- und Choledochuseinpflanzung verwandte Dünndarmabschnitt läßt sich auch nach Durchtrennung in entsprechender Länge Y-förmig nach Roux in den schließlich durch End-zu-Seit durch Gastrojejunostomie nach oral verbundenen abführenden Dünndarm einpflanzen (Abb. 11.34c).

In einer weiteren Alternative wird ein vom abführenden Dünndarm abzutrennendes Segment nur für die Pankreasableitung gewonnen (Abb. 11.34d). Es wird Y-förmig in den abführenden Dünndarm eingepflanzt, der zuvor mit den Gallenwegen terminolateral und dem resezierten Magen laterolateral anastomosiert wurde. Eine andere Möglichkeit besteht darin, Gallengang, Pankreasstumpf und Magenrest jeweils mit einem eigenen Dünndarmschenkel zu anastomosieren (Abb. 11.34e).

Bei einer vorausgegangenen Magenresektion gibt es je nach Art der angetroffenen Gastroenterostomie von einander abweichende Montagemöglichkeiten (Abb. 11.35) [77].

- Lange zuführende Schlinge mit Braun-Anastomose: Verwendung der zuführenden Schlinge zur Einpflanzung von Pankreasrest und Gallengang, oberhalb der Braun-Anastomose (Abb. 11.35a, b).
- Kurze zuführende Schlinge mit Braun-Anastomose: Nach Resektion von beiden Strukturen im Zusammenhang mit dem Duodenum Wiederherstellung unter Verwendung des abführenden Dünndarms für die Pankreas- und Galleableitung sowie des am Magen verbliebenen, jetzt endständig verschlossenen Dünndarms unter Y-förmiger Einpflanzung in den abführenden Schenkel (Abb. 11.35c, d).
- Kurze zuführende Schlinge ohne Braun-Anastomose: Mitresektion dieser zuführenden Schlinge und Wiederherstellung der Ableitungen, wie zuvor angegeben, durch Verwendung des distalen Dünndarms für Pankreas und Galle sowie Einpflanzung des abführenden Schenkels in Roux-Y-Form (Abb. 11.35e, f).
- Roux-Y-Anastomose: Resektion derselben mit dem Duodenum und Verwendung des distalen Dünndarms für Pankreas und Galle sowie Einpflanzung des abführenden Schenkels in Roux-Y-Form (Abb. 11.35g, h).

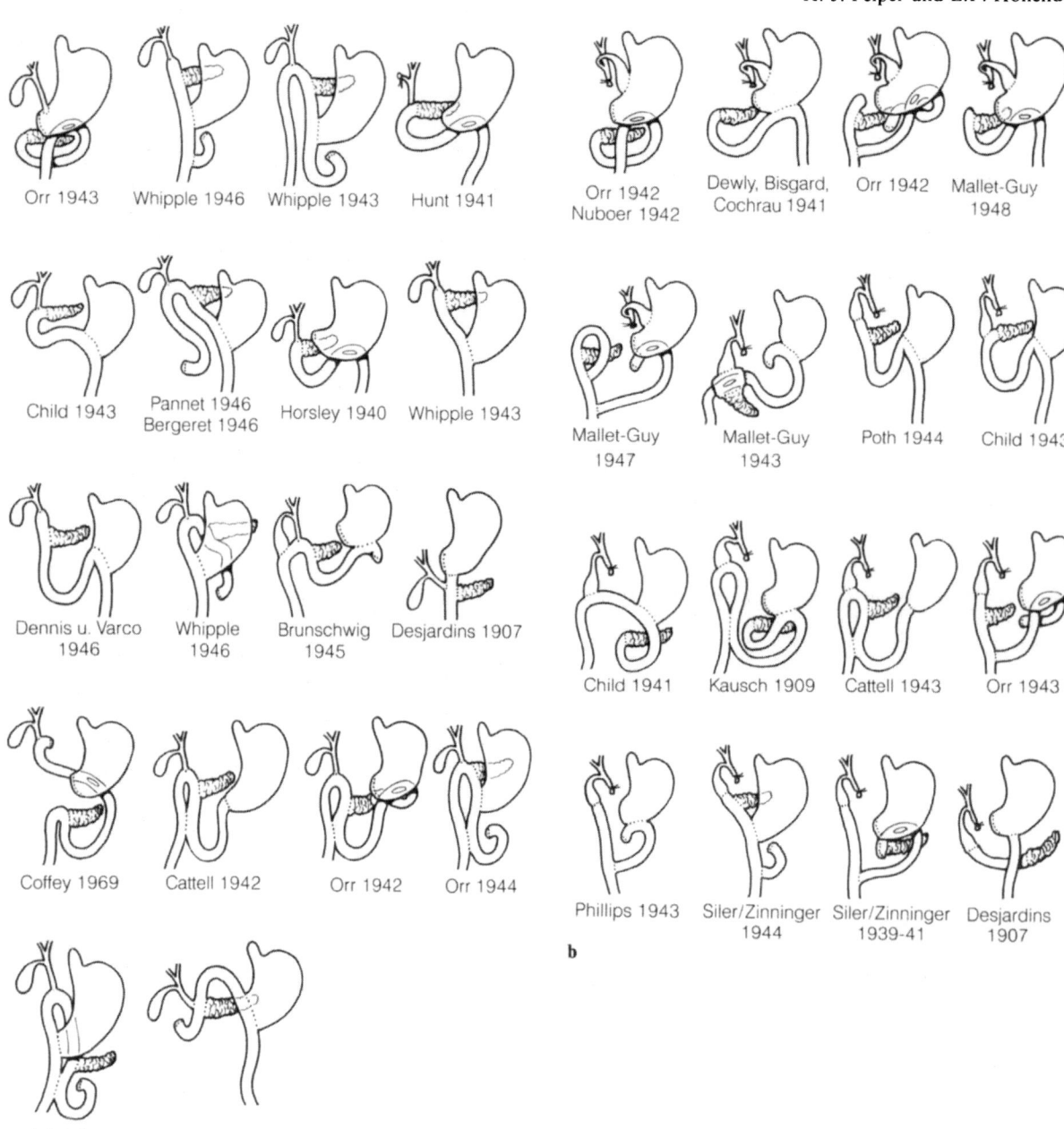

Abb. 11.33 a–d. Rekonstruktionen nach partieller Duodenopankreatektomie – historischer Überblick. (Nach Léger u. Bréhant [77])

Chirurgische Therapie der chronischen Pankreatitis

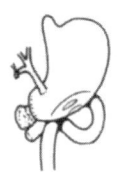 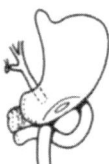 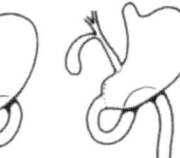 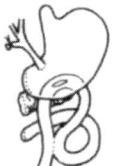 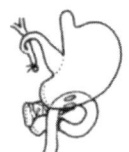 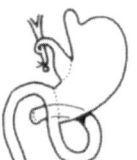 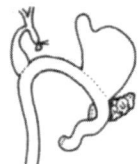

Cole/Reynolds 1942   Orr 1941   Waugh 1944 (totale +)   Phillips 1943   Lefèvre 1930 Whipple, Parsons, Mullins 1935   Priestley 1942 (Totale)   Bréhant 1948   Leiter 1945

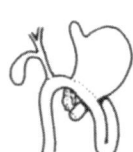 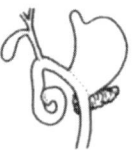 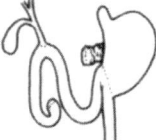 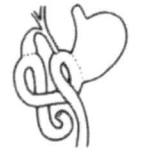 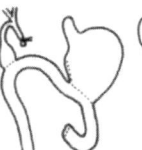 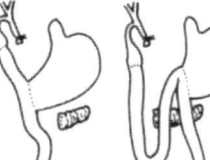 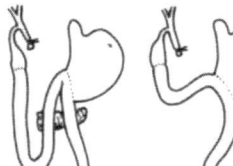

Trimble, Parsons, Sherman 1941   Cole/Reynolds 1944   Cole/Reynolds 1944   Dixon, Comfort, Lichtmann, Benson 1944 (Totale)   Rockey 1942   Pearse 1942   Dennis 1942   Clagett 1944

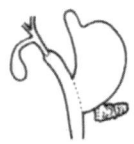 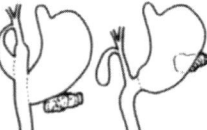 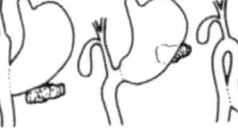 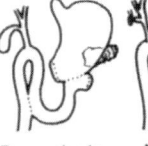 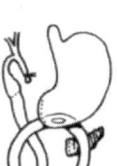 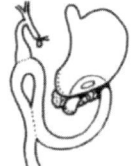 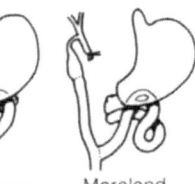

Delaunoy 1947   Whipple 1947   d, Ottay 1945   Brunschwig 1943   Maingot 1941   Erb 1943   Brunschwig 1937   Whipple 1938   Moreland, Freemann 1941

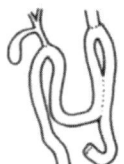 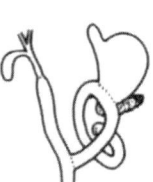 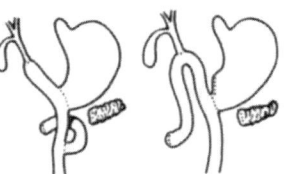 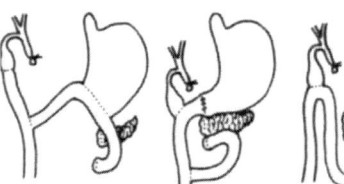

Brunschwig, Ricketts, Bigelow 1944   Cole/Reynolds 1943   Whipple 1946   Delaunoy 1948   Stevens 1945   Watson 1944   Codivilla 1898   Quénu 1948

c

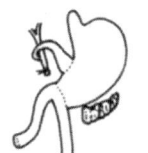 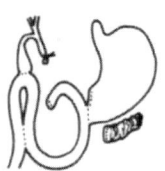

d   Introzzi 1945   Ceccarelli 1948

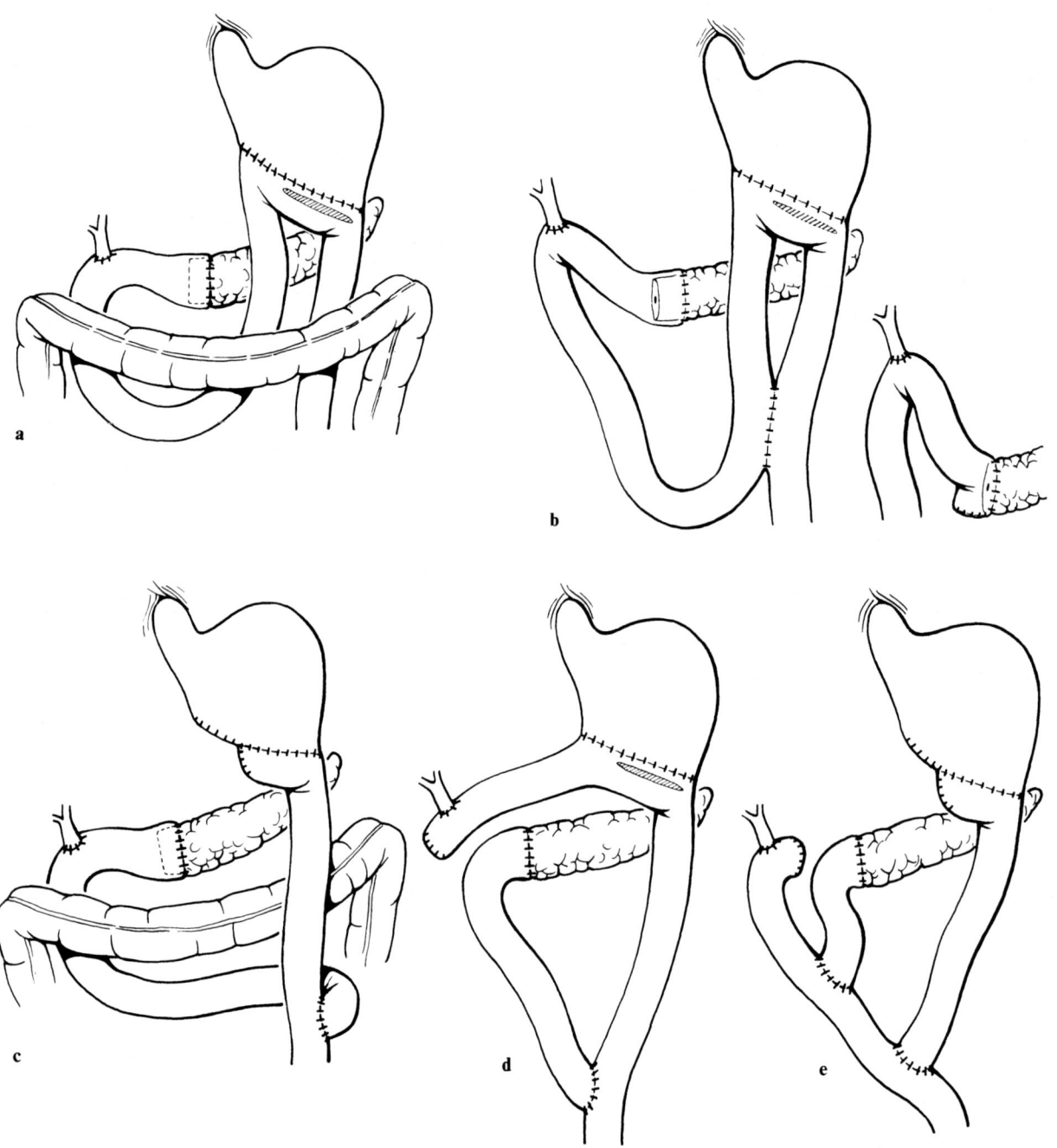

Abb. 11.34. a Partielle Duodenopankreatektomie: Wiederherstellung mit dem abführenden Dünndarmschenkel durch Pankreatojejunostomie, Choledochojejunostomie und retrokolische Gastrojejunostomie mit kurzer Schlinge ohne Braun-Enteroanastomose (klassischer Wiederherstellungstyp). **b** Wiederherstellung mit dem abführenden Dünndarmschenkel durch Pankreatojejunostomie (End-zu-End als Teleskopanastomose bzw. End-zu-Seit s. Insert), Choledochojejunostomie und antekolischer Gastrojejunostomie mit Braun-Enteroanastomose. **c** Wiederherstellung durch Isolierung eines gestielten oralen Segments des abführenden Dünndarms mit Einpflanzung des linken Pankreas und Ductus choledochus in eine Roux-Y-Schlinge und terminolateraler Gastrojejunostomie. **d** Wiederherstellung durch gesonderte Ableitung des linken Pankreas in ein Jejunumsegment sowie Einpflanzung von Ductus choledochus und Magen in einen ausgeschalteten Jejunumschenkel. **e** Gesonderte Ableitung von Gallengang, linkem Pankreas und Magenstumpf [131 b]

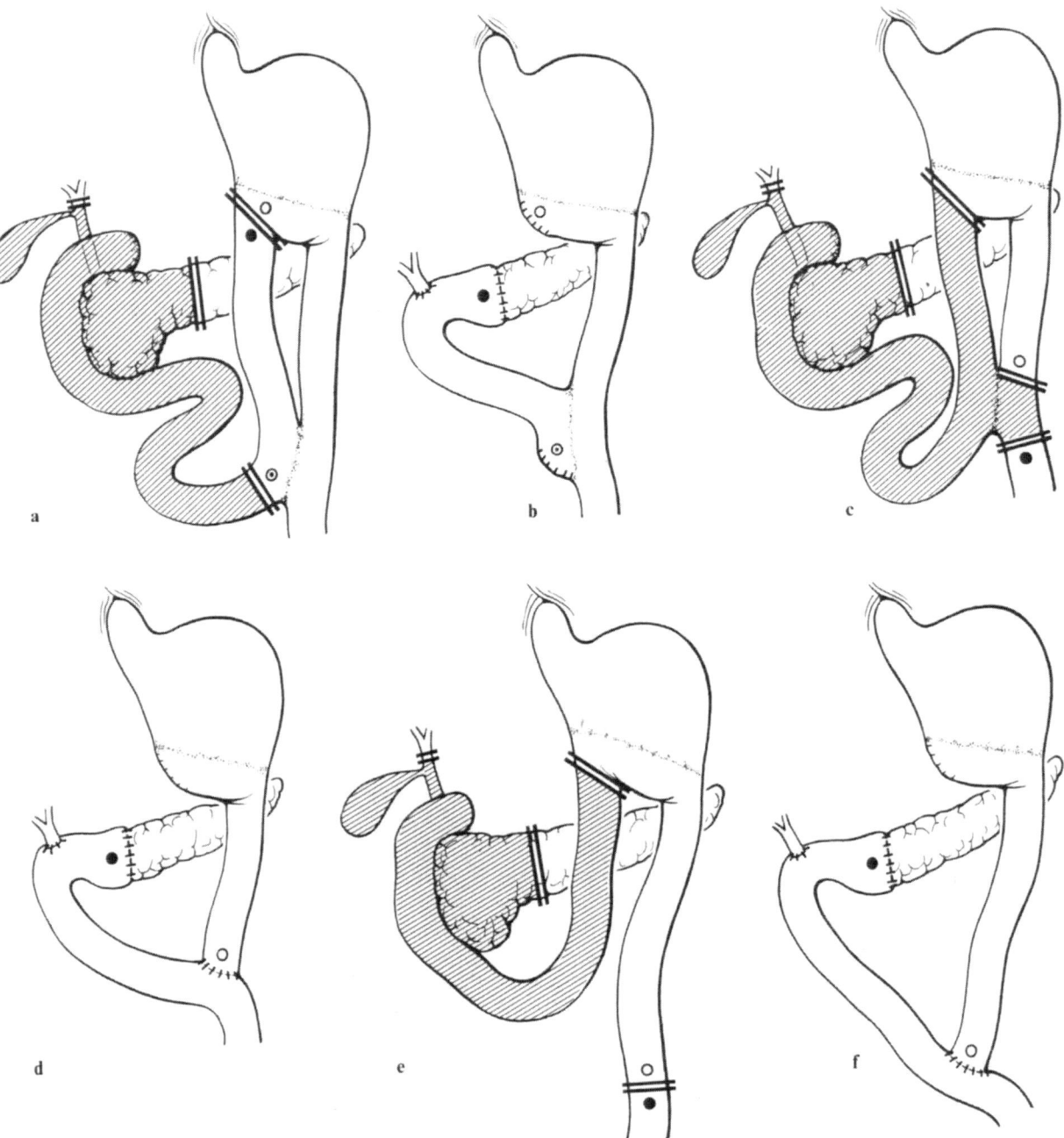

Abb. 11.35. a Partielle Duodenopankreatektomie bei vorausgegangener Magenresektion nach B II mit langer zuführender Schlinge und Braun-Anastomose. **b** Die zuführende Schlinge kann für die Pankreas- und Galleableitung unter Belassung von Braun-Anastomose und Gastrojejunostomie verwandt werden [43]. **c** Partielle Duodenopankreatektomie bei vorausgegangener Magenresektion (B II) mit kurzer zuführender Schlinge und Braun-Enteroanastomose. Nachresektion der zuführenden Schlinge und der Braun-Enteroanastomose. **d** Wiederherstellung durch Pankreas- und Galleableitung in den abführenden Dünndarmschenkel und End-zu-Seit-Einpflanzung des zuführenden Dünndarmschenkels. **e** Partielle Duodenopankreatektomie bei vorausgegangener Magenresektion mit kurzer zuführender Schlinge ohne Braun-Anastomose unter Mitresektion des zuführenden Dünndarmschenkels. **f** Wiederherstellung durch Pankreas- und Galleableitung in den abführenden Dünndarmschenkel und End-zu-Seit-Einpflanzung des zuführenden Dünndarmschenkels in das abführende Jejunum. **g** Partielle Duodenopankreatektomie bei vorausgegangener Magenresektion mit Roux-Y-Anastomose unter Mitresektion derselben. **h** Rekonstruktion unter Pankreas- und Galleableitung in den abführenden Dünndarmschenkel und End-zu-Seit-Einpflanzung des proximalen Dünndarmschenkels in das absteigende Jejunum (modifiziert nach Gebhardt [43])

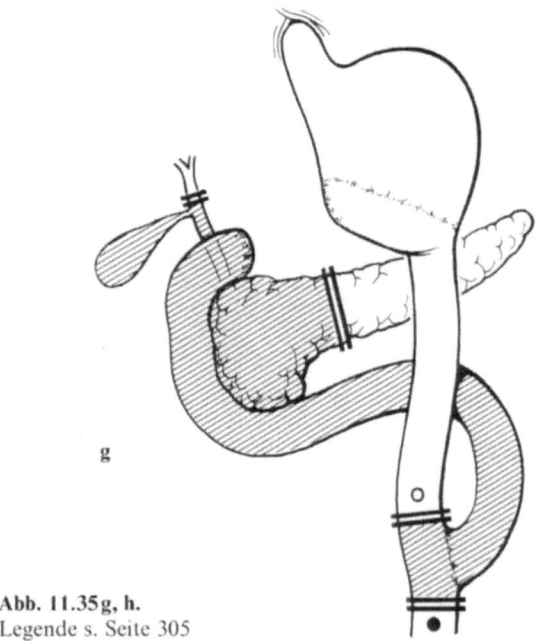 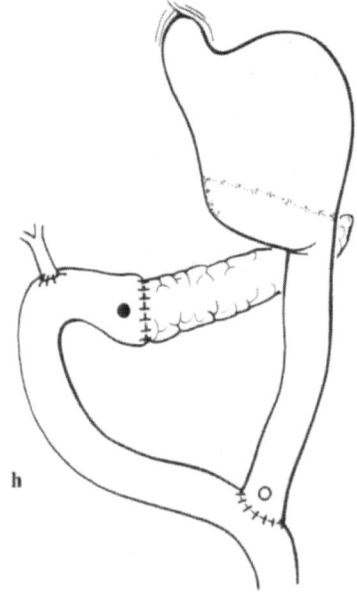

Abb. 11.35 g, h.
Legende s. Seite 305

Operationstechnische Einzelheiten

1. Pankreasschwanzversorgung (Abb. 11.36)

a) Die Pankreatojejunostomie kann in verschiedenen Formen ausgeführt werden, die sich nach den Erfahrungen des Operateurs bzw. den anatomischen Verhältnissen (Lumen des Pankreasganges, Konsistenz des Drüsenparenchyms) richten.

Die *End-zu-End-Pankreatojejunostomie* in Form einer *Teleskopanastomose* wird seit Jahren von vielen Operateuren favorisiert (Abb. 11.37). Auch wir haben sie lange Zeit ausschließlich angewandt, bevorzugen aber heute eine End-zu-Seit-Anastomose. Vorteilhaft beim ersten Verfahren ist die weite teleskopartige Invagination des Pankreasschwanzes, nachteilig die Gefahr einer Durchblutungsstörung in der Darmwand bei großem Querschnitt der Pankreasresektionsfläche und infolge der Darmwanddoppelung im Bereich der Anastomose. Auch kann das durchtrennte Jejunumende nicht immer spannungsfrei an das Pankreas angebracht werden. Dadurch dürfte die Insuffizienzgefahr erhöht werden. Letztlich bleibt die Teleskopanastomose ein Konkurrenzverfahren zur End-zu-Seit-Anastomose.

Für die Teleskopanastomose muß das Ende des Pankreasstumpfes von der Schnittfläche aus etwa 2 cm zirkulär freipräpariert werden. Auf der Hinterfläche erleichtert man sich dies dadurch, daß man den Pankreasschwanz durch eine in das Lumen des Ganges gesteckte Klemme oder Sonde nach vorne kippt. Etwas ausgiebiger muß man i. allg. am Oberrand des Pankreas präparieren, da sich hier häufig Lymphknoten befinden, die abgelöst werden müssen. Nun zieht man die abführende Jejunumschlinge entweder hinter den Mesenterialgefäßen oder durch einen neu angelegten Mesokolonschlitz hindurch nach oben und kann sie i. allg. spannungsfrei an den Pankreasrest anlagern. Gelegentlich muß das Dünndarmmesenterium eingekerbt werden, um eine wirklich spannungsfreie Verlagerung des Dünndarms vornehmen zu können.

Die Anastomose wird zweireihig ausgeführt. Zuerst werden 5–7 Einzelnähte zwischen Pankreashinterwand und Jejunumhinterwand gelegt und nach Adaptation der beiden Organenden geknüpft. Abtragung des blind verschlossenen Jejunumendes. Es folgt eine allschichtige Hinterwandnaht, bei der die Gangöffnung geschont, also nicht in die Naht einbezogen werden soll. Am Pankreas faßt sie den Schnittrand. Der Verschluß der vorderen Zirkumferenz beginnt mit einer einstülpenden Allschichtnaht, bei der die Knoten in das Lumen zu liegen kommen. Für die zweite, seromuskuläre Vorderwandnaht schiebt man eine kleine Falte der

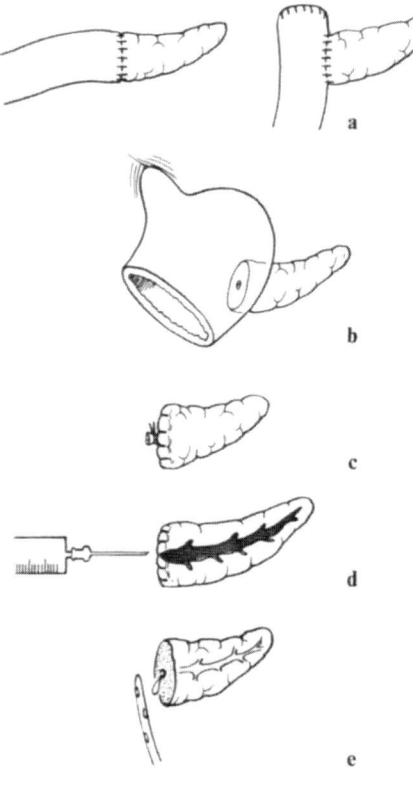

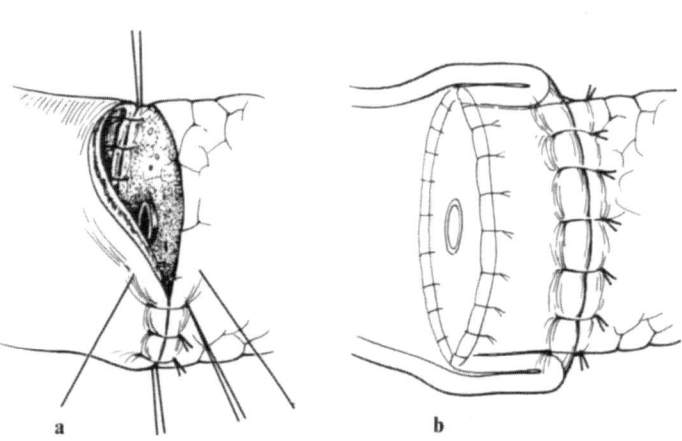

◁ **Abb. 11.36a–e.** Partielle Duodenopankreatektomie: Pankreasschwanzversorgung – Varianten. **a** Pankreatojejunostomie End-zu-End (Teleskopanastomose) oder End-zu-Seit. **b** Pankreatogastrostomie. **c** Verschluß der Resektionsfläche nach Umstechung des Pankreasganglumens durch überwendliche Naht oder Einzelnähte, ggf. nach fischmaulförmiger Ausschneidung. **d** Pankreasgangokklusion und anschließender Nahtverschluß von Ganglumen und Pankreasschnittfläche. **e** Ausgiebige Drainage der Resektionsfläche des Pankreasstumpfes

△ **Abb. 11.37. a, b** Pankreatojejunostomie (End-zu-End) – Teleskopanastomose durch zweireihige Nahttechnik

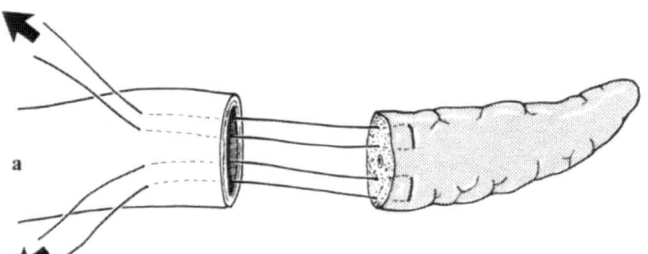

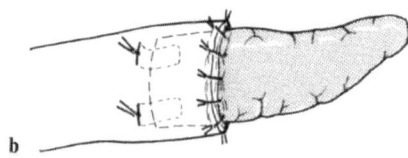

Abb. 11.38. a, b Pankreatojejunostomie (End-zu-End) – Invaginationsanastomose. Die Ränder des Pankreasrestes werden mit Zügelnähten versehen, die 2–3 cm entfernt vom Schnittrand des Jejunums durch dessen Wand ausgestochen werden. Durch Zug an diesen Nähten läßt sich der Dünndarm über den Resektionsstumpf des Pankreasschwanzes ziehen. Nach Invagination erfolgt das Knüpfen der Zügelnähte. Der Schnittrand des Dünndarms wird zirkulär durch Einzelnähte am Pankreas befestigt. **c** Pankreatojejunostomie (Variante): Nach Längsspaltung des im Pankreasschwanz verbliebenen Ductus pancreaticus erfolgt die Anastomosierung mit dem abgeschrägten Jejunumende, wobei Einzelknopfnähte am Pankreas die hintere Zirkumferenz der eigentlichen Resektionsfläche fassen, während sie das zungenförmige Dünndarmende um den klaffenden Pankreasgang herum am Parenchym befestigen [100]

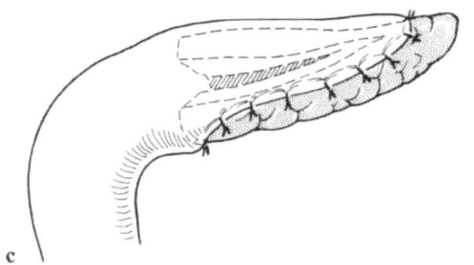

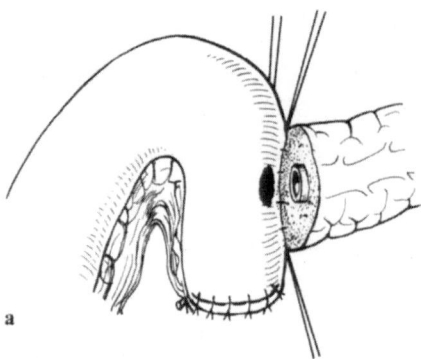
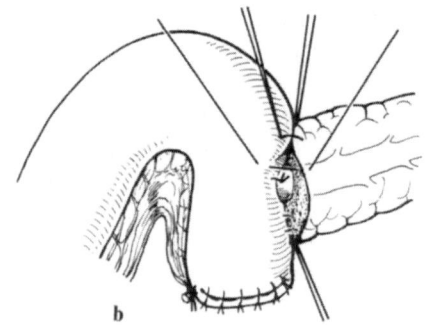

Abb. 11.39a, b. Pankreatojejunostomie (End-zu-Seit). **a** Nach einer Einzelknopfnahtreihe zwischen hinterer Zirkumferenz der Pankreasresektionsfläche und Seromuskularis des Dünndarms Stichinzision in das Dünndarmlumen und **b** Ausführung einer direkten Anastomose mit einem stärker erweiterten Ductus pancreaticus; Einzelknopfnahtreihe der vorderen Zirkumferenz vom Pankreasschnittrand und Seromuskularis des Jejunums

Darmwandung über die Pankreasvorderfläche und erzielt hierdurch den gewünschten Teleskopeffekt. Die Vereinigung mit dem Pankreas erfolgt durch seromuskuläre Einzelknopfnähte.

Man kann zum Offenhalten der Gangmündung und zur Ableitung des Pankreassekretes zur Vermeidung tryptischer Einwirkung im Falle einer Nahtinsuffizienz ein „verlorenes" Kunststoffdrain einlegen, das durch eine resorbierbare Naht vorübergehend im Ostium befestigt wird. Vollständiger wird eine solche Sekretableitung durch ein langes Drain, das durch die Darmwandung „eingewitzelt" herausgeleitet und durch die Bauchdecke nach außen geführt wird. Es ermöglicht zudem eine spätere Kontrastmitteldarstellung. Als Argument für diese Drainage wird auch die Verhütung einer stasebedingten Pankreatitis im Drüsenrest angeführt. Derartige Drainagesysteme boten uns

keine Vorteile, so daß wir ihren Gebrauch wieder aufgegeben haben. Dies entspricht auch den Erfahrungen anderer Autoren [143].

Als Modifikation bietet sich bei schmalem, derbem Pankreas an, dieses mit 2 am oberen und unteren Rande verankerten und im Abstand von der Schnittfläche des Dünndarms durch die Wandung hindurchgeführten U-Nähten in das Dünndarmlumen hineinzuziehen. Die Ränder des Jejunums werden sodann durch Einzelnähte an der Pankreaskapsel befestigt (Abb. 11.38).

Pichlmayr u. Rumpf [100] haben zur Prophylaxe gegenüber Pankreatitisrezidiven im Drüsenrest empfohlen, den dort verbleibenden Ductus pancreaticus durch die Vorderfläche des Pankreasschwanzes hindurch längs zu spalten und dann Resektionsfläche und klaffende Inzision des Pankreasganges in eine zungenförmig abgeschrägte Dünndarmschlinge abzuleiten (Abb. 11.38c). Da-

Abb. 11.40a, b. Pankreatojejunostomie (End-zu-Seit) – Invaginationsanastomose. **a** Einzelknopfnahtreihe zwischen Seromuskularis und Pankreashinterfläche 5–8 mm von der Resektionsfläche entfernt. **b** Eine zweite Einzelknopfnahtreihe zwischen den Schnitträndern des Pankreas und des Jejunums. Entsprechendes Vorgehen an der vorderen Zirkumferenz

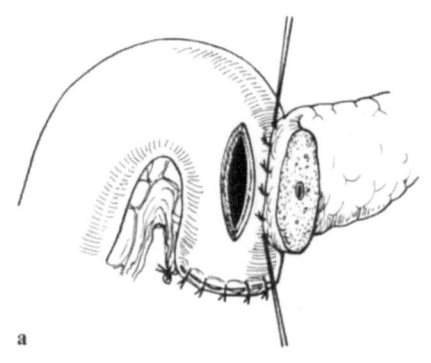
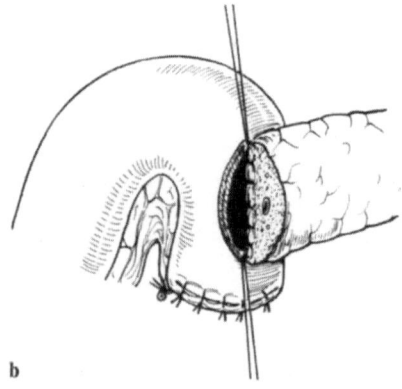

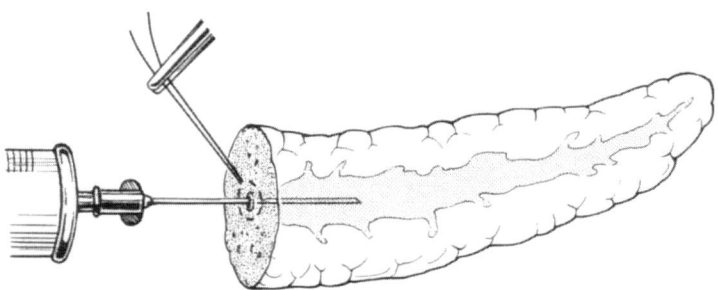

Abb. 11.41. Gangokklusion im Restpankreas. Anlegen einer Tabaksbeutelnaht um das Lumen des Ductus pancreaticus auf der Resektionsfläche des Pankreas. Einführen einer Kanüle in den Gang und Anziehen der Tabaksbeutelnaht; Instillation einer aushärtenden Prolaminlösung (Ethibloc), langsames Zurückziehen der Kanüle und Knüpfen der Tabaksbeutelnaht. Nach Aushärten der Lösung wird das Gangsystem entweder verschlossen gelassen oder die Tabaksbeutelnaht entfernt und der Pankreasrest in beschriebener Weise in das ableitende Jejunum eingepflanzt

bei fassen die angelegten Einzelnähte den hinteren Rand der Resektionsfläche am Pankreas und die kurze Zirkumferenz am Dünndarm, während das zungenförmige Darmende um den im Pankreasschwanz gebildeten Graben herum verankert wird.

Eine End-zu-Seit-Anastomose wird heute von uns bevorzugt, nachdem auch Longmire (persönliche Mitteilung) [142] anhand eines großen Krankengutes über bessere Ergebnisse mit dieser Anastomosierungsform berichtet hatte. Diese Technik kommt insbesondere bei stark aufgeweitetem Pankreasgang in Frage. In diesem Fall wird nach einer Einzelnahtreihe zwischen Pankreasrand und Dünndarmwandung der Ductus Wirsungianus mit feinen, synthetischen, resorbierbaren Einzelnähten mit einer Inzision in der Darmschleimhaut anastomosiert, nachdem zuvor die Schnittfläche der Bauchspeicheldrüse durch Einzelnähte aus Seide verschlossen wurde (Abb. 11.39). Auch hierbei kann die Plazierung eines Katheters in Frage kommen, dies erscheint uns aber ebenfalls unnötig.

Ist der Pankreasgang dünnlumig, wird eine direkte Anastomosierung technisch problematisch. In diesem Falle steht als Alternative eine Einpflanzung des ganzen Pankreasquerschnitts in eine durch Längsinzision geschaffene Jejunalöffnung mit zweireihiger Anastomosierung zur Verfügung (Abb. 11.40).

Gebhardt u. Gall empfahlen [45, 46] die *Pankreasgangokklusion* des Drüsenrestes in Kombination mit einer Anastomosierung. Sie soll nicht nur die Anastomosensicherheit durch Beseitigung der exokrinen, aggressiv wirkenden Sekretion verstärken, sondern zugleich Pankreatitisrezidiven im Restpankreas entgegenwirken (Abb. 11.41). Hat eine präoperative oder intraoperative Duktographie das Vorliegen von Steinen ergeben, sind diese nach Möglichkeit zuvor zu extrahieren, um eine vollständige Füllung zu erzielen. Nach Anlegen und Anziehen einer Tabaksbeutelnaht um das Ostium herum wird die organische, intraduktal aushärtende Prolaminlösung (Ethibloc) mit einer stumpfen Kanüle eingespritzt. Quillt die zähe Substanz retrograd aus dem eingeengten Lumen heraus, entfernt man die Kanüle unter andauernder Injektion und knüpft die Tabaksbeutelnaht. Von Rumpf u. Pichlmayr [118] wurde bei total kalfizierender Pankreatitis die Längsspaltung des Pankreasganges auf der Vorderfläche des Restpankreas angeregt und sie praktizieren dies auch bei fehlender Globaldilatation des Pankreasganges. Dies ermöglicht die Entfernung von intraduktalen Konkrementen mit Spaltung von Stenosen bis in Nebengänge zweiter Ordnung hinein. Das Sekret wird durch eine Seit-zu-Seit-Pankreatojejunostomie abgeleitet.

b) Pankreatogastrostomie

R. REDING

Das schon lange bestehende Bestreben, das Risiko der Anastomosierung im Bereich der üblichen Pankreatojejunostomie zu verringern, hat zu der Einpflanzung des Pankreasrestes in den Magenstumpf geführt.

Das Einpflanzen des Linkspankreas nach kephaler Duodenopankreatektomie in den Magen wurde wahrscheinlich 1946 erstmals von Whipple [158] durchgeführt. Dill-Russel [25], Ingebrigtsen und Langfeldt [64], Wells et al. [157] berichteten über klinische Erfahrungen mit dieser Methode und bezeichneten sie als „Pankreatikogastrostomie". Das beinhaltet jedoch nur die Anastomosie-

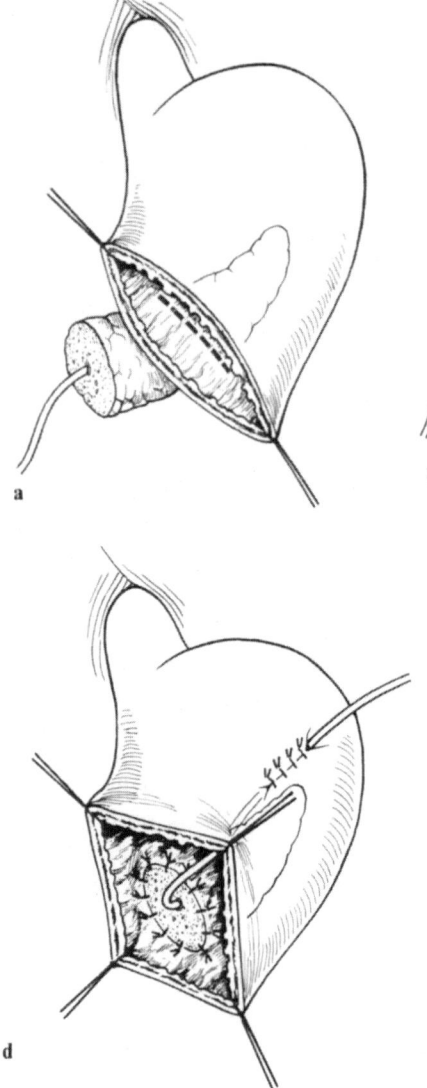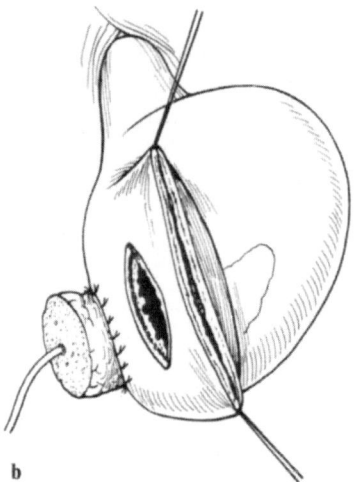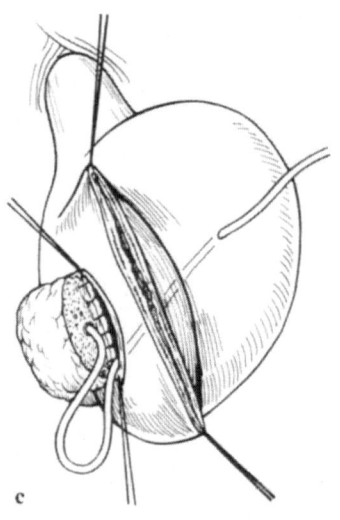

Abb. 11.42a–d. Pankreatogastrostomie. **a** Einpflanzen des verbliebenen Pankreasschwanzes in den Magenrest durch eine Querinzision in der Hinterwand; Verwendung einer intraluminalen Gangdrainage zur Pankreatitisprophylaxe in der Restdrüse. **b** Erste Reihe von Einzelknopfnähten für die hintere Zirkumferenz der Pankreatogastrostomie. **c** Zweite Nahtreihe der Pankreatogastrostomie zwischen vorderem Schnittrand des Pankreas und hinterem Rand der Mageninzision; der Intubationskatheter wird durch das Magenlumen mittels einer Inzision in der Magenvorderwand nach außen geleitet. **d** Einstellen des invaginierten Pankreasstumpfes von der Magenresektionsöffnung aus und zirkuläre Vervollständigung der inneren Nahtreihe zwischen Magenwandung und Pankreasschnittrand; Einwitzeln des transgastral herausgeleiteten Pankreasgangkatheters

rung des Pankreasgangs mit dem Magen, was selten möglich ist. Millborn [90], und Park et al. [94] anastomosierten den Gesamtquerschnitt des Pankreasrestes mit dem Magen und bezeichneten dieses Verfahren korrekterweise als „Pankreatogastrostomie". Mackie et al. [81] führten 25 erfolgreiche Operationen nach Whipple mit Pankreatogastrostomie aus. Der Autor wendet dieses Verfahren routinemäßig nach partieller Duodenopankreatektomie an und konnte über sehr gute Ergebnisse berichten (Abb. 11.42).

Vorzüge der Pankreatogastrostomie gegenüber der Pankreatojejunostomie:

- Die enge topographische Beziehung zwischen Magenhinterwand und Pankreas.
- Die Plastizität der Magenwand, die eine technisch einwandfreie Anastomose mit dem Pankreas gestattet.
- Die einfache Invagination des Restpankreas in den großlumigen Magen.
- Die raschere Einheilung des Restpankreas in den Magen [109].
- Keine Beeinträchtigung und Störung der Anastomosenheilung im sauren Milieu, da sich keine proteolytischen Aktivitäten entfalten. Dadurch ist die Gefahr der Anastomoseninsuffizienz gebannt. Außerdem schützt eine sich ausbildende Bindegewebelamelle das Pankreas vor den aggressiven Magen- bzw. Dünndarmsäften.
- Die Möglichkeit der endoskopischen Beobachtung und Beurteilung der pankreatogastralen Anastomose und einer endoskopischen Sondierung des Restpankreasgangs.

Das Offenbleiben der pankreatogastralen Anastomose hängt von einer Reihe von Faktoren ab. Der fehlende Sekretionsdruck des Restpankreas und die Ausbildung einer periduktulären Fibrose führen langfristig zu einer Gangokklusion und damit zum Versiegen des Drainageeffekts, wie das auch andere Autoren beschreiben [28, 29, 89].

Je länger der Pankreasgang kanüliert ist, um so länger scheint die Anastomose offen zu bleiben, wie die experimentellen Untersuchungen zeigen [165]. Aus diesem Grunde und zur Vermeidung einer Restpankreatitis, die die Anastomose gefährden würde, drainieren wir vorübergehend die Pankreatogastrostomie auf transgastrisch-perkutanem Wege (s. Abb. 11.42), wie das auch Rob u. Smith [111] empfehlen. Mit der in einem hohen Prozentsatz auftretenden Obliteration der pankreatogastralen bzw. pankreatojejunalen Anastomose, meist im 2. Jahr nach der Whipple-Operation, nimmt die Stuhlfettausscheidung zu und vereinzelt können akute Pankreatitisschübe im Restpankreas auftreten. Die Alternative zur perkutanen transgastrischen Drainage des Restpankreas ist die primäre Ausschaltung des exokrinen Pankreas durch Okklusion mit Hilfe von Ethibloc, die Gebhardt u. Stolte [45] bzw. Gall u. Gebhardt [39] propagieren. Diese Maßnahme soll die Anastomosensicherheit erhöhen und frühe postoperative Komplikationen, die vom Pankreasrest ausgehen könnten, vermeiden.

Technik der Pankreatogastrostomie. Nach Entfernung des Resektionspräparates und Mobilisierung des Pankreasrestes, wobei eine Läsion der V. lienalis durch sorgfältige Präparation des Linkspankreas vermieden werden muß, liegt der Pankreasrest direkt der Magenhinterwand an (Abb. 11.42). Etwa 5 cm entfernt von der Magenresektionsfläche, bzw. bei erhaltenem Magen im oberen Drittel, wird mit Hilfe von atraumatischen resorbierbaren Einzelknopfnähten die erste Nahtreihe zwischen Pankreasparenchym und Magenwand gelegt (Abb. 11.42b). Danach eröffnet man die Magenhinterwand entsprechend der Ausdehnung des Pankreasquerschnittes in Längsrichtung und näht die Hinterwand der Anastomose mit Hilfe durchgreifender Einzelknopfnähte aus resorbierbarem Material (Abb. 11.42d). Ein mehrfach perforierter Polyvinylschlauch intubiert den Restpankreasgang. Er wird am Pankreasparenchym durch eine Einzelknopfnaht aus resorbierbarem Material fixiert. Danach wird die Vorderwand der Pankreatogastrostomie analog der Hinterwand mit einer Allschichtnaht aus Einzelknopfnähten angelegt. Damit läßt sich der Pankreasquerschnitt leicht in den Magen invaginieren und es erfolgt als letzte Naht eine Reihe von Einzelknopfnähten, die seromuskulär die Magenwand und zum anderen das Pankreasparenchym erfassen. Nach Fertigstellung der Anastomose zwischen Pankreasrest und Magenhinterwand kann bei eröffnetem Magenlumen Magenschleimhaut zusätzlich auf die Pankreasschnittfläche unter Freilassung des Pankreasganges, der intubiert ist, aufgesteppt werden (Abb. 11.42). Der zur Drainage des Pankreasgangs verwendete Polyvinylschlauch wird transgastrisch-perkutan ausgeleitet (Abb. 11.42d) und bleibt etwa 3 Wochen liegen. Er ermöglicht es gleichzeitig, über die Messung der Menge des sezernierten Pankreassaftes in der postoperativen Phase Aussagen über das Funktionsverhalten des Restpankreas zu machen. Magenrest und Gallenweg werden mit dem Jejunum mit Hilfe einer Omega- oder Y-Anastomose verbunden.

Ergebnisse. Vom Autor wurden bisher 41 Pankreatogastrostomien nach kephaler Duodenopankreatektomie in der beschriebenen Weise durchgeführt. Dabei kam es nicht zu Störungen an der Anastomose. An Spätfolgen 3–6 Jahre nach der Operation waren zu beobachten:

20 mal Verschluß der pankreatogastralen Anastomose 3–5 Jahre nach Operation
1 mal Restpankreatitis und Pseudozystenentstehung
1 mal fermentaktiver Pleuraerguß
1 mal Stenose der biliodigestiven Anastomose und intrahepatische Konkrementbildung

Bei 17 von 22 Operierten waren 5 Jahre später Kohlenhydratstoffwechselstörungen im Sinne eines latenten Diabetes mellitus (NIDDM) nachweisbar, 4 davon wiesen einen insulinpflichtigen Diabetes mellitus (IDDM) auf.

c) Pankreasgangobliteration. Bei sehr zerreißlichem, ödematösem Drüsengewebe mag eine Anastomosierung unsicher erscheinen. In diesen Fällen ist der *Blindverschluß* des Pankreasschwanzes zu erwägen. Er wird nach fischmaulförmigem Zuschnitt und Umstechung des Gangostiums durch Einzelnähte verschlossen (Abb. 11.43). Eine zusätzliche Massenligatur um das Drüsenende kann die Sicherheit des Verschlusses verstärken. Der Möglichkeit einer Fistelbildung bzw. auch von Pankreatitisrezidiven läßt sich durch eine zusätz-

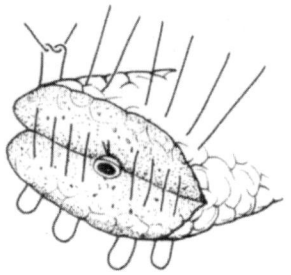

Abb. 11.43. Blindverschluß des Pankreasschwanzes nach fischmaulförmigem Zuschnitt der Resektionsfläche und Umstechung des Ganglumens

liche chemische *Pankreasokklusion* entgegenwirken. Auch danach haben wir allerdings lang andauernde Sekretfisteln erlebt.

Fritsch [37] läßt deshalb die Resektionsfläche in solchen Fällen von vornherein offen und beschränkt sich auf eine ausgiebige Drainage dieses Gebietes. Nach Fritsch schlossen sich diese Fisteln über kurz oder lang von selbst und ohne daß es zwischenzeitlich zu ernsten Komplikationen, wie z.B. Verhaltung und Abszessen, kam.

Bei einem Zurückgreifen auf diese Methode sollte nach unserer Auffassung der zurückgelassene Pankreasrest so kurz wie möglich sein.

2. Biliodigestive Anastomose (Abb. 11.44, 11.45)

Die terminolaterale Hepatikojejunostomie wird beim klassischen Vorgehen etwa 10–15 cm distal der Pankreasanastomose angelegt. Meist ist der Ductus hepaticus communis stärker erweitert, so daß sich die Nahtverbindung übersichtlich und exakt ausführen läßt. Sie kann einreihig oder zweireihig erfolgen. Wir bevorzugen einreihige Einzelknopfnähte mit resorbierbaren synthetischen Fäden (4 × 0). Dabei werden die Nähte der hinteren Zirkumferenz zunächst zur besseren Übersichtlichkeit unter Distanz der Schnittränder gelegt und erst dann geknüpft, wenn der Darm entlang der angespannten Fäden in die Tiefe geschoben und dem Gallengangsstoma angelagert worden ist.

Wir legen sodann prinzipiell ein intraluminales Drain (Abb. 11.45, 11.46), das weniger der Schienung als der Galleableitung und damit im Fall einer Nahtinsuffizienz einer Trockenlegung der Anastomose dient. Bei einer weiteren Anastomose allerdings kann man ohne weiteres auf eine Gallengangsdrainage verzichten, wie es z.B. Trede [143] tut, da die Verhältnisse dann kaum anders sein dürften als bei einer sonst üblichen biliodigestiven Anastomose. Ist der Gallengang allerdings nicht wesentlich erweitert, erleichtert man sich die Naht, wenn das Lumen durch ein Drain offengehalten wird.

Im allgemeinen verwenden wir ein T-Drain, das durch eine Inzision im proximalen Ductus hepaticus communis eingeführt wird, wobei ein längerer Schenkel über die Anastomose in den Dünndarm reicht. Als Alternative bietet es sich an, das T-Drain durch eine mittels Tabaksbeutelnaht armierte Inzision in das Jejunum einzuführen und einen langen Schenkel leberwärts über die Anastomose in den Gallengang hinaufzuschieben. Ähnlich läßt sich ein gerades Drain in den Ductus hepaticus einlegen, das dann zur Sekretableitung in den Dünndarm mit seitlichen Löchern versehen

Abb. 11.44a–c. Partielle Duodenopankreatektomie – biliodigestive Anastomose. **a** Zweireihige terminolaterale Choledocho bzw. Hepatikojejunostomie, Ausführung der beiden Nahtreihen an der hinteren Zirkumferenz. **b** Schienung der Anastomose durch Einlegen eines T-Drains durch eine Längsinzision im Gallengang, erste Nahtreihe der vorderen Zirkumferenz. **c** Fertigstellung der ersten vorderen Nahtreihe, seromuskuläre Einzelknopfnähte einer zweiten Nahtreihe sind zusätzlich möglich

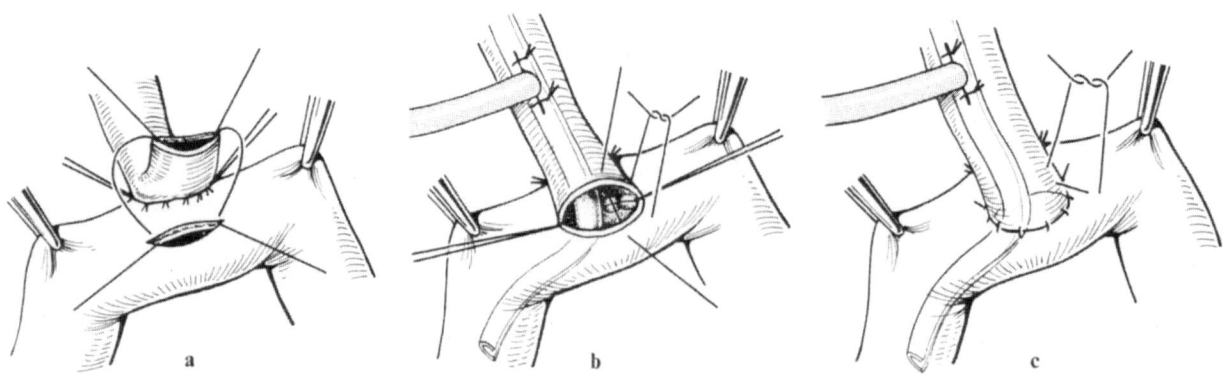

Chirurgische Therapie der chronischen Pankreatitis

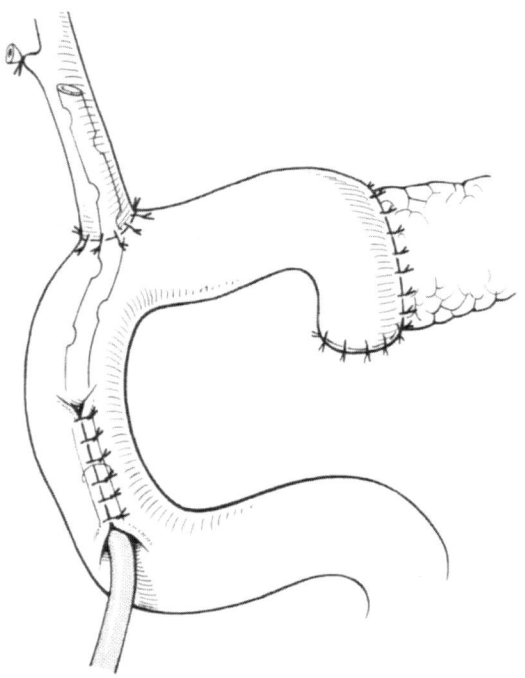

Abb. 11.45. Schienung der End-zu-Seit-Choledochohepatikojejunostomie mittels eines durch die Jejunalwandung eingeführten und dort eingewitzelten transanastomotischen Drainageschlauches

in einiger Entfernung von der Anastomose durch einen Witzelkanal nach außen geleitet wird. Bei nicht stärker erweitertem Gallengang empfiehlt es sich, die Anastomose im Sinne einer adaptierenden Dreiecksplastik nach Gütemann [50] zu erweitern (Abb. 11.46).

Bei Ausführung der Naht an der vorderen Zirkumferenz der Anastomose legen wir ebenfalls zunächst die allschichtigen Einzelnähte (außen-innen, innen-außen), die eine Stoß-auf-Stoß-Adaptation der Inzisionsränder erlauben. Bei sehr weitem Gallengangslumen läßt sich eine Deckung der ersten Nahtreihe durch weitere seromuskuläre Einzelnähte erreichen, die i. allg. auch an der Hinterwand gut durchzuführen ist.

3. Gastrojejunostomie

Diese Anastomose führen wir End-zu-Seit als Gastrojejunostomia partialis inferior durch (Abb. 11.47). Wir legen sie etwa 30 cm distal der biliodigestiven Anastomosen antekolisch, also mit langer zuführender Schlinge und Braun-Fußpunktenteroanastomose an. Die Gastroenterostomose kann auch retrokolisch mit kurzer zuführender Schlinge ohne Braun-Anastomose ausgeführt werden. Die mit dem Klammernahtapparat verschlossene Resektionslinie des Magens wird in ihrem kleinkurvaturwärts gelegenen Abschnitt durch Einzelnähte (3 × 0) eingestülpt und die angelagerte Jejunumschlinge zunächst mit fortlaufender Naht an der Hinterwand des durch 2 Allis-Klemmen hochgehaltenen großkurvaturseitigen Magenstumpfes befestigt. Dann resezuert man diesen Teil der durch Klammern verschlossenen Resektionslinie, inzidiert den Dünndarm in entsprechender Länge und vereinigt die beiden hinteren Schnitttränder allschichtig mit fortlaufender Naht. Die vordere Zirkumferenz wird sodann ebenfalls durch

Abb. 11.46a, b. Biliodigestive Anastomose im Sinne einer adaptierenden Dreiecksplastik nach Gütgemann [50]. **a** Bei gering erweitertem Gallengang kann dieser durch Längsinzision und Einnähen eines aus der Jejunalwand gebildeten dreieckigen Läppchens plastisch erweitert werden. Die hintere Zirkumferenz ist durch einreihige Einzelnähte bereits vereinigt. **b** Fertigstellung einer einreihigen Allschichtennaht der Vorderwand, nachdem die Anastomose durch Einlegen eines T-Drains geschient wurde

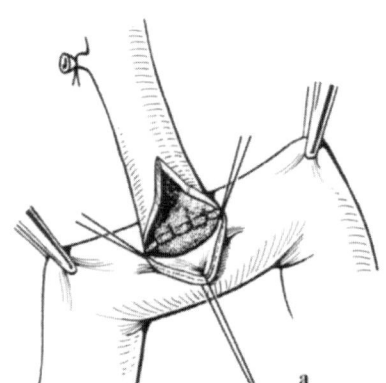
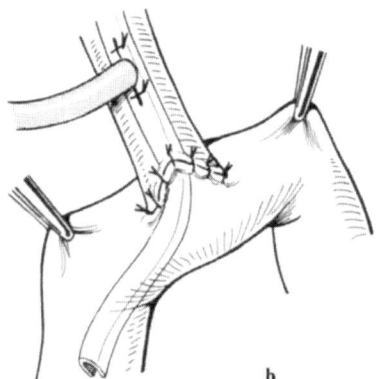

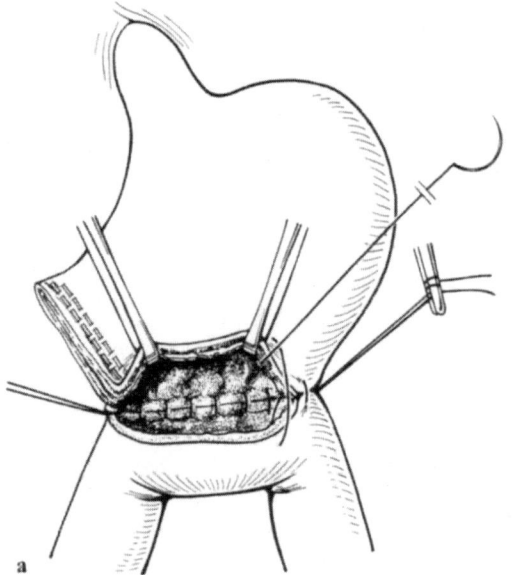 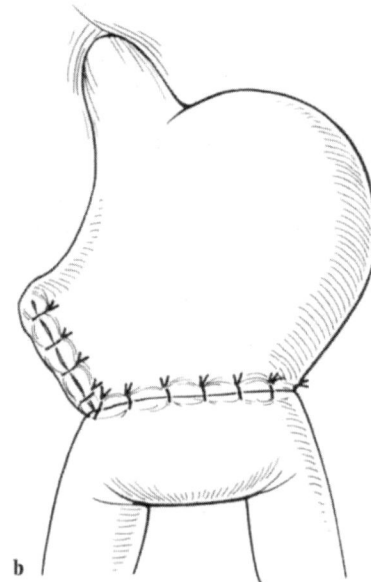

Abb. 11.47a, b. Partielle Duodenopankreatektomie – antekolische und retrokolische Gastrojejunostomie mit bzw. ohne Braun-Enteroanastomose. **a** Gastrojejunostomia partialis lateralis; einzelne oder fortlaufende seromuskuläre Hinterwandnaht über ca. $2/3$ des Magenquerschnitts, in entsprechender Länge Exzision des durch Klammernahtreihe (TA 90) vollkommen verschlossenen lateralen Magenstumpfes, Ausführung einer fortlaufenden zweiten Dreischichtennahtreihe der Hinterwand und Beginn der Vorderwandnaht (einstülpende Mikulicz-Nahtreihe). **b** Fertigstellung der Vorderwandnaht durch fortlaufende oder einzelne seromuskuläre Naht. Einstülpen des kleinkurvaturwärts gelegenen, durch Klammernahtreihe verschlossenen Magenresektionsrandes durch seromuskuläre Einzelnähte. Die zuführende Schlinge kann über diese Nahtreihe durch Einzelnähte aufgehängt werden

eine zweireihige fortlaufende Naht vereinigt (Mikulicz-Naht, seromuskuläre Naht).

Bei antekolischer Gastrojejunostomie halten wir eine Braun-Anastomose zum Zweck einer Entlastung der Pankreas- bzw. Gallengangsverbindung sowie zur Vermeidung eines Afferent-loop-Syndroms für zweckmäßig.

Modifikationen der Resektionstechnik

Kopfduodenopankreatektomie in der Modifikation von G. Guillemin [52] (Abb. 11.48a–e)

Eine zeitsparende Modifikation der proximalen Duodenopankreatektomie stammt von Guillemin [52]. Da die Radikalität des Eingriffs bei der chronischen Pankreatitis keine Rolle spielt, empfahl er, das Duodenum am Übergang vom absteigenden zum horizontalen Duodenalabschnitt nach Mobilisierung zu durchtrennen und den abführenden Schenkel blind zu verschließen. Dies läßt sich, wie wir wiederholt selbst feststellten, gut durchführen, wenn man den Processus uncinatus in situ beläßt, also an seinem Übergang zum Pankreaskopf scharf durchtrennt. Damit entfällt das retroperitonäale Auslösen des letzten Duodenalabschnitts einschließlich der Flexura duodenojejunalis. Dementsprechend muß man zur Rekonstruktion eine vom klassischen Verfahren abweichende Schlingenführung wählen. So kann man den abführenden Dünndarm durchtrennen, den distalen Schenkel mit Pankreasschwanz und Gallengangsstumpf verbinden, sodann eine Schlinge mit dem Magenstumpf anastomosieren, die durch Braun-Anastomose kurzgeschlossen wird, und das proximalwärts blind verschlossene Duodenum Y-förmig einpflanzen.

Pyloruserhaltende Duodenopankreatektomie nach Traverso u. Longmire [140] (Abb. 11.49a, b)

Zur Erhaltung des Magens mit seiner Pylorusfunktion haben Traverso u. Longmire 1978 [140] eine Modifikation der partiellen Duodenopankreatektomie vorgeschlagen. Sie empfahlen sie für Erkrankungen mit noch relativ günstiger Prognose, nämlich die chronische Pankreatitis und kleine Karzinome im dritten Abschnitt des Duodenums, um eine bessere Verdauungsleistung zu erhalten. Hierdurch soll insbesondere dem so unangenehmen Problem schwerer Steatorrhöen vorgebeugt werden.

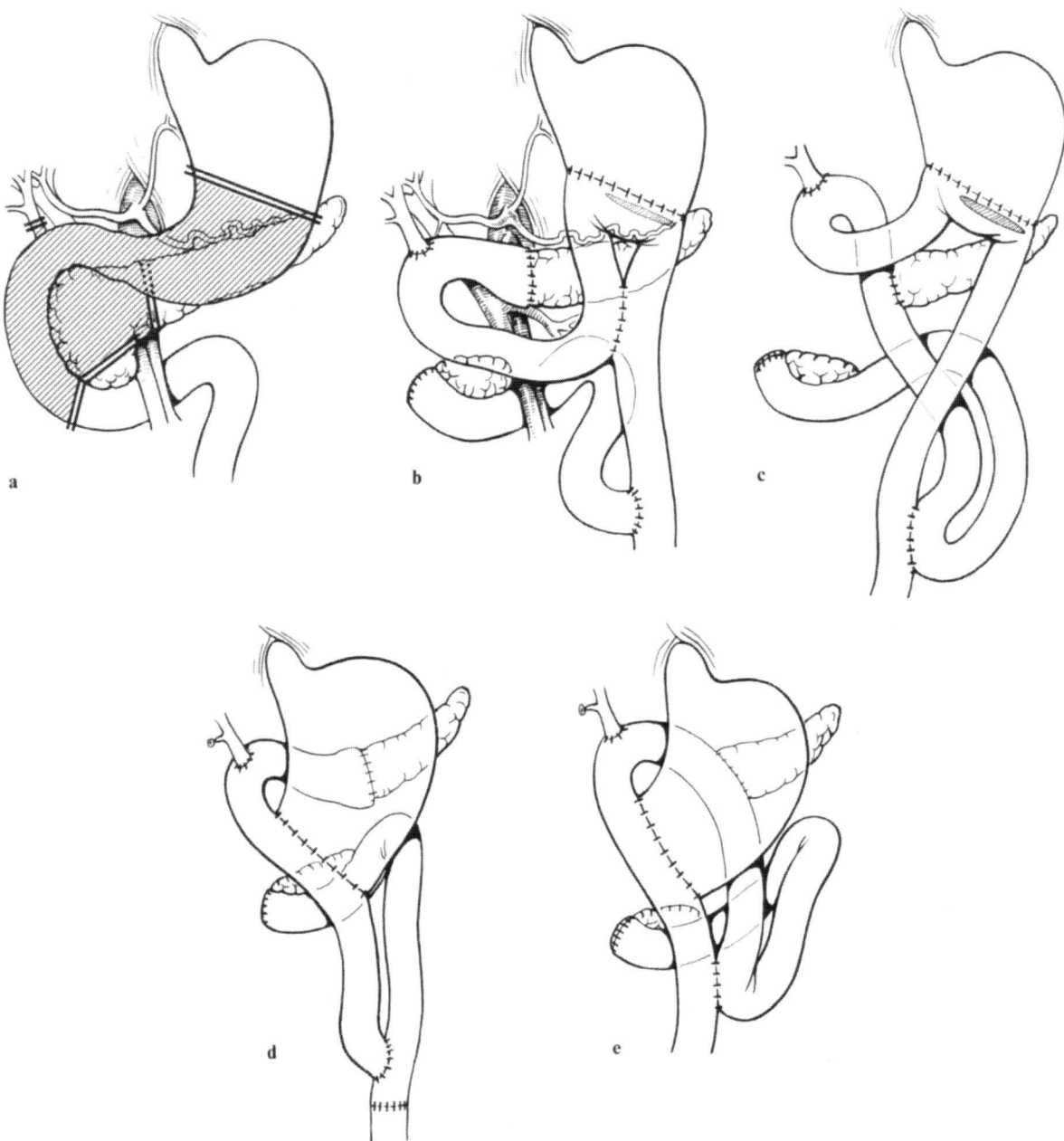

Abb. 11.48. a Kopfduodenopankreatektomie in der Modifikation von Guillemin [51]. Resektion des Pankreaskopfes mit distalem Magen, absteigendem Duodenalbogen und Ductus choledochus unter Belassung des Processus uncinatus (Resektionspräparat schraffiert). **b** Erste Rekonstruktionsmöglichkeit: Verschluß des Duodenums im horizontalen Abschnitt durch Klammernahtgerät. Durchtrennung des abführenden Dünndarms, dessen aboraler Schenkel für die Pankreas-, Galle- und Magenableitung verwandt wird; Kurzschluß dieser Schlinge durch Braun-Enteroanastomose und Einpflanzen des in situ belassenen Duodenalabschnitts jenseits der Flexura duodenojejunalis mittels Roux-Y-End-zu-Seit-Anastomose. **c** Zweite Rekonstruktionsmöglichkeit: Das obere Jejunum wird leberwärts gezogen. Ausführung einer Hepatikojejunostomie, Schlingenführung zum Magen und Fertigstellung einer Gastrojejunostomie sowie Kurzschluß vom zu- und abführenden Schenkel durch Braun-Enteroanastomose. **d** Dritte Rekonstruktionsmöglichkeit: Ausschalten eines Jejunumsegments, in das Pankreasstumpf, Ductus choledochus und Magenquerschnitt eingenäht werden, Roux-Y-End-zu-Seit-Anastomose mit dem abführenden Jejunum. **e** Vierte Rekonstruktionsmöglichkeit: Das Jejunum wird jenseits der Flexura duodenojejunalis in langer Schleife nach kranial verlagert, wo der Reihe nach End-zu-Seit der Pankreasstumpf, End-zu-Seit der Ductus choledochus und End-zu-Seit der Magenstumpf eingepflanzt wird; Kurzschluß dieser Schlinge durch Braun-Enteroanastomose

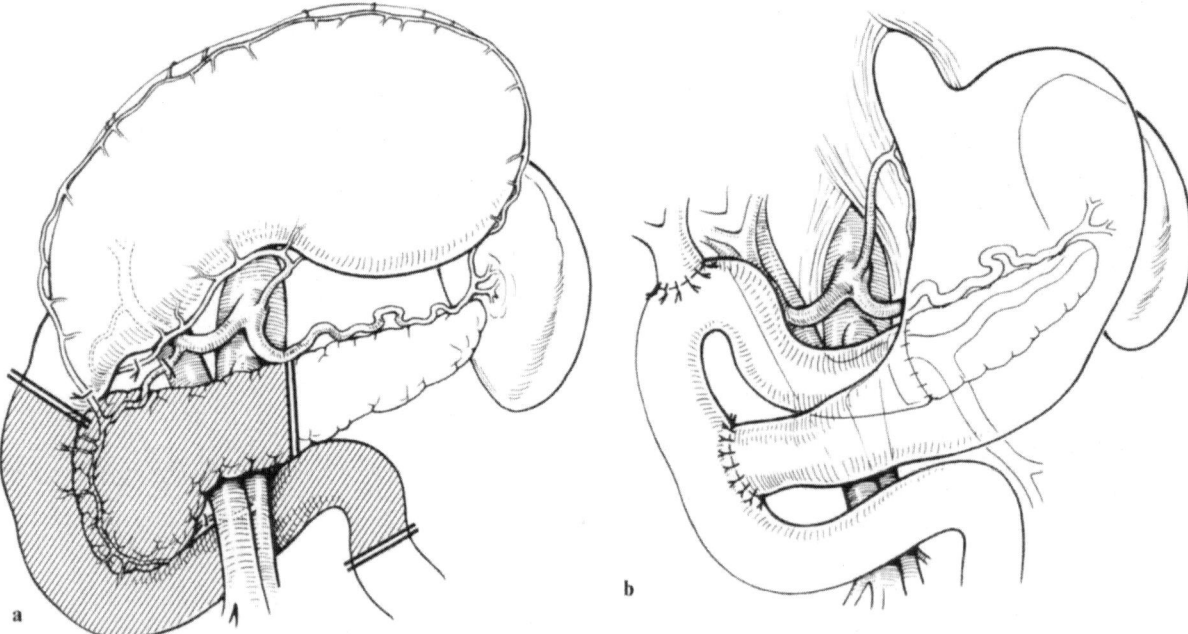

Abb. 11.49. a Pyloruserhaltende Duodenopankreatektomie nach Traverso u. Longmire [140]. Partielle Duodenopankreatektomie mit postpylorischer Durchtrennung des Duodenums und Erhaltung des Magens. **b** Nach der Pankreatojejunostomie und einer Hepatikojejunostomie erfolgt die terminolaterale Duodenojejunostomie zur Drainage des erhaltenen Magens

Trotz erster günstiger Erfahrungen mußten Gall u. Gebhardt (1983) berichten [46], daß bei diesem Verfahren in 11 von 18 Fällen postoperative Anastomosenulzera entstanden, obwohl eine endokrine Hemmung der Magensekretion aufgrund erhaltener Duodenalpassage zu erwarten gewesen war. Sie haben die Technik der pyloruserhaltenden Duodenopankreatektomie deshalb wieder aufgegeben, da sie bei dem ursprünglichen Verfahren mit $^2/_3$-Resektion des Magens nur in 2% postoperative Ulzera erlebt hatten. Wegen seiner prinzipiellen Bedeutung soll das Verfahren dennoch in Kürze beschrieben werden. Zum Zweck der Mobilisierung des Magens muß die A. gastrica dextra durchtrennt werden, ebenso die A. gastroepiploica dextra, und zwar an ihrem Ursprung aus der A. pancreaticoduodenalis am Rande des Pankreaskopfes. Für eine Erhaltung der gastroepiploischen Gefäßarkade entlang der großen Magenkurvatur ist peinlichst Sorge zu tragen. Daraufhin wird das Duodenum auf Höhe des Pankreaskopfes durchtrennt, so daß 3–4 cm des postpylorischen Duodenalabschnitts im Zusammenhang mit dem Magen erhalten bleiben können. Der distale Duodenalbogen wird bis jenseits der Flexura duodenojejunalis nach üblicher Mobilisierung und Skelettierung zusammen mit dem Pankreaskopf und dem distalen Abschnitt des Ductus choledochus entfernt. Nun erfolgt die Wiederherstellung, indem das abführende Jejunum mit dem distalen Pankreasrest und dem zentralen Gallengangstumpf anastomosiert wird. Traverso u. Longmire [140] haben anläßlich ihrer Veröffentlichung eine laterale Pankreatojejunostomie bevorzugt, indem sie den Pankreasgang durch die Vorderfläche des Drüsenrestes hindurch längs aufgeschnitten und mit einer seitlichen Inzision im Jejunum anastomosiert haben. Schließlich folgt eine End-zu-Seit-duodenojejunostomie (Abb. 11.49 b).

Die duodenumerhaltende Pankreaskopfresektion

H.G. BEGER

Patienten mit chronischer Pankreatitis, besonders mit Parenchymkalzifikationen, entwickeln in etwa 15% eine knotige Erweiterung des Pankreaskopfes. Morphologisch findet man im Pankreaskopf häufig kleine Zysten, Nekroseareale und Pankreasgangsteine; mikroskopisch ist neben der Vermehrung von Bindegewebe eine starke Anreicherung von Nervengewebe im entzündlichen Pankreaskopftumor nachweisbar (Bockman, persönliche Mitteilung).

Im Vordergrund des klinischen Bildes stehen medikamentös schwer beeinflußbare Oberbauchschmerzen. Eine operative Therapie wird erforderlich, wenn der tumoröse Prozeß eine Stenosierung des Ductus choledochus (Verschlußikterus), die Kompression des Duodenums (Erbrechen) und/oder die Stenosierung der Pfortader (portaler Hypertonus) bewirkt und/oder wenn Malignomverdacht begründet ist [9, 9b].

Technik. Die duodenumerhaltende Pankreaskopfresektion bei chronischer Pankreatitis besteht aus 2 wesentlichen operativen Schritten. Der Pankreaskopf wird zwischen duodenaler Pfortaderkante und dem intrapankreatischen Choledochus subtotal reseziert (Abb. 11.50a); es verbleibt an der duodenalen Wand ein scheibenartiger Rest des Pankreaskopfes. Zur Wiederherstellung eines Sekretflusses aus dem linken Pankreas wird die oberste Jejunumschlinge zwischen linkem Pankreas und Pankreaskopfrest mit 2 Anastomosen interponiert (Abb. 11.50c, d). Zur Exposition des Pankreaskopfes muß eine ventrale Durchtrennung des Lig. duodenocolicum und des rechten Anteils vom Lig. gastrocolicum und eine Mobilisation des Duodenums nach Kocher erfolgen. Nach Präparation der Pankreasunterkante wird das Pankreaskorpus über der Pfortader untertunnelt; dies gelingt meist durch stumpfe Präparation. Vor der Querdurchtrennung des Pankreaskopfes an der duodenalen Kante der Pfortader muß die A. hepatica communis identifiziert werden. Nach der Durchtrennung des Pankreas mit dem Skalpell muß an der linken Schnittfläche eine subtile Blutstillung mit Prolene-Durchstichnähten erfolgen. Zur Resektion des Pankreaskopfes wird dieser in die ventrodorsale Ebene rotiert, so daß die Schnittfläche dem Operateur zugewandt ist. Venen, die vom Pankreaskopf in die Pfortader ziehen, müssen isoliert disseziert werden. Danach erfolgt die subtotale Resektion des Pankreaskopfes unter Schonung des Mesoduodenums (Abb. 11.50a). Die Dekompression des durch den Tumor komprimierten Ductus choledochus gelingt meist ohne Schwierigkeiten, indem man an der Adventitia des Ductus choledochus bis zur präpapillären Region von der Oberkante des Pankreaskopfes präpariert. Nach subtotaler Resektion des Pankreaskopfes verbleibt ein schalenartiger Rest (Abb. 11.50b).

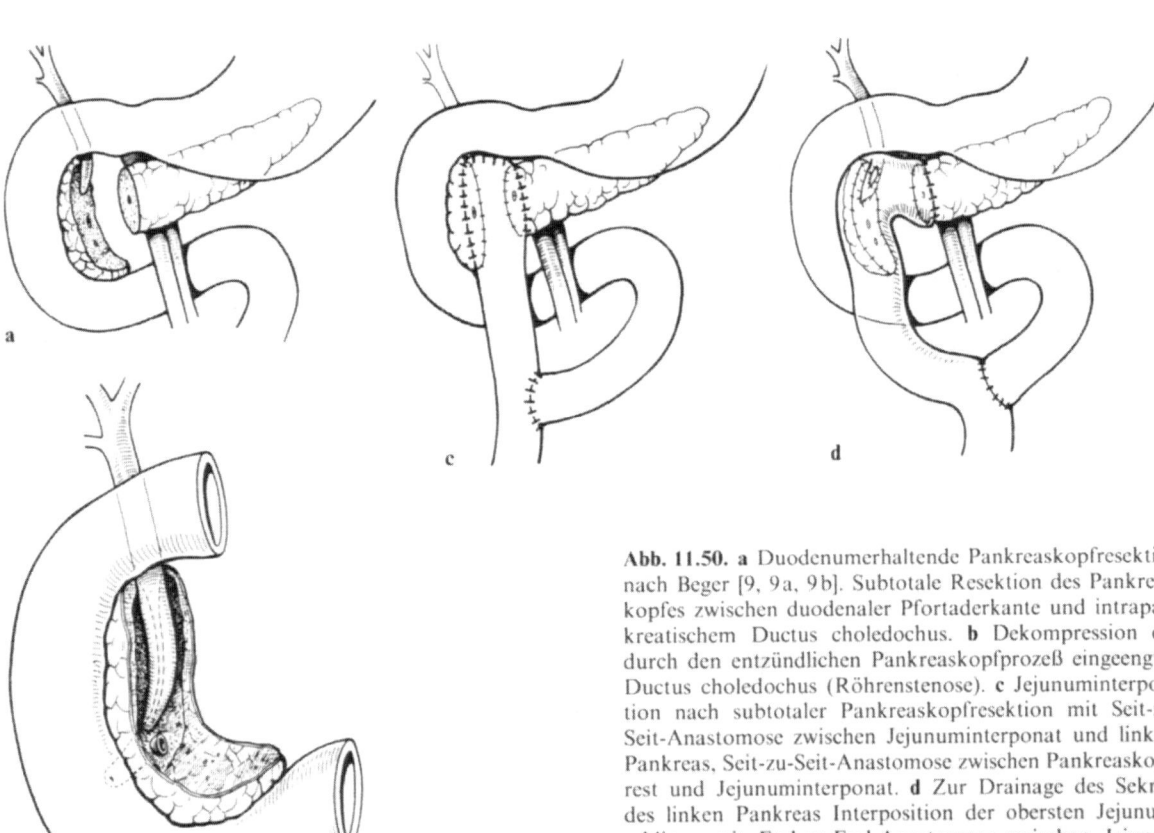

Abb. 11.50. a Duodenumerhaltende Pankreaskopfresektion nach Beger [9, 9a, 9b]. Subtotale Resektion des Pankreaskopfes zwischen duodenaler Pfortaderkante und intrapankreatischem Ductus choledochus. **b** Dekompression des durch den entzündlichen Pankreaskopfprozeß eingeengten Ductus choledochus (Röhrenstenose). **c** Jejunuminterposition nach subtotaler Pankreaskopfresektion mit Seit-zu-Seit-Anastomose zwischen Jejunuminterponat und linkem Pankreas, Seit-zu-Seit-Anastomose zwischen Pankreaskopfrest und Jejunuminterponat. **d** Zur Drainage des Sekrets des linken Pankreas Interposition der obersten Jejunumschlinge mit End-zu-End-Anastomose zwischen Jejunum und linkem Pankreas und Seit-zu-Seit-Anastomose zwischen Pankreaskopfrest und Jejunum und zusätzliche Choledochojejunostomie im Bereich des Jejunuminterponats

Bei den meisten Patienten ist der Ductus pancreaticus im linken Pankreas erweitert; der Pankreaskopftumor hat zur Stenosierung und prästenotischen Dilatation geführt. Pankreasgangsteine müssen aus dem linken Pankreas entfernt werden. Bestehen bei überwiegend dilatiertem Pankreasgang fibröse Gangstenosen, so wird das linke Pankreas bis in den Pankreasschwanz längsinzidiert. Bei Patienten mit längsinzidiertem linkem Pankreas wird die Anastomose im Sinne einer laterolateralen Pancreatikojejunostomie ausgeführt. Nur bei wenigen Patienten gelingt die Dekompression des intrapankreatischen Choledochussegments nicht, da eine intramurale Entzündung die Stenosierung bewirkte. Bei diesen Patienten ist eine zusätzliche Choledochojejunostomie im Bereich des Jejunuminterponats erforderlich [9]. Zur Wiederherstellung der Dünndarmpassage muß eine Y-Roux-Fußpunktsanastomose 40 cm distal der Pankreatikojejunostomose ausgeführt werden (Abb. 11.50d).

Frühpostoperativer Verlauf. Die häufigsten postoperativen Komplikationen bei 87 Patienten sind in Tabelle 11.4 aufgeführt. Die postoperative Pankreatitis war im Sinn einer harmlosen Enzympankreatitis jeweils leicht; die Durchblutung des Duodenums ist bei Erhaltung des Mesoduodenums nicht gefährdet. Die Krankenhausletalität betrug 1,1%, die Reoperationsrate 5,7%. Der durchschnittliche Krankenhausaufenthalt dauerte 17 Tage.

Spätergebnisse (Tabelle 11.5). Die duodenumerhaltende Pankreaskopfresektion führt bei über 90% der Patienten zu anhaltenden Schmerzfreiheit. Bei über 70% der Patienten ist eine Gewichtszunahme zu verzeichnen. Der begrenzt resezierende Eingriff im Bereich des Pankreaskopfes erklärt, daß nur bei $^1/_3$ der Patienten eine komplette Enzymsubstitution notwendig war. Das limitierte Organtrauma erklärt auch die hohe Rate einer vollen beruflichen Rehabilitation. Bei 20% der Patienten kommt es allerdings auch postoperativ zu Schüben einer chronischen Pankreatitis [9a].

Tabelle 11.4. Frühpostoperative Komplikationen bei 87 Patienten nach duodenumerhaltender Pankreaskopfresektion bei chronischer Pankreatitis

	Patienten		Reoperation	
	n	(%)	n	(%)
Pankreatitis (enzymatische Pankreatitis)	14	16,1		
Blutung	11	12,6	2	
Ischämie der Duodenumwand	1	1,1	1	
Pankreasanastomosenfistel	3	3,4		5,7
Intraabdomineller Abszeß	2	2,3	1	
Choledochusstenose/Verschlußikterus	1	1,1	1	
Krankenhausletalität	1	1,1		

Tabelle 11.5. Langzeitergebnisse. 55 Patienten. (6 Patienten nicht einbezogen, da Operation nach dem Stichtag 1. Januar 1984) [9b]

		Patienten	
		n	(%)
Körpergewicht	Zunahme	40	72,7
	Abnahme	4	7,3
Diabetes	Postoperativ neu	2	5,6[a]
	Postoperative Besserung	3	15,8[a]
Oberbauchbeschwerden[b]	Keine	33	60,0
	Selten	18	32,7
	Oft	4	7,3
Enzymsubstitution	Komplette Substitution	17	30,9
	1 Dragée/Mahlzeit	25	45,5
	Keine/gelegentlich	13	23,6
Berufliche Rehabilitation	Vollständig	48	87,3
	Sozialhilfeempfänger	7	12,7

[a] Präoperativer Diabetes mellitus: 19 Patienten.
[b] Chronische Pankreatitis im späten postoperativen Verlauf: 7 Patienten.

Vorteile der duodenumerhaltenden Pankreaskopfresektion gegenüber einer Whipple-Operation. Die duodenumerhaltende Pankreaskopfresektion bietet gegenüber der Whipple-Operation den Vorteil, daß Magen, Duodenum, Ductus choledochus, Papilla Vateri und Gallenblase vom operativen Trauma verschont bleiben. Vom funktionellen Standpunkt ist insbesondere die Erhaltung der Duodenumpassage der Nahrung mit Erhaltung einer normal geregelten Magenentleerung und normalen Zumischung der Galle in das Duodenum von besonderer Bedeutung [10a]. Für die Nahrungsassimilation und die nahrungsabhängigen metabolischen Prozesse ist die Erhaltung der „entero-insular axis" für die Glukosehomöostase von besonderer Bedeutung. Die Resektion des tumorös vergrößerten Pankreaskopfes unter Schonung der Pankreasnachbarorgane ist für die meist jungen Patienten – der Altersdurchschnitt in der Serie von 87 Patienten war zum Operationszeitpunkt 39 Jahre – v.a. im Hinblick auf das Langzeitergebnis ein großer Vorteil.

Die Erhaltung des linken Pankreas ist auch bei erheblich pankreatitisch verändertem Pankreasparenchym sinnvoll, da diabetesbedingte Früh- und Spätschäden bzw. Insulinpflichtigkeit auf Dauer oder noch für viele Jahre vermieden werden können.

Linksresektion

H.-J. Peiper

Dieser Eingriff kommt in Frage, wenn sich die chronische Pankreatitis überwiegend auf den Pankreasschwanz beschränkt, wo sie zu einem entzündlichen „Pseudotumor" mit hochgradigen Schwielenbildungen unter Einbeziehung von Magen, Milz und Kolon führen kann. Auch bei Vorliegen einer im linken Pankreas lokalisierten Pseudozyste kommt diese Technik in Frage. Als mehr oder weniger ausgedehnte bzw. subtotale Linksresektion wurde das Verfahren auch bei der das ganze Organ betreffenden chronischen Pankreatitis, meist in ihrer diffus sklerosierenden Form und ohne Gangerweiterung ausgeführt.

Man beginnt zunächst mit der Mobilisierung des linksseitigen Pankreas im Zusammenhang mit der Milz, wobei die Verbindungen zu Magen und Kolon sowie die peritoneale Umschlagfalte hinter der Milz durchtrennt werden müssen. Unterrand und Oberrand der Drüse werden durch Spaltung des peritonealen Überzuges freigelegt und sodann eine weitgehend stumpfe Auslösung mit der ganzen Hand aus dem Retroperitonealraum heraus vorgenommen (Abb. 11.51 a, b).

Die Resektionsebene richtet sich nach dem vorliegenden Befund. Beschränkt man sich auf eine *Pankreasschwanzresektion*, erfolgt die Nahtversorgung und Durchtrennung der Milzvene in entsprechender Höhe auf der Hinterfläche des hochgeschlagenen Pankreas und der Milzarterie am Oberrand, von wo aus sie in Richtung auf den Tripus Halleri verläuft und präparatorisch meist gut dargestellt und versorgt werden kann. Dann durchtrennt man das Pankreas und verfährt mit der Versorgung der zurückbleibenden Resektionsfläche entsprechend den Veränderungen im Bereich des Gangsystems. Wenn, wie meistens in diesen Fällen, der Abfluß aus dem Pankreasgang in das Duodenum ungehindert erscheint – was vorher prinzipiell röntgenologisch überprüft sein sollte – so kann man die Resektionsfläche nach Umstechung des Ductus pancreaticus blind verschließen. Hierbei empfiehlt sich eine fischmaulförmige Zuschneidung der Resektionsfläche und ihr Verschluß durch hin- und rückläufige überwinkliche Naht.

In letzter Zeit haben wir die Durchtrennung des Pankreas auch mit dem Nahtapparat vorgenommen, was eine gesonderte Übernähung erübrigt. Es empfiehlt sich, die Resektionslinie mit Fibrinkleber in dicker Schicht zu versiegeln.

Bei ausgedehnteren entzündlichen Prozessen des linken Pankreas wird man sich i. allg. veranlaßt sehen, bis auf die Höhe der Mesenterialgefäße zu resezieren. In diesem Falle erfolgt nach der beschriebenen linksseitigen Mobilisierung von Pankreas und Milz die Tunnelierung des Isthmus, wie er zuvor (S. 297) bereits beschrieben wurde. Dann durchtrennt man das Pankreas über der Mesenterialvene. Der Resektionsstumpf des linksseitigen Pankreas wird durch Haltenähte nach vorne gezogen, was die schrittweise Freipräparation der Milzveneneinmündung erleichtert. Nach Unterfahren derselben wird diese doppelt unterbunden und durchtrennt. Es fehlt dann nur noch das Aufsuchen der am Oberrand nach hinten verlaufenden Milzarterie, wobei man sich einen klaren topographischen Überblick schaffen sollte, um nicht einer Verwechslung mit der Leberarterie zu unterliegen. Nach eindeutiger Identifizierung der A. lienalis wird diese zwischen Umstechungsligaturen durchtrennt. Es folgt die Exstirpation des Resektionspräparates. Die zurückbleibende Schnittfläche des Pankreas wird in ähnlicher Weise versorgt, wie zuvor beschrieben.

Bestehen die geringsten Abflußbehinderungen im Bereich der Gangmündung, sollte man die Resektionsfläche des belassenen Pankreas in eine Jejunalschlinge ableiten.

Die entsprechenden Operationstechniken wurden auf S. 288 dargestellt.

Bei einer subtotalen Pankreatektomie, der sog. 90%-Resektion (Abb. 11.52), die ebenfalls von links her efolgt, wird man anstreben, das Resektionspräparat in toto zu erhalten, also nicht den Pankreasisthmus, wie zuvor beschrieben, zu durchtrennen und dann das Pankreas weiter bis auf die rechte Seite hin zu mobilisieren und im Kopfbereich nachzuresezieren.

Wir ziehen es in diesem Falle vor, den Isthmus zu untertunneln, die Einmündung der Milzvene in die Pfortader von der Rückfläche des Pankreas aus darzustellen und dann von hinten her eine Durchtrennung der Milzvene unmittelbar vor dem Konfluens vorzunehmen. Die weitere Präparation erfolgt dann nicht mehr in der Ebene hinter, sondern vor der Mesenterialvene und setzt sich in Richtung auf den Pankreaskopf fort. Dabei können das Mesopankreas und der dem Duodenalknie

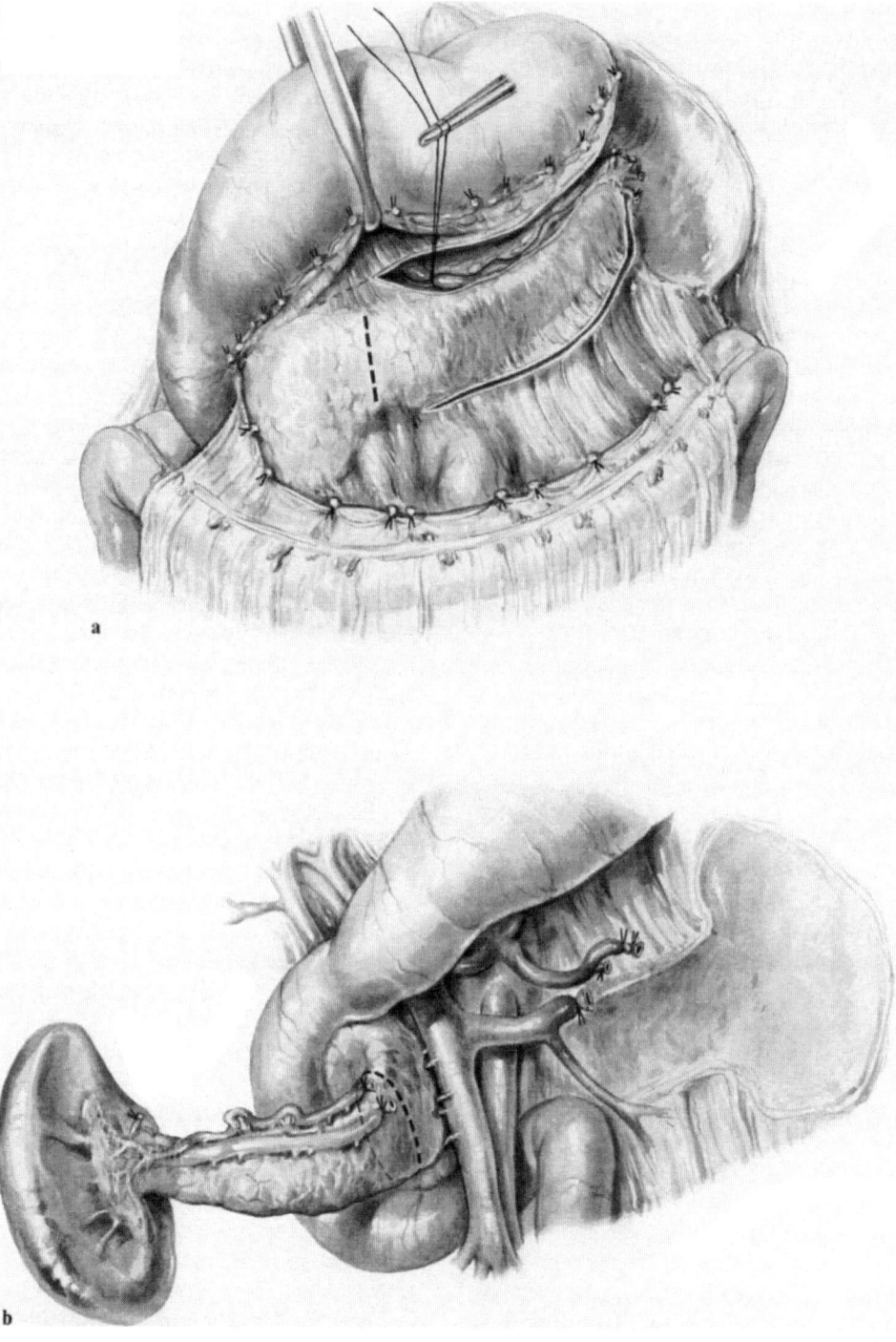

Abb. 11.51 a, b. Linksresektion des Pankreas. **a** Nach breiter Eröffnung der Bursa omentalis Spaltung des peritonealen Überzugs der Bauchspeicheldrüse an ihrer Oberkante parallel zum Verlauf der A. lienalis und an ihrer Unterkante jeweils bis zur geplanten Resektionslinie, meist auf Höhe der Mesenterialgefäße. **b** Nach Durchtrennung der Vv. gastricae breves und des Lig. lieno-colicum Spaltung der peritonealen Umschlagfalte hinter der Milz. Stumpfes Auslösen des Pankreas aus dem Retroperitonealraum von links her zur Mitte hin mit zunehmendem Hervorluxieren und Umschlagen des mobilisierten linksseitigen Pankreas zur rechten Seite. Darstellung der Resektionsebene auf der Rückseite des Pankreas, dort Durchtrennung von A. und V. lienalis zwischen Umstechungsligaturen. Resektion des linksseitigen Pankreas und Verschluß der zurückbleibenden Resektionsfläche nach Umstechung des Ganglumens durch überwendliche Naht

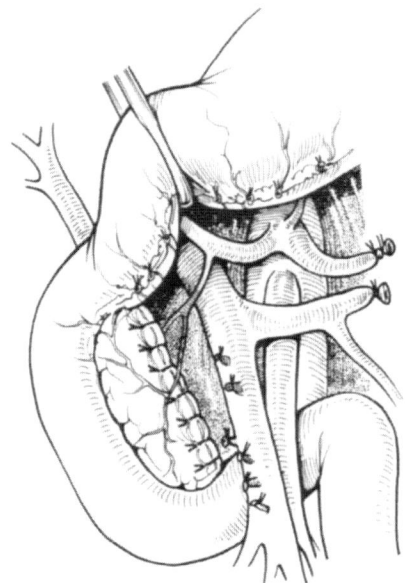

Abb. 11.52. Subtotale Pankreatektomie (90%-Resektion). Rechtsseitige Fortsetzung der Mobilisierung des Pankreas. Präparation in einer vor diesem Gefäß bzw. der V. mesenterica superior gelegenen Ebene. Subtotale Resektion des Pankreas unter Belassung eines schmalen duodenalen Drüsensaumes unter sorgfältiger Schonung der arteriellen Duodenalversorgung. Verschluß der Resektionsfläche durch Einzelnähte

anhängende Anteil des Processus uncinatus belassen werden. Die Resektionslinie verläuft im Abstand von etwa 1–2 cm parallel zum inneren duodenalbogen, wobei aufmerksam auf den Verlauf des Ductus choledochus zu achten ist. Gegebenenfalls wird man sich diesen von einer Choledochotomie aus mittels einer eingeführten Metallsonde erkennbar machen. Der Verschluß der Resektionsebene erfolgt durch Einzelknopfnähte.

11.4.5 Ergebnisse

H.-J. PEIPER

Eine Beurteilung von Spätergebnissen in der chirurgischen Behandlung der chronischen Pankreatitis ist schwierig und läßt allenfalls globale Hinweise für Indikationsstellung und Verfahrensweise zu. Aus der Literatur lassen sich heute größere Kollektive für die verschiedenen Operationsverfahren zusammenstellen [43, 63b] und daraus Anhaltspunkte hinsichtlich *Früh- und Spätletalität, Beschwerdebild* und *funktioneller Veränderungen* gewinnen. Dabei ist zu berücksichtigen, daß eine vergleichende Bewertung wegen der Verschiedenartigkeit der Patientenselektion, der indikatorischen Kriterien, der Länge der Nachbeobachtungszeit und einer subjektiv gefärbten Einstufung des Behandlungsergebnisses nur unter Vorbehalt möglich sein dürfte. Es scheint allerdings zuverlässig nachgewiesen zu sein, daß die Spätprognose bei Alkoholabstinenz wesentlich besser ist als bei Alkoholikern.

Die *Operationsletalität* ist bei den Drainageoperationen praktisch zu vernachlässigen und dürfte bei 2,5–3% liegen (Tabelle 11.6). Selbst eine gleichzeitige Schwanzresektion und Splenektomie beinhaltet kein größeres Risiko.

Hingegen wurde für die partielle bzw. subtotale Pankreaslinksresektion eine deutlich höhere Letalität ermittelt, nämlich 5,0%, was sich kaum erklären läßt (Tabelle 11.7).

Verständlich ist das größere Risiko einer partiellen Duodenopankreatektomie, die einen ungleich größeren Eingriff darstellt. Dabei muß allerdings eine erstaunliche Schwankungsbreite der Letalitätsziffern registriert werden, die wohl nur zum Teil durch den Erfahrungsstand einzelner Operateure erklärt werden kann. Allerdings dürften sich gerade bei diesem aufwendigen Operationsverfahren zunehmende Kenntnisse in der chirurgischen Technik und in der Vermeidung belastender Komplikationen in einer Senkung der Letalität niederschlagen.

Je nach Statistik läßt sich eine Sterblichkeit zwischen 0,7–30% ermitteln; der Durchschnitt liegt bei 6% (Tabelle 11.8). Die durchschnittliche Frühletalität der heute allerdings kaum noch vorgenommenen totalen Pankreatektomie dürfte bei 16% liegen (Tabelle 11.9)..

Ein anderes Bild ergibt die *Spätletalität*, die für die drainierenden Verfahren mit 31% (Du Val) bzw. 26% (Pankreatojejunostomie Seit-zu-Seit) höher als bei resezierendem Vorgehen mit 17% (Linksresektion) bzw. 19% (partielle Duodenopankreatektomie) liegt (Sammelstatistik bei Gebhardt [43]).

Dies läßt sich durch die häufigeren Erkrankungsrezidive bei reiner Sekretableitung im Gegensatz zu der Entfernung der hauptsächlichen Krankheitsherde mittels Resektion erklären.

Auch die *postoperative Gesamtsterblichkeit* weist ein günstigeres Ergebnis für resezierende Verfahren gegenüber den Drainagen auf. Ausgenommen hiervon bleibt die totale Pankreatektomie. Zu einer erhöhten Frühletalität kommt eine Spätleta-

Tabelle 11.6. Operationsletalität der Drainageoperationen

Autor und Operationstyp (Resektion in %)	Operierte Patienten n	Operations- letalität n	Autor und Operationstyp (Resektion in %)	Operierte Patienten n	Operations- letalität n
Puestow u. Gillesby (1958) [105] Longitudinal	21		Proctor et al. (1979) Longitudinal Kaudal	9 15	
Partington u. Rochelle (1960) [95] Longitudinal	9		Trapnell (1979) [138b]	6	
Gillesby u. Puestow (1961) [46a] Longitudinal	29	1	Traverso et al. (1979) [142] Longitudinal	12 (9)	1
DuVal u. Enquist (1961) [27] Kaudal	28		White u. Hart (1979) [160] Longitudinal	52	3
Silen et al. (1963) [133b] Longitudinal	15		Warshaw et al. (1980) [153] Longitudinal	10	
White u. Keith (1963) [161] Longitudinal	50	1	Frey (1981) [31]	427	18
Leger et al. (1974) [79] Longitudinal	45	2	Howard (1981) [63a] Longitudinal Kaudal mit Resektion	42 19	1 1
Way et al. (1974) [156]	4		Marzoli (1981) [85a] Longitudinal	98	1
Arnesja et al. (1975) [7a] Longitudinal Kaudal	8 21		Potts u. Moody (1981) [100a] Longitudinal	10	
Ribet et al. (1975) [110] Longitudinal	22	3	Prinz u. Greenlee (1981) [101] Longitudinal	53	2
Sato et al. (1975) [125] Longitudinal	24	0	Taylor et al. (1981) [137]	22	
Way et al. (1974) [156] Longitudinal	21		Sarles et al. (1982) [124]	89	4
Jordan et al. (1977) [65] Longitudinal mit Schwanzresektion Kaudal mit Schwanzresektion	24 6		Williams et al. (1982) [162a] Longitudinal	3	
Adson (1979) [2a] Longitudinal Kaudal mit Resektion	2 10		Gebhardt (1984) [43] Kaudal	15	
Kümmerle et al. (1979) [72a] Longitudinal	6		Hollender et al. (1986) [63] Longitudinal Kaudal mit Resektion	52 39	2 4
			Peiper et al. (1987) [97b]	27	1
			Insgesamt	1496	52 (3,5%)

lität von 30% bei einer durchschnittlichen Nachbeobachtungszeit von nur 2¹/₂ Jahren aufgrund der Zusammenstellung durch Gebhardt [43] über 295 Fälle aus dem Schrifttum (70 eigene Fälle). Hierfür ist überwiegend ein infolge des gleichzeitigen Glukagonverlustes sehr insulinempfindlicher Diabetes mellitus verantwortlich. Deshalb wird man die Indikation zur totalen Pankreatektomie nur noch bei abszedierender Restpankreatitis nach vorausgegangener Teilresektion oder wegen polyzystischer Abszedierung des gesamten Organs stellen.

Schlechte *Behandlungsergebnisse* bieten die Patienten, bei denen es infolge Fortbestehens bzw. nach einer vorübergehenden Besserung zu erneutem Auftreten der Beschwerden kommt. Dies trifft natürlich auch für die Kranken zu, die später an den Folgen einer Komplikation der Grundkrankheit versterben. Die ungünstigsten Spätresultate (52% schlechte Ergebnisse nach Gebhardt) wurden nach End-zu-End-Pankreatektojejunostomie (Du Val) festgestellt, wenn auch nur zahlenmäßig begrenzte Kollektive vorliegen [27, 39, 65, 156].

Tabelle 11.7. Operationsletalität nach Pankreaslinksresektion (die partielle Resektion schneidet geringgradig besser ab als die subtotale Resektion)

Autor und Operationstyp (Resektion in %)	Operierte Patienten n	Operations- letalität n	Autor und Operationstyp (Resektion in %)	Operierte Patienten n	Operations- letalität n
Mercadier et al. (1967) [86]	47		Traverso et al. (1979) [142]		
90%	(15)	1	40–80%	7	1
50%	(32)	1	80–95%	8	1
Warren (1969) [149]	74	4	White u. Hart (1979) [160]		
Leger et al. (1974) [79]	71		40–80%	(35),	
Mit Pankreatojejunostomie	(39)		80–95%	(15)	
Ohne Pankreatojejunostomie	(32)		Grodsinsky (1980) [49a]		
Way et al. (1974) [156]			95%	11	
40–80%	11		60–80%	19	
80–95%	3		Rosenberger et al. (1980) [115]		
Ribet et al. (1975) [110]			40–80%	34	2
40–80%	30	3	80–95%	24	2
80–95%	4		Taylor et al. (1981) [137]	40	
Sato et al. (1975) [125]	10		Frick (1982) [36]		
Frey et al. (1976) [34]			40–80%	86	4
40–80%	53	1	80–95%	25	2
80–95%	77	1	Sarles et al. (1982) [124]		
Doutre et al. (1977) [25a]	23	2	40%	22	3
Stegmüller u. Fischer (1978) [135]			Gebhardt (1984) [43]		
40–80%	45		40–80%	42	2
80–95%	7	3	80–95%	86	4
Trapnell (1978) [138a]			Hollender et al. (1986) [63]	40	1
95%	15		Howard (1987) [63b]		
Clot et al. (1979) [21]			40–60%	27	
40–80%	50	1	Peiper et al. (1987) [97b]	47	3
80–95%	49	4			
			Insgesamt	1151	53 (4,6%)

Bessere Ergebnisse (31% Rezidive nach Gebhardt [43]) zeigten Seit-zu-Seit-Anastomosen [21, 36, 43, 46, 58, 62, 63, 65, 78, 79, 87, 89, 95, 96, 97, 110, 125, 135, 149, 156, 161].

Drainagemaßnahmen setzten einen weiten Ductus pancreaticus voraus. Nach Leger et al. [79] sollte der Durchmesser mindestens 10 mm betragen. Pichlmayr u. Rumpf [100] spalten das Pankreas auch bei fehlender Gangdilatation und berichten über ähnlich gute Ergebnisse. Sehr unbefriedigend erwiesen sich die Folgezustände nach subtotaler Linksresektion bei diffuser Pankreatitis.

Trotz der erhöhten Früh- und Spätletalität sind die Spätergebnisse nach partieller Duodenopankreatektomie recht gut, da die Mehrzahl der überlebenden Kranken beschwerdefrei wird [34, 36, 61, 53, 55, 62, 63, 87, 89, 100, 110, 125, 135, 149]. Gebhardt [43] verzeichnete die Rezidivquote aufgrund einer Literaturzusammenstellung mit 19%, wobei allerdings in den meisten Serien die in der Spätletalität enthaltenen Patienten nicht einbezogen wurden.

Bei diesem Verfahren könnte die Entfernung des Pankreaskopfes mit dem häufig hier gelegenen hauptsächlichen Krankheitsherd plausibler Grund für die größere Erfolgsrate sein. Inwieweit eine Kombination mit intraoperativer Pankreasgangokklusion [42, 136] wirklich das Pankreatitisrezidiv verhindern kann, ohne zugleich aber die endokrine Insuffizienz zu verstärken, kann bisher noch nicht zuverlässig beurteilt werden. Immerhin konnten Gall u. Gebhardt [43] nach 160 aufeinanderfolgenden partiellen Duodenopankreatektomien mit Pankreasschwanzverödung über bis zu $4^1/_2$ Jahren hin nur in einem Fall ein Entzündungsrezidiv feststellen.

Tabelle 11.8. Operationsletalität nach partieller Duodenopankreatektomie

Autor	Operierte Patienten n	Operationsletalität	
		n	(%)
Mercadier et al. (1967) [86]	21	1	
Guillemin et al. (1971) [53]	63	1	
Stefanini et al. (1972) [136a]	5		
Leger et al. (1974) [79]	16	1	
Ribet et al. (1975) [110]	25	2	
Frey et al. (1976) [34]	19	1	
Hivet et al. (1976) [55]	56	6	
Stegmüller u. Fischer (1976) [135]	45	5	
Warren u. Hofmann (1976) [151]	82	2	
Doutre et al. (1977) [25a]	54	5	
Adson (1979) [2a]	7		
Clot et al. (1979) [21]	48	5	
Kümmerle et al. (1979) [72a]	96	9	
Proctor et al. (1979) [103]	7	1	
Traverso et al. (1979) [142]	5		
White u. Hart (1979) [160]	18	1	
Gall et al. (1981) [41]	49	4	
Gall et al. (1971) [41] m. Pankreasgangokklusion	144	1	
Pichlmayr u. Rumpf (1981) [100]	62	5	
Serio (1981) [133b]	38	1	
Taylor et al. (1981) [137]	29	2	
Sarles et al. (1982) [124]	23	2	
Stegmüller et al. (1982) [136]	17		
Hollender et al. (1986) [63]	92	8	
Howard (1987) [63b]	14		
Peiper et al. (1987) [97b]	49	3	
Insgesamt	1048	67	6,3
Sammelstatistiken			
Frey (1981) [31]	286	26	9
Cohen et al. (1983) [22a]	334	16	5
Cuilleret et al. (1985) [24a]	1000	50	5

Tabelle 11.9. Operationsletalität nach totaler Pankreatektomie

Autor	Operierte Patienten n	Operationsletalität n
Braasch et al. (1978) [14]	26	
Adson (1979) [2a]	5	1
Traverso et al. (1979) [142]	8	1
McConnel et al. (1980) [85b]	5	
Gall et al. (1981) [41]	68	14
Peiper et al. (1987) [97b]	4	1
Insgesamt	116	16 (14%)

Literatur

1. Adloff M, Baumann R, Ollier JC (1982) Les anastomoses pancréatico-jejunales dans le traitment des pancréatites chroniques. Chirurgie 108:284–288
2. Adrian TE, Bestermann HS, Pera A, Redshaw MR, Wood TP, Bloom SR (1979) Plasma trypsin in chronic pancreatitis and pancreatic adenocarcinoma. Clin Chir Acta 97:205–212
2a. Adson MA (1979) Surgical treatment of pancreatitis. Review of a series. Mayo Clin Proc 54:443
3. Amann R (1970) Die chronische Pancreatitis. Zur Frage der Operationsindikation und Beitrag zum Spontanverlauf der chronisch rezidivierenden Pancreatitis. Dtsch Med Wochenschr 95:1–7
5. Amann RW, Largiadèr R, Akobiantz A (1979) Pain relief by surgery in chronic pancreatitis. Relationships between pain relief, pancreatic disfunction and alcohol withdrawal. Scand J Gastroenterol 14:209–215
6. Amann RW, Akovbiantz A, Largiadèr F, Schneler G (1984) Course and outcome of chronic pancreatitis. Gastroenterology 86:820–828
7. Aranha GW, Prinz RA, Greenle HB, Freeark RJ (1984) Gastric outlet and duodenal obstruction from inflammatory pancreatic disease. Arch Surg 119:833–835
7a. Arnesjo B, Ishe J, Kugelberg C, Tylen U (1975) Pancreaticojejunostomy in chronic pancreatitis. An appraisal of 29 cases. Acta Chir Scand 141:139
8. Aston SJ, Logmire WP (1973) Pancreaticoduodenal resection. Arch Surg 106:813
9. Beger HG, Witte C, Kraas E, Bittner R (1981) Erfahrung mit einer das Duodenum erhaltenden Pankreaskopfresektion bei chronischer Pankreatitis. Chirurgie 107:597–604
9a. Beger HG, Krautzberger W, Bittner R, Buchler M, Block S (1984) Die duodenumerhaltende Pankreaskopfresektion bei chronischer Pankreatitis – Ergebnisse nach 10jähriger Anwendung. Langenbecks Arch Chir 362:229–236
9b. Beger HG, Krautzberger W, Bittner R, Buchler M, Limmer J (1985) Duodenum-preserving resection of the head of the pancreas in patients with severe chronic pancreatitis. Surgery 97:467–473
10. Bell SN, Cole R, Roberts-Thompson IC (1980) Coeliac plexus block for control of pain in chronic pancreatitis. Br Med J 281:1604
10a. Bittner R, Beger HG (1980) Significance of the duodenum for carbohydrate metabolism. In: Herfarth C (ed) Gastric cancer. Springer, Berlin Heidelberg New York, pp 242–246
11. Blumgart LH, Imrie CW, McKay AJ (1982) Surgical management of chronic pancreatitis. J Clin Surg 1:229–235
12. Bodker A, Kjaergaard J, Schmidt A, Tilma A (1981) Pancreatic pseudocyste. A follow-up study. Am Surg 194:80
13. Bodner E (1981) Diskussion. Stellungnahme zur Veröffentlichung von Wittrin G et al. Pankreasgangocclusion nach partieller Duodenopankreatektomie in der Carcinomchirurgie. Chirurg 52:667–668
14. Braasch JW, Lito L, Nugent FW (1979) Total pancreatectomy for end-stage chronic pancreatitis. Am Surg 188:317–322

15. Bradley EL III, Clements JL Jr (1981) Idiopathic duodenal obstruction. An unappreciated complication of pancreatitis. Am Surg 193:628–648
16. Cannon JA (1955) Experience with ligation of the pancreatic ducts in the treatment of chronic relapsing pancreatitis. Am J Surg 90:266–280
17. Cattel RB, Warren KW (1953, 1961) Surgery of the pancreas. Saunders, Philadelphia
18. Child CG (1964) Subtotal pancreatectomies. In: Cooper P (ed) The craft of surgery. Little Brown, Boston, pp 1149–1167
19. Christianson J, Olsen JH, Worning H (1971) The pancreatic function following subtotal pancreatectomy for cancer. Scand J Gastroenterol [Suppl] 6:189–193
20. Classen M, Enke A, Widgruber HJ (1982) Experience with occlusion of the pancreatic duct in chronic pancreatitis. Digestion 25:A21
21. Clot JP, Chigot JP, Richer R, Mercadier M (1979) Attitude therapeutique face a une pancreatite chirurque autonome. A propos de 147 cas. Sem Hop Paris 55:878
22. Codivilla A (1986) Rendiconto statistico della sezione chirurgica dell' ospedale d'Imola. Anno 1895. Imola I. Galeatti e figlio, 5 pp, 1 Tabl. 8°
22a. Cohen JR et al. (1983) Pancreaticoduodenectomy for benign disease. Ann Surg 197:68
23. Creutzfeldt W (1970) Erkrankungen der Bauchspeicheldrüse. Lehrbuch der Inneren Medizin. Schattauer, Stuttgart New York
24. Creutzfeldt W, Lankisch PG (1980) Totale Duodenopankreatektomie bei chronischer Pankreatitis. Z Gastroenterol 18:641–643
24a. Cuilleret J, Baligne JG, Espalicū P, Berltréas M (1985) L'avenir éloigné des malades traités pour pancréatite aigue. Chirurgie 111:357–363
25. Dill-Russel AS (1952) Pancreaticogastrotomy. Lancet I:589
25a. Doutre L-P, Perissat J, Pernot F, Houdelette P (1977) Réflexions statistiques sur une série de 142 interventions pour pancréatite chronique primitive. Chirurgie 103:169
26. Du Val MK Jr (1954) Caudal pancreaticojejunostomy for chronic relapsing pancreatitis. Am Surg 140:775
27. Du Val MK Jr, Enquist IF (1961) The surgical treatment of chronic pancreatitis by pancreaticojejunostomy: An 8 year reappraisal. Surgery 50:965
28. Eggert A, Teichmann W (1982) Die Pankreatogastrostomie beim Papillencarcinom. Chirurg 53:382–386
29. Fish JG, Smith LB, Williams RD (1967) Digestive function after radical pancreaticoduodenectomy. Am J Surg 117:40–44
30. Frey CF (1978) Pancreatic pseudocyste-operative strategy. Am Surg 188:652
31. Frey CF (1981) Role of subtotal pancreatectomy and pancreaticojejunostomy in chronic pancreatitis. J Surg Res 31/5:361
32. Frey CF, Arbor A (1969) The operative treatment of pancreatitis. Arch Surg 98:406
33. Frey CF, Braasch J (1984) Surgical management of chronic pancreatitis. The need to improve our observations and assessment of results. Am J Surg 148:189
34. Frey CF, Child CG, Frey W (1976) Pancreatectomy for chronic pancreatitis. Am Surg 184:403
35. Frey WJ, Child CG (1965) Ninety-five percent distal pancreatectomy for chronic pancreatitis. Am Surg 152:343
36. Frick S (1982) Komplikationen nach resezierenden Eingriffen bei chronischer Pankreatitis. Langenbecks Arch Chir 356:83
37. Fritsch A (1985) Wiederherstellungsoperation nach Duodenopankreatektomie. Langenbecks Arch Chir 366:249
38. Funovics J, Hollender LF, Peiper H-J, Rumpf KD, Siewert JR (1984) Chronische Pankreatitis – wann lohnt die Drainageoperation? Langenbecks Arch Chir 363:67
39. Gall FP, Gebhardt C (1979) Ein neues Konzept in der Chirurgie der chronischen Pankreatitis. Dtsch Med Wochenschr 104:1003–1006
40. Gall FP, Mühe E, Gebhardt C (1979) Etude comparative de 117 duodeno-pancreatectomies subtotales et totales pur pancreatites chroniques. Premiers resultats de la sclerose postoperatoire du pancreas caudal. Communication presentee a l'Academie de chirurgie de Paris Janvier 1979. Chirurgie 105:187–192
41. Gall FP, Mühe E, Gebhardt C (1981) Results of partial and total pancreaticoduodenectomy in 117 patients with chronic pancreatitis. World J Surg 5:269–275
42. Gall FP, Gebhardt C, Zirngibl H (1982) Chronic pancreatitis – Results in 116 consecutive partial duodenopancreatectomies combined with pancreatic duct occlusion. Hepatogastroenterology 29:115–119
43. Gebhardt C (1984) Chirurgische Therapie der chronischen Pankreatitis. In: Gebhardt C (Hrsg) Chirurgie des exokrinen Pankreas. Thieme, Stuttgart New York, S 139–191
44. Gebhardt C, Gall FP (1980) Partielle Duodeno-Pankreatektomie mit intraoperativer Pankreasschwanzverödung bei chronischer Pankreatitis. Langenbecks Arch Chir 353:57–62
45. Gebhardt C, Stolte M (1978) Pankreasgangocclusion durch Injektion einer schnell härtenden Aminosäurelösung. Langenbecks Arch Chir 346:149–166
46. Gebhardt C, Gall FP, Zirngibl H (1983) Chirurgische Behandlung der chronischen Pankreatitis. Dtsch Ärztebl 80:17–22
46a. Gillesby WJ, Puestow CB (1961) Pancreaticojejunostomy for chronic relapsing pancreatitis: an evaluation. Surgery 50:859
47. Govaets JP, Kesten PJ, Kiekens S, Dion R (1976) Resultats du traitement chirurgical de la pancreatite chronique. Resultats et donnees de la literature. Acta Gastroenterol Belg 39:595–602
48. Grant CSJ, van Heerden JA (1979) Anastomic ulceration following subtotal and total pancreatectomy. Am Surg 190:1–5
49. Grill W (1972) Die proximale und distale Hemipankreatektomie. Langenbecks Arch Chir [Suppl]
49a. Grodsinsky C (1980) Surgical treatment of chronic pancreatitis. A review after a 10-year experience. Arch Surg 115:545
50. Gütgemann A (1980) Unsere Schleimhaut-adaptierende Dreiecksplastik bei Strukturen des Hepato-Choledochus. In: Becker HD, Siewert R, Peiper H-J (Hrsg) Rezidiveingriffe an den Gallenwegen. Thieme, Stuttgart, S 99
51. Guillemin G, Salembier Y (1971) Duodenopancreatectomie cephalique contre drainage externe et triple deri-

vation (pancreatite chronique et lithiase du pancreas). J Chir (Paris) 101:99–105
52. Guillemin G, Braillon G, Dubois J (1966) Resultats de la duodenopancreatectomie cephalique dans le traitement de la lithiase du pancreas. A propos de 42 observation. Ann Chir 20/5,6:426–437
53. Guillemein G, Cuilleret J, Michel A, Berard B, Foroldi J (1971) Chronic relapsing pancreatitis. Surgical management including 63 cases of pancreaticoduodenoctomy. Am Surg 122:802–807
54. Gyr KE, Singer MV, Sarles H (eds) (1984) Pancreatitis, concepts and classification. Excerpta Medica, Amsterdam New York Oxford
55. Hivet M, Roullet-Audy JC, Poillex J (1976) Bilance de 56 duodenopancreatectomies cephaliques poun pancreatites chroniques. Am Chir 30/5:371–376
56. Hoffmann E, Usmiani J, Gebhardt C (1977) Die Ausschaltung der exokrinen Funktion des Pankreas als Behandlungskonzept der chronischen Pankreatitis. Dtsch Med Wochenschr 102:392–395
57. Hoffmeister WH, Trede M (1982) Chronische Pankreatitis: Chirurgische Therapie individuell planen. Klinikarzt 3:272–280
58. Hollender LF (1977) Chronische Pankreatitis. Dtsch Med Wochenschr 102:543–547
59. Hollender LF, Meyer C, Marrie A, Alexiou D (1973) Les pancréatectomies subtotales: Le point de vue du chirurgien. Gastroenterol Med Hyg 5:1070
60. Hollender LF, Kümmerle F, Longmire WF, Trede M (1975) Diskussionsforum: Chirurgie der Pankreatitis. Langenbecks Arch Chir 338:91–107
61. Hollender LF, Marrie A, Alexiou D (1978) Die chirurgische Behandlung der chronischen Pankreatitis. 5. Hannoversches Seminar für Gastroenterologie, Mai 1978
62. Hollender LF, Meyer C, Marrie A, Harris A, Da Silva E, Costa JM, Molki A (1979) Etude comparative des resections et des opérations de dérivation dans le traitement de la pancréatite chronique. A propos de 145 observations. J Chir (Paris) 116:401–406
63. Hollender LF, Bahini J, Bedini JC, Valinos P (1986) Chronische Pankreatitis, Drainage oder Resektion? Z Gastroenterol 24:218–223
63a. Howard JM (1981) The treatment of chronic pancreatitis. Presented before the Japanese Congress of Clinical Surgeons, Sapporo, 1978. See discussion of paper by Prinz and Greenlee. Ann Surg 194:319
63b. Howard JM (1987) Surgical treatment of chronic pancreatitis. In: Howard JM, Jordan GL, Reber HA (eds) Surgical diseases of the pancreas. Lea & Febiger, Philadelphia
64. Ingebrigtsen R, Langfeldt E (1952) Pancreaticogastrostomy. Lancet II:270–271
65. Jordan GL, Strug BC, Crowder WE (1977) Current status of pancreaticojejunostomy in the management of chronic pancreatitis. Am J Surg 133:46
66. Kausch W (1912) Das Carcinom der Papilla duodeni und seine radikale Entfernung. Bruns Beitr Klin Chir 78:439
67. Kiviluoto T, Schröder T, Lempinen M (1985) Total pancreatectomy for chronic pancreatitis. Surg Gynecol Obstet 160:223
68. Klemga L (1978) Jejunumtransposition und selektiv proximale Vagotomie nach Duodenopankreatektomie. Chirurg 49:556
69. Kümmerle F (1973) Chirurgie der chronischen Pankreatitis. Langenbecks Arch Chir 334:343–349
70. Kümmerle F (1977) Chronische Pankreatitis. Dtsch Med Wochenschr 102:543–547
71. Kümmerle F, Mangold G (1976) Notre experience du traitement chirurgical des pancreatites chroniques. A propos de 214 interventions. Rapport L.F. Hollender. Chirurgie 102/9:729–736
72. Kümmerle F, Mangold D, Rückert K (1978) Leben und Lebenserwartung nach Eingriffen an der Bauchspeicheldrüse. Lebensversicherungsmedizin 2:34–40
72a. Kümmerle F, Mangold G, Rückert K (1979) Chirurgie des Pankreas. Internist [Berl] 20:399
73. Kümmerle F, Frick S, Günther R (1982) Tendenzen in der Chirurgie der chronischen Pankreatitis. Dtsch Med Wochenschr 107:531–536
74. Lankisch PG, Creutzfeldt W (1981) Indikation zur operativen Therapie der chronischen Pankreatitis. In: Allgöwer M, Harder F, Hollender LF, Peiper H-J, Siewert JR (Hrsg) Chirurgische Gastroenterologie. Springer, Berlin Heidelberg New York, S 1027
75. Lankisch PG, Fuch K, Schmidt H, Peiper HJ, Creutzfeldt W (1975) Ergebnisse der operativen Behandlung der chronischen Pankreatitis mit besonderer Berücksichtigung der exokrinen und endokrinen Funktion. Dtsch Med Wochenschr 100:1048–1060
76. Lankisch PG, Fuchs K, Peiper HJ, Creutzfeldt W (1981) Pancreatic function after drainage or resection for chronic pancreatitis. In: Mitchell CJ, Kallcher L (eds) Pancreatic disease in clinical practice. Pitman, London, pp 362–369
77. Léger L, Brehant J (1956) Chirurgie du pancréas. Masson, Paris
78. Léger L, Lenriot JP (1974) Résultats à long terme de la chirurgie du pancréas des pancreatites chroniques. Gaz Med Fr 81:3929–3952
79. Léger L, Lenriot JP, Lemaigre G (1974) Five to twenty years follow-up after surgery for chronic pancreatitis in 148 patients. Am Surg 180:185–191
80. Little JM, Lauer C, Hogg J (1977) Pancreatic duct obstruction with an acrylate glue; a new method for producing pancreatic exocrine atrophy. Surgery 81:243–249
80b. Longmire WP jun, Tompkins RK, Traverso LW, Forrest JF (1978) The surgical treatment of pancreatic disease. Jpn J Surg 8/4:249–260
81. Mackie JA, Rhoads JE, Park CD (1975) Pancreaticogastrotomy: A further evaluation. Surgery 181:-541–545
82. Madding GF, Kennedy PA, McLaughin B (1976) Obstruction of the pancreatic duct by ligature in the treatment of pancreatitis. Am Surg 165:56–60
83. Mallet Guy P (1965) The general principles of treatment of chronic pancreatitis and their results. Bull Soc Int Chir 24:433
84. Mallet-Guy P, Michoulier J, Feroldie J (1962) Pancréatites chroniques et recidivantes, diagnostic précoce et traitement chirurgical. Masson, Paris
85. Mangold G, Neber M, Oswald B, Wagner G (1977) Ergebnisse der Resektionsbehandlung der chronischen Pankreatitis. Dtsch Med Wochenschr 102:229–234
85. Mangold G, Neber M, Oswald B, Wagner G (1977) Ergebnisse der Resektionsbehandlung der chronischen Pankreatitis. Dtsch Med Wochenschr 102:229–234

85a. Marzoli GP (1981) The pancreas-jejunal shunts. In: Scuro LA, Dagradi A (eds) Topics in acute and chronic pancreatitis. Springer, Berlin Heidelberg New York
85b. McConnell DB, Sasaki TM, Garnjobst W, Vetto RM (1980) Experience with total pancreatectomy. Am J Surg 139:646
86. Mercadier M, Clot JP, Camplez P (1967) Les exereses dans les pancreatites chroniques. Am Chir 21 II/12:633–644
87. Mercadier M, Clot JP, Chigot JP, Calmat A, Shafir M (1974) La triple dérivation dans les pancréatites chroniques. Ann Chir 28:473–476
88. Mercadier M, Clot JP, Richard JP (1976) Pancréatectomie presque totale dans le traitement de la pancréatite chronique. Ann Chir 30/10:827–828
89. Miehlke F, Beger HG, Schirop T (1975) Digestive und inkretorische Funktion nach partieller Duodeno-Pankreatektomie. Dtsch Med Wochenschr 100:171–176
90. Millborn E (1958) Pancreaticostomy on pancreaticoduodenal resection for carcinoma of the head of the pancreas or the papilla of Vater. Acta Chir Scand 116:12–28
91. Mitty WF Jr, Nealon TF Jr, Grossi CE, Clemett AR, Bonanno CA (1974) Diagnostic adjunct in management of pseudocysts of the pancreas. Am J Gastroenterol 62:204
92. Moreaux J (1984) Long-terme follow-up study of 50 patients with pancreaticoduodenectomy for chronic pancreatitis. World J Surg 8:346–353
93. Niederau C, Greendell JH (1985) Diagnosis of chronic pancreatitis. Gastroenterology 88:1973
94. Park CD, Mackie JA, Rhoads JE (1967) Pancreaticogastrotomy. Am J Surg 113:745–752
95. Partington PR, Rochelle RF (1960) Modified Puestow procedure for retrograde drainage of the pancreatic duct. Am Surg 152:1037
96. Peiper H-J (1977) Indikation zur operativen Therapie der chronischen Pankreatitis. Ergeb Gastroenterol 13:49
97. Peiper H-J, Köhler H (1987) Chirurgie der chronischen Pankreatitis: Drainage – Operation versus Resektion. Dig Surg
97a. Peiper H-J, Köhler H, Schafmayer A (1987) Follow-up results in surgical treatment of chronic pancreatitis. Dig Surg (in press)
97b. Peiper H-J, Köhler H, Schafmayer A (1987) Resektion versus Drainage operation. Krankenhausarzt (im Druck)
98. Philip J, Schmid A (1977) Chronische Pankreatitis: Konservative Versus operative Therapie unter prognostischen Aspekten. Fortschr Med 95/30:1875–1880
100. Pichlmayr R, Rumpf D (1981) The use of resection in the treatment of chronic pancreatitis. In: Scuro LA, Dagradi A (eds) Topics in acute and chronic pancreatitis. Springer, Berlin Heidelberg New York
100a. Potts JR, Moody FG (1981) Surgical therapy for chronic pancreatitis: selecting the appropriate approach. Am J Surg 142:654
101. Prinz RA, Greenlee HB (1981) Pancreatic duct drainage in 100 patients with chronic pancreatitis. Am Surg 194:313–320
102. Prinz RA, Kaufmann BM, Folk FA, Greenlee HB (1978) Pancreaticojejunostomy for chronic pancreatitis. Two to twenty-one years follow-up. Arch Surg 113:520
103. Procter HJ, Mendes OC, Thomas CO, Herbst CA (1979) Surgery of chronic pancreatitis: Drainage versus resection. Arch Surg 189:664
104. Puestow CB (1968) Chronic pancreatitis. Technique and results of longitudinal pancreaticojejunostomy. Bull Soc Chir 24:224–248
105. Puestow CB, Gillesby WJ (1958) Retrograde surgical drainage of pancreas for chronic relapsing pancreatitis. Arch Surg 76:989
106. Reding R (1977) Pankreatogastrostomie. Kongressbericht. Österreichische Gesellschaft für Chirurgie, Graz, S 601–602
107. Reding R (1978) Pankreatogastrostomie als Modifikation der Whippleschen Operation. Zentralbl Chir 103:943–946
108. Reding R (1981) Die Bedeutung der kephalen Duodenopankreatektomie mit Pankreatogastrostomie. Zentralbl Chir 106:745–752
109. Reding R, Woithe G (1986) Einheilungsvorgänge nach Pankreatogastro- und jejunostomie. Poster, Deutsche Gesellschaft für Chirurgie, München
110. Ribet M, Prost M, Quandalle P (1975) Traitement chirurgical des pancreatites chroniques. A propos de 147 observations. J Chir (Paris) 110/1–2:25–38
111. Rob C, Smith R (1981) Atlas of general surgery. Butterworth London
112. Rösch W, Gebhardt C (1979) Prolamine solution to block pancreatic duct. Lancet II:1131
113. Rösch W, Gebhardt C (1981) Endoscopy obstruction in severe chronic pancreatitis. Gastrointest Endosc 27:49–51
114. Rösch W, Phillip J, Gebhardt C (1979) Endoscopic duct obstruction in chronic pancreatitis. Endoscopy 11/1:43–46
115. Rosenberger J, Stock W, Altmann P, Pichlmayr H (1980) Spätergebnisse nach organerhaltenden und resezierenden Eingriffen wegen chronischer Pankreatitis. Leber Magen Darm 10:22–27
116. Rossi RL, Heiss FW, Braasch JW (1985) Surgical management of chronic pancreatitis. Surg Clin North Am 65:79
117. Rumpf KD (1984) Die chirurgische Therapie der chronischen Pankreatitis: Verfahrenstechniken und Indikationen. Aktuel Chir 19:187–193
118. Rumpf KD, Pichlmayr R (1982) Die chirurgische Behandlung der chronischen calzifizierenden Pankreatitis. Chirurg 53:103
119. Rumpf KD, Pichlmayr R (1983) Eine Methode zur chirurgischen Behandlung der chronischen Pankreatitis: die transduodenale Pankreaticoplastik. Chirurg 54:722
120. Salembier Y (1968) Traitement chirurgical de la pancréatite chronique par la triple derivation totale pancréatico-bilio-digestive. J Chir (Paris) 86:529–536
121. Sarles H, Sahel J (1976) Die chronische Pankreatitis. In: Schwiegk M (Hrsg) Verdauungsorgane. Springer, Berlin Heidelberg New York (Handbuch der Inneren Medizin, Bd 3)
122. Sarles H, Sarles JC, Guien C, Gerolani A (1973) Chronische Pankreatitiden. Thieme, Stuttgart (klinische Gastroenterologie)
123. Sarles JC, Sarles H (1976) Konservative und chirurgische Therapie der chronischen Pankreatitis. Leber Magen Darm 6:294–299

124. Sarles JC, Maschiero M, Garanie F, Salasc B (1982) Surgical treatment of chronic pancreatitis. Report of 134 cases treated by resection or drainage. Am J Chir 144:317
125. Sato T, Sailohy Y, Noto N, Matsuno K (1975) Appraisal of operative treatment for chronic pancreatitis. With special reference to side-to-side pancreatico-jejunostomy. Am J Surg 129:621
126. Sato T, Noto N, Matsumo S, Miyakawa K (1981) Follow-up results of surgical treatment for chronic pancreatitis. Present status in Japan. Am J Surg 142:317
127. Saubier EC, Braulta A, Latensky C (1974) Resultats des interventions de exerese dans le traitement de la pancreatitis chronique. A propos de 39 cas. Lyon Chir 70/1:21–26
128. Schmidt FH (1961) Die enzymatische Bestimmung von Glukose und Fructose nebeneinander. Klin Wochenschr 39:1244–1247
129. Schmidt FH (1971) Methoden der Harn- und Blutzukkerbestimmungen. In: Pfeiffer EF (Hrsg) Handbuch des Diabetes mellitus, Bd 2. Lehmann, München, S 913
130. Schmidt R (1973) Progress in the treatment of pancreatic disease. Am J Surg 125:143–153
131. Schneider MV, Gebhardt C, Knorr H et al. (1983) Exocrine and endocrine pancreatic function following therapeutic duct occlusion in man. Dig Dis Sci 28:A 948
131b. Schreiber HW, Farthmann EH, Eichfuß HP, Kortmann KP (1977) Pankreasresektion, -exstirpation, -reparation durch isoperistaltische Segmentinterposition. Chirurg 48:607
132. Schwemmle K (1974) Operationsindikationen und Operationstechniken bei der chirurgischen Therapie der chronischen Pankreatitis. Chirurg 45:465–470
133. Schwemmle K (1977) Tendenzen und Ergebnisse der chirurgischen Therapie der chronischen Pankreatitis. Straub, Erlangen (Aspekte der modernen Chirurgie, S 433–444)
133a. Schwemmle K, Rügheimer E (1977) Aspekte der modernen Chirurgie. Perimed, Erlangen, S 433–444
133b. Serio G (1981) Longterm results of pancreaticoduodenal resection (PDR) in chronic pancreatitis. In: Scuro LA, Dagradi A (eds) Topics in acute and chronic pancreatitis. Springer, Berlin Heidelberg New York
133c. Silen W, Balduin J, Goldman L (1963) Treatment of chronic pancreatitis by longitudinal pancreaticojejunostomy. Am J Surg 106:243
134. Skude G, Eriksson S (1976) Serum isoamylase in chronic pancreatitis. Scand Gastroenterol 2:525–527
135. Steegmüller KW, Fischer R (1978) Resektionsbehandlung der chronischen Pankreatitis. Med Welt 29:1979
136. Steegmüller KW, Märklin HM, Fischer R (1982) Die partielle Duodenopankreatektomie mit Pankreasgangocclusion. Vorläufige Ergebnisse. Z Gastroenterol 20:617–622
136a. Stefanini P, Carboni M, Patrassi N, Benedetti-Valentini GB Jr (1972) Surgical treatment of chronic pancreatitis. Am J Surg 124:28
137. Taylor RH, Bagley F, Braasch JW (1981) Ductal drainage or resection for chronic pancreatitis. Am J Surg 141:28
138. Temler RS, Felber JF (1976) Radioimmunoassay of human plasma trypsin. Biochim Biophys Acta 145:720–728
138a. Trapnell JE (1978) Subtotal pancreatectomy. Br J Hosp Med 19:482
138b. Trapnell JE (1979) Chronic relapsing pancreatitis: Review of 64 cases. Br J Surg 66:471
139. Trapnell JE (1981) Surgical treatment of chronic pancreatitis. In: Mitchell CJ, Kelleker J (eds) Pancreatic disease in clinical practice. Pitman, London, p 354
140. Traverso LW, Longmire WP (1976) Preservation of the pylorus during pancreaticoduodenectomy. Surg Gynecol Obstet 6:959–962
141. Traverso LW, Longmire WP Jr (1980) Preservation of the pylorus in pancreaticoduodenectomy. A following evaluation. Am Surg 192:306–310
142. Traverso LW, Tompkins RK, Urrea PT, Longmire WP Jr (1979) Surgical treatment of chronic pancreatitis. Twenty-two years experience. Am Surg 190:312
143. Trede M (1985) Technik der Duodenopankreatektomie. Chir Prax 34:611
143b. Trede M, Hoffmeister AW (1981) Erfahrungen bei 116 konsekutiven Duodenopankreatektomien. Langenbecks Arch Chir 355:541
144. Tymper F, Domschke S, Domschke W, Classen M, Demling L (1974) Reproductibility of the response to secretin and secretin plus pancreozymin in man. Scand J Gastroenterol 9:377–381
145. Van Heerden JA, Remine WH (1975) Pseudocysts of the pancreas: Review of 71 cases. Arch Surg 110:500
146. Vinik AI, Jackson WPW (1980) Endocrine secretions in chronic pancreatitis. In: Podolsky S, Viswanatham M (eds) Secondery diabetes: the spectrum of the diabetic syndrom. Raven, New York, p 165
147. Vossschulte K, Wagner W (1969) Splenektomie bei chronischer Pankreatitis. Dtsch Med Wochenschr 94:685
148. Warren KW (1964) Surgery of pancreatic disease. Butterworth, London
149. Warren KW (1969) Surgical management of chronic relapsing pancreatitis. Am J Surg 117:24–30
150. Warren KW (1976) Changing patterns in surgery of the pancreas. Surg Clin North Am 56:615–629
151. Warren KW, Hofmann G (1976) Surgery of the pancreas. Surg Clin North Am 56:615
152. Warren KW et al. (1962) A long-term appraisal of pancreaticoduodenal resection for periampullary carcinoma. Am Surg 155:653
153. Warshaw AL, Popp JW, Shapiro RH (1980) Long-term patency, pancreatic function and painrelief after lateral pancreaticojejunostomy for chronic pancreatitis. Gastroenterology 79:289–293
154. Waugh JM (1946) Resection of head of pancreas and duodenum: Operative technic. Surg Clin North Am 26:941
156. Way LW, Gadacz T, Goldmann L (1974) Surgical treatment of chronic pancreatitis. Am J Surg 127:202
157. Wells C, Sheperd JA, Gibbon N (1952) Pancreaticogastrostomy. Lancet I:588–589
158. Whipple AO (1946) Radical surgery for certain cases of pancreatic fibrosis associated with calcaneous deposits. Am Surg 124:991–1006
159. Whipple AO, Pearson WB, Mullins CR (1935) Treatment of carcinoma of the ampulla of Vater. Am Surg 102:763

160. White TT, Hart MJ (1979) Pancreaticojejunostomy versus resection in the treatment of chronic pancreatitis. Am J Surg 138/1:129
161. White TT, Keith RC (1973) Long-term follow-up study of fifty patients with pancreaticojejunostomy. Am Gynecol Obstet 136/3:353–358
162. White TT, Slavotinek AH (1979) Results of surgical treatment for chronic pancreatitis. Am Surg 189:217
162a. Williams RA, Caldwell BF, Wilson SE (1982) Idiopathic hereditary pancreatitis. Experience with surgical treatment. Arch Surg 117:408
163. Willig F, Körber W (1967) Eine Methode zur Bestimmung von Trypsin und Chymothrypsin im Stuhl mit Aminosäure-p-Nitroanilidin. Z Gastroenterol 5:33–36
164. Wittrin G (1980) Chirurgisch-internistisches Panel „Diagnostik und Therapie der akuten Pankreatitis". Leber Magen Darm 10:18
165. Woithe G (1984) Klinische und experimentelle Untersuchungen zum Proben pankreatodigestiver Anastomosen und zum Verhalten des Pankreas nach drainierenden und resezierenden Eingriffen. Habilitationsschrift, Universität Rostock
166. Wollaeger EE, Waugh JM, Power MH (1963) Fat stimulation capacity of the gastrointestinaltract after partial gastrectomy with gastro-duodenostomy (Billroth I anastomosis). Gastroenterology 44:25
167. Yalow RS, Berson SA (1960) Immunoassay of endogenous plasma insulin in man. J Clin Invest 39:1157–1175
168. Zumtobel V, Finke U, Schäfer K (1985) Modifizierte, partielle Duodenopankreatektomie mit Erhaltung des Magens, proximal gastraler Vagotomie und Pankreasgangocclusion. Chirurg 56:382–385

12 Isolierte Wirsungolithiasis

L.F. Hollender

1. Geschichtliches

1667 veröffentlichte De Graef den ersten Fall eines isolierten Steines im Pankreasgang.
1671 beobachtete Galen, ein Pariser Chirurg, mehrere Steine von Erbsengröße im Ausführungsgang des Pankreas bei einer Leiche.
1894 erklärte Minnich Pankreasschmerzen durch das Vorhandensein von Steinen, die er nach kolikartigen Krisen im Stuhl fand und deren Abgang aus der Bauchspeicheldrüse von ihm angenommen wurde.
Im selben Jahr stellte Lichtenheim die Diagnose von Pankreassteinen, die auch tatsächlich bei der Sektion aufgefunden wurden.
1898 entfernte Gould transpapillär einen mandelgroßen Stein aus dem Pankreasgang.
1903 führte Mayo-Robson die erste Extraktion von Pankreassteinen durch Ganginzision durch.
1908 konnte Mayo-Robson Pankreassteine erstmals röntgenologisch darstellen.
1911 entfernte Link auf retrogradem Wege nach Pankreasschwanzresektion Steine aus dem Wirsungianus und fixierte die Resektionsfläche des Pankreas an die seitliche Bauchwand.
1954 entwickelte K. Du Val aus dem vorigen Verfahren die Pankreatikojejunostomie.

Obwohl sie oft im Zusammenhang mit einer chronischen Pankreatitis und auch mit intraparenchymatösen Kalkablagerungen vorkommt, unterscheidet sich die isolierte Wirsungolithiasis in klinischer sowie in therapeutischer Hinsicht von diesen mehr klassischen Krankheitsbildern.

Die isolierte Wirsungolithiasis ist eine Seltenheit. Ihr nach Autopsien geschätztes durchschnittliches Auftreten liegt bei ungefähr 0,2% [7, 10].

2. Pathogenese

Die Pathogenese der isolierten Lithiasis des Wirsungianus ist stets ungeklärt.

Da es bewiesen ist, daß die Steine immer intrakanalikulär liegen, wird die Hypothese einer primär intraparenchymatös gelegenen Lokalisation, gefolgt von einer Migration der Steine, hinfällig.

Alle pathogenetischen Theorien nehmen eine Stase des Pankreatsekrets im Ductus Wirsungianus an.

Die Autoren sind sich nicht einig über die Bedeutung einer aus dem Steinbefall resultierenden retrograden Gangerweiterung, die jedoch einer der Hauptgründe für ein Drainageverfahren nach der Steinentfernung ist. Klinische Beobachtungen haben eine Erweiterung des im Kopfbereich verlaufenden Ductus Wirsungianus duodenalwärts der Steinobstruktion ergeben was daran denken läßt, daß die Gangerweiterung keineswegs ein rein mechanisches Phänomen ist. Deshalb hat Léger [3] eine embryologische Theorie aufgestellt, nach welcher eine Erweiterung des Kopfwirsungianus durch eine elektive embryologische Läsion des ventralen Pankreasanteils, von dem der untere Pankreaskopf und das Kopfsegment des Wirsungianus abstammen, bedingt wäre.

Eine experimentelle Untersuchung beim Hund von Konishi et al. [2] führte 1981 zu der Schlußfolgerung, daß eine partielle Obstruktion der Pankreasgänge, in diesem Falle nur des Ductus Santorini, die Ursache für Bildung und Ablagerung von intrakanalikulären Steinen war. Interessanterweise konnte die gleichzeitige Obturation des Ductus Wirsungianus und des Ductus Santorini nichts ähnliches verursachen.

Beim Menschen scheint die isolierte Lithogenese in erster Linie von einer epithelialen Dysplasie des Gangsystems auszugehen. Nagaï u. Ohtsubo [7] haben eindrücklich gezeigt, daß sich in der Nähe der Steine eine Plattenepithelmetaplasie des Pankreasgangs befindet, die die Ursache der umschriebenen punktuellen Obstruktion und der vorgeschalteten Aufstauung war.

Stobbe [10] schreibt der mukoepithelialen Metaplasie der kleineren Pankreasgänge eine prädominierende Rolle zu und erklärt so die Stauung durch ein Abnehmen des Durchflusses von Wasser und Bikarbonaten.

3. Pathologische Anatomie

Steine

Von polymorphem Aussehen, manchmal aus einem Konglomerat von harten Teilchen bestehend, korallenförmig, können die Steine auch von einer mehr oder weniger kompletten, festen und glatten Schale umgeben sein.

Die Färbung ist unterschiedlich und reicht vom rötlich braunen zum bräunlich gelben Ton.

Die Untersuchungen unter dem Elektronenmikroskop und Polarisationsmikroskop zeigten, daß die Steine hauptsächlich kalkhaltig sind und von der Kristallisation der Kalziumkarbonate herstammen. Verschiedene Arbeiten, wie z.B. von H. Sarles [9], haben auch im normalen Pankreassaft das Vorhandensein eines Hauptproteins („Protein der menschlichen Steine") festgestellt, das wahrscheinlich eine Hauptrolle in der Pathogenese der Steine spielt. Immunozytochemische Verfahren zeigten, daß dieses Protein durch die azinösen Zellen synthetisiert, gespeichert und dann ausgeschieden wird. Es soll der Nukleation der Kalziumkarbonatkristalle und ihrem Wachstum vorbeugen. Die Senkung seines Sekretspiegels ist wahrscheinlich genbedingt und würde so den familiären Charakter der Pankreolithiasis erklären.

Pankreas

Das Pankreas ist, hauptsächlich in der Nähe der Steine, immer verändert. In der Drüse besteht eine Mutilationssklerose innerhalb und zwischen den Läppchen. Dies ist eine spezielle Eigenschaft, die durch die perlschnurartigen Wirsungianuserweiterungen sowie entsprechende Veränderungen der Nebenäste bedingt ist.

Histologisch zeigen die Gänge eine häufige pflastersteinartige Metaplasie des Epithels. Sie erscheinen erweitert und weisen verkalkte Schleimablagerungen auf.

Nagaï u. Ohtsubo [7] zeigten durch immunhistochemische Verfahren, daß Laktoferrin in den epithelialen Metaplasien in der Nähe der Steine vorhanden war.

4. Klinik

Die Wirsungolithiasis gleicht durch ihre pathogenetischen Aspekte klinisch fast der chronischen kalzifierenden Pankreatitis, unterscheidet sich jedoch durch besondere Eigentümlichkeiten von dieser und bildet eine echte pathogenetische Identität, die durch ihre klinische Latenz charakterisiert ist.

Nagaï u. Ohtsubo [7] bewiesen, daß dies besonders bei älteren Patienten der Fall ist. In einer Serie von 411 Patienten steigerte sich die Frequenz der Wirsungolithiasis zunehmend mit dem Alter.

Keiner dieser Patienten mit einer kanalikulären Lithiasis hatte vorher eine Pankreatitis oder ein Pankreastrauma, auch war zuvor noch nie eine abdominelle Bestrahlung vorgenommen worden.

Auch Stobbe [10] stellte dies in einer Serie von 45 Fällen fest: 19 von 22 Patienten (86,3%), die über 70 Jahre alt waren, hatten eine Lithiasis im Kopfsegment des Wirsungianus, ohne daß vorhergehende klinische Symptome festzustellen waren.

Die Symptomatologie der Wirsungolithiasis wird durch ein Schmerzsyndrom beherrscht: die pankreatische Kolik.

Der Erstanfall ist von starken Schmerzen begleitet und im Epigastrium lokalisiert. Die krampfartigen Schmerzen strahlen gürtelförmig, transversal in das linke Hypochondrium zum Rücken und in die linke Schulter aus.

Im klassischen Fall wiederholen sich die Pankreaskoliken in Krisen mit Intervallen, sie können aber manchmal auch kurzfristig aufeinanderfol-

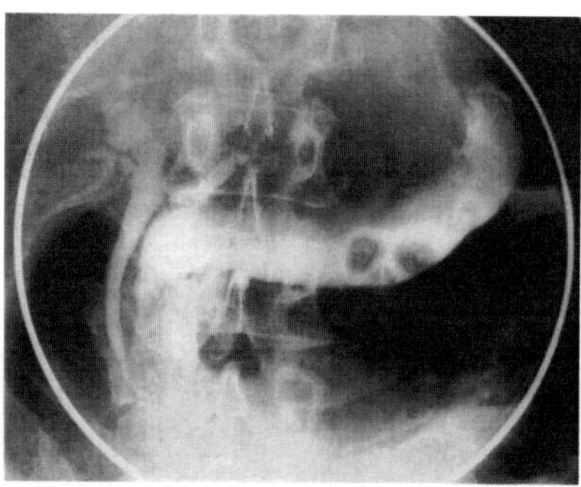

Abb. 12.1. Lithiasis in einem sehr stark erweiterten Ductus Wirsungianus

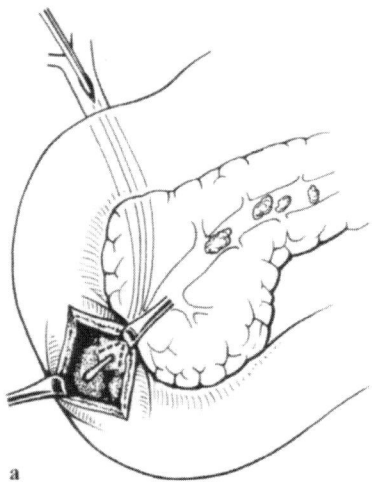 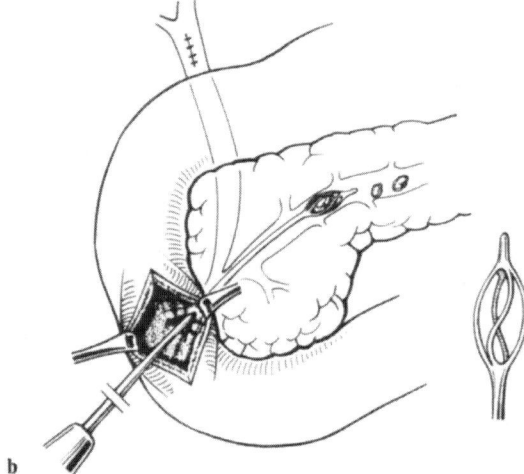

gen. Dennoch untersteht diese unregelmäßige Evolution keiner Periodizität.

Die Abmagerung ist konstant, aber von verschiedener Intensität, oft schwach und vorübergehend.

Zu diesen beiden Hauptsymptomen können noch Dyspepsien und ein Subikterus (in ca. 20% der Fälle) hinzukommen, sowie gelegentlich ein meist biologischer Diabetes.

Die klinische Untersuchung des Abdomens ist gewöhnlich unauffällig.

Bei der ERCP lassen sich die Steine zumeist darstellen (Abb. 12.1).

5. Therapie

Wenn die Diagnose sich auch hauptsächlich auf die Sonographie und die retrograde Wirsungographie stützt, wie bei der chronischen Pankreatitis, so wird die Pankreolithiasis jedoch fast ausschließlich chirurgisch behandelt.

In der Literatur wurde über einige seltene Fälle von spontaner Rückbildung der Steine berichtet [6, 11], doch die rein medizinische Behandlung hat noch keine Beweise für Erfolge erbracht. Auch fehlen Ansätze einer ätiopathogenetisch berücksichtigten Therapie.

Lohse et al. [5] zeigten in vitro die steinauflösende Wirkung von Zitrat. Diese Methode, bei der intraduodenal Zitrat gegeben wird, wurde bis jetzt beim Menschen noch nicht klinisch angewendet.

Zur Steinextraktion werden verschiedene chirurgische Methoden vorgeschlagen:

Abb. 12.2a, b. Transduodenale Desobstruktion des Ductus Wirsungianus. **a** Einführung einer Sonde in den Choledochus. **b** Nach Spaltung des Oddi-Sphinkters Entfernung des Steins mit Dormia-Körbchen. Ein Primärverschluß des Choledochus ist möglich, das Einlegen eines T-Drains dennoch meistens empfehlenswert

a) Nach einer breiten, transduodenalen Sphinkterotomie erfolgt die Extraktion des oder der Steine mit einer Dormia-Sonde aus dem Pankreasgang (Abb. 12.2). Praktisch gesehen ist diese Technik aber nur dann auszuführen, wenn die Steine unmittelbar in der Nähe des Ostium duodenalis des Ductus Wirsungianus liegen.

b) In besonderer Weise ist die Pankreatikoplastik von Rumpf u. Pichlmaier (s. Kap. 11.4) auf die Belange einer transpapillären Steinextraktion aus dem Wirsungianus abgestellt (s. Abb. 11.16, Kap. 11).

c) Die transparenchymatöse Pankreatolithotomie durch Längsinzision der Drüse direkt auf dem Steinrelief. Da der Kopfwirsungianus sehr tief im Drüsenparenchym liegt und sich deshalb erhebliche Probleme ergeben würden, eignet sich diese Methode praktisch nur bei isthmischer und linksseitiger Lokalisation. Nach der Extraktion wird der Ductus Wirsungianus sorgfältig ausgespült und eine peroperative Wirsungographie zur Bestätigung der Steinfreiheit des Gangs vorgenommen. Der Eingriff wird durch eine laterolaterale Wirsungojejunostomie nach Partington-Rochelle beendet.

d) Die Extraktion der Steine kann auch prograd nach linker Pankreatektomie erfolgen. In diesem Fall wird der Eingriff durch eine End-zu-End-Pankreatojejunostomie nach Du Val abgeschlossen (s. Kap. 11.4).

Das Hauptargument gegen diese Methoden ist die Tatsache, daß keine eine sichere definitive Heilung mit sich bringt und die Wirsungianuserweiterung bzw. ein mögliches Papillenhindernis behebt.

Letzteres, verbunden mit einer häufig gleichzeitigen intraparenchymatösen Steinlokalisation, sowie die Multifokalität der Steine, kann je nach Sitz der Steine zur Pankreasresektion führen. In diesen Fällen ist die Prognose der Wirsungolithiasis der einer chronischen kalzifizierenden Pankreatitis ähnlich.

Literatur

1. Farrell JJ, Richmond KC, Morgan MM (1963) Transduodenal pancreatic duct dilatation and curettage in chronic relapsing pancreatitis. Am J Surg 105:30
2. Konishi K, Izumi R, Kato O et al. (1981) Experimental pancreato-lithiasis in the dog. Surgery 89:687
3. Léger L (1979) Sectorisation de la pathologie du pancréas. Nouv Presse Méd 8:175
4. Léger L, Lenriot JP, Lemaigre G (1974) Five to twenty years follow-up after surgery for chronic pancreatitis in 148 patients. Ann Surg 180:185–191
5. Lohse J, Verine HJ, Sarles H (1981) Studies on pancreatic stone. Digestion 21:125–132
6. Mahadevan K (1961) Pancreatic lithiasis. A follow-up study of 17 cases. Br Med J 4:626–629
7. Nagaï H, Ohtsubo K (1984) Pancreatic lithiasis in the aged. Gastroenterology 86:331–338
8. Phan Kien Dong, Bellanger G, Léger L (1972) Mecanisme de formation des calculs pancréatiques. J Chir (Paris) 103:119–126
9. Sarles H, Lechene de la Porte P, De Caro A, Amouric M (1981) Localisation immuno-cystochimique de la protéine majoritaire des calculs pancréatiques humains. Nouv Presse Méd 10/47:3851
10. Stobbe KC, Remine WH, Baggenstoss AH (1970) Pancreatic lithiasis. Surg Gynecol Obstet 131:1090–1099
11. Tucker DH, Moore IB (1963) Vanishing pancreatic calcification in chronic pancreatitis. N Engl J Med 268:31–33

13 Seröse pankreatogene Ergüsse

L.F. HOLLENDER

1. Geschichtliches

1920 Alivisatos war einer der ersten, der seröse Ergüsse pankreatischen Ursprungs beschrieb (1920), aber es waren eigentlich erst die Arbeiten von Kelsey (1951) und Smith (1953), die eingehend auf diese Pathologie hinwiesen.

1959 publizierte Mayoral einen Aszites- und Fettnekrosefall bei einem Patienten mit Pankreatitis, die allerdings mit einer portalen Zirrhose verbunden war.

1960 beschrieb Mc Dermott [36] 2 Krankengeschichten von portaler Hypertension mit Aszites; die eine war von einem Pankreaskopfkarzinom und die andere von einer Pseudozyste verursacht worden.

1962 publizierte Parua 4 Fälle von Pseudozysten, die mit ausgiebigen intraperitonealen Ergüssen einhergingen.

1962 berichteten Schmidt und Whitehead über einen 35jährigen Mann mit massivem Aszites von zunächst unklarer Ätiologie, wobei erst durch Probelaparotomie eine Pseudozyste des Pankreaskopfes als auslösende Ursache erkannt wurde. Eine Zystogastrostomie ermöglichte die Heilung mit Verschwinden des Aszites.

1962 haben L. Léger et al. [28] 2 Fälle von Aszites, die während einer chronischen Pankreatitis auftraten, publiziert.

1965 erörterten M. Girard und seine Mitarbeiter ein Aszitessyndrom, welches das erste Zeichen einer subakuten Pankreatitis war.
Im selben Jahr berichteten J. Warter und G. Weber über einen Aszitesfall, der durch eine Pseudozyste des Pankreas verursacht war.

Bei kritischer Analyse dieser Fälle bleiben aber nur 10 von 13 Fällen als pankreatogen gesichert. Die übrigen 3 Fälle waren mit einem offensichtlichen Leberleiden, mit einer Zirrhose oder mit einem Pankreaskopfkarzinom vergesellschaftet, wodurch allein der Aszites erklärt werden kann.

Die Anwesenheit ausgiebiger und rezidivierender Ergüsse, die im klinischen Bild dominierend sind, ist in manchen Fällen Zeichen für ein Pankreasleiden, das bisher latent geblieben ist, kann aber auch die Komplikation einer chronischen Pankreatitis darstellen.

Bestätigt der hohe Pankreasenzym- und Proteingehalt den Ursprung der Ergüsse, so unterscheidet sich ihre Chronizität von den typischen klinischen Zeichen, die mit einer akuten Pankreatitis verbunden sind.

In der Praxis kommen 4 wichtige Typen von pankreatogenen Ergüssen in Frage:
– der pankreatitische Aszites,
– der pankreatitische Pleuraerguß,
– das simultane Bestehen von Aszites und Pleuraerguß,
– der pankreatitische Perikarderguß.

2. Der pankreatitische Aszites

Es ist bekannt, daß die akuten Pankreatitiden sowie gewisse subakute Formen häufiger mit einem peritonealen Erguß verbunden sind. Bei der chronischen Pankreatitis hingegen ist ein derartiger Erguß äußerst selten. Das Merkmal des Aszites ist in diesem Fall sein großer Umfang und sein rasches Auftreten.

Die Häufigkeit des Pankreasaszites bei der chronischen Pankreatitis liegt zwischen 1 und 10% mit Spitzen von 14% und einem Durchschnitt von etwa 4%.

Pathogenese

Léger [28], der sich an manometrische und splenoportographische Untersuchungen hält, ist der Meinung, daß der Aszites, der bei gewissen Pankreatitiden auftritt, auf eine segmentale portale Hypertonie zurückzuführen ist.

Die Ursache für den Aszites scheint in einer Stauung mit segmentaler oder kompletter portaler Hypertonie zu liegen, die von einer Kompression oder Thrombose der Vena lienalis oder sogar der Vena portae ausgelöst wird. Die vergrößerte, sklerosierte und entzündliche veränderte Pankreasdrüse scheint der unmittelbare Grund für diesen Prozeß zu sein.

In den Fällen, in denen die Splenoportographie keine Thrombose zeigt, vermutet Léger [28], daß die vorübergehenden Veränderungen der Durchlässigkeit der splenoportalen Achse, die vom Pankreas kommt, eine vorübergehende portale Hypertonie hervorrufen. Wenn sich diese längere Zeit hinzieht oder wenn ein neuer Schub auftritt, werden „die Ausgleichsmechanismen überbeansprucht" und ein Peritonealerguß kann dann auftreten.

Als Bestätigung dieser Theorie erscheint ein Fall von McDermott [36], bei dem ein Aszites durch segmentale portale Hypertonie wegen splenoportaler Venenthrombose pankreatischen Ursprungs entstand. Die Splenoportographie dieses Patienten zeigte eine Thrombose der V. lienalis, der V. portae, sowie Ösophagusvarizen. Allerdings sollte erwähnt werden, daß in diesem Fall ein Pankreaskarzinom vorlag.

Um das Auftreten dieser Exsudate zu erklären, wurde auch ein Lymphmechanismus in Betracht gezogen: Die Läsionen des Pankreas können zu Blockaden der Lymphdrainagewege der Drüse führen und einen Rückstau mit sekundärer peritonealer Reizung hervorrufen. In diesem Fall erfolgt die Passage der Pankreasfermente nicht direkt, sondern über den Lymphweg.

Perry [40] unterstützt eine lymphogene Hypothese und bewies durch Versuche, daß eine Mischung von Pankreatin und Graphit, die in die Peritonealhöhle der Ratte injiziert wurde, die subpleuralen und mediastinalen Lymphbahnen erreichte. Daher vermutet er, daß die pleuralen und abdominalen Ergüsse gewisser Pankreatitiden von einer Blockade der abdominalen Lymphwege ausgehen könnten, wobei außerdem eine sekundäre Peritonealreizung infolge Zytosteatonekrose hinzukommen könnte.

Es gibt neben diesen Entstehungsmöglichkeiten nach unseren eigenen Erfahrungen aber auch Fälle, in denen der amylasehaltige Aszites auch durch Ruptur einer Pankreaszyste, die noch Anschluß an das Gangsystem besitzt, unterhalten werden kann. Auch auf dem Boden einer Pankreasnekrose bei akuter Pankreatitis kann es infolge einer Arrosion des Wirsungianus zur Ausbildung und zum Nachfließen eines Aszites kommen.

Wir haben derartige Fälle durch Pankreaslinksresektion von ihrem massiven Aszites befreien können.

Klinik

Ein Aszites bei Pankreatitis wird meistens während der Entwicklungsphase einer chronischen Pankreatitis, die sich durch einen akuten Schub verschlimmert, festgestellt.

Er tritt vorwiegend beim männlichen Geschlecht (4:1) mit einem Durchschnittsalter von 45 Jahren auf.

Der pankreatitische Aszites kann aber auch die Folge eines Pankreastraumas sein. In diesem Fall trifft er eine jüngere Bevölkerungsschicht; das Durchschnittsalter liegt dann bei 22 Jahren und ohne Geschlechtsunterschied.

Auch konnte ein pankreatitischer Aszites ausnahmsweise beim Säugling und beim Kind festgestellt werden (weniger als 25 veröffentlichte Fälle).

Bei 2/3 der Patienten liegt eine Symptomatologie pankreatitischen Ursprungs vor und begleitet die Entwicklung des Aszites. Bei den übrigen Fällen muß eine alkoholische Leberzirrhose in Betracht gezogen werden.

Der Aszites ist massiv, rezidivierend und einer medizinischen Behandlung gegenüber hartnäckig. In 2/3 der Fälle ist er mit einer deutlichen Gewichtsabnahme und einem Ödem verbunden. Seine Entwicklungsdauer ist unterschiedlich und reicht von 1 Woche bis zu 1 Jahr. In 12% der Fälle wurden subkutane Knötchen von Zytosteatonekrosen gefunden. Außerdem ließen sich in 10% der Fälle thromboembolische und arterienentzündliche Manifestationen feststellen.

Der Aspekt der Aszitesflüssigkeit ist unterschiedlich:

Es wurden 3 Typen beschrieben:
1. Eine hämorrhagische, dunkelbraune Flüssigkeit, die an die der Pseudozysten in ihrer Entwicklungsphase erinnert.
2. Eine zitronenfarbene oder hellgelbe, mehr oder weniger klare Flüssigkeit.
3. Eine weißliche, milchartige Flüssigkeit, die charakteristisch für einen chylösen Aszites ist.

Es gibt hierbei die verschiedensten Übergänge. In jedem Fall ist die punktierte Flüssigkeit durch einen sehr hohen Gehalt an Amylase gekennzeichnet.

Die chemische Untersuchung soll im Prinzip den Unterschied zwischen Exsudat und Transsudat feststellen. Dieser Punkt ist wichtig, denn so kann der pathogenetische Mechanismus, der den Aszites auslöste, erklärt werden. Handelt es sich um ein Transsudat, läßt sich die Theorie der portalen Hypertonie, wie sie von Léger [28] herausgestellt wurde, beibehalten. Bei einem Exsudat sollte man aber eher an eine chemische Reizung des Peritoneums durch Pankreasenzyme denken.

Aus biologischer Sicht ist der pankreatogene Aszites durch 3 Merkmale gekennzeichnet: 1. Reich an Proteinen, mehr als 30 g/l; 2. reich an Amylase mit Werten, die klar über jenen der Amylasämie liegen (im Durchschnitt 10mal höher); 3. schließlich ist eine seröse Doppelalbuminämie vorhanden, die nach der Behandlung verschwindet. Die Erklärung für die seröse Doppelalbuminämie liegt im Proteinabbau durch die Enzyme des Ergusses, wodurch diese Proteine wieder frei zirkulieren. Der Unterschied zwischen den Amylasewerten im Blut und im Aszites beweist den unmittelbaren pankreatogenen Ursprung und schließt die einfache Diffusion der Blutamylase in die Aszitesflüssigkeit aus. Selbst ein nur geringer Gradient ist nicht charakteristisch und wurde eher bei Aszites infolge von Zirrhose, peritonealer Tuberkulose oder gewissen digestiven Neoplasmen gefunden.

Zusatzuntersuchungen

Diese dienen zur Bestätigung der Pankreaserkrankung. Es kommen in Frage: konventionelle Röntgentechnik (Abdomenleeraufnahme, Magen-Darm-Passage, Angiographie) oder besser Sonographie und Computertomographie.

Zwei Untersuchungen ermöglichen die Darstellung einer Fistel: die Wirsungographie und evtl. die Zystographie unter sonographischer Kontrolle.

Therapie

Sie beruht auf 3 Möglichkeiten:

– medizinisch-konservativ
– Röntgentherapie
– chirurgisch-operativ

Die konservative Behandlung zielt auf eine Realimentation des Patienten, die Entleerung des Aszites (wiederholte Punktionen, Diuretika), das Stillegen des Pankreas durch parenterale Ernährung, wobei evtl. seine Sekretion durch Verabreichen von Diamox und Atropin, bzw. nach neueren Mitteilungen auch von Somatostatin (100 µg subkutan, 2mal täglich für 1 Monat lang), vermindert wird. Somatostatin soll über eine prompte Hemmung der exokrinen Pankreassekretion und eine protektive Wirkung am Parenchym die Abheilung von Fisteln und eine günstige Beeinflussung der Entzündung bewirken. Auf diese Weise können die verantwortlichen Läsionen sich stabilisieren oder sogar ausheilen.

Mißlingt diese Behandlung, was bei etwa der Hälfte der Fälle geschieht, so hat sie dennoch den Vorteil, Patienten in schlechtem Allgemeinzustand vor einer Operation in einen besseren Zustand bringen zu können.

Die Röntgentherapie setzt sich zum Ziel, die exokrine Pankreassekretion zu hemmen, und zwar mit einer Dosis von 59 y, die innerhalb von 2 oder 3 Sitzungen über ein einheitliches Bestrahlungsfeld oder über ein vorderes und hinteres Bestrahlungsfeld verabfolgt werden. Das Nachlassen der Sekretion wird rasch erreicht und kann ggf. etwa 3 Wochen lang aufrechterhalten bleiben, so daß eine Vernarbung möglich und ein Rückfall verhindert wird. Diese Methode ist bei chirurgischer Gegenindikationen nach dem Scheitern einer medizinischen Behandlung versuchsweise zu empfehlen.

Die chirurgische Therapie beruht auf Exstirpationen und/oder Ableitungen. Eine Exhäresechirurgie, die den Fistelbereich entfernt, gibt immer die befriedigendsten Ergebnisse. Da jede 6. dieser Fisteln vom Körper-Schwanz-Abschnitt ausgeht, ist die linksseitige Pankreatektomie in ihrer Ausdehnung ein der Fistellokalisation entsprechender adäquater Eingriff.

Ist die ursächliche Läsion hingegen rechtsseitig gelegen, wird man auf eine innere Derivation ausweichen, meistens im Sinne einer Roux-Y-Schlinge. Die transgastrischen Drainagen sind viel unbefriedigender.

In Abwesenheit einer sichtbaren Läsion, die selten vorkommt, wird eine Splenopankreatektomie vorgenommen, die jedoch je nach Zustand des Ductus Wirsungianus evtl. mit einer Pankreatojejunostomie verbunden wird.

Auch andere Eingriffe wurden vorgeschlagen: die isolierte Sphinkterotomie [6, 7] bzw. die Drainage des Thoraxkanals. Ihre Wirksamkeit ist sehr zweifelhaft.

3. Pankreatitischer Pleuraerguß

Außer den pleuraentzündlichen Reaktionen, die mit einer akuten Pankreatitis verbunden und relativ häufig sind, gibt es ausgiebige Pleuraergüsse, die schnell rezidivieren und die Anwesenheit einer pankreopleuralen Fistel aufweisen. Die pankreatitische Pleuritis entspricht fast immer der Anwesenheit einer Pseudozyste. Sie wird selten, aber doch gelegentlich, im Verlauf einer chronischen Pankreatitis angetroffen. Allerdings sind diese ausgiebigen und rezidivierenden Pleuraergüsse auf dem Boden pankreopleuraler Fisteln außergewöhnlich. Nur etwa 120 Fälle wurden in der Weltliteratur beschrieben.

Ätiologie

Sie entspricht i. allg. jener der verschiedenen Typen von Pankreatitis.

Das Durchschnittsalter liegt bei 35–45 Jahren. Das männliche Geschlecht ist mit etwa 70–80% überwiegend betroffen. Ein Alkoholabusus wird bei 70–75% der Fälle festgestellt.

Pathogenese

Zwei Hypothesen können den Durchtritt der pankreatischen Fermente in den Pleuraraum erklären:

a) Die unmittelbare Fistelbildung einer Pseudozyste in die Pleura oder den subpleuralen Raum hinein: Für diese Theorie spricht die beinahe konstante Feststellung einer Pseudozyste, die in die Pleurahöhle perforiert ist oder einen entzündlichen retroperitonealen Erguß mit Ausdehnung durch den Hiatus bewirkte.

Anderson et al. [2] beobachteten bei 5 Fällen 3mal eine Kommunikation durch den Hiatus oesophagicus und 2mal durch das Ostium aortae.

Tombroff et al. [52, 54] konnten bei allen ihren Patienten eine zystopleurale Fistel darstellen, indem sie Lipiodol in die Pleura injizierten.

Witz et al. [58] stellten die Fistel durch Thorakotomie fest. Doubilet u. Mulholland [12] erzielten eine Pleurakontrastdarstellung durch Punktion einer Pseudozyste. Picard et al. [41] objektivierten mittels Fistulographie eine linke Mediastinalfistel, die aus einer Pseudozyste des Pankreaskopfes stammte. Derartige Befunde wurden von uns mehrfach beobachtet.

b) Die Lymphtheorie von Sarles [46], wonach Pankreasläsionen eine Verlegung des Ductus thoracicus bewirken sollen: Der Lymphfluß, der die Enzyme befördert, soll in diesem Fall über mikroskopisch kleine transdiaphragmale Nebenbahnen erfolgen, die sog. „Ranvier"-Schnürringe.

Auch einen extrem seltenen Fall rechtsseitiger pankreatikopleuraler Fistel haben wir erlebt, die auf dem Boden eines zunächst nicht diagnostizierten Pankreaskarzinoms entstanden war.

Klinik

Pleuropulmonale Manifestationen, die vom einfachen Husten bis zu schwerer Dyspnoe reichen, werden immer wieder beobachtet. Eine simultane abdominelle Symptomatologie wird in 15–30% der Fälle vermißt.

Meistens entsteht der pankreatogene Pleuraerguß im Zusammenhang mit einer bereits bekannten Pankreatitis oder in Fällen, in denen alles auf diese Grunderkrankung hinweist. Dennoch kommt es vor, daß die Patienten zunächst wegen einer vermuteten pleuropulmonalen Erkrankung aufgenommen wurden. Die pulmonalen Symptome lassen sich dabei nicht selten erst nach Monaten der richtigen Ätiologie zuordnen. Oft ist der Erguß massiv und rezidiviert besonders rasch. In 60–70% der Fälle ist er linksseitig, er kann sich aber auch rechts befinden und entspricht dann meistens einer Läsion des Pankreaskopfes.

Der Flüssigkeitsaspekt ist sehr unterschiedlich, serös und blutfarben, hämorrhagisch oder sogar „kaffeesatzartig". Seltener ist er zitronengelb.

Das wesentliche Merkmal dieser Ergüsse besteht in ihrer sehr hohen Amylaseaktivität.

Die Flüssigkeit ist stets exsudatartig (Rivalta +), was für ihren entzündlichen Charakter spricht. Die zytologische Zusammensetzung ist meistens gemischt, mit überwiegend vielkernigen neutrophilen Zellen.

Die Amylasämie ist normal oder mittelmäßig erhöht.

Wie in den Aszitesfällen wird der Beweis des pankreatogenen Ursprungs durch die Untersuchung des Punktats gegeben: Proteingehalt über 10 g/l, seröse und pleurale Doppelalbuminämie, die nach Behandlung verschwindet, erhöhte und stets dissoziierte Amylasopleurie, die sehr klar über dem Wert der Amylasämie liegt (90% der Fälle).

Die Interpretation dieser Befunde ist manchmal schwierig, da eine Erhöhung der Amylase bei vielen pleuropulmonalen Erkrankungen gefunden wird, z.B. bei Tuberkulose, Pneumonie, spontaner Ösophagusruptur und Lungenkarzinom. In diesen letzteren Fällen kann eine ähnliche Dissoziation wie jene, welche die pankreatitische Pleuritis auszeichnet, vorliegen.

Wie in den Aszitesfällen bringt die Bestimmung der Lipase und des Trypsins genauso zuverlässige Ergebnisse wie die Bestimmung der Amylasen.

Zusatzuntersuchungen

Sonographie und, wenn diese sich als negativ oder zweifelhaft erweist, Computertomographie sind unentbehrlich, um die vermutete Pankreasläsion festzustellen.

Diese Untersuchungen werden durch eine retrograde Wirsungographie ergänzt, die nicht nur die Diagnose bestätigt, sondern v.a. den Fistelverlauf und deren Lage zum Ductus Wirsungianus feststellt.

Es ist dabei wichtig, den Ausgangspunkt des Pleuraergusses zu erkennen: Die linksseitige Pleuritis bedeutet meistens, aber nicht immer, eine linksgelegene Pankreasläsion. Auch eine rechtsseitige Pleuritis bedeutet nicht unbedingt eine auf der rechten Pankreasseite gelegene Läsion. Die Bilateralität betrifft nur die transdiaphragmatischen Verbindungen, während eine Fistel, die durch den Hiatus verläuft, i. allg. nur in die eine oder andere Pleurahöhle münden kann.

Verlauf

Nach Entleerungspunktion läuft der Erguß sehr rasch nach, wie es typisch für einen pankreatitischen Pleuraerguß ist. Selten kommt es zur spontanen Austrocknung, und wenn, dann oft unter Entwicklung einer Pachypleuritis, die eine Dekortikation erfordern kann. Deshalb ist es ratsam, dem Krankheitsgeschehen frühzeitig auf den Grund zu gehen und die vorbestehende Pankreatitis chirurgisch zu beseitigen.

Therapie

Die Behandlung einer pankreatikopleuralen Fistel besteht als erstes in Entleerungspunktionen, ggf. auch in einer Aspirationsdrainage, verbunden mit einer parenteralen oder enteralen Hyperalimentation. Wenn jedoch nach 2–3 Wochen der Erguß weiter besteht, wird der chirurgische Eingriff unentbehrlich und dies um so mehr, wenn inzwischen die zusätzlichen Untersuchungen eine Pankreasläsion angezeigt haben. Wir möchten nochmals betonen, daß eine allzu abwartende Haltung mit zahlreichen Entleerungspunktionen zu ernsten pleuralen Komplikationen führen kann.

Die Laparotomie läßt in jedem 10. Fall eine Pseudozyste erkennen, und man darf nicht vergessen, daß diese klein sein kann und sich evtl. in posteriorer Lage befindet.

Eine peroperative Zystographie wird den oder die Fistelkanäle objektivieren.

Ein retroperitonealer Verlauf, wie er häufig bei Fisteln angetroffen wird, spricht für die Notwendigkeit einer Pankreasexhärese, da die pankreato- oder wirsungodigestive Drainage in diesen Fällen gewöhnlich nicht durchführbar ist und sich oft als unwirksam erweist.

Das therapeutische Vorgehen kann schematisch folgendermaßen dargestellt werden und betrifft eine Sanierung der den serösen Erguß bzw. die Fistelverbindung auslösenden Pankreasläsion:

- Schwanz- oder Korpusschwanzpseudozyste bzw. Fistelursprung: Linksseitige Hemipankreatektomie.
- Isthmuspseudozyste oder dortiger Fistelursprung:
  Laterolaterale, breite Zystojejunostomie mit Roux-Y-Schlinge.
- Kopfpseudozyste oder Fistelursprung im Kopfbereich: laterolaterale Zystojejunostomie mit Roux-Y-Schlinge.

Einige Fälle von Spontanheilung nach unterschiedlicher Anzahl von Entleerungspunktionen wurden erwähnt; sie müssen als Ausnahmen betrachtet werden.

4. Das simultane Bestehen von Aszites und Pleuraerguß

Es wird in 10–30% der Fälle angetroffen, wobei sich der Pleuraerguß fast immer links befindet. Die diagnostischen und therapeutischen Probleme sind die gleichen, wie sie für die isolierten Ergußgeschehen beschrieben wurden.

5. Pankreatitischer Perikarderguß

Perikardiale Reaktionen im Verlauf akuter hämorrhagisch-nekrotisierender Pankreatitisschübe sind bekannt.

1948 haben sie Paxton et al. (in [37]) der Zytosteatonekrose des Perikardiums zugeschrieben. Diese Perikarditis erscheint meistens bei schwersten Formen von Pankreasnekrose.

Lipson et al. (in [37]) haben über einen Patienten berichtet, der eine chronische Pankreatitis mit Aszites und begleitender Perikarditis aufwies, welche sich durch eine Herztamponade komplizierte, die eine Notthorakotomie erforderte.

Ähnlich ist ein Fall, der von Davidson et al. [11] beschrieben wurde. Er betrifft einen 39jährigen Patienten mit schwerer Perikarditis und Kompressionssymptomen, die wiederholte Punktionen erforderten.

Cameron [6, 7] ist der Meinung, daß Pankreasfisteln, die in das Mediastinum eindringen, bis zum Perikardium gelangen und eine Perikarditis durch Nachbarschaftsreizung oder Durchbruch bewirken können.

Die Therapie kann nur kausal sein: Unterbrechung des Fistelverlaufs und Druckverminderung entweder der Pseudozyste oder des erweiterten Ductus Wirsungianus nach den oben beschriebenen Prinzipien.

Literatur

1. Aagard J, Matzen P, Pedersen NT (1982) The role of endoscopic pancreatography in pancreatic ascites. Acta Chir Scand 148/1:93–95
2. Anderson WJ, Skinner DB, Zuidema G, Cameron J (1973) Chronic pancreatic pleural effusions. Surg Gynecol Obstet 137:827–830
3. Bar-Meir S, Lerner E, Conn HO (1979) Analysis of ascitic fluid in cirrhosis. Dig Dis Sci 24/2:136–144
4. Bloss RS, Cooley DA (1981) Pancreaticojejunostomy for fulminating pancreatitis and pancreatic ascites in a Jehovah's witness. J Pediatr Surg 16/1:79–81
5. Bretzke G (1982) Chronische Peritonitis mit Aszites bei chronischer Pankreatitis. Z Ges Inn Med 37/7:210–212
6. Cameron JL (1978) Chronic pancreatic ascites and pancreatic pleural effusions. Gastroenterology 74/1:134–140
7. Cameron JL, Kieffer RS, Anderson WJ, Zuidema GD (1976) Internal pancreatic fistulas: Pancreatic ascites and pleural effusions. Ann Surg 184/5:587–593
8. Carey LC (1979) Extra-abdominal manifestations of acute pancreatitis. Surgery 86/2:337–342
9. Carr-Locke DL, Salim KA, Lucas PA (1979) Hemorrhagic pancreatic pleural effusion in chronic relapsing pancreatitis. ERCP demonstration of internal pancreatic fistula. Gastrointest Endosc 25/4:160–162
10. Cooperman AM (1981) Chronic pancreatitis. Surg Clin North Am 61/1:71–83
11. Davidson ED, Horney JT, Salter PP (1979) Internal pancreatic fistula to the pericardium and pleura. Surgery 85/4:478–480
12. Doubilet H, Mulholland JH (1959) Surgical management of injury of the pancreas. Ann Surg 150:854–863
13. Eldrup J, Burcharth F, Stadil F (1980) Pancreatic ascites. Intraoperative localization of the pancreatic fistula. Acta Chir Scand 146/4:301–302
14. Gore RM, Callen PW, Filly RA (1982) Lesser sac fluid in predicting the etiology of ascites: CT findings. AJR 139/1:71–74
15. Gouerou H, Cerf M, Benhamou G, Leymarios J, Debray C (1976) Les ascites des pancréatites subaiguës et chroniques. Arch Fr Mal App Dig 65:433–442
16. Govaerts JP, Engelholm L, de Koster JP, Petters JP, Tombroff M (1974) Les pleurésies d'origine pancréatique. Acta Gastroenterol Belg 37:283–290
17. Greenwald RA, Deluca RF, Raskin JB (1979) Pancreatic-pleural fistula: Demonstration by endoscopic retrograde cholangiopancreatography (ERCP) and successful treatment with radiation therapy. Dig Dis Sci 24/3:240–244
18. Greiner L, Prohm P (1983) Pancreatico-pleural fistula with chronic pleura effusion-endoscopic-retrograde visualization and therapy by ultrasonically guided drainage. Endoscopy 15/2:73–74
19. Heiss FW, Shea JA, Cady B, Scholz FJ (1979) Pancreatic pseudocyst with mediastinal extension and pleural effusion. Demonstration of pathologic anatomy by endoscopic pancreatography. Dig Dis Sci 24/8:649–651
20. Hollender LF, Santizo G (1967) Les pancréatites chroniques ascitogènes. Bull Assoc Nord-Lotharingienne Gastroenterol 11:97–101
21. Holzer R, Pesendorfer FX, Pridun N (1982) Mediastinitis und bilateraler Pleuraerguss bei chronisch rezidivierender Pankreatitis. Wien Klin Wochenschr 94/1:28–32
22. Horiguchi Y, Hayakawa T, Noda A, Takayama T, Nimura Y, Hattori T (1978) Pancreatic internal fistula to the left pleural cavity. Am J Gastroenterol 70/1:85–86
23. Hotz J (1978) Ätiologie und Diagnose des pankreatogenen Aszites. Dtsch Med Wochenschr 103/20:847–848
24. Hyman PE, Brennan MF, Head G, McCarthy DM (1981) Hyperamylasemia, duodenal duplication, and pleural effusions in hereditary spherocytosis. Dig Dis Sci 26/1:81–84
25. Ingram DM, Sheiner HJ (1980) Massive pancreatic serous effusions. Aust NZ J Surg 50/2:137–140
26. Kutty CP, Varkey B (1979) Intrapleural injection of iodized oil in pancreatic pleural effusions (letter). Chest 75/4:530–531
27. Kutty CP, Remeniuk E, Varkey B (1981) Malignant-appearing cells in pleural effusion due to pancreatitis: Case report and litterature review. Acta Cytol (Baltimore) 25/4:412–416
28. Léger L, Premont M, Bensahel H (1962) Ascite et pancréatite chronique. Presse Méd 70:2391
29. Liederberg G, Lindmark G, Struwe I (1983) Pleural effusion with dyspnoe as the presenting symptom in chronic pancreatitis. Acta Chir Scand 149:209–211
30. Lienhard P, Hay JM, Maillard JN (1978) Les ascites pancréatiques. Rev Prat 28/5: 379–390
31. Makikian B, Jacob L, Rouby JJ, Glaser P (1981) Manifestations extra-abdominales des pancréatites aiguës. Rev Prat 31/3:251–256
32. Mann SK, Mann NS (1979) Pancreatic ascites. Am J Gastroenterol 71/2:186–192
33. Marceau P, Trollet P, Bourque RA, Piche P, Lou W (1980) Epanchement pleural relevateur de pancréatite. Can J Surg 23/1:87–89
34. Marland P, Bersay C, Lacombe M, Beaufils B (1974) Les formes invétérées des pleurésies d'origine pancréatique. Leur traitement chirurgical. Poumon 30:199–205
35. Marschall JB (1982) Pancreatic ascites and pleural effusions. Nebr Med J 67/9:252–255
36. McDermott WU (1960) Portal hypertension secondary to pancreatic disease. Ann Surg 152:147
37. Oechslin E (1964) Sekundäre Perikarditis bei Pankreatitis. Cardiologie 44:152–156

38. Panitch N, Piken E, Hanelin L, Grinker J (1982) The value of endoscopic pancreatography in the diagnosis of pancreatic pleural effusion: Direct demonstration of pancreatico-pleural fistula. Am J Gastroenterol 77/8:574–575
39. Pappas TN, Lessler MA, Ellison EC, Carey LC (1982) Pancreatitis associated ascitic fluid: Effect on the oxygen consumption of liver cells. Proc Soc Exp Biol Med 169/4:438–444
40. Perry TT (1957) Role of lymphatic vessels in transmission of lipase in disseminated pancreatic fat necrosis. Arch Pathol 43:456
41. Picard R, Cornet E, Grislain J, Hardy M (1956) Dilatation kystique congénitale des canaux pancréatiques. Arch Mal App Dig 45:218
42. Pistolesi GF, Procacci C, Pederzoli P, Lombardi C (1978) Computer tomography in the diagnosis of mediastinitis due to pancreas ascites. J Belge Radiol 61/4:439–442
43. Rasaretnam R, Perera ABV, Kumarasinghe M (1975) Recurrent pleural effusion in chronic relapsing pancreatitis. Br J Surg 62:560–562
44. Razzaque MA, Hussain SA, Hossain Z, Kumar CK (1977) Pleural effusion with pancreatico-pleural fistula: A case report. Am J Gastroenterol 68/1:84–87
45. Russell DM, Roberts-Thomson IC, Macrae FA, Kitchen PR, Sherson ND (1981) Recurrence of pancreatic ascites due to a second leak demonstrated radiologically. Br J Surg 68/6:381–382
46. Sarles JC, Pietri H, Sarles H (1965) La lymphographie dans la pancréatite chronique de l'adulte. Presse Méd 73:2885
47. Sassaris M, McFadden R, Woods M, Hunter F (1981) Pericardial effusion associated with pancreatitis. Am J Gastroenterol 76/3:272–275
48. Satake K, Cho K, Sowa M, Umeyama K, Tatsumi S, Mitani E, Kobayashi K (1978) Demonstration of a pancreatic fistula by endoscopic pancreatography in a patient with chronic pleural effusion. Am J Surg 136/3:390–392
49. Satz N, Ammann R (1978) Pankreatogener Aszites. Schweiz Med Wochenschr 108/26:980–988
50. Sparks JC, Levine JB, Henken EM (1979) Pancreatic ascites: Management by caudal pancreatectomy and side-to-side pancreaticojejunostomy. Am J Surg 138/5:713–715
51. Sutton P, Clarke SW (1980) Laboratory features of pleural effusions (letter). Br Med J 281/6247:1070–1071
52. Tombroff M, De Koster JP (1978) Pleural effusion and pancreatic pseudocyst in pancreatitis (letter). Chest 73/6:887–888
53. Tombroff M, Schmerber-Vereerstraeten J, Hermanus A, Toussaint J, Cremer M, de Koster JP (1978) Pleurésies séro-hémorragiques d'origine sous-diaphragmatique. A propos de six cas. Acta Clin Belg 33/2:98–109
54. Tumen JJ, Sutton WW, Dunn GD (1983) Bilateral pancreatic pleural effusions: A case report and litterature review. Am J Gastroenterol 78/5:284–286
55. Walton TP, Quinilty RJ (1975) Supradiaphragmatic aspects of benign pancreatic disease. Am Surg 11:32–36
56. Ward PA, Raju S, Suzuki H (1977) Preoperative demonstration of pancreatic fistula by endoscopic pancreatography in a patient with pancreatic ascites. Ann Surg 185/2:232–234
57. Williams RS, Boots MA, Gilmour IT, Johnson AG (1980) Chronic pancreatitis, ascites and hypercoagulability. JR Soc Med 73/6:460–461
58. Witz JP, Copin G, Miech G, Weiss AG (1967) Les manifestations pleuro-pulmonaires d'origine pancréatique et leur traitement médico-chirurgical. Ann Chir 21:1313–1322

14 Zysten und Pseudozysten

L.F. HOLLENDER und H.-J. PEIPER

1. Geschichtliches

1760 machte A. von Störk die erste Beobachtung einer Pankreaszyste.
1761 entdeckte Morgagni zum ersten Mal bei einer Autopsie eine nekrotische Pseudozyste des Pankreas.
1863 beschrieb Virchow eine Zystenbildung im Pankreas, die durch Erweiterung des Ductus Wirsungianus und seiner Nebenäste entstanden war.
1864 berichtete von Recklinghausen über eine Zystenbildung durch Blockierung des Ausführungsgangs infolge eines Pankreassteins.
1865 versuchte Le Dentu die erste äußere Drainage einer Pseudozyste, gefolgt im selben Jahr durch Lücke.
1867 erwähnte Kelbs eine multiple Zystenbildung im Pankreas.
1881 berichtete Bozemann über die erfolgreiche Behandlung einer Pankreaszyste durch Totalexstirpation.
1882 schlug Zukowski die Marsupialisation durch Inzision u. Einnähen in die Bauchdecken vor.
1882 fixierte Carl Gussenbauer aus Prag eine große Pseudozyste des Pankreas in die Bauchwand und öffnete sie während eines zweiten Eingriffs, nachdem Adhäsionen eingetreten waren. Diese Marsupialisation hinterließ eine äußere Pankreasfistel.
1887 und
1888 publizierten Küster und Wölfler 11 Fälle von Pseudozysten, die durch Marsupialisation behandelt wurden.
1892 stellte Lloyd die traumatische Genese von Pankreaszysten dar.
1893 berichtet Nimier über 50 Pseudozysten, von denen 26 durch Marsupialisation behandelt wurden.
1898 gab Körte die erste genaue anatomische Beschreibung der Pankreaszysten gemäß ihrer Wandbeschaffenheit.
1905 berichtete Villars auf dem Französischen Chirurgenkongreß über Pankreaszysten.
1911 gelang es E. Wolff, auf der Röntgenplatte eine Pankreaszyste darzustellen, deren Wand reichlich Kalkeinlagerungen enthielt.
Ombrédanne nahm die erste innere Drainage durch Zystoduodenostomie vor.
Im selben Jahr versuchte Ombrédanne, eine innere Drainage mit dem Magen durchzuführen.
1911 legte Quénu die Zusammenhänge zwischen Pseudozysten und den Abflußwegen des Pankreas fest.
1918 unterschied Poppert Retentionszysten, zystisch degenerierte Geschwülste und Pseudozysten, deshalb forderte er die absolute Notwendigkeit einer operativen Klärung.
1921 schlug Jedlicka aus Prag die Anastomose der Pseudozyste mit dem Magen auf retrogastrischem Wege vor.
1923 führte Kirschner auf transduodenalem Wege eine Anastomose zwischen Pseudozyste und Duodenum aus.
1927 machte Henle in Dortmund die erste Zystojejunostomie.
1931 beschrieb Juracz die transgastrale Zystogastrostomie.
1932 anastomosierte Neuffer eine Pseudozyste mit der Gallenblase.

Zwischen 1939 und 1945 wurden wesentliche Arbeiten über Pankreaspseudozysten von Mocquot und Costantini, Brocq und Aboulker in Frankreich und von Judd, Lahey, Cattel und Warren in den Vereinigten Staaten veröffentlicht.

1912 betonte Mallet-Guy das quasi konstante Bestehen einer Verbindung zwischen der Pseudozyste und den Abflußwegen des Pankreas und schlug zum ersten Mal die Behandlung der Läsion durch eine linke Pankreatektomie vor.
1953 stellte Doubillet mittels einer transpillären Pankreatographie die Verbindung der Zystenhöhle mit den Abflußwegen fest, und es gelang ihm, die Pseudozyste durch eine transsphinktere Drainage zu heilen.

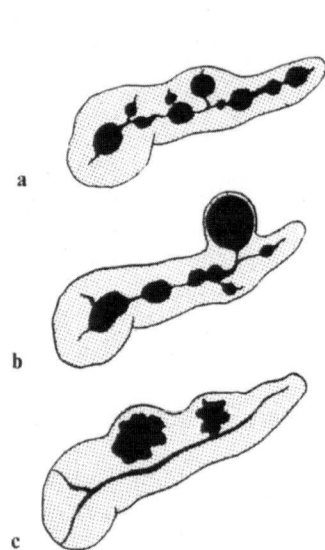

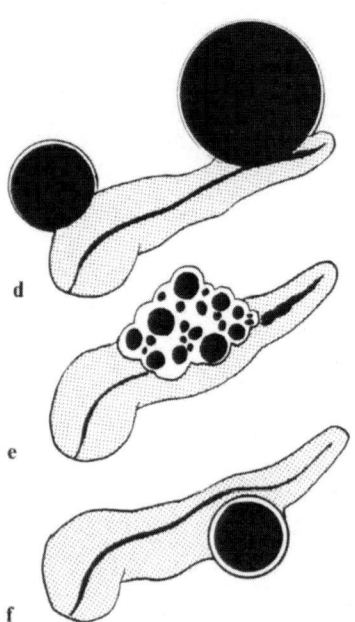

Während 1951 Parschall [52], 1955 Kern [36], 1958 Waugh u. Lynn [70], Cattel u. Warren [6] über ein umfangreiches Krankengut berichten, enthält der Bericht von Mallet-Guy u. Mercardier [43] auf dem Französischen Chirurgenkongresses von 1958 eine Gesamtzahl von 569 Krankenblättern mit hervorragender Aufarbeitung des Problems.

Im selben Jahr legte Léger neben den klassischen Pseudozysten den Akzent auf pseudozystische Höhlen, die weniger groß und intraparenchymatös sind; sie beruhen auf den gleichen anatomischen Kriterien und haben denselben pathogenetischen Ursprung.

Danach folgten die wichtigen Veröffentlichungen von Marshall, Carevati, Fontaine, Warren und Hepp.

2. Einleitung

Zystische Veränderungen an der Bauchspeicheldrüse sind in *echte Zysten* und *Pseudozysten* zu unterscheiden. Prognose und Art der Therapie richten sich nach Größe, Lokalisation und Ätiologie.

Echte Zysten sind flüssigkeitsgefüllt und besitzen eine epitheliale Auskleidung.

Die Behandlung der verschiedenartigen echten Pankreaszysten entspricht im wesentlichen den Prinzipien chirurgischen Vorgehens bei Pseudozysten.

Abb. 14.1 a–f. Schematische Darstellung der verschiedenen Zystenformen. **a** Intrapankreatische Retentionszysten bei kalzifizierender Pankreatitis. **b** Intra- und extrapankreatische Retentionszysten bei kalzifizierender Pankreatitis. **c** Intrapankreatische Pseudozysten mit und ohne Kommunikation mit dem Ductus Wirsungianus, nach akuter Pankreasnekrose. **d** Extrapankreatische Pseudozysten mit und ohne Kommunikation mit dem Ductus Wirsungianus, nach akuter Pankreasnekrose. **e** Zystadenokarzinom. **f** Echinokokkuszyste. (Nach W. Hess [26])

Bei *Pankreaspseudozysten* handelt es sich um Flüssigkeitsansammlungen verschiedenen Ausmaßes infolge einer entzündungsbedingten oder traumatischen Unterbrechung des Pankreasgangsystems, also autodigestiv gelenkt. Sie besitzen eine fibröse bzw. epitheliale Wandauskleidung und sind mit Pankreassekret oder nekrotischem Material angefüllt. Die Pseudozyste ist bei weitem die häufigste Form der Pankreaszyste.

Für chirurgische Belange ist eine der Lokalisation entsprechende Unterscheidung in *extrapankreatische* und *intrapankreatische Zysten* sinnvoll (Abb. 14.1 a–f), sowie deren Lagebeziehung (Abb. 14.2 a–f).

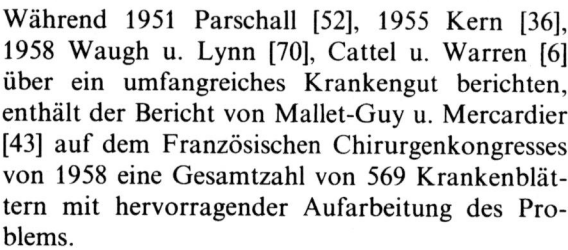

Abb. 14.2. a Intraperitoneal zwischen Magen – Duodenum und Querkolon entwickelte peripankreatische Pseudozyste. **b** Zwischen Leber und Magen entwickelte Pseudozyste. **c** Im Mesokolon entwickelte Pseudozyste. **d, e** Vom Pankreaskopf ausgehende Pseudozyste. **f** Vom Pankreasschwanz ausgehende Pseudozyste. (Nach W. Hess (1969) Die chronische Pankreatitis, Verlag Huber, Berlin)

Zysten und Pseudozysten

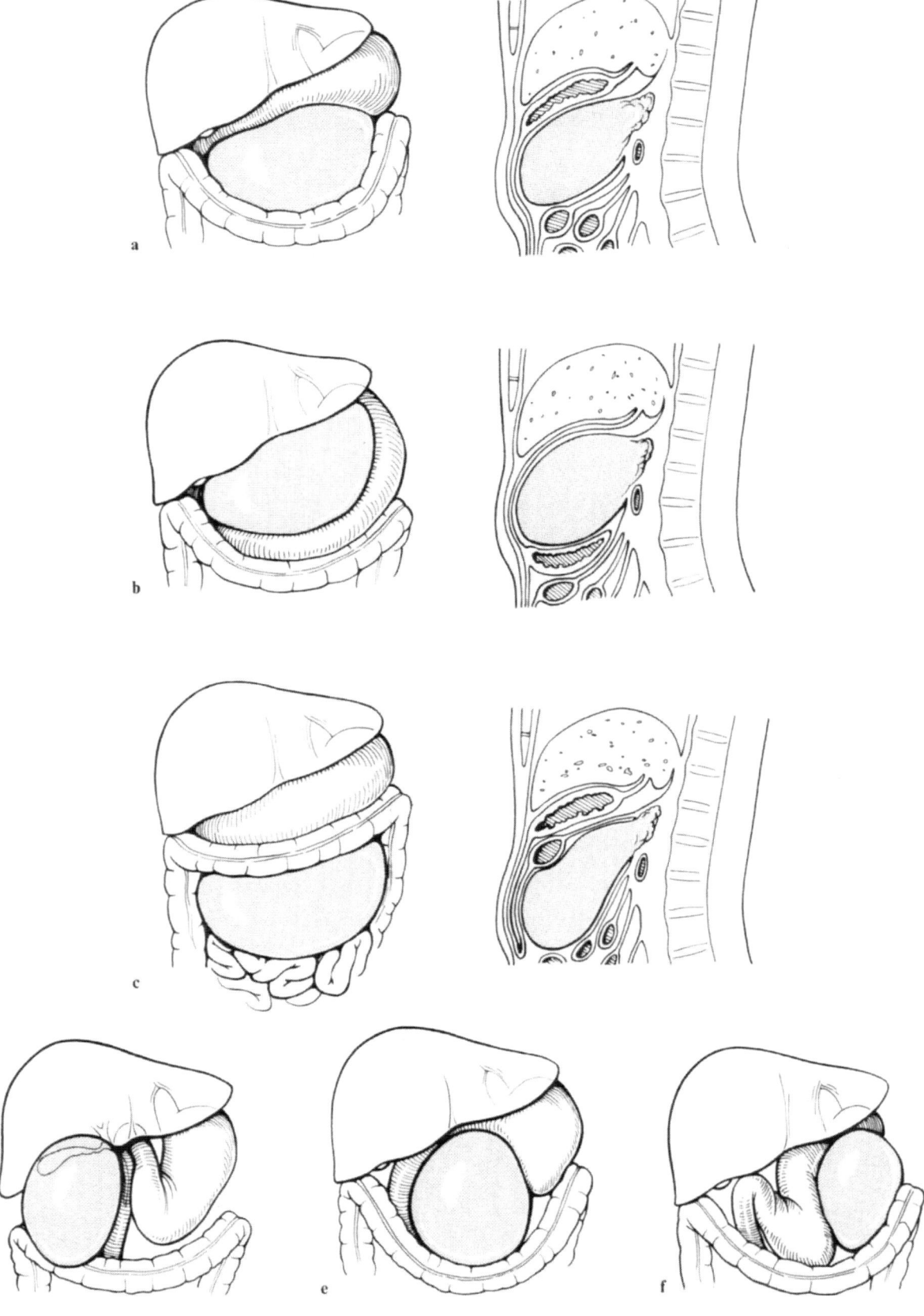

Klassifikation echter Pankreaszysten

A) Angeboren
1. Solitärzyste
2. Multiple Zysten (polyzystisches Pankreasbild)
3. Dysontogenetische Zysten (Dermoidzysten)
4. Mukoviszidose

B) Erworben
1. Retentionszysten (meist bei kalzifizierender Pankreatitis infolge Dilatation des Gangapparates und Abflußstörung)
2. Parasitäre Zysten
3. Neoplastische Zysten (benignes Zystadenom, Zystadenokarzinom) (s. Kap. 16)

3. Ätiologie

50% der Pseudozysten haben einen traumatischen Ursprung.
30% sind auf eine akute Pankreatitis zurückzuführen.
20% lassen als Ursache eine chronische Pankreatitis erkennen.

Den Pseudozysten gemeinsam ist eine nicht von Epithel ausgekleidete Wandung, die zunächst aus nekrotischem Kolliquationsgewebe besteht, das sich zunehmend fibrös verfestigt. Bei extrapankreatischen Pseudozysten wird die Wandung zum Teil von Nachbarorganen gebildet (Abb. 14.2a–f). Im allgemeinen ist eine Verbindung zum Pankreasgangsystem anzunehmen, wodurch eine Sekretfüllung unterhalten wird. Allerdings gelingt auch mit Hilfe einer endoskopischen retrograden Pankreatikographie der Nachweis einer Kommunikation nur in einem Teil der Fälle.

Die nicht selten zu beobachtende Größenzunahme der Zyste kann als Folge mangelhafter Drainage durch das Gangsystem und einen osmotischen Effekt der Nekrose erklärt werden [67].

Solitäre Pseudozysten sind wesentlich häufiger als multiple.

Die Verletzung einer gesunden Bauchspeicheldrüse stellt eine plausible Erklärung für die Entstehung einer Pseudozyste dar. Infolge des Traumas kommt es zur Parenchymzerreißung bzw. Nekrose, wobei eine Gangverletzung zum Austritt von Pankreassaft in die Umgebung der Drüse mit der Ausbildung einer sekundären pseudozystischen Sekretansammlung führt.

Die akute Pankreatitis läßt in ähnlicher Weise pankreatische Pseudozysten entstehen. Ein nekrotisierendes Geschehen kann zur Gangläsion führen, wobei der Pankreassaft den weiteren Untergang von Parenchym fördert und dadurch die Entstehung einer Pseudozyste begünstigt. Diese sind in der Regel extraparenchymatös gelegen und häufig von erheblicher Größe. Die heute üblichen Untersuchungen durch Sonographie oder Computertomographie lassen eine Entstehungshäufigkeit im Rahmen schwerer Pankreatitisattacken von etwa 50% erkennen. Es handelt sich überwiegend um Einzelzysten [63].

In diesem Zusammenhang sind allerdings Fehlinterpretationen möglich, indem ein intra- bzw. peripankreatisches Ödem irrtümlich als Pseudozyste gedeutet wird [48].

Sobald ein klinischer Entstehungszeitpunkt bekannt ist, den man oft relativ leicht festlegen kann, wird die Reifungszeit der Zystenwand zu einem beachtenswerten Faktor für die Operationsindikation, vorausgesetzt, daß die Grunderkrankung eine abwartende Haltung erlaubt. Nur eine fibrös verfestigte Wandung eignet sich für das anzustrebende Anlegen einer inneren Drainage.

Der Übergang einer „instabilen" Pseudozyste durch leukozytäre Demarkation und anschließende Randwallbildung mittels Granulationsgewebe benötigt 4–6 Wochen [69].

Im instabilen, „jungen" Stadium, das komplikationsträchtig ist und von weiteren autodigestiven Schüben überlagert sein kann, ist eine Spontanrückbildung möglich. Nach Ausbildung einer stabilen Pseudozyste erweist sich zumeist deren Persistenz.

Über die Tendenz zu einer spontanen Rückbildung der Pseudozyste lassen sich nur schwer Aussagen machen. Im Zeitalter der neuen bildgebenden Verfahren scheint die Feststellung gerechtfertigt, daß es in etwa 20% der Fälle zu einer spontanen Rückbildung kommt [4], wobei diese in 90% der Patienten bereits während der ersten 6 Wochen beobachtet werden kann.

Die chronische Pankreatitis bietet keine so eindeutige pathogenetische Erklärung für das Auftreten von Pseudozysten. Ihre Entwicklung verläuft verborgen, das Auftreten einer akuten Phase während des chronischen Verlaufs ist selten festzustellen.

Eine Lithiasis der Abflußwege wird wohl häufiger angetroffen, so daß ein Nebeneinander von Nekrose und Sekretretention mit Gangerweiterung kausal wahrscheinlich erscheint. Es handelt sich also oft um Retentionszysten, insbesondere bei kalzifizierender Pankreatitis, die meistens intraparenchymatös gelegen sind und mit dem Gangsystem kommunizieren. Allerdings gibt es auch im Verlauf einer chronischen Pankreatitis die Ausbildung extrapankreatischer Pseudozysten, wie sie im Verlauf akuter Schübe geläufig sind.

Meist ist eine multiple Manifestation der Zysten zu beobachten, was dem Verlauf mit mehrfachen akuten Pankreatitisschüben entspricht, die das chronische Krankheitsbild überlagern. Multiple Pseudozysten finden sich anscheinend überwiegend im Kopfbereich [18, 66].

4. Klinik

Folgende Auswirkungen der Pankreaspseudozysten können zu ihrer Diagnose führen:

1. Begleiterscheinungen der Pseudozyste,
2. Komplikationen der Pseudozyste,
3. Auswirkungen ungewöhnlicher Formen und Lokalisationen.

Begleiterscheinungen

a) Der Schmerz. Er wird zumeist epigastrisch und linksseitig subkostal mit Ausstrahlung in den Rücken empfunden. Er läßt sich durch Druck- bzw. Verdrängungserscheinungen seitens der Pseudozyste selbst, aber auch durch die zugrunde liegende Pankreaserkrankung oder eine gleichzeitig vorliegende alkoholische Gastritis erklären.
b) Die Gewichtsabnahme, die sehr häufig Folge von Appetitlosigkeit bzw. Übelkeit und Anorexie ist.
c) Der Befund einer „Abdominalmasse", die epigastrisch liegt, sich nicht mit der Atmung verschiebt und manchmal von Kompressionserscheinungen begleitet wird.

Komplikationen

Diese sind vielseitig und aufschlußreich. Sie können die erste klinische Manifestation der Pseudozyste darstellen und sind in 40–50% der Fälle zu erwarten [4, 54, 67].

Blutungen [15, 19, 72]

Eine Pseudozyste kann die Arterienwandung der benachbarten Gefäße arrodieren, wobei es in manchen Fällen zur Ausbildung eines Pseudoaneurysmas kommt. Die Blutung wird durch einen Ektasiedurchbruch oder eine arterielle Geschwürbildung verursacht. Je nach der Kommunikation der Zyste kommt es entweder zu einer Wirsungianusblutung, die sich in den oberen Magen-Darm-Trakt entleert, oder nach einem Durchbruch in ein abdominelles Hohlorgan zur unteren bzw. oberen Intestinalblutung bzw. einer Blutung in die freie Bauchhöhle.

Auch eine venöse Genese der Hämorrhagie gibt es, insbesondere durch Ösophagusvarizen bei Vorliegen einer segmentalen portalen Hypertonie infolge einer Kompression der V. lienalis oder der V. portae. Eine Blutung ist stets als ernste Komplikation aufzufassen, die zwar relativ selten auftritt, aber eine Sterblichkeit von 80% aufweist.

Kompressionserscheinungen an den Nachbarorganen

Je nach Lage und Größe kann die Pseudozyste die Ursache sein für:
- eine extrahepatische Cholestase mit Ikterus durch Kompression des Ductus choledochus,
- eine Duodenalstenose mit Passagestörungen (Übelkeit, Erbrechen).

Seröse Ergüsse

Durch Ruptur oder fortschreitende Nekrose kann es zur Ausbildung seröser Ergüsse kommen:
- Aszites durch Einbruch in die Peritonealhöhle,
- Pleuraerguß durch Einbruch in den Thorax [20] bzw. Kontaktreiz oder transdiaphragmalen pankreatischen Lymphstau.

In beiden Fällen erweist sich das Punktat als reich an Amylase und Lipase und deutet damit auf eine pankreatogene Genese hin.

Infektion einer Pseudozyste

Diese hat ein klassisches septisches Krankheitsbild zur Folge (Fieber, Leukozytose, lokale Druckschmerzhaftigkeit). In rund 30% der Pseudozysten führt eine Infektion zur Abszedierung.

Der Riß oder die Ruptur einer Pseudozyste in die freie Bauchhöhle oder unmittelbar in die Speiseröhre

Im letzteren Fall beobachtet man das plötzliche Auftreten von Diarrhöen bei gleichzeitigem Verschwinden der Oberbauchresistenz. Der peritoneale Durchbruch löst eine Peritonitis aus, deren klinische Zeichen durch Menge und Kontamination des Zysteninhalts bedingt sind.

Ungewöhnliche Formen und Lokalisationen

Gelegentlich kommt es zu atypischen Entwicklungen und Folgeerscheinungen einer Pseudozyste:

a) Eine in Richtung auf die linke Niere [3] hin entwickelte Pseudozyste kann zu einer atypischen, urologischen Symptomatik mit Lumbalschmerzen und Hämaturie führen [25, 50, 57]. Über ein Urogramm und die Ultraschalluntersuchung hinaus kann eine zusätzliche Arteriographie zur Abklärung der Verhältnisse erforderlich werden.

b) Bildet sich eine Pseudozyste in den Thorax, insbesondere in das Mediastinum hinein [20], sind es bronchopulmonale bzw. kardiale Symptome, die diagnostisch zunächst fehlgedeutet, oft erst im weiteren Verlauf zur richtigen Deutung führen. Die Zwerchfelldurchtrittstelle liegt vorwiegend im Bereich des Hiatus oesophageus, gefolgt vom Hiatus aorticus. Röntgenologisch wird eine Mediastinalverbreiterung, sowie im Breischluck eine Verlagerung des Ösophagus nach lateroventral festgestellt.

c) Extreme Lokalisationen wurden am Hals und im Skrotum beschrieben [33].

5. Diagnostik

Palpation

Große extrapankreatische Zysten sind meist durch Palpation im Oberbauch aufzufinden. Sie sind i.allg. fluktuierend, gut abgegrenzt und durch die Bauchdecken hindurch sichtbar. Die Zystengröße kann sich verändern, was auf eine unterschiedliche Füllung des Zysteninhalts zurückzuführen ist. Verwechslungen mit einem Aneurysma, Milztumor, Hydronephrose oder retroperitonealem Tumor sind möglich. Entsprechend ihres Füllungszustandes und evtl. entzündlicher Erscheinungen imponiert eine mehr oder weniger ausgeprägte Druckschmerzhaftigkeit der Oberbauchresistenz.

Laborbefunde

Diese entsprechen der zugrundeliegenden Pankreaserkrankung. Tritt eine Pseudozyste im Zusammenhang mit einem akuten Pankreatitisschub auf, kommt der Bestimmung erhöhter Amylasewerte im Serum Bedeutung für die Diagnosestellung zu. Erhöhte Werte sind häufig nur während der ersten 24–28 h nachweisbar, wobei das Ausmaß des Amylaseanstiegs nicht mit der Schwere des Krankheitsbildes zu korrelieren braucht. Im übrigen kommt es auch bei anderen gastrointestinalen Erkrankungen zu Verstärkung der Amylaseaktivität im Serum. Aus diesem Grunde wird der gleichzeitigen Amylasebestimmung im 24-h-Sammelurin Bedeutung beigemessen.

Donaldson et al. [12] beschrieben eine Erhöhung der thermolabilen Amylasefraktion im Serum als charakteristisch für eine Pankreaspseudozyste und empfahlen diese Untersuchung als Screeningtest.

Die Bestimmung der Serumlipase ist zuverlässiger, da es zu längerfristigen Erhöhungen der Serumwerte kommt und die Pankreasspezifität größer ist. Allerdings stehen die für die Bestimmung geeigneten kinetischen Methoden meist nicht zur Verfügung, während semiquantitative Methoden weniger genau sind [42].

Auf die Möglichkeit des Nachweises isolierter Amylasefraktionen sei hingewiesen: Diese Möglichkeit wurde zur Diagnosestellung von Pseudozysten durch elektrophoretischen Nachweis sog. „Alter"-Amylase im Serum genutzt. Eine solche Methode hat noch keinen Eingang in die klinische Routine gefunden.

Ultrasonographie

Sie ist nicht invasiv, außerordentlich leistungsfähig und ohne wesentliche Kosten. Dabei ermöglicht sie aufschlußreiche morphologische Angaben hinsichtlich der Zyste, der naheliegenden Parenchymstrukturen und dem Erweiterungsgrad des Pankreasgangsystems. Zudem erlaubt sie, Größenveränderungen kurzfristig zu verfolgen; auch eine Beurteilung der Zystenwand ist meistens möglich. Wegen gewisser Schwierigkeiten mit der Interpretation der Befunde wird von manchen Untersuchern die Computertomographie bevorzugt.

Zugleich wird man die benachbarten Organe sonographisch überprüfen, um an ihnen ggf. Auswirkungen des Zystengeschehens feststellen zu können. Auf die Möglichkeit einer gleichzeitigen gezielten Punktion wird noch eingegangen (s.S. 349).

Computertomographie

Sie ergibt ein exakteres pathologisch-anatomisches Bild von Pseudozysten, als dies durch die Ultrasonographie möglich ist. Zudem ermöglicht sie wichtige Auskünfte über den Zustand der Nachbarorgane. Sie erlaubt zudem, drohende Komplikationen sowie Veränderungen des Gangsystems zu verfolgen. Insbesondere atypisch gelegene Zysten lassen sich besser erkennen. Bei einer Infektion der

Pseudozyste oder der Perforation können Luft, Gasansammlungen oder Nekrosen ebenfalls sehr viel besser dargestellt werden, als dies durch die Sonographie möglich ist. Es sei darauf hingewiesen, daß dieses Verfahren bei nicht infizierten Pseudozysten ein nicht unerhebliches Infektionsrisiko mit sich bringt.

Röntgenuntersuchung

Eine Leeraufnahme des Abdomens ist zur Feststellung von Pankreasverkalkungen im Fall einer chronischen Pankreatitis bzw. von Kalkeinlagerungen in einer Zystenwand unentbehrlich.

Die Notwendigkeit einer Magen-Darm-Passage wird sich aus der Möglichkeit einer Passagebehinderung des Intestinaltrakts durch eine Pankreaszyste ergeben. In etwa 80% der Patienten mit großen, extrapankreatischen Pseudozysten kommt es zu einer Verlagerung oder Einengung von Magen oder Duodenum. In Abhängigkeit von der Symptomatik und der Lage der Zyste kann im Einzelfall auch ein Bariumkontrasteinlauf oder ein Urogramm in Frage kommen.

Eine selektive Zöliakoangiographie erscheint im Rahmen der Pankreaschirurgie angezeigt, wenn mit einem resezierenden Verfahren zu rechnen ist. Andernfalls scheint diese Untersuchung überflüssig. Mit ihrer Hilfe können Veränderungen bzw. Verlagerungen der A. lienalis und eine Topographie der übrigen Arterienverzweigungen bzw. ihrer Anomalien zur Darstellung gebracht werden. Durch die venöse Phase lassen sich zudem die Verhältnisse der V. lienalis bzw. ihres sekundären Kollateralkreislaufs ermitteln.

Zystenpunktion

Eine blinde Zystenpunktion kommt heute nicht mehr in Frage. Sie wird allenfalls unter sonographischer Kontrolle ausgeführt und erlaubt außer der Diagnose folgende Feststellungen:
- Durch Nadelbiopsie läßt sich die Gutartigkeit oder Bösartigkeit, insbesondere bei zystischen Tumoren, klären.
- Durch Kontrastfüllung der Zyste kann ihre intra- oder extraparenchymatöse Lage festgestellt sowie ihre eventuelle Kommunikation mit dem Gangsystem erwiesen werden.
- Eine Kontrastdarstellung des Ductus Wirsungianus zeigt die Lagebeziehung und eventuelle Kommunikationen zur Pseudozyste.
- Die Differenzierung zwischen infiziertem und nichtinfiziertem Zysteninhalt.

Patienten mit Pseudozysten weisen oft erhöhte Temperaturen und eine Leukozytose auf, so daß sich die Unterscheidung zwischen sterilen und infizierten Pseudozysten als schwierig erweisen kann. In dieser Situation kann eine perkutane Punktion diagnostisch wertvoll sein.

6. Verlauf

Hier gibt es zwei extreme Entwicklungen:
- die spontane Rückbildung durch Resorption,
- die Komplikationen.

Zystenrückbildung

Aufgrund der gegebenen Möglichkeit häufig zu wiederholender sonographischer oder computertomographischer Kontrollen wird die Rate der Zystenrückbildung mit 50–85% angegeben (Czaja 1975, zitiert bei Gebhard [18]). In diese Zahlen sind auch kleine asymptomatische Zysten einbezogen, die früher gar nicht nachgewiesen werden konnten. Immerhin ist das Fortbestehen von Pseudozysten verständlich, da sie häufig eine Verbindung zum Gangsystem besitzen und von dort aus ständig gefüllt werden. In der Mehrzahl der Fälle wird eine Rückbildung bereits während der ersten 6–12 Wochen beobachtet. Dabei ist zu berücksichtigen, daß spontane innere Drainagen in einen Pankreasgang oder in ein Nachbarorgan zwar zu einer vorübergehenden Rückbildung, im weiteren Verlauf aber zu einem rezidivierenden Geschehen führen können.

Offensichtlich neigen Pseudozysten nach akuter Pankreatitis häufiger zur spontanen Rückbildung als bei anderer Genese. Kann eine Pseudozyste über einen Zeitraum von 7–12 Wochen hinweg nachgewiesen werden, ist nur noch selten, nach 13 Wochen so gut wie gar nicht mehr, mit einer Rückbildung zu rechnen. In diesen Fällen steigt dann auch die Komplikationsrate, und zwar auf 70–80% der Fälle.

Komplikationen

Als Komplikationen im Verlauf von Pankreaspseudozysten seien erwähnt:
- Verdrängung und Stenosierung von Nachbarorganen, wie Duodenum, Gallenwege, Milzvene;
- Ruptur;
- Fistelbildung zu benachbarten Organen (Magen, Duodenum, Kolon) oder in den Retroperitonealraum;

- Zystenausdehnung in den Pleuraraum, das Mediastinum, zu Milz und Niere hin und bis in das kleine Becken hinab. Bei einer Entwicklung der Zyste in den Pleuraraum hinein kommt es häufig zum Auftreten von amylasehaltigen Pleuraergüssen. Im Mediastinum ist eine Verwechslung der Pseudozyste mit einem Tumor möglich. Durch Verdrängungserscheinungen können Einengungen der Speiseröhre mit Dysphagien entstehen. Bei einer kaudalen Ausdehnung im Retroperitonealraum kann die Pseudozyste mit einem Tumor (z.B. Nierentumor) verwechselt werden. In dieser Situation kann eine Ureterverlegung mit Hydronephrose entstehen.
- Ruptur in die freie Bauchhöhle oder in Nachbarorgane. Auch ein solches Ereignis kann Ursache eines Aszites oder für rezidivierende Pleuraergüsse sein.
  Eine plötzliche Ruptur in die freie Bauchhöhle ist ein ernstes Ereignis mit einer Letalität zwischen 14 und 80%, wobei gleichzeitige massive Blutungen den Verlauf ungünstig beeinflussen. Derartige Ereignisse werden in weniger als 5% bei Patienten mit Pseudozysten beobachtet [24]. Auch die Rupturen in den benachbarten Intestinaltrakt weisen eine hohe Letalität zwischen 27 und 50% auf [4, 24].
- Eine Infektion der Pseudozyste mit Auftreten einer Abszedierung tritt bei etwa 30% der symptomatischen Pseudozysten auf und ist mit einer hohen Sterblichkeit belastet. Die Ursache einer spontanen Infektion ist häufig nicht zu klären, kann aber durch eine verborgene Fistelverbindung zum Intestinaltrakt oder aber durch hämatogene bzw. lymphatische Kontamination bedingt sein. Bekannt ist der iatrogene Infektionsweg im Zusammenhang mit einer perkutanen Punktion bzw. ERCP. Aus diesem Grunde sollte eine ERCP bei bekannter Pseudozyste nur unmittelbar vor dem geplanten Eingriff durchgeführt werden, durch den eine Entlastung mit Sekretabfluß hergestellt wird.
- Die Blutung in eine Pankreaspseudozyste tritt in bis zu 20% der Fälle auf und ist risikoreich. Die Blutung kann durch Gefäßarrosion unter dem Einfluß des Pankreassaftes, gelegentlich unter Ausbildung eines Pseudoaneurysmas, ausgelöst werden. Dabei kommt es entweder zu einer plötzlichen Größenzunahme der Zyste, zu einer Pankreorhagie mit Erscheinungen einer oberen Gastrointestinalblutung oder aber zu einer intraperitonealen Blutung.

7. Therapie

Im Hinblick auf die Möglichkeit einer Zystenrückbildung und unter Berücksichtigung der Tatsache, daß eine etwas längere Zeit auch für die Ausbildung einer derben, anastomosierbaren Zystenwand ausreicht, wird man sich zunächst konservativ verhalten. Danach ist eine Spontanheilung unwahrscheinlich und die Komplikationsrate steigt. Aus diesen Gründen wird man sich in der Folge zu einem operativen Vorgehen entschließen.

Größere Zysten (Durchmesser größer als 5 cm) sollten nach 6 Wochen ihres Bestehens operativ angegangen werden, wenn keine Rückbildungstendenz festzustellen ist. Bei kleineren asymptomatischen Zysten ist ein abwartendes Verhalten zu vertreten, insbesondere wenn kurzfristige sonographische Kontrollen einen Trend zur Verkleinerung erkennen lassen. Akute und chronische Zystenkomplikationen (Blutungen, Ruptur, septische Erscheinungen, Passagestörungen u.a.) müssen zumeist eine alsbaldige operative Behandlung veranlassen.

Folgende Faktoren bestimmen die Wahl der operativen Technik:
- Größe der Pseudozyste,
- ihre anatomischen Beziehungen zum Pankreas und zu den Nachbarorganen,
- Lage ihres tiefsten Punktes,
- Vorhandensein oder Fehlen einer Verbindung zum Gangsystem,
- Zustand des proximalen Pankreasabschnitts.

Prinzipiell kommen folgende operative Verfahren in Frage:
- die äußere Drainage,
- die innere Drainage,
- die Pankreasteilresektion,
- die transpapilläre Drainage des Ductus Wirsungianus.

Die äußere Drainage

Die Marsupialisation [21]

Diese besteht aus dem Einnähen der Pseudozystenwand in die Laparotomiewunde. Da solche Zysten i.allg. nicht ausheilen und chronische Fisteln persistieren, ist dieses Verfahren heute obsolet.

Die operative äußere Drainage (Abb. 14.3) [14]

Sie wurde zum ersten Mal im Jahre 1865 von Le Dentu durchgeführt und ist das älteste chirurgische Verfahren. Sie besteht aus einer Eröffnung

Zysten und Pseudozysten

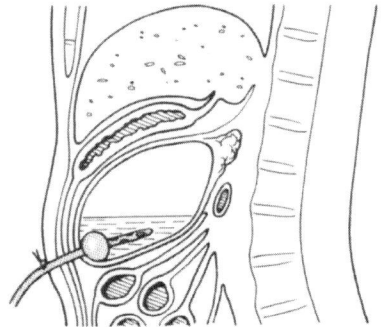

Abb. 14.3. Äußere Drainage einer Pseudozyste mit einem Foley-Katheter

und Entleerung der Zyste sowie ihrer Drainage mittels eines durch die Bauchwand ausgeleiteten Katheters, wobei eine zystoperitoneale Verbindung vermieden werden sollte.

Eine äußere Drainage hat gegenüber der Marsupialisation den Vorteil, daß eine Hautmazeration durch die Ableitung des Sekrets vermieden wird. Da die Drainage auch bei Zysten angelegt werden kann, die nicht in unmittelbarer Nähe zur Bauchwand lokalisiert sind, kommt sie v.a. bei noch unreifen Zysten in Frage, deren Wandung noch nicht anastomosierungsfähig ist bzw. bei infizierten Pseudozysten oder Pankreasabszessen. Bei infiziertem Zysteninhalt empfiehlt sich das Einlegen mehrerer Katheter zur Durchführung einer Spülbehandlung.

Technik. Der Zugang zum tiefsten Punkt der Zyste, meist zwischen der großen Magenkurvatur und dem Colon transversum liegend, wird aufgesucht, und zwar ohne überflüssige Präparation. Nach Nadelpunktion und folgender Entleerung mittels eines Trokars, sowie nach Ausspülung mit physiologischer Kochsalzlösung wird eine Zystographie vorgenommen. Die Höhle wird sodann weiter eröffnet und evtl. nekrotische Fragmente entfernt, wobei man eine Beschädigung der Zystenwand vermeidet, da es hierbei sonst zu unangenehmen Blutungen kommen kann.

Nach Hämostase der Zystenränder wird ein großer Pezzer-Katheter in die Höhle eingeführt und in der Zystenöffnung mittels Tabaksbeutelnaht befestigt. Er wird sodann durch eine Bauchdeckeninzision nach außen geleitet.

Erlauben die örtlichen Verhältnisse und die Lage der Zysteninzision eine exakte Abdichtung des Drainagekatheters so empfiehlt sich eine Netzeinhüllung der Katheterdurchtrittsstelle.

Die ultraschallgezielte Punktion mit Einlegen einer längerfristigen äußeren Katheterdrainage

Dieses Verfahren wird heute häufig und durchaus berechtigt vorgenommen [32].

Insbesondere bei Risikopatienten ist die perkutane Drainage indiziert, da sie eine äußere Entlastung ermöglicht, die im Fall einer Infektion mit einer lokalen Spülbehandlung sowie einer gezielten intravenösen Antibiotikatherapie verbunden werden kann. Unter diesen Maßnahmen läßt sich in Ruhe eine Besserung des Allgemeinzustandes abwarten, um dann endgültig eine Operationsindikation zu erwägen.

Es sei allerdings darauf hingewiesen, daß die perkutane Drainage letztlich keine adäquate Behandlung der Pseudozysten darstellt, da sie in mehr als 60% der Fälle ein Zystenrezidiv nach sich zieht.

Komplikationen

Fistelbildung: Sie entsteht meistens wegen einer Verbindung der Zyste zum Pankreasgangsystem, die bei der Zystographie nicht zur Darstellung gelangte. Anstelle einer Abnahme der Sekretmenge bleibt diese unvermindert gleich und geht in ein chronisches Fistelstadium über.

Neubildung der Zyste: Sobald der äußere Drainageschlauch entfernt wird, kommt es zur erneuten Ausbildung einer sekretgefüllten Zyste.

Infektion: Diese kann bei nicht ausreichendem Abfluß zu einer Abszedierung der alten Zystenhöhle führen.

Die inneren Drainagen

Wenn immer möglich, sollte eine innere Drainage der Katheterdrainage vorgezogen werden. Bei ihr entfällt das Risiko persistierender Pankreasfisteln. Primär wird der Pankreassaft in den Intestinaltrakt abgeleitet und führt schließlich zu einer Obliteration der Pseudozyste. Sie ist die Methode der Wahl bei allen unkomplizierten Pseudozysten mit entsprechender, für eine Anastomosierung geeignete Wandung. Die Auswahl des zu anastomosierenden Intestinalbereichs hängt von der Topographie der Pseudozyste ab. Es handelt sich um folgende Verfahren:

1. Zystogastrostomie,
2. Zystoduodenostomie,
3. Zystojejunostomie.

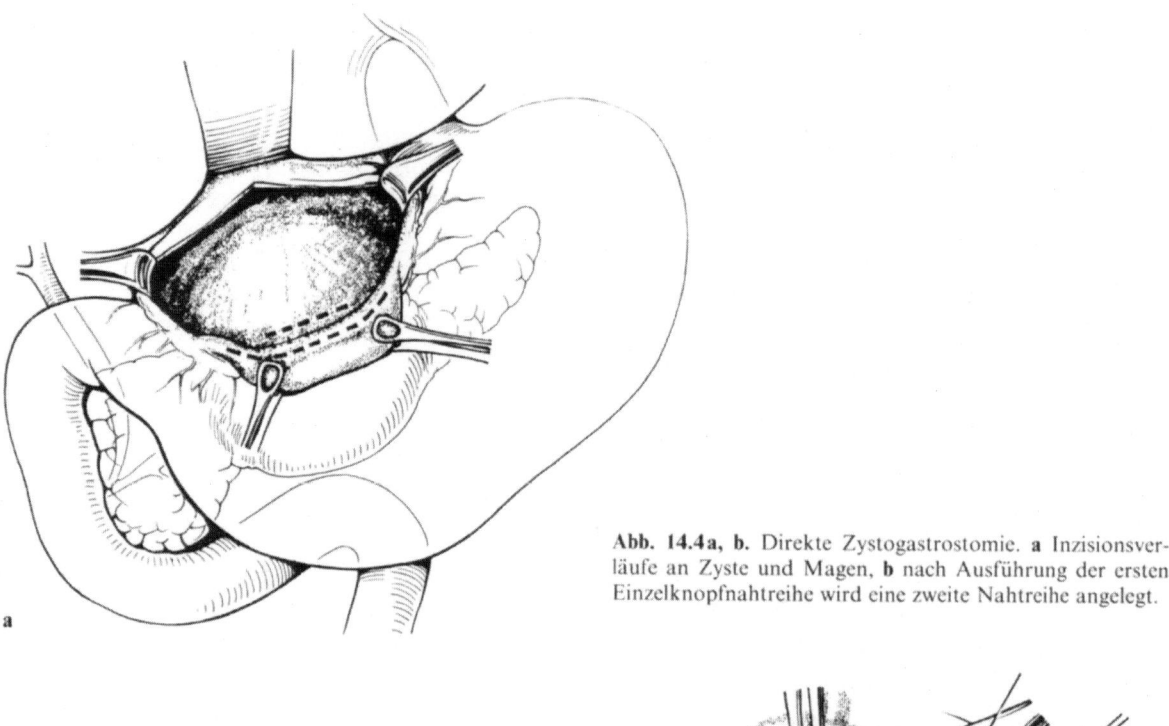

Abb. 14.4a, b. Direkte Zystogastrostomie. **a** Inzisionsverläufe an Zyste und Magen, **b** nach Ausführung der ersten Einzelknopfnahtreihe wird eine zweite Nahtreihe angelegt.

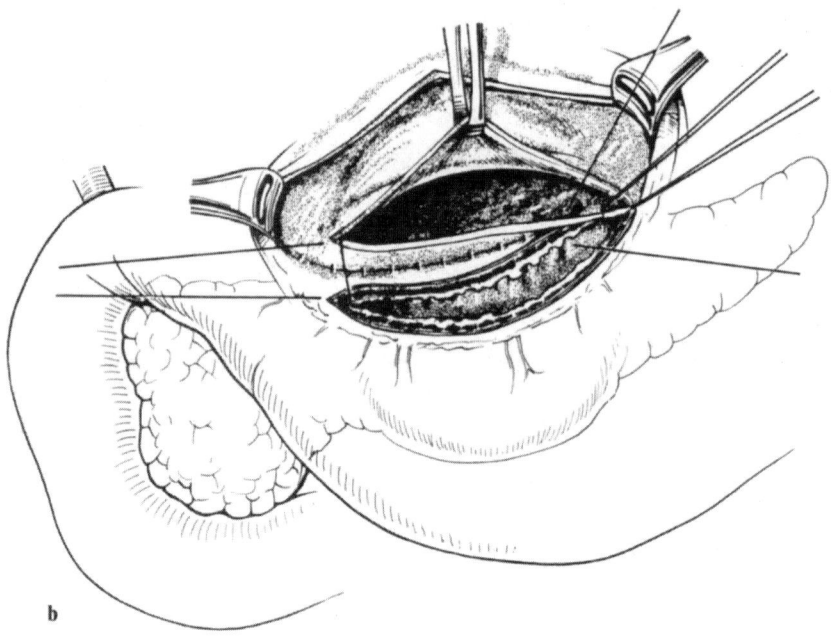

1. Zystogastrostomie

Es bieten sich 2 Ausführungsmöglichkeiten an.

1.1 Direkte Zystogastrostomie (Abb. 14.4) [6, 45, 51]

Sie wurde 1923 von Jedlicka [29] beschrieben. Der Zugang zur Zyste findet entweder kranial durch die Pars flaccida des kleinen Netzes statt, oder kaudal durch das Lig. gastrocolicum hindurch. Diese Verbindung ist für große Pankreaspseudozysten geeignet, die sich kranialwärts hinter dem Magen entlang und mit diesem entzündlich verbacken entwickelt haben. Dabei wird die Zyste kranial oder kaudal des Magens eröffnet, eine Inzision der kleinen oder großen Magenkurvatur angelegt und eine 1- oder 2reihige Anastomose ausgeführt. Als Nachteile dieses Operationsverfahrens, die die Indikation mit Zurückhaltung stellen lassen, werden häufige Komplikationen angegeben: Durch Über-

Zysten und Pseudozysten

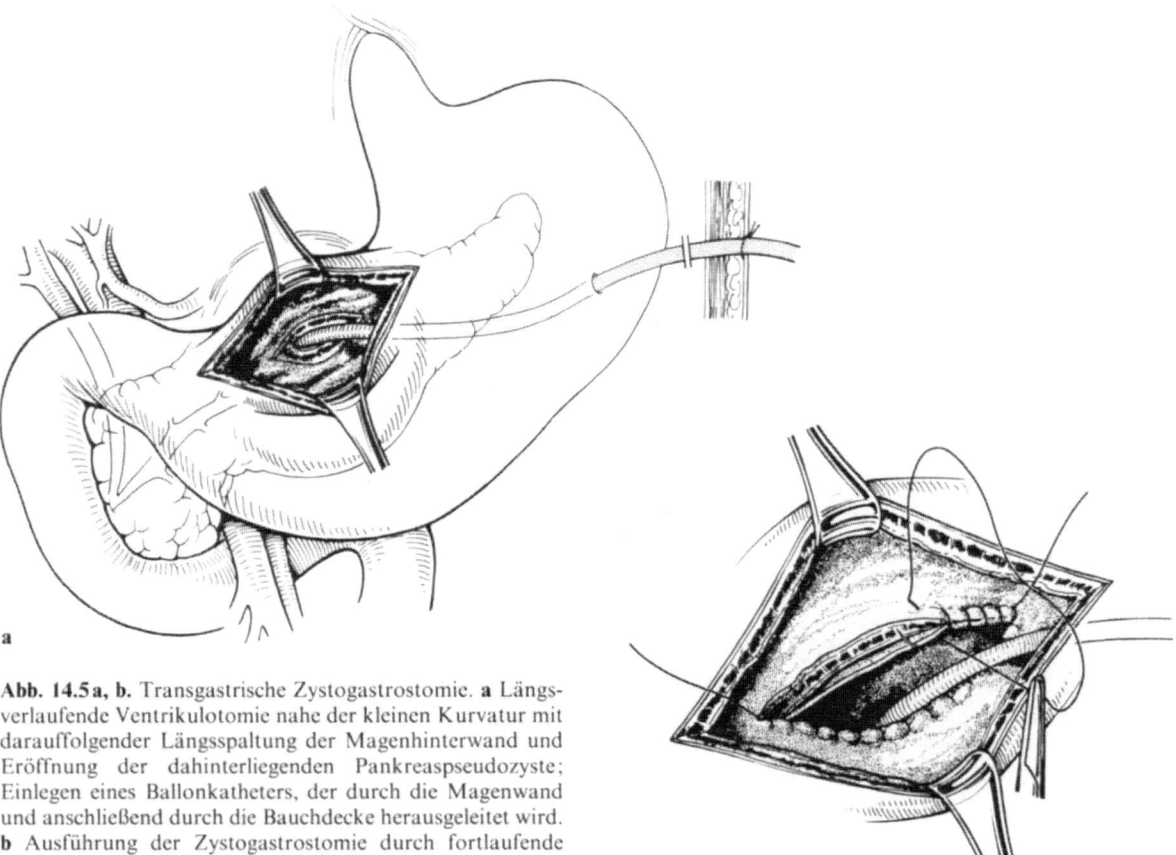

Abb. 14.5 a, b. Transgastrische Zystogastrostomie. **a** Längsverlaufende Ventrikulotomie nahe der kleinen Kurvatur mit darauffolgender Längsspaltung der Magenhinterwand und Eröffnung der dahinterliegenden Pankreaspseudozyste; Einlegen eines Ballonkatheters, der durch die Magenwand und anschließend durch die Bauchdecke herausgeleitet wird. **b** Ausführung der Zystogastrostomie durch fortlaufende Nahtreihe zur Vereinigung beider Schnittränder

tritt von Nahrungsbestandteilen aus dem Magen in die Zyste und nachfolgender Retention besteht das Risiko von Arrosionsblutungen, Ulkusentstehung und chronischen Infekten in der Zystenwand (Mangold et al. 1976, zitiert bei Gebhard [18]) (Literaturangaben bei W. Hess [26]).

Auch wird das Auftreten einer nekrotisierenden Pankreatitis im Zusammenhang mit Zystogastrostomie als Komplikation erwähnt (Bedacht et al. 1970 und Schega et al. 1960, zitiert bei Gebhard [18]).

Ursächlich soll es infolge des sauren Magensaftes zu einer Aktivierung von Trypsinogen kommen (Sailer 1975 und Schega 1960, zitiert bei Gebhard [18]).

1.2 Transgastrische Zystogastrostomie (Abb. 14.5)

Sie wurde 1931 von Jurasz [31] beschrieben und ist technisch einfacher als die zuvor besprochene Zystogastrostomie. Ihr Vorteil liegt darin, daß keine Dissektion benötigt wird.

Technik. Längsinzision der Magenvorderwand über 8–10 cm zwischen kleiner und großer Kurvatur.

Die Magenhinterwand darf auf keinen Fall ausgelöst werden. Nunmehr wird durch die dahinter liegende Zyste die sich vorwölbende Magenhinterwand abgetastet und an möglichst tiefer Stelle mittels Punktion entleert. Anschließende Vornahme einer Zystographie. Es folgt die Inzision der Magenhinterwand in einer Länge von 6–7 cm im oberen Anteil des Antrums, wobei an der Punktionsstelle begonnen wird. Die Inzision betrifft zunächst nur Mukosa und Submukosa, um in diesen Schichten eine sorgfältige Blutstillung durchzuführen. Die oväläre Exzision eines Segments aus der Magenhinterwand bzw. Zystenwand ist zu erwägen, um eine Weitstellung der Anastomose zu gewährleisten und hierdurch Rezidive zu verhindern. Andererseits gelangt hierdurch leichter Mageninhalt in das Zystenlumen. Die Anastomose selbst wird mit einer blutstillenden, fortlaufenden und engmaschigen Naht ausgeführt und ggf. durch eine zweite Nahtreihe ergänzt. Diese Anastomose sollte möglichst lang sein, um dem Risiko einer späteren Schrumpfung vorzubeugen.

Die vordere Magenwandinzision wird nunmehr zweischichtig durch fortlaufende Nähte verschlossen. Manche Autoren legen besonderen Wert auf eine für 6–8 Tage angelegte Gastrostomie zur Entlastung des Magens, wodurch nicht zuletzt auch die Einwirkung des sauren Magensaftes auf die Zystenwand in dieser Phase eingeschränkt werden soll. Wenn die Zyste allerdings nicht zu groß ist und ihre Wände nur geringgradig entzündlich verändert erscheinen, genügt unseres Erachtens eine einfache nasale Sondenaspiration, die man zunächst über 4–5 Tage fortsetzt.

2. Zystoduodenostomie [36, 47]

Diese kann bei Zysten erwogen werden, die in unmittelbarer Nachbarschaft zum Duodenum gelegen und mit diesem adhärent sind. Aus topographischen Gründen kommt diese Anastomosierungsform selten in Frage, zumal die im Kopfbereich häufiger lokalisierten intrapankreatischen Zysten eher eine Pankreaskopfresektion erforderlich machen. Man kann sie zur Vermeidung einer totalen Duodenopankreatektomie erwägen, wenn gleichzeitige Schwanzzysten eine Linksresektion erfordern.

Die Anastomosierung zwischen Pseudozyste und benachbartem Duodenum wurde zuerst von Ombrédanne (in [35]) als Seit-zu-Seit-Anastomose durchgeführt, wobei die Vorderflächen der beiden Strukturen für die Nahtvereinigung benutzt werden. Ursprünglich von Kerchner [35] beschrieben, scheint die transduodenale Anastomose sinnvoller und praktischer zu sein; sie wurde von Mercadier [46] in dieser Form propagiert. Es gibt zwei technische Durchführungsmöglichkeiten:

– die transduodenale Zystoduodenostomie,
– die direkte Zystoduodenostomie.

Größe der Zyste, Topographie sowie Konsistenz der Wandung sind bei der Auswahl dieser beiden Varianten bestimmend.

2.1 Transduodenale Zystoduodenostomie (Abb. 14.6)

Technik. Die erste Phase beginnt mit einem ca. 10 cm langen Kocher-Manöver. Die Lagebeziehungen zwischen Pseudozyste und Hauptgallengang werden ermittelt. Hierfür kommen zwei Methoden in Frage:

– Eine Cholangiographie, die unmittelbar durch die Gallenblase oder mittels Choledochuspunktion erfolgt.
– Eine senkrechte Inzision des supraduodenalen Choledochus, wonach eine Metallsonde durch die Öffnung und durch die Papille bis zum Duodenum eingeführt wird. Hierdurch läßt sich die Lage der Papille mühelos feststellen. Der 2. Duodenalabschnitt wird daraufhin distal der Papille in einer Länge von 4–6 cm eröffnet. Nunmehr kann nach Aufsuchen der Papilla Vateri eine transpapilläre Pankreatographie erfolgen, falls dieses für erforderlich angesehen wird. Sobald das Duodenum eröffnet wurde, läßt sich entlang seiner Innenwand der tiefste Punkt der Flüssigkeitsansammlung in der Zyste palpieren. Die Zyste wird daraufhin durch die Duodenalwand hindurch unterhalb der Papille punktiert. Nachdem man die anatomischen Lagebeziehungen der Pseudozyste zum Ductus choledochus und Ductus Wirsungianus sowie zum Duodenum ermittelt hat, kann man sich ggf. für eine zystoduodenale Anastomose entscheiden. Gegen eine solche Anastomosierung spricht ein dickerer Pankreasparenchymsaum zwischen Zystenlumen und Duodenallumen, wie dies bei den intrapankreatischen Pankreaszysten häufig der Fall ist. Nur wenn die Zystenwand der Duodenalwand unmittelbar anliegt, sind die Voraussetzungen für eine technisch einwandfreie und auf Dauer effektive Anastomose gegeben. Entscheidet man sich für eine Zystoduodenostomie, wird ein längerer Zugang zur Zyste durch die hintere Duodenalwand hindurch hergestellt.

Durch diesen Zugang sollte es möglich sein, eine Ausräumung der Zyste von nekrotischem Material vorzunehmen. Stets ist auf die Lagebeziehung zur Papille zu achten. Es folgt die Nahtvereinigung des duodenalen Schnittrandes mit der Zystenwand mittels blutstillender Einzelnähte bzw. fortlaufender Naht. Sodann wird die Vorderseite der Duodenotomie zweischichtig der Länge nach, möglichst durch Einzelnähte, verschlossen. Zum Abschluß des Eingriffs wird die Choledochotomie nach Einlegen eines T-Drains verschlossen und das duodenopankreatische Operationsgebiet bzw. die Duodenotomie mittels einer Lasche drainiert.

2.2 Direkte Zystoduodenostomie (Abb. 14.7)

Sie kann bei einer großen Pseudozyste erwogen werden, die über die Vorderseite des Duodenums hinausragt und eine feste Wandung besitzt. Nach ausreichendem Kocher-Vaufrin-Manöver erfolgt

Zysten und Pseudozysten

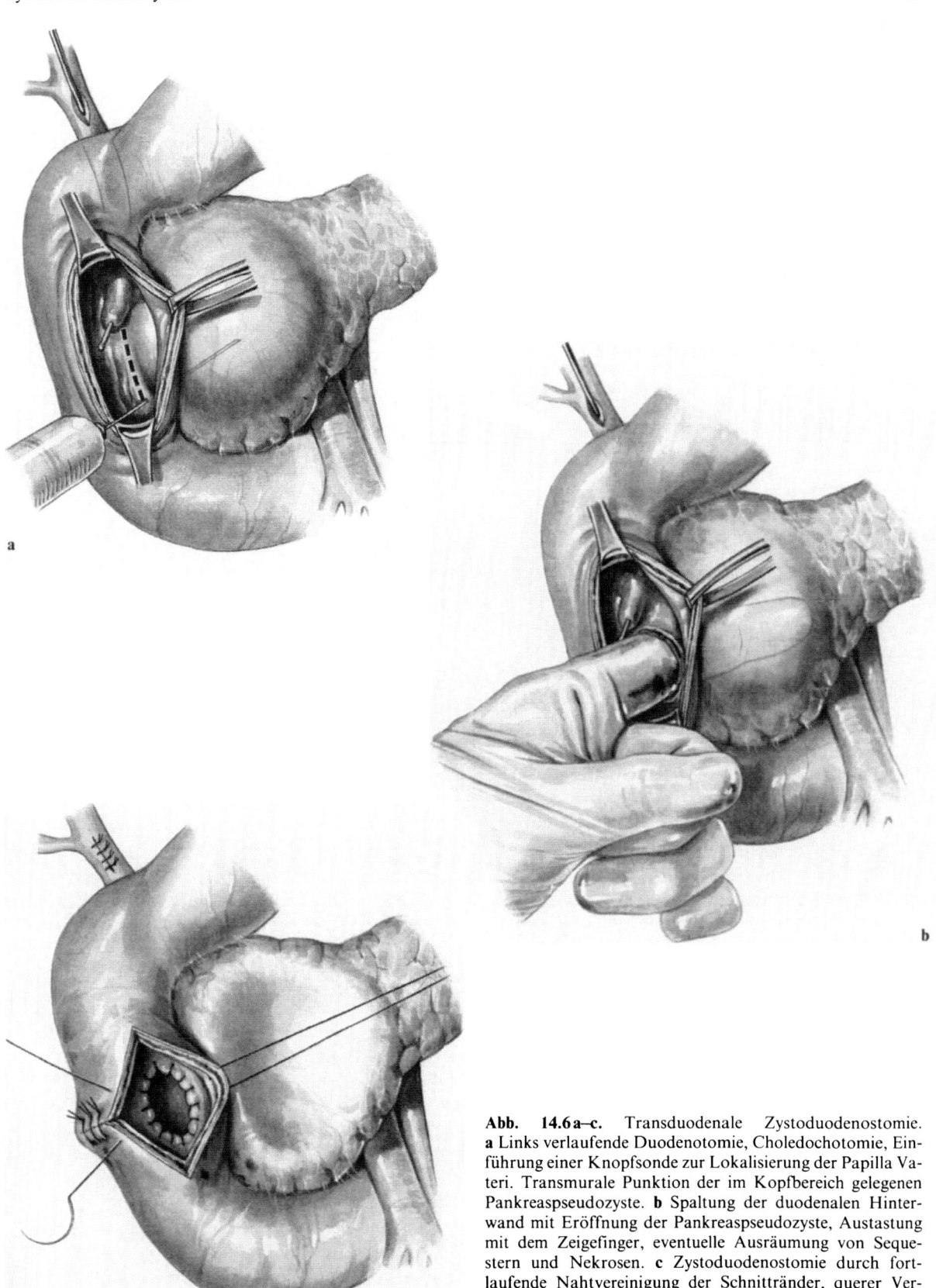

Abb. 14.6a–c. Transduodenale Zystoduodenostomie.
a Links verlaufende Duodenotomie, Choledochotomie, Einführung einer Knopfsonde zur Lokalisierung der Papilla Vateri. Transmurale Punktion der im Kopfbereich gelegenen Pankreaspseudozyste. **b** Spaltung der duodenalen Hinterwand mit Eröffnung der Pankreaspseudozyste, Austastung mit dem Zeigefinger, eventuelle Ausräumung von Sequestern und Nekrosen. **c** Zystoduodenostomie durch fortlaufende Nahtvereinigung der Schnittränder, querer Verschluß der Duodenotomie durch seromuskuläre Einzelnähte

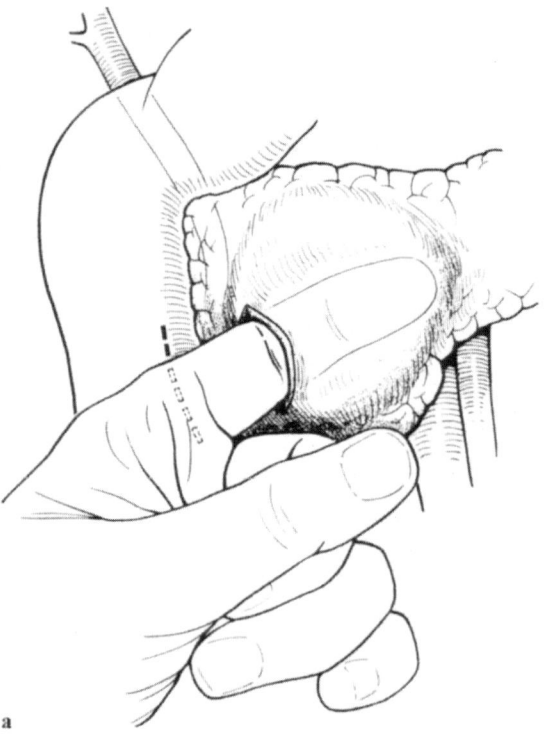 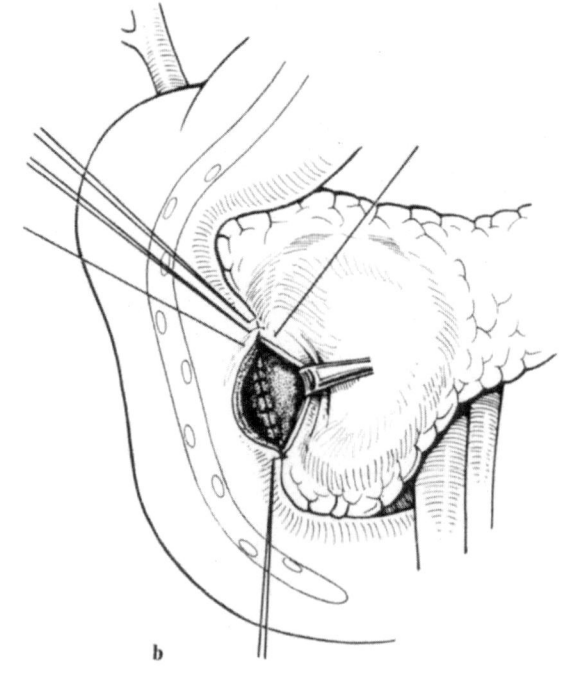

die Punktion der Zyste an ihrem tiefsten Punkt mit Durchführung einer Zystographie und Einschnitt im Bereich ihrer Vorderwand für eine Länge von etwa 3 cm. Nekrotisches Material muß hierbei ebenfalls mit dem Finger ausgeräumt werden. Die darauf folgende senkrechte Inzision des Duodenums beträgt etwa 5 cm. Beide Zystenränder werden nunmehr mit der Duodenalöffnung vernäht. Die Anastomose erfolgt durch Einzelnähte (Allschichtnaht). Eine Duodenalsonde wird bis auf die Höhe dieser Anastomose vorgeschoben, die eine Nahtentlastung von 3–5 Tagen sicherstellt. Noch einmal sei erwähnt, daß Liguory [40] für gewisse Fälle mit Kopflokalisation einer Pseudozyste die Zystoduodenostomie auf endoskopischem Wege vorgeschlagen und sie auch mit viel Erfolg durchgeführt hat.

3. Zystojejunostomie (Abb. 14.8) [53]

Hahn [22] schlug 1927 eine innere Drainage unter Benutzung einer Jejunalschlinge vor. Sie ist das vielseitigste Verfahren und eignet sich für fast alle Zystenlokalisationen. Das Risiko des Refluxes von Darmsaft in die Zyste wird durch das Anlegen einer Roux-Y-Schlinge nach Völker drastisch vermindert.

Abb. 14.7a, b. Direkte Zystoduodenostomie. **a** Längsspaltung der im Pankreaskopf gelegenen Pseudozyste an der Vorderwand und längs verlaufende Duodenotomie, ggf. Ausräumung von Sequestern. **b** Nahtvereinigung zwischen eröffneter Pseudozyste und inzidierter Duodenalwand

Technik. Man versucht zunächst zu ermitteln, wo das kaudale Ende der Pseudozyste gelegen ist, wobei man Präparationen möglichst vermeidet. Häufig ist der gesuchte Bereich in Höhe des Lig. gastrocolicum oder von unten her auf Höhe des Mesocolon transversum festzustellen. Wie zuvor geschildert, erfolgt nunmehr eine Zystographie nach Punktion der Zyste. An der Punktionsstelle wird man sodann die Zyste durch das Lig. gastrocolicum bzw. das Mesocolon transversum hindurch möglichst in einer Länge von etwa 10 cm inzidieren. Eine Austastung bzw. Ausräumung der oft riesigen Zyste schließt sich an. Dann wird eine Roux-Y-Schlinge vorbereitet und das Jejunum 40 cm unterhalb des Treitz-Bandes durchtrennt. Der Y-Schenkel sollte nach Möglichkeit 40 cm bis sogar 60 cm lang sein, um jeglichen Reflux von Darminhalt in die Zyste zu verhindern. Der entsprechend skelettierte Dünndarmschenkel wird transmesokolisch oder auch submesokolisch an

Zysten und Pseudozysten

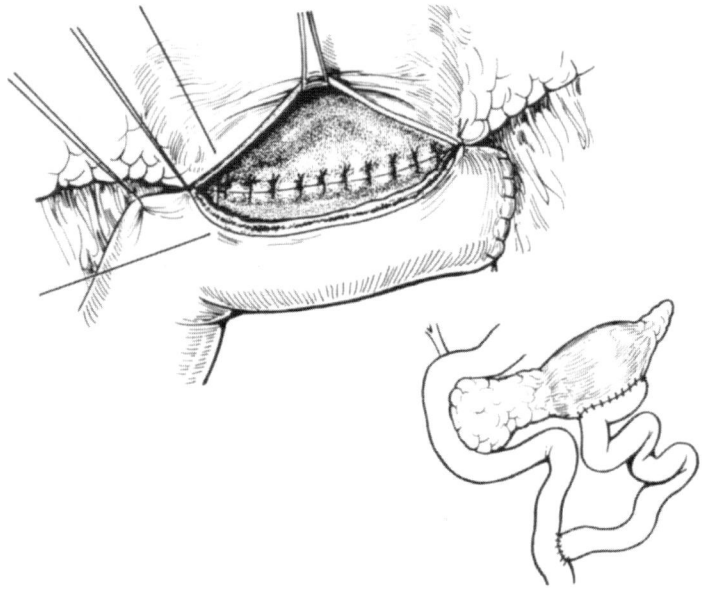

die Zystenwandung angelagert. Es folgt die antimesenteriale Inzision des Dünndarmschenkels in einer Länge von etwa 7 cm. Sodann führt man die Zystojejunostomie Seit-zu-Seit aus. Dabei wird das freie Endstück der angelegten Schlinge in Richtung auf den Pankreasschwanz der Zystenöffnung angelegt. Wurde zuvor darauf verzichtet, das dünne Ende dieses Dünndarmschenkels mittels Nähapparat zu verschließen, kann das endständige Darmlumen mit in die Inzision einbezogen werden. Die so beabsichtigte isoperistaltische Anastomose wird sodann einreihig durch fortlaufende Naht bzw. auch durch Einzelnähte ausgeführt. Die jejunojejunale Kontinuität wird nach Fertigstellung der Zystojejunostomie durch eine End-zu-Seit-Anastomose 20–40 cm aboral des Treitzwinkels wieder hergestellt.

Die Seit-zu-Seit-Zystojejunostomie kann auch mittels einer *Omegaschlinge* ausgeführt werden. Die Anastomose erfolgt dann nach den gleichen Prinzipien, muß aber durch eine Enteroanastomose nach Braun ergänzt werden, und zwar am Fußpunkt der Schlinge und nach Befestigung im Mesokolonschlitz. Wenn die Zyste sehr groß ist, kann man sie durch die Anastomose hindurch mittels eines Drains entlasten. Dieser Schlauch wird nach 10 cm durch einen schrägen Witzelkanal hindurch aus der Y-Schlinge hinausgeleitet und evtl. mit einer aus dem großen Netz stammenden Manschette umschlungen, bevor er aus der Bauchwand herausgezogen wird. Es scheint allerdings, daß es durch Einlegen eines Drains in die Zyste evtl. zu sekundären Blutungen in den Hohlraum kommen

Abb. 14.8. Zystojejunostomie mit Roux-Y-Schlinge. Einreihige oder zweireihige Nahtvereinigung zwischen der weit eröffneten Pankreaspseudozyste in ihrem kaudalen Bereich und einer nach Roux ausgeschalteten Jejunumschlinge

kann. Im allgemeinen verzichten wir auf diese Maßnahme.

Besondere Probleme bietet die Indikationsstellung zusätzlicher entlastender Maßnahmen bei gleichzeitiger Cholestase bzw. Duodenalstenose. Entsprechend ihrer Lokalisation können sich Kompressionserscheinungen nach Zystenentlastung zurückbilden. Dies ist bei hochgradiger Röhrenstenose des Choledochus aber sehr fragwürdig, so daß man ggf. doch in gleicher Sitzung eine biliodigestive Ableitung mit gleicher Schlinge oder einem weiteren Jejunumschenkel anlegt. Eine Gastroenterostomie bei Duodenalstenose wird sich meist vermeiden lassen, wenn die Dekompression eine Verbesserung der Passage erwarten läßt.

Pankreasresektion

Sie erscheint als das adäquate Verfahren auch bei Pankreaspseudozysten, ist aber meist mit erheblichen technischen Schwierigkeiten verbunden und beinhaltet ein größeres Operationsrisiko. Man wird die Indikation zur Resektion i. allg. nur bei gut isolierbaren Zysten im Schwanzbereich stellen.

Bei parapankreatischen Pseudozysten ist deren Isolierbarkeit meist nicht gegeben, so daß hier eine Exstirpation gar nicht erst angestrebt werden sollte. Die Resektion wird also überwiegend für im Schwanzbereich lokalisierte und gut auslösbare Pseudozysten in Frage kommen.

Linksseitige Zystopankreatektomie

Ihr Prinzip beruht auf der Entfernung der Pseudozyste im Zusammenhang mit dem Pankreasabschnitt, aus dem heraus sie sich entwickelt hat. Dieses Operationsverfahren kommt deshalb nur bei isolierbaren Zysten des Pankreasschwanzes in Frage. Sie stellt also eher eine Ausnahmesituation dar. Dieses Operationsverfahren geht insbesondere auf Empfehlungen von Mallet-Guy u. Mercadier [43] zurück.

Die Entscheidung wird man nach Freilegung des Zystengebietes bzw. nach radiologischer Darstellung der Zystenausdehnung fällen können. Entschließt man sich zur Resektion, liegt der erste Schritt in einer vorsichtigen Freilegung der Zyste, wobei man sich unmittelbar an ihre Wandung hält und benachbarte Gefäße ligiert. Sobald sie dargestellt bzw. isoliert ist, muß man den Ausgangspunkt der Zyste vom Pankreas aus genau überprüfen. Sodann erfolgt eine standardisierte linksseitige Pankreasresektion (Hemipankreatektomie) (s.S. 319ff.).

Rechtsseitige Zystopankreatektomie

Auch Duodenopankreatektomien wurden wegen Pseudozysten im Kopfbereich ausgeführt (Guillemin 1965, zitiert bei Hess [26]). Dieser Eingriff erscheint aber im Hinblick auf Letalität und Morbidität i. allg. doch als zu eingreifend für den Befund einer Pankreaspseudozyste. Lediglich intrapankreatische Zysten, die nicht anastomosierungsfähig sind und häufig zu Komplikationen, wie z.B. Duodenalstenose und Choledochusstenose, geführt haben, bedürfen ggf. einer Duodenopankreatektomie (s.S. 291 ff.).

Drainage des Pankreasgangs

Jegliche Behinderung eines freien Abflusses des Pankreassekrets kann eine Zyste unterhalten oder gar zu einer Fistelbildung führen, wenn zuvor eine äußere Drainage angelegt wurde. Eine Drainage des Pankreasgangsystems ist daher empfehlenswert, wenn die Zyste mit dem Gangsystem kommuniziert und ein Hindernis im Papillenbereich festgestellt werden konnte. Es handelt sich somit sichtlich um ein Ausnahmeverfahren. Gegebenenfalls stellt sie eine zusätzliche Maßnahme bei äußerer Drainage dar. Doubilet et al. [13] haben dieses Vorgehen erstmals 1955 erfolgreich praktiziert, wobei sie das Gangsystem nach Sphinkterotomie transpapillär und transduodenal drainierten, wonach die Zyste obliterierte. Im allgemeinen wird man einer Zystendrainage als dem einfacheren Verfahren den Vorzug geben; eine transsphinktere Drainage bietet sich allerdings an, wenn ohnehin eine Gallenwegsrevision zu erfolgen hat und mit einem nachfolgenden Stillstand der Pankreatitis gerechnet werden kann. Diese Voraussetzung dürfte aber nur Einzelfälle betreffen.

Technik. Das Duodenum wird senkrecht 3–5 cm entlang des freien Randes im absteigenden Abschnitt eröffnet. Es folgt die Freilegung der Papille, die unterschiedlich schwierig sein kann. Bei Entstehung von Problemen ihrer Darstellung sollte man den Choledochus supraduodenal eröffnen und eine Sonde bis zur Papille hin vorschieben. Ist die Papille eingestellt, wird die Katheterisierung des Ductus Wirsungianus mit einem schräggeschnittenen Polyvinyltubus vorgenommen, aus dem sodann klare Flüssigkeit abläuft. Die Sekretion kann u.U. zum besseren Auffinden des Ostiums durch Sekretingabe verstärkt werden. Eine Galleabsonderung durch das Drain weist auf die Plazierung im Ductus Choledochus hin und erfordert erneute Manipulationen. Der Tubus wird sodann durch eine Katgutnaht an der Duodenalschleimhaut oberhalb der Papille fixiert, wodurch sich eine Choledochusverletzung vermeiden läßt, die bei anderer Plazierung der Naht zu befürchten ist. Léger [39] hält dieses Vorgehen ohne Sphinkterotomie für vorteilhafter, doch wird es nicht immer zum Erfolg führen.

Einige Fälle von endoskopisch ausgeführter Drainage einer Pseudozyste in den Magen mittels Argonlaser wurden publiziert. Dieses Verfahren betrifft vereinzelte, ganz spezifische Patienten in sehr schlechtem Allgemeinzustand und kommt nur bei großen retrogastrischen Pseudozysten in Frage, welche direkt an die Magenhinterwand stark anheften und sie komprimieren.

8. Ergebnisse

Die gesamte Operationsletalität bei Pseudozysten des Pankreas liegt um 5% und hängt von der Art des Eingriffs ab. Sie kann bei äußeren Drainagen, die zumeist bei schlechter Ausgangslage durchgeführt werden, auf 15–20% ansteigen, während sie nach einer Zystojejunostomie in der Regel zwischen 2 und 3% liegt.

Die Spätergebnisse sind i. allg. durchaus befriedigend. Kompressionsbeschwerden verschwinden, insbesondere in den Fällen, in denen die Zysten mit dem Gangsystem kommunizierten.

Die äußere Drainage bringt in 30–40% der Fälle eine Ausheilung der Zyste, während in 10–15% äußere Pankreasfisteln zurückbleiben, die oft schwierig zu behandeln sind. Infolge Schrumpfung und Verschluß der Anastomose sind Zystenrezidive beschrieben worden, deren Häufigkeit für die Zystogastrostomie mit 3,2%, für die Zystoduodenostomie mit 5,7% und für die Zystojejunostomie mit 2,9% angegeben werden [26].

Insgesamt weist die innere Drainage aber in rund 85% der Fälle ein hervorragendes Ergebnis auf.

Auch die Linksresektion zeitigt ausgezeichnete Resultate, wenn sie sich hinsichtlich der Indikation auch auf Einzelfälle beschränkt.

Generell wird die Spätprognose von der Ätiologie der Zyste bestimmt. Bei der chronischen Pankreatitis ist mit einer Progredienz der Erkrankung zu rechnen.

Im Erlanger Krankengut [18] betrug die Spätsterblichkeit 32% bei einer Rezidivquote von 44%! Postakute Zysten weisen hingegen eine gute Prognose auf, wenn die akute Pankreatitis kausal behandelt werden konnte.

Literatur

1. Anderson MC (1979) Pseudocysts of the head of the pancreas. Am J Surg 190:719
2. Balfour JF (1970) Pancreatic pseudocysts: Complications and their relation to the timing of treatment. Surg Clin North 50:395
3. Boscher A, Giraud B, Pignide L (1974) Faux kystes du pancréas simulant une affection rénale. J Chir (Paris) 108/3:221–228
4. Bradley EL, Clements JC, Gonzales AC (1979) The natural history of pancreatic pseudocysts: An unified concept of management. Am J Surg 137:135
5. Brewer AW, Shumway OL (1959) Transgastric catheter drainage of pancreatic pseudocysts. Arch Surg 78:79–84
6. Cattell RR, Warren KW (1953) Surgery of the pancreas. Saunders, Philadelphia London
7. Christensen NM, Demling R, Mathewson C (1975) Unusual manifestation of pancreatic pseudocysts and their surgical management. Am J Surg 130:199
8. Crass RA, Way LW (1981) Acute and chronic pancreatic pseudocysts are different. Am J Surg 142:660–663
9. Cuilleret J, Michel A, Carron JJ et al. (1968) Les formations pseudo-kystiques du pancréas. A propos de 50 cas. Ann Chir 22/15–16/17–18:1011–1028
10. Czaja AJ, Discher M, Marm GA (1975) Spontaneous resolution of pancreatic masses (pseudocysts) appearing after acute alcoholic pancreatitis. Arch Intern Med 135:588
11. De Graaf CS, Taylor KJW, Rosenfield AT, Kinder B (1978) Gray scale ultrasonography in the diagnosis of pseudocysts of the pancreas simulating renal pathology. J Urol 120/6:751–753
12. Donaldson LA, Brodie MJ, Mcintosh WB, Joffe SN (1978) Amylase thermolability as a screening test for pancreatic pseudocyst. Br J Surg 65/6:313–415
13. Doubilet H, Poppel MH, Mulholland JH (1955) Pancreatography. Technics, principles and observations. Radiology 64:325–339
14. Elechi EN, Callender CO, Lefall LD, Kurtz LH (1979) The treatment of pancreatic pseudocysts by external drainage. Surg Gynecol Obstet 148:707–710
15. Erdman LH, Rao G, Kamath KJ (1975) Pancreatic pseudocyst with massive upper gastrointestinal bleeding. South Med J 68:774
16. Folk FA, Freeark RJ (1970) Reoperations for pancreatic pseudocyst. Arch Surg 100:430–437
17. Frey CF (1978) Pancreatic pseudocyst. Operative strategy. Ann Surg 188:652–662
18. Gebhardt C (1984) Chirurgie des exokrinen Pankreas. Thieme, Stutgart New York
19. Greenstein A, De Maio EF, Nabseth DC (1971) Acute hemorrhage associated with pancreatic pseudocysts. Surgery 69:56–62
20. Gürtler K, Briurmann R, Knipper W (1979) Pankreaspseudozyste des Mediastinums. RÖFO 130:614
21. Gussenbauer K (1983) Zur operativen Behandlung der Pankreaszysten. Arch Klin Chir 29:355
22. Hahn O (1927) Beitrag zur Behandlung der Pankreaszysten. Zentralbl Chir 54:585–588
23. Hancke S, Pedersen JF (1976) Percutaneous puncture of pancreatic cysts guided by ultrasounds. Surg Gynecol Obstet 142:551–552
24. Hanna WA (1960) Rupture of pancreatic cysts. Report of a case and review of the literature. Br J Surg 47:495
25. Heckmann HH, Clapp PR, Lowney B, Fuchs JE, Olsson LA (1975) Pancreatic pseudocyst simulating perinephretic abscess. Urology 5/3:420–423
26. Hess W (1976) Zysten des Pankreas. In: Forell MM (Hrsg) Pankreas. Verdauungsorgane. Springer, Berlin Heidelberg New York (Handbuch der Inneren Medizin, bd 3/6, 5. Aufl)
27. Hollender LF, Bur F, Marrie A, Adloff M, Klein A, Chanthavinout H (1974) Notre expérience du traitement des pseudo-kystes pancréatiques. Ann Chir 28:53–65
28. Hollender LF, Lehnert P, Wanke M (1983) Akute Pankreatitis. Urban & Schwarzenberg, München
29. Jedlicka R (1922) A contribution to surgical methods in the treatment of pancreatic cysts. (In Czech) Rozhl Chir Gynecol
30. Judd ES, Mattson H, Mahorner HR (1931) Pancreatic cysts: Report of 47 cases. Arch Surg 22:838–849
31. Jurasz A (1932) Zur Frage der operativen Behandlung der Pankreaszysten. Arch Klin Chir 164:272–279
32. Karlson KB, Martin EC, Fankuchen EI, Mattern RF, Schultz RW, Casarella WJ (1982) Percutaneous drainage of pancreatic pseudocysts and abscesses. Radiology 142/3:619–624

33. Kasperk R, van der Horst W, Haberland R (1986) Mediastinale Pankrespseudocyste. Chirurg 57:45–47
34. Kemp DR (1972) Pseudocyst of the pancreas. Aust NZ J Surg 41:345–350
35. Kerchner F (1929) Transduodenale Anastomosierung einer Pankreaszyste mit dem Duodenum. Bruns Beitr Klin Chir 147:28
36. Kern E (1954) Komplikationen in der operativen Behandlung der Pankreaszysten. Chirurg 25:73–77
37. Kohler JJ, Adloff M, Hollender LF (1970) Aspects radiologiques des pseudo-kystes du pancréas. J Radiol 51:415–416
38. Kourias B (1952) Considérations chirurgicales sur le traitement des kystes pancréatiques par le drainage interne. J Chir (Paris) 68:266–275
39. Léger L, Lemaigre G, Lenriot JP (1974) Kystes sur hétérotopies pancréatiques de la paroi duodénale. Nouv Presse Méd 36/3:2309–2314
40. Liguory C, Meduri B, Coelho JR, Ahl-Kampf C, Léger L (1982) Traitement endoscopique d'un faux kyste sur pancréas divisum. Introduction à le sectorisation de la chirurgie du pancréas. Chirurgie 108/3:273–278
41. Lorenc J, Korcak V (1969) Internal drainage in the treatment of pancreatic pseudocysts. Int Surg 51:520–525
42. Lutz HT (1977) Sonographic diagnosis of pancreatic disease. Ultrasound Med Biol 3/1:55–56
43. Mallet-Guy P, Mercadier M (1958) Traitement chirurgical des formations kystiques et pseudo-kystiques du pancréas. 60ᵉ Congrès Français de Chirurgie, Paris Brodard-Taupin pp 123–300
44. Mallet-Guy P, Michoulier J (1958) La pancréatectomie d'amont dans le traitement des pseudo-kystes du pancréas. Lyon Chir 54:707–760
45. Maxeiner SR Jr, Maxeiner SR (1950) Pancreatic cystogastrostomy: Discussion and report of cases. Surgery 27:919–921
46. Mercadier M (1957) Le drainage interne des kystes et des pseudo-kystes du pancréas. Ent Bichat (vol Chirurgie). Expansion, Paris, pp 93–98
47. Mercadier M (1961) Cystoduodenal anastomosis for cephalic cysts of the pancreas. Ann Surg 153:81
48. Miller RE (1978) Trasylol in primary acute pancreatitis. Br J Surg 65:887
49. Murphy RF, Hinkamp JF (1960) Pancreatic pseudocysts. Arch Surg 81:564–568
50. Naftel W, Ravera J, Herr HW (1975) Pseudocyst of the pancreas simulating a renal neoplasm. Urology 5/3:417–419
51. Panzner R (1960) Ist die Pankreatozystogastrostomie die Methode der Wahl in der Behandlung der Pankreaszysten? Zentralbl Chir 85:148–151
52. Parshall WA, Remine WH (1965) Internal drainage of pseudocyst of the pancreas. Arch Surg 91:480–484
53. Perry JF (1964) Combined internal drainage of pseudocyst of the pancreas; Roux en Y cyst-jejunostomy and catheter enterostomy. Surgery 55:511–513
54. Pietri H, Sahel J (1979) Ultrasonography of the pancreas. In: Howat HT, Sarles H (eds) The exocrine pancreas. Saunders, London
55. Pollak EW, Michas CA, Wolfman EF (1978) Pancreatic pseudocyst. Management of fifty-four patients. Am J Surg 135:199–201
56. Rabinovitch J, Pines B (1942) Cysts of the pancreas. Arch Surg 45:727–746
57. Rampal M (1976) Pseudo-kyste du pancréas simulant un kyste rénal. J Urol 82/6:533–534
58. Ravelo HR, Aldrete JS (1979) Analysis of forty-five patients with pseudocysts of the pancreas treated surgically. Surg Gynecol Obstet 148:735–738
59. Rosenberg LK, Kahn JA, Walt AJ (1969) Surgical experience with pancreatic pseudo-cysts. Am J Surg 117:11–17
60. Sandy JT, Taylor RH, Christensen RM, Scudamore C, Leckle P (1981) Pancreatic pseudocyst, changing concepts in management. Am J Surg 141:574
61. Sarles H, Martin M, Camatte R, Sarles JC (1963) Le démembrement des pancréatites: Les pseudo-kystes des pancréatites aiguës et des pancréatites chroniques. Presse Méd 71:237–240
62. Shatney CH, Lilhehei RC (1978) Surgical treatment of pancreatic pseudocysts. Analysis of 119 cases. Ann Surg 189:386–394
63. Siegelmann SS, Copeland SS, Saba GP, Cameron JL, Sanders RC, Zerhouni EA (1980) C.T. of fluid collection associated with pancreatitis. AJR 134/6:1121–1132
64. Sinclair JSR (1955) Treatment of pancreatic cysts by internal drainage. Br J Surg 42:367–377
65. Thomford NR, Jesseph JE (1969) Pseudocyst of the pancreas. A review of fifty cases. Am J Surg 118:86–94
66. Traverso LW, Tonkins RK, Urrea PT, Longmire WP Jr (1979) Surgical treatment of chronic pancreatitis. Am J Surg 190:312
67. Volkholz H, Stolte M (1984) Pankreaspseudozysten. In: Gebhardt C (Hrsg) Chirurgie des exokrinen Pankreas. Thieme, Stuttgart New York
68. Warren KW, Athanassiades A, Frederick P, Kune GA (1966) Surgical treatment of pancreatic pseudocysts: review of 183 cases. Ann Surg 163:886–891
69. Warshaw AL, Rettner DW (1980) Facts and fallacies of common bile duct obstruction by pancreatic pseudocysts. Ann Surg 192/1:33–37
70. Waugh JM, Lynn TE (1958) Clinical and surgical aspects of pancreatic pseudo-cyst. Analysis of 58 cases. Arch Surg 77:47–54
71. Wilson JM, Costopoulos LB (1967) The diagnosis and treatment of pancreatic pseudocysts. Can Assoc J 97:1117–1128
72. Wolstenholme JT (1974) Major gastrointestinal hemorrhage associated with pancreatic pseudocyst. Am J Surg 127:377

15 Pankreaskarzinom

L.F. Hollender und H.-J. Peiper

Als Pankreaskarzinom im engeren anatomopathologischen Sinne wird das duktale Adenokarzinom des exokrinen Pankreas bezeichnet. Es ist zu trennen vom Papillenkarzinom, von dem distalen Choledochuskarzinom und dem seltenen Zystadenokarzinom sowie vom Azinuszellkarzinom, welche global auch als periampulläre Karzinome zusammengefaßt werden. Entsprechend der Lokalisation unterscheidet man die Pankreaskopfkarzinome (72%) von den Korpus- und Schwanzkarzinomen (18%) (Abb. 15.1).

Das Pankreaskarzinom hat in den letzten 40 Jahren um rund 200% zugenommen und tritt immer häufiger auf. Es stellt z.Z. 3% aller Krebse und 10% der Malignome im Verdauungstrakt dar. Es ist die vierthäufigste Todesursache beim Mann und steht an 5. Stelle bei der Frau. Mit dem Alter zunehmend, ist seine Mortalität in jeder Altersgruppe bei Männern höher als bei Frauen.

Die Erkennung eines Pankreaskarzinoms wird durch die topographische Lage der Drüse erschwert und daher meist verzögert. Die Organgrenzen des Pankreas sind oft bereits überschritten und die Operationsmöglichkeiten ungewiß und schwierig.

Nur für durchschnittlich 10–20% der Pankreaskarzinome kommt eine Exhärese in Frage, und die Überlebensrate aller Pankreaskarzinompatienten liegt nach 2 Jahren bei kaum 10%, nach 5 Jahren bei weniger als 2,5%.

1. Geschichtliches

1882 entfernte v. Trendelenburg ein mannskopfgroßes Spindelzellsarkom durch Pankreasschwanzresektion.
1898 stellte Körte 9 Operationen bei Pankreastumoren aus der Literatur zusammen, darunter 3 Karzinome, 1 Fibroadenom, 1 tuberkulöses Lymphom.
1898 fand die erste Duodenopankreatektomie durch Codivilla in Bologna statt.
1900 führte Franke die erste totale Pankreatektomie durch.

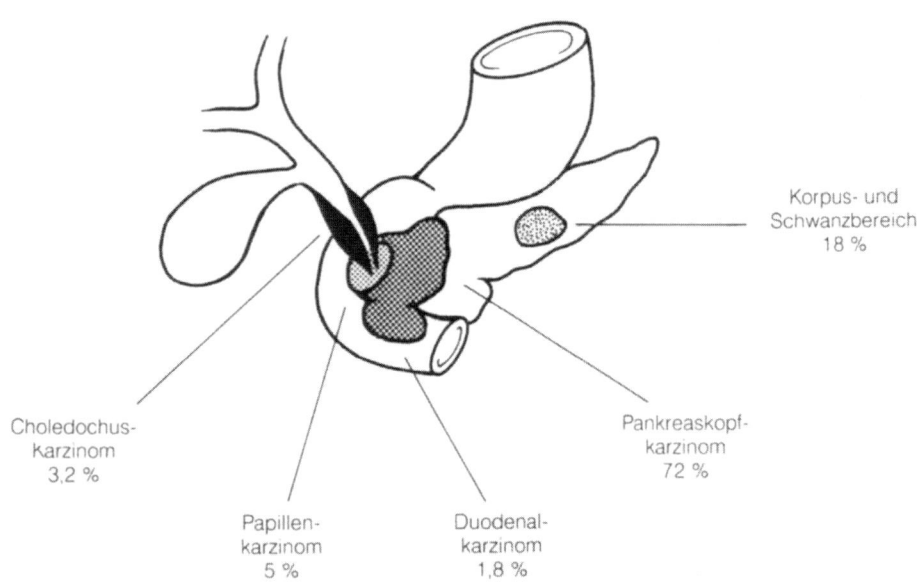

Abb. 15.1. Häufigkeitsverteilung beim Pankreaskarzinom

1907 entfernte Desjardin einen Pankreaskopf mit Duodenum wegen eines Pankreaskopfkarzinoms.
1910 beschrieb Sauve zum ersten Mal die Technik der Duodenopankreatektomie.
1912 erzielte Kausch den ersten chirurgischen Erfolg, indem er zweizeitig vorging: Cholezystojejunostomie in einer ersten Sitzung, gefolgt von einer Duodenopankreatektomie. Der Patient überlebte 9 Monate und starb während einer Reoperation wegen akuter Cholangitis.
1922 führte Ernani in Italien wegen eines Pankreaskarzinoms eine zweizeitige Duodenopankreatektomie aus. 3 Jahre später befand sich der Patient noch in gutem Allgemeinzustand.
1935 bauten Whipple, Parson und Mullins die Technik der Duodenopankreatektomie aus, damals noch zweizeitig.
1937 veröffentlichte Brunschwig eine technische Variante.
1940 erste partielle Duodenopankreatektomie durch Whipple.
1942 erste totale Duodenopankreatektomie durch Priestley.
1949 beschrieben Léger und Bréhant die verschiedenen Varianten zur Wiederherstellung nach Duodenopankreatektomie.
1957 publizierten Barret und Bowers die 95. in der Literatur erwähnte Pankreatektomie.
1965 wurde diesem Eingriff durch Frey und Child größere Publizität verliehen.
1973 schlug Fortner die erweiterte, regionale Duodenopankreatektomie vor, mit gleichzeitiger Resektion der V. mesenterica superior und ggf. der A. hepatica.

2. Epidemiologie

Betrachtet man die geographische Verteilung der Pankreaskarzinome in der ganzen Welt, so ist festzustellen, daß die USA, Nordeuropa (Dänemark, Finnland, Norwegen), Großbritannien und die lateinamerikanischen Länder die größte Inzidenz aufweisen.

Die niedrigsten Zahlen sind aus Indien und Nigeria bekannt.

Im allgemeinen überwiegt das männliche Geschlecht, und zwar mit einer Relation von 2,5:1,5.

In den USA tritt das Pankreaskarzinom in der weißen Bevölkerung häufiger auf als bei der schwarzen, ohne daß es hierfür bis heute eine befriedigende Erklärung gibt [44].

Von einzelnen Länder abgesehen (Dänemark, Finnland, Norwegen, Polen), sind die Häufigkeitsquoten in Städten und auf dem Lande identisch [44].

Fast überall zeigt das Pankreaskarzinom eine steigende Tendenz. Innerhalb von 10 Jahren hat sie sich in Japan vervierfacht, in den USA verdreifacht und in England verdoppelt. Die Verbesserung der diagnostischen Mittel allein kann keine Erklärung für dieses Wachstum sein. Nicht in allen epidemiologischen Studien läßt sich die an anderer Stelle gezeigte Zunahme der Inzidenzrate bestätigen [35].

Das Risiko eines Pankreaskarzinoms nimmt mit zunehmendem Alter in beiden Geschlechtern gleichmäßig zu.

Lin u. Kessler [122] bewiesen weiterhin, daß das Auftreten eines Pankreaskarzinoms in den höheren Sozialschichten häufiger ist, wobei Locke u. King [125] auf die Bedeutung der Umwelt hinweisen.

Die Inzidenzraten dürften durch die jeweilige Obduktionsfrequenz beeinflußt werden, da bei höherer Obduktionsfrequenz bis zu 20% der Pankreaskarzinome nicht zu Lebzeiten erkannt waren [35].

Obwohl das Pankreaskarzinom beim Diabetiker 3mal häufiger auftritt, bleibt die Rolle der chronischen Pankreatitis noch immer ungewiß. Wynder et al. [213] konnten keinen kausalen Zusammenhang zwischen beiden Erkrankungen aufzeigen.

Hingegen haben sie eine Beziehung zwischen Cholelithiasis und Pankreaskarzinom bei der Frau festgestellt. Nach einer in den USA veröffentlichten Studie ist das Pankreaskrebsrisiko bei Frauen mit Uterusmyomen, nach Ovariektomie oder bei spontan abortanfälligen Frauen deutlich gesteigert [35]. Dies könnte dafür sprechen, daß die Steroidhormone in der Krankheitsentwicklung eine Rolle spielen. Es gibt auch noch keinen eindeutigen Beweis für einen kausalen Zusammenhang zwischen Pankreaskarzinom und Alkoholkonsum [35]. Mehrere Studien führen hingegen höhere Pankreaskrebszahlen bei Zigarettenrauchern an [35]. Bei Angestellten der chemischen Reinigungsindustrie, besonders in der Trockenreinigung, sowie bei denjenigen, die durch ihren Beruf in engem Kontakt mit Benzin, β-Naphthylamin und Benzidin stehen, erscheint das Risiko größer. Auf eine engere Beziehung zwischen großem Kaffeekonsum, mit oder ohne Koffein, und

Pankreaskarzinomrisiko bei beiden Geschlechtern wurde von MacMahon et al. [129, 130] hingewiesen. Ein direkter Zusammenhang ließ sich aber nicht beweisen. Lin u. Kessler [122] fanden ähnliche Zusammenhänge bei Konsum von Fett, Zukker, tierischen Proteinen und Eiern.

Letztlich nicht geklärt, dürfte das Pankreaskarzinom wohl eine multifaktorielle Genese haben.

All diese Aussagen betreffen das Adenokarzinom des Pankreas, welches seinen Ursprung in den Ausführungsgängen des exokrinen Drüsenanteils hat und 95% aller Pankreaskarzinome darstellt. Da die Symptomatik von der Lokalisation des Tumors abhängt, werden wir wegen ihrer Besonderheiten das Pankreaskopfkarzinom und das distale Korpus-Schwanz-Karzinom getrennt abhandeln sowie dem Papillenkarzinom ein spezielles Kapitel widmen, das sich therapeutisch und prognostisch vom Pankreasadenokarzinom sehr deutlich unterscheidet.

15.1 Pankreaskopfkarzinom

L.F. HOLLENDER und H.-J. PEIPER

1. Klinik

Die am meisten beobachteten klinischen Symptome (Tabelle 15.1) sind, der Häufigkeit nach:

Tabelle 15.1. Symptomatologie des Pankreaskarzinoms. (Literaturzusammenstellung)

Symptome	Kopf [%]	Körper und Schwanz [%]
Gewichtsverlust	90	90
Abdominalschmerzen	80	90
Rückenschmerzen	20	70
Anorexie und Übelkeit	50	50
Ikterus	75	10
Diarrhöe	20	10
Obstipation	10	25
Schwäche	15	20
Depressionen	10	30
Thrombophlebitis	5	15

1. eine Veränderung des Allgemeinzustandes mit Gewichtsverlust und Asthenie;
2. Schmerzen in folgenden Bereichen:
   - Epigastrium, wobei sie entweder durch die Mahlzeiten oder, seltener, unabhängig hiervon auftreten,
   - linkes Epichondrium,
   - Lumbalgegend;
3. ein zunehmender schmerzloser, intermittierender, subakuter Ikterus;
4. Verdauungsstörungen (Appetitlosigkeit, Brechreiz, Erbrechen);
5. Durchfall mit Steatorrhöe;
6. Auftreten eines Diabetes bei Patienten über 40 Jahren;
7. langwieriges, leichtes und unregelmäßiges Fieber.

Es sei darauf hingewiesen, daß es atypische Krankheitsbilder beim Pankreaskarzinom gibt:

- Vortäuschung einer chronischen Pankreatitis mit Gewichtsabnahme
- Erscheinungen eines Gallensteinleidens
- paraneoplastisches Syndrom mit oberflächlich wandernden Venenentzündungen und verstreuten nodulären Fettgewebenekrosen
- eine pleuropulmonale Form der Erscheinungen
- eine psychische Form mit langwierigem depressivem Syndrom

Wenn man diese Vielfalt der Erscheinungen berücksichtigt, erklärt sich die Gefahr, diese Krankheit erst in einem allzu späten Stadium zu erkennen.

Auch wenn sich die technischen Möglichkeiten einer Diagnosestellung erheblich verbessert haben, können Resektionsmöglichkeit und Prognose nur durch frühzeitiges Veranlassen weiterführender diagnostischer Maßnahmen selbst bei atypischer Symptomatik verbessert werden. Das Ausmaß der operativen Mortalität scheint in diesem Zusammenhang von noch nicht erwiesener Bedeutung zu sein.

Die Verschleppungszeit bis zur Diagnosestellung eines Pankreaskarzinoms liegt durchschnittlich zwischen 6 und 12 Monaten. Eine Ausnahme macht das Papillenkarzinom, das durch seinen lokalisationsbedingten frühzeitigen Ikterus eine rasche Diagnosestellung erlaubt.

2. Zusatzuntersuchungen

Für die Diagnose sind folgende Untersuchungen von Wichtigkeit:

- Sonographie
- Computertomographie
- endoskopische Wirsungographie
- gezielte Zytopunktion
- Angiographie
- Laparoskopie
- serologische Tumormarker

Sonographie (s.S. 117)

Sie ist am wenigsten eingreifend. Ihre beständigen Fortschritte machen aus ihr eine Methode der Wahl. Sie bleibt einfach, schmerzlos, von relativ geringer Kostspieligkeit und wird im Falle eines Pankreaskarzinomverdachts heute als erste Untersuchung durchgeführt.

Die Sonographie ergibt auch den Hinweis auf einen Aszites, der eine Kontraindikation zur Operation darstellt.

Leider erweist sich die Semiologie des Adenokarzinoms des Pankreas bei der Sonographie als nicht unbedingt spezifisch, zumal subakute Entzündungen gleichartige Erscheinungen ergeben können. Dazu muß noch erwähnt werden, daß die Sonographie bei mageren Patienten zwar aufschlußreiche Ergebnisse bringt, bei Fettleibigen aber viel weniger zuverlässig ist. Deshalb wird sie von der perkutanen Feinnadelpunktion mit histologischen Untersuchungen ergänzt.

Eine sonographische Untersuchung der Leber beinhaltet die Fahndung nach Metastasen und, im Fall eines bestehenden Ikterus oder Subikterus, die Feststellung von Erweiterungen der intrahepatischen Gallengänge. Die Entdeckung von Metastasen in der Leber bedeutet den Verzicht auf eine Duodenopankreatektomie, und zwar zugunsten einer Drainageoperation, es sei denn, die Topographie einer einzelnen Metastase erlaubt ihre segmentale Resektion.

Computertomographie

Durch diese ist es möglich, einen Querschnitt des Pankreas zu untersuchen und dadurch den Tumor sichtbar zu machen. Zur Diagnose von Korpus-Schwanz-Tumoren ist sie der Sonographie überlegen. Dennoch erweist sich die Differentialdiagnose zwischen Zysten, Nekrosebereichen und Pankreaskarzinomen häufig als schwierig, da diese beiden Läsionstypen inmitten eines karzinomatösen Tumors auftreten können. Auch hinsichtlich der Resezierbarkeitsbeurteilung ist die Computertomographie der Sonographie überlegen.

Endoskopische Wirsungographie (s.S. 141)

Spezifisch für ein Karzinom sind nach Safrany et al. [176] 4 Bildtypen:

1. *Der stenosierende Typ* mit Einengung des Ductus Wirsungianus, prästenotischer Erweiterung und Retentionen in den vorgeschalteten Drüsenabschnitten.

2. *Der paraembryologische Typ*, der durch einen gestreckten Ductus Wirsungianus gekennzeichnet ist, dessen zuführende Äste fehlen.

3. *Der verstopfende Typ*, der aus einem totalen Abbruch des Ductus Wirsungianus besteht mit normalem Aspekt der abführenden Gänge, oder aber aus einer noch unvollständigen und unregelmäßigen, fadenförmigen Stenose vorgeschalteter Gangerweiterung.

4. *Der höhlenartige Typ* mit Auffüllung eines Parenchymbereichs auf retrogradem Wege.

Die alleinige Stauung des Ductus Wirsungianus und der sekundären Pankreasgänge bedarf einer genaueren Interpretation, da sie auch einer anderen Pankreaserkrankung oder einer Pseudozyste entsprechen kann.

Die Zystadenokarzinome geben sehr typische Bilder mit starken, unregelmäßigen Gangerweiterungen und mit reichlichem, bei der Endoskopie erkennbarem Sekretausfluß aus der Papille.

Die Wirsungographie kann sich bei einem kleinen Adenokarzinom sowie bei endokrinen Tumoren auch als normal erweisen.

Tatsächlich gibt es insbesondere bei der chronischen Pankreatitis Fehldiagnosen, da diese gleichzeitig mit einem Karzinom vorliegen kann.

Die bei der Wirsungographie gewonnene Punktionsflüssigkeit erlaubt auch gewisse zusätzliche Untersuchungen:

- die Zytologie des Pankreassaftes, der durch Stimulation und womöglich durch Ausbürsten der Wirsungianusstenose gewonnen werden kann
- die Bestimmung der positiven Laktoferrine als Hinweis für eine chronische Pankreatitis
- die biochemische Bestimmung der karzinomembryogenen Antigene

Die Erfolgsquote der Wirsungographie schwankt zwischen 90 und 95%, ihr Risiko für schwere Komplikationen liegt bei 0,1%.

Zytopunktion

Diese zusätzliche Untersuchung erweist sich bei zweifelhaften Fällen als sehr wichtig, insbesondere zur Klärung der Differentialdiagnose zwischen chronischer Pankreatitis und Karzinom. Voraussetzung ist allerdings ein kompetenter und erfahrener Zytopathologe. Die Punktion wird prä- oder peroperativ vorgenommen:

- präoperativ wird sie sonographisch geleitet, wodurch es möglich ist, das Punktat aus dem verdächtigen Bezirk zu entnehmen (s.S. 136)

– peroperativ wird der Tumor zwischen Daumen und Zeigefinger abgetastet fixiert und dann punktiert

Die Methode ist risikolos, da Nadeln mit einem Außendurchmesser von 0,7 mm verwandt werden.

Angiographie

Diesen 4 präoperativen Grunduntersuchungen muß die *Angiographie* (s.S. 104), die wir weiterhin als unentbehrlich betrachten, hinzugefügt werden. Ihre biselektive Ausführung (A. mesenterica superior und Truncus coeliacus) bietet dem Chirurgen eine genaue Pankreasgefäßtopographie mit eventueller Erscheinung von Gefäßmißbildungen, deren Kenntnis von Nutzen ist, zumal sie relativ oft auftreten (etwa 25% je nach Typ). Im Fall eines Pankreaskarzinoms sind gewisse Veränderungen der Pankreasarterien bzw. der benachbarten Gefäße typisch: unvollständige Stenose, Starre der Leber-Milz-Gefäße und der gastroduodenalen Arterien. Die unmittelbare Gefäßversorgung des Tumors ist nicht unbedingt spezifisch.

Die Angiographie gibt auch Aufschluß über eine segmentäre portale Hypertonie durch Thrombose der V. splenica oder einen Stop am Konfluenz bzw. bereits eine Invasion der V. mesenterica superior oder eine Kompression der V. portae – meist Zeichen einer Inoperabilität.

Die konventionelle Magen-Darm-Passage sowie die hypotone Duodenographie sind im Falle eines Pankreaskarzinoms von geringem Interesse, da sie erst bei sehr ausgedehntem Tumor einen auffälligen Befund ergeben.

Die Szintigraphie ist inzwischen völlig überholt, v.a. wegen ihrer falsch-positiven und -negativen Befunde.

Laparoskopie (s.S. 158)

Die Laparoskopie ist ein äußerst präzises Verfahren, welches zum präoperativen „Staging" öfter herangezogen werden sollte. Wir befürworten sie als letzte Zusatzuntersuchung direkt vor der Laparotomie.

Im Gegensatz zu allen anderen Methoden kann man mit der Laparoskopie schon ganz kleine Metastasen (1–2 mm) feststellen und sie bioptisch abklären, wie z.B. bei 43% der durch Warshaw et al. [204] veröffentlichten Fälle. Dies gilt auch für kleine peritoneale und im Omentum gelegene Metastasen. Die Untersuchung erweist sich in erfahrenen Händen als risikolos und sie vermeidet unnötige Laparotomien. Ganz besonders versierte Endoskopiker können sogar direkt in die Pankreasgegend hinter das Omentum minus gelangen und so genauere Anzeichen über die Ausbreitung des Tumors gewinnen.

Tumormarker

Bei der malignen Entartung einer Zelle entstehen gleichzeitig an ihrer Oberfläche verschiedene immunogene und enzymatische Substanzen. Die Feststellung von enzymatischen Substanzen könnte eine frühere Diagnose des primären Pankreaskarzinoms erlauben sowie der Überwachung eines an einem Pankreaskarzinom operierten Patienten mit Hinweisen für ein eventuelles Rezidiv dienen.

Das karzinoembryonale Antigen (CEA)

Es wurde 1965 von Gold u. Freedman [76] entdeckt und ist ein komplexes Glykoprotein mit einem Molekulargewicht von 200000 sowie von einer elektrophoretischen Mobilität, die dem Globulin ähnlich ist.

Zytoimmunologische Untersuchungen lokalisierten dieses Molekül am Endpol der Epithelzellen.

Sein Weg in den Kreislauf bleibt ungeklärt, hängt aber wahrscheinlich mit einem Ausbreitungsphänomen zusammen, das vom umliegenden Tumor ausgeht.

Seine Bestimmung erfolgt durch Radioimmunoassay oder Immunenzymologie.

In der Praxis bleibt die Bedeutung der CEA-Bestimmung für die Diagnose gering. Tatsächlich beobachtet man eine deutliche Erhöhung der serologischen Werte bei kolorektalem Karzinom sowie bei den primären oder sekundären Lebertumoren, dem Bronchialkarzinom, dem Ovarialkarzinom sowie bei Tumoren des Harnapparats. Leider hat aber Hansen et al. [83] bewiesen, daß bei 25% der Raucher, unabhängig von einem Karzinom, mittelgradige, aber konstante Erhöhungen der Werte auftreten.

Das karzinoembryonale Antigen ist daher nicht unbedingt spezifisch für ein Adenokarzinom des Pankreas, auch wenn sein serologischer Spiegel in 60–70% der Fälle stark erhöht ist.

Die bevorstehende Verwendung von geeigneten radioaktiven Stoffen, wie ^{121}In oder ^{67}Ga, sowie die Teilung der Antikörper in Untereinheiten E und F werden vielleicht zu einer genaueren Diagnose führen [28]. Dennoch hat diese Methode, die erst zaghaft in der kolorektalen Pathologie benützt wird, noch keine Anwendung beim Adenokarzinom des Pankreas gefunden.

Man konnte auch kein unmittelbares Verhältnis zwischen der Tumormasse des Pankreas und dem Serumspiegel des CEA feststellen. Manche Autoren wollen im CEA-Wert des Pankreassaftes eine Unterscheidungsmöglichkeit zwischen Karzinom und Pankreatitis sehen. Bis heute scheint es aber keine erwiesenen Ergebnisse zu geben, die eine solche Hypothese unterstützen.

Ein interessanterer Aspekt der CEA-Bestimmung liegt in seiner fortlaufenden Beobachtung, um die postoperative Entwicklung eines Rezidivs erfassen zu können.

Eine Erhöhung der Plasmawerte gibt es manchmal einige Monate vor dem Auftreten von Symptomen, so daß einige Autoren bei langsamem Anstieg der Werte eine „Second-look-Operation" vorschlagen. Ein solches Verhalten muß jedoch kritisch beurteilt werden, da rein örtliche Rezidive und diffuse Karzinomatosen nicht den gleichen Gewinn von einer Reintervention haben.

Das onkofetale Antigen des Pankreas

Es wurde 1974 von Banwo et al. [10] entdeckt und ist ein Protein mit einem Molekulargewicht von 40000, das sich im Zytoplasma der Krebszellen und Fetalzellen des Pankreas befindet. Seine serologische Bestimmung wird durch die immunologische Methode von Laurell ermöglicht, und Hobbs et al. [93] haben den pathologischen Grenzwert auf 40 µg/ml festgelegt. In ihrer ersten Studie haben Banwo et al. [10] bei 77 Patienten, die ein Adenokarzinom des Pankreas hatten, eine Sonderstellung dieses Antigens beobachtet. Aus seinem Fehlen in den Karzinomen der Speiseröhre, bei den Hepatomen, den akuten oder chronischen Pankreatitiden kann man schließen, daß es spezifisch ist für die Pankreaskarzinome.

Das Karbohydratantigen 14,9 TM

In einer neueren Studie haben Venot et al. [201] bei 12 Fällen von histologisch bestätigten Pankreaskarzinomen die Zuverlässigkeit des Karbohydratantigens 14,9 TM bewiesen.

Der Serumspiegel wird mit einer radioimmunologischen Technik bestimmt, wobei man monoklonale Antikörper benutzt. Die 12 Patienten aus dem Krankengut von Venot et al. [201] wiesen einen Spiegel auf, der höher über der Norm von 40 ml lag. Die ersten Ergebnisse erlauben noch keine weiteren Schlußfolgerungen.

Das α-Fetoprotein

Dieses wurde 1963 von dem sowjetischen Wissenschaftler Abelev [3] entdeckt; es ist ein Molekül, dessen physikalische und chemische Eigenschaften eng mit jenen des Albumins verbunden sind. Es ist besonders im Fetusserum vorhanden, wird aber beim Erwachsenen im Falle eines Leberkarzinoms oder eines Teratokarzinoms als spezifischer Marker gefunden.

Da das α-Fetoprotein bei 23% der Adenokarzinome des Pankreas vorhanden ist, läßt sein Nachweis nach Entfernung des Primärtumors eine Ausbreitung in die Leber befürchten.

Enzyme

Viele Enzymstrukturen werden von den neoplastischen Zellen produziert. Das Vorhandensein eines Enzyms bei verschiedenartigen Karzinomen sowie ihre Freisetzung aus den befallenen Zellen schränkt aber ihre biologische Aussage ein.

Im Rahmen der malignen Pankreastumoren sollen folgende Enzyme abgehandelt werden:

– Laktatdehydrase,
– alkalische Phosphatase,
– Leuzinaminopeptidase,
– γ-Glutamintransferase,
– Glykosyltransferase.

Laktatdehydrase (LDH). Es ist eines der ersten Enzyme, das mit der Anwesenheit eines Karzinoms in Zusammenhang gebracht wurde. Hohe Spiegel finden sich bei fortgeschrittenen Neoplasmen, lassen sich aber nicht für eine Frühdiagnose verwenden. Verschiedene Autoren glauben deshalb, daß die größere Spezifität der Isoenzyme LD 4 und LD 5 es erlaubt, Pankreasmalignome aufzudecken [78].

Alkalische Phosphatasen (ALP). Durch ihren häufig hohen Spiegel, besonders wenn Leber oder Knochensystem betroffen sind, haben sie für die Frühdiagnose wenig Bedeutung. Die verschiedenartige thermische Labilität sowie ihre Funktionshemmung durch das Phenylalanin haben es erlaubt, das Isoenzym Typ Nagao als spezifisch für das Adenokarzinom zu betrachten. Das Isoenzym Regan, das sich vom Isoenzym Nagao dadurch unterscheidet, daß es nicht durch Lysoleucin gehemmt wird, ist hingegen spezifischer für das Kolonkarzinom.

Leuzinaminopeptidase (LAP). Batsakis et al. [11] betrachten die LAP als Marker für das Pankreaskopfkarzinom. Andere Autoren hingegen sehen ihre Grenzen bei der Differentialdiagnose der intra- und extrahepatischen Cholestase. Das Vorhandensein von LAP bei Lebermetastasen, akuten Pankreatitiden, alkoholischer Zirrhose und sogar bei Schwangerschaften nimmt ihr jegliche Spezifität.

γ-Glutamintransferase (γ-GT). Obwohl die γ-GT v.a. ein empfindlicher Anzeiger für Hepatopathien ist, liegt ihr Serumspiegel auch bei neoplastischer Obstruktion des Ductus Wirsungianus sehr hoch; daraus ergibt sich ein gewisser diagnostischer Wert bei Pankreasadenokarzinomen.

Sie verliert jedoch ihre Spezifität bei Alkoholintoxikationen, Herz- und Nierenleiden sowie nach Rosalki et al. [172] sogar bei einer Barbituratvergiftung.

Glykosyltransferase II (GT II). Die GT II soll spezifischer und empfindlicher sein als das karzinoembryonale Antigen. 1982 hat Wolf ihre Bedeutung bei 232 Patienten mit Magen-, Pankreas- oder kolorektalen Karzinomen untersucht. Hiernach haben 83% der Adenokarzinome des Pankreas einen hohen Isoenzym-GT-II-Spiegel, dessen biologische Aussage etwas präziser erscheint.

Der monoklonale Antikörper DU-PAN-2. DU-PAN-2 ist ein monoklonaler Antikörper, der ein Antigen erkennt, das sich an der Oberfläche von karzinomatösen Pankreasgangzellen befindet. Aus diesem Grunde kann man diese Marker zur Diagnose des exokrinen Pankreaskarzinoms heranziehen sowie zur weiteren Beobachtung von Patienten mit kurativ oder palliativ behandelten Pankreasgeschwülsten.

Spiegel über 300 µ/ml sind als pathologisch zu beurteilen, mit einer Sensitivität von ungefähr 94%.

Nach Duodenopankreatektomie fallen diese Werte bei 9 von 10 Operierten auf die Norm zurück. Bei palliativ durch Chemo- oder Röntgentherapie behandelten Patienten sinken die DU-PAN-2-Spiegel, wenn das Karzinom positiv anspricht.

Bei rezidivierenden Befunden steigen die bereits normal gewordenen Serumwerte wieder an, und dies im Durchschnitt 2 Monate vor der Manifestation klinischer Symptome.

Allerdings müssen diese Ersterergebnisse in größeren Serien weiter verfolgt und nachgeprüft werden.

Der monoklonale Antikörper CA 19-9. Mit seiner Hilfe läßt sich neuerdings ein „Gastrointestinal Cancer Associated Antigen" (GICA/CA 19-9) bestimmen.

Kürzlich veröffentlichte Studien weisen erneut auf die Bedeutung dieses Tumormarkers hin, dessen Werte beim Pankreaskarzinom in 80% hochspezifisch waren und dadurch eine Abgrenzung von der Pankreatitis ermöglichen [175].

Safi et al. [175] geben eine Sensitivität von 95%, eine Spezifität von 85% und eine Gesamttreffsicherheit von 88% an; sie messen dem CA 19-9 deshalb erhebliche Aussagekraft bei der Beurteilung radikal und palliativ operierter sowie inoperabler Pankreaskarzinompatienten zu.

Allerdings scheint der CA 19-9 nur bei sehr fortgeschrittenen Karzinomen spezifisch und ist aus diesem Grund von geringem klinischem Interesse.

Nach einer in San Francisco im Mai 1986 vorgetragenen Arbeit von Ofdahl et al. (Digestive Week San Francisco, Mai 1986) aus Dublin und Leeds, hat sich der CA-19-9-Marker als nicht spezifisch für das Pankreaskarzinom erwiesen, da er in 87% der Fälle bei Patienten mit Magenkarzinom vorhanden war.

Als prognostischer Index hingegen besitzt er laut Zerbi (Digestive Week San Francisco, Mai 1986) eine gewisse Bedeutung.

Zusammengefaßt kann man sagen, daß die Zuverlässigkeit der Tumormarker bezüglich der Pankreaskarzinome die anfängliche Begeisterung für ihre Anwendung sehr gedämpft hat. Dennoch wird angestrebt, eine größere Aussagefähigkeit spezifischer Tumormarker zu schaffen. Es wäre wünschenswert, sie im Rahmen der postoperativen Nachsorge mit dem Ziel einer Früherkennung von Rezidiven einsetzen zu können.

15.1.1 Chirurgische Therapie

L.F. HOLLENDER und H.-J. PEIPER

1. Allgemeine Betrachtungen

Die uns heute zur Verfügung stehenden präoperativen Untersuchungsmethoden (Sonographie, perkutane Feinnadelpunktion, ERCP, Computertomographie) erreichen eine Treffsicherheit von 90 bis 95% in der Differentialdiagnose zwischen Karzinom und chronischer Pankreatitis.

Dank der bildgebenden Verfahren (Angiographie) ist es auch möglich, die inoperablen Fälle besser zu diagnostizieren.

Dadurch wird vielen Patienten die rein explorative Laparotomie erspart bleiben. Besteht ein Verschlußikterus mit ausgedehntem Karzinom, wird man eine endoskopische, transpapilläre interne Drainage versuchen und bei Mißerfolg eine transparietohepatische äußere Drainage.

Gegenindikationen zur chirurgischen Behandlung sind das Vorhandensein von

– Aszites
– Lebermetastasen
– Peritonealmetastasen
– portaler Hypertonie
– Thrombose der V. portae
– Amputation der V. mesenterica superior

2. Vorbereitung zur Operation

Ernährungszustand

Dem deletären Einfluß des Pankreaskarzinoms auf den allgemeinen Ernährungszustand des Patienten sollte durch eine präoperative hochkalorische Zufuhr vorgebeugt werden, wenn der Serumeiweißgehalt niedrig ist. Sollte eine enterale Sondenernährung schlecht ertragen werden, wird man parenteral vorgehen.

Die Dauer dieser wichtigen Vorbereitung hängt vom Allgemeinzustand des Patienten, von den biologischen Parametern und besonders von der gleichzeitigen An- oder Abwesenheit eines Ikterus ab.

Ikterus

Lange glaubte man, daß die Bilirubinämiewerte – d.h. das Ausmaß des Ikterus – ein entscheidender Faktor sei. Chapuis et al. [27] haben nachgewiesen, daß bei Patienten mit einer über 20 mg% (342 µmol/l) liegenden Bilirubinämie die operative Mortalität ansteigt. Deswegen könnte eine vorhergehende Drainage der Gallenwege von Nutzen sein.

Dabei stellt sich die Frage, welche Methode zu bevorzugen ist:

– anterograde Drainage mit endoskopischer Tumorintubation
– anterograde Drainage mit endoskopisch plazierter nasobiliärer Sonde
  oder
– innere chirurgische Gallendrainage mit biliodigestiver Anastomose

Generell wird man heute einer inneren, endoskopisch plazierten Drainage den Vorzug geben. Eine äußere Drainage mittels transparietohepatischer Kathetereinlage oder einer Cholezystostomie sollte vermieden werden, da der Galleverlust besonders deletäre Konsequenzen mit sich bringt.

In Wirklichkeit hat die Dauer des Ikterus vor dem Eingriff allerdings einen viel größeren Einfluß auf Mortalität und Morbidität, da sie die Entstehung von Mangelernährung und Niereninsuffizienz begünstigt.

Innere Drainage

Sie wird unter Vollnarkose vorgenommen, da das Einlegen der Endoprothese sehr schmerzhaft ist. Nachdem man mit Hilfe eines Katheters eine zunehmende Erweiterung erzielt hat, wird eine Teflonröhre mit dem größtmöglichen Innendurchmesser über die Verengungszone in Richtung des Hilus eingeschoben. Deren distales Ende ist trichterförmig aufgebaucht und mit Rillen versehen. Die Röhre selbst hat eine Länge von 4 bis 12 cm und viele seitliche Löcher sowie einen kleinen „Wulst" zu Verhinderung ihres Rückfalls ins Duodenum.

Soehendra (persönl. Mitt.) schlägt als Interimslösung eine nasobiliäre Sonde zur Galleableitung vor, deren Vorteil in einer Spülmöglichkeit und in einem verringerten Infektionsrisiko besteht.
Die innere Drainage kann folgende Komplikationen mit sich bringen:

– Rückfall der Prothese in das Duodenum oder, viel seltener, Vorfall in den rechten Leberast
– Verstopfung der seitlichen Löcher durch Gewebefragmente oder Gallenkonkremente
– Verstopfung der Prothese durch Koagula: In diesem Fall löst sich die Verstopfung nach 6–10 Tagen spontan

- Auftreten einer Cholangitis
- Entwicklung einer Sepsis mit Bakteriämie in 2–3% der Fälle

Diesen letzteren beiden Komplikationen wird durch eine systematische Antibiotikatherapie vorgebeugt.

Sehr selten ist das Auftreten eines intrahepatischen Aneurysmas durch Verletzung einer Lebersegmentarterie.

Die Duodenalperforation sowie die Entwicklung einer Pankreatitis sind äußerst selten.

Transhepatische Drainage

Sie wird unter klassischer Prämedikation vorgenommen.

Es sei darauf hingewiesen, daß die transhepatische Drainage ein nicht zu unterschätzendes Infektionsrisiko darstellt, selbst unter Anwendung einer massiven Breitspektrum-Antibiotikatherapie. Daher wurde ihre Indikation inzwischen wieder stark eingeschränkt. Selten entstehende Blutungen lassen meistens unter entsprechender Behandlung nach.

Nachfolgend sind Vor- und Nachteile einer präoperativen Gallenwegsdrainage zusammengefaßt:

Vorteile	*Nachteile*
Besserung der Leberfunktion	Komplikationen:
Besserung der Nierenfunktion	Biliäre Sepsis
Korrektur der Gerinnung	⟋Peritonitis
Korrektur der Malnutrition	Perforation
Niedrige Letalität	⟍Hämobilie
(7–8% bei endoskopischer Einlage gegenüber 10–15% bei biliodigestiver Anastomose)	Selbst weitlumige Prothesen können sich verstopfen
Niedrige postoperative Morbidität	
Kurzer Krankenhausaufenthalt (2–3 Tage gegenüber 10–20 Tagen)	

Bei den indikatorischen Überlegungen ist die Tatsache wichtig, daß eine Rückbildung der Gallengangserweiterung erst nach 3 Wochen eintritt.

Unabhängig vom Verfahren wird man 10–14 Tage abwarten müssen, bevor sich der Ikterus zurückbildet und sich die Leberwerte bessern bzw. normalisieren. Fällt der Serumbilirubinwert nicht relativ prompt, liegen meistens entweder ein Leberparenchymschaden oder bereits Lebermetastasen vor.

Dooley et al. [49] betonen besonders die Gefahr eines operativen Eingriffs bei Patienten mit Ikterus, wenn keine Drainage vorgenommen wurde. Mit einer Drainage hingegen konnten sie bei 41 Patienten die postoperative Mortalität um 24% senken.

Huguet u. Tussiot [102] sind hingegen der Auffassung, daß diese Ansicht relativiert werden müsse, obwohl zweifellos eine vorher angelegte Drainage zur Senkung der Operationsletalität bei sehr erheblicher Cholestase und besonders bei älteren Patienten beitragen könne.

Insgesamt ist man hinsichtlich einer präoperativen Entlastung der Gallenwege eher wieder zurückhaltend geworden, da eine Komplikationsrate von 7 bis 23% (gallige Peritonitis, Blutung, Duodenalperforation, Cholangitis, Sepsis) zu verzeichnen ist [192]. Warshaw et al. [204] halten zudem eine Senkung der Operationsletalität für unbewiesen und geben als Grenzwert des Bilirubins für eine Dekompression 20 mg% (342 µmol/l), Trede [192] sogar 30 mg% (513 µmol/l) an.

Durch diese verschiedenen präliminaren Verfahren ist die chirurgische Gallenausgangsentlastung sehr in den Hintergrund getreten. Im Falle eines Mißerfolgs bei einer dieser Methoden kann man aber auf eine Hepatikojejunostomie mit ausgeschalteter Roux-Y-Schlinge zurückgreifen, wobei diese Entlastungsanastomose sekundär beibehalten werden kann.

3. Operation

Zuerst soll auf die Ausbreitungswege des Pankreaskarzinoms hingewiesen werden, da aufgrund dieser die intraoperative Stadieneinteilung vorgenommen und damit die Verfahrenswahl bestimmt wird [85].

Hier gibt es 4 verschiedene Wege der Metastasierung:

Lymphogen: Eine Beurteilung der Metastasierung in die regionalen und Sammellymphknoten ist schwierig, da es sich um das komplexe Lymphabflußgebiet sämtlicher Oberbauchorgane handelt.

Das Pankreaskopfkarzinom metastasiert dabei in verschiedene Richtungen:

- zum Leberhilus in die Lymphknoten (LK) an Gallenblase, Gallenwege und Gefäßgabel
- in Richtung des Tripus Halleri, entlang des Leberarterienbogens
- auf das Mesocolon transversum hin und zur Mesenterialwurzel
- in Richtung auf Aorta und V. cava

In der Regel finden sich zunächst Metastasen in den LK der 1. Station und erst bei deren Befall auch in der 2. Station. Lymphknotensprünge ließen sich aber, wenn auch seltener (3% der Resektate bei Hermanek u. Giedl [85]) feststellen, wobei diese insbesondere die LK am Stamm der A. mesenterica befallen, deren Mitentfernung deshalb zu empfehlen ist. Die Häufigkeit einer Metastasierung am Resektat hängt natürlich von der Indikationsstellung ab. Hermanek u. Giedl [85] fanden keine Metastasen in 28 (Pankreaskarzinome) bzw. 52% (periampulläre Karzinome), Metastasen ausschließlich in der 1. Station bei 41 bzw. 32% sowie in der 1. und 2. Station bei 28 bzw. 14%.

Daraus resultiert die Forderung, bei einem radikalen operativen Vorgehen eine erweiterte Lymphknotendissektion vorzunehmen. Der Beweis, daß hiermit die Ergebnisse verbessert werden können, scheint allerdings noch auszustehen.

Vaskulär:
- im Bereich der A. hepatica propria und der A. lienalis, die später evtl. thrombosieren können
- im Bereich der V. portae und des Konfluenz von V. lienalis, U. mesenterica superior.

Kanalikulär:
- retrograd im Pankreas; 10% Mikrokarzinome konnten in Präparaten nach totaler Pankreatektomie gefunden werden
- in Richtung auf die Gallenwege bis hin zum Choledochus und sogar zur Hepatikusbifurkation

Längs der Nervenbahnen:
Die perivaskulären Nervenscheiden befördern die Tumorzellen in die Leberpforte und in den Plexus coeliacus. Deswegen ist es wenigstens theoretisch wichtig, die Exstirpation auszuweiten und sie folgendermaßen durchzuführen:
- im Bereich des Leberhilus: Spaltung des Peritoneums, Exstirpation sämtlicher LK und Nerven, wonach nur die sorgfältig selektierten Gefäße zurückgelassen werden
- im Bereich des Mesogastrium dorsale eine Resektion sämtlicher LK mit Isolierung der A. coeliaca und ihrer Äste

Finden sich bei offenem Bauch weder Aszites noch Peritonealkarzinose oder Lebermetastasen, ist es nach Absicherung der Diagnose angebracht, die Exhäresemöglichkeiten abzuschätzen.

Zur Beurteilung der Operabilität bzw. Resektabilität, aber auch der Prognose, wäre eine perioperative Stadienbestimmung in jedem Fall wichtig. Bisher gibt es keine allseits eingeführte Klassifikation. Die Pathologen haben ihre Klassifikation und praktisch jedes chirurgische Team seine eigene (s. Kap. 4)!

Clemens et al. [32] wiesen eine Abhängigkeit von Überlebenszeit und Stadium der Erkrankung entsprechend einer in Münster entwickelten TNM-Klassifikation auf, welche besonders den praktischen chirurgischen Gegebenheiten entspricht:

TNM-Klassifizierung des Pankreas- bzw. Papillenkarzinoms (nach Clemens et al. [32])

T = *Primärgeschwulst*:
- T0: Primärtumor nicht nachweisbar
- T1: Der Tumor ist auf das Ursprungsorgan begrenzt *ohne Verdrängung* benachbarter Strukturen
- T2: Der Tumor ist auf das Ursprungsorgan begrenzt *mit Verdrängung* benachbarter Strukturen
- T3: Der Tumor infiltriert Organe und Strukturen der Umgebung
  - T3a: Magen, Duodenum, Kolon, Milz
  - T3b: Dorsal gelegene große Gefäße
  - T3c: Kombination von T3a und T3b
- T4: Der Tumor infiltriert diffus die Umgebung ohne erkennbare Grenzen
- TX: Tumorausbreitung ist nicht erkennbar

N = *Lymphknotenbefall*:
- N0: Keine Lymphknotenmetastasierung nachweisbar
- N1: Befall der *peripankreatischen* LK (pancreatici inferior, suprapancreatici, pancreaticoduodenalae, gastroepiploici dextr.)
- N2: Befall der Sammellymphknoten (coeliacis mesenterici superior, paraaortalae LK)
- N3: Befall entfernter Lymphknotenstationen, die nicht dem eigentlichen Abflußgebiet angehören (Lymphknotensprung)
- NX: Lymphknotenbefall ist nicht bestimmbar

M = *Fernmetastasen*:
- M0: Keine Fernmetastasen
- M1: Fernmetastasen nachgewiesen

Bestätigung des Karzinoms

Falls es präoperativ nicht möglich war, stehen für die intraoperative pathologische Sicherung der Diagnose folgende Methoden zur Verfügung:

- Punktionszytologie
- Exzisionsbiopsie
- Lymphknotenbiopsie
- Gallengangskurettage

Die Zugangswege können transkapsulär oder transduodenal sein (Abb. 15.2).

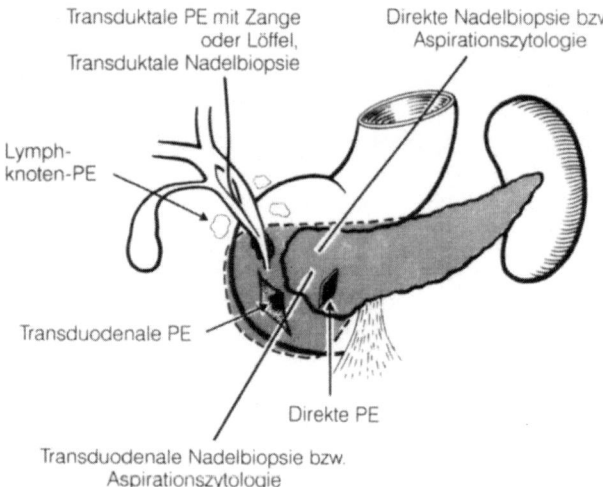

Abb. 15.2. Biopsietechniken zur Differentialdiagnose von chronischer Pankreatitis und Pankreaskarzinom

Biopsien aus oberflächlichen Tumorbereichen sind in der Regel problemlos. Stanzbiopsien hingegen und Keilexzisionen sind viel risikoreicher und durch Pankreatitis, Blutung und Fisteln belastet. Die Feinnadelaspirationszytologie ist dagegen frei von Komplikationen und erlaubt multifokale Punktionen (10- bis 20mal) bei einer Treffsicherheit von 90%.

Jedes dieser Verfahren hat seine Vor- und Nachteile, und die Wahl hängt von den topographischen Verhältnissen ab.

Bei Kopfläsionen empfiehlt sich die transduodenale Biopsie. Wir teilen nicht den Pessimismus von White et. al. [208], die mit diesem Verfahren 10% Todesfälle registrierten.

Was die technische Ausführung betrifft, empfehlen wir die „through-cut-Nadel" oder die Vim-Silvermann-Nadel. Findet danach keine Resektion statt, so ist es ratsam, eine äußere Drainage in die Nähe der Punktionsstelle zu legen.

Die zytologische Technik mit der Aspirationsspritze nach Bodner (s. Kap. 5.5) ist in den Händen eines erfahrenen Zytologen eine hervorragende Untersuchungsmöglichkeit. Sind die Ergebnisse der Pankreaszytologie und -biopsie negativ, werden auf verschiedenen Ebenen LK entnommen.

Die Resultate dieser Untersuchungen sind nicht nur für die Diagnose, sondern auch für die Operationsindikation maßgebend.

Läßt die histomorphologische Untersuchung Zweifel an der Natur der Läsion, sollte man sich dennoch bei klinischem Verdacht zur Resektion entschließen. Allerdings ist dies heutzutage äußerst selten geworden, da die Treffsicherheit nach Ausschöpfung der gesamten diagnostischen Methoden bei 100% liegt.

Resezierbarkeit

Ausschlaggebend für die Beurteilung der Resezierbarkeit (Tabelle 15.2) ist die Verfolgung der V. mesenterica superior in ihrem sub- und retropankreatischen Verlauf, die Überprüfung der Ablösbarkeit des Pankreas sowie eine tumorfreie V. portae. Im Kopfbereich wird man zum Kocher-Vautrin-Manöver greifen, im Körper- und Schwanzbereich zur Inzision des Peritonealüberzugs am unteren Pankreasrand mit stumpfem Eindringen in das Retroperitoneum. Der linke Zeigefinger wird am oberen Pankreasrand längs der Pfortader kaudalwärts geschoben zwischen Pankreashinterrand und Pfortader, wo keine Gefäße einmünden.

Der rechte Zeigefinger schiebt sich von kaudal vorsichtig entlang der V. mesenterica superior nach kranial und begegnet dem von oben kommenden linken Zeigefinger (Abb. 11.25, S. 295).

Gelingt die Tunnelierung, so ist die Operabilität gesichert. Gelingt sie hingegen nicht, raten wir zur Freilegung von links nach rechts entlang dem unteren Pankreasrand unter genauer Beachtung der Einmündung der V. mesenterica superior in die Pfortader, was allerdings schon viel schwieriger ist.

Ist die Tunnellierung unter dem Isthmus durchführbar, erscheint es uns angebracht, vor dem endgültigen Entschluß zur Resektion den Lymphknotenbefund zu kennen. Hierzu werden LK aus 3 Ebenen entnommen (Abb. 15.2). Es sei darauf hingewiesen, daß keine Parallele zwischen der Größe des Tumors und den Lymphknotenmetastasen besteht, da kleine Tumoren unter 1 cm Durchmesser

Tabelle 15.2. Prozentangaben über die Resezierbarkeit bei verschiedenen Karzinomen. [Nach Gebhard (1984) Chirurgie des exokrinen Pankreas. Thieme, Stuttgart]

Läsion	Anzahl	Resektion	Resezierbarkeit [%]
Kopfkarzinom	1819	332	18,3
Körper- und Schwanzkarzinom	619	90	14,5
Karzinom des gesamten Pankreas	354	8	2,3
Ampullenkarzinom	459	351	76,5
Terminales Choledochuskarzinom	309	161	52,1
Duodenalkarzinom	50	31	62,0

oft frühzeitig Metastasen setzen können. Die Lymphknotenbiopsie wird gleichzeitig an den LK der 1. Station (paragastroduodenal, paracholedochal, periportal), der 2. (längs der A. hepatica propria) und der 3. Station (entlang der A. coeliaca, A. mesenterica superior und der Aorta) durchgeführt.

Sind die LK der 2. Station befallen, erscheint uns die Resektion nicht mehr gerechtfertigt, und wir befürworten in diesem Fall eine doppelte Umgehungsanastomose.

Dasselbe gilt um so mehr für Lebermetastasen, die sonographisch und computertomographisch dargestellt wurden, oder bei Bestehen von Peritonealmetastasen. Bei Befall der LK der 1. Station neigen wir zur Resektion, wenn es die örtlichen Verhältnisse des Primärtumors und der Allgemeinzustand erlauben. Leider muß man aber selbst in diesen Fällen oft erkennen, daß sich der Eingriff als palliativ erweist. Bei der Entscheidung zur Resektion sollten auch psychologische Aspekte nicht vergessen werden. Es ist zudem nicht zu unterschätzen, daß die oft erheblichen Schmerzen nach Tumorbeseitigung fast immer oder zumindest vorübergehend abnehmen. Tabellen 15.2 und 15.3 geben Aufschluß über die Resezierbarkeit.

Kontraindikationen zur Resektion

Bei über 65jährigen Patienten und solchen in schlechtem Allgemeinzustand sollte nicht von vornherein auf eine Radikaloperation verzichtet werden, da nur das biologische Alter entscheidend sein kann. Jedoch ist es ratsam, bei über 70jährigen Patienten i. allg. auf eine Duodenopankreatektomie zu verzichten.

Lokalbefund:

- positive LK in der 2. und 3. Station
- Infiltration des Tumors in die retropankreatischen Gefäße
- Befall des Mesocolon transversum
- Lebermetastasen.

Bei Patienten mit Lebermetastasen und einem lokal resezierbaren Karzinom ist jedoch die Duodenopankreatektomie diskutabel und läßt sich eventuell nur zwecks Schmerzvorbeugung oder -besserung rechtfertigen.

- Peritonealkarzinom
- Aszites

Allgemeinbefund:

- Einschränkung der Vitalfunktion
- erhebliche Leberzirrhose
- portale Hypertonie mit erhöhtem Blutungsrisiko

Im Durchschnitt liegt die Resezierbarkeitsquote um 20% (s. Tabelle 15.3). Einzelstatistiken sind von fragwürdigem Wert, da ihre Aussagekraft allzu begrenzt erscheint (Jahrgang des Krankenguts, Selektion der Patienten, persönliche Einstellung des Operateurs, Einbeziehung von Papillenkarzinomen, die Statistik usw.). Auch entsprechend der Lokalisation erweist sich dieser Prozentsatz als unterschiedlich (keine Differenzierung zwischen Kopf-, Isthmus- und Schwanzkarzinomen. Die Resezierbarkeit liegt z.B. für die Kopfkarzinome im Durchschnitt bei 18,3%, für die Korpus- und Schwanzkarzinome bei 14,5% und bei Gesamtbefall des Organs bei 2,3%. Diese Zahlen beruhen auf der großen japanischen Sammelstatistik von Nakase et al. [150], die 3610 Patienten umfaßt. Nach anderen Autoren [145] sitzen die resezierbaren Karzinome praktisch immer im Kopfteil des Pankreas.

Vor einigen Jahren konnten wir an einem eigenen großen Krankengut folgende Beobachtungen machen:

- in 37,6% der Fälle: Lebermetastasen
- in 27,9% Befall der Nachbarorgane
- in 25,8% Lymphknotenmetastasen
- in 3,2% Peritonealkarzinose

Diese Zahlen reflektieren die schlechten therapeutischen Möglichkeiten bei Pankreaskarzinomen, an denen sich auch heute nicht sehr viel geändert hat.

Tabelle 15.3. Einige Werte (in %) von Resezierbarkeit

Champault et al. [26]	5	Longmire [126]	26
Chapuis et al. [27]	25	Marchal [134]	20
Crile [40]	4	Mongé [144]	10
Doutre et al. [52]	22,8	Morris u. Norda [149]	21
Glenn u. Thorbjarnarson [74]	9	Nakase et al. [150]	18,3
Grosdidier	8,5	Park et al. [155]	27
Grötzinger [79]	3,9	Peiper [156]	20
Hertzberg [87]	6	Porter [165]	9
Hollender [99]	16	Richards et al. [171]	26
Kümmerle [113]	23	Tepper et al. [190]	21
Leadbetter et al. [117]	21	Trede [193]	17,9

Resektion

Technisch bestehen folgende prinzipielle Möglichkeiten:

- partielle Duodenopankreatektomie
- totale Duodenopankreatektomie
- erweiterte regionale Pankreatektomie in verschiedenen Formen.

Partielle Duodenopankreatektomie

Da ihre technischen Einzelheiten im Kapitel über die chronische Pankreatitis behandelt wurden, soll hier nicht darauf eingegangen werden. Dennoch sei erwähnt, daß es im Falle eines Karzinoms immer ratsam ist, den Processus uncinatus sowie den gesamten Duodenalrahmen mit der 1. Jejunalschlinge zu entfernen und, so vollständig wie möglich, eine Lymphknotenausräumung der unteren und oberen Pankreaslymphknoten, der Pyloruslymphknoten sowie des Leberhilus vorzunehmen.

Vom technischen Standpunkt aus gesehen, wird die Durchtrennung des Isthmus am Ende durchgeführt, da sie das Risiko einer Verschleppung von Krebszellen mit sich bringt. Vom zurückgelassenen Pankreasstumpf wird immer eine Parenchymscheibe zur histologischen Schnellschnittuntersuchung eingesandt, so daß bei Bedarf eine Nachresektion bzw. eine totale Duodenopankreatektomie ausgeführt werden kann.

Forrest u. Longmire [59] beobachteten 8mal bei 50 Kopfduodenopankreatektomien einen Befall an der pankreatischen Resektionszone.

Es sei daran erinnert, daß die pankreato- bzw. wirsungojejunale Anastomose bei dem meist biologisch unveränderten Pankreasschwanz, im Gegensatz zu den bei chronischer Pankreatitis angetroffenen Verhältnissen, insuffizienzgefährdet ist. Deshalb ist die Sklerosierung des Ductus Wirsungianus bei diesen Patienten besonders zu empfehlen (Technik s.S. 309).

Ergebnisse

Mit stetig wachsender Erfahrung haben sich die Resultate der partiellen Duodenopankreatektomie in den letzten Jahren deutlich verbessert. Die gesamte postoperative Letalität ist von über 10% in alten Statistiken (Tabelle 15.4) auf unter 5% nach 1980 gesunken. Wiechel aus Stockholm Södersjkhuset hatte einen Todesfall bei 121 radikalen Duodenopankreatektomien (persönliche Mitteilung).

Die Morbidität ist von 49 auf 28% gefallen. Was die Überlebenszeiten angeht, bleiben die veröffentlichten Resultate äußerst verschieden, mit einem mittleren Wert von nur 13 Monaten (Tabelle 15.5).

Funovics u. Fritsch [68] haben anhand von 448 Patienten „mittlere Überlebenszeiten von 8,1 und 11,3 Monaten festgestellt. Nach 1 Jahr lebten in der 1. Gruppe (palliative Resektionen) noch 38% der Patienten, in der 2. Gruppe (kurative Resektionen) noch 45% und nach 3 Jahren schließlich noch 12% in der 1. und 14% in der 2. Gruppe.

Die Fünfjahresüberlebensrate beim Pankreaskopfkarzinom liegt nach partieller Duodenopankreatektomie durchschnittlich bei 5% (Tabelle 15.6). Tabelle 15.7 gibt einen mehr aktuellen Überblick, was Letalität und Fünfjahresüberlebenszeiten nach totaler Duodenopankreatektomie anbelangt.

Intraoperative Bestrahlung (s.a. Kap. 15.4)

Die intraoperative Bestrahlung [183a] ist eine der aktuellen Versuche zur Besserung der Spätergebnisse bei resezierbaren Pankreaskarzinomen, zur Beseitigung des Schmerzes sowie zur Verlängerung der Überlebenszeit in nicht operablen Fällen.

Der Patient wird in Narkose vom Operationssaal zur Röntgentherapieabteilung gebracht. Nach Wiedereröffnung des oberflächlich verschlossenen Abdomens wird ein steriler Zylinder direkt an den Tumor gebracht und zwischen 10 und 20 Gy in 3–5 min verabreicht.

Postoperativ erhält der Patient noch einmal 30–40 Gy. Berichte über ein solches Vorgehen liegen aus dem Mass. General Hospital in Boston und der Mayo Clinic in Rochester vor.

Die bisherigen Resultate sind relativ schwer zu beurteilen. Offensichtlich ist keine höhere postoperative Mortalität zu verbuchen, und infektiöse Komplikationen (peripankreatischer Abszeß) treten nur bei 5% der Fälle auf.

Retroperitoneale Fibrosen wurden sekundär festgestellt. Der Gewinn an Überlebenszeit ist viel schwieriger zu beurteilen, da sich eine gewisse Anzahl dieser Patienten auch einer zusätzlichen Chemotherapie unterziehen mußte. Nur künftige Studien werden uns über den effektiven Wert dieser komplexen und teuren Zusatzbehandlung Auskunft geben können. Eine ähnliche therapeutische Technik wurde durch Hiraoka et al. [92] unternommen. Die Erfahrung dieser japanischen Arbeitsgruppe bestätigte, daß die kombinierte Behandlung die Einjahresüberlebensrate erhöhte, nach 2 Jahren waren die Resultate aber wieder

Tabelle 15.4. Postoperative Letalität [%] nach partieller Duodenopankreatektomie

Björk et al. [16]	10	Knight et al. [108]	7
Brooks u. Culebras [20]	21	Lansing et al. [114]	27
Child et al. [31]	14,2	Leadbetter et al. [117]	0
Cohen et al. [33]	15,6	Longmire u. Traverso	8,7
Cooperman et al. [37]	11	Marchal [135]	30
Crile [40]	10	Mongé [144]	25
Doutre et al. [52]	31	Moossa [146]	8
Edis et al. [55]	16	Morris u. Nardi [149]	34
Fisch	31	Nakase et al. [150]	25
Forrest [59]	12	Park et al. [155]	31
Gall [69]	0	Pichlmayr u. Rumpf [157]	8,2
Glenn u. Thorbjarnorson [74]	24	Porter [165]	11
Gögler et al. [75]	13,9	Reed et al. [169]	30
Hermreck et al. [86]	28	Ross et al.	33
Hertzberg [87]	8	Shapiro [180]	8
Hoffmann u. Donegan [94]	24	Smith et al. [184]	20
Hollender [97]	28	Trede u. Hoffmeister [192]	2,6
Jordan	22	Warren et al. [202]	15
Kern [106]	23	Wilson	23

Tabelle 15.6. Fünfjahresüberlebensraten nach partieller Duodenopankreatektomie

Autoren	n	Fünfjahresüberlebensraten [%]
Appelquist et al. [6]		4
Brooks u. Culebras [20]	11	0
Child et al. [30]		3
Crile [40]	28	0
Doutre et al. [52]	40	?
Forrest u. Longmire [59]	50	4
Glenn u. Thorbjarnarson [74]	25	4
Gögler et al. [75]		3,3
Hermreck et al. [86]	51	8
Hertzberg [87]	12	0
Hoffmann u. Donegan [94]	13	0
Hollender et al. [98]		0
Lansing et al. [114]	22	9
Leadbetter et al. [117]	6	33,3
Moossa et al. [146]	19	6
Mongé [144]	119	6,7
Morris u. Nordi [149]	26	7,6
Nakase et al. [150]	332	1,8
Park et al. [155]	51	0
Porter [165]	17	0
Richards et al. [171]	43	4,65
Ruillova u. Herhey [174]	11	?
Smith et al. [184]	44	4,5
Trede u. Hoffmeister [193]		5
Warren [202]	150	12,5

Tabelle 15.5. Vergleichende Überlebenszeiten [Monate]

Autoren	Nach partieller Duodenopankreatektomie	Nach Palliativoperationen
Appelquist et al. [6]	16,7	
Brooks u. Culebras [20]	12,7, 22,5	5,8
Cohen et al. [33]	9	
Cooperman et al. [37]	15	
Crile [40]	6–22	12–41
Edis et al. [55]	10	
Funovics u. Fritsch [68]	11,3	
Hermreck et al. [86]	11,4	
Hertzberg [87]	17–36	24–50
Hollender [98]	11,5	4,8
Knight et al. [108]	19	
Kümmerle [112]	18,5	
Longmire [127]	15,4	8,1
Moossa et al. [146]	15, 16, 18	7 4
Nakase et al. [150]	12,3	4,6
Reed et al. [168]	23	
Richards et al. [171]	16	
Shapiro [180]	13,9	
Trede u. Hoffmeister [194]	14	
Webster [205]	20	5

Tabelle 15.7. Resultate nach totaler Duodenopankreatektomie

Autoren		n	Letalität [%]	Fünfjahresüberlebensrate
Porter [165]	Totale	18	28	0
(Columbia)	DP	27	11	0
Warren et al. [202]	Totale	11	10	0
(Lahey)	DP	138	15	10 (7%)
Jordan	Totale	113	36	0
(Baylor)	DP	36	22	1
Brooks u. Culebras [20]	Totale	16	12,5	3
(Peter Bent Brigham)	DP	11	21	0
Nakase et al. [150]	Totale	45	20	0
(Japan)	DP	308	25	6
Remine et al. [170]	Totale	33	21	2 (6%)
(Mayo Klinik)	DP	119	25	8 (7%)

die gleichen wie nach alleiniger Resektion des Pankreaskarzinoms. Abe u. Takahashi [2] kommen zu ähnlichen Schlußfolgerungen.

4. Kritische Beurteilung der totalen Duodenopankreatektomie

Nach vorübergehendem Enthusiasmus ist die totale Duodenopankreatektomie in letzter Zeit immer mehr auf Zurückhaltung gestoßen. Die Argumente pro und kontra können folgendermaßen zusammengefaßt werden:

Argumente für die totale Duodenopankreatektomie (Abb. 15.3)

1. Vom onkologischen Standpunkt aus und rein theoretisch gesehen, ist sie angebracht, weil sie sich radikaler als die partielle Resektion erweist. Sie erlaubt eine erweiterte peripankreatische Lymphknotenausräumung.

Sie allein berücksichtigt die multizentrischen Tumoren, die in 15–20% der Fälle anzunehmen sind [34, 67, 103, 162, 196]. Dazu wird noch hinzugefügt, daß es, trotz entsprechender Vorkehrungsmaßnahmen, Rezidive im belassenen Pankreasschwanz geben kann. Möglicherweise sind hierbei die im linksseitigen Gangsystem von Léger [119] gefundenen neoplastischen Zellen von Bedeutung. Auch eine diffuse pankreatische Karzinomatose ist gelegentlich beobachtet worden und findet durch eine totale Resektion Berücksichtigung.

2. Ihre Mortalität ist geringer, da die pankreatojejunale Anastomose, die häufig zu Fisteln führen kann, hinfällig ist.

3. Die Überlebenszeit erscheint in einigen Statistiken verlängert (Tabelle 15.7).

Argumente gegen die totale Duodenopankreatektomie

Diese etwas theoretischen Argumente sind diskutierbar, besonders, weil die Erfahrung der meisten Chirurgen ihnen widersprechen.

- Das Zurücklassen von Karzinomgewebe in der Resektionsfläche des Pankreas kann durch eine intraoperative Schnellschnittuntersuchung einer Gewebescheibe vermieden bzw. durch Nachresektion behoben werden.
- Trotz Fortfall der komplikationsträchtigen Pankreasanastomose ließ sich keine Senkung der Operationsletalität gegenüber der partiellen Duodenopankreatektomie feststellen [173].
- Der Befall der LK längs der Milzgefäße ist relativ selten.
- Eine Plurifokalität wird in Wirklichkeit in weniger als 5% angetroffen.
- Die Beseitigung des linken Pankreas mit dem daraus entstehenden Diabetes erfordert große Wachsamkeit vom behandelnden Arzt und eine kluge und verständnisvolle Beteiligung seitens

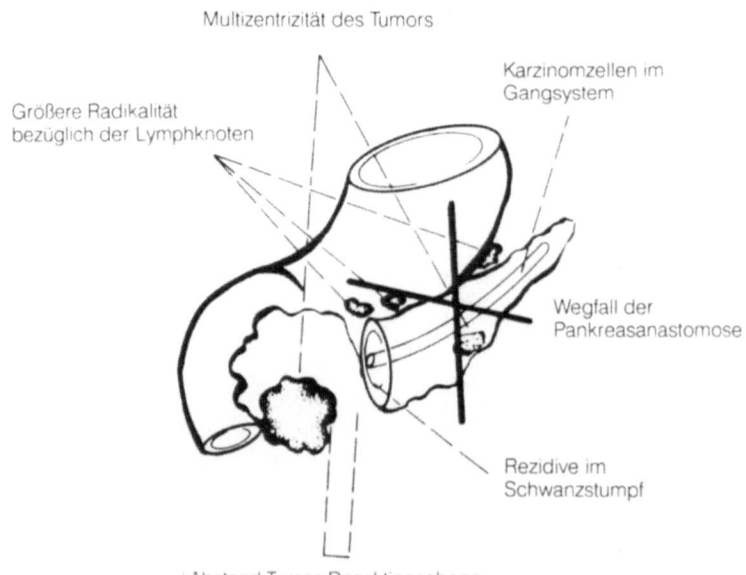

Abb. 15.3. Argumente für eine totale Duodenopankreatektomie

des Patienten. Nicht jeder ist in der Lage, eine Pankreasinsuffizienz mit einem insulinabhängigen Diabetes auf sich zu nehmen. Ein Alkoholiker, ein Patient über 65, eine etwas eingeschränkte Intelligenz kommen für eine totale Duodenopankreatektomie nicht in Frage.
- Die Langzeitergebnisse sind enttäuschend, da der postoperative Diabetes nach totaler Resektion sich meist als schwer kontrollierbar erweist und oft die alleinige Todesursache darstellt. Bisher unbelegt bleibt die Frage, ob es zu einer höheren Heilungsrate kommt.

Es besteht nicht die Absicht, die zahlreichen Statistiken aus der Weltliteratur zu analysieren. Die große Mehrzahl davon ist nicht vergleichbar, da die Serien unvollständig und nicht randomisiert waren. Wenn auch gewisse Angaben zugunsten der totalen Duodenopankreatektomie sprechen, sind jedoch die Unterschiede nicht sehr groß.
Bei der Untersuchung von 133 Pankreaskarzinomen nach 5 Jahren, welche durch Duodenopankreatektomie oder durch totale Resektion behandelt wurden, haben Edis et al. [55] beobachtet, daß die postoperative Letalität der beiden Eingriffe ziemlich ähnlich ist. Kein Operierter starb nach einem „Whipple", 15% der Patienten sind an den Folgen einer totalen Duodenopankreatektomie verstorben; der gesamte Fünfjahresüberlebensprozentsatz beider Eingriffstypen war dergleiche.
Mercadier et al. [142] haben 1972 über 50 Pankreaskopfkarzinome berichtet, wovon 38 durch „Whipple" und 12 durch totale Duodenopankreatektomie behandelt wurden. Die postoperative Mortalität der beiden Verfahren war ziemlich gleich: 23,6 und 25%. Die Überlebenszeit war im Durchschnitt 18 Monate für den „Whipple". Mit einer totalen Duodenopankreatektomie hatten 8 Patienten ein durchschnittliches Überleben von 9 Monaten, einer ist nach 4 Jahren und 3 Monaten noch am Leben. Laut Brooks u. Culebras [20] liegt die Überlebenszeit bei 12,7 Monaten nach partieller Kopfduodenopankreatektomie, während sie sich nach totaler Duodenopankreatektomie auf 25–40 Monate erhöht.
Langfristig gesehen gibt es kaum ein Überleben nach 5 Jahren.
Doutre et al. [52] weisen auf 2 Fälle hin unter 224 operierten Patienten, und Nakase et al. [150] sprechen von „einigen" auf 5000 operierten Patienten!
Bedeutungsvoller als die Weite der Exhärese scheint das Stadium des Karzinoms zu sein.

Tabelle 15.8. Werte aus der Literatur von 1972 bis 1982. [Nach Gebhard (1984) Chirurgie des exokrinen Pankreas. Thieme, Stuttgart]

Inventionstyp	n	Letalität [%]	Fünfjahresüberlebensrate [%]
Subtotale Duodenopankreatektomie	880	15	5,1
Totale Duodenopankreatektomie	368	17,4	6,3
Palliative Operationen	1,659	15,3	0
Probelaparotomie	711	31,8	0

In einer Serie von 65 totalen Duodenopankreatektomien konnten Ihse et al. [103] feststellen, daß bei 24 Patienten, bei denen die totale Duodenopankreatektomie als radikal betrachtet wurde, der Überlebensprozentsatz nach 5 Jahren bei 21% liegt, während bei 25 Patienten mit lediglich palliativer Resektion die Überlebenszeit sich kaum höher als diejenige der Drainageoperationen erwies.
Vor dem Hintergrund solcher erheblichen Schwankungen und Widersprüche der berichteten Ergebnisse und wegen des Bestehens weiterer Unsicherheiten erscheint es uns schwierig, eine schematische Darstellung der Operationsindikation beim Pankreaskopfkarzinom wiederzugeben. Wir sind der Meinung, daß die totale Duodenopankreatektomie ihren Sinn hat, wenn man anderenfalls neoplastisches Gewebe zurücklassen würde und insbesondere, wenn der Patient ohnehin schon Diabetiker ist. In allen anderen Fällen ist die klassische subtotale Duodenopankreatektomie vorzuziehen.
Solassol [186] hat die meisten Erfahrungen mit der regionalen Duodenopankreatektomie in Europa. Von den 41 operierten Patienten sind 6 postoperativ verstorben, was einer Letalität von 14,6% entspricht, ungefähr das 3fache der klassischen Duodenopankreatektomie. Dabei betrug die Fünfjahresüberlebenszeit nach 3 Jahren 38% und nach 5 Jahren 4,8%.
Nach diesem Autor lohnt sich die erweiterte Duodenopankreatektomie, da sie die einzige Chance einer Fünfjahresüberlebenszeit bietet. Er schlägt sie vor bei Patienten unter 75 Jahren im Stadium 1 und 2.
Der pankreatoprive Diabetes bei solchen Patienten weist Besonderheiten auf, da er die Insulin- und Glukagonsekretion stoppt, so daß das Risiko einer Hyperglykämie geringer erscheint. Tabelle 15.8 bringt vergleichende Resultate.

15.1.2 Die totale „en bloc" Duodenopankreatektomie

J. MARCHAL

Sie wurde wegen der unbefriedigenden Ergebnissen der subtotalen Pankreaskopfresektion empfohlen.

1. Tumorausbreitung

Ihre genaue Überprüfung ist unentbehrlich, da sie die Resezierbarkeit bestimmt. Von besonderer Bedeutung ist die Beurteilung des Lymphknoten- (LK-)befalls.

Lymphknotenbefall

Unsere Erfahrung ermöglichte es, 2 Typen von Lymphknotenstationen zu isolieren: die viszeralen und die somatischen LK. Der vereinzelte Befall der 1. Gruppe erlaubt es, noch eine kurative Resektion vorzunehmen, während die somatische Metastasenausbreitung nur noch palliative Maßnahmen zuläßt. Grundlage der Überprüfung ist eine genaue Kenntnis der Lymphknotentopographie, deren Inspektion sorgfältig und planmäßig vorgenommen werden sollte.

Die viszeralen LK umgeben das Pankreas unmittelbar. Sie bestehen aus:

- LK des Leberhilus
- retropankreatischem Lymphgewebe: Seitenhorn des Ganglion semilunare und Mesenteriallymphknoten
- Milzlymphknoten
- LK längs der 1. Jejunalschlinge
- unter dem Pylorus gelegene LK

Die somatischen LK liegen mehr posterior und bestehen aus

- den LK, die sich zwischen Aorta und V. cava befinden, und zwar unter der linken V. renalis für den Pankreaskopf und links der linken Niere für Pankreaskorpus und -schwanz
- den LK der A. coeliaca

Eine vollkommene Lymphknotenentfernung aus all diesen verschiedenen Bereichen empfiehlt sich. Das histopathologische Schnellschnittuntersuchungsergebnis wird danach die chirurgische Entscheidung bestimmen.

Viszeraler Befall

Das Duodenum kann per continuitatem betroffen sein. In diesem Falle ist der Ursprung der malignen Tumorwucherung fraglich: Handelt es sich um ein Pankreaskarzinom, das in das Duodenum eingewachsen ist oder um eine primär duodenale Läsion, die das Pankreas befallen hat? Diese Unterscheidung hat aber nur einen nosologischen Wert. Unserer Erfahrung nach ist die Prognose des Duodenalkarzinoms besser als diejenige des ausgebrochenen Pankraskarzinoms.

Bei Einbeziehung des Magens oder des Colon transversum hingegen besteht keine Heilungsmöglichkeit mehr.

Unseres Erachtens stellt die Metastasierung in die Leber keine prinzipielle Gegenindikation dar, wenn sie vereinzelt vorliegt, was erfahrungsgemäß aber sehr selten der Fall ist.

Peritonealer Befall

Er ist leicht festzustellen und kommt häufig bei Korpus- und Schwanztumoren vor. Meist hat er Aszites zur Folge, in dem Tumorzellen nachweisbar sind.

2. Abschätzung der Resezierbarkeit

Sie führt u.E. in den günstigsten Fällen zu einer totalen Pankreasexhärese. Eine Inkurabilität wird entweder ein rein palliatives Vorgehen oder eine regional ausgeweitete Exstirpation im Sinne von Fortner (s. Kap. 15.1.3) veranlassen.

Die diesbezüglichen Kriterien betreffen im wesentlichen eine Gefäßbeteiligung, da das Pankreas in unmittelbarer Nachbarschaft großer Gefäßstämme liegt.

Mesenterikoportale Axe

Ihr Befall ist das Haupthindernis bei einer totalen Pankreatektomie beim fortgeschrittenen Karzinom und besonders bei einer Lokalisation im Processus uncinatus, da hierbei die Feststellung eines Venenbefalls schwierig sein kann. Das genaue Ausmaß wird oft erst zum Schluß der Exhärese offenbar. Daher sollte die V. mesenterica superior vorerst in ihrem präduodenopankreatischen Teil präpariert werden.

Befall der A. mesenterica superior

Er läßt sich leichter feststellen, nachdem man die Flexura duodenojejunalis heruntergezogen hat. Der hinter dem Pankreasisthmus, links der Mesenterialwurzel eingeführte Finger wird sofort diese Arterie und die in ihrer Nachbarschaft befindlichen Lymphknotenmetastasen ertasten.

Fixierung am Truncus coeliacus

oder an der Falx der Leberarterie erlaubt keine Exhärese. Bei solchen Patienten ist immer ein somatischer Lymphknotenbefall vorhanden.

V. gastrica sinistra

Die Ummauerung der V. gastrica sinistra ist kein Hindernis für eine totale Exhärese, mag aber eine zusätzliche totale Gastrektomie erfordern. Sie muß längs ihres Verlaufs identifiziert und präpariert werden.

Paraaortale LK

Ein Befall der paraaortalen LK und damit auch eine Einbeziehung der unteren V. cava können leicht erkannt werden. Das gesamte Pankreas läßt sich mit der Hand hochheben und mobilisieren.

Insgesamt ist der Zeitaufwand der peroperativen Exploration lang, aber unentbehrlich. Sie muß mit der konstanten Sorge durchgeführt werden, keine unwiderrufliche Situation zu schaffen, die zu einer Notexhärese führen würde.

Der chronologische Ablauf einer totalen Pankreatektomie wegen Karzinoms wird folgendermaßen beschrieben:

3. Resektion

1. Sie beginnt mit einer koloepiploischen Ablösung von rechts nach links.

Man zieht die rechte Kolonflexur herunter, indem man das rechte Drittel der Wurzel des Mesocolon transversum durchtrennt; danach wird ein Teil des Mesokolons vom Retroperitonealraum abgelöst. Zu erwähnen ist die häufig hohe Befestigung des Mesocolon transversum auf seiner rechten Seite, wobei es den 2. Duodenalabschnitt völlig bedeckt.

2. Dann erfolgt die retroduodenopankreatische Auslösung bis weit nach links, was die vollständige Freilegung des 3. und 4. Duodenalabschnitts voraussetzt. Diese Darstellung wird rechts der Mesenterialwurzel ausgeführt. Sie beginnt am rechten Rand des retrohepatisch gelegenen Segments der V. cava inferior und wird längs der Vorderflächen der V. cava inferior und der Aorta fortgeführt, die beide freigelegt werden. Die Ausräumung wird bis unter die linke V. renalis reichen.

Eine solche radikale Lymphknotenausräumung erfordert die zusätzliche Freilegung

– der Vv. renales sowie
– des Abgangs der A. mesenterica superior

In diesem Stadium der Präparation wird man sich klar, ob keine nach hinten bestehende, infiltrationsbedingte Adhärenz des Pankreaskopfes vorliegt.

3. Die linke Kolonflexur wird dann heruntergezogen, indem man das linke Drittel des Ansatzes des Mesocolon transversum vom unteren Rand des Pankreasschwanzes ablöst und teilweise auch das Colon descendens mobilisiert.

Der Typ der Einmündung der V. mesenterica inferior ist unterschiedlich:
– entweder fließt sie in die Milzvene, um den Splenomesenterialstamm zu bilden: sie wird dann an ihrem Ende durchtrennt
– oder sie mündet unmittelbar in die V. mesenterica superior: sie kann erhalten bleiben nach Durchtrennung des mittleren Drittels der Mesocolon-transversum-Wurzel
– oder ausnahmsweise stellt sie eine der 3 Zuflüsse der V. portae dar und sollte dann tunlichst verschont bleiben

4. Die Freipräparation der Vorderfläche des Pankreaskopfes ermöglicht die Isolierung der V. mesenterica superior am Unterrand des Isthmus, wobei es wichtig ist, deren Zuflüsse zu isolieren: V. colica media nach rechts, V. jejunalis nach hinten und V. gastrocolica von Henle nach rechts.
2 Möglichkeiten können angetroffen werden:
a) Die rechte V. colica superior mündet als einzige Vene in die vordere oder linke Seite der V. mesenterica superior.
b) Es liegt vor dem Pankreashaken eine hohe Einmündung der Ileozäkalvene, die in diesem Fall unbedingt geschont werden muß.

Am unteren Rand des Pankreasisthmus empfängt die V. mesenterica superior auf ihrer rechten oder vorderen Seite die rechte V. gastroepiploica, in die die vordere und obere V. pancreaticoduodenalis einmündet: Sie wird an ihrer Einmündung unterbunden. Man löst die hintere Seite des Pankreas-

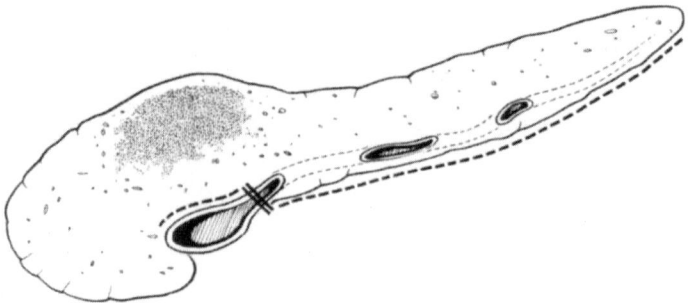

Abb. 15.4. Die Präparationsebenen bei der totalen Duodenopankreatektomie hinter der Milzvene bzw. nach Durchtrennung ihrer Einmündung vor der V. mesenterica superior und der V. portae

isthmus von der Vorderfläche des Anfangsteils der V. portae mit einer Präparierschere, Spreizklemme oder mit gestieltem Tupfer ab.

5. Im Leberhilus werden die für das Pankreas bestimmten Gefäße isoliert und die sich darum befindenden LK vollständig exstirpiert.

– Der mittlere Abschnitt der Leberarterie ist leicht erkennbar, und die A. pylorica wird durchtrennt. Danach vergewissert man sich über die Leberarterienaufteilung.

Nach Anschlingen der A. hepatica propria wird der Abgang der A. gastroduodenalis ligiert und durchtrennt.

Viele Autoren betonen die Schwierigkeit, die bei der Isolierung des Ausgangspunkts der A. gastroduodenalis entstehen kann; dies haben wir nie empfunden.

– Der Hauptgallengang wird entlang seines ganzen extrahepatischen Verlaufs dargestellt. Man wird zunächst sicher gehen, daß keine aberrierende rechte Leberarterie, die immer am rechten Rand des Ductus choledochus oder dahinter verläuft, vorhanden ist.

Außerdem gibt es manchmal um den Choledochus ein dichtes Venennetz, das eine sehr genaue Blutstillung erfordert.

– Die Freilegung der V. portae ermöglicht die Entfernung großer LK, die sie links und rechts sowie auf der Hinterseite regelrecht umlagern können. Auf diese Weise wird die hintere Ganglienausräumung, die schon weitgehend beim Ablösen des Duodenopankreas geschah, vervollständigt. Danach wird die Falx der Leberarterie bis zu ihrem Ursprung von ihrer Adventitia und dem neurolymphatischen Gewebe befreit. Ein wichtiges Element wird freigelegt und erhalten: Die Einmündung der Koronarvene des Magens. Nach totaler Exhärese ist sie oft der einzige Drainageweg des Magenstumpfes. Ihre Einmündung erfolgt vorzugsweise am Fuß des Leberhilus, kann aber auch hinter dem Pankreasisthmus liegen. Oft wird sie von benachbarten LK bedeckt.

6. Das Ablösen des Mesogastrium superior beginnt mit dem Herabziehen der linken Kolonflexur. Man fährt fort, indem man das hintere Peritoneum parietale an der Außenseite der Milz durchtrennt. Das Lig. phrenosplenicum wird durchschnitten und die Hinterseite des Pankreasschwanzes vom oberen Pol der linken Niere und der linken Nebenniere abgelöst. Auf dieser Höhe wird die linke A. phrenica inferior am linken Pfeiler des Zwerchfells unterbunden. Satellitenlymphknoten können vorhanden sein. Die Milz, der Pankreasschwanz und -körper werden nach Auslösung aus dem Retroperitoneum nach rechts gekippt, so daß die linke Flanke der A. coeliaca freiliegt (Abb. 15.5). Der Abgang der Milzarterie wird vom Nervenplexus und von der zöliakalen LK, die eine dichte Hülle bilden, befreit. Man muß sich immer bemühen, die dorsale Pankreasarterie, die entweder aus der Milzarterie oder aus der mittleren Leberarterie oder noch aus der A. coeliaca stammt, ausfindig zu machen.

Die Einmündung des Milzvenenstammes in die V. mesenterica sup. wird durchtrennt und die weitere Präparation zur Auslösung des rechtsseitigen Pankreas nunmehr in einer anderen Ebene, nämlich vor der Mesenterialvene bzw. Pfortader fortgesetzt (Abb. 15.4). Zu diesem Zeitpunkt sollten die viszeralen, v.a. auch die im Milzhilus befindlichen LK, bei der Exhärese mitentfernt werden.

7. Darauf folgt eine distale breite $^2/_3$-Magenresektion. Die Koronargefäße des Magens werden längs der kleinen Kurvatur durchtrennt. Die kurzen Magengefäße sowie die Kardia-Fundus-Arterien werden unterbunden.

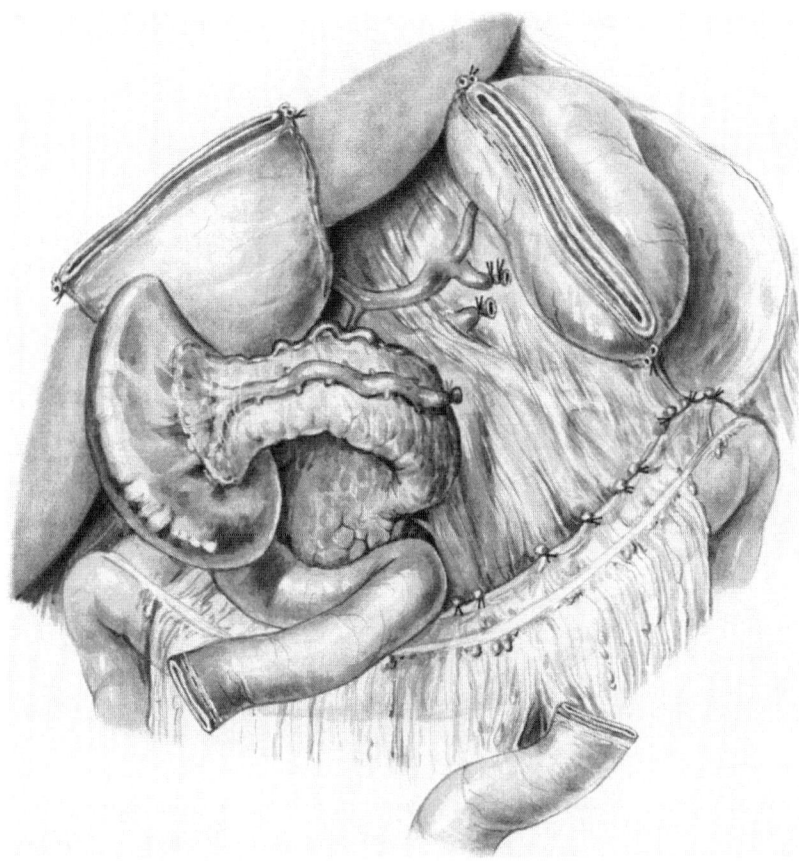

Abb. 15.5. Totale Duodenopankreatektomie. Mobilisierung des Resektionspräparates: Nach Überprüfung der Resezierbarkeit erfolgen die Mobilisierung des Pankreaskopfes, eine Tunnelierung des Pankreasisthmus und die Durchtrennung des Magens auf der vorbestimmten Resektionshöhe sowie im Dünndarmbereich jenseits der Flexura duodenojejunalis. Nach Spaltung des peritonealen Überzugs im Bereich von Pankreaskopf und -schwanz sowie der peritonealen Umschlagfalte hinter der Milz erfolgt das stumpfe Auslösen der Drüse aus dem Retroperitonealraum. Das linksseitige Pankreas wird zusammen mit der Milz nach rechts hinübergezogen, es folgt die Durchtrennung von A. und V. lienalis zwischen Umstechungsligaturen

Die Schnittfläche des Magenstumpfes wird teilweise vernäht, und zwar von der kleinen Kurvatur ausgehend entweder durch Einzelnähte mit resorbierbaren Fäden oder mit dem Nahtapparat TA 55.

Nun sind die distalen $^2/_3$ des Magens sowie das linke Pankreas und die Milz mobilisiert. Der Pankreaskopf wird sodann vom portalen Venenstamm abgelöst.

8. Freilegung der mesenterikoportalen Achse:
– Der Choledochus oder der Ductus hepaticus communis werden durchtrennt nach vorhergegangener Cholezystektomie.

Gibt es eine isolierte rechte Leberarterie, die der A. mesenterica superior entspringt, so wird sie als erste präpariert.

– Die hinteren pankreatikoduodenalen Venen werden von oben nach unten auf der rechten Flanke der Venenachse unterbunden. Die größte ist die hintere und obere V. pancreaticoduodenalis; andere Nebenvenen gibt es in unterschiedlicher Ausbildung. Die hintere und untere V. pancreaticoduodenalis läuft hinter der V. mesenterica superior, die vor dem Processus uncinatus liegt, bevor sie in den dicken Stamm der 1. Jejunalvene einmündet.

– Das gesamte Lymphgewebe um das Ganglion semilunare und den Mesenteriallymphknoten herum wird entfernt.

9. Dies ermöglicht den Durchzug des 4. Duodenalabschnitts und der 1. Jejunalschlinge hinter der Mesenterialwurzel. Das Treitz-Band sowie das parietale Peritoneum werden am linken Rand des 4. Duodenalabschnitts durchtrennt. Dann wird das

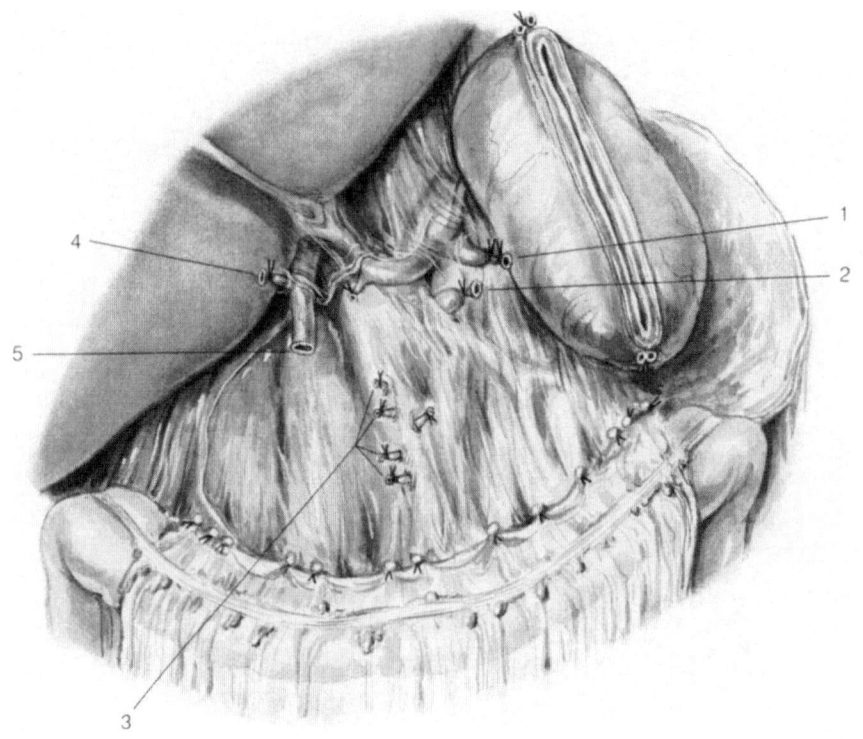

Abb. 15.6. Totale Duodenopankreatektomie: Situs nach En-bloc-Exhärese. *1* A. lienalis; *2* V. lienalis; *3* kleine in die V. portae einmündende Pankreasvenen; *4* A. pancreaticoduodenalis; *5* Choledochus

gesamte Duodenum sowie die 1. Jejunalschlinge hinter der Mesenterialwurzel hindurchgezogen.

Die erste versorgende Arterie und deren begleitende Vene werden dargestellt und ihre Nebenäste bis zur 2. Jejunalschlinge durchtrennt.

Der Dünndarm wird zwischen der 1. und 2. Jejunalschlinge durchschnitten. Das proximale Ende der 2. Schlinge wird durch resorbierbaren Faden übernäht oder mit dem mechanischen Nahtapparat verschlossen. Die En-bloc-Exhärese ist vollendet (Abb. 15.6).
Sie enthält

- Pankreas, Milz, $^2/_3$ des Magens, Gallenblase
- LK des Leberhilus, der A. coeliaca und des retropankreatischen Lymphgewebes

4. Wiederherstellung (Abb. 15.7)

2 Verbindungen müssen hergestellt werden für die Gallendrainage und die Magenentleerung. Hierzu verwendet man das Jejunum, welches transmesokolisch in den Oberbauch verlagert wird.

Anastomose zwischen Gallengang und Jejunum

Nach Verschluß des proximalen Endes der 2. Jejunalschlinge führt man eine End-zu-Seit Hepatikojejunostomie aus, und zwar so, daß die Bildung eines Blindsacks vermieden wird. Ein kleines ovalöses Stück wird aus der Jejunumwand ausgeschnitten (eine Inzision genügt nicht) und für die Nahtverbindung ein langsam resorbierbarer Faden von 4-0 bis 5-0 Stärke verwendet.

Allschichtige Einzelnähte der Hinterwand werden nach innen geknüpft; im Bereich der vorderen Zirkumferenz sind sie extramukös. Selbst bei sehr engem Gallengang legen wir kein Drain ein. Einige Einzelnähte werden zwischen Jejunalserosa und kleinem Netz als Entlastungsnähte ausgeführt.

Anastomose zwischen Magen und Jejunum

Die Gastroenterostomie wird im Abstand von 15 bis 20 cm von der biliodigestiven Anastomose aus, nach Hofmeister-Finsterer, End-zu-Seit angelegt.

Die zuführende Schlinge wird an der kleinen Kurvatur als Maßnahme gegen den Gallenreflux steilgestellt fixiert. 2 Punkte sind wichtig, um eine gute Entleerung des Magenrests zu erzielen:

Die totale Duodenopankreatektomie

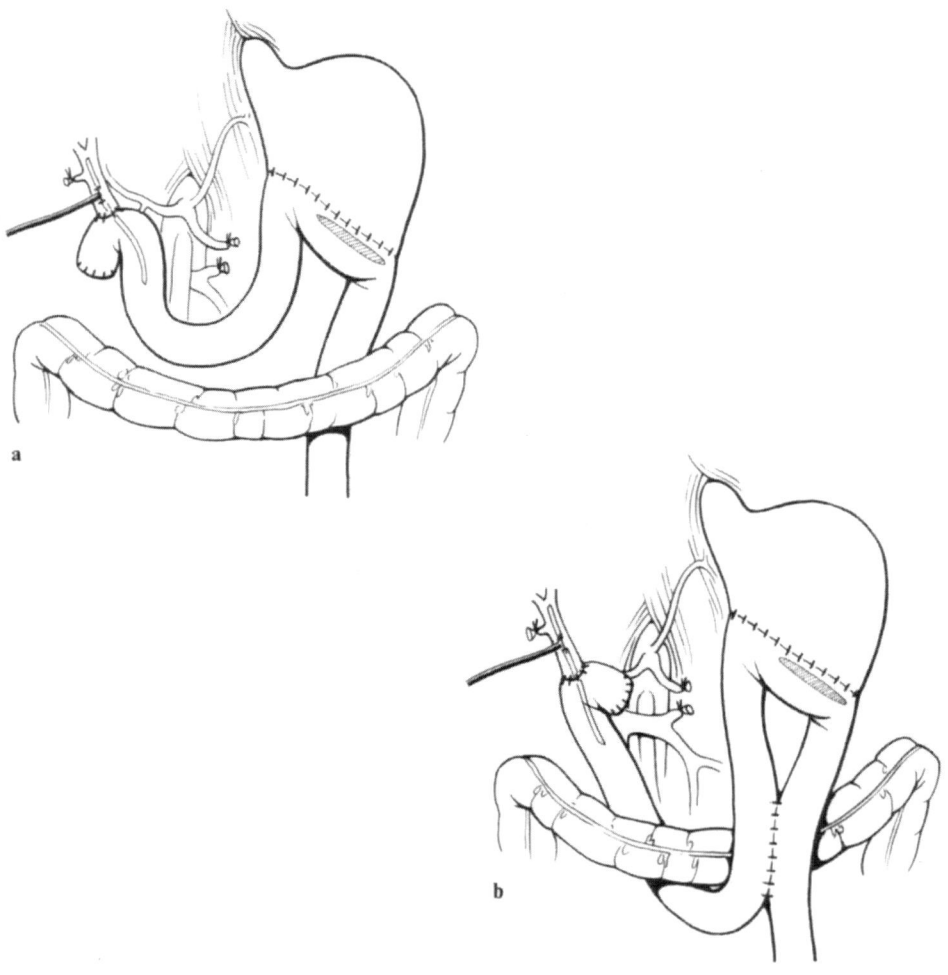

Abb. 15.7a, b. Totale Duodenopankreatektomie: Wiederherstellungsverfahren. **a** Hochziehen der abführenden Dünndarmschlinge durch einen Mesokolonschlitz bzw. die retroperitoneale Lücke, Ausführung einer End-zu-Seit biliodigestiven Anastomose und einer Gastrojejunostomie. **b** Biliodigestive Anastomose mit der durch eine Mesokolonlücke hochgezogenen, abführenden Dünndarmschlinge und antekolischer Gastrojejunostomie mit Braun-Enteroanastomose

- die Ausdehnung der Magenresektion, welche die distalen $^2/_3$ beinhalten muß (die Forderung, bei totaler Pankreatektomie eine trunkuläre Vagotomie hinzuzufügen, besteht nicht)
- die Durchtrittsstelle der Jejunalschlinge durch das Mesocolon transversum: Man wird sie genau in die Achse des Magenstumpfes legen, damit keine Knickung durch den Verlauf der großen Kurvatur entsteht.

5. Drainage

Sie ist aus 2 Gründen erforderlich:

- die biliodigestive Anastomose, die oft mit einem kaum oder praktisch nicht erweiterten dünnwandigen Gallengang ausgeführt wird, benötigt eine Sicherheitsdrainage
- die erweiterte Lymphknotenausräumung sowie die Ablösungen der Peritonealblätter bringen einen ausgiebigen Lymphausfluß mit sich, der während der Anastomosenheilung drainiert werden muß, um keine Infektion zu begünstigen.

Als Schlußfolgerung kann man sagen, daß die totale Duodenopankreatektomie bei gegebener Indikation mittels einer gut standardisierten Technik relativ einfach durchgeführt werden kann. Sie beinhaltet eine „En-bloc-Entfernung" sämtlicher peripankreatischer LK.

15.1.3 Regionale subtotale und totale Pankreatektomie

J.G. FORTNER

Diese Operationsmethode ermöglicht eine En-bloc-Resektion von Pankreas oder peripankreatischen Geschwülsten zusammen mit einem adäquaten umgebenden Gewebebezirk und dem örtlichen Lymphdrainagesystem. Das pankreatische Segment der Pfortader wird dabei im Zusammenhang mit der En-bloc-Resektion entfernt, gefolgt von einer Beseitigung des Defektes durch End-zu-End-Anastomosierung von V. mesenterica superior und Pfortader. Ein Transplantat wird nicht verwandt. Andere größere Gefäße im Operationsgebiet werden vom umgebenden Bindegewebe befreit bzw. skelettiert.

Diese Methode, die regionale Pankreatektomie Typ I, kann in Form einer subtotalen oder totalen Pankreatektomie erfolgen (Abb. 15.8 u. 15.9). Umschriebene Einbeziehung einer größeren Arterie durch den Tumor vermag durch segmentäre Resektion des betroffenen Abschnitts der Arterie und darauffolgende Rekonstruktion angegangen werden. Dieses Vorgehen wird als Typ II der operativen Methoden bezeichnet (Abb. 15.10 u. 15.11). Eine Begründung für die „regionale Pankreatektomie", erstmals 1973 beschrieben, wurde andernorts gegeben [60–67]. Die Ergebnisse dieses Beitrags betreffen 84 aufeinanderfolgende Patienten, bei denen eine regionale Pankreatektomie durch den Autor selber erfolgte. Sie sind ein Teil der 388 Kranken mit verschiedenartigen malignen Tumoren des Pankreas, der Ampulle, der periampullären Region, des Duodenums und des terminalen Ductus choledochus, die der Verfasser von 1972 bis zum Februar 1986 behandelt hat.

1. Technik

Das Abdomen wird durch eine bilaterale subkostale Inzision eröffnet und sorgfältig auf Anzeichen einer unmittelbaren Tumorinfiltration oder metastatische Aussaat außerhalb des Pankreas hin exploriert. Die V. mesenterica superior muß unterhalb des Pankreas über eine genügend lange Strecke unbetroffen sein, um nach der Resektion des pankreatischen Abschnitts eine Anastomosierung zu erlauben. Eine Einbeziehung der Pfortader im Bereich des Pankreas oder in der unmittelbaren Umgebung ist hingegen unbedeutend. Jegliche segmentale Einbeziehung der A. mesenterica superior, A. coeliaca oder A. hepatica wird im Hinblick auf die Möglichkeit einer Resektion und Rekonstruktion überprüft. Auf anatomische Varianten sollte geachtet werden, so z.B. eine aus der A. mesenterica superior abgehende, rechtsseitige Leberarterie, die unmittelbar hinter dem Pankreaskopf verlaufen kann. Der Tumor ist als resezierbar zu betrachten, wenn er im wesentlichen auf das Pankreas beschränkt geblieben ist oder eine Einbeziehung größerer Gefäße örtlich begrenzt erscheint und eine Resektion und Rekonstruktion möglich sein dürfte. Metastasierung bedeutet Nichtresezierbarkeit, es sei denn, es handelt sich um einen einzelnen positiven Lymphknoten (LK) in unmittelbarer Nachbarschaft der Bauchspeicheldrüse. Ein Kocher-Manöver wird nicht vorgenommen und der Tumor in diesem Stadium des Eingriffs nur vorsichtig abgetastet.

Die Resektion beginnt mit der Ablösung der rechten Kolonflexur nach medial und unten. Sodann werden Peritoneum, Bindegewebe und die Gerota-Faszie, die den mittleren Bezirk der rechten Niere überlagern, eingeschnitten. Diese Freilegung ist nach unten bis zur Basis des Mesocolon transversum und nach oben bis zur Leber und von hier aus medial bis zur V. cava hin auszudehnen. Es wird ein „Weichgewebeblock" unter Skelettierung der rechten Niere, der Nierengefäße, des Ure-

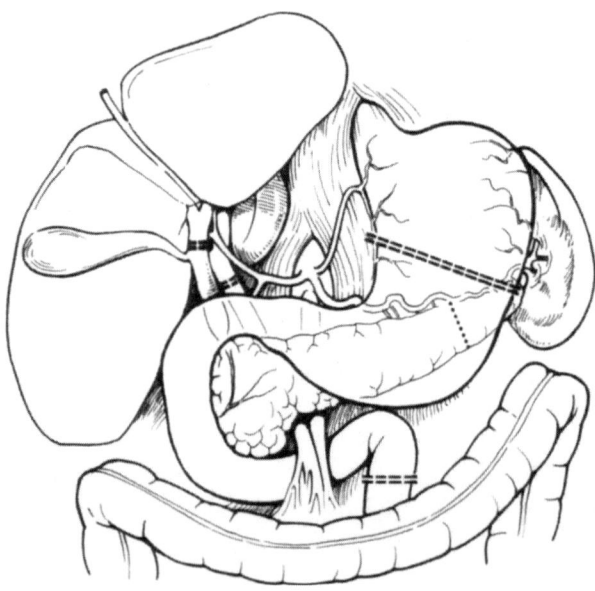

Abb. 15.8. Diagramm mit Resektionslinien für die subtotale regionale Pankreatektomie (Typ I-Operation nach Fortner)

Regionale subtotale und totale Pankreatektomie

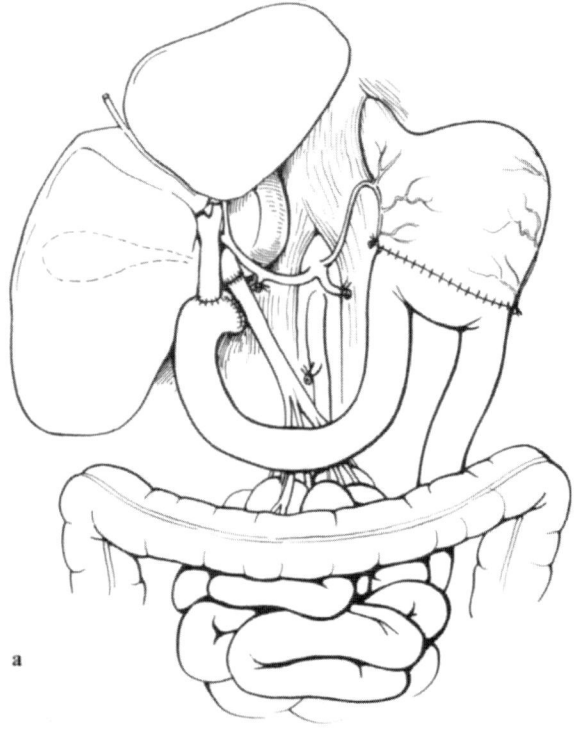

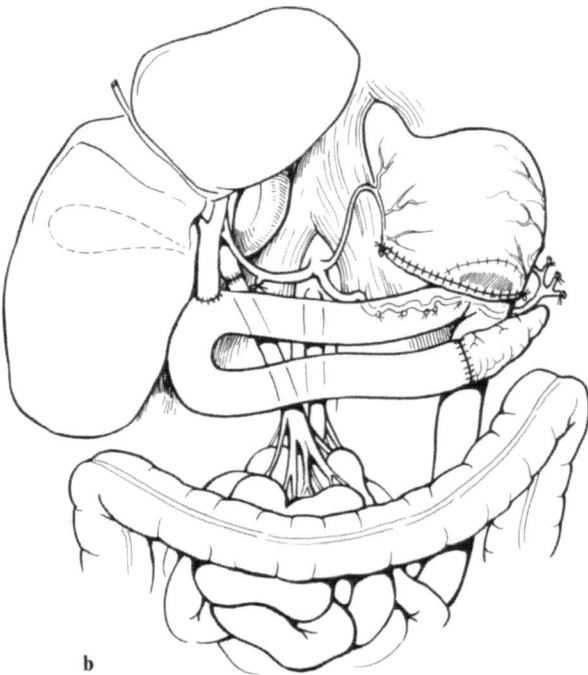

Abb. 15.9a, b. Typ I-Operation nach Fortner. Rekonstruktion nach **a** totaler regionaler Pankreatektomie, **b** nach subtotaler Pankreatektomie

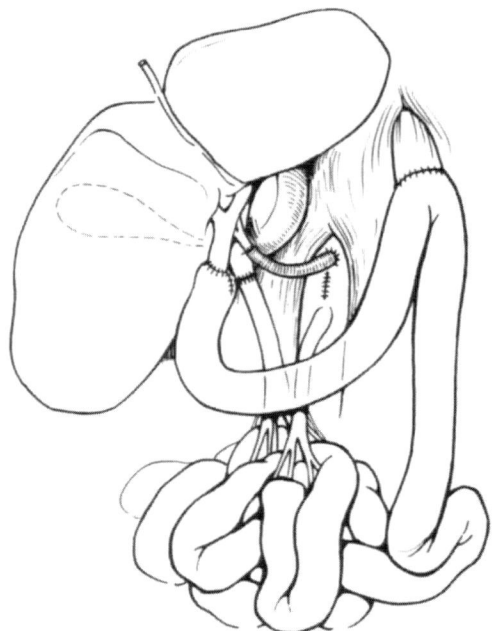

Abb. 15.10. Typ IIb-Operation. Regionale Pankreatektomie und End-zu-End-Anastomose zwischen V. portae und mobilisierter V. mesenterica superior sowie Wiederherstellung der A. hepatica durch Interponat zwischen Aorta und Leberarterien

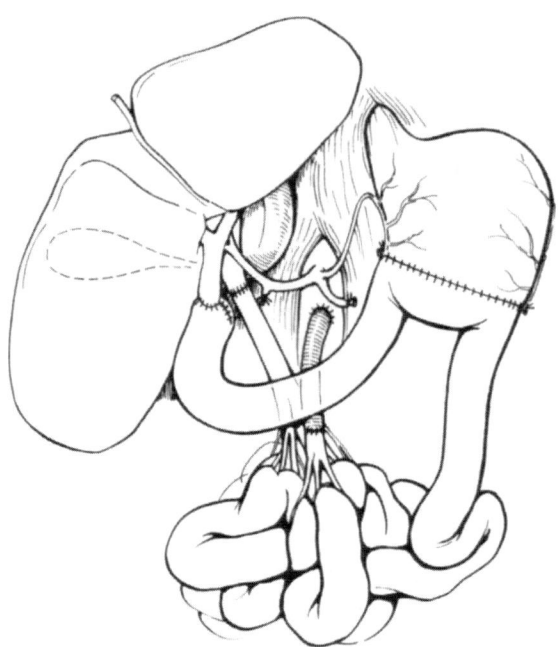

Abb. 15.11. Typ IIa-Operation. Regionale Pankreatektomie und End-zu-End-Anastomose zwischen V. portae und mobilisierter V. mesenterica superior sowie Wiederherstellung der A. mesenterica superior durch direkte Neueinpflanzung in die Aorta oder Zwischenschaltung eines Saphenatransplantats bzw. Kunststoffinterponats

ters und der V. cava herauspräpariert. Die Dissektion erfolgt weiterhin nach medial, bis alles Bindegewebe und die LK beidseits und vor der V. cava und der Aorta abgelöst sind. Die untere Begrenzung der Dissektion liegt auf Höhe des Abgangs der A. mesenterica inferior. Nach oben wird die linke Nierenvene dort, wo sie die Aorta überkreuzt, vom umgebendem Gewebe freipräpariert. Auch die V. cava sollte bis zu den Zwerchfellschenkeln vom umgebenden Gewebe befreit werden. Man versuche zu diesem Zeitpunkt nicht, die Aorta, A. mesenterica superior oder den Truncus coeliacus oberhalb der linken Nierenvene darzustellen. Nun läßt sich die Ausdehnung des Tumors palpatorisch bestimmen, ohne dabei die retroperitoneale Lymphdrainage zu beeinträchtigen. Die Geschwulst, umgeben von Bindegewebe, läßt sich nun sehr gut tasten, so daß sich eine transduodenale Nadelbiopsie vornehmen läßt, falls eine intraoperative Biopsie angezeigt erscheint.

Beachtung sollte der Leberpforte zukommen, wo man die Gallenblase aus ihrem Bett löst, vom Fundus beginnend und nach unten fortfahrend. Sie wird zunächst noch am extrahepatischen Gallengang belassen. Lymphbahnen und Bindegewebe auf der rechten Seite des Ductus hepaticus und der V. portae werden nahe des Leberhilus durchschnitten. Der Ductus hepaticus communis sollte unmittelbar nach der Bifurkation durchtrennt werden. Pfortader und Leberarterien befreit man von allem Lymph- und Bindegewebe, wobei die Dissektion an der Leber beginnt und nach distal fortgeführt wird, so daß ein Gewebekonglomerat schrittweise von der Leber weg anfällt.

Diese En-bloc-Dissektion beinhaltet Gallenblase, Ductus choledochus, Lymphbahnen und Bindegewebe an der Leberpforte. Es verbleiben in der Leberpforte lediglich die entblößten Leberarterien und die Pfortader.

Der Eingriff wird fortgesetzt durch Inzision des Peritoneums über der A. hepatica communis entlang ihres Verlaufs bis zum Abgang aus dem Truncus coeliacus. Es folgt die doppelte Ligatur und Durchtrennung der A. gastroduodenalis. Dann präpariert man die A. hepatica communis vollständig frei und entfernt das umgebende Gewebe. Diese Dissektion erstreckt sich bis zum Abgang der A. lienalis, wobei die A. gastrica dextra identifiziert werden sollte.

Nunmehr richtet man seine Aufmerksamkeit zur unteren Begrenzung des Operationsgebiets. Man übt Zug aus am Dünndarm, so daß sich die Basis des Dünndarmmesenteriums streckt. Gleichermaßen kann man das Mesokolon anspannen, indem das Colon transversum hochgezogen wird. Der Verlauf der A. mesenterica superior läßt sich ertasten. Die Vorderfläche der V. mesenterica superior wird vom Bindegewebe befreit, bis hin zu ihrer Aufgabelung. Sodann setzt man die Dissektion in der Zuflußrichtung fort, um einen großen Ast darzustellen, der das obere Jejunum drainiert. Ein Stamm des Gefäßes kann auf diese Weise über eine unterschiedlich lange Strecke vor dem Pankreas dargestellt werden. Eine ausreichende Strecke, gewöhnlich 3–5 cm der V. mesenterica superior, ist jetzt für die spätere Abklemmung und Resektion mit nachfolgender Anastomose freizupräparieren. Falls erforderlich, kann der kräftige proximale Dünndarmast ligiert und durchtrennt werden, es sei denn, man entschließt sich dazu, eine weiter abwärts an der V. mesenterica superior anzulegende End-zu-End-Anastomose durchzuführen. Peritoneum und lymphatisches Gewebe, welche die A. mesenterica superior umgeben, werden inzidiert und das Bindegewebe bis zum mittleren Abschnitt herauspräpariert. Es ist notwendig, Lymphbahnen und Bindegewebe zwischen A. und V. mesenterica superior bis möglichst weit in die Peripherie auszulösen, d.h. in eine Region nahe der Basis des Dünndarmmesenteriums hinein. Arterie und Vene müssen in dieser Lokalisation zirkulär vom Gewebe befreit sein. Sodann erfolgt die Ablösung des großen Netzes vom Colon transversum bis hin zur linken Flexur, danach die Trennung des vorderen vom hinteren Blatt des Mesokolons bis auf die Höhe der Gefäßarkade. Es ist wichtig nicht weiterzugehen, damit das die Oberfläche des Pankreas bedeckende Bindegewebe unberührt bleibt. Die rechten und die mittleren Kolongefäße werden ligiert und durchtrennt mit nachfolgender Spaltung des Mesocolon transversum.

Der 1. Abschnitt des Jejunums ist dargestellt, sein Mesenterium soweit befreit, daß eine Durchtrennung des Jejunums unmittelbar distal des Treitz-Ligaments möglich wird. Man faßt das proximal durchschnittene Jejunumende mit einer Babcock-Klemme und zieht daran nach oben und zur linken Seite, so daß seine mesenteriale Blutversorgung zwischen Ligaturen durchtrennt werden kann. Das Treitz-Ligament und die peritonealen Befestigungsstränge werden inzidiert, so daß der 3. und 4. Abschnitt des Duodenums mit einem Teil des oberen Jejunums unter das Dünndarmmesenterium gebracht werden können. Man spaltet das hintere parietale Peritoneum vom Treitz-

Band bis zur mittleren Region des Pankreas. Die V. mesenterica inferior wird doppelt ligiert und durchtrennt. Das Bindegewebe auf der rechten Seite dieser Inzision wird aufwärts und nach rechts verlagert. Das Gebiet der vorausgegangenen Dissektion, die linksseitig der Aorta ausgedehnt worden war, ist jetzt erreicht, so daß alles Gewebe der periaortalen Region nach oben hin ausgelöst wird. Diese Auslösung wird links der linken Nierenvene fortgeführt.

Dann durchtrennt man den Magen quer oberhalb seiner Inzisur. Nun hat die Entscheidung zu fallen, ob eine subtotale oder totale Pankreatektomie ausgeführt werden soll. Ein Mindestrand von 4 cm makroskopisch nicht betroffenen Pankreas sollte zwischen dem Tumor und der Resektionslinie bestehen.

Bei den meisten der operablen Karzinome des Pankreaskopfes kann die Durchschneidung dort erfolgen, wo die Milzarterie an das Pankreas herantritt. Andernfalls läßt sich die Milzarterie von der Bauchspeicheldrüse über eine gewisse Länge abpräparieren, so daß ein etwa 5 cm langer Abschnitt des Pankreasschwanzes belassen werden kann, oder man führt eine totale Pankreatektomie aus.

Bei einer subtotalen Resektion wird das Pankreas zurückgeschlagen, um die Milzvene auf der Rückfläche darzustellen. Dieses Gefäß wird dann in der Höhe der Resektionsebene isoliert, daraufhin ligiert und durchtrennt. Das Pankreas durchtrennen wir mit dem elektrischen Messer. Nun wird man den Pankreasgang zwecks späterer Einpflanzung identifizieren und durch Matratzennähte die Schnittfläche der Drüse verschließen.

Sollte eine totale Pankreatektomie erforderlich sein, werden Milz, Pankreasschwanz und -körper freipräpariert, hochgezogen und nach rechts umgeschlagen, bis der Truncus coeliacus und die Pfortader erreicht sind. Kurze Magengefäße (Vv. gastricae breves) werden versorgt und durchtrennt. Es folgt die doppelte Ligatur der Milzarterie in der Nähe des Truncus coeliacus mit einfacher distaler Unterbindung und Durchtrennung derselben.

Die Säuberung der A. mesenterica superior von Peritoneum, Lymph- und Bindegewebe beginnt nun mit einer Ablösung des Bindegewebes auf der Vorderseite der Arterie.

Die nach distal erfolgte Dissektion wird nun abwärts bis zum Abgang der Arterien aus der Aorta fortgesetzt. Unterhalb der A. mesenterica superior gelegenes Bindegewebe wird ausgelöst, indem man es abwärts und auf die rechte Seite verlagert. Das Gewebe oberhalb der Arterie wird aufwärts und nach rechts herauspräpariert, bis die gesamte Zirkumferenz der Arterie gesäubert ist. Die periaortale Dissektion wird fortgesetzt mit Säuberung der linken Nierenvene und Darstellung der seitlich der Aorta und um die A. coeliaca sowie A. mesenterica superior herum gelegenen Lymphknoten. Diese werden von der linken Seite der Aorta, dem Abgang der A. coeliaca und der A. mesenterica superior entfernt. Die Präparation setzt sich nach medial fort unter Säuberung des Abgangs der A. mesenterica superior und des Raums zwischen dem Truncus coeliacus und der A. mesenterica superior. Sie wird bis zur völligen Befreiung der A. coeliaca von jeglichem lymphatischen Gewebe und Bindegewebe fortgesetzt, und zwar an ihrem Abgang und aus dem Gebiet oberhalb der linken Nierenvene zwischen V. cava und Arterie. Die darunterliegenden Zwerchfellschenkel werden dargestellt. Hierdurch werden alle bindegewebigen Befestigungen entfernt, und das Präparat hängt nur noch am Pfortadersystem.

Man legt jetzt Gefäßklemmen distal im freipräparierten Abschnitt der V. mesenterica superior unterhalb des Pankreas und proximal an der freigelegten Pfortader oberhalb des Pankreas an. Das Gefäß wird durchtrennt und das gesamte Präparat entfernt. Das Pfortadersystem sollte so zügig wie möglich wiederhergestellt werden. Dies wird ermöglicht, indem man die Mesenterialwurzel des Dünndarmpräparats anhebt, bis sich die Schnittränder der Vene einander nähern. Ausführung einer End-zu-End-Anastomose mit Seide (5-0) oder Prolene (5-0).

Im Falle einer subtotalen Pankreatektomie erfolgt nun eine End-zu-Seit-Pankreatikojejunostomie (Abb. 15.9b). Es gibt eine Vielzahl angewandter Verfahren, wovon eine zufriedenstellende Ergebnisse bringt: Die Hinterseite des durchschnittenen Pankreasendes wird mit dem proximalen Jejunum nahe seines Schnittrands mit Seidennähten (4-0) befestigt. Der Dünndarm wird dann in einem angemessenen Abstand antimesenterial eröffnet und eine Reihe anteriorer Nähte gelegt, so daß das Schnittende des Pankreas mit dem Lumen des Jejunums anastomosiert ist. 2 oder 3 Seidennähte (4-0) lege man sowohl anterior wie auch posterior zwischen den Pankreasgang und die Dünndarmschleimhaut, so daß der Ductus Wirsungianus klafft und eine unmittelbare Schleimhautanastomose gewährleistet wird. Es folgt eine End-zu-Seit-Choledochojejunostomie unter der

Verwendung von Seideneinzelnähten. Daraufhin wird eine Gastrojejunostomie Typ II nach Billroth angelegt. Einlegen einer geschlossenen Drainage (Abb. 15.9b).

Im Falle einer umschriebenen arteriellen Einbeziehung durch das Karzinom führt man eine regionale Pankreatektomie Typ II aus (Abb. 15.10 u. 15.11). Dieser Eingriff verläuft gleichermaßen wie beschrieben, d.h. wie bei einer regionalen Pankreatektomie Typ I, beinhaltet zusätzlich aber eine segmentale Resektion und Rekonstruktion der Arterien.

Eine häufige Gefäßanomalie stellt der Abgang der rechten Leberarterie aus der A. mesenterica superior dar, die unmittelbar dem Pankreas anliegend und durch seine primäre Lymphversorgung zur Leber verläuft. Eine Dissektion der in direkter Nachbarschaft gelegenen Arterie ist kontraindiziert wegen der Gefahr einer Tumorzellverschleppung. Man kann dieser Arterienanomalie gerecht werden, indem man den einbezogenen Abschnitt während der letzten Phase der Dissektion unberührt läßt.

Nach intraoperativer Heparinisierung wird die Arterie zeitweise zu beiden Seiten des Pankreas abgeklemmt und durchtrennt, wobei man das in das Karzinom einbezogene Segment am Pankreas hängen läßt. Dann wird die Arterie vor oder nach Durchtrennung und Rekonstruktion der Pfortader wiederhergestellt.

Die Wiederherstellung erfolgt mit einem V.-saphena-Transplantat oder gelegentlich durch Anastomosierung der A. hepatica mit der A. gastroduodenalis bzw. einem atypischen Ast des Truncus coeliacus.

Eine Einbeziehung des Truncus coeliacus oder der A. hepatica communis durch den Tumor liegt gewöhnlich am oder vor dem Abgang der A. gastroduodenalis. Diesen Bereich kann man auslösen und zwischen Gefäßklemmen durchtrennen, wobei die betroffene Region am Pankreas befestigt bleibt. Eine Wiederherstellung läßt sich oft durch Adaptation der beiden Gefäßstümpfe unter Verkürzung der Gesamtlänge der Arterie erzielen; andernfalls kann ein Venentransplantat verwandt werden (Abb. 15.10). Örtliches Geschwulstwachstum vermag u.U. ein kurzes Stück der A. mesenterica superior einzubeziehen. In dieser Situation wird man die Arterie proximal und distal der betroffenen Strecke von lymphatischem Gewebe und Bindegewebe befreien. Die A. mesenterica superior wird sodann proximal des infiltrierten Abschnitts vorübergehend mit einer Gefäßklemme verschlossen. Es folgt die Perfusion des Duodenums durch einen kleinen Ast der Arterie mit gekühlter heparinhaltiger Ringer-Laktatlösung. Nunmehr klemme man die Pfortader oberhalb des Pankreas ab und durchtrenne sie; die V. mesenterica superior wird unterhalb des Pankreas ohne Abklemmung durchtrennt. Die Zufuhr der Ringer-Lösung ist zu steigern, so daß die Darmgefäße durch die aus der durchtrennten V. mesenterica superior abfließende Flüssigkeit ausgespült werden. Dies bedeutet die Schaffung eines Autotransplantats des Dünndarms. Die Arterie wird jetzt mit Prolene (5-0) wiederhergestellt. Dies erfolgt End-zu-Seit oder durch Anastomose des distalen Stumpfes der A. mesenterica End-zu-End mit der Aorta (Abb. 15.11). Die V. mesenterica superior wird in üblicher Form mit der Pfortader anastomosiert.

2. Postoperative Maßnahmen

Patienten nach regionaler Pankreatektomie unterliegen der gleichen Nachbehandlung wie andere nach großen Abdominaleingriffen, wenn es auch einige Besonderheiten zu beachten gibt.

Es kann zu Flüssigkeitsverlusten von 2000 bis 3000 cm^3 aus den Bauchdrainagen während der ersten 2–3 Tage nach der Operation kommen.

Dies ist eine Lymphorrhöe und sollte kubikzentimeterweise durch frisch gefrorenes Plasma mit Gerinnungsfaktoren ersetzt werden. Diese starke Sekretion verringert sich dann unversehens nach 2–3 Tagen und kann eine Flüssigkeitsüberladung zur Folge haben, wenn der Ersatz nicht drastisch reduziert wird.

Die diabetische Stoffwechsellage nach regionaler Pankreatektomie erfordert eine Insulinabdeckung der Glukosezufuhr. Die Insulinmenge hängt von dem Blutzuckerspiegel und der fraktionierten Urinanalyse ab. Wiederaufnahme der oralen Zufuhr beginnt zwischen dem 5. und 10. postoperativen Tag. Man wird Pankreasenzyme substituieren sowie Spasmolytika geben, um die Darmmotilität herabzusetzen. Eine Appetitlosigkeit ist von unterschiedlicher Dauer, und man muß die Kranken anhalten, „nach der Uhr" zu essen. Zusatznahrung erweist sich als wertvoll, um eine ausreichende Kalorienaufnahme in der postoperativen Frühphase zu gewährleisten. Einige Patienten benötigen intravenöse Ernährung über 1–2 Wochen, bis sie in der Lage sind, selber ausreichend Kalorien peroral zu sich zu nehmen. Appetit und normale Stuhlgewohnheiten kehren nach ein paar Monaten zurück.

3. Tumorstaging

Nachfolgend sind die Pankreas- und peripankreatischen Karzinome klassifiziert, wie der Autor es vorschlägt. Alle malignen Tumoren in dieser Serie wurden nach dieser Klassifikation hinsichtlich ihres Stadiums bestimmt.

Postoperative Stadienbestimmung der Pankreaskarzinome:

T = Primärtumor:

- T1: 2 cm oder kleiner im Durchmesser
- T2: größer als 2–6 cm im Durchmesser
- T3: über 6 cm im Durchmesser
- T4: direkte Infiltration in anliegenden Strukturen
- TX: unbekannt oder nicht berichtet

N = Lymphknoten:

- N0: keine Metastasen
- N1: anteriore, posteriore, superiore, inferiore pankreatische Lymphknoten
  - a: mikroskopischer Herd in einem Lymphknoten
  - b: solitär makroskopisch
  - c: multiple Lymphknotenmetastasen (mikro- oder makroskopisch)
- N2: Lymphknoten an Porta hepatis, A. hepatica communis, A. coeliaca, proximale A. mesenterica superior
  - a: mikroskopischer Herd in einem Lymphknoten
  - b: einzelne makroskopische Lymphknotenmetastasen
  - c: multipler Lymphknotenbefall (mikro- oder makroskopisch)
- N3: Periaortale, distale, superiore mesenteriale oder andere abdominale Lymphknoten
- NX: unbekannt oder nicht berichtet

M = Fernmetastasen:

- M0: keine
- M1: nur in der Leber
- M2: andere intraabdominelle Metastasen
  - a: ohne Leberbefall
  - b: mit Leberbefall
- M3: multiple Peritonealmetastasen und/oder maligne Aszites
- M4: abdominelle Metastasen
- MX: unbekannt oder nicht berichtet
  - Jegliche klinische Stadieneinteilung soll erfolgen als cTNM
  - Jegliche pathologisch-anatomische Stadieneinteilung soll erfolgen nach pTNM
  - Stadium I: T1–4, N0, M0
  - Stadium II: T1–4, N1–2, M0
  - Stadium III: T1–4, N0–3, M1–4

4. Ergebnisse

Die männlichen Patienten (n = 45) hatten ein Durchschnittsalter von 56 Jahren (32–69 Jahre), die Frauen (n = 39) von 59 Jahren (23–73 Jahre).

Die Typen der resezierten Geschwülste sind in Tabelle 15.9 aufgeführt. 51 Patienten hatten ein infiltrierendes duktales Adenokarzinom des Pankreas, 24 andersartige maligne Tumoren und 9 eine gutartige Erkrankung. 7 Kranke mit gutartigen Veränderungen wurden als Pankreatitis klassifiziert. 61 Patienten hatten eine regionale Typ-I-Pankreatektomie. 23 Patienten wurden einer palliativen regionalen Pankreatektomie unterworfen.

Typ I-Operation im Stadium I und II

Die operative Letalität von 1979 an bis heute betrug 7,6% (3 von 39). Die hauptsächliche Todesursache bei den 3 Patienten war ein akutes respiratorisches Versagen, Hirntod nach Herzstillstand infolge einer Kaliuminjektion zur Korrektur einer Hypokaliämie und ein Herzstillstand unbekannter Genese.

Überlebensraten

Ungefähr $1/4$ der Patienten, bei denen eine regionale Pankreatektomie wegen Karzinoms durchgeführt wurde, leben heute noch. 44% (7 von 16 Patienten) mit Tumoren, bei denen es sich nicht um infiltrierende duktale Adenokarzinome des Pankreas gehandelt hatte, sind noch am Leben. Die mittlere Überlebenszeit beträgt 83 Monate und reicht von 20 bis zu 100 Monaten. Tabelle 15.10 gibt das Tumorstadium ihrer Erkrankung wieder. Man sieht, daß 50% ein Stadium I aufweisen, dies aber bei Tumoren über 6 cm im Durch-

Tabelle 15.9. Regionale Pankreatektomie 1972–1985

Diagnose	n
Adenokarzinom	51
Adenokarzinom	
– Gallenwege	5
– Ampulle	5
– Duodenum	4
– periampulläre Region	3
Inselzellkarzinom	3
Papillozystisches Adenokarzinom des Pankreas	1
Hämangioperiotozytom	1
Karzinoid der Gallenwege	1
Zystadenoma	1
Pseudolymphoma	1
Pankreatitis	7
Total	83

Tabelle 15.10. Krankheitsstadium: Regionale Typ I-Pankreatektomien

Krankheitsstadium[a] I.2.1 und 2	
Adenokarzinom des Pankreas	
T1	0/29
T2	3/29
T3	4/29
T4	22/29
T1	4/29 (14%)
T2	25/29
Andere maligne Tumoren	
T1	3/16
T2	3/16
T3	5/16
T4	5/16
T1	8 von 16 (50%)
T2	8 von 16

[a] Ohne postoperative Todesfälle

messer bzw. direkt infiltrierend in die umgebenden Strukturen (T 3 oder T 4) (Tabelle 15.11).

8 Patienten bzw. 50% fanden sich im Stadium II. Ein Patient im Stadium II mit einem periampullären Adenokarzinom und Makrometastasen in mehreren Lymphknoten ist noch am Leben und befindet sich nach 100 Monaten noch in gutem Zustand.

Die Behandlungsergebnisse bei Patienten mit infiltrierenden duktalen Adenokarzinomen des Pankreas sind schlechter, aber immer noch ermutigend. Ihr Krankheitsstadium war in fast allen Fällen fortgeschritten. 68% fanden sich im Stadium

Tabelle 15.11. Krankheitsstadium

	Krankheitsstadium		
	I	II	III
Adenokarzinom des Pankreas			
T1 und T2	1/41	2/41	1/41
T3 und T4	4/41	25/41	8/41
	5/41	27/41	9/41
	(12%)		
Andere maligne Tumoren			
T1 und T2	4/23	4/23	0/23
T3 und T4	6/23	6/23	3/23
	10/23	10/23	3/23
	(43%)		

II. Nur 4 Kranke wiesen ein Stadium I auf, hatten aber alle eine T 4-Läsion. Es erstaunt deshalb nicht, daß nur 4/29 (14%) noch am Leben sind. Die mittlere Überlebenszeit jedoch betrug 41 Monate (22–62 Monate). Der 62 Monate überlebende Patient zeigte Metastasen in 2 regionalen Lymphknotengruppen auf und war klassifiziert als T2N1cM0. 3 andere Kranke sind noch am Leben und in gutem Zustand nach 22, 38 und 44 Monaten: Der Letztgenannte hatte Metastasen in 2 regionalen Lymphknotengruppen. Ein weiterer Patient im Stadium T4N0M0 ist nach 68 Monaten noch am Leben, nach einer modifizierten regionalen Totalpankreatektomie. 17 der 29 Patienten (59%) starben an Rezidiven. Ihre mittlere Überlebenszeit betrug 14 Monate (6–30 Monate). 27% (8/29) der Patienten aus dieser Gruppe starben an verschiedenartigen Erkrankungen, nicht aber unter den Erscheinungen eines Rezidivs (z.B. Hepatitis, Hypoglykämie, Selbstmord etc.).

Palliative regionale Pankreatektomie

7 Patienten im Stadium I oder II und 1 Patient mit Pankreatitis wurden einer regionalen Typ II-Pankreatektomie unterworfen. Es gab 4 postoperative Todesfälle (50%), davon 3 in einer früheren Phase. 3 Patienten starben an der Erkrankung nach 14, 17 und 18 Monaten. Ein Patient starb an Nierenversagen 23 Monate später ohne Anzeichen für ein Rezidiv.

Unvollständige Tumorentfernung oder Stadium III

Tumoren bei 3 Patienten wurden im Stadium I unvollständig exzidiert: Der Tumor hatte den vorderen und hinteren Resektionsrand bei einem Patienten erreicht; bei einem anderen Patienten war man durch den Tumor hindurchgegangen bei dem Versuch, die A. hepatica direkt aus dem Geschwulstgeschehen auszulösen; der dritte Patient hatte ein Karzinom des Pankreaskörpers, das auswärts ebenfalls nur partiell entfernt worden war. Diese 3 Patienten starben am Rezidiv 13, 15 und 53 Monate später.

12 Patienten wiesen ein Stadium III auf. Hier gab es 3 postoperative Todesfälle in der früheren Phase unserer Untersuchungen, 2mal war eine regionale Typ II-Pankreatektomie ausgeführt worden. 7 Patienten starben am Rezidiv im Mittel 15 Monate später (16–21). Ein Patient starb an einer gastrointestinalen Blutung 29 Monate später ohne Anzeichen für ein Rezidiv. Ein Patient mit einem metastasierenden Inselzellkarzinom ist nach 79 Monaten noch am Leben.

5. Diskussion

Die Anzahl der durch die Typ I-Operation behandelten Patienten ist klein, doch scheint die Überlebensrate für die verschiedenen Karzinome des Pankreas und der peripankreatischen Region dank der regionalen Pankreatektomie signifikant angestiegen zu sein. Patienten mit großen oder infiltrierenden Geschwülsten, die vom terminalen Gallengang oder der ampullären bzw. periampullären Region ausgingen, auch mit Inselzellkarzinomen oder Duodenalkarzinomen, haben davon profitiert.

44% sind noch am Leben mit einer mittleren Überlebenszeit von 83 Monaten. Auch Patienten mit lokal fortgeschrittenen Erkrankungen (T3 oder T4) und in einem Stadium II oder III befinden sich unter den Überlebenden. Es ist wichtig, daß von den 5 Patienten im Stadium I mit T3- oder T4-Läsionen wohl *keiner* durch eine andere Operationsmethode hätte reseziert werden können. In 8 anderen Fällen eines Stadium II wäre die Erkrankung durch *keinen* begrenzteren Eingriff günstig beeinflußt worden.

Die 29 Patienten mit infiltrierenden duktalen Adenokarzinomen des Pankreas hatten eine fortgeschrittene Erkrankung. 25 wiesen ein Stadium II auf, wobei 22 dieser primären Geschwülste über 6 cm im Durchmesser groß waren oder bereits die umgebenden Strukturen infiltriert hatten (T3 oder T4). Gewöhnlich waren mehrere Lymphknoten mikroskopisch befallen, wenn auch keine Metastasen klinisch feststellbar gewesen waren. Derzeit sind 14% nach 22–26 Monaten mit einer mittleren Überlebenszeit von 41 Monaten noch am Leben. Ein weiterer Patient mit einem Adenokarzinom des Pankreas T4N0M0 ist in gutem Zustand nach 68 Monaten noch am Leben nach einer modifizierten totalen Pankreatektomie. Diese Ergebnisse erscheinen als eine Verbesserung der Heilungschance verglichen mit denjenigen, wie sie für Patienten mit offensichtlich geringer fortgeschrittener Erkrankung berichtet wurde, die durch eine partielle Pankreatikoduodenektomie oder totaler Pankreatektomie behandelt worden waren. Die Ergebnisse lassen uns feststellen, daß eine regionale Pankreatektomie der bevorzugte Eingriff für Geschwülste des Pankreas und der peripankreatischen Region sein dürfte.

15.1.4 Palliative Operationen

L.F. HOLLENDER und H.-J. PEIPER

Bei Pankreaskarzinomen, für die sich eine Resektion aus lokalen oder allgemeinen Gründen als unausführbar erweist, ist meistens eine palliative Operation indiziert.

Sie kann aber auch bei noch operablem Tumor in Betracht gezogen werden, und zwar aus folgenden Gründen:

a) Manche Autoren gehen davon aus, daß die Letalität der Palliativoperationen niedriger liegt als die der Resektionen, wobei die Überlebenszeit praktisch dieselbe ist, und halten sie für die Therapie der Wahl. Crile [40] hat 2 Serien von jeweils 28 Patienten miteinander verglichen und daraus entnommen, daß die Palliativoperationen mit 32% Überlebenden nach 1 Jahr besser abschneiden, gegenüber 12% (einschl. postoperative Letalität) nach Duodenopankreatektomie.

Shapiro [180] hat nach Beobachtung von 2 Serien von 24 operierten Patienten keinen gewichtigen Unterschied in den mittleren Überlebenszeiten gefunden.

Es soll allerdings in Betracht gezogen werden, daß die Resektion nur bei 5–8% der Patienten zur Ausheilung führt und dies nur im Stadium I, und daß sie im Stadium II stets palliativ bleibt. Für alle anderen Stadien entsprechen die unmittelbaren Resultate bei weitem nicht dem Operationsrisiko und der Qualität der Überlebenszeit.

b) Eine vor kurzem in Japan erschienene Arbeit konnte beweisen, daß die Größe des Tumors nur eine sekundäre Rolle spielt, da Pankreaskarzinome von 2 cm und weniger im Durchmesser in 50% der Fälle schon Lymphknotenmetastasen aufweisen!

c) Der Ikterus mit seinem Juckreiz, der 35% der Kranken ganz besonders stört, wird beseitigt. Dies wirkt sich günstig auf die psychische Situation aus und vermindert die durch die Gallenretention verursachte progressive Leberinsuffizienz.

Die Verfahrenswahl ist vom Sitz des Tumors abhängig und betrifft fast ausschließlich das Pankreaskopfkarzinom. Für ein Umgehungsverfahren kommen 3 Möglichkeiten in Frage (Abb. 15.12):

1. Gallengangsdrainage,
2. Magendrainage,
3. evtl. Pankreasdrainage.

Abb. 15.12 a–c. Palliativoperationen bei Pankreaskopfkarzinom. **a** Ausgeschaltete Y-Schlinge mit terminolateraler Hepatikojejunostomie, isoperistaltische Gastroenterostomie und Einpflanzung der zuführenden in die abführende Dünndarmschlinge durch Roux-Y-End-zu-Seit-Anastomose; doppelseitige trunkuläre Vagotomie. **b** Gallengangsentlastung durch lateroterminale Hepatikocholedochojejunostomie. **c** Gallengangsentlastung durch terminoterminale Cholezystojejunostomie

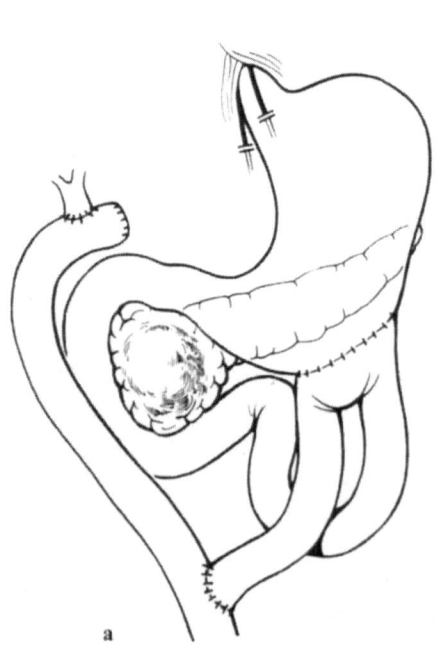

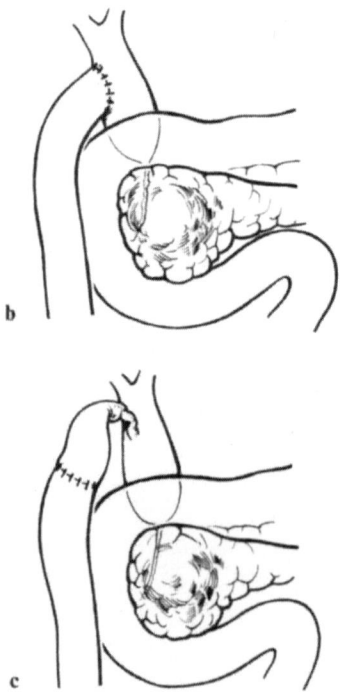

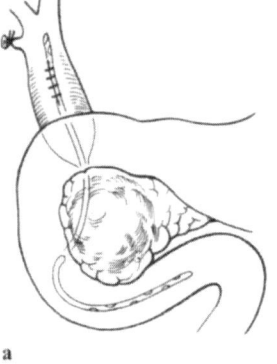
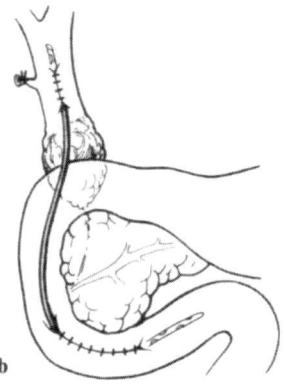
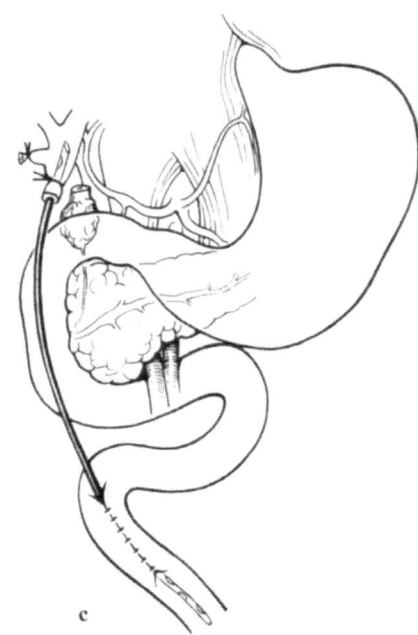

Abb. 15.13a–c. Gallengangsdrainage durch innere Ableitung. **a** Innere Gallengangsdrainage durch „verlorenes" transtumorales Drain. **b** Gallengangsdrainage durch Ausleiten eines Drains aus dem erweiterten Ductus hepaticus und Wiedereinführung in den absteigenden Duodenalabschnitt unter Einwitzelung. **c** Gallengangsdrainage durch Einlegen eines Drains nach kompletter Durchtrennung des Ductus choledochus und Wiedereinführung in den Dünndarm unter Einwitzelung

1. Gallengangsdrainage

Innere Ableitung

Die *Cholezystogastrostomie* ist abzulehnen, da sie sehr oft eine Gallenrefluxgastritis mit Erbrechen nach sich zieht. Außerdem kann es technisch schwierig sein, eine dünnwandige Gallenblase mit einem dickwandigen Magen zu anastomosieren.

Die *Cholezystoduodenostomie* hat den Vorteil der leichten Ausführbarkeit. Sie birgt allerdings das Risiko in sich, rasch durch das Tumorwachstum wieder verschlossen zu werden.

Deshalb ist die biliodigestive Anastomose mit ausgeschalteter Roux-Y-Schlinge die beste Lösung. 40 cm abwärts des Treitz-Winkels, nach systematischer Entfernung der Gallenblase, wird eine 40–50 cm lange Roux-Y-Schlinge präkolisch mit dem Choledochus oder eventuell dem Hepaticus terminolateral (Abb. 15.12a) oder lateroterminal (Abb. 15.12b) anastomosiert. Die Operationsletalität der Choledochojejunostomie liegt etwas höher als nach der Cholezystoduodenostomie. Die Überlebenszeit beider Verfahren scheint gleich zu sein.

Möglich ist auch die *Cholezystojejunostomie* (Abb. 15.12c) mit ausgeschalteter Roux-Y-Schlinge, ausgeführt eventuell mittels des E.E.A. Stapler, unter der Voraussetzung eines gut durchgängigen Zystikus. Es sei bemerkt, daß bei Benutzung der Gallenblase der Ikterus sich langsamer (i. allg. innerhalb von 4 bis 6 Wochen) und weniger komplett zurückbildet.

Hat das Karzinom den Leberhilus befallen oder blockiert, empfiehlt sich die Silasticprothese nach Kron [109–111]. Es gibt sie mit verschiedenen Durchmessern und Längen und besteht aus einem Silikondrain mit konischen Enden und 2 Ringen, die seine Fixation erleichtern. Obwohl ihr Einsetzen durch die Lage des Tumors bedingt ist, sind einige Grundregeln zu beachten:

a) Die Einpflanzung der Prothese in den Hauptgallengang: Nach transversaler Öffnung wird ihr schräger Anteil mit seinem Ring in Richtung Hilus eingeführt. Eine nicht resorbierbare Fadenligatur hält ihn am Platze.

b) Die intestinale Einpflanzung erfolgt entweder ins Duodenum (Abb. 15.13b) oder in das obere Jejunum und wird nach Witzel übernäht (Abb. 15.13c).

Im Falle einer duodenalen Einpflanzung wird die Protzese bis in den unteren Duodenalschenkel vorgeschoben, um dem Risiko einer tumoralen Kompression vorzubeugen.

Ist das Duodenum unzugänglich, erfolgt die Einpflanzung ins Jejunum oder in die efferente Schlinge der Gastroenterostomie.

Dieser Typ von Ableitung besitzt, verglichen mit den transhepatischen oder endoskopischen Prothesen den Vorteil, sich nicht zu verschieben und sich dank ihres größeren Kalibers nur äußerst selten zu verstopfen.

Äußere Galleableitung

Ist eine innere Drainage nicht mehr ausführbar, besteht die Möglichkeit einer transparietohepatischen Drainage mit Wiedereinführung des Drains durch die Bauchwand in den Darm durch einen 5–6 cm langen Witzel-Kanal. Alle 3–4 Tage wird dieses System mit physiologischer Kochsalzlösung durchgespült. Praktisch gesehen ist die Indikation einer solchen Drainage selten gegeben.

2. Gastroenterostomie

Erforderlich bei pyloroduodenaler Kompression, kann sie auch prophylaktisch ausgeführt werden, wenn eine solche Komplikation zu befürchten ist.

Die präkolisch, isoperistaltisch angelegte Anastomose sollte bis in die Nähe der Kompressionszone reichen, um jeglichen Blindsack zu vermeiden.

Wird die Gastroenterostomie mit der G.I.A. Stapler ausgeführt, ist es wichtig, sie breit anzufertigen und die Anastomose von innen zu kontrollieren. Bei geringsten Blutungszeichen werden einige blutstillende Nähte angelegt.

Eine Frage bleibt offen: Ist es angezeigt, bei der Durchführung einer biliodigestiven Anastomose simultan eine Gastrojejunostomie auszuführen, selbst wenn noch keine pyloroduodenale Kompression besteht? In 900 Sammelfällen, bei denen nur eine biliodigestive Anastomose ausgeführt wurde, haben 23% der Patienten sekundär eine Duodenalstenose entwickelt und mußten infolgedessen nachoperiert werden!

Tabelle 15.12 bringt den prozentualen Anteil von Patienten aus der Literatur, bei denen sekundär eine Gastroenterostomie erforderlich wurde [99].

Es sei auch hinzugefügt, daß die systematische Kombination einer biliodigestiven Anastomose mit einer Gastrojejunostomie, wie wir sie befürworten, die operative Letalität nicht erhöht (Tabelle 15.13).

Diese Gastrojejunostomie wirft noch eine Frage auf: Ist es zweckmäßig, eine subdiaphragmale trunkuläre Vagotomie beizufügen? Bei Patienten, die ein Duodenalulkus hatten, betrachten wir dies für angebracht. Für alle anderen Fälle erweist sich

Tabelle 15.12. Sekundär erforderlich gewordene Gastroenterostomie (GE) nach vorheriger Laparotomie mit oder ohne biliodigestiver Anastomose

Autoren	Zahl der Patienten	GE [%]
Brooks u. Culebras [20]	60	9
Buckwalter et al. [22]	296	6
Collure et al. [35]	79	20
Douglass u. Holyoke [50]	64	17
Du Plessis [54]	4	50
Elmslie u. Slavotineck [57]	27	23
Forrest u. Longmire [59]	159	13
Glantz u. Ozeran [72]	93	10
Glassmann u. Johnston [73]	20	20
Hertzberg [87]	169	?
Howard u. Jordan [101]	81	2
Linn u. Goldstein [123]	43	16
McDevitt [136]	13	15
Mendoza u. Easley [139]	32	14
Mongé [144]	23	27
Pipes u. Pareira [159]	28	28
Reed et al. [169]	56	11
Richards et al. [171]	106	34
Stuart et al. [188]	48	20
Wigayanagar u. Tobins [209]	50	23
Webster [205]	74	26
Williams et al. [210]	135	8
Winegarner et al. [211]	112	6
Insgesamt	1865	Mittelwert: 13

die tägliche Einnahme von H_2-Blockern als ausreichend.

Bei gewissen Patienten wurde nach alleiniger Gastroenterostomie eine Magenatonie mit Erbrechen beobachtet. Die Verabreichung von Metroclopramid (10–30 mg, 4mal täglich) beseitigt meistens solche Symptome.

Ist dies nicht der Fall, muß angenommen werden, daß die Atonie eine Folge des neoplastischen Befalls des autonomen Nervensystems ist, wofür es z.Z. keine befriedigende Lösung gibt.

3. Pankreasgangdrainage

Erweist sich der Ductus Wirsungianus als sehr erweitert und sind die Überlebenschancen nicht zu begrenzt, kann man in gut ausgewählten Fällen den beiden oben beschriebenen Ableitungen noch eine zusätzliche Seit-zu-Seit-Wirsungojejunostomie nach Partington-Rochelle mit einer Roux-Y-Schlinge hinzufügen (Abb. 15.14).

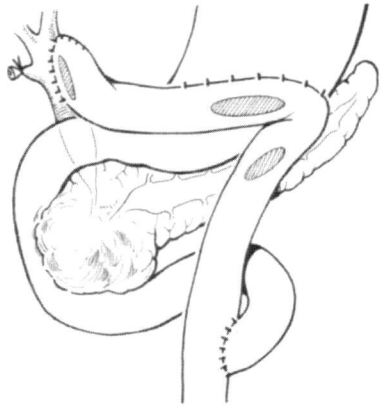

Abb. 15.14. Ableitung der gestauten Gallen- und Pankreasgangsysteme durch eine ausgeschaltete Y-Schlinge

4. Nachbehandlung

Auch bei Patienten mit Palliativoperationen ist es angebracht, postoperativ eine hyperkalorische Ernährung einzuleiten, um eine Hypoproteinämie auszugleichen und Wundheilungsstörungen vorzubeugen.

Die Gesamtoperationsletalität bei Palliativoperationen liegt laut Nakase et al. [150] um 21%.

In Tabelle 15.14 sind einige Überlebenszeiten aus der Literatur von 1965 bis 1980 nach Palliativoperationen aufgeführt.

Tabelle 15.13. Gesamtoperationsletalität nach biliodigestiver Anastomose mit und ohne Gastroenterostomie (GE). (Aus [99])

Autoren	Zahl der Fälle	Mit GE [%]	Ohne GE [%]
Bowers [18]	64	10	22
Forrest u. Longmire [59]	103	26	16
Glantz u. Ozeran [72]	58	13	34
Glenn u. Thorbiarnarson [74]	102	18	6
Hines u. Burns [91]	10	30	?
Porter [165]	37	14	32
Reed et al. [169]	87	10	7
Richards et al. [171]	94	19	20
Insgesamt	648	Mittelwerte 17	18

Tabelle 15.14. Überlebenszeiten (in Monaten) nach biliodigestiver Anastomose mit und ohne Gastroenterostomie (GE)

Autoren	Zahl der Fälle	Mit GE [%]	Ohne GE [%]
Aston u. Longmire [8]	70	5,2	7,7
Die Goyanes et al. [47]	16	3,5	3,4
Douglass u. Holyoke [50]	64		
Forrest u. Longmire [59]	103	4,8	6,2
Gallitano et al. [70]	30	4,0	4,1
Glantz u. Ozeran [72]	58	5,0	5,8
Hines u. Burns [91]	75	8,0	7,7
Reed et al. [168]	87	9,4	7,7
Insgesamt	596	Mittelwerte 5,8	6,6

15.2 Distales Pankreaskarzinom

L.F. HOLLENDER und H.-J. PEIPER

Die Korpus-Schwanz-Karzinome des Pankreas, d.h. diejenigen Tumoren, die sich links der oberen Mesenterialgefäße entwickeln, sind seltener als die Karzinome des Kopfbereichs und machen insgesamt 10% aus (Tabelle 15.15).

Da die distale Topographie dieser Tumoren sich der Symptomatik einer Gallengangskompression entzieht, entstehen noch größere klinische Latenz und verspätete Therapie. Daher erweist sich die Resezierbarkeit des distalen Pankreaskarzinoms als noch geringer und ihre Resultate als noch schlechter.

1. Klinik

Die klinischen Symptome sind durch das klassische Pankreassyndrom gekennzeichnet.

Der Schmerz ist epigastrisch und tritt anfallsweise auf. Er ist intensiv, dauert an und strahlt nach hinten aus. Oft bewirkt er eine typische Stellung mit angezogenen Beinen. Erwähnenswert ist, daß er sich im Rahmen einer Verschlechterung des Allgemeinzustands entwickelt.

Verschiedene Nebenzeichen, wie Diabetes, Phlebitis oft beiderseitig, Fieber, können zu dieser Symptomatik gehören.

Es liegt kein Ikterus vor, außer in sehr fortgeschrittenen Fällen mit Lebermetastasen oder bei multiplen Pankreaslokalisationen.

Die klinische Untersuchung erweist sich als normal und erfaßt nur selten bei einem abgemagerten Patienten eine harte, unregelmäßige, epigastrische oder linksseitige Resistenz.

2. Zusatzuntersuchungen

Infolge des atypischen Charakters der klinischen Symptomatik sind sie unentbehrlich.

Sonographie

Sie objektiviert

- eine linke oder diffuse Hypertrophie der Drüse
- eine Veränderung der Sonostruktur Wright (zitiert in [94]) beschrieb den Kokardenaspekt eines hyperechogenen Zentrums, das von einer hypoechogenen Zone umrandet ist

Die Zuverlässigkeit der Diagnose durch Sonographie wird verschieden beurteilt: 97% bei Weill [207] und nur 76% bei Pistolesi [160, 161] (s. Kap. 5.4).

Die Leistung dieser Untersuchung wird durch die sonographisch gesteuerte Punktion verbessert, und nach Hancke et al. [82] können so 81% positive Ergebnisse erzielt werden.

Computertomographie (CT)

Meistens erscheinen die distalen Adenokarzinome nicht sehr kompakt, sei es bei der klassischen CT oder bei der Angioscanographie, so daß diese Methode weder die Grenzausbreitung solcher Tumoren noch ihre Operationsmöglichkeit erkennen läßt.

Tabelle 15.15. Frequenz des distalen Pankreaskarzinoms [99]

Autoren	Linkes Pankreaskarzinom [%]	Korpuskarzinom [%]	Schwanzkarzinom [%]	Doppelte Lokalisation: Korpus und Schwanz [%]
Moreaux [148]	20	10,4	6,25	–
Pollard et al. [164]	19	9	3	7
Solassol et al. [185]	7	–	–	–
Van Kemmel et al. [199]	20,2	7,2	2,1	10,8

Pistolesi [160] erkannte (s. Kap. 5.7) die Bedeutung einer Suche nach Lymphknotenvergrößerungen in der präpankreatischen Region sowie an den Mesenterialgefäßen, um präoperativ die Resektionsmöglichkeiten abschätzen zu können.

Retrograde Wirsungographie

Sie zeigt keine Besonderheiten im Verhältnis zu den Kopflokalisationen.

Angiographie

Durch sie wird die Durchlässigkeit des splenomesenterialen Konfluenz überprüft.

Magen-Darm-Passage

Sie erbringt wenig, da sie nach Pistolesi [160] (s. Kap. 5.2) nur bei 16% der Fälle spezifische Zeichen aufweist. Die Magenwand ist in wenigen Fällen Sitz von Ulzerationen, unregelmäßigen Stenosen oder nodulären Aussparungen. Oft ist es die Probelaparotomie, welche die Diagnose bestätigt und letztlich über die Operationsmöglichkeiten entscheidet.

3. Operation

Es bestehen 2 Möglichkeiten:
1. *Korpus-Schwanz-Splenopankreatektomie*
Sie wird von links nach rechts ausgeführt und ist bei einer Schwanzlokalisation anzustreben.

Nach Spaltung des gesamten Lig. gastrocolicum erfolgt die Ablösung des Mesogastrium dorsale.

Die Auslösung des tumortragenden Schwanzbereichs mitsamt der Milz erfolgt nach Durchtrennung des Lig. gastrolienalis und des Lig. gastrocolicum. Diese Mobilisierung ist erschwert durch Adhäsionen zwischen dem Tumorgebiet und den anliegenden Organwanderungen (Magen, Kolon). Eine Infiltration in die Nachbarorgane zwingt zum Abbruch des Eingriffs. Der Pankreas wird zwischen Haltefäden und nach Unterbindung der Milzgefäße durchtrennt.

Die Schnellschnittuntersuchung der Resektionsfläche bestätigt, daß man sich in einem gesunden Bereich befindet. Darauf folgt eine Röntgenkontrolle des proximalen Ductus Wirsungianus, um sich zu vergewissern, daß kein Hindernis für einen freien Ausfluß in das Duodenum besteht. Der Pankreaskopf wird entweder durch Matratzennähte verschlossen oder, was uns sicherer erscheint, mit einer ausgeschalteten Roux-Y-Dünndarmschlinge End-zu-Seit oder End-zu-End anastomisiert.

2. *Totale Pankreatektomie*
Für manche Autoren (Van Kemmel, zitiert in [97]) erscheint sie vom onkologischen Standpunkt aus bei einer Schwanzlokalisation des Tumors erforderlich. Es ist aber zu bedenken, daß die lokale Situation meist ohnehin nur eine palliative Resektion zuläßt.

4. Ergebnisse

Die Grenzen der Resektionschirurgie sind durch das Vorhandensein von viszeralen Metastasen und Lymphknotenbefall oder Gefäßbeteiligung bestimmt.

Bei gegebener Resezierbarkeit hat die Ausweitung der Resektion in keinem Fall die Resultate verbessert [60, 68, 115].

In einigen nichtresezierbaren Fällen ist eine Ableitungsgastroenterostomie angebracht, wenn der karzinomatöse Prozeß die Flexura duodenojejunalis komprimiert, was bei etwa 25% der Patienten zutrifft.

Die operative Mortalität der linken Splenopankreatektomie liegt bei 10% (2,3%), diejenige der Ableitungen bei 20 und 25% je nach Krankengut.

Die mittlere Überlebenszeit schwankt zwischen 17 und 20 Monaten [7].

Nach 5 Jahren lebt praktisch kein Patient mehr.

Literatur

1. Aarimaa M, Makela P (1980) The diagnosis of pancreatic and biliary malignancy by endoscopy and retrograde cholangiopancreatography. Scand J Gastroenterol 15:205–211
2. Abe M, Takahashi M (1981) Intraoperative radiotherapy: The Japanese experience. Int J Radiat Oncol Biol Phys 7:863–868
3. Abelev GI (1971) Alpha-fetoprotein in oncogenesis and its association with malignant tumors. Adv Cancer Res 14:295–358
4. Allan BJ, White TT (1977) Bile: pancreatic cancer and the activation of pancreatic juice. Biochem Biophys Res Commun 79:485–490
5. Anderson A, Bergdhal L (1976) Carcinoma of the pancreas. Am Surg 42:173
6. Appelquist P, Viven M, Minkkinen Z, Kayanti M, Kostianainen S, Rissanen P (1973) Operative finding, treatment and prognosis of carcinoma of the pancreas: An analysis of 267 cases. Z Surg Oncol 23:143

7. Ashton MG, Axon ATR, Lintott DJ (1978) Lundh test and ERCP in pancreatic disease. Gut 99:910–915
8. Aston SJ, Longmire WP (1976) Pancreatico-duodenal resection. Arch Surg 106:813
9. Audigier JC, Euvrard P, Tuyns AJ, Lambert R (1976) Mortalité par cancer du pancréas en France. Arch Mal App Dig 65:107
10. Banwo O, Versey J, Hobbs JT (1974) New oncofetal antigen for human pancreas. Lancet I/7859:643–645
11. Batsakis JG, Kremers BJ, Thiessen MM et al. (1968) Biliary tract enzymology: A clinical comparison of serum alkaline phosphatase, leucine aminopeptidase and 5' nuclotidase. Am J Clin Pathol 50:485–490
12. Beazley RM (1981) Needle biopsy diagnosis of pancreatic cancer. Cancer 47:1685–1687
12a. Beger HG, Bittner R (1986) Das Pankreaskarzinom. Springer, Berlin Heidelberg New York Tokyo
13. Benarde AM, Weiss W (1977) A cohort analysis of pancreatic cancer 1939–1969. Cancer 39:1260–1263
14. Bender RA, Brennan MF (1978) The role of percutaneous liver biopsy in the pretreatment evaluation of pancreatic adenocarcinoma. Am J Surg 135:207
15. Bergstran DO, Ahlberg JA, Ewerth S, Hellers G, Holmstrom B (1978) A retrospective study of carcinoma of the pancreas with special reference to the results of surgical treatment. Acta Chir Scand 482:26
16. Björck S, Svensson JO, MacPherson S, Edlund Y (1981) Cancer of the head of the pancreas and choledoco-jéjunal junction. A clinical study of 88 Whipple resections. Acta Chir Scand 147:353–359
17. Bloom P, Steez ML (1975) Pancreato-duodenectomy results when the operation is performed infrequently. Arch Surg 110:1455–1457
18. Bowers RF (1964) What can be done for carcinoma of the pancreas? Clin Med 71:59
19. Braach JW, Gray BN (1977) Considerations that lower pancreato-duodenectomy mortality. Am J Surg 133:480–484
20. Brooks JR, Culebras JM (1976) Cancer of the pancreas: Palliative operation, Whipple procedure or total pancreatectomy. Am J Surg 131:516
21. Brunschwig A (1937) Resection of the head of pancreas and duodenum for carcinoma – Pancreato duodenectomy. Surg Gynecol Obstet 65:681
22. Buckwalter JA, Lawton RL, Tridick RT (1965) Bypass operations for neoplastic biliary tract obstruction. Am J Surg 109:100
23. Burtin P, Bara J (1982) Les antigènes des tumeurs digestives. Actualités Chirurgicales de l'A.F.C., tome 2. Masson, Paris
24. Carey LC (1985) The alimentary tract. New York City, May 14–15, 1985
25. Castellanos J, Manifacio G, Lillehei RC et al. (1976) Total pancreatectomy for ductal carcinoma of the head of the pancreas. Current status. Am J Surg 131:595
26. Champault G, Altmann JJ, Boutelier PH (1982) Le cancer du pancreas – Perspectives d'avenir. Actual Dig 4:107–109
27. Chapuis Y, Catala M, Plece S, Bronnette P (1983) Réflexions sur le traitement des cancers du pancréas. Chirurgie 109:357–358
28. Chatal JF (1983) Détection des tumeurs par des anticorps monoclonaux radio-marqués en tomoscintigraphie. Presse Méd 12/38:2361–2363
29. Chigot JP, Riguet M, Ahualli C, Clot JP, Mercadier M (1982) Les résultats des exérèses dans les cancers de la tête du pancréas. J Chir (Paris) 119/6–7:411–414
30. Child CG, Ellis JJ (1951) Radical duodenopancreatectomy. Ann Surg 134:80–86
31. Child CG, Holswade GR, McClure RD Jr, Gore AL, O'Neill EA (1952) Pancreaticoduodenectomy with resection of the portal vein in the macaka mulata monkey and in man. Surg Gynecol Obstet 94:31–45
32. Clemens M, Meyer J, Bünte H, Sasse W (1986) Perioperatives staging und Münsteraner TNM Klassifikation beim Papillen und Pankreaskarzinom. In: Beger HG, Bittner R (Hrsg) Das Pankreaskarzinom. Springer Berlin Heidelberg New York Tokyo, S 107–113
33. Cohen ZR, Kuchta N, Geller N, Shires T, Dineen P (1982) Pancreaticoduodenectomy: A 40 year experience. Ann Surg 195:608
34. Collins JJ, Craighead JE, Brooks JR (1966) Rational for total pancreatectomy for carcinoma of the pancreatic head. N Engl J Med 274:599
35. Collure DWD, Burns GP, Schenk WG Jr (1974) Clinical, pathological and therapeutic aspects of carcinoma of the pancreas. Am J Surg 128:683
36. Connely RR, Levin DL (1986) Epidemiologie des Pankreaskarzinoms. In: Beger HG, Bittner R (Hrsg) Das Pankreaskarzinom. Springer, Berlin Heidelberg New York Tokyo
37. Cooperman AM, Hester FP, Marboe CA, Helmreich ZV, Peszin KH (1981) Pancreatoduodenal resection and total pancreatectomy. An institutional review. Surgery 90:707
38. Cotton PB (1984) Endoscopic methods for relief of malignant obstructive jaundice. World J Surg 8:854–861
39. Coutsofides T, Macdonald J, Shibata HR (1977) Carcinoma of the pancreas and periampullary region: A 41 year experience. Ann Surg 186:730
40. Crile G (1970) The advantages of bypass operations over radical pancreatoduodenectomy in the treatment of pancreatic carcinoma. Surg Gynecol Obstet 130:1049
41. Crollari S, Bernardoni A, Covello E, Palumbo P, Maceratini R (1984) Valutazione del CEA nel cancro del pancreas. Atti delle Giornate di Chirurgia Oncologica. Casa del libro, Roma, pp 459–462
42. Cubilla AL, Fitzgerald PJ (1976) Morphologic lesions associated with human primary invasive non-endocrine pancreas cancer. Cancer Res 36:2690
43. Cuschieri A, Hall AW, Clark J (1978) Value of laparoscopy in the diagnosis and management of pancreatic carcinoma. Gut 19:672
44. Czernichow P, Lerebours E, Hecketsweiler P, Colin R (1985) Epidémiologie temporo-spatiale du cancer du pancréas. Etude de mortalité internationale et française. Gastroenterol Clin Biol 9:767–775
45. Dekker A, Lloyd JC (1979) Fine-needle aspiration biopsy in ampullary and pancreatic carcinoma. Arch Surg 114:592–596
46. Diamond D, Fisher B (1975) Pancreatic cancer. Surg Clin North Am 55:363
47. Die Goyänes A, Pack GT, Bowden L (1971) Cancer of the body and tail of the pancreas. Rev Surg 26:153
48. Di Magno EP, Malagelada JR, Taylor WF, Co VL (1977) A prospective comparison of current diagnostic tests for pancreatic cancer. N Engl J Med 297:737

49. Dooley JS, Olney J, Dick R, Sherlock S (1979) Non surgical treatment of biliary obstruction. Lancet II:1040
50. Douglass HO Jr (1974) Carcinoma of the head of the pancreas and periampullary region. Surg Ann 6:161
51. Douglass HO, Holyoke ED (1974) Pancreatic cancer: Initial treatment as the determinant of survival. JAMA 229:793
52. Doutre LP, Perissat J, Bobois JP, Grenet J (1975) La survie post-opératoire des cancers ictérigènes du pancréas. A propos de 172 interventions faites en 8 ans. Chirurgie 101:836
53. Drapanas TH (1973) Regional resection for pancreatic carcinoma. Surgery 73:321–322
54. Du Plessis DJ (1970) The palliative operation for obstructive jaundice due to carcinoma of the pancreas. S Afr J Surg 8:11
55. Edis AJ, Kiernan PD, Taylor WF (1980) Attempted curative resection of ductal carcinoma of the pancreas. Mayo Clin Proc 55:531–536
56. Ellison EC, Van Aman ME, Carey LC (1984) Preoperative transhepatic biliary decompression in pancreatic and periampullary cancer. World J Surg 8:862–871
57. Elmslie RG, Slavotineck AH (1972) Surgical objectives in unresected cancer of the head of the pancreas. Br J Surg 69:508
58. Evans BP, Ochsner A (1957) The gross anatomy of the lymphatics of the human pancreas. Surgery 36:177
59. Forrest JF, Longmire WP (1979) Carcinoma of the pancreas and periampullary region. A study of 279 patients. Ann Surg 189:129
60. Fortner JG (1973) Regional resection of cancer of pancreas. A new surgical approach. Surgery 73:307–320
61. Fortner JG (1973) Regional resection of cancer of the pancreas. A new surgical approach. Surgery 73:307–320
62. Fortner JG (1974) Recent advances in pancreatic cancer. Surg Clin North Am 54:859–863
63. Fortner JG (1980) Cancer of the pancreas. Letter to the editor. N Engl J Med 302:232
64. Fortner JG (1981) Median arcuate ligament abstruction of celiac axis and pancreatic cancer. Ann Surg 194:698–700
65. Fortner JG (1981) Surgical principles for pancreatic cancer. Regional total and subtotal pancreatectomy. Cancer 47:1712–1718
66. Fortner JG (1984) Regional pancreatectomy for cancer of the pancreas, ampulla and other related sites. Tumor staging and results. Ann Surg 199:418–426
67. Fortner JG, Dong KK, Cubilla A, Turnbull A, Pahnke LD, Shills ME (1977) Regional pancreatectomy: En bloc pancreatic portal vein and lymph node resection. Ann Surg 186:42
68. Funovics ZM, Fritsch A (1986) Determination und Langzeitsüberlebensraten nach Radikaloperation beim Pankreaskarzinom. In: Beger HG, Bittner R (Hrsg) Das Pankreaskarzinom. Springer, Berlin Heidelberg New York Tokyo
69. Gall FP (1986) Die subtotale Duodenopankreatektomie (DP) für Therapie des Pankreaskarzinoms. In: Beger HG, Bittner R (Hrsg) Das Pankreaskarzinom. Springer, Berlin Heidelberg New York Tokyo
70. Gallitano A, Fransen H, Martin RG (1968) Carcinoma of the pancreas. Cancer 22:939
71. Gilsdorf RB, Spanos P (1973) Factors influencing morbidity and mortality in pancreatico-duodenectomy. Ann Surg 177:332–337
72. Glantz G, Ozeran RS (1966) Role of gastroenterostomy in management of pancreatic carcinoma. Am Surg 32:670
73. Glassmann WS, Johnston PW (1955) Palliative surgery in carcinoma of the pancreas. Geriatrics 10:4560
74. Glenn F, Thorbjarnarson B (1964) Carcinoma of the pancreas. Ann Surg 159:945
75. Gögler H, Bittner R, Beger HG (1986) Überlebenszeiten und partielle Duodenopankreatektomie in Abläufigkeit von der Tumorgrösse. In: Beger HG, Bittner R (Hrsg) Das Pankreaskarzinom. Springer, Berlin Heidelberg New York Tokyo
76. Gold P, Freedman SO (1965) Specific carcino-embryonic antigens of the human digestive system. J Exp Med 122:467–481
77. Goldenberg DM, Deland F, Kim E et al. (1978) Use of radiolabeled antibodies to carcino-embryonic antigen for the detection and localization of diverse cancers by external photoscanning. N Engl J Med 298/25:1384–1386
78. Goldman RD, Kaplan NO, Hall TC (1964) Lactic deshydrogenese in human neoplastic tissues. Cancer Res 24:389–399
79. Grözinger KH (1970) Chronische Pankreas – Erkrankungen und Pankreaskarzinom. Münch Med Wochenschr 24:1148–1151
80. Gudjonsson B, Livstone EM, Spiro HM (1978) Cancer of the pancreas: Diagnostic accuracy and survival statistics. Cancer 42:2494
81. Gunderson LL, Martin JK, Byer DE et al. (1984) Intraoperative and external beam irradiation with or without resection: Mayo pilot experience. Mayo Clin Proc 59:691–699
82. Hancke S, Holm H, Koch F (1973) Ultrasonically guided percutaneous fine-needle biopsy of the pancreas. Surg Gynecol Obstet 140:361
83. Hansen HJ, Snyder JJ, Miller E et al. (1974) Carcinoembryonic antigen (C.E.A.) assay: A laboratory adjunct in the diagnosis and management of cancer. Hum Pathol 5:139–147
84. Hatfield ARW, Terblanche J, Fataaz S et al. (1982) Preoperative external biliary drainage in obstructive jaundice. Lancet XXIII:896–898
85. Hermanek P, Giedl Z (1986) Lymphogene Metastasierung des Pankreas und periampullären Karzinoms. Häufigkeit, Topographie. In: Beger HG, Bittner R (Hrsg) Das Pankreaskarzinom. Springer, Berlin Heidelberg New York Tokyo, S 114–119
86. Hermreck AS, Thomas CJ, Friesen SR (1974) Importance of pathologic staging in the surgical management of adenocarcinoma of the exocrine pancreas. Am J Surg 127:653–657
87. Hertzberg J (1974) Pancreatico-duodenal resection and bypass operation in patients with carcinoma of the head of the pancreas, ampulla and distal end of the common duct. Acta Chir Scand 140/7:523–527
88. Hicks RE, Brooks JR (1971) Total pancreatectomy for ductal carcinoma. Surg Gynecol Obstet 133:16
89. Hilden J, Aspelin P, Vehlin R (1979) Gray scale ultrasound and endoscopic ductography in the diagnosis of pancreatic disease. Acta Chir Scand 145:239

90. Hillon MC, Faivre J, Milan C, Klepping C (1982) Epidémiologie du cancer du pancreas. Actual Dig 2:90–94
91. Hines LH, Burns RP (1976) Ten years experience treating pancreatic and periampullary cancer. Am Surg 42:441
92. Hiraoka T, Wetanake E, Mochinaya M, Tashiro S, Miyanchi Y, Nakamura I, Yokoyama I (1984) Intraoperative irradiation combined with radical resection for cancer of the head of the pancreas. World J Surg 8:766–771
93. Hobbs JR, Knapp MC, Branfoot AC (1980) Pancreatic onco-foetal antigen (P.O.A.): Its frequency and localisation in humans. Oncodev Biol Med 1:37–48
94. Hoffmann RE, Donegan WL (1975) Experience with pancreato-duodenectomy in a cancer hospital. Am J Surg 129:292–297
95. Höjer H (1978) Routine systemic prophylaxis with doxycycline in elective intestinal surgery. Acta Chir Scand 144:387–394
96. Hollender LF, Meyer C, Marrie A, Alexiou D (1973) Les pancréatectomies subtotales: Le point de vue du chirurgien. Gastroenterol Med Hyg Genève 1070:5
97. Hollender LF, Marrie AJ (1976) Chirurgie des Pankreas – Chirurgische Operationslehre. Urban & Schwarzenberg, München
98. Hollender LF, Meyer CH, Marrie A, Pierrard TH, Calderoli H (1980) Le cancer du pancreas. Reflexions a propos de 147 cas. Ann Chir 34:775
99. Hollender LF, Bahnini J, Marrie A (1985) Cancer de la tête du pancréas. Encycl Méd Chir, Paris Foie-Pancréas. 7106 A[10]-5
100. Howard JM (1968) Pancreaticoduodenectomy: 41 consecutive Whipple resections without operative mortality. Ann Surg 168:629–640
101. Howard JM, Jordan GL Jr (1960) Surgical diseases of the pancreas. Lippincott, Philadelphia
102. Huguet CL, Tussiot J (1982) Ictère par obstruction. La chirurgie doit elle être précédée d'un drainage biliaire externe? Gastroenterol Biol Clin 5:219
103. Ihse I, Lilja P, Arnesjo B, Bengmark S (1977) Total pancreatectomy for cancer appraisal of 65 cases. Ann Surg 186:675–680
104. Kalser MH, Barkin J, Redlhammer D (1978) Circulating carcinoembyonic antigen in pancreatic cancer. Cancer 42:1453
105. Kawanishi H, Sell JE, Pillard HM (1975) CEA and cytology of pancreatic fluid. Gastroenterology 68:923
106. Kern E (1976) Die Behandlung der kranken Bauchspeicheldrüse. Problematik der Whipple'schen Operation. In: Bartelheimer H, Classen M, Ossenberg FW (Hrsg) II. Hamburger Med Symp, S 171
107. Kern E, Creutzwald W, Kümmerle F, Granier HP (1963) Radikale, palliative oder konservative Behandlung des Pankreaskarzinoms? Langenbecks Arch Chir 303:456–479
108. Knight RW, Carbourough ZP, Gross JC (1978) Adenocarcinoma of the pancreas. A ten year experience. Arch Surg 113:1401
109. Kron B (1977) Remplacement de la voie biliaire principale extra hépatique chez le chien par une prothèse en elastomère de silicone. J Chir (Paris) 114:237–256
110. Kron B (1977) Remplacement segmentaire de la voie biliaire extra hepatique chez le chien par une prothèse en elastomère de silicone. Application possible en chirurgie biliaire. Chirurgie 103:470–474
111. Kron B, Regnier J (1981) Prothèse cholédocienne en elastomère de silicone. Technique opératoire. Nouv Presse Med 10:1933–1935
112. Kümmerle F, Ruckert K (1984) Surgical treatment of pancreatic cancer. World J Surg 8:889–894
113. Kümmerle F, Kirschner P, Mangold G (1976) Zur Klinik und Chirurgie des Pankreaskarzinoms. Dtsch Wochenschr 101:729–734
114. Lansing PB, Blalock JB, Ochsner JL (1972) Pancreatoduodenectomy a retrospective revue 1949–1969. Am Surg 38:79
115. Launois B (1984) La chirurgie du pancréas pour cancer. Bordeaux Med 17:115–118
116. Lea AJ (1967) Neoplasm and environment factors. Ann R Coll Surg Engl 41:432–437
117. Leadbetter A, Foster RS, Haines CR (1975) Carcinoma of the pancreas. Am J Surg 129:356
118. Léger L (1969) Exploration radiochirurgicale des voies excrétrices du pancréas. Patel-Leger Tech Chir 12:339
119. Léger L, Bréhant J (1949) Le traitement radical du cancer de la tête du pancréas. Rapport au congrès de l'Association française de chirurgie, Paris
120. Levin DL, Conelly RR, Devesa SS (1981) Demographic characteristics of cancer of the pancreas. Mortality, incidence and survival. Cancer 47:1456–1458
121. Levin OL, Conelly RR (1981) Cancer of the pancreas. Available epidemiologic information and its implications. Cancer 47:1456–1458
122. Lin RS, Kessler H (1981) A multifocal model for pancreatic cancer in man epidemiologic evidence. JAMA 245:147–152
123. Linn BS, Goldstein HS (1969) Judgement in palliation of pancreatic carcinoma with an assist by the computor. South Med J 62:116
124. Litwin MS (1979) In discussion Tryka AF. Ann Surg 190:381
125. Locke B, King H (1980) Cancer mortality risk among Japanese in the United States. J Natl Cancer Inst 65:1149–1156
126. Longmire WP Jr (1984) Cancer of the pancreas: Palliative operation, Whipple-procedure, or total pancreatectomy. World J Surg 8:872–879
127. Longmire WP, Shafey OA (1966) Certain factors influencing survival after pancreaticoduodenal resection for carcinoma. Am J Surg 111:8
128. Ludwig K, Hilbert K, Schuste R (1984) Ist eine Palliativoperation beim inoperablen Pankreaskarzinom sinnvoll? Zentralbl Chir 109:550–553
129. MacMahon B, Yen S, Trichopoulos D, Warren K, Nardi G (1981) Coffee and cancer of the pancreas. N Engl J Med 304/11:630
130. MacMahon B (1982) Risk factors for cancer of the pancreas. Cancer 50:2676
131. Mahvi David M, Meyers WC, Bast RC, Seigler HJ, Metzgar RS (1985) Carcinoma of the pancreas. Therapeutic efficacy as defined by a serodiagnostic test utilizing a monoclonal antibody. Ann Surg 202:440–445
132. Maki T, Sato T, Kakizak G (1966) Pancreatoduodenectomy of periampullary carcinomas. Arch Surg 92:825–833
133. Malagelada JR (1979) Pancreatic cancer. An overview of epidemiology, clinical presentation and diagnosis. Mayo Clin Proc 54:459
134. Marchal G, Bernette M (1974) Total pancreatectomy. An experimental study of 21 cases. Collegium Interna-

tional Chirurgicae Digestivae. III World Congress, Chicago
135. Marchal G, Bertrand L, Ciurena A, Marty R (1975) Duodeno-pancréatectomie totale isolée pour syndrome de Zollinger-Ellison-malin. Chirurgie 101:152–156
136. Martin EW, James KK, Hurtubise PE, Catalano P, Minton JP (1977) The use of C.E.A. as an early indicator for gastro-intestinal tumor recurrence and second-look procedures. Cancer 39/2:440–446
137. McDevitt JB (1969) Parenchymatous carcinoma of the head of the pancreas. J Ir Med Assoc 62:390
138. Meinke WB, Twomey PL, Guernsey JM, Frey CF, Higgins G, Keehn R (1983) Gastric outlet obstruction after palliative surgery for cancer of the head of the pancreas. Arch Surg 118:550
139. Mendoza CB, Easley GW (1974) Bypass procedure for palliation in obstructive jaundice. W Va Med J 70:27
140. Mercadier M, Clot JP, Mellieres D (1967) Accidents de la duodénopancréatectomie cephalique – incidence sur la technique. Mem Acad Chir 93:197
141. Mercadier M, Clot JP, Mellieres D, Camplez PH (1967) Technique des duodénopancréatectomies céphaliques. Ann Chir 21:672
142. Mercadier M, Bacourt F, Chigot JP (1972) Résultats à 5 ans de la chirurgie des tumeurs pancréatiques. Arch Fr Mal App Dig 61:3590
143. Milan C, Faivre J, Hillon MC, Klepping C (1982) Le cancer du pancréas dans le département de la Côte d'Or. Gastroenterol Clin Biol 6:623–627
144. Mongé JJ (1967) Survival of patients with small carcinomas of the head of the pancreas: biliary intestinal bypass vs pancreaticoduodenectomy. Am Surg 166:908
145. Moossa AR (1982) Pancreatic cancer: Approach to diagnosis, selection for surgery and choice of operation. Cancer 50:2689
146. Moossa AR, Lewis MH, Mackie CR (1979) Surgical treatment of pancreatic cancer. Mayo Clin Proc 54:468
147. Moossa AR, Scott MH, Lavelle-Jones M (1984) The place of total and extended total pancreatectomy in pancreatic cancer. World J Surg 8:895–899
148. Moreaux J, Catale M, Merzano L (1984) Les résultats du traitement chirurgical du cancer du pancréas. Etude d'une série de 96 opérés. Gastroenterol Clin Biol 8/1:11–16
149. Morris PJ, Nardi GL (1966) Pancreaticaduodenal cancer experience from 1951 to 1980 with a look ahead and behind. Arch Surg 92:834
149a. Morrow M, Hiloris B, Brennen MF (1984) Comparison of conventional surgical resection, radioactive implantation, and bypass procedures for exocrine carcinoma of the pancreas 1975–1980. Ann Surg 199:1–5
150. Nakase A, Matsumoto U, Uchida H, Honjo I (1977) Surgical treatment of cancer of the pancreas and the periampullary region: Cumulative results in 57 institutions in Japan. Ann Surg 183:52
151. Nishimura A, Nakano M, Otsu H et al. (1984) Intraoperative radiotherapy for advanced carcinoma of the pancreas. Cancer 54:2375–2384
152. Norlander A, Kalin B, Sundblad R (1982) Effect of percutaneous transhepatic drainage upon liver function and post-operative mortality. Surg Gynecol Obstet 155:161–166
153. Obertop M, Bruining HA, Schattenkerk ME, Eggink WF, Jaekel J, van Houten H, Operative approach to cancer of the head of the pancreas and the periampullary region. Br J Surg 1982, oct. 69 (10) 573–576
154. Otto R, Deyhle P, Pedio L (1983) Biopsia percutanea dei tumori del pancreas per aspirazione con ago sottile guidata ecograficamente sotto controllo visivo permanente. Minerva Dietol Gastroenterol 29:71
155. Park R, Sivar M, Talbert W Jr (1977) Pancreatitis with coexistent pancreatic duct stone and carcinoma. Early diagnosis by endoscopic retrograde pancreatography. Arch Intern Med 137:924–926
156. Peiper HJ (1977) Die chirurgische Therapie des Pankreaskarzinoms. Vortrag Gastroenterologisches Seminar, Hannover
157. Pichlmayr R, Rumpf KD (1986) Resektionstherapie beim Pankreaskarzinom: Chirurgische Technik, postoperative Komplikationen, Spätergebnisse. In: Beger HG, Bittner R (Hrsg) Das Pankreaskarzinom. Springer, Berlin Heidelberg New York Tokyo
158. Pietri H, Sahel J, Sarles H (1977) Diagnosis of cancer of the pancreas by echotomography, endoscopic wirsungography, arteriography and other means. Prog Gastroenterol 3:617
159. Pipes KE, Pareira MD (1958) Duodenal obstruction appearing after palliative biliary diversion for pancreatic carcinoma. Surgery 44:636
160. Pistolesi GF, Marzoli GP, Colosso PQ, Peduzoli P, Procecci C (1978) Computed tomography in surgical pancreatic emergencies. J Comput Assist Tomogr 2:165–169
161. Pistolesi GF, Procecci C, Fugazzole C (1982) Approche radiologique des maladies du pancréas exocrine. Radiol J CEPUR 2:149–219
162. Pliam BM, Remine WH (1977) Further evaluation of total pancreatectomy. Arch Surg 110:506
163. Poilleux J, Rigot J (1978) Résultats comparés des différents traitements chirurgicaux des cancers du pancréas. Ann Gastroenterol 14/6:399–404
164. Pollard HM, Anderson WAD, Brooks FP et al. (1981) Staging of cancer of the pancreas. Cancer 47:1631–1637
165. Porter EA (1970) Carcinoma of the pancreas. NZ Med J 71:288
166. Priestley JT, Camfort MW, Radchiffe J Jr (1944) Total pancreatectomy for hyperinsulinism due to an islet cell adenoma, survival and cure at 16 months after operation presentation of metabolic studies. Ann Surg 119:211
167. Priestley JT, Comfort MW, Spragne EG (1949) Total pancreatectomy for hyperinsulinism due to an islet cell adenoma, following report five and one half years after operation, including metabolic studies. Ann Surg 130:211
168. Reed K, Vose P, Jarstfer B (1976) Pancreatic cancer diagnosis: Preliminary evaluation of a prospective study. J Surg Res 21:113
169. Reed K, Vose PC, Jartsfer BS (1979) Pancreatic cancer – 30 year review (1947–1977). Am J Surg 138:929
170. Remine WH, Priestley JT, Judd ES, King JN (1970) Total pancreatectomy. Ann Surg 172:596–604
171. Richards AB, Chir M, Sosin H (1973) Cancer of the pancreas, the value of radical and palliative surgery. Ann Surg 177:325
172. Rosalki SB, Tarlow D, Rau D (1971) Plasma glutamyl

transpeptidase elevation in patients receiving enzyme inducing drugs. Lancet II/7720:376–377
173. Rückert K, Kümmerle F (1986) Ergebnisse der totalen Duodenopankreatektomie als Regeloperation beim Pankreaskarzinom. In: Beger HG, Bittner R (Hrsg) Das Pankreaskarzinom. Springer, Berlin Heidelberg New York Tokyo
174. Ruillova LA, Herhey CD (1976) Experience with 21 pancreaticoduodenectomies. Arch Surg 111:27–30
175. Safi F, Bittner R, Büchler M, Malfertheimer F, Beger HG (1986) Die Wertigkeit des monoklonalen Antikörpers CA 19-9 in der Differentialdiagnose der Pankreaserkrankungen. In: Beger HG, Bittner R (Hrsg) Das Pankreaskarzinom. Springer, Berlin Heidelberg New York Tokyo, S 145–153
176. Safrany L, Tari J, Barna L, Torok I (1973) Endoscopic retrograde cholangiography experience of 168 examinations. Gastrointest Endosc 19:163–168
177. Sarr MG, Cameron JL (1982) Surgical management of unresectable carcinoma of the pancreas. Surgery 91/2:123
178. Sarr MG, Cameron JL (1984) Surgical palliation of unresectable carcinoma of the pancreas. World J Surg 8:906–918
179. Sato T, Saitoh Y, Noto N, Matsuno S (1978) Factors influencing the late results of operation for carcinoma of the pancreas. Am J Surg 136:582
180. Shapiro IM (1975) Adenocarcinoma of the pancreas. A statistical analysis of biliary bypass versus Whipple resection in good risk patients. Ann Surg 182:715–721
181. Sheedy PF, Stephens DH, Hattery RR, Maccarty RL (1977) Computed tomography in the evaluation of patients with suspected carcinoma of the pancreas. Radiology 124:731
182. Shipley WU, Tepper JE, Warshaw AL, Orlow EL (1984) Intraoperative radiation therapy for patients with pancreatic carcinoma. World J Surg 8:929–934
183. Shipley WU, Wood WC, Tepper JE et al. (1984) Intraoperative electron beam irradiation for patients with unresectable pancreatic carcinoma. Am Surg 200:289–294
183a. Sindelar WF, Kinsella T, Tepper JE, Travis EL, Rosenberg SA, Glatstein E (1983) Experimental and clinical studies with intraoperative radiotherapy. Surg Gynecol Obstet 157:205–209
184. Smith PE, Krementz ET, Reed RJ, Bufkin WJ (1967) An analysis of 600 patients with carcinoma of the pancreas. Surg Gynecol Obstet 124:1288
185. Solassol CL, Joyeux H, Solassol CH, Pujol H, Romieu CL (1978) Chirurgie régionale des cancers du pancréas à propos de 23 cas. Chirurgie 104:131–140
186. Solassol C, Joyeux H, Yakoun M, Blanc F, Bories P (1984) La pancréatectomie régionale dans le traitement de l'adéno-carcinome du pancréas. A propos de 41 cas. Gastroenterol Clin Biol 8:17–21
187. Spohn K, Fux HD, Tewes G, Hahn K (1975) Das Pankreas Carcinom Palliative Operationen. Langenbecks Arch Chir 330:267
188. Stuart M, Keo T, Hermann RE, Hoeu SO (1971) Palliation of malignant obstruction of the common bile duct by side to side choledocoduodenostomy. Am J Surg 121:505
189. Suzuki T, Imamura M, Tamura K (1979) Correlative evaluation of angiography and pancreatoductography in relation to surgery for cancer of the pancreas. Surgery 85:642
190. Tepper J, Nardi G, Snit H (1976) Carcinoma of the pancreas experience from 1963–1973. Cancer 37:1519–1524
191. Traverso LW, Longmire WP Jr (1978) Preservation of the pylorus during pancreaticoduodenectomy. Surg Gynecol Obstet 146:959–962
192. Trede M (1985) The surgical treatment of pancreatic carcinoma. Surgery 97:28–35
193. Trede M, Hoffmeister A (1981) Chirurgische Therapie des Pankreaskarzinoms. Therapiewoche 32:918
194. Trede M, Hoffmeister AW (1986) Die partielle Duodenopankreatektomie beim Pankreaskarzinom: Indikation, Technik, Ergebnisse. In: Beger HG, Bittner R (Hrsg) Das Pankreaskarzinom. Springer, Berlin Heidelberg New York Tokyo, S 269–282
195. Trede M, Kersting KH, Hoffmeister A (1977) Das Pankreaskopf-Karzinom. Münch Med Wochenschr 119/18:617
196. Tryka AF, Brooks JR (1979) Histopathology in the evaluation of total pancreatectomy for ductal carcinoma. Ann Surg 190:373
197. Van Heerden JA (1984) Pancreatic resection for carcinoma of the pancreas: Whipple versus total pancreatectomy – An institutional perspective. World J Surg 8:880–888
198. Van Heerden JA, Remine WH, Weiland LH, McIllrath DC, Ilstrup DM (1981) Total pancreatectomy for ductal adenocarcinoma of the pancreas. Am J Surg 142:308–311
199. Van Kemmel M, Rwamasirabo E, Lagache G (1983) 152 cancers du pancréas. Classification sectorielle et options thérapeutiques. Chirurgie 109:260–267
200. Van Waes L, Van Maele V, Demeulamaere L, Mlamssens C (1977) Carcinoma of the pancreas presenting as relapsing pancreatitis. Am J Gastroenterol 68:88
201. Venot J, Vincent D, Clement MN, Beck C (1984) Evaluation d'un marqueur tumoral du cancer du pancréas. Résultats préliminaires. Presse Méd 13/7:440–441
202. Warren K, Christophi C, Armendariz H (1983) Current trends in the diagnosis and treatment of carcinoma of the pancreas. Am J Surg 145:813
203. Warshaw AL, Torchiana DL (1985) Delayed gastric emptying after pylorus-preserving pancreaticoduodenectomy. Surg Gynecol Obstet 160:1–4
204. Warshaw AL, Tepper JE, Shipley WU (1986) Laparoscopy in the staging and planning of therapy for pancreatic cancer. Am J Surg 151:76–80
205. Webster DJT (1975) Carcinoma of the pancreas and periampullary region – A clinical study in a district general hospital. Br J Surg 62:130
206. White TT (1973) Long term follow-up of fifty patients with pancreaticojejunostomy. Surg Gynecol Obstet 136:353
207. Weill F, Marmier A, Peroneau L, Zeltner F, Bonegoin A (1979) Fiabilité de l'exploration ultrasonore du pancréas. Résultat du 266 observations contrôlées. J Radiol 60:9–11
208. White TT, Murat J, Morgan A (1968) The immediate surgical management of a mass on the head of the pancreas. Northwest Med 67:731
209. Wijayanagar R, Tobins SH (1970) Evaluation of palliative operation for carcinoma of the head of the

210. Williams RD, Elliott DW, Zollinger RM (1960) Surgery for malignant jaundice. Arch Surg 80:992
211. Winegarner FG, Hague WH, Elliott DW (1966) Tissue diagnosis and surgical management of malignant jaundice. Am J Surg 111:5
212. Wood R, Hall A, Moossa AH, Levin B, Skinner D (1976) Pancreatic cancer diagnosis: Preliminary evaluation of a prospective study. J Surg Res 21:113
213. Wynder EL, Mabuchi K, Maruchi N, Fortner JG (1973) Epidemiology of cancer of the pancreas. J Natl Cancer Inst 50:645–667
214. Zamcheck N, Martin EW (1981) Factors controlling the circulating CEA levels in pancreatic cancer. Cancer 47:1620

pancreas. A ten year study. Mt Sinai J Med (NY) 37:115

15.3 Papillenkarzinom

L.F. HOLLENDER

Das Papillenkarzinom unterscheidet sich vom Pankreaskopfkarzinom, und besonders von der Korpus-Schwanz-Lokalisation, durch seine Symptomatologie, seine frühere Diagnose und seine bessere Prognose. Aus all diesen Gründen werden wir dem periampullären Karzinom ein eigenes Kapitel widmen.

Es sei auch hinzugefügt, daß die Tumoren des terminalen Choledochus sowie die äußerst seltenen des peri- und extrapapillären Duodenums nicht gesondert berücksichtigt werden. Wir haben sie mit den reinen Papillenkarzinomen als sog. periampulläre Karzinome zusammengefaßt.

Die therapeutischen Gesichtspunkte sind ohne weiteres auch auf diese anderen Formen periampullärer Karzinome zu übertragen.

1. Geschichtliches

1834 gab Bright die erste Beschreibung eines Papillenkarzinoms.
1884 soll, laut Mayo-Robson, Billroth die erste Kopfpankreatektomie wegen eines Papillenkarzinoms ausgeführt haben.
1889 machte Ely die erste Cholezystostomie wegen eines Papillentumors.
1898 führte Halsted die erste Duodenopapillektomie mit direkter Reimplantation des Choledochus und des Ductus Wirsungianus durch. Im gleichen Jahr beschreiben Letulle und Nattan-Larrier die verschiedenen Typen und pathologisch anatomischen Variationen des Papillenkarzinoms.
1899 entfernte Halsted ein Papillenkarzinom, indem er ein Segment des Duodenums mit dem Pankreaskopf resezierte. Der Patient verstarb 9 Monate später an einem Rezidiv.
1906 gab Letulle eine äußerst genaue anatomopathologische Beschreibung von den Papillenkarzinomen, der heute noch nur wenig hinzufügen ist.
1908 schlug Sauvé die Duodenopankreatektomie als Behandlung für das Papillenkarzinom vor.
1935 befürworteten Whipple, Parson und Mullins, gefolgt von Brunschwig und Cattel, die Kopfduodenopankreatektomie als Methode der Wahl für das Papillenkarzinom.

2. Epidemiologie

Papillenkarzinome sind relativ selten. Ihre Häufigkeit liegt, laut Autopsiestatistiken, bei 0,09%. Edmondson [19] schätzt sie sogar auf nur 0,04%.

Sie machen 1–2% aller chirurgisch behandelten Karzinome aus und erreichen 5%, wenn man sie mit den gesamten operierten Karzinomen des Verdauungstrakts vergleicht.

Das Papillenkarzinom befällt 59% Männer und 41% Frauen.

Wenn auch die Altersschwankungen zwischen 15 und 87 Jahren liegen, so sind doch 65% der Patienten zwischen 50 und 60 Jahre alt.

3. Klinik

Das Papillenkarzinom ist durch eine reichhaltige Semiologie begleitet, die aber nicht spezifisch ist.

Klinische Merkmale

Sie sind gekennzeichnet durch Ikterus, Schmerz und cholangitische Schübe.
– Der *Ikterus* weist 2 Variationen auf:
– meistens zunehmend, intensiv, fieberlos
– aber auch variabel, intermittierend mit Temperatur

Der *Schmerz* ist oft eines der ersten Zeichen; bei 60% der Patienten ist er epigastrisch und periumbilikal. In 40% der Fälle liegt er im rechten Hypochondrium und strahlt in den Rücken und in das rechte Schulterblatt aus.

Bei Vorhandensein von cholangitischen Schüben stellt sich die Differentialdiagnose mit einer Choledocholithiasis.

Allgemeine Symptome

Es seien Abmagerung, Diarrhöe und Pruritis vermerkt.

Lokalbefund

Er ist äußerst atypisch und relativ spärlich. In 65% der Fälle besteht eine Hepatomegalie, welche die erweiterte Gallenblase bedeckt. Deshalb wird man das „Courvoisier-Zeichen" klinisch nur in 20–30% der Fälle antreffen.

Zusatzuntersuchungen

Die wichtigste ist die ERCP mit Biopsie.

Bei endopapillären Tumoren gibt die transparietohepatische Cholangiographie hinweisende Auskunft.

Die Sonographie zeigt die Dilatation der Gallenwege.

Die Computertomographie erlaubt es, den Tumor und die befallenen Lymphknoten ausfindig zu machen.

4. Endoskopische Behandlung

In gewissen Fällen kann das Papillenkarzinom durch eine endoskopische Papillektomie teilweise oder komplett entfernt werden, vorausgesetzt, der Tumor ist begrenzt. Er wird mittels einer Diathermieschlinge reseziert oder durch Laser zerstört.

Bei Rezidiven kann diese Methode wiederholt werden und dies ggf. mehrfach.

Das einzige Risiko besteht in der Blutung, die sich besonders bei wiederholten Eingriffen als gefährlich erweisen kann. Ein solches Verfahren empfiehlt sich bei alten Patienten oder wenn ein operativer Eingriff nicht zumutbar erscheint.

Die endoskopische Behandlung eines Papillenkarzinoms ist auch insofern verfechtbar, als der Tumor lange Zeit lokal begrenzt bleibt und die Tendenz zur Metastasierung gering erscheint.

Eine endoskopische transpapilläre Tumorspaltung kann auch als palliative Maßnahme zur Entlastung des Stauungsikterus in Frage kommen.

5. Chirurgische Behandlung

Präoperative Maßnahmen

Bezüglich der präliminaren Behebung eines hochgradigen, langwierigen Verschlußikterus durch Drainagemaßnahmen sei auf S. 369 u. 370 verwiesen.

Peroperative Diagnostik

Nach Eröffnung des Abdomens und Überprüfung auf Lebermetastasen muß die Ausbreitung des Tumors abgeschätzt werden. Dabei sind die Lymphknotenstationen genau zu kontrollieren.

Es sei daran erinnert, daß die Lymphversorgung der Papille mit derjenigen des rechten Pankreas korreliert (s. Kap. 2).

Lokale Exzision

Papillektomie

Die Papillektomie, d.h. die Resektion der Karunkel mit einem kleinen Saum ohne völlige Durchtrennung der Muskelwand, ist absolut ungenügend und sollte nur in äußerst seltenen Fällen mit ganz bestimmten und begrenzten Indikationen ausgeführt werden. Meistens gehört sie dann in die Hände des Endoskopikers.

Die ausgedehntere Papilloduodenektomie (Abb. 15.15) entfernt einen Teil der Duodenalwand und die gesamte Sphinkterregion, indem sie

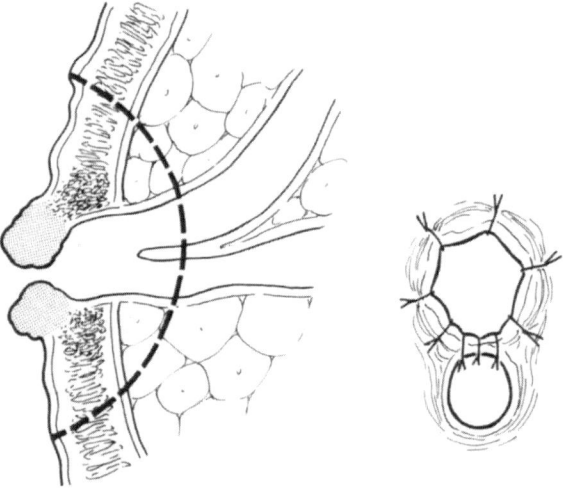

Abb. 15.15. Exzisionsgrenzen bei begrenzter Papilloduodenektomie. Reimplantation von Ductus Wirsungianus und Choledochus in die Duodenalwand

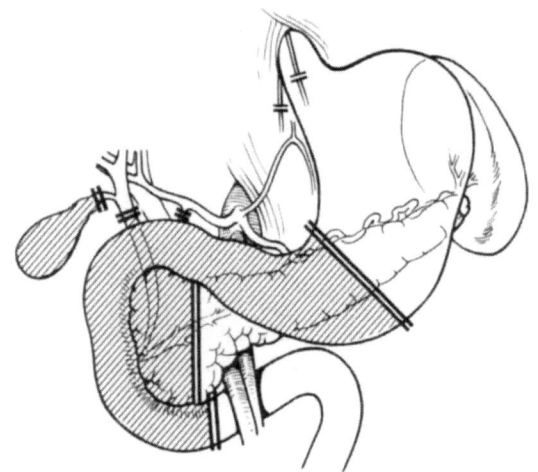

Abb. 15.16. Begrenzte Duodenopankreatektomie

den Choledochus und den Ductus Wirsungianus oberhalb des Sphinkters durchtrennt. Diese standardisierte Resektion sollte mit dem elektrischen Skalpell entsprechend der anatomischen Gegebenheiten vorgenommen werden.

Schwierig ist die Reimplantation des Ductus Wirsungianus; eine Anastomose zwischen Duodenum und Pankreas kann dabei notwendig werden: die Fäden werden durch das neben dem Ductus Wirsungianus gelegene Pankreasparenchym gezogen.

In den Fällen, in denen diese Reanatomisierung nicht befriedigend erscheint, sollte eine Ausschaltung des Duodenums durch zusätzliche Gastrojejunostomie erfolgen.

Eingeschränkte Exstirpation (Abb. 15.16)

Neben der klassischen Duodenokopfpankreatektomie möchten wir eine sog. begrenzte Duodenopankreatektomie befürworten. Sie beseitigt das proximale Duodenum bis zu seinem mittleren Abschnitt und geht nur bis zur mesenterialen Wurzel. Dadurch ist keine duodenomesenteriale Unterkreuzung notwendig; das distale Duodenalsegment wird verschlossen. Somit vermeidet man die risikoreichere Freilegung der Pfortader.

Die Wiederherstellung geht danach klassisch, wie auf S. 301 ff. erwähnt, vor sich. Hinsichtlich des Duodenums hat der Eingriff den Vorteil, daß das retroduodenale und retropankreatische Gewebe entfernt wird. Die retroduodenopankreatischen und präpankreatischen Lymphknoten werden exstirpiert.

Die breite Exstirpation durch Duodenokopfpankreatektomie

Sie besteht in einer „en-bloc-Resektion" sehr weit um das Tumorgebiet, womit die lokale und regionale Entfernung der Lymphknoten gesichert ist. Es handelt sich um die klassische partielle Duodenopankreatektomie (s. Kap. 11.4).

6. Ergebnisse

Postoperative Letalität

Die postoperative Sterblichkeit kann nur mit Hilfe großer Statistiken, die die Ergebnisse vieler Autoren erläutern, bestimmt werden. Daher berufen wir uns auf den Bericht von G. Marchal u. J. Hureau [26], der 1978 von der „Association Française de Chirurgie" herausgegeben wurde und sich auf 1420 operierte Papillenkarzinome mit einer Gesamtletalität von 17,5% beruft. In dieser Gesamtstatistik waren 80% der Tumoren entfernbar.

Allerdings muß darauf hingewiesen werden, daß diesen Zahlen ein jahrzehntealtes Patientengut zugrunde liegt. Eine neuere Sammelstatistik von Büchler et al. [8] weist eine Letalität von 11,7% auf. Vereinzelte Autoren berichten über Zahlen sogar unter 5%.

Die Ursachen der postoperativen Letalität sind in allen Serien nach Art und Häufigkeit gleich. Nach Duodenopankreatektomie bleibt die Insuffizienz der pankreatojejunalen Anastomose ihre Hauptursache. Die Gallenfistel ist ein weiterer Faktor. Auch die nekrotisierende akute Linkspankreatitis muß als möglicherweise letale Komplikation erwähnt werden.

Langzeitergebnisse

Das langfristige Überleben nach Duodenopankreatektomie über 5 Jahre hinaus kann leider statistisch nicht zuverlässig verfolgt werden, da nur wenige Studien sich damit befaßt haben.

Die Serien von Mongé et al. [28], welche 101 durch Duodenopankreatektomie behandelte Patienten zusammenfassen, zeigten eine Überlebensquote von 18% nach 6 Jahren.

Die Arbeiten von Aston u. Longmire [2], Baker et al. [3], Mongé et al. [28], Ponka u. Uthapa [31], Salmon [34], Stephenson et al. [37], Coutsofides et al. [13], die 159 Fälle von klassischer Duodenopankreatektomie betreffen, ergeben 16,4% nach 7 Jahren.

Tabelle 15.16. Ergebnisse von Duodenopankreatektomien (*DP*) für Papillenkarzinome. Publizierte Serien von 1971 bis 1981. ▲ Gesamtprozentsatz von Überlebenszeiten, ○ Überlebenszeiten, welche nur die Patienten betrifft, die die Operation überlebten, ■ aktuelle Überlebenszeit nicht präzisiert.
(Nach [32])

Autoren	Periode	Patienten n	DP n	[%]	Letalität [%]	Überlebenszeit (Ü) 1 Jahr [%]	3 Jahre [%]	5 Jahre [%]	Mittlere Ü [Monate]
○ Aldrete (1971)	1960–1971	5	4	80	25	–	100	33	–
Ponka (1971)	1941–1962	15	11	73	0	–	–	–	47,3
○ Stefanini (1971)	1961–1970	30	8	27	12	80	–	20	–
▲ Dencker (1972)	1955–1968	–	39	–	28	54	27	23	–
Lansing (1972)	1949–1969	–	12	–	33	–	–	38	–
○ Aston (1973) and Longmire (1973)	1952–1972	–	19	–	26	91	54	36	63,0
○ Baker (1973)	1959–1968	–	10	–	33	71	43	28	–
Blumgart (1973)	–	27	16	59	25	–	–	12	–
Crane (1973)	1945–1970	26	21	81	23	–	–	42	–
Gilsdorf (1973)	1951–1970	–	12	–	17	80	–	29	–
Poilleux (1973)	1962–1972	52	18	35	5	85	44	–	–
Douglass (1974)	5 Serien	502	–	64	19	–	–	26	36,0
○ Hertzberg (1974)	1957–1970	23	14	61	21	64	27	9	–
Wilson (1974)	1944–1970	13	13	100	23	–	–	–	38,7
▲ Hoffmann (1975)	1946–1973	–	13	–	15	–	68	54	–
▲ Marchal (1975)	1960–1974	17	17	100	23	45	33	25	–
Mouchet (1975)	1965–1974	24	6	25	33	–	–	–	15,5
Warren (1975)	1942–1971	–	112	–	8	83	44	32	–
○ Vankemmel (1975)	1960–1974	44	20	45	15	53	–	24	24,0
Makipour (1976)	1955–1974	38	23	60	8	–	–	–	55,0
Marranci (1976)	1964–1974	–	16	–	25	–	–	25	–
Ruilova (1976)	1947–1974	–	4	–	0	–	–	50	–
▲ Wise (1976)	1950–1968	62	39	63	15	–	38	20	–
■ Akwari (1977)	1950–1972	98	87	89	13	–	–	34	–
Andersson (1977)	1952–1973	23	5	22	40	–	–	–	4,6
▲ Coutsoftides (1977)	1929–1973	14	8	57	0	–	–	36	78,0
Sato (1977)	1960–1976	21	15	71	0	64	38	38	–
■ Stephenson (1977)	1953–1975	13	9	69	22	67	–	27	–
○ Schlippert (1978)	1940–1976	57	31	54	23	100	35	10	–
▲ Treadwell (1978)	1950–1965	31	19	61	16	74	–	32	–
Biliotti (1979)	–	28	22	78	13	–	–	22	–
Forrest (1979)	1956–1976	–	21	–	14	62	52	24	46,0
Williams (1979)	1949–1971	33	27	82	11	–	–	27	–
▲ Björck (1981)	1960–1974	–	26	–	15	55	50	27	–
Smith (1981)	1946–1979	–	148	–	2	–	50	35	–
Stipa (1981)	1971–1978	6	4	67	–	75	–	–	–
■ Puglionisi (1982)	1967–1981	15	13	87	0	92	81	64	–

Die 196 Duodenopankreatektomien von Akwari et al. [1], Makipour et al. [25], Salmon [34], Warren et al. [42] zeigten ein Überleben von 22% nach 10 Jahren. Nach Papilloduodenektomie liegen die Überlebenschancen nach 6 Jahren unter 14%.

Tabelle 15.16 gibt weitere Überlebenszeiten nach Duodenopankreatektomie. Man kann aus diesen Zahlen schließen, daß in den günstigsten Fällen, in denen eine Heilungschance besteht, die klassische Duodenopankreatektomie angewandt werden sollte.

Einige neuere Berichte heben im Zusammenhang mit der Überlebenszeit die Größe des Tumors, das Befallensein der Lymphdrüsen und den histologischen Typ (papillär oder infiltrierend) hervor.

Der infiltrierende Typ II von Blumgart u. Kennedy [6] (s. Kap. 4) hat bei weitem die schlechteste Prognose. Für Makipour et al. [25] ist die Überlebenszeit beim papillären Karzinom Typ I im Durchschnitt 31 Monate und beim infiltrierenden Typ 23 Monate.

Nach Akwari et al. [1] haben Papillenkarzinome eine Fünfjahresüberlebenszeit von 40%. Dieser Prozentsatz sinkt auf 16% für die nichtpapillären Tumoren und auf 5% für die tief infiltrierenden Tumoren.

Williams et al. [46] hat auf die Rolle des Lymphknotenbefalls für ein Langzeitüberleben hingewiesen. Bei positiven Lymphknoten überleben 27% noch 5 Jahre, Akwari et al. [1] gab 41% bei negativen Lymphknoten und nur 15% bei positiven Lymphknoten für die Fünfjahresüberlebensquote an.

Die relativ aktuelle Sammelstatistik von Büchler et al. [8] über 950 Patienten zeigt eine Operationsletalität von 11,7% bei einer mittleren Überlebenszeit von 31,6 Monaten und eine Fünfjahresüberlebensrate von 27,5% auf.

7. Operative Indikationen

Aus diesen unterschiedlichen Ergebnissen lassen sich die operativen Indikationen nach 4 Gesichtspunkten bestimmen:

Technik

Die *Papilloduodenektomie* ist eine Operation, die einfacher als die klassische Duodenopankreatektomie ist. Wenn man aber ihre Ergebnisse überprüft, erkennt man, daß die Komplikationen prozentual gleich und genauso schwer sind.

Wiedereinpflanzung von Choledochus und Ductus Wirsungianus können sich als schwierig und komplikationsträchtig erweisen.

Die klassische Duodenopankreatektomie erfordert Erfahrung, ist aber gut standardisiert und bei Papillenkarzinomen relativ leicht durchzuführen. Vom onkologischen Standpunkt ist die Wahl dieser Technik logischer und daher empfehlenswert.

Zustand des Patienten

Die Technik sollte mit Rücksicht auf den Zustand des Patienten ausgewählt werden. Bei Patienten mit erheblichen Risikofaktoren sollte die endoskopische Papillektomie genügen.

Das Alter hingegen ist keine absolute Kontraindikation, nur das physiologische Alter wird bestimmend sein. Über 70 Jahre allerdings sind Indikationen für eine erweiterte Chirurgie die Ausnahme.

Unterschiedliche pathologische Anatomie des Tumors

Im allgemeinen sind die Karzinome der Papille vom histologischem Typ I, deren Prognose besser erscheint, mit einer limitierten Exhärese zu behandeln, während beim Typ II die klassische Duodenopankreatektomie erforderlich ist.

Ausbreitung des Tumors

Eine Einbeziehung der Mesenterialvene oder der V. cava bzw. ein Überschreiten der Organgrenzen sind Gegenindikationen für eine partielle Duodenopankreatektomie.

Einschränkungen bestehen auch bei Vorliegen von Lymphknotenmetastasen. Obwohl manche Autoren die infauste Prognose bei positiven Lymphknoten anscheinend bewiesen zu haben meinen, sind wir der Meinung, daß die klassische Duodenopankreatektomie auch in solchen Fällen durchaus berechtigt ist.

Literatur

1. Akwari OE, Van Heerden JA, Adson MA, Baggenstoss AH (1977) Radical pancreatoduodenectomy for cancer of the papilla of Vater. Arch Surg 112:451–456
2. Aston SJ, Longmire WP Jr (1973) Pancreaticoduodenal resection. Twenty years experience. Arch Surg 106:813–817
3. Baker RR, Pioroda CL, Lee JM (1873) Carcinoma of the head of the pancreas and periampullary region. John Hopkins Med 132:212–221
4. Bartels P (1909) Das Lymphgefäßsystem. Fischer, Jena
5. Blievernicht SW, Neifeld JP, Terz JJ, Lawrence W Jr (1980) The rôle of prophylactic gastrojejunostomy for unresectable periampullary carcinoma. Surg Gynecol Obstet 151:794
6. Blumgart LH, Kennedy A (1973) Carcinoma of the ampulla of Vater and duodenum. Br J Surg 60:33–40
7. Brooks JR (1983) Choices in the surgical treatment of the head and ampulla of the pancreas. 69th Annual Clinical Congress American College of Surgeons. Postgrad Course 3:45–48
8. Büchler M, Bittner R, Beger HG (1986) Resektionstherapie des Papillenkarzinoms: Chirurgische Technik, postoperative Komplikationen, Spätergebnisse. In: Beger HG, Bittner B (Hrsg) Das Pankreaskarzinom. Springer, Berlin Heidelberg New York Tokyo
9. Clemens M, Meyer Z, Bünte H, Sasse W (1986) Perioperatives staging und Klassifikation beim Papillenpankreaskarzinom. In: Beger HG, Bittner R (Hrsg) Das Pankreaskarzinom. Springer, Berlin Heidelberg New York Tokyo
10. Colton T (1976) Life table method in statistica in medicina. Piccin, Padova, pp 48–53
11. Couinaud C (1963) Anatomie de l'abdomen. Doin, Paris

12. Couinaud C, Huguet C (1966) Le temps d'exerese dans la duodeno-pancreatectomie totale. J Chir (Paris) 91/2:181–190
13. Coutsofides T, MacDonald J, Shibata HR (1977) Carcinoma of the pancreas and periampullary region. A 41 year experience. Ann Surg 186:730–733
14. Crane MJ, Gobbel WG Jr, Scott WH (1973) Surgical experience with malignant tumours of the ampulla of Vater and duodenum. Surg Gynecol Obstet 137:56
15. Crile G Jr (1970) The advantages of bypass operations over radical pancreatoduodenectomy in the treatment of pancreas cancer. Surg Gynecol Obstet 130:1049
16. Dabstein P, Simmonet P, Perarnan JM, Raabe JJ, Courrier A, Arbogast J, Hennequin J (1984) L'endoscopie therapeutique pour cancer de l'ampoule de Vater. Sem Hop Paris 60:2963–2970
17. Dencker H (1972) Pancreaticoduodenectomy for periampullary tumours. Acta Chir Scand 138/3:293–300
18. Denker H (1972) Symptomatology of resectable periampullary carcinoma. Acta Chir Scand 138:613
19. Edmondson JA (1967) Tumour of the gallbladder and extrahepatic bile ducts. In: Letter of the tumour pathology, Section 3, fasc 26. Armed Forces Institute of Pathology, Washington
20. Fisch JC, Cleveland BR (1964) Pancreatoduodenectomy for periampullary carcinoma. Analysis of 38 cases. Ann Surg 159:469
21. Gilsdorf RB, Spanos B (1973) Factors influencing morbidity and mortality in pancreaticoduodenectomy. Ann Surg 177/3:332–337
22. Hall TJ, Blackstone MO, Cooper MJ, Hughes RG, Moossa AR (1978) Prospective evaluation of endoscopic retrograde cholangiopancreatography in the diagnosis of periampullary cancers. Ann Surg 187:313
23. Huguet C (1981) La duodeno-pancreatectomie céphalique et ses resultats dans le cancer du pancreas. Mallet, Paris, pp 69–71
24. Longmire WP Jr, Shafey OA (1966) Certains factors influencing survival after pancreatico-duodenal resection for carcinoma. Am J Surg 111:8–12
25. Makipour H, Coopermann A, Danzi JT, Famer RG (1976) Carcinoma of the ampulla of Vater. Review of 38 cases with emphasis on treatment and prognostic factors. Ann Surg 183/4:341–344
26. Marchal G, Hureau J (1978) Les tumeurs oddiennes. Monographie de l'Association Française de Chirurgie. Masson Paris
27. Michels NA (1966) Newer anatomy of the liver and its variant blood supply and collateral circulation. Am J Surg 112:337–347
28. Mongé JJ, Judd ES, Gage RP (1964) Radical pancreatoduodenectomy: A 22 year experience with the complications, mortality rate and survival rate. Ann Surg 160:711–722
29. Okuda K, Tanikawa E, Emura T et al. (1974) Nonsurgical percutaneous trans-hepatic cholangiography: Diagnostic significance in medical problems. Am J Dig Dis 19:21–36
30. Pezzuoli G, Spina GP (1980) I tumori della regione vateriana. In: Beretta A (ed) Medicina clinica. Med Scient., Torino, pp 527–544
31. Ponka JL, Uthapa NS (1971) Carcinoma of the ampulla of Vater. Am J Surg 121/3:263–270
32. Puglionisi A, Nuzzo P, Costamana P, Masetti R, Mapistrelle P, Coppola R (1982) Carcinoma of the ampulla of Vater: A plea for pancreato-duodenectomy. Ital J Surg Sci 12:23–27
33. Rumpf KD, Ostertag O, Pichlmayr R (1986) Das peripapilläre Karzinom. Ein fragwürdiger Terminus. In: Beger HG, Bittner B (Hrsg) Das Pankreaskarzinom. Springer, Berlin Heidelberg New York Tokyo
34. Salmon PA (1966) Carcinoma of the pancreas and extra-hepatic biliary system. Surgery 60/3:554–565
35. Schlippert W, Lucke D, Anuras S, Christensen J (1978) Carcinoma of the papilla of Vater: A review of fifty-seven cases. Am J Surg 135:763
36. Shalimov AA (1972) Pancreato-duodenal resection and treatment of periampullar zone cancer. Bull Soc Int Chir 31/2:100–102
37. Stephenson LW, Blackstone EH, Aldrete JS (1977) Radical resection for periampullary carcinomas. Results in 53 patients. Arch Surg 112:245–249
38. Toussaint J, De Toeuf J, Dunham F, Cremer M (1981) Les tumeurs oddiennes: étude clinique et résultats du traitement palliatif ou préopératoire par sphincterotomie endoscopique. Acta Gastroenterol Belg 44:250
39. Treadwell TA, Jimenez-Chapa JF, White RR III (1978) Carcinoma of the ampulla of Vater. South Med J 71:365
40. Vankemmel M, Laurent JC, Salembier Y (1975) Cancers de l'ampoule de Vater et de la voie biliaire principale intrapancréatique. Modalités thérapeutiques et résultats. Ann Chir 29:254
41. Warren KW, Cattell RB, Blackburn JP, Nora PF (1962) Long term appraisal of pancreatico-duodenal resection for periampullary carcinoma. Ann Surg 155:653–662
42. Warren KW, Dai Du Choe Plaza J, Relihan M (1975) Results of radical resection for periampullary cancer. Ann Surg 181/5:534–540
43. Warshaw AL (1986) Therapie des periampullären Karzinoms. In: Beger HG, Bittner R (Hrsg) Das Pankreaskarzinom. Springer, Berlin Heidelberg New York Tokyo
44. Waugh JM, Giberson RG (1957) Radical resection of the head of the pancreas and of the duodenum for malignant lesions: Some factors in operative technique and preoperative and postoperative care, with an analysis of 85 cases. Surg Clin North Am 37:965
45. Whipple AO, Parsons WW, Mullins CR (1935) Treatment of carcinoma of the ampulla of Vater. Ann Surg 102:763
46. Williams JA, Cubilla A, MacLean BJ, Fortner JG (1979) Twenty two year experience with periampullary carcinoma at Memorial Sloan – Kettering Cancer Center. Ann Surg 138:662–665
47. Wilson SN, Block GE (1974) Periampullary carcinoma. Arch Surg 108:539

15.4 Die Strahlenbehandlung des Pankreaskarzinoms

G. NOTTER

Das Pankreaskarzinom ist hinsichtlich Diagnose und Therapie ein ernstes medizinisches Problem. Trotz aller Bemühungen ist es für die meisten Patienten eine zu spät erkannte Erkrankung mit tödlichem Ausgang. Seine Inzidenz nimmt seit Jahrzehnten deutlich zu. Die mittlere Überlebenszeit der Betroffenen beträgt 6–12 Monate. Bei der Diagnose haben 60% bereits Fernmetastasen, nur 20% der Tumoren sind resezierbar. Die Operationsmortalität beträgt 15–20%. Trotz Radikaloperation kommt es in 50% zu lokalen Rezidiven; 20% der Tumoren sind nicht resezierbar, aber ohne nachweisbare Fernmetastasen [7, 15, 20, 36]. Für diese kommen therapeutisch nur entlastende biliäre oder gastrointestinale Bypassoperationen sowie eine intensive Strahlenbehandlung und adjuvante Chemotherapie in Frage.

Die Aussicht für eine Heilung dieser Patienten ist natürlich schlecht. Sie wird weiterhin dadurch eingeschränkt, daß Duodenum und Antrum ventriculi in unmittelbarer Umgebung des Pankreas in der Regel strahlenempfindlicher sind als das Karzinom. Nach intensiver Bestrahlung kommt es daher leicht zu Komplikationen wie gastrointestinalen Obstruktionen, Ulzera, Perforationen, Blutungen und Thrombosen. Diese können nur durch eine geringere Strahlenexposition der strahlenempfindlichen Organe vermieden werden. Sie ist möglich durch die Anwendung besonderer Bestrahlungstechniken:

- externe Bewegungs- oder Mehrfeldbestrahlung, bei der die Dosis aus mehreren Richtungen eingestrahlt und im Tumor konzentriert wird,
- „intraoperative" Bestrahlung, bei der der Tumor nach operativer Freilegung mit einer externen Strahlenquelle bestrahlt wird,
- interstitielle Implantation, bei der der Tumor nach operativer Freilegung oder perkutaner Punktion mit Radionukliden gespickt wird.

Intraoperative und interstitielle Bestrahlung werden in der Regel mit perkutaner externer Bestrahlung, Operation oder Chemotherapie kombiniert.

1. Historisches

Die erste Pankreaskarzinombestrahlung wurde bereits 1911 von Upcott [33] in Form einer fraktionierten Brachyradiumbehandlung durchgeführt. Dabei wurden 5 mg Radium durch die Kolostomieöffnung 6 h lang und am nächsten Tag nochmals 4 h appliziert. Der Patient war laut Mitteilung 1 Monat später beschwerdefrei.

Handley [10] behandelte 7 Patienten mit ^{226}Radium-Nadeln während 5 Tagen mit 700–1000 mg/h.

Das erste permanente Implantat führte Pack [25] mit Radonzylindern aus.

Nach Herstellung geeigneterer Radionuklide und verbesserter Dosimetrie verwandte Henschke [12] Radiogold (^{189}Au) und erzielte u.a. bei einem 60jährigen Patienten mit inoperablem papillärem Adenokarzinom der Papilla Vateri nach Implantation von 56 kleinen ^{189}Au-Zylindern zu je 4 mCi mit einer Dosis von ~ 100 Gy in einem 65 cm^3 großen Tumor eine komplette mehr als 20 Jahre dauernde Heilung.

Radiojod (^{125}J) wurde 1965 introduziert. Als γ-Strahler geringer Energie mit günstiger Halbwertszeit von 60,2 Tagen eignet es sich besonders gut für permanente Implantationen.

Eine effektive *externe* Bestrahlung des Pankreas war wegen der unzureichenden Tiefenwirkung konventioneller Röntgenstrahlen im Kilovoltbereich lange nicht möglich ohne Schädigung der das Pankreas umgebenden Organe. Die technologische Entwicklung neuer diagnosticher Methoden wie Computertomographie und Sonographie sowie die Herstellung von Linearbeschleunigern für hochenergetische Röntgenstrahlen und Elektronen ermöglicht uns heute jedoch eine schnellere Diagnose, genaue Lokalisation und bessere Bestrahlung der Pankreaskarzinome.

2. Externe Bestrahlung mit Photonen und schnellen Elektronen

Die Bestrahlung eines Pankreaskarzinoms kommt in der Regel erst nach histologisch und zytologischer Verifikation des Tumors in Frage. Diese wurde in früheren Jahren meistens erst durch eine Laparotomie erreicht. Für eine präoperative Bestrahlung bestand deshalb keine Nachfrage, obwohl diese aus strahlenbiologischer Sicht wesentliche Vorteile bietet. Durch die Entwicklung der Ultraschalldiagnostik ist es heute aber möglich, das Pankreas ohne nennenswertes Risiko perkutan zu punktieren und Karzinome primär zytologisch zu verifizieren. Dadurch rückt die *präoperative* Bestrahlung wieder in den Blickpunkt unseres Interesses.

Prinzipiell sollte man 2 Typen der präoperativen Bestrahlung unterscheiden:

– Die bisher konventionelle Bestrahlung mit 40–50 Gy/4–5 Wochen, einem 4 wöchentlichen Intervall und darauffolgender Operation. Sie hat die Schrumpfung des Tumors und seiner locoregionalen Metastasen zum Ziel, ist aber wegen der 2–3 Monate langen Verzögerung der Operation und erhöhter Operationsmorbidität nicht sonderlich beliebt.
– Die Kurzzeitbestrahlung mit 2–3 Einzeldosen von 5,0 Gy, Gesamtdosis 10–15 Gy/2–3 Tage mit unmittelbar darauffolgender Operation und, wenn diese nur palliativ, darauffolgender postoperativer Bestrahlung. Diese Bestrahlung verzögert die Operation nicht und beschränkt auch nicht ihre Radikalität. Sie hindert auch nicht die histologische Beurteilung. Mit ihr wird eine Devitalisierung proliferierender Tumorzellen angestrebt, die bei peroperativer Ausschwemmung in die Blutbahn eine potentielle Gefahr für Fernmetastasen darstellt.

Die Bedeutung dieses Metastasierungsmechanismus ist tierexperimentell bewiesen und auch klinisch durch die Ergebnisse der präoperativen Bestrahlung beim Larynxkarzinom [34], Blasenkarzinom [35] und Rektumkarzinom [2] zur Genüge belegt. Auch beim Pankreaskarzinom senkt sie nach Mitteilung von Whittington [36] die Inzidenz von Implantationsmetastasen in der Narbe und die Abschwemmung von Tumorzellen in die Bauchhöhle. Bei einem Vergleich präoperativ bestrahlter und nicht-bestrahlter Patienten kam es nach einer präoperativen Einzeldosis von 5 Gy nur bei 1/7 zu Implantationsmetastasen, dagegen bei 5/7 nicht-bestrahlten.

Da die vorgeschlagene präoperative Bestrahlung von 10–15 Gy/2–3 Tage ohne Morbidität verabfolgt werden kann, sollte sie in viel größerem Maße bei der Behandlung des Pankreaskarzinoms zur Anwendung kommen.

Eine *postoperative* Bestrahlung kann in palliativer oder kurativer Absicht gegeben werden. Die Entscheidung hierfür sollte prinzipiell bei der Laparotomie nach der Beurteilung der Operabilität und Tumorausbreitung gefällt werden, da eine kurative Bestrahlung höhere Dosen erfordert und ein größeres Behandlungsrisiko in sich birgt, das nur bei entsprechender Erfolgschance gerechtfertigt ist [7, 21, 24].

Sowohl für die palliative wie auch kurative Behandlung sollte die topographische Lage des zu bestrahlenden Zielvolumens mit Hilfe von Computertomogrammen und Therapiesimulator sorgfältig bestimmt werden. Nach dem Vorschlag von Dobelbower [7] soll die 90-%-Isodose den Tumor rechts und links um 3 cm, ventral um 1 cm überragen und dorsal in Höhe der Nierenvorderfläche liegen. Das Volumen soll in der Regel nicht >1000 cm^3 sein. Die günstigste Dosisverteilung wird bei schlanken Patienten am besten mit einer Dreifelderbestrahlung erreicht, bei welcher von ventral schnelle Elektronen von 20–25 MeV und von beiden Seiten Photonen von 20–42 MV evtl. mit Keilfiltern eingestrahlt werden. Die Summationsisodosen einer solchen Dreifelderbestrahlung sind aus Abb. 15.17 ersichtlich.

Bei korpulenten Patienten empfiehlt sich eine Vierfeldertechnik mit Photonen von 20–42 MV („Boxtechnik"). Die Summationsisodosen einer solchen Behandlung zeigt Abb. 15.18.

Sämtliche Felder sollen täglich bestrahlt werden, bei einer Vierfeldertechnik aber wenigstens die jeweiligen Gegenfelder.

Die Herddosis im Myelon soll 40 Gy/4 Wochen und in den Nieren 25 Gy/3 Wochen nicht übersteigen.

Bei *palliativer* Bestrahlung genügt eine Tumordosis von 40–50 Gy/4–5 Wochen, die auch vom strahlenempfindlichen Duodenum und Ventrikel in der Regel gut vertragen wird.

Bei der *kurativen* Bestrahlung werden 60–70 Gy/6–10 Wochen benötigt. Hierbei muß die Strahlentoleranz der das Pankreas überlagernden Dünndärme, Duodenum, Ventrikel, Niere und Myelon berücksichtigt werden.

Bei einer kurativen Bestrahlung mit nur 2 Gegenfeldern ist eine adäquate Dosisverteilung nicht möglich. Es kommt dabei zu starken Akut- und

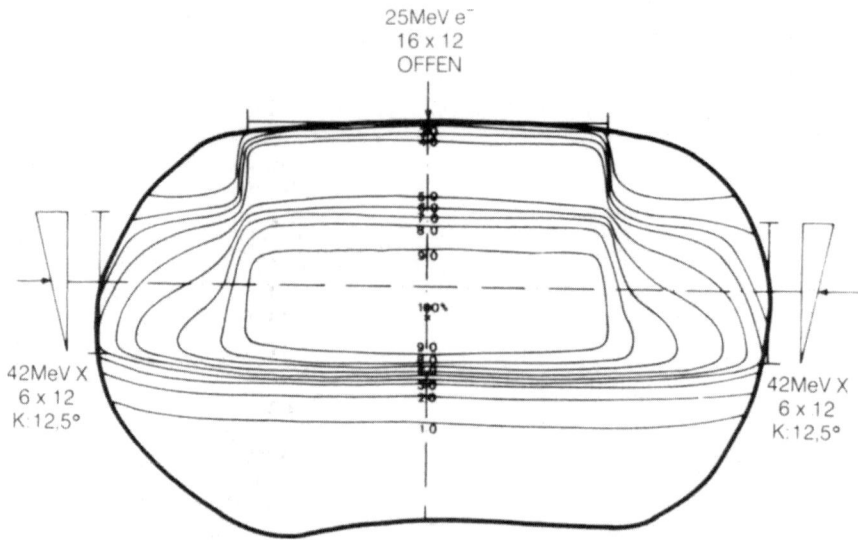

Abb. 15.17. Transversalschnitt. Summationsisodosen einer Dreifelderbestrahlung, ein Elektronenfeld 25 MeV von ventral und 2 Photonenfelder 42 MV mit Keilfilter von rechts und links. (Mod. nach Hohenberg et al. [15])

Spätreaktionen in Form ausgesprochener kutaner und subkutaner Fibrose, besonders über dem Os sacrum, sowie zu gastrointestinalen Komplikationen [11].

Auch bei der Vierfeldertechnik ist eine weitere Schonung des gesunden Gewebes möglich durch sukzessive Verminderung des bestrahlten Volumens im Laufe der Behandlung bis auf den Kern des Tumors, sog. „Shrinking-field"-Technik. Um diese mit der erforderlichen Präzision durchführen zu können, ist die genaue Markierung der Tumorausbreitung durch Metallclips während der Laparotomie notwendig.

In den meisten Fällen empfehlen sich auch prophylaktische biliäre und gastrointestinale Bypassoperationen.

Bei kurativer Bestrahlung kommt es in ca. 20% zu akuten Nebenerscheinungen, wie Erbrechen, Anorexie und Durchfällen, und in weiteren 20% zu Spätkomplikationen, wie Gastritis, Blutungen und Ulzera [7].

Bei einer Reihe von Patienten entwickelt sich eine milde Pankreasinsuffizienz. Nierenschäden und Myelopathien sind vermeidbar. Eine Schmerzlinderung wird in 60–70% der Fälle erzielt.

Abb. 15.18. Transversalschnitt. Isodosen für 25-MV-Photonen bei externer Vierfelderbestrahlung eines Pankreaskopfkarzinoms

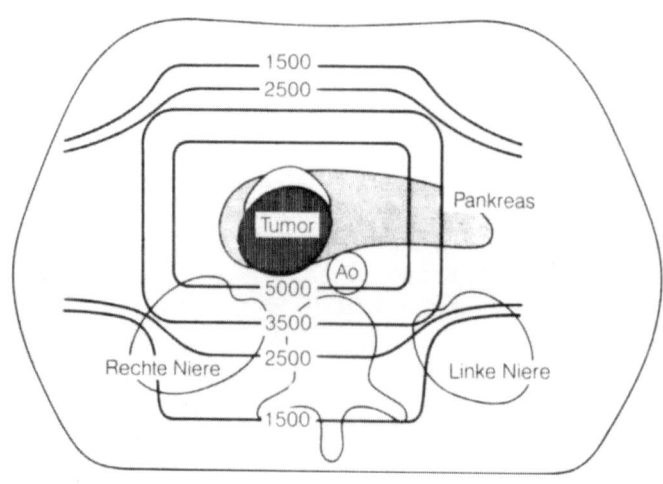

Nach ausschließlich externer Bestrahlung inoperabler Pankreaskarzinome beträgt die mittlere Überlebenszeit 10–12 Monate, während die Überlebensraten nach 1 Jahr 49–54% und nach 2 Jahren 21–25% betragen [7, 20]. Sie entsprechen denen nach Operation resezierbarer Pankreaskarzinome. Dieses bemerkenswerte Resultat widerlegt eindeutig die früheren Ansichten über eine „Strahlenresistenz" der Pankreasgangkarzinome.

3. Externe Bestrahlung mit Neutronen und schweren Ionen

Die externe Bestrahlung des Pankreaskarzinoms mit Neutronen [1, 5, 18, 30] oder schweren Ionen [4, 26, 38] hat trotz größerer biologischer Wirksamkeit (RBW) und besserem Effekt auf hypoxische Zellen (geringere OER) bisher keinen Vorteil gegenüber der konventionellen Bestrahlung mit hochenergetischen Röntgenstrahlen oder Elektronen erbracht. Die Bestrahlung mit Partikeln von 2000- bis 3000facher Masse eines Elektrons erzeugt auch im normalen Gewebe bedeutend mehr irreparable Zellschäden, weshalb es in 25–30% der Fälle zu Hämorrhagien, Ulzeration der Magen-Darm-Schleimhaut, fokalen Lebernekrosen und Peritonealfibrose kommt. Zwar kam es nach Bestrahlung mit 35-MeV-Neutronen (Deuterium → Beryllium) einer mittleren Energie von 14 MeV mit Einzeldosen von 0,75 Gy·4/Woche und Gesamtdosen von 17–17,5 $Gy_{n\gamma}$/6 Wochen in 35% der Fälle zu einer partiellen Rückbildung des Tumors, gleichzeitig aber auch zu nicht akzeptablen Komplikationen in 17/52 (33%), davon in 3 Fällen sogar zum Tode [5].

Die mittlere Überlebenszeit war nur 6–8 Monate. Post-mortem-Untersuchungen zeigten trotzdem in den meisten Fällen deutliche Tumorreste in dem bestrahlten Volumen. Auch höhere Neutronendosen von 19,5–22,5 $Gy_{n\gamma}$/7 Wochen mit Einzeldosen von 1,5 $Gy_{n\gamma}$ erzielten kein besseres Resultat. 92% der Patienten verstarben innerhalb von 2 Jahren [5].

Bei Kombination von Neutronen und Photonen „mixed beam" im Verhältnis 1:2–3 mit γ-äquivalenten Gesamtdosen von 50–62 Gy/7–10 Wochen konnten bei 15 Patienten zwar Spätreaktionen vermieden werden [1], das therapeutische Ergebnis war aber nicht besser als nach guter konventioneller Bestrahlung mit Photonen und Elektronen [7].

Seit 1975 wurden am Lawrence Berkeley Laboratorium in Kalifornien 94 Patienten mit 934 MeV Heliumionen oder mit Kohlenstoffionen wegen inoperabler Pankreaskarzinome bestrahlt. Eine locoregionale Kontrolle der Tumoren wurde auch nach Dosen von 60 $Gy_{\gamma\,eqv}$/7,5 Wochen nur in 20% der Fälle erreicht. In 10% kam es zu gastrointestinalen Komplikationen, eine Ziffer, die wahrscheinlich wegen der kurzen Überlebensdauer von durchschnittlich 9 Monaten höher veranschlagt werden muß [4]. Post-mortem-Untersuchungen in 22 Fällen erwiesen Infektion und Lungenembolie als häufigste Todesursache. Bei 27% der Fälle fanden sich keine Tumorreste im Pankreas. 23% hatten gastrointestinale Komplikationen, Blutungen und Thrombosen. Leber-, Nieren- oder Rückenmarkschäden wurden nicht festgestellt [38].

4. Intraoperative Bestrahlung

Bei der intraoperativen Bestrahlung wird der Pankreastumor nach operativer Freilegung unter sterilen Verhältnissen mit hochenergetischen Elektronen, 20–25 MeV, von einem Linearbeschleuniger bestrahlt. Dies setzt entweder die Installation eines Linearbeschleunigers im Operationssaal oder den Transport des anästhesierten Patienten unter möglichst sterilen Verhältnissen vom Operationssaal in den Bestrahlungsraum voraus. Beide Methoden werden praktiziert [3, 8, 29, 37]. Die Bestrahlung erfolgt von ventral mit Hilfe steriler Applikatoren (Durchmesser 7–9 cm) aus durchsichtigem Acryl-Plast, die eine gute Einsicht auf das Bestrahlungsfeld gestatten. Die Bestrahlung von überlagernden Därmen, Duodenum und Ventrikel wird vermieden. Falls dies nicht möglich ist, kann durch eine temporäre Drosselung der Blutversorgung dieser Abschnitte während der Bestrahlung eine Hypoxie erzeugt werden, die die Strahlentoleranz dieser Gewebe temporär erhöht. Die Energie der schnellen Elektronen wird der Dicke des Tumors angepaßt und variiert meistens zwischen 15 und 25 MeV. Die Isodosen einer intraoperativen Elektronenbestrahlung von 23 MeV zeigt Abb. 15.19. Die Einzeldosen betragen 15–25 Gy. Die Gesamtisodosen einer intraoperativen ventralen Elektronenbestrahlung mit 23 MeV und externen Vierfelderbestrahlungen mit Photonen 25 MV zeigt Abb. 15.20.

Während der Bestrahlung verläßt das Pflegepersonal den Bestrahlungsraum. Die Überwachung der Kreislauf- und Atemfunktion des Patienten geschieht ebenso wie bei einer motorisierten intersti-

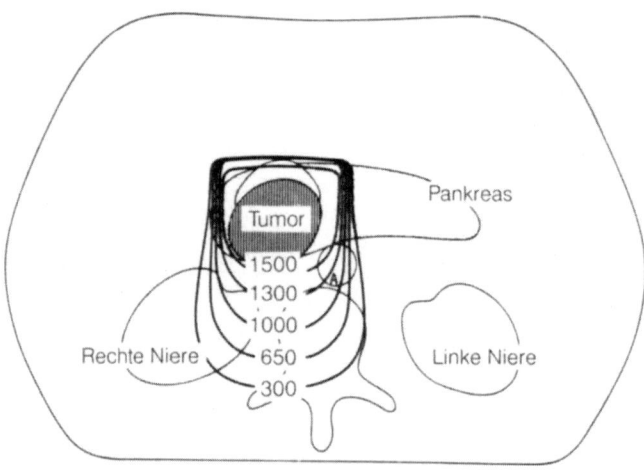

Abb. 15.19. Transversalschnitt. Isodosen für 23-MeV-Elektronen bei intraoperativer Bestrahlung eines Pankreaskopfkarzinoms, ventrales Feld, 7 cm Durchmesser. (Mod. nach Wood et al. [37])

tiellen After-loading-Technik mit dem Fernsehmonitor von außen.

Die bestrahlten Volumina variieren in der Regel zwischen 30 und 180 cm³. Infolge des schnellen Dosisabfalls der Elektronen im Gewebe beträgt bei ventraler Einstrahlung von 20 MeV Elektronen die relative Tiefendosis im Tumor in 4–6 cm Tiefe 90%, in der Medulla aber nur noch 20–25%.

Abb. 15.20. Transversalschnitt. Isodosen bei Kombination von externer und intraabdomineller Bestrahlung eines Pankreaskopfkarzinoms. Fraktionierte prä- und postoperative externe Vierfelderbestrahlung mit Photonen, 25 MV, 50 Gy/ 2 und 3 Wochen. Intraoperative Einzelbestrahlung mit Elektronen, ventrales Feld, 7 cm Durchmesser 23 MeV–37,5 Gy (RBW = 2,5)

Nach Bestrahlung des Karzinoms kommt es histopathologisch zu Nekrosen und Fibrose. In den meisten Fällen waren post mortem histologisch noch Tumorzellen in den bestrahlten Tumoren nachweisbar. Dies ist strahlenbiologisch nicht verwunderlich, da Einzeldosen mit hoher Dosisrate biologisch weniger effektiv sind als fraktionierte Bestrahlungen oder permanente Langzeitbestrahlungen mit geringer Dosisrate. Fraktionierte Bestrahlungen sind für intraoperative oder interstitielle Behandlungen des Pankreas jedoch nicht praktikabel.

In der Regel wird die intraoperative Bestrahlung mit externer prä- und/oder postoperativer Bestrahlung kombiniert. Die extern fraktioniert eingestrahlte Dosis beträgt 45–50 Gy/5 Wochen, die intraoperative Einzeldosis 15–25 Gy. Das biologische Äquivalent der Gesamtdosis von 62–65 Gy für Strahlenspätreaktionen ist aufgrund der hohen intraoperativen Einzeldosis jedoch höher als das

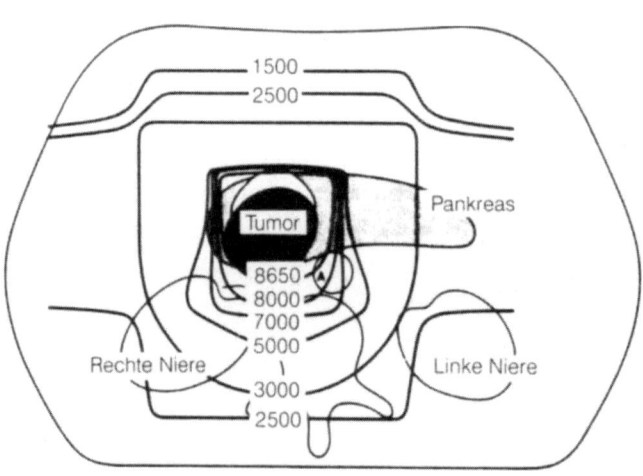

einer konventionell fraktionierten Bestrahlung und entspricht in diesem Fall ~80–85 Gy.

Nach intraoperativer Bestrahlung leidet der Patient oft ein paar Tage lang an Übelkeit, Erbrechen und Anorexie. Dies ist vorwiegend der Fall bei schlechtem Allgemeinzustand und hohen Einzeldosen von ~30 Gy und Bestrahlungsvolumen von >320 cm^3, vorübergehend können auch erhöhte Glukose- und Amylasewerte auftreten.

Die Wundheilung ist nicht verzögert.

Bei einer von Goldson [8] behandelten Gruppe von 19 Patienten kam es zu ernsten subakuten Nebenwirkungen bei 3 Patienten in Form von Pankreasnekrose, Duodenal- und Ventrikelulkus sowie Ruptur der A. mesenteria superior. Die 3 Patienten kamen 3–6 Monate nach der Behandlung ad exitum. Einer hatte ausgedehnte Lebermetastasen. Bei allen Patienten war intraoperativ ein relativ großes Volumen mit Einzeldosen von 20–30 Gy bestrahlt worden. Bei Dosen von ≤20 Gy und Volumen von ≤100 cm^3 wurden keine Komplikationen beobachtet. Der definitive therapeutische Wert der intraoperativen Bestrahlung ist noch schwer abzuschätzen, da ungefähr die Hälfte der Patienten bereits Lebermetastasen hat und somit eine schlechte Lebenserwartung. Von besonderer Bedeutung für die Auswahl der Patienten, die für diese Bestrahlung in Frage kommen, ist daher der Ausschluß von Fernmetastasen durch eine sorgfältige Voruntersuchung mittels CT, Sonographie und Szintigraphie.

5. Interstitielle Bestrahlung

Sie geschieht in der Regel durch eine manuelle „After-loading"-Implantation kleiner Radionuklidzylinder in das Karzinomgewebe mit Hilfe von Spezialinstrumenten (Abb. 15.21). Hierbei wird eine adäquate dreidimensionale Verteilung des Nuklids für eine möglichst homogene Bestrahlung des Tumorvolumens angestrebt (Abb. 15.22).

Das Implantat kann temporär oder permanent sein, je nach Aktivität und Halbwertszeit des verwendeten Nuklids. Für das Pankreas werden permanente Implantate bevorzugt, um gegenüber temporären das Risiko von Infektion und paralytischem Ileus durch eingelegte Katheter und die Blutungsgefahr bei Entfernung der Nuklide zu vermeiden [14, 22, 28, 31].

Für eine Implantation werden heute folgende Radionuklide verwendet: ^{125}J, ^{192}Ir, ^{189}Au (Tabelle 15.17). Zum Vergleich sind in der Tabelle

Tabelle 15.17. Physikalische Parameter von Radionukliden für interstitielle Bestrahlung

Radionuklid	Durchschnittliche Photonenenergie [MeV]	Halbwertszeit [Tage]	Bestrahlungskonstante [R cm h^{-1}, m h^{-1}]
^{226}Radium	0,78	1604 Jahre	8,25 a
^{222}Radon	0,78	3,83	10,15
^{198}Gold	0,42	2,7	2,38
^{125}Jod	0,027	60,2	1,45
^{192}Iridium	0,35	74,2	4,64
^{252}Californium	2,35 Neutronenenergie	2,65 Jahre n	2,21 b 1,95 c

a 0,5-mm-Pt-Filter
b Spezifischer Dosisratenfaktor bei 1 cm Gewebetiefe: rad cm^2 µg^{-1} h^{-1}.
c Auf der transversalen Achse einer 4 mm langen, mit 0,25 mm Pt gefilterten Quelle.

Abb. 15.21. Instrument für permanente Implantation kleiner Nuklidzylinder. [Mod. nach Basli S et al. (1975) Afterloading. In: Hilaris B (ed) Proceedings of the Second Int. Symp. on Rad. Therapy, Memorial Sloan-Kettering Cancer Center]

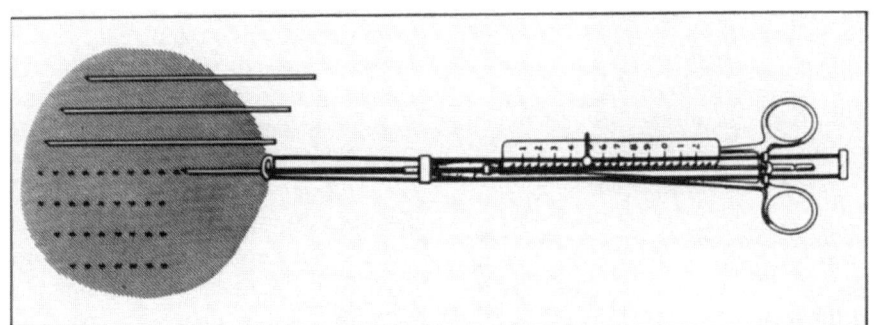

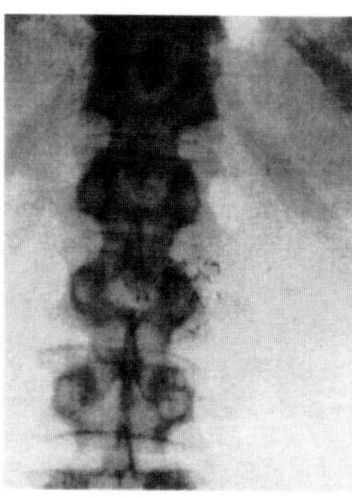
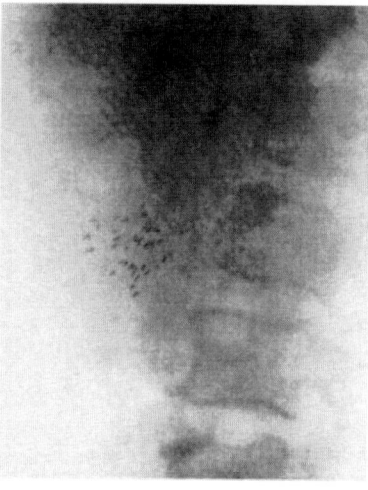

Abb. 15.22. A.-p. und seitliches Röntgenbild des Epigastriums. Zustand nach Implantation von 37 ^{192}Ir-Zylindern im Pankreaskopf. (Mod. nach Hilaris [13])

auch ^{222}Radon und ^{226}Radium sowie ^{252}Californium aufgeführt.

Aus Strahlenschutzgründen werden für Implantate Nuklide mit niederer Photonenenergie bevorzugt. Für temporäre Implantate sind höhere Dosisraten und kurze Halbwertszeiten (^{198}Au), für permanente Implantate geringere Dosisraten und längere Halbwertszeiten erwünscht (^{125}Jod und ^{192}Iridium). Radon und Radium werden heute für Pankreasimplantationen nicht mehr verwendet.

Von besonderem Interesse ist ^{252}Californium. Es hat eine Halbwertszeit von 2,65 Jahren. 3% des Zerfalls sind durch spontane Fission unter Emission von Neutronen von 2,3 MeV sowie von β- und γ-Strahlen bedingt. Die biologische Wirkung (RBW) der ^{252}Cf-Strahlung ist abhängig von der Dosisrate. Bei geringer Dosisrate von ~0,1 Gy/h ist sie ~6mal größer als die der γ-Strahlung des Radiums, sinkt aber mit steigender Dosisrate. Auch ist die Wirkung auf hypoxische Zellen ~2mal größer als die von γ-Strahlen. ^{252}Cf ist daher sehr effektiv in der Zerstörung von Tumorzellen, schwächt gleichzeitig aber auch die Reparationsfähigkeit des gesunden Gewebes. Es kommt daher leicht zu Nekrosen. Für die Implantation beim Pankreaskarzinom kommt ^{252}Cf aus Strahlenschutzgründen und wegen seiner langen Halbwertszeit für permanente Implantate nicht in Frage.

Die Strahlenexposition von Personal und Patienten kann durch Anwendung von „After-loading"-Verfahren verringert werden. Hierbei werden zuerst inaktive Katheter oder Metallnadeln in den Tumor eingelegt, in welche dann die radioaktiven Elemente manuell oder mit Hilfe motorgetriebener Kabel aus strahlengeschützten Behältern schnell eingeführt werden können. Bei motorisierter „After-loading"-Technik entfällt jegliche Strahlenexposition für das medizinische Personal. Motorisierte „After-loading"-Techniken für die Implantation des Pankreas sind z.Z. aber noch nicht entwickelt.

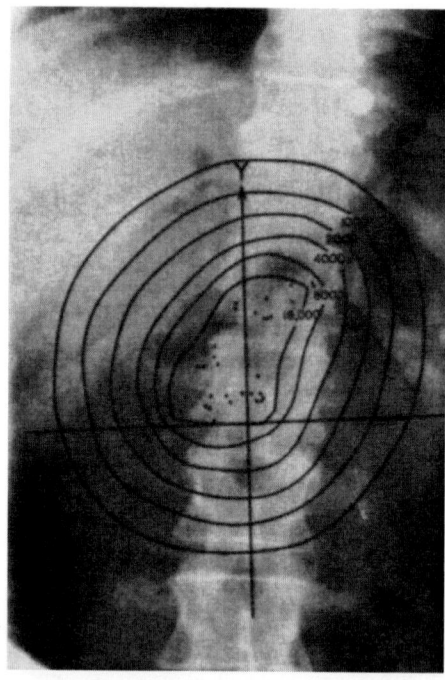

Abb. 15.23. A.-p.-Röntgenbild des Epigastriums. Isodosen eines permanenten ^{125}J-Implantats in einem 6 × 6 × 3 cm großen Tumor. Gesamtdosis 19,5 mCi entsprechend 160 Gy bei Totalzerfall des Isotops in 1 Jahr. (Mod. nach [13])

Für eine Implantation eignen sich am besten lokal begrenzte Tumoren des Pankreas ohne Infiltration der Mesenterialwurzel, des Peritoneums, Omentums oder der Leber. Locoregionale LK-Metastasen können ebenfalls implantiert werden. Das zu implantierende Zielvolumen wird anhand von Röntgenbildern in 2 Ebenen berechnet. Die jeweils erforderliche Dosis und Dosisverteilung wird mit Computern berechnet und optimiert. Für permanente Implantate wird eine minimale effektive Dosis von ~160 Gy angestrebt, berechnet auf den totalen Zerfall des Nuklids, der bei ^{125}Jod oder ^{192}Iridium ungefähr 1 Jahr in Anspruch nimmt (Abb. 15.23). Der strahlenbiologische Effekt eines permanenten Implantates mit geringer Dosisrate ist sehr komplex. Er setzt sich zusammen aus den kontinuierlich entstehenden Strahlenschäden und der dazu parallel verlaufenden Reparatur subletaler Schäden, deren Anzahl sich mit der Abnahme der Radioaktivität verlangsamt. Da die Dosisleistung in einem Implantat sehr inhomogen ist, variiert der quantitative Ablauf dieser Prozesse stark. Dazu kommen die ebenfalls stark variierenden strahlenbedingten Veränderungen in der Kinetik der Tumorzellen. Die Summation aller dieser Effekte ist sehr schwer prospektiv zu berechnen. Der große Vorteil eines permanenten Implantates gegenüber einer externen Bestrahlung mit hoher Dosisrate ist die selektive Bestrahlung des Tumors mit hoher Dosis unter weitgehender Schonung des umgebenden Gewebes.

Die Implantation von ^{125}Jod in das Pankreas wurde auch schon perkutan durchgeführt. Holm [16] berichtete über 7 Patienten, bei denen 35–40 ^{125}Jod-Zylinder (0,8 × 4,5 mm) durch 1,2 mm dicke Nadeln in 40–65 cm^3 große Tumoren mit Hilfe von Ultraschall perkutan implantiert wurden.

Komplikationen traten erstaunlicherweise nicht auf, obwohl bei einem Patienten 8mal transhepatisch und bei einem anderen 14mal transgastrointestinal punktiert wurde.

Radiobiologisch ist seit langem bekannt, daß größere Tumoren höhere Dosen zu ihrer Vernichtung benötigen als kleinere. Bei Tumoren von 30–40 cm^3 ist die Kurabilitätsrate ca. 90%, bei größeren Tumoren sinkt sie auf weniger als 50%.

Die Rückbildung eines Pankreaskarzinoms geschieht in der Regel relativ langsam und ist oft erst nach Monaten klinisch meßbar.

6. Adjuvante Chemotherapie

Die Kombination von Bestrahlung und adjuvanter simultaner oder sequentieller Mono- oder Multichemotherapie, die meist 5-FU enthält, zeigt in den meisten Untersuchungen einen Trend zu etwas längeren Überlebenszeiten [7, 23, 27], gleichzeitig aber auch eine erhöhte Inzidenz myelotoxischer und mukotoxischer Nebenerscheinungen [7, 11, 27, 30].

Eine Verbesserung der locoregionalen Tumorkontrolle ist nicht zu verzeichnen [36].

Eine randomisierte Untersuchung von insgesamt 42 partiell oder total pankreatektomierten Patienten, die zur Hälfte mit 3·500 mg 5-FU in den ersten 3 Tagen einer Bestrahlungsserie von 10·2 Gy behandelt wurden – nach 2 Wochen wurde diese Behandlung wiederholt –, ergab eine mittlere Überlebenszeit von 20 Monaten im Vergleich zu nur 11 Monaten in der Kontrollgruppe. Die Kalkulation der Zweijahresüberlebensrate nach der Life-table-Methode zeigte für die mit Chemotherapie behandelte Gruppe ebenfalls eine markante Verbesserung von 42% gegenüber 15% in der Kontrollgruppe [17].

Es bleibt abzuwarten, ob diese Ergebnisse auch von anderer Seite bestätigt werden.

Adjuvante lokale Hyperthermie

Eine Sensibilisierung des Strahleneffektes ist auch mit Hilfe von lokaler Hyperthermie im Pankreasbereich versucht worden. Vorläufig gibt es noch große technische Schwierigkeiten für eine lokalisierte, gut definierte, lokale Hyperthermie des Pankreas. Das gleiche gilt auch für die Thermometrie dieser Region. Konklusive Schlußfolgerungen über den Wert dieser Behandlung sind z.Z. noch nicht möglich [19].

7. Zusammenfassung

Neben chirurgischen Maßnahmen bestehen für die Behandlung des Pankreasgangkarzinoms bestimmte Indikationen für eine adjuvante und kurative Strahlentherapie.

Für zytologisch oder histologisch verifizierte Karzinome empfiehlt sich vor Bypassoperationen oder Resektionen eine präoperative Bestrahlung mit 10–15 Gy/2–3 Tage zur Devitalisierung proliferierender Tumorzellen und Vermeidung einer peroperativen Streuung viabler Tumorzellen.

Bei einer Operation sollten die Grenzen des Tumors durch Clips zur Präzisierung der Bestrahlungsplanung sorgfältig markiert werden.

Für eine kurative Bestrahlung nicht radikal operierter oder primär inoperabler Patienten werden Tumordosen von 60–70 Gy/7–10 Wochen benötigt, die nach sorgfältiger Dosisplanung am besten in 2–3 kurzen Bestrahlungsserien mit einer kombinierten externen und internen Bestrahlung verabfolgt werden. Dabei ist die Schonung strahlenempfindlicher Organe in der Umgebung des Pankreas sowie der Niere und des Myelons von vitaler Bedeutung. Der Nutzen der intraoperativen Bestrahlung und interstitiellen Implantation bei der Behandlung des Pankreaskarzinoms ist bisher noch nicht eindeutig statistisch belegt. Es bleibt abzuwarten, ob die Kombination von externer und interner Bestrahlung zu besseren Behandlungsergebnissen führt als eine ausschließlich externe, bei der die Einjahresüberlebensrate bis zu 54% betragen kann.

Darüber hinaus sind bessere Behandlungsresultate nur durch eine frühzeitigere Diagnose und sorgfältige Korrelation aller chirurgischen, radio- und chemotherapeutischen Behandlungsmöglichkeiten zu erwarten.

Literatur

1. Al-Abdulla SM, Hussey DH, Olson MH, Wright AE (1981) Experience with fast neutron therapy for unresectable carcinoma of the pancreas. Int J Radiat Oncol Biol Phys 7:165–172
2. Allen CV, Fletcher WS (1972) A pilot study on preoperative irradiation of recto sigmoid carcinoma. AJR 114:504–508
3. Biggs PJ, Epp ER, Ling CC, Novack DH, Michaelis HB (1981) Dosimetry, field shaping and other considerations for intra-operative electron therapy. Int J Radiat Oncl Biol Phys 7:875–884
4. Castro JR, Saunders WM, Quivery JM et al. (1982) Clinical problems in radiotherapy of carcinoma of the pancreas. Am J Clin Oncol 5:579–587
5. Cohen L, Awschalom M, Hendrickson F, Mansell J, Rosenberg I (1981) Neutron irradiation for pancreatic cancer. The Fermilab experience. Newsletter Nat Pancreas Cancer Project 6:16
6. Cubilla AL, Fortner J, Fitzgerald P (1978) Lymph node involvement in carcinoma of the head of the pancreas area. Cancer 41:880–887
7. Dobelbower RR Jr, Borgelt BB, Strubler KA, Kutcher GJ, Suntharalingam N (1980) Precision radiotherapy for cancer of the pancreas: Technique and results. Int J Radiat Oncol Biol Phys 6:1127–1133
8. Goldson AL, Ashaveri E, Espinoza MC et al. (1981) Single high dose intraoperative electrons for advances stage pancreatic cancer: Phase I pilot study. Int J Radiat Oncl Biol Phys 7:869–874
9.
10. Handley WS (1934) Pancreatic cancer and its treatment by implanted radium. Am Surg 100:215–233
11. Haslam JB, Cavanaugh PJ, Stroup SL (1973) Radiation therapy in the treatment of irresectable adenocarcinoma of the pancreas. Cancer 32:1341–1345
12. Henschke UK (1956) Interstitial implantation with radioisotopes. In: Hahn PF (ed) Therapeutic use of artificial radioisotopes. Wiley, New York, pp 375–397
13. Hilaris BS, Roussis K (1975) Cancer of the pancreas. In: Hilaris BS, Acton MA (eds) Handbook of interstitial brachytherapy. Publishing Sciences Group, Acton, Massachusetts, pp 251–262
14. Hilaris BS, Andersson LL, Torita N (1978) Interstitial implantation of pancreatic cancer. Front Radiat Ther Oncol 12:62–71
15. Hohenberg G, Heckenthaler WH, Kogelnik HD, Kärcher KH (1981) Rolle der Strahlentherapie in der Behandlung des Pankreaskarzinoms. Strahlentherapie 157:437–441
16. Holm HH, Stroyer I, Hansen H, Stadil F (1981) Ultrasonically guided percutaneous interstitial implantation of iodine 125 seeds in cancer therapy. Br J Radiol 54:665–670
17. Kalser M, Ellenberg S, Levin B et al. (1983) Pancreatic cancer: Adjuvant combined radiation and chemotherapy following potentially curative resection (Meeting abstract). Proc Am Soc Clin Oncol 2:C-474
18. Kaul R, Cohen L, Hendrikson F, Awschalom M, Hrejsa AF, Rosenberg I (1981) Pancreatic carcinoma: Results with fast neutron therapy. Int J Radiat Oncol Biol Phys 7:173–178
19. Khandekar JD, Scanlon EF, Garces RM, Prasad G, Lawrence GA (1983) A phase II study with 5-FU and MethylCCNU (MECCNU) in carcinomas of the pancreas and stomach (Meeting abstract). Proc Am Assoc Cancer Res 23:615
20. Komaki R, Wilson F, Cox JD, Kline RW (1980) Carcinoma of the pancreas: Results of irradiation for unresectable lesions. Int J Radiat Oncol Biol Phys 6:209–212
21. Leer JW, van de Velde CJ, Vierhout PA (1981) Radiotherapie van carcinomen van galwegen en pancreas. Ned Tijdschr Geneeskd 125:1160–1165
22. Mameghan H, Karolis C (1982) The use of 125-I interstitial implant and external beam radiotherapy in the management of inoperable pancreatic cancer. Ninth annual scientific meeting of the clinical oncological society of Australia, November 24–26, Sidney, Australia
23. Mortel CG, Frytak S, Hahn RG et al. (1981) Therapy of locally unresectable pancreatic carcinoma: A randomized comparison of high dose (6000 rads) radiation alone, moderate dose radiation (4000 rads + 5-Fluorouracil), and high dose radiation + 5 Fluorouracil. The gastrointestinal tumor study group. Cancer 48:1805–1710
24. Nguyen TD, Bugat R, Combes PF (1982) Postoperative irradiation of carcinoma of the head of the pancreas area. Short-time tolerance and results to precision high-dose technique in 18 patients. Cancer 50:53–56
25. Pack GT, McNeer G (1938) Radiation treatment of pancreatic cancer. AJR 40:708–714
26. Quivey JM, Castro JR, Saunders WB et al. (1981) A prospective randomized (NCOG/RTOG) trial of conventional split course radiotherapy with 5-Fluorouracil (5-Fu) versus helium ion radiotherapy with 5-FU (A preliminary report). Proc Am Assoc Cancer Res 22:460

27. Schein PS, Smith FP, Dritschillo A, Stablein DM, Ahlgren AD (1983) Phase I–II trial of combined modality FAM (5-Fluorouracil, Adriamycin and Mitomycin C) plus split course radiation (FAM-RT-FAM) for locally advanced gastric (LAG) and pancreatic (LAP) cancer: A midatlantic oncology program study (Meeting Abstract). Proc Am Soc Clin Oncol 2:C-491
28. Senter KL (1981) Implantation of 125-I supplementing external radiation as treatment for carcinoma of the pancreas. In: George FW (ed) Modern interstitial and intracavitary radiation management, vol 6. Mason, New York, pp 132
29. Shipley WU, Gunderson LL, Nardi GL, Biggs PJ, Wood WC, Suit HD (1981) Intraoperative electron beam irradiation for patients with unresectable pancreatic carcinoma. Int J Radiat Oncol Biol Phys 7:1278
30. Smith FP, Schein PS, Macdonald JS, Wooley PV, Ornitz R, Rogers C (1981) Fast neutron irradiation for locally advanced pancreatic cancer. Int J Radiat Oncol Biol Phys 7:1527–1531
31. Syed AM, Puthawala AA, Neblett DL (1983) Interstitial iodine-125 implant in the management of unresectable pancreatic carcinoma. Cancer 52:808–813
32. Tepper J, Nardi G, Suit H (1976) Carcinoma of the pancreas: Review of MGH experience from 1963–1973. Cancer 37:1519–1524
33. Upcott H (1912) Tumors of the ampulla of Vateri. Ann Surg 56:710–726
34. Wang CC, Schulz MD, Miller D (1972) Combined radiation therapy and surgery for carcinoma of the supraglottis and piriformis sinus. Am J Surg 124:551–554
35. Werft-Messing B van der (1973) Carcinoma of the bladder treated by preoperative irradiation followed by cystectomy. The second report. Cancer 32:1084–1088
36. Whittington R, Bobelbower RR, Mohiuddin M, Rosato FE, Weiss SM (1981) Radiotherapy of unresectable pancreatic carcinoma: A six year experience with 104 patients. Int J Radiat Oncol Biol Phys 7:1639–1644
37. Wood WC, Shipley WU, Gunderson LL, Cohen AM, Nardi GL (1982) Intraoperative irradiation for unresectable pancreatic carcinoma. Cancer 49:1272–1275
38. Woodruff KH, Castro JR, Quivey JM et al. (1984) Postmortem examination of 22 pancreatic carcinoma patients treated with helium ion irradiation. Cancer 53:420–425
39. Yamada S, Ishibashi T, Sasauchi S, Takaj Y, Koyama K, Hoshino F (1984) A case of recurrent pancreatic carcinoma treated by low-dose-rate telecobalt therapy. Gan No Rinsho 30:75–80

15.5 Chemotherapie des Pankreaskarzinoms

J.-H. BEYER

1. Exokrine Pankreaskarzinome

Pankreaskarzinome galten bisher als weitgehend chemotherapieresistent. An dieser Einstellung hat sich generell nicht sehr viel geändert, obwohl auch bei dieser Tumorentität in den letzten Jahren einige Fortschritte erzielt wurden.

Die Schwierigkeiten der Entscheidung für das passende Therapievorgehen liegen bei dieser Karzinomart in den relativ wenigen Substanzen, die adäquat an diesem Tumortyp geprüft wurden; an der schlechten Beurteilbarkeit des Erfolges, welcher meist nur durch indirekte Verfahren wie Ultraschalldiagnostik und Computertomographie möglich ist; an den wenig verläßlichen Aussagen von klinischer Untersuchung und Labordiagnostik einschließlich der Tumormarker CEA und Ca19-9 als wahrscheinlichen Grad einer Tumorausbreitung und letztendlich am subjektiven Befinden der Patienten.

Trotz dieser Schwierigkeiten wird, wie bei anderen Tumorarten auch, der Therapieerfolg nach kompletter Remission, dem Verschwinden sämtlicher Tumorlokalisationen, nach partieller Remission, der Tumorreduktion um mehr als 50% der ursprünglichen Tumormasse, nach einer unveränderten Tumorgröße und nach der Progression – einer Tumorzunahme um mehr als 25% der Ausgangsgröße – eingeteilt. Man muß sich dabei im klaren sein, daß sowohl der Ultraschall als auch die Computertomographie Strukturen, die kleiner als 1 cm sind, z.Z. nicht erfassen kann.

Zum anderen wird die Beurteilung eines Chemotherapieerfolges durch den Gesamtzustand des Patienten beeinträchtigt. Patienten in einem schlechten Allgemeinzustand, wie z.B. durch starke Schmerzen, Appetitlosigkeit, Gewichtsverlust, vertragen die Chemotherapie schlechter [28] als Patienten ohne diese Allgemeinerscheinungen. Die Remissionsraten und Überlebenszeiten liegen eindeutig niedriger als bei Patienten in einem guten Allgemeinzustand [32, 50]. Ein Verschlußikterus oder Leberfunktionsstörungen können zu veränderten Pharmakokinetiken der verwendeten Substanzen führen, die in der Leber metabolisiert und über die Galle ausgeschieden werden müssen [41].

Alle diese Faktoren sollten berücksichtigt werden, um die mitgeteilten Erfolgsdaten kritisch zu würdigen.

Monotherapie

Die zur Verfügung stehenden Monotherapiedaten werden in der Tabelle 15.18 wiedergegeben, die Anzahl der Remissionen beinhalten die mitgeteilten kompletten und partiellen Tumorrückbildungen meist in Form von Sammelstatistiken.

Die wohl aktivste Substanz beim Pankreaskarzinom ist das Streptozotocin mit einer Wirksamkeit um 36%, das am häufigsten verwendete Chemotherapeutikum das 5-Fluorouracil. Die publizierten Remissionsraten liegen zwischen 0 und 67% [25], im Mittel um 25%. Eine weitere Wirksamkeit zeigen Substanzen wie Mitomycin-C mit 27%, Adriamycin mit 13%, CCNU mit 17% und Methyl-CCNU mit 8%. Die Methotrexatwirksamkeit wird mit 12% und die des Cyclophosphamids mit 20% angegeben. Der Wert des Chlorambucil mit 40% ist auch in späteren Kombinationsbehandlungen nicht bestätigt worden. Die übrigen genannten Substanzen haben keinen Wirksamkeitsnachweis erbracht.

Die Hauptnebenwirkungen der am meisten verwendeten Substanzen sind folgende:

- Streptozotocin: Übelkeit, Erbrechen, tubuläre Nierenschädigung mit Azidose, Glukosurie, Proteinurie, Aminoazidurie, Azotämie, Leberschädigung, wirkt diabetogen.
- 5-Fluorouracil: Übelkeit, Erbrechen, Durchfall, Stomatitis, Leukopenie, Thrombozytopenie, Anämie, Haarausfall, Hauthyperpigmentierung, Dermatitis.

- Mitomycin-C: Übelkeit, Erbrechen, Stomatitis, Leukopenie, Thrombozytopenie, Anämie, hämolytisch-urämisches Syndrom, Lungenfibrose, Haarausfall, als Paravasat Hautnekrosen.
- Adriamycin: Übelkeit, Erbrechen, Stomatitis, Leukopenie, Thrombozytopenie, akutes und chronisches Herzversagen, Haarausfall, als Paravasat Hautnekrosen.
- CCNU, BCNU, Methyl-CCNU: Übelkeit, Erbrechen, Leukopenie, Thrombozytopenie, Anämie (kumulative Myelotoxizität), Leberschädigung, Haarausfall.
- Methotrexat: Stomatitis, Durchfall, Leberschädigung, Leukopenie, Thrombozytopenie, Anämie, tubuläre Nierenschädigung.
- Cyclophosphamid: Übelkeit, Erbrechen, Stomatitis, Leukopenie, Thrombozytopenie, Anämie, hämorrhagische Zystitis, Haarausfall.

Im allgemeinen wird bei einem Pankreaskarzinom keine Monotherapie empfohlen, sondern Kombinationschemotherapien bevorzugt.

Kombinationschemotherapie

Obwohl nur eine sehr begrenzte Anzahl chemotherapeutisch wirksamer Einzelsubstanzen vorhanden ist, die monotherapeutische Remissionsraten zwischen 8 und 40% aufweisen, werden für die Behandlung des metastasierten Pankreaskarzinoms Kombinationsschemata empfohlen, deren Ansprechraten zwischen 7 und 48% liegen. Eine Aufstellung zuletzt geprüfter Kombinationen stellt Tabelle 15.19 dar.

Die z.Z. am häufigsten in den USA benutzten Therapieschemata werden mit den empfohlenen Dosierungen in Tabelle 15.20 und 15.21 wiedergegeben.

Wiggans [49] erreichte 1976 mit dem in Tabelle 15.20 angegebenen Schema eine Remissionsrate von 43%, wobei eine Lebermetastase komplett verschwand. Sie war punktionszytologisch nicht mehr nachweisbar. Dieser Patient überlebte 3½ Jahre nach Therapiebeginn krankheitsfrei. Zu bedenken ist, daß die von Wiggans behandelten Patienten einen sehr guten Allgemeinzustand aufwiesen und 87% der behandelten Patienten die Chemotherapie ambulant erhielten.

Ähnlich gute Resultate wie Wiggans erzielte Bukowski [6] 1980 mit einem modifizierten SMF-

Tabelle 15.18. Monotherapiedaten beim metastasierenden exokrinen Pankreaskarzinom

Substanz	Anzahl der Remissionen	Remissionsrate [%]	Literatur	
Streptozotocin	8/22	36	Carter	(1975) [10]
5-Fluorouracil	65/259	25	Klapdor	(1980) [23]
Mitomycin-C	12/44	27	Carter	(1975) [10]
Adriamycin	2/15	13	Schein	(1978) [40]
Methyl-CCNU	11/131	8	Klapdor	(1980) [23]
CCNU	5/30	17	Klapdor	(1980) [23]
BCNU	0/84	0	Klapdor	(1980) [23]
Actinomycin D	1/28	4	Schein	(1978) [40]
Methotrexat	6/49	12	Klapdor	(1980) [23]
ICRF-159	1/18	6	Kaplan	(1978) [19]
Galactidol	1/20	5	Kaplan	(1978) [19]
Chlorambucil	4/10	40	Klapdor	(1978) [23]
Cyclophosphamid	4/20	20	Klapdor	(1978) [23]
Melphalan	1/43	2	Horton	(1981) [16]
VP16–213	0/28	0	Horton	(1981) [16]

Tabelle 15.19. Kombinationschemotherapiedaten beim metastasierenden exokrinen Pankreaskarzinom

Kombination	Anzahl der Remissionen	Remissionsrate [%]	Literatur	
5-FU + BCNU	19/76	25	Klapdor	(1980) [23]
5-FU + Methyl-CCNU	4/41	10	Horton	(1981) [16]
5-FU + Mitomycin		30	Buroker	(1978) [9]
5-FU + Streptozotocin	5/42	12	Moertel	(1977) [33]
5-FU + Vinblastin	3/11	27	Al-Sarraf	(1972) [1]
BCNU + Vincristin	0/8	0	Stolinsky	(1974) [46]
5-FU + Mitomycin-C + Streptozotocin	10/23	43	Wiggans	(1976) [49]
5-FU + Mitomycin-C + Streptozotocin	7/22	32	Bukowski	(1980) [6]
5-FU + Methyl-CCNU + Streptozotocin	3/43	7	Horton	(1981) [16]
5-FU + Methyl-CCNU + Streptozotocin + Vincristin	2/20	10	Sordillo	(1982) [44]
5-FU + Adriamycin + Mitomycin-C	10/27	37	Smith	(1980) [43]
5-FU + Adriamycin + Mitomycin-C	6/15	40	Bitran	(1979) [3]
5-FU + Adriamycin + Mitomycin-C + Streptozotocin	12/25	48	Bukowski	(1982) [7]
5-FU + Hexamethylmelamine + Mitomycin-C	6/21	40	Bruckner	(1983) [5]

Tabelle 15.20. Das SMF-Schema bei metastasiertem Pankreaskarzinom

Streptozotocin	1 g/m² Körperoberfläche i.v. Tag 1, 8, 36, 43
Mitomycin-C	10 mg/m² Körperoberfläche i.v. Tag 1
5-Fluorouracil	600 mg/m² Körperoberfläche i.v. Tag 1, 8, 36, 43
Wiederholung des Schemas Tag 64 = Tag 1	

Tabelle 15.21. Das FAM-Schema bei metastasiertem Pankreaskarzinom

5-Fluorouracil	600 mg/m² Körperoberfläche i.v. Tag 1, 8, 29, 36
Adriamycin	30 mg/m² Körperoberfläche i.v. Tag 1, 29
Mitomycin-C	10 mg/m² Körperoberfläche i.v. Tag 1
Wiederholung des Schemas Tag 57 = Tag 1	

Schema. Er verwendete 5-FU 500 mg/m² i.v. Tag 1–5 und 29–33, Streptozotocin 300 mg/m² i.v. Tag 1–5 und 29–33 und Mitomycin-C 10 mg/m² i.v. Tag 1 und wiederholte die Therapie an Tag 56 = Tag 1 des neuen Zyklus.

Seine Remissionsraten wurden mit 32% angegeben. In beiden Studien lagen die durchschnittlichen Überlebensdauern beim Ansprechen auf die Therapie bei 10 Monaten, bei Nichtansprechen bei 3 Monaten. Die Therapie von Wiggans wurde gut vertragen, wahrscheinlich durch den guten körperlichen Zustand seiner Patienten. Die Hauptnebenwirkung in Bukowskis Therapieschema war eine ausgeprägte gastrointestinale Toxizität, die wohl auf das Streptozotocin zurückzuführen war.

Wegen der teilweise schweren Toxizität des Streptozotocins wurde diese Substanz durch Adriamycin ersetzt. Smith [42] berichtete 1979 über 40% Ansprechraten, wobei mehr als 25% der von ihm behandelten Patienten einen schlechten Allgemeinzustand aufwiesen. Auch nach diesem Therapieschema überlebten die Patienten, die auf die Behandlung ansprachen, im Mittel um 8 Monate länger als die Patienten, die von der Therapie nicht profitierten.

Beide Therapieschemata, SMF und FAM, werden z.Z. in einer Phase-III-Studie auf ihre Wirksamkeit vergleichend geprüft.

Bukowski [7] kombinierte 1982 alle 4 Substanzen und erreichte in einer Pilotstudie 48% Remissionen. Auch diese Kombination wird weiter überprüft.

Die übrigen in Tabelle 15.19 aufgeführten Kombinationen sind den genannten Schemata nach bisherigem Wissen wohl nicht überlegen, zeigen aber, daß auch andere Substanzen und Kombinationen einen Effekt auf das metastasierte Pankreaskarzinom haben.

In einer prospektiv randomisierten Studie der South-West Oncology Group stellte Bukowski [8] 1983 einen Vergleich zwischen Streptozotocin, 5-FU und Mitomycin-C gegen Mitomycin-C und 5-FU an. Mit der Dreierkombination wurde eine Remissionsrate von 34% (19 von 56) gegenüber 8% (5 von 60) durch die Zweifachkombination gefunden. Die durchschnittlichen Überlebenszeiten unterschieden sich jedoch nicht (18 gegen 17 Wochen). Patienten mit Tumorregressionen durch die Behandlung lebten durchschnittlich mit 33 Wochen signifikant länger als die Patienten (17 Wochen), die durch die Therapie nicht profitierten. 14 Patienten, die mit der Dreifachtherapie behandelt wurden, überlebten länger als 48 Wochen. Dagegen befanden sich in der Behandlungsgruppe mit 5-FU und Mitomycin-C nur 7 Patienten, die ebenfalls länger als 48 Wochen lebten. Die Nebenwirkungen in Form von gastrointestinaler und renaler Toxizität traten in der Patientengruppe mit der Dreifachkombination häufiger auf.

In 3 Studien wurde eine Chemotherapiegruppe mit einer Kontrollgruppe ohne Chemotherapie verglichen.

Mallinson [26] berichtete 1980 über 21 Patienten, die mit Vincristin, Cyclosphophamid, Methotrexat und 5-FU behandelt wurden und 19 Patienten, die als Kontrolle dienten. Die behandelte Gruppe überlebte durchschnittlich 44 Wochen, die unbehandelte 9 Wochen. Alle Patienten, mit Ausnahme eines einzigen, waren aber innerhalb von 2 Jahren nach Therapiebeginn tot.

Frey [11] beschrieb 1981 in einer prospektiv randomisierten Studie mit insgesamt 152 Patienten, daß die Kombinationstherapie, bestehend aus 5-FU und CCNU, zu einer durchschnittlichen Überlebenszeit von 3,0 Monaten führte. Im Vergleich mit einer unbehandelten Kontrollgruppe überlebte diese durchschnittlich 3,9 Monate. Die chemotherapeutisch behandelte Gruppe wies i.allg. milde Toxizitäten auf, die das Befinden der Patienten wenig beeinträchtigten. Insgesamt wurde die Wirksamkeit dieser Kombinationstherapie als unzureichend betrachtet.

Andren-Sandberg [2] publizierte 1983 eine Arbeit, in der 25 Patienten mit 5-FU, Vincristin und CCNU behandelt und mit 22 Patienten verglichen wurden, die unbehandelt blieben. Die Patientenkollektive zeigten eine mittlere Überlebenszeit von 6,5 Monaten (von 1–17 Monaten) bzw. 5,2 Monaten (von 1–20 Monaten). Es wurde keine Verbesserung der Lebensqualität erreicht, Nebenwirkungen traten nur bei der behandelten Gruppe auf.

Waddell [48] berichtete 1973 über eine 77%ige Remissionsrate (10 von 13 Patienten) unter der Kombination 5-FU und Testolactone oder Testolactone und Spironolactone. Es existierten präklinische Daten, daß diese Substanzen die Wirkung des 5-FU synergistisch beeinflussen [37]. Die sehr optimistischen Daten wurden 1977 von Moertel [30] korrigiert. Er fand keine besseren Remissionsraten durch 5-FU mit und ohne Testolactone, die mittlere Überlebenszeit betrug in beiden Therapiearten 15 Wochen.

Solange keine wirksameren Chemotherapeutika erhältlich sind, werden die mittleren Überlebensdauern bei erfolgreicher Behandlung des metastasierten Pankreaskarzinoms kaum über 8–10 Monaten liegen. Die z.Z. wirksamsten Einzelsubstanzen dürften 5-FU, Mitomycin-C, Streptozotocin und Adriamycin sein.

Intraarterielle lokale Chemotherapie

1974 berichteten Gazet u. Smith [12] über gute, schmerzlindernde Effekte, die durch ein inoperables Pankreaskarzinom mit Einwachsen ins Retroperitoneum ausgelöst waren. 37,5% ihrer Patienten wurden komplett schmerzfrei oder wiesen eine dauerhafte Schmerzminderung auf, nachdem 1 g 5-FU/Tag 5 Tage lang intraarteriell infundiert wurde. Hafström [13] erzielte bei 32% seiner Patienten nur einen vorübergehenden Effekt, was die Schmerzfreiheit betraf.

Die Katheter wurden nach dieser Arbeit meist von der linken Armarterie aus entweder in die A. hepatica (9mal) oder in die A. lienalis (3mal), die A. gastroduodenalis (3mal), die A. coeliaca (2mal) und die A. pancreaticoduodenalis (1mal) gelegt. 5-FU wurde über eine Pumpe in der Dosierung von 10 mg/kg KG/Tag über den Zeitraum eines Monats infundiert. Nach der Infusionszeit setzte er die 5-FU-Therapie mit oral täglich 15 mg/kg KG fort. Ein Teil der Patienten erhielt zusätzlich Testolactone 150 mg oral täglich.

In beiden Patientengruppen konnte keine objektivierbare Tumorregression gefunden werden. Die mittlere Überlebenszeit vom Therapiebeginn an betrug 6,5 Monate, die Schwankungsbreite lag zwischen 1,5 und 36 Monaten. Es wurde keine zusätzliche Verbesserung der Lebensqualität erreicht, die Patienten lagen wegen der invasiven Therapieart länger im Krankenhaus als die Patienten mit intravenöser Therapieform. Die Zugabe von Testolactone verbesserte die Ansprechrate und die Überlebenszeit nicht. Die Komplikationen durch den intraarteriellen Zugang waren hoch. 9 Patienten entwickelten eine Armarterienthrombose, 4 eine Thrombose der A. hepatica oder der A. gastroduodenalis und A. lienalis. 2 Patienten erlitten eine zerebrale Embolie, 2 bluteten aus der Insertionsstelle des Katheters, 8 Katheterdislokationen wurden beobachtet und 4mal versagte die verwendete Pumpe. Die intraarterielle Chemotherapie wurde in dieser Studie als nicht praktikabel, gefährlich und ineffektiv zur Behandlung des inoperablen Pankreaskarzinoms angesehen.

2. Endokrine Pankreaskarzinome

Das am häufigsten vorkommende endokrine Pankreaskarzinom ist das Gastrinom mit dem klinischen Bild des Zollinger-Ellison-Syndroms. Seltener werden maligne Insulinome, maligne Glukagenome, Vipome oder WDHA-(watery diarrhea, hypokalemia, achlorhydria)-Syndrome und maligne Somatostatinome diagnostiziert. Vereinzelt treten auch Karzinome auf, die andere Hormone produzieren, oder Karzinome, die von den Inselzellen ausgehen, aber keine bisher bekannten Hormone sezernieren.

Die Effektivität der zytostatischen Chemotherapie dieser seltenen Tumorarten ist schwierig zu interpretieren, da die mitgeteilten Daten oft nur die Verminderung der hormonbedingten Symptome beinhalten, andere nur die biochemisch meßbaren Hormonwerte mitteilen und selten über eine Tumorregression im klassischen Sinn der Tumortherapie berichten.

Monotherapie

Die wirksamste monotherapeutisch verwendete Substanz ist das Streptozotocin, ein aus Streptomyces achromogenes isoliertes Antibiotikum. Es ist ein 1-Methyl-1-Nitrosoharnstoffderivat, welches mit Glukose kombiniert ist [15]. Seine diabetogene Eigenschaft wurde während der präklinischen Toxizitätsprüfung gefunden. Sie beruht auf der isolierten Zerstörung der B-Zellen des Pankreas [36].

In einer Studie von Broder u. Carter [4] (1973) sprachen 14 von 29 Patienten (48%) mit malignem Insulinom auf die Therapie mit Streptozotocin an und zeigten eine objektivierbare Reduktion der Tumormasse. Davon zeigten 17% eine komplette Remission. 60% der Patienten reagierten mit einer deutlichen Abnahme der im Plasma meßbaren Insulinmenge. Die von der Therapie profitierenden Patienten überlebten durchschnittlich 744 Tage gegenüber 298 Tagen bei den Patienten, deren Tumorwachstum nicht zu beeinflussen war. Die Patienten, die auf die Behandlung ansprachen, wiesen eine bessere Lebensqualität als die Vergleichsgruppe auf.

Die Dosierung des Streptozotocins erfolgte i. allg. nach 2 Schemata:

1. Streptozotocin 1–1,5 g/m² Körperoberfläche i.v. pro Woche und
2. Streptozotocin 500 mg/m² Körperoberfläche i.v. an Tag 1–5 alle 3–4 Wochen.

Junge [17] berichtete 1979 über die erfolgreiche Therapie von 3 Patienten mit Insulinom durch Streptozotocinmonotherapie, wobei die Substanz teilweise i.v., teilweise intraarteriell verabreicht wurde. Diese Patienten waren $3^1/_2$, 2 und 1 Jahr nach Beginn der Behandlung beschwerdefrei. Ein vierter Patient starb $1^1/_2$ Wochen nach Beginn der Therapie.

Ebenso war die Monotherapie mit Streptozotocin intraarteriell bei einer Patientin mit Vipom erfolgreich, bei einem weiteren Patienten jedoch nicht.

Streptozotocin erwies sich bei einem Patienten mit malignem Gastrinom als erfolglos.

Andere endokrine Pankreastumoren reagieren ebenfalls auf die Monotherapie mit Streptozotocin. Kahn [18] berichtete 1975 über 2 erfolgreich therapierte Fälle mit WDHA-Syndrom und Lebermetastasen, wobei die Substanz intraarteriell in die A. hepatica infundiert wurde.

Ebenso publizierten Stadil und Schein über objektive Tumorregressionen und verminderte Gastrinwerte bei 3 Patienten mit malignen Gastrinomen [38, 39, 45].

Moertel [31] beschrieb 1971 objektive Tumorreduktionen bei 5 von 8 Patienten (65%) mit malignen Inselzelltumoren durch alleinige Streptozotocintherapie. Diese Inselzelltumoren wiesen keine Hormonsekretion auf.

Eine weitere erfolgversprechende Substanz, z.B. zur Behandlung maligner Glukagonome, scheint das Dacarbazin (DTIC) zu sein. Kessinger [21] (1977) und Strauss [47] (1979) berichteten über die ersten positiven Erfahrungen bei der Behandlung dieser Tumorart mit DTIC bei jeweils einem Patienten, es folgten weitere Beschreibungen von Marynick [27] 1980 (1 Patient), Kessinger [22] 1983 (5 Patienten) und Kurose [24] 1984 (1 Patient). Zum Teil waren diese Patienten mit Streptozotocin erfolglos vorbehandelt.

Hallengren [14] beschrieb aber 1983 wieder einmal einen Patienten mit malignem Glukagonom, der sowohl auf die Kombination Streptozotocin plus 5-FU und auch auf den Versuch mit DTIC nicht erfolgreich behandelt werden konnte.

5-Fluorouracil als Monotherapeutikum wies in verschiedenen Dosierungen und Dosisintervallen beim Insulinom eine Wirksamkeit von ca. 25% auf [31].

Intraarterielle lokale Chemotherapie

Ergebnisse einer intraarteriellen lokalen Chemotherapie hormonell aktiver oder inaktiver Pankreaskarzinome wurden bisher in der Literatur wenig mitgeteilt [4, 18].

Eine solche Behandlung ausgedehnter Lebermetastasen, z.B. des Insulinoms, ist möglich und wird durchgeführt. Die intraarterielle Injektion von Streptozotocin über die A. hepatica oder den Truncus coeliacus führt zu dramatischen Verkleinerungen der Lebermetastasen. Darunter kommt es zu Schmerzminderung und Schmerzfreiheit im Oberbauch und zusätzlich zum Verschwinden von erheblichen Druckgefühlen. Die Lebensqualität der Patienten wird eindeutig gebessert, die Überlebenszeit verlängert. Bei wiederholter lokaler Anwendung der Chemotherapeutika sind Ansprechdauern von 1–2 Jahren und länger möglich. Für diese lokalen Maßnahmen stehen ebenfalls vorwiegend die beiden Substanzen Streptozotocin und 5-FU zur Verfügung.

Literatur

1. Al-Sarraf M, Vaughn CB, Reed ML, Vaitkevicius VK (1972) Combined 5-fluorouracil and vinblastine therapy for gastrointestinal and other solid tumors. Oncology 26:99–113
2. Andren-Sandberg A, Holmberg JT, Ihse I (1983) Treatment of unresectable pancreatic carcinoma with 5-fluorouracil, vincristine, and CCNU. Scand J Gastroenterol 18:609–612
3. Bitran JD, Desser RK, Kosloff MF, Billings AA, Shapiro CM (1979) Treatment of metastatic pancreatic and gastric adenocarcinomas with 5-fluorouracil, adria-

mycin and mitomycin C (FAM). Cancer Treat Rep 63:2049–2051
4. Broder LE, Carter SK (1973) Results of therapy with streptozotocin in 52 patients. Ann Intern Med 79:108–118
5. Bruckner HW, Storch JA, Brown JC, Goldberg J, Chamberlin K (1983) Phase II trial of combination chemotherapy for pancreatic cancer with 5-fluorouracil, mitomycin C, and hexamethylmelamine. Oncology 40:165–169
6. Bukowski RM, Abderhalden RT, Hewlett JS, Weick JK, Groppe CW (1980) Phase II trial of streptozotocin, mitomycin C, and 5-fluorouracil in adenocarcinoma of the pancreas. Cancer Clin Trials 3:321–324
7. Bukowski RM, Schacter LP, Groppe CW, Hewlett JS, Weick JK, Livingston RB (1982) Phase II trial of 5-fluorouracil, adriamycin, mitomycin C and streptozotocin (FAM-S) in pancreatic carcinoma. Cancer 50:197–200
8. Bukowski RM, Balcerzak SP, Bryan RM, Bonnet JD, Chen TT (1983) Randomized trial of 5-fluorouracil and mitomycin C with or without streptozotocin for advanced pancreatic cancer. A Southwest Oncology Group study. Cancer 52:1577–1582
9. Buroker T, Kim PN, Heilbrun L, Vaitkevicius VK (1978) 5-FU infusion with mitomycin C (MMC) vs 5-FU infusion with methyl-CCNU (Me) in the treatment of advanced upper gastrointestinal cancer. Proc Am Soc Clin Oncol 19:310
10. Carter SK, Comis RL (1975) Adenocarcinoma of the pancreas, prognostic variables, and criteria of response. In: Staquet MJ (ed) Cancer therapy: Prognostic factors and criteria of response. Raven, New York, pp 237–253
11. Frey C, Twomey P, Keehn R, Elliott D, Higgins G (1981) Randomized study of 5-fluorouracil and CCNU in pancreatic cancer: Report of the Veterans Administration Surgical Adjuvant Cancer Chemotherapy Study Group. Cancer 47:27–31
12. Gazet J-C, Smith R (1974) Intraarterial chemotherapy for patients with inoperable carcinoma of the pancreas. Proc R Soc Med 67:1182–1183
13. Hafström L, Ihse I, Jönsson P-E, Lunderquist A, Stridbeck H (1980) Intraarterial 5-FU infusion with or without oral testolactone treatment in irresectable pancreatic cancer. Acta Chir Scand 146:445–448
14. Hallengren B, Dymling J-F, Manhem P, Tennvall L, Tibblin S (1983) Unsuccessful DTIC treatment of patient with glucagonoma syndrome. Acta Med Scand 213:317–318
15. Herr RR, Jahnke HK, Argondelis AS (1967) Structure of streptozotocin. J Am Chem Soc 89:4808–4809
16. Horton J, Gelber RD, Engstrom P, Falkson G, Moertel CG, Brodovsky H, Douglass H (1981) Trials of single-agent and combination chemotherapy for advanced cancer of the pancreas. Cancer Treat Rep 65:65–68
17. Junge U, Frerichs H, Creutzfeldt W (1979) Zytostatische Behandlung maligner endokriner Pankreastumoren und metastasierenden Karzinoiden mit Streptozotocin. Verh Dtsch Ges Inn Med 85:593–596
18. Kahn CR, Levy AG, Gardner JD, Miller JV, Gordon P, Schein PS (1975) Pancreatic cholera: Beneficial effects of treatment with streptozotocin. N Engl J Med 292:941–945
19. Kaplan RS (1978) Phase II trial of ICRF-159, β-deoxythioguanosine, β-2TGdR and galactitol in advanced measurable pancreatic carcinoma. A study of the GITSG. Proc Am Soc Clin Oncol 19:335
20. Kent RB, Van Heerden JA, Weiland LH (1981) Nonfunctioning islet cell tumors. Ann Surg 193:185–190
21. Kessinger A, Lemon HM, Foley JF (1977) The glucagonoma syndrome and its management. J Surg Oncol 9:419–424
22. Kessinger A, Foley J, Lemon HM (1983) Therapy of malignant apud cell tumors. Effectiveness of DTIC. Cancer 51:790–794
23. Klapdor R (1980) Ergebnisse und Überlegungen zur Chemotherapie des Pankreaskarzinoms. Med Welt 31:1853–1858
24. Kurose T, Seino Y, Ishida H, Fujita J, Taminato T, Matsukura M, Imura H (1984) Successful treatment of metastastic glucagonoma with dacarbazine. Lancet I:621–622
25. Macdonald JS, Widerlite L, Schein PS (1977) Biopsy, diagnosis, and chemotherapeutic management of pancreatic malignancy. Adv Pharmacol Chemother 14:107–141
26. Mallinson CN, Rake MO, Cocking JB et al. (1980) Chemotherapy in pancreatic cancer: Results of a controlled, prospective, randomized, multicenter trial. Br Med J 281:1589–1591
27. Marynick SP, Fagadan WR, Duncan LA (1980) Malignant glucagonoma syndrome: Response to chemotherapy. Ann Intern Med 93:453–454
28. Moertel CG (1973) Exocrine pancreas. In: Holland JF, Frei E III (eds) Cancer medicine. Lea & Febiger, Philadelphia, p 1559
29. Moertel CG (1975) Clinical management of advanced gastrointestinal cancer. Cancer 36:675–682
30. Moertel CG, Lavin PT (1977) An evaluation of 5-FU, nitrosurea, and lactone combinations in the therapy of upper gastrointestinal cancer. Proc Am Soc Clin Oncol 18:344
31. Moertel CG, Reitemeier RJ, Schutt AJ (1971) Phase II study of streptozotocin (NSC-85998) in the treatment of advanced gastrointestinal cancer. Cancer Chemother Rep 55:303–307
32. Moertel CC, Mittelman JA, Bakemeier RF, Engstrom P, Hanley J (1976) Sequential and combination chemotherapy of advanced gastric cancer. Cancer 38:678–682
33. Moertel CG, Douglass HO, Hanley JA, Carbone PP (1977) Treatment of advanced adenocarcinoma of the pancreas with combinations of streptozotocin plus 5-fluorouracil and streptozotocin plus cyclophosphamide. Cancer 40:605–608
34. Moertel CG, Hanley JA, Johnson LA (1980) Streptozotocin alone compared with streptozotocin plus 5-fluorouracil in the treatment of advanced islet cell carcinoma. N Engl J Med 303:1189–1194
35. Prinz RA, Badrinath K, Chejfec G, Freeark RJ, Greenlee HB (1983) „Nonfunctioning" islet cell carcinoma of the pancreas. Am Surg 49:345–349
36. Rakieten N, Rakieten ML, Nadkarni MV (1969) Studies on the diabetogenic action of streptozotocin (NSC-37917). Cancer Chemother Rep 29:91–98
37. Van Rymenant M, Keymolen P, Procheret J, DeSchutter A, Kram R (1971) Action of testosterone and testolactone on isocitric dehydrogenase, aspartate transcarbamylase and gluconate. Acta Endocrinol 66:498–501
38. Schein PS (1976) Chemotherapy of gastrointestinal en-

docrine tumors. Excerpta Medica International Congress Series, No. 403. Proc. of the V. International Congress of Endocrinology. Endocrinology 2:453–457
39. Schein PS, De Lillis RA, Kahn CR, Gordon P, Kraft AR (1973) Islet cell tumors: Current concepts and management. Ann Intern Med 79:239–257
40. Schein PS, Lavin PT, Moertel CG (1978) Randomized phase II clinical trial of adriamycin in advanced measurable pancreatic carcinoma: A Gastrointestinal Tumor Study Group report. Cancer 42:19–22
41. Smith FP, Schein PS (1979) Chemotherapy of pancreatic cancer. Semin Oncol 6:368–377
42. Smith FP, Macdonald JS, Wooley PV et al. (1979) Phase II evaluation of FAM, 5-fluorouracil (F), adriamycin (A) and mitomycin-C (M) in advanced pancreatic cancer. Proc Am Soc Clin Oncol 20:415
43. Smith FP, Hoth DF, Levin B, Karlin DA, Macdonald JS, Wooley PV, Schein PS (1980) 5-Fluorouracil, adriamycin and mitomycin C (FAM) chemotherapy for advanced adenocarcinoma of the pancreas. Cancer 46:2014–2018
44. Sordillo PP, Magill GB (1982) Phase II trial of methyl-CCNU, vincristine, 5-fluorouracil, and streptozotocin (MOF-Strep) in patients with disseminated pancreatic carcinoma. Am J Clin Oncol 5:277–279
45. Stadil F, Stage G, Rehfeld JF, Efsen F, Fisherman K (1976) Treatment of Zollinger-Ellison syndrome with streptozotocin. N Engl J Med 294:1440–1442
46. Stolinsky DC, Sadoff L, Braunwald J, Bateman JR (1972) Streptozotocin in the treatment of cancer: Phase II study. Cancer 30:61–67
47. Strauss GM, Weitzmann SA, Aoki TT (1979) Dimethyltriazenoimidazole carboxamide therapy of malignant glucagonoma. Ann Intern Med 90:57–58
48. Waddell WR (1973) Chemotherapy for carcinoma of the pancreas. Surgery 74:420–429
49. Wiggans G, Schein PS, Macdonald JS, Schellinger D, Harbert J (1976) Computerized axial tomography for diagnosis of pancreatic cancer. Lancet II:233–235
50. Zelen M (1973) Keynote address of biostatistics and data retrieval. Cancer Chemother Rep 4:31–39

16 Seltene Pankreasgeschwülste

H.-J. PEIPER

Gutartige Tumoren der Bauchspeicheldrüse sind extrem selten (Kap. 4; Tabelle 16.1).

Da die Geschwülste der periampullären Region in den Bereich der Pankreasgeschwülste einzubeziehen sind, soll auch das Adenom der Papilla Vateri genannt werden. Seine Therapie entspricht i. allg. einem begrenzten chirurgischen Vorgehen, wie es für das Papillenkarzinom (Kap. 15.3) beschrieben wird. Wegen der Schwierigkeit einer eindeutigen Dignitätsbestimmung und der Größe des Tumors kann aber auch ein radikalerer Eingriff im Sinne einer Kopfduodenopankreatektomie in Frage kommen.

Die endokrin-aktiven Pankreasgeschwülste werden wegen ihrer Besonderheiten in einem späteren Kapitel abgehandelt (Kap. 20).

Das chirurgische Vorgehen bei benignen Tumoren ist durch deren Größe und Lokalisation, aber auch durch Unsicherheit hinsichtlich ihrer Dignität bestimmt. Man wird versuchen, zunächst eine begrenzte Resektion vorzunehmen und die Histologie intraoperativ eindeutig abzuklären. Im Falle einer Malignität ist der Eingriff sodann gegebenenfalls zu erweitern.

Zystadenome (Kap. 4) sind sehr seltene Pankreasgeschwülste, die überwiegend bei Frauen angetroffen werden. Es handelt sich gewöhnlich um große, multilokuläre, zystische Tumoren, die nach ihrem Inhalt in seröse bzw. muzinöse Zystadenome unterschieden werden. Der muzinöse Typ weist nicht selten maligne Herde auf und kann metastasieren. Zumindest besteht ein hohes Risiko auf maligne Umwandlung. Zystadenome sind gewöhnlich in das Pankreasparenchym eingebettet, selten einmal durch einen Stiel mit der Drüse verbunden.

Sie müssen von anderen zystischen Erkrankungen der Bauchspeicheldrüse, wie Mesenterial- und Omentumzysten unterschieden werden. Der Altersgipfel bei diesen zystischen Tumoren liegt zwischen 40 und 49 Jahre.

Die wesentlichen *Symptome* bestehen aus Rückenschmerzen oder unbestimmten epigastrischen Beschwerden. Sie sind zumeist Ausdruck von Verdrängungserscheinungen. Zum Ikterus kommt es selten, da diese Geschwülste überwiegend im Korpus und Schwanz lokalisiert sind. Häufig ist ein zu ertastender Oberbauchtumor das einzige Krankheitsbild. Selten dürfte es zu einer Intestinalblutung kommen [11], die mit der starken Vaskularisation in Verbindung gebracht wird.

Muzinöse zystische Neoplasmen sind allerdings eher relativ wenig vaskularisiert. Die *Diagnose* kann heute durch Ultraschall und CT erhärtet werden, wobei zunächst zumeist nur eine zystische Veränderung im Pankreasbereich festzustellen ist. Eine genaue Abklärung ist durch ultraschallgezielte Punktion bzw. Zytologie zu erbringen (Abb. 16.1).

Die konventionelle Röntgenuntersuchung bringt u.U. Verdrängungserscheinungen zur Dar-

Tabelle 16.1. Gutartige Tumoren der Bauchspeicheldrüse. [Nach Becker V et al. (1976) Pankreas. Springer, Berlin Heidelberg, New York]

Gangepithel	Intraduktuläre Papillome
	Cystadenoma serosum
	Cystadenoma mucinosum
	Dermoidzyste
	Dermoide
	Teratome
Azinusepithel	Metastasierendes Adenom
	Azinarzellkarzinom
	Karzinoid
Inkretorium	Trabekuläres Adenom
	A-Zelladenom
	B-Zelladenom
	ZE-Adenom
	Karzinoid
Stützgewebe	Fibrom
	Lipom
	Mykom
	Chondrom
	Leiomyom
	Hämangiom
	Lymphangiom
	Neurinom
	Neurofibrom
	Schwannom

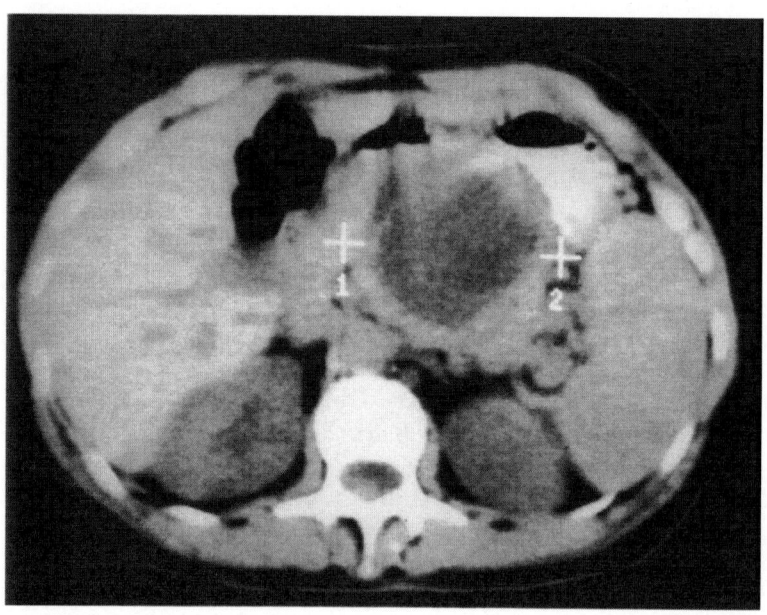

Abb. 16.1. S., A., 43 Jahre: Muzinöses Zystadenom des Pankreas. Vor $3^1/_2$ Jahren Feststellung einer Pankreaszyste, operative Behandlung: Zystojejunostomie. Kontrollen durch Ultraschall und CT ergaben Persistenz eines polyzystischen Pankreasprozesses. Ultraschallgesteuerte Feinnadelbiopsie: muzinöses Zystadenom ohne Anhalt für Malignität. Operation: Exstirpation des zystischen Prozesses im Bereich von Pankreasschwanz- und -körper mit einem Durchmesser von 10 cm, die durch starke chronisch-granulierende und vernarbende unspezifische Vorgänge erschwert war. Blinder Verschluß des rechtsseitigen Restpankreas. Glatter Heilverlauf, kein Hinweis für exokrine oder endokrine Pankreasfunktionsstörung

stellung. Selten einmal finden sich Verkalkungen in der Zystenwand.

Eine Angiographie, die schon im Hinblick auf den operativen Eingriff zu fordern ist, kann Verdrängungserscheinungen durch den Tumor oder eine starke Vaskularisation desselben erkennen lassen.

Das CEA kann stark erhöht sein, wobei hohe Konzentrationen auch in der muzinösen Flüssigkeit festgestellt wurden [2].

Therapie

Zystadenome und Zystadenokarzinome werden nach Möglichkeit operativ beseitigt. Diesem Ziel kommt die übliche Lokalisation im Korpus oder Schwanz des Pankreas entgegen. Man wird also i. allg. mit einer mehr oder weniger ausgedehnten Linksresektion auskommen. Häufig sind die Patienten voroperiert, wobei in Verkennung der richtigen Diagnose und einer Fehlinterpretation als Pseudozyste nicht selten eine Zystojejunostomie angelegt wurde. Entzündliche Reaktionen in der Nachbarschaft fehlen zumeist, was die Exstirpation erleichtert; sind sie aber in Tumorwandung oder Umgebung, besonders aber in unmittelbarer Nähe zu den großen Gefäßstämmen (Mesenterialgefäße, Pfortader, Milz- und Leberarterien) vorhanden, kann die Exstirpation erheblich erschwert sein. Uns hat es sich in dieser Situation bewährt, den zystischen Tumor aufzuschneiden, seine vorderen Anteile zu resezieren und die nach hinten zu den großen Gefäßen liegenden Zysten- bzw. Tumoranteile stückweise abzutragen. Gewisse Bedenken müssen diesbezüglich für den malignen Typ geäußert werden, da das Risiko von Implantationsmetastasen gegeben zu sein scheint [7]. Gestaute Venen im Tumorbett können operative Schwierigkeiten infolge profuser Blutungen mit sich bringen. Die Spätergebnisse hinsichtlich der Überlebenschance sind ausreichend. Auch die Prognose des Zystadenokarzinoms wird als gut bezeichnet, obwohl letale Verläufe infolge Metastasierung bekannt geworden sind. $^2/_3$ der Patienten überlebten nach radikaler operativer Entfernung die Fünfjahresgrenze [1, 9].

Metastatische Tumoren

Klinisch sind diese sehr schwer diagnostizierbar. Autoptisch hingegen wurden sie in 8,5–16% der Fälle vorgefunden [3]. Der Primärtumor kommt meist in Mamma, Lunge und Hautmelanomen vor, viel seltener im Gastrointestinaltrakt [8].

Die klinischen Symptome sind unspezifisch und selbst Zusatzuntersuchungen erlauben keine Differentialdiagnose. Die einzigen in der Literatur veröffentlichten Fälle wurden durch ERCP erkannt.

Vom therapeutischen Standpunkt aus können sich solche Metastasen bei rechtzeitiger Diagnose als operabel erweisen, besonders weil sie sehr oft spät auftreten (13 Jahre nach Hypernephrom [5]).

Literatur

1. Compagno I, Oertel I (1978) Mucinous cystic neoplasms of the pancreas with overt and latent malignancy. Am J Clin Pathol 69:573
2. Ferner JG, Hensley MH, Kalsert H, Zeppa R (1978) Cystadenocarcinom and Carcinoembryonic Anticen (CEA). Kempfer 42:632
3. Frantz VK (1959) Tumors of the pancreas. In: Atlas of tumor pathology, Fasc 27, 28, American Registry of Pathology, Armed Forces Institute of Pathology, Washington DC
4. Didokar MS, Malhotra Y, Holyoke ED et al. (1975) Zystadenoma of the pancreas. Surg Gynecol Obstet 140:925
5. Guttman FM, Ross M, Lachance C (1972) Pancreatic metastasis of renal cell carcinoma treated by total pancreatectomy. Arch Surg 105:782
6. Havig Ö (1975) Some autopsy findings in pancreatic lesions. Scand J Gastroenterol 10 [Suppl 34]:23
7. Kalsert MH, Smith FP, Schein PS, Zeppa R (1985) Exocrine tumors of the pancreas. In: Bockus (ed) Gastroenterology, vol 6, 4th edn. Saunders, Philiadelphia, p 4094
8. Keller EHJ, Rückert K (1986) Metastasen im Pankreas. Chirurg 57:43–44
9. Moret S, Moser G, Rohner A (1981) Cystadenomes et cystadenocarcinomes du pancréas. Schweiz Med Wochenschr 111:811
10. Piper CE Jr, Re Mine WH, Briestley JT (1962) Pancreatic cystadenomata. JAMA 180:648
11. Rosenbaum H, Connolly P, Clinie A (1963) Pancreaticocystadenoma with an intestinal hemorrhage. Am Radium Ther Nucl Med 90:735

17 Pankreasabszeß

L.F. HOLLENDER

Der Pankreasabszeß ist eine äußerst gravierende Komplikation meistens einer akuten Pankreatitis, die eine rasche Diagnose und ein entsprechendes chirurgisches Vorgehen verlangt.
Er tritt in 1–9% aller akuten Pankreatitiden und als Komplikation von verschiedenen anderen Pankreasläsionen in 1–4% auf.

1. Geschichtliches

1609 fand erstmalig der Freiburger Stadtarzt Johann Schenk von Grafenberg einen Pankreasabszeß bei einer Sektion.
1845 inzidierte Wandesleben den ersten Pankreasabszeß, der als fluktuierender Tumor im linken Oberbauch erschienen war. Es entwickelte sich eine Pankreasfistel, der der Patient 6 Monate später erlag.
1894 stellte Körte auf dem Chirurgenkongreß in Berlin einen Patienten vor, der durch äußere Drainage und Spülbehandlung von einem Pankreasabszeß geheilt worden war.
1907 beschrieb Brewer ausgiebig einen klinischen Fall von Pankreasabszeß und schlug eine spezifische Drainagetechnik vor.
1909 plädierte Rosenbach für die Inzision und Drainage, wenn möglich mit Extraperitonealisierung.
1917 veröffentlichte Davis den ersten definitiv ausgeheilten Fall eines Pankreasabszesses.
1925 schlug Moynihan das Débridement der nekrotischen Gewebe vor, verbunden mit einer Drainage der Bursa omentalis und einer äußeren Gallengangdrainage.
1963 publizierten Altemeier u. Alexander eine komplette klinische und therapeutische Studie anhand von 32 Fällen und befürworteten die äußere Drainage des Abszesses.

2. Ätiologie

Verschiedene Faktoren können zur Bildung eines Pankreasabszesses führen:
1. Die akute Pankreatitis, besonders in ihrer hämorrhagisch-nekrotisierenden Form, erscheint als Hauptursache bei mehr als der Hälfte der Fälle (55%). Der Abszeß entsteht 1–4 Wochen nach dem akuten Schub, manchmal nach scheinbarer „Ausheilung".
2. Ein Pankreastrauma ist in 40% der Fälle die Ursache.
3. Die anderen ätiologischen Faktoren sind viel seltener. Es seien vermerkt
- das Entstehen eines Abszesses nach Pankreasresektion durch Nahtinsuffizienz am Restpankreas
- die seltene Lithiase des Ductus Wirsungianus
- die Choledocholithiasis
- das perforierte Duodenalulkus

3. Klinik

Die klinischen Symptome sind diejenigen eines schweren Infektionsbildes mit Septikämie.

Funktionelle Symptome

Sie charakterisieren sich durch akute, anhaltende Abdominalschmerzen mit Rückenausstrahlung. In manchen Fällen bestehen Übelkeit und sogar Erbrechen. Wenn auch das Erscheinungsbild eines Subileus zum Krankheitsbild gehört, so bleibt der komplette Ileus jedoch selten.

Physische Symptome

Ein Subikterus kann in manchen Fällen entstehen. Äußerst selten kommt es zum kompletten Ikterus, bedingt durch die Abszeßlokalisierung in der Pankreaskopfregion.
Die abdominelle Untersuchung zeigt bei der Palpation eine Bauchdeckenreaktion im Epigastrium.

In $1/3$ der Fälle wird eine „Masse" im linken Hypochondrium palpiert. Manchmal besteht nur eine abdominelle Distension.

Allgemeinsymptome

Das Hauptsymptom ist ein hektisches Fieber um 39° C mit gleichzeitiger Pulsbeschleunigung und Tachypnoe. Eine Oligurie mit einem Urinvolumen unter 25 ml/h und ein Schocksyndrom mit Hypotonie (Blutdruck unter 100) wurden in 40% der Fälle nachgewiesen.

Bei Patienten, deren Pankreasabszeß sich in der Abklingphase einer akuten hämorrhagisch-nekrotisierenden Pankreatitis entwickelt hat, wird eine erneute Verschlechterung der biologischen Parameter, insbesondere von Serumamylase und Glukose, festgestellt.

4. Zusatzuntersuchungen

Die *biologischen Befunde* sind nicht spezifisch. Es werden beobachtet
- eine Hyperleukozytose über 12000/ml
- eine Hyperglykämie in 75% der Fälle
- die Amylasämie ist oft normal, nur in 30% der Fälle steigen die Werte und in 20% der Fälle besteht eine Amylasurie
- eine Hyperbilirubinämie entwickelt sich selten
- im Blut werden gramnegative Bakterien und oft Aerobier vorgefunden

Röntgenologische Befunde:
- Die Abdomenleeraufnahme zeigt in 20–30% der Fälle Luftbläschen im linken Hypochondrium
- Zu den erforderlichen komplementären Untersuchungen gehört die Sonographie zur Lokalisierung des Abszesses und zur Darstellung einer „Masse" oder eines Hohlraums, dessen Wände oft gut zu erkennen sind
- Ist die Sonographie negativ (in 20% der Fälle), wird eine Computertomographie vorgenommen, die genauer und zuverlässiger ist. Sie erlaubt es, intra- sowie peripankreatische Abszesse zu lokalisieren. Sie kann verschiedene Bilder aufweisen, die durch das Erscheinen von multiplen Luftbläschen, von phlegmonösen Zonen oder Massen gekennzeichnet sind
- Eine durch Sonographie oder Computertomographie gesteuerte Punktion mittels einer 22- oder 20-Gauge-Nadel in der linken Flanke erlaubt es, in 65% der Fälle direkt Eiter oder eitrige Nekrosen zu aspirieren und so die Diagnose mit Sicherheit zu bestätigen

- Besteht eine äußere Fistel, wird eine Fistulographie vorgenommen, welche in die Abszeßhöhle führt
- Die Thoraxübersichtsaufnahme zeigt bei 40–60% der Patienten einen linken reaktiven Pleuraerguß oder Parenchymverdichtungen der Lunge
- Bei der Magen-Darm-Passage kann eine Magen- oder Duodenalkompression zur Darstellung kommen. Stenosen des Kolon transversum oder des oberen linken Kolons, ausnahmsweise auch Kolonfisteln, wurden beschrieben
- ^{111}In, i.v. appliziert, erlaubt in manchen Fällen, die Diagnose in der Zellulitisphase zu stellen und so eine sehr frühe Drainage vorzunehmen

5. Differentialdiagnose

Sie erweist sich i. allg. als relativ schwierig, ist aber bei einer sich in Ausbildung befindlichen Pseudozyste wichtig. Die Differenzierung wird erleichtert durch das Bestehen von Infektionssymptomen, wie Fieber, Hyperleukozytose und allgemeinen septischen Erscheinungen.

In manchen Fällen stellt sich die Frage, ob es sich nicht um eine akute Pankreatitis handelt.

Es wird daran erinnert, daß die Lage von Pankreasabszessen unterschiedlich sein kann, sie mehr oder weniger abgegrenzt oder ausgedehnt erscheinen und sie sich auch in der Bursa omentalis befinden.

6. Pathogenese

Die prädisponierenden Faktoren zur Ausbildung eines Pankreasabszesses sind rein hypothetisch. Es scheint, daß die Kontamination vom Kolon aus auf dem Wege über die transparietalen Lymphbahnen oder über die Blutgefäße stattfindet. Der Ausgangspunkt kann die Gallenblase oder eine infektiöse Cholangitis sein. Es gibt auch Fälle von iatrogenen Infektionen, die von einer vorhergegangenen Operation stammen.

Verschiedenartige Bakterien, hauptsächlich Kolibazillen und Enterokokken, sind zu beachten.

7. Chirurgische Therapie

Die einzige in Frage kommende Behandlung besteht in einem möglichst raschen chirurgischen Vorgehen mit Eiterableitung. Man sollte davon absehen, nur eine durch Sonographie oder Com-

Pankreasabszeß

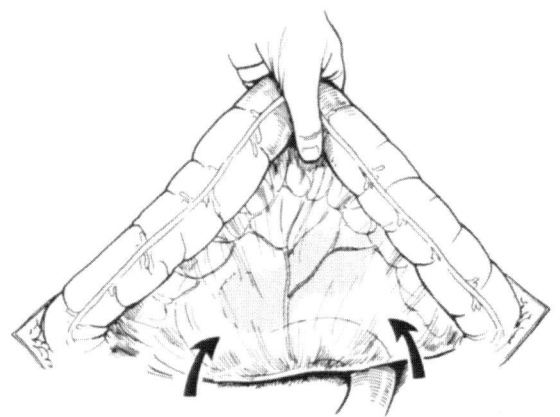

Abb. 17.1. Lokalisierung und Ausräumung eines in das Mesokolon entwickelten Pankreasabszesses nach Hochziehen des Mesocolon transversum und durch dieses hindurch unter Schonung der Gefäße (*Pfeile*)

putertomographie gesteuerte, perkutane Punktion des Abszesses vorzunehmen. Diese kommt allein in Frage bei Patienten, deren Allgemeinzustand eine Operation im Augenblick nicht erlaubt. In diesem Falle ist die Punktion eine Notmaßnahme, um eine Notsituation zu überwinden.

Es wird eine Querinzision im linken Hypochondrium ausgeführt. Baker (persönliche Mitteilung) rät zu einer Inzision zwischen der 11. und 12. Rippe, soweit wie möglich nach hinten. Manche Autoren schlagen die Resektion der 12. Rippe vor, um zu einer optimalen posterioren Drainage zu gelangen. Nach unserer Erfahrung ergibt dies eine sehr gute posteriore Gegeninzision; es ist aber wichtig, einen direkten, vorderen Zugangsweg zu haben, um eine vollständige Sanierung der Abszeßhöhle auszuführen und auch nach Doppellokalisation zu fahnden.

Nach breiter Öffnung des Lig. gastrocolicum mit Abbindung der kurzen Magengefäße sowie der linken gastroepiploischen Gefäße wird der Abszeß breit freigelegt und nach sorgfältiger Abdeckung der naheliegenden Organe seine vollkommene Entleerung und eine saubere Toilette der ganzen Region vorgenommen. Danach wird eine ausgiebige Spülung vorgenommen, da nicht nur der Eiter, sondern auch alles nekrotische Gewebe entfernt werden muß. Befindet sich der Abszeß in unmittelbarer Nähe der Milz, so kann die Ligatur der Milzgefäße mit Splenektomie empfehlenswert erscheinen, um späteren Arrosionsblutungen vorzubeugen.

Es ist äußerst wichtig, nach einem 2. Abszeß zu fahnden, der oft vorliegt. Die Sonographie und die Computertomographie sind dabei von großem präoperativem Nutzen.

Gegebenenfalls kann man einen zum Mesokolon hin entwickelten Pankreasabszeß auch durch dieses hindurch eröffnen und ausräumen. Probepunktionen mit dicker Kanüle zeigen den direkten Weg auf (Abb. 17.1).

In die Abszeßhöhle werden große Streifen eingelegt, die jeden Tag zu erneuern sind. Um die Austrittsstelle der Streifen herum wird das Abdomen breit offen gelassen. Ein dickes Drain wird möglichst weit nach hinten gelegt und je nach Ausdehnung zwischen 9. und 12. Rippe so tief wie möglich aus der Abszeßhöhle ausgeleitet (Abb. 17.2).

Nach 5–6 Tagen werden die Streifen durch eine Spüldrainage mit 4–6 l antiseptischer Flüssigkeit/ 24 h ersetzt. Diese Spüldrainage bleibt liegen, bis die ausfließende Flüssigkeit klar ist, was i. allg. 10–15 Tage benötigt.

Abb. 17.2. Posteriore Drainage eines Pankreasabszesses

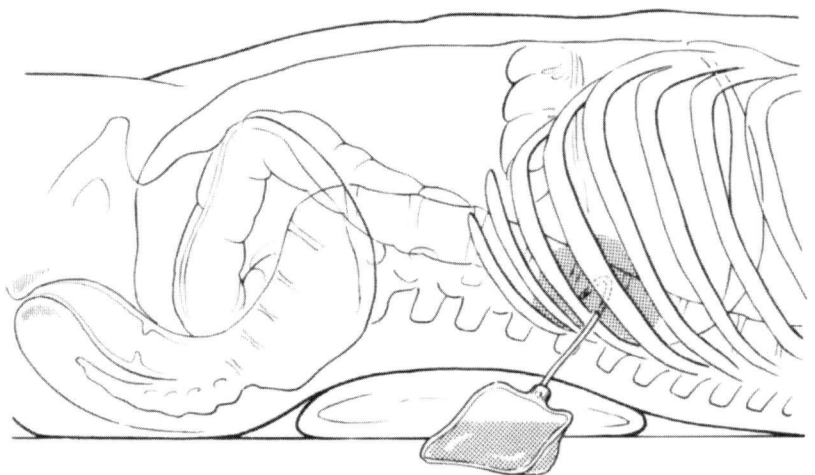

Entsteht eine schwer zu stillende, diffuse Blutung, was nicht allzu selten ist, wird man die Höhle mit Operationstüchern austamponieren. Sind die Milzgefäße beteiligt, werden A. und V. lienalis separat ligiert und die Milz exstirpiert. Gleichzeitig wird eine spezifische Antibiotikatherapie nach Vorliegen der bakteriologischen Sensibilität eingeleitet.

Wir raten von einer Gastrostomie und Jejunostomie zur parenteralen Ernährung ab, da sie zu vielen Komplikationen führt. Eventuell kann eine „Nadeljejunostomie" in Frage kommen. Am Besten ist die nasale Einführung einer dünnen Ernährungssonde.

Eine postoperative Hyperalimentation ist sehr wichtig. Sollte sie nicht enteral gelingen, wird ein Jugularkatheter bis in die V. cava superior vorgeschoben. Dem Patienten sollten 2500–3000 cal/24 h über 15–20 Tage zugeführt werden.

In Ausnahmefällen ist der Pankreasabszeß in das Colon transversum eingebrochen. Bei diesen Patienten wird eine rechtzeitige präliminare Kolostomie bzw. eine „Loop-Ileostomie" angelegt. Kleine Fisteln können auch unter kompletter parenteraler Ernährung abheilen.

8. Komplikationen

- Sepsis ist die häufigste postoperative Komplikation
- Streßulzerationen wurden beobachtet. Eine systematische H_2-Blockprophylaxe läßt sie i. allg. vermeiden
- Postoperativ sind Blutungen und Darmfisteln zu befürchten
- Eviszerationen erscheinen besonders nach Längsinzisionen
- Das Auftreten einer Pankreasfistel ist nicht selten. Die operative Behandlung solcher Fisteln sollte nicht vor 4–6 Monaten vorgenommen werden, da sie sich oft spontan schließen. Vor ihrer Behandlung müssen alle Infektionsherde verschwunden sein
- Als weitere Komplikation wurde die Milzvenenthrombose beschrieben mit einer segmentären Hypertonie und Entwicklung von ösophagokardiotuberösen Varizen
- Einige Autoren haben auch einen vorübergehenden Diabetes festgestellt
- Die Bildung von neuen Abszessen ist in manchen Fällen trotz aller Maßnahmen nicht zu vermeiden

- Die Mortalität bleibt stets relativ hoch und liegt immer noch bei 20%. Nur ein sofortiges Eingreifen bei klarer Diagnose oder selbst bei Verdacht kann diesen Prozentsatz verringern. Die Ursachen der Todesfälle sind mit abnehmender Frequenz: septischer Schock, Blutungen, Nieren- und Lungenversagen

Mit einer Nachoperation darf nicht gezögert werden, wenn die Abszedierung sich trotz der Drainage nicht zurückbildet und eine Septikämie weiter besteht bzw. sich entwickelt.

Literatur

1. Aeberhart P, Haertel M (1980) Die Computertomographie als Hilfe für die Indikationsstellung und die Wahl des Operationszeitpunktes bei der akuten Pankreatitis. Helv Chir Acta 47:581–586
2. Altemeier WA, Alexander JW (1963) Pancreatic abscess: Study of 32 cases. Arch Surg 87:80–89
3. Aranha GV, Prinz RA, Greenlee HB (1982) Pancreatic abscess: An unresolved surgical problem. Am J Surg 144:534–538
4. Becker JM, Pemberton JH, Dimagno EP, Ilstrup DM, McIlrath DC, Dozois RR (1984) Prognostic factors in pancreatic abscess. Surgery 96:455–460
5. Bolooki H, Jaffe B, Gliedman ML (1968) Pancreatic abscesses and lesser omental sac collections. Surg Gynecol Obstet 126:1301–1308
6. Brewer GE (1907) The technique of draining circumscribed abscesses of the pancreas. Surg Gynecol Obstet 5:344
7. Camer SJ, Tan EGC, Warren KW, Braasch JW (1975) Pancreatic abscess. A critical analysis of 113 cases. Am J Surg 129:426–431
8. Crass RA, Meyer AA, Broske-Jeffrey R, Federle MP, Grendele JH, Wing VW, Cranky DD (1985) Pancreatic abscess: Impact of computerized tomography on early diagnosis and surgery. Ann Surg 150:127–131
9. Davidson ED, Bradley EL (1981) „Marsupialization" in the treatment of pancreatic abscess. Surgery 89/2:252–256
10. Donahue PE, Nyhus LM, Baker RJ (1980) Pancreatic abscess after alcoholic pancreatitis. Arch Surg 115:905–909
11. Evans FC (1969) Pancreatic abscess. Am J Surg 117:537–541
12. Farringer JL, Robbins LB II, Pickens DR (1966) Abscesses of the pancreas. Surgery 60/5:964–970
13. Finch WT, Sawyers JL, Schenker S (1976) A prospective study to determine the efficacy of antibiotics in acute pancreatitis. Ann Surg 183:667–670
14. Fleischer AC, Parker P, Kirchner SG, James AE Jr (1983) Sonographic findings of pancreatitis in children. Radiology 146/1:151–155
15. Frey CF, Lindenauer SM, Miller TA (1979) Pancreatic abscess. Surg Gynecol Obstet 149:722–726
16. Holden JL, Berne TV, Rosoff L (1976) Pancreatic abscess following acute pancreatitis. Arch Surg 111:858–861

17. Jeffrey RB, Federle MP, Cello JP, Grass RA (1982) Early computed tomographic scanning in acute severe pancreatitis. Surg Gynecol Obstet 154:170–174
18. Jones CE, Polk HC Jr, Fulton RL (1975) Pancreatic abscess. Am J Surg 129:44–47
19. Karlson KB, Martin EC, Pankuchen EI, Mattern RF, Schultz RW, Casarella WJ (1982) Percutaneous drainage of pancreatic pseudocysts and abscesses. Radiology 142/3:619–624
20. Kune GA (1968) Abscesses of the pancreas. Aust NZ J Surg 38:125–128
21. Kune GA, King R (1973) The late complications of acute pancreatitis; pancreatic swelling, cyst and abscess. Med J Aust 1:1241–1246
22. Mason HDW, Forgash A, Balch HH (1976) Intestinal fistula complicating pancreatic abscess. Surg Gynecol Obstet 140:39–43
23. Mendez G Jr, Isikoff MB (1979) Significance of intrapancreatic gas demonstrated by C.T.: A review of nine cases. Am J Radiol 132:59–62
24. Miller TA, Lindenauer SM, Frey CF, Stanley JC (1974) Pancreatic abscess. Arch Surg 108:545–551
25. Neher M, Kummerle F, Mangold G, Schöborn H (1977) Verzögerte Operation bei akuter Pankreatitis. Chirurg 48:439–443
26. Owens BJ, Hamit HF (1977) Pancreatic abscess and pseudocyst. Arch Surg 112:42–45
27. Ranson JHC, Spencer FC (1977) Prevention diagnosis and treatment of pancreatic abscess. Surgery 82:99–105
28. Saxon A, Reynolds JT, Doolas A (1981) Management of pancreatic abscesses. Ann Surg 194:545–552
29. Steedman RA, Doering R, Carter R (1967) Surgical aspects of pancreatic abscess. Surg Gynecol Obstet 125:757–776
30. Stone HH, Strom PR, Mullins RJ (1984) Pancreatic abscess management by subtotal resection and packing. World J Surg 8:340–345
31. Warshaw AL (1974) Inflammatory masses following acute pancreatitis. Surg Clin North Am 54:621–635

18 Die Verletzungen des Pankreas

L.F. HOLLENDER und J. BAHNINI

Die Verletzungen des Pankreas sind bedingt durch die tiefe Lage der Drüse, die von den Nachbarorganen eng umringt und bedeckt ist, durch ihre schwierige, oft verspätete Diagnose, durch das Risiko einer Pankreasnekrose mit ihren örtlichen und allgemeinen schweren Folgen und durch die Schwierigkeit einer adäquaten Therapie.

1. Geschichtliches

1811 in einem Memorandum über die Verletzungen des Abdomens widmete Edler nur ein ganz kurzes Kapitel den Verletzungen des Pankreas.
1812 in seinem Buch über die „Pankreaschirurgie" beschrieb Senn 4 Kontusionsfälle.
1816 operierte Calwell mit Erfolg eine Pankreasruptur, die nach einer Wunde zwischen der 10. und 11. linken Rippe aufgetreten war.
1826 erschien die erste Beschreibung durch Travers aus London über eine vollständige Ruptur des Pankreas, entdeckt anläßlich der Autopsie einer betrunkenen Frau, die von einer Kutsche überfahren worden war.
1864 beschrieb Otis Schußverletzungen des Pankreas während des amerikanischen Bürgerkriegs.
1895 wurde die erste Laparotomie wegen einer Pankreaswunde von Villiere durchgeführt. Es war ein Mißerfolg: Die Autopsie zeigte eine Querruptur des Pankreas.
1898 beschrieb Körte in der allgemeinen Enzyklopädie von Billroth u. Lücke die Kontusionen des Pankreas und berief sich auf 16 Fälle, die alle Autopsiebefunde waren.
1900 entdeckte Michaux, 3 Stunden nach einem Unfall, eine totale Pankreasruptur, die er durch Tamponade behandelte. Der Patient starb kurz darauf.
1903 sammelte Mikulicz 24 Krankengeschichten von Pankreasverletzungen: 13 davon wurden nicht operiert; sie sind alle gestorben. Bei 11 wurde eine Laparotomie mit ausgedehnter Drainage vorgenommen, 7 haben überlebt.
1905 berichtete Villar über 3 Heilungsfälle nach Operation. In demselben Jahr operierte Garré einen totalen Querriß mit Vernähung des Parenchyms und der Pankreaskapsel und tamponierte die Wunde mit Vioformgaze. Der Verletzte hatte vorübergehend eine Pankreasfistel, die spontan ausheilte.
1911 veröffentlichte Lenoir eine Doktorarbeit über „Die Kontusionen des Pankreas", wobei er die Probelaparotomie als wichtiges Behandlungsprinzip herausstellte. Dabei hat der Chirurg je nach der Läsion die Wahl zwischen Parenchymnaht, Teilresektion des geprellten Pankreas oder einfacher Tamponade.
1912 befürwortete Guleke, so früh wie möglich zu operieren, um das Ausfließen des Pankreassekrets aus der verletzten Drüse zu verhindern.
1929 resezierte Henck das linke Pankreas nach einer Querruptur und verschloß Gang und Parenchym in der Korpusgegend.
1957 schlug Guillemin eine doppelte Pankreas-Jejunum-Anastomose vor, die Seit-zu-Seit dazwischen liegt, während er die 2 Pankreassegmente in die seitlichen Teile der ausgeschalteten Y-Schlinge implantierte.
1959 schlug Doubilet vor, einen Polyäthylenkatheter in den Ductus Wirsungianus einzuschieben und ihn durch den Ductus choledochus und cysticus nach außen zu leiten.
1959 anastomosierten Letton u. Wilson einen distalen Pankreasstumpf mit einer Roux-Y-Schlinge, nachdem sie den proximalen Pankreasstumpf verschlossen hatten.
1960 schlug Nissen eine Technik, vor, die mit der von Guillemin identisch war.
1961 riet Bracey zu der Pankreatogastrostomie, da die Implantation des distalen Pankreas in die hintere Magenwand den Vorteil hat, schneller durchgeführt werden zu können.

1961 legte Pellegrine ein dünnes T-Drain in den Ductus Wirsungianus und vernähte den zerrissenen Gang und das Parenchym.

1963 vernähten Doubilet u. Mulholland den Ductus Wirsungianus über einem transpapillären Drain.

1968 propagierte Hollender die Körperschwanzexstirpation als Methode der Wahl für die Verletzungen des linken Pankreas.

1973 empfahl Doutre bei den Kopf- und Isthmusverletzungen eine Kopfduodenopankreatektomie.

2. Häufigkeit

Die Häufigkeit der Pankreasverletzungen ist in den letzten Jahren deutlich gestiegen und schwankt im Augenblick zwischen 7 und 9,6% [30].

In ihrem Bericht von 1973 auf dem französischen Chirurgenkongreß hatten Doutre u. Patel [16] 456 Krankheitsgeschichten aus der angelsächsischen, 137 aus der russischen und 181 aus der französischen Literatur gesammelt und konnten somit beweisen, daß die Verletzungen des Pankreas nicht allzu selten sind.

1979 veröffentlichte Nardi [37] aus Boston eine Sammelstatistik von 604 Fällen von Pankreastraumen und notierte dabei 61% direkte Läsionen durch eindringende Wunden.

All diese Mitteilungen spiegeln die zunehmende praktische Bedeutung von Pankreasverletzungen wider.

3. Ätiologie

1. In den meisten Fällen erfolgen die Kontusionen des Pankreas durch eine heftige komprimierende Prellung in der epigastrischen Gegend, welche meistens durch das Steuer eines Autos oder durch einen Verkehrsunfall (Auto, Motorrad, Fahrrad), durch einen Sportunfall (Pferdesturz) bzw. durch einen Arbeitsunfall entsteht. Das Pankreas wird dabei gegen die Wirbelsäule gequetscht und zerreißt meistens in der Höhe der oberen Mesenterialgefäße.

Da die Blockierung der Sicherheitsgürtel von links nach rechts erfolgt, entstehen die durch ihn verursachten Schäden meistens im Pankreaskopf und -isthmus.

2. Die direkten Wunden können verschiedenen Ursprungs sein. In erster Linie sind es Wunden durch blanke Waffen (12,3%) oder Schußwunden (51,8%).

3. Ein nicht zu unterschätzender Faktor entsteht indirekt durch plötzliches Bremsen.

Die stumpfen Traumen sind in Europa bei 75% aller Pankreasverletzungen als kausaler Faktor anzuschuldigen.

In anderen Weltteilen sind penetrierende Wunden [2] häufiger. Dies betrifft in den Vereinigten Staaten 77,6% der Fälle [21, 22] bzw. 75% [23], in Nordirland 60% [8] sowie 56% in Malaysia [3].

Stets sollte man bei einer Abdominalkontusion an die Möglichkeit einer Pankreasverletzung denken.

4. Pathologische Anatomie

Nach stumpfem Bauchtrauma sind makroskopisch 4 Läsionstypen möglich (Abb. 18.1 a–d):

1. die einfache Kontusion,
2. der mehr oder minder unregelmäßige Einriß mit oberflächlichen Gangläsionen, aber mit einem intakten Ductus Wirsungianus,
3. die Drüsenruptur mit Wirsungianus-Einriß,
4. die Zerquetschung des Pankreas.

Die resultierenden Verletzungen führen entweder zu
– einer oberflächlichen Wunde, die einem Einriß gleicht,
– einem Abreißen oder einem Zerreißen, das gleichzeitig das Parenchym und die Kanäle verletzt.

Schließlich gibt es komplexe Läsionen, die das Duodenum und den Ductus choledochus mit einbeziehen. Fälle mit vollständigem Abriß des Ductus choledochus und weitgehender Zertrümmerung des Pankreaskopfes sind relativ häufig geworden.

Vor kurzem haben J.B. Moore u. E.E. Moore [36] eine Klassifizierung der pankreatoduodenalen Verletzungen nach Schweregrad und Lokalisation vorgeschlagen (s. Abb. 18.1 a–d):

Grad 1: Partielle Verletzung von Pankreasparenchym und Duodenum mit minimalem Gewebeschaden ohne Gangbeteiligung

Grad 2: Komplette Ruptur des Pankreas *oder* des Duodenums, die entweder eine Resektion oder eine „Versorgung" benötigen

Grad 3: Komplette Ruptur des Pankreas *und* des Duodenums, welche Resektion oder Versorgung benötigen

Die Verletzungen des Pankreas

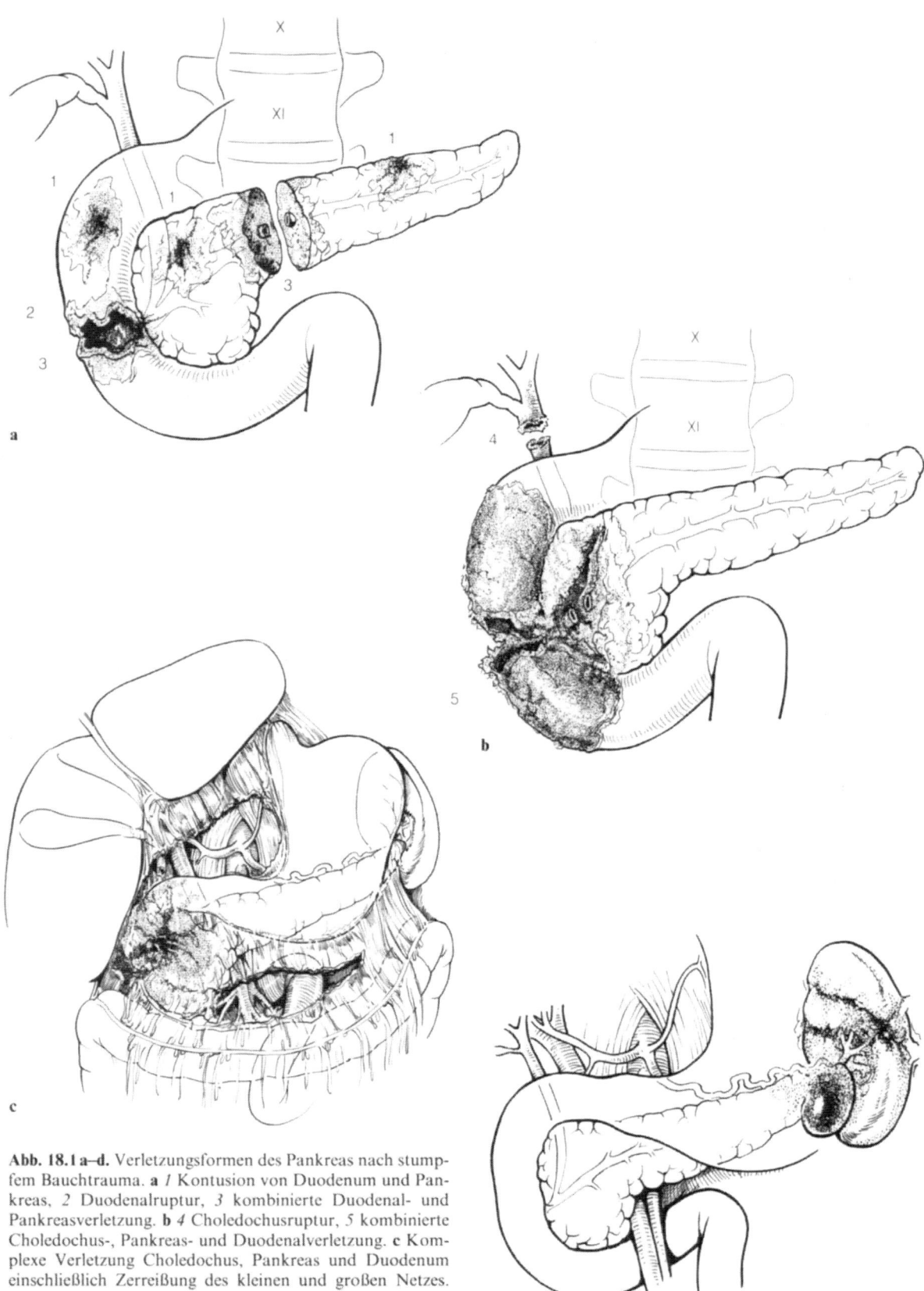

Abb. 18.1 a–d. Verletzungsformen des Pankreas nach stumpfem Bauchtrauma. **a** *1* Kontusion von Duodenum und Pankreas, *2* Duodenalruptur, *3* kombinierte Duodenal- und Pankreasverletzung. **b** *4* Choledochusruptur, *5* kombinierte Choledochus-, Pankreas- und Duodenalverletzung. **c** Komplexe Verletzung Choledochus, Pankreas und Duodenum einschließlich Zerreißung des kleinen und großen Netzes. **d** Kombinierte Pankreasschwanz- und Milzverletzung

Grad 4: Verletzungen 2. und 3. Grades mit zusätzlich einer der 4 Möglichkeiten:
- Verletzung des Wirsungianus
- Verletzung der 1. oder 2. Pars duodeni, die mehr als 50% der Zirkumferenz ausmachen
- Verletzung des Ductus choledochus
- mehr als 24 h Verlauf zwischen Verletzung und Operation

Grad 5: Massive Verletzung von Pankreaskopf und Duodenum, für welche nur eine Pankreatoduodenektomie in Frage kommt

5. Klinik

3 Typen von Symptomenkomplexen werden angetroffen:

1. Eine ernsthafte abdominale Kontusion mit Zeichen innerer Blutung und einem mehr oder weniger ausgeprägten Schockzustand oder mit Zeichen von Bauchfellentzündung bzw. tief eindringender Abdominalwunde; Umstände also, die eine Probelaparotomie erfordern.

Es muß darauf geachtet werden, daß das Pankreastrauma bei komplexen Läsionen, die im Vordergrund stehen, nicht übersehen wird. Daher besteht die Notwendigkeit einer sorgfältigen Untersuchung des Pankreas besonders bei Milz- oder Leberläsionen sowie bei Schäden der suprakolischen Region, aber durchaus auch bei Nierentraumen.

2. Meistens erscheinen die klinischen Zeichen erst nach einer gewissen Zeit, deren Dauer vom Umfang der Pankreasläsionen abhängt. Während dieses Zeitraums soll auf folgende Zeichen geachtet werden:
- das Auftreten von epigastrischen oder aus dem linken Hypochondrium stammenden Schmerzen, mit Ausstrahlung in die linke Schulter
- eine Verschlechterung des Allgemeinzustands
- das Auftreten einer Hyperlipasämie oder eine Hyperamylasämie
- die Entwicklung einer Hypovolämie mit progressivem Schock

Es handelt sich hierbei meistens um eine isolierte Verletzung des Pankreas, die auch mit anderen Zeichen verbunden sein kann, wie z.B.

- ein leichter Peritonismus des ganzen Epigastriums mit diskreter Aufblähung
- eine gastrische Intoleranz mit Erbrechen

Bei Vorhandensein des einen oder anderen dieser Symptome sind folgende Untersuchungen angezeigt:

- eine Sonographie
- eine Computertomographie
- und, bei geringstem Zweifel, eine Probelaparotomie

3. Die Pankreasläsion kann auch eine akute hämorrhagisch-nekrotisierende Pankreatitis auslösen. Diese tritt selten unmittelbar nach dem Trauma auf, sondern entsteht meistens erst nach 24 Stunden und zwar mit einem oft verschleierten Krankheitsbild. In diesen Fällen sind Sonographie und Computertomographie sowie die systematische Lipase- und Amylasebestimmung erforderlich.

6. Zusatzuntersuchungen

Um den Verdacht auf ein Pankreastrauma zu überprüfen, sind verschiedene Untersuchungen unentbehrlich.

Biochemie

Lipase und Amylase werden regelmäßig in Blut und Urin bestimmt, wobei darauf zu achten ist, daß besonders ihr progredienter Anstieg entscheidend für die Diagnosestellung bzw. Operationsindikation ist.

In Jones [25] Krankengut war die Serumamylase bei 71% der stumpfen Traumen und bei 23% der offenen Wunden angestiegen.

Peritoneallavage

Sie ergibt eine Flüssigkeit, in der Lipase und Amylase bestimmt werden, und besitzt, wie es Balasegaram [3] betont hat, eine große diagnostische Bedeutung.

Sonographie s. Kap. 5.4

Computertomographie s. Kap. 5.7

Selektive Arteriographie

Die Indikation zur *selektiven Arteriographie* innerhalb der ersten 48 h wird heute zurückhaltender gestellt. Sie verdeutlicht die Zeichen eines direkten Schadens am Pankreas (Extravasation des Kontrastmittels, keine Kontrastdarstellung im Pankreasbereich) sowie indirekte Zeichen (kontrastdargestelltes Hämatom, gespanntes oder hochgezogenes Nachbargefäß). In der Praxis bietet sie aber v.a. eine Kartographie des Organs für den Fall einer eventuellen Resektion.

Die endoskopische Wirsungographie

Sie erweist sich als eine einfache Untersuchung in erfahrenen Händen und verdeutlicht eine Gangunterbrechung mit Flüssigkeitsaustritt. Da sie aber das Einblasen von Luft ins Duodenum erfordert, wird darauf verzichtet, sobald man eine begleitende Duodenalruptur zu befürchten hat.

7. Risikofaktoren

Folgende sollen hervorgehoben werden:

1. Das Polytrauma, das die Mehrzahl der Verletzten betrifft, die oft 2 oder 3 gleichzeitige Bauchorganverletzungen haben.
2. Die Topographie der Läsionen: Eine Kopflokalisation ist besonders ernst und in 50% der Fälle tödlich.
3. Die Art des Traumas: Die penetrierenden Wunden sind ganz besonders gefährlich.

8. Therapie

Bei jedem Verdacht auf ein Pankreastrauma ist eine sorgfältige Untersuchung der peripankreatischen Region im weitesten Sinne sowie des Pankreas selbst erforderlich.

Zu diesem Zweck wird folgendermaßen vorgegangen:

– breite Eröffnung des Lig. gastrocolicum
– Kocher-Vautrin-Manöver zur Duodenum-Pankreas-Ablösung
– Spaltung des kleinen Netzes
– Herunterziehen der rechten und linken Kolonflexur
– Ablösen der Flexura duodenojejunalis
– Inzision des Peritoneum parietale längs der unteren Kante des linken Pankreas

Danach erfolgt ein genaues Erkennen der Läsionen.

9. Beurteilung der Läsionen

a) Im Peripankreas
Folgende Befunde werden angetroffen:

– Blutansammlung in der Bursa omentalis
– hämorrhagischer Aspekt des kleinen Netzes
– hämorrhagischer Aspekt des Mesocolon transversum
– seltener: Zytosteatonekroseflecken

b) An der Drüse selbst
Mehr oder weniger ausgedehnte oder tiefe Kontusionen können auftreten in Form

– einer subkapsulären Ruptur
– eines Parenchymeinrisses
– eines Anrisses oder einer Ruptur des Ductus Wirsungianus

Ganz wesentlich erscheint dieser letzte Befund, da er das therapeutische Vorgehen bestimmt. Wurde präoperativ keine Wirsungographie vorgenommen, so erfolgt sie bei eröffnetem Abdomen, und zwar am besten auf transparenchymatösem Wege, ausnahmsweise transduodenal und transpapillär, da dieses Vorgehen das Risiko einer Duodenalfistel mit sich bringt.

Eine transvesikuläre Cholangiographie empfiehlt sich, da bei dem häufig vorliegenden Reflux in den Ductus Wirsungianus u.U. eine Ruptur festgestellt werden kann.

Die spezielle chirurgische Behandlung reicht von den konservativen Methoden bis zur Resektion.
In Frage kommen:

1. Die einfache Zieldrainage – eine Ausnahmemethode, die oft zu Pankreasfisteln und meistens zu unbefriedigenden Ergebnissen führt.
2. Die Übernähung vom Pankreas und Duodenum mit T-Drain im Duodenum und Zieldrainage (Abb. 18.2).
3. Die Ableitung des Ductus Wirsungianus in den Darm mittels einer Roux-Y-Schlinge, die lateral auf den verletzten Bereich zu liegen kommt und ihn soweit als möglich bedeckt (Abb. 18.3).
4. Die linke Korpus-Schwanz-Resektion mit Verschluß des rechten Restpankreas (Abb. 18.4) oder seiner Anastomosierung mittels einer Pankreatojejunostomie mit Roux-Y-Schlinge (nach K. Duval, s. Kap. 11.4, S. 288ff).
5. Die umschriebene Resektion des verletzten Pankreassegments mit Zwischenschaltung einer Roux-Y-Schlinge (Abb. 18.5).

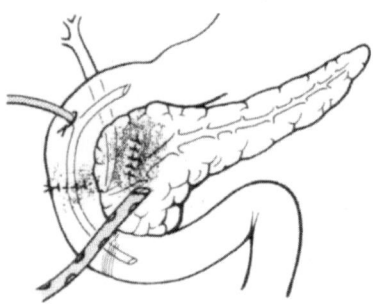

Abb. 18.2. T-Drain im Duodenum nach Nahtversorgung derselben und Zieldrainage einer durch Naht verschlossenen Kontusionszone im Pankreasparenchym

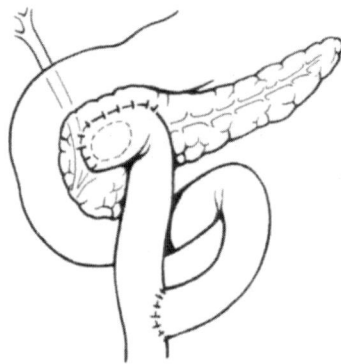

Abb. 18.3. Lateral angelegte Roux-Y-Schlinge zur Ableitung des verletzten Ductus Wirsungianus

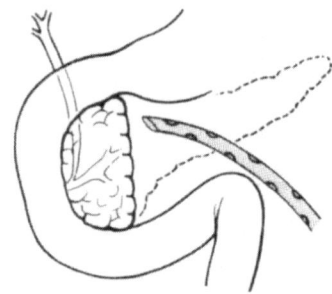

Abb. 18.4. Linksseitige Korpus-Schwanz-Resektion bei ausgedehnter Zertrümmerung des linken Pankreas

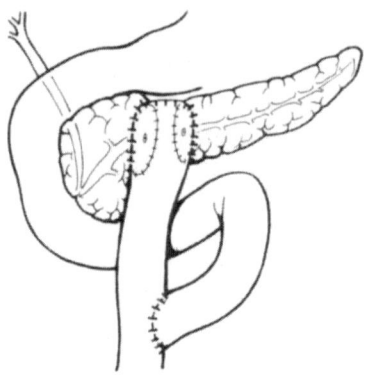

Abb. 18.5. Umschriebene Resektion mit Zwischenschaltung einer Roux-Y-Schlinge, z.B. bei lokalisierter Längsruptur des Pankreas

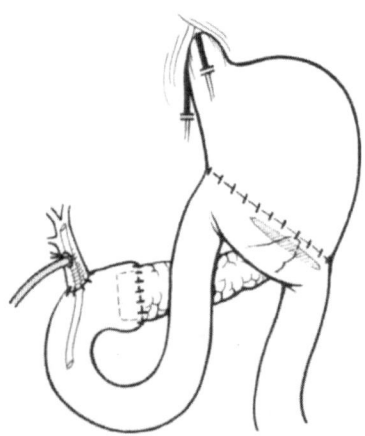

Abb. 18.6. Kopfduodenopankreatektomie bei schwerer Verletzung der duodenopankreatischen Region

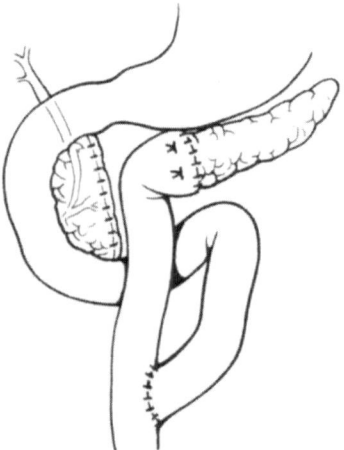

Abb. 18.7. Ableitung des Pankreasschwanzes nach Isthmusresektion in eine Roux-Y-Schlinge und Blindverschluß des Pankreaskopfes

Die Verletzungen des Pankreas

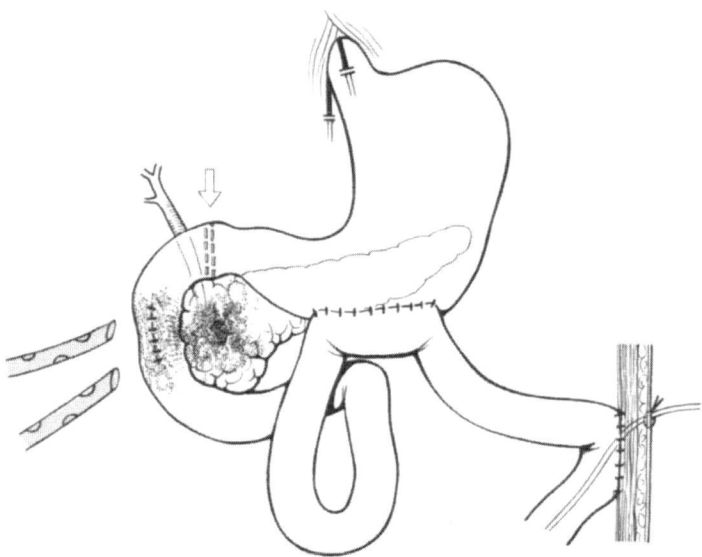

Abb. 18.8. Schwere Kontusion des Duodenopankreas. Maschineller Verschluß des Pylorus (*Pfeil*). Vernähen des Duodenums, Gastroenterostomie mit doppelseitiger trunkulärer Vagotomie, Ernährungsjejunostomie und Zieldrainage

6. Die Kopfduodenopankreatektomie (Abb. 18.6), welche besonders zu empfehlen ist, wenn gleichzeitig eine Läsion des Duodenums oder ein Verdacht auf Duodenum- oder Choledochusläsion besteht (s. Kap. 11.4, S. 291 ff).
7. Die Ableitung des Pankreasschwanzes nach Isthmusresektion mit Blindverschluß des proximalen Pankreasstumpfes (Abb. 18.7).

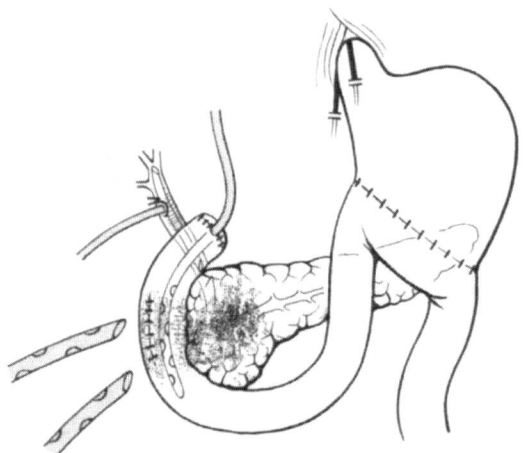

Abb. 18.9. Operative Variante bei schwerer Kontusion. Antropylorektomie, Vernähen des Duodenums, Gastroenterostomie mit doppelseitiger trunkulärer Vagotomie, Choledochus-T-Drainage und Duodenalstumpfdrainage nach Berne

8. Das Vernähen des Duodenums und Anlegen einer GE nach maschinellem Verschluß des Pylorus mit Zieldrainage und Ernährungsjejunostomie (Abb. 18.8).
9. Der Duodenalausschluß. Von Berne [4] bevorzugt, beinhaltet er eine Antropylorektomie mit Gastrojejunostomie, eine äußere duodenale Saugdrainage und ausgedehnte Peripankreasdrainage. Berne empfiehlt, gleichzeitig eine Gallengangsdrainage sowie eine trunkuläre Vagotomie auszuführen, um ein Ulcus pepticum jejuni zu vermeiden (Abb. 18.9).

Die Wiederherstellung der Gänge durch Naht oder Intubation führt meistens zum Mißerfolg, wenn auch in seltenen Fällen positiv darüber berichtet wurde.

10. Verfahrenswahl

Sie ist von der Topographie der Verletzungen abhängig.

Läsionen des Pankreasschwanzes und -körpers

Im Grundprinzip unterliegen sie einer Schwanz- oder Korpus-Schwanz-Splenopankreatektomie. Der Ductus Wirsungianus wird einfach oder doppelt unterbunden. Zuvor wurde er katheterisiert, um durch Injektion von 2–3 ml Jodkontrastmittel den freien Abfluß durch die Papille ins Duodenum röntgenologisch zu überprüfen.

Der Verschluß des Kopfstumpfes sollte immer in gesundem Gewebe mit Fischmaulinzision geschehen. Er wird durch eine Reihe getrennter Matratzenstiche abgesichert, die sich auf das Peritoneum sowie auf die vordere und hintere Pankreaskapsel stützen. Wir raten, das Ganze mit einem gestielten Netzlappen zu bedecken und eine ausgedehnte äußere Drainage sowie eine Drainage des linken Hypochondriums vorzusehen. Es empfiehlt sich eine Absicherung durch Fibrinkleber.

Die zusätzliche Anastomosierung des rechten Pankreas mittels einer Roux-Y-Schlinge beugt hervorragend einer eventuellen Fistelbildung vor, allerdings unter der Voraussetzung, daß die örtlichen und allgemeinen Umstände es erlauben, die Operation zu verlängern. Die Anastomose wird vorzugsweise End-zu-Seit oder End-zu-End nach K. Duval durchgeführt.

Ein erfahrener Chirurg kann, wenn erforderlich, die Resektion nach rechts jenseits des mesenterikoportalen Konfluens ausdehnen und damit eine subtotale Pankreatektomie unter Entfernung von $8/10$ der Drüse vornehmen. In diesen Fällen ist die zusätzliche Anastomosierung des Pankreaskopfes nicht notwendig.

Läsionen des Pankreaskopfes

Je nach der allgemeinen Lage und den örtlichen Bedingungen besteht die Wahl zwischen folgenden Methoden:

- der einfache Duodenumausschluß nach Berne [4]
- der Duodenumausschluß mit Pankreasschwanzresektion
- die Drainage einer Trümmer- oder Defektzone durch Anastomosierung mit einem Roux-Y-Schenkel
- die Kopfduodenopankreatektomie, die ratsam ist, wenn eine gleichzeitige Verletzung des Duodenums und/oder des Choledochus vorliegt; sie empfiehlt sich insbesondere bei jungen Patienten.

Läsionen des Ductus Wirsungianus

Es wurde bereits erwähnt, daß seine Nahtversorgung oder Intubation praktisch immer zu einer Fistel oder einer Sekundärstenose führt. Daher schlagen wir bei linksseitigen Verletzungen die Korpus-Schwanz-Resektion vor. Bei den rechtsseitigen Läsionen, und wenn sie mit einer Roux-Y-Schlinge bedeckt werden können, ist die Drainage des Ductus Wirsungianus mit einem Kehr-Drain zu empfehlen. Man wird es durch die Haut nach außen leiten, nachdem man seinen Verlauf auf 7–8 cm nach Witzel eingescheidet hat. Das Drain bleibt 3–5 Wochen liegen. Es besteht auch die Möglichkeit, das Drain durch die Papille und dann transduodenal auszuleiten. Man wird allerdings dieses 2. Drainageverfahren erst dann anwenden, wenn das vorige nicht oder nur schwierig durchzuführen ist.

11. Ergebnisse

In ihrem Bericht auf dem 75. französischen Chirurgenkongreß haben Doutre u. Patel [16] folgende Ergebnisse vorgetragen:
Bei 158 Traumen des *linken Pankreas* betrug

- die operative Letalität 13%, davon 10% nach 60 Resektionsoperationen und 15% nach 98 Drainage- oder Tamponadeeingriffen

Tabelle 18.1. Ergebnisse bei der Behandlung von Pankreasverletzungen. SP Splenopankreatektomie, DPC Duodenopankreatektomie. (Aus [30])

Autoren	Fälle	Traumatyp		Behandlungsmethoden				Gesamtmortalität [%]
		Offenes Trauma	Geschlossenes Trauma	Äußere Drainage	Innere Drainage mittels Y-Schlinge	Exhärese		
						SP	DPC	
Doutre u. Patel (1973) [16]	181	0	181	113	5	60	65 5[a]	15
Heitsch et al. (1976) [23]	100	77	23	76	0	16	18 2	33
Jones (1978) [25]	300	226	74	197	16	52	59 7	20
Graham et al. (1978) [21]	448	348	100	353	13	58	66 7[b]	163
Balasegaram (1979) [3]	152	67	85	63	20	48	60 12	21,7
Campbell u. Kennedy (1980) [8]	39	26	13	32	0	7	7 0	31

[a] Davon 2 sekundär nach Reintervention
[b] Davon 2 sekundär nach Reintervention

- die Morbidität, die um 20% liegt, erweist sich höher für die konservativen Verfahren als für die Resektionen

Unter den sekundären Todesursachen müssen an erster Stelle die Fisteln erwähnt werden, gefolgt von den Pseudozysten, den akuten hämorrhagisch-nekrotisierenden Pankreatitiden und schließlich den subphrenischen Abszessen. Mit einer geringeren Letalität bietet die Resektionschirurgie des verletzten linken Pankreas 3mal weniger Komplikationen als die konservative Chirurgie.

Bei 23 Traumen des *rechten Pankreas* lag

- die gesamte Mortalität bei 22%
- und die Morbidität bei 40%, überwiegend durch Fisteln bedingt

132 *Kopfduodenopankreatektomien*, die aus der Literatur hervorgehen [30] und als Erstmaßnahme ausgeführt wurden, hatten eine Letalität von 29,5%.

Bei Verletzten, die über 50 Jahre alt sind, steigt laut Sturm [46] diese Zahl auf 75% an.

Bei einer Gesamtzahl von 50 Operationen von Berne [4] lag die Letalität bei 16% und war nie direkt mit örtlichen postoperativen Komplikationen verbunden.

Die beigefügte Tabelle, welche einige Statistiken aus der Weltliteratur zusammenfaßt, zeigt eine Gesamtmortalität der Pankreastraumen zwischen 15 und 33% (Tabelle 18.1).

Die dafür verantwortlichen Faktoren sind folgende:
- eine verspätete Diagnose
- die unerkannten oder unterschätzten Pankreasläsionen
- Infektionen

12. Komplikationen

Die Häufigkeit der postoperativen Komplikationen ist unterschiedlich: 35% für Balasegaram [3], 36% für Jones [25], 77% für Davidson [12] und 66% für Laborde [30].

Fisteln treten sehr bald nach der Operation auf und trocknen meistens innerhalb 2–8 Wochen aus. Bestehen sie fort, so muß eine Fistulographie vorgenommen werden. Je nach Ergebnis, wird man entweder eine linke Pankreasresektion oder eine innere rechtsseitige Drainage ausführen.

Man findet die *akute hämorrhagisch-nekrotisierende Pankreatitis* (AHNP) besonders in den Fällen, in denen der Umfang des Schadens bei der ersten Intervention unterschätzt wurde. Dabei wird man mit den Problemen der AHNP mit Nekrosektomie, Resektion, Sequesterentfernung etc. konfrontiert. Die Prognose ist immer sehr schlecht.

Die *Infektion* ist auch sehr gefährlich, besonders durch ihre allgemeinen Ausweitungen auf die Niere, die Lungen sowie gesteigertes Blutungsrisiko und Begünstigung eines Gewebezerfalls.

Unter den *Spätkomplikationen* stehen an erster Stelle die

- Pseudozysten (s. Kap. Pseudozyste), während die
- chronische Pankreatitis äußerst selten ist

Hinzugefügt sei, daß Balasegaram [3] und Doutre u. Patel [16] über einige Einzelfälle von Pankreaslithiasis nach Trauma berichtet haben.

Literatur

1. Anane-Sefan J, Norton LW, Eiseman B (1975) Operative choice and technique following pancreatic injury. Arch Surg 110:61
2. Babb J, Harmon H (1976) Diagnosis and management of pancreatic trauma. Am Surg 42:390
3. Balasegaram M (1979) Surgical management of pancreatic trauma. Curr Probl Surg 16:3
4. Berne CJ, Donovan AJ, Hagen WE (1968) Combined duodenal pancreatic trauma; the role of end-to-side gastrojejunostomy. Arch Surg 96:712
5. Berni GA, Brandyk DF, Oreskovich MR, Carrico CJ (1982) Role of intraoperative pancreatography in patients with injury to the pancreas. Am J Surg 143:602
6. Boissel P, Grosdidier J (1985) Les traumatismes du pancréas. Méd Chir Dig 3:211–213
7. Busuttil RW, Kitahama A, Cerise E (1980) Management of blunt and penetrating injuries to the porta hepatis. Ann Surg 191:641
8. Campbell R, Kennedy T (1980) The management of pancreatic and pancreaticoduodenal injuries. Br J Surg 67:845
9. Cately JF, Thomas EJ (1985) Post-traumatic ischemic necrosis of the common bile duct. Can J Surg 28:32
10. Cogbill TC, Moore EE, Newman MM, Halgrimson CG (1984) Pyloric exclusion in the management of complicated duodenal and pancreatic disease. Am Surg 50:244
11. Corley RC, Shoemaker WC, Sproat R, State D (1980) Determinations of morbidity and mortality in blunt abdominal trauma. Resuscitation 8:115
12. Davidson I, Miller E, Litwin MS (1976) Gunshot wounds of the abdomen. Arch Surg 111:862–865
13. Dickerman RM, Dunn EL (1981) Splenic, pancreatic and hepatic injuries. Surg Clin North Am 61:3
14. Donovan AJ, Turrill F, Berne CJ (1972) Injuries of the pancreas from blunt trauma. Surg Clin North Am 52:649
15. Doubilet H, Mulholland JH (1963) Some observations on the treatment of trauma to the pancreas. Am J Surg 105:741

16. Doutre LP, Patel JC (1973) Traumatismes fermés du duodénum et du pancréas. Rapport au 75ème Congrès Français de Chirurgie. Masson, Paris
17. Farthmann EH, Kirchner R (1985) Die Versorgung von Gallenwegs- und Pankreasverletzungen. Chirurg 56:688–694
18. Federle MP, Goldberg HI, Kaiser JA, Moss AA, Jeffrey RB, Mall JC (1981) Evaluation of abdominal trauma by computed tomography. Radiology 138:637
19. Frey C (1982) Trauma of the pancreas and duodenum. In: Blaisdell FW, Trunkey DD (eds) Abdominal trauma. Thieme, New York Stuttgart
20. Gougeon FW, Legros G, Archambault A, Besette G, Bastien E (1976) Pancreatic trauma: A new diagnostic approach. Am J Surg 132:400
21. Graham JM, Mattox KL, Jordan GL Jr (1978) Traumatic injuries of the pancreas. Am J Surg 136:744
22. Graham JM, Mattox KL, Vaughan GD III, Jordan GL Jr (1979) Combined pancreatoduodenal injuries. J Trauma 19:340
23. Heitsch RC, Knutson CO, Fulton RL, Jones CE (1976) Delineation of critical factors in the treatment of pancreatic trauma. Surgery 80:523
24. Hollender LF, Marrie A (1976) Chirurgie des Pankreas. In: Breitner L (Hrsg) Chirurgische Operationslehre, Bd 4/1. Urban & Schwarzenberg, München
25. Jones RC (1978) Management of pancreatic trauma. Ann Surg 187:555
26. Jordan GL Jr, Overton R, Wershky LR (1969) Traumatic transection of the pancreas. South Med J 62:90
27. Karl HW, Chandler JG (1977) Mortality and morbidity of pancreatic injury. Am J Surg 134:549
28. Kern E, Klaue P, Schott H (1977) Abdominalverletzungen. In: Breitner L (Hrsg) Chirurgische Operationslehre, Bd 5. Urban & Schwarzenberg, München
29. Konok GP (1978) Management of pancreatic trauma. Can J Surg 21:518
30. Laborde Y, Champetier J, Letoublon C, Aubert M, Gabelle P, Dyon JF, Vigneau B (1982) Les traumatismes du pancréas; à propos de 42 observations. J Chir (Paris) 119:47–54
31. Larena A, Zimmermann F, Schildberg FW (1971) Klinik und Therapie der Pankreasverletzungen und ihre Folgen. Chirurg 42:444
32. Letton AH, Wilson JP (1959) Traumatic severance of pancreas treated by Roux-Y anastomosis. Surg Gynecol Obstet 109:473
33. Lowe RJ, Saletta JD, Moss GS (1977) Pancreato-duodenectomy for penetrating pancreatic trauma. J Trauma 17:732
34. Lucas CE (1977) Diagnosis and treatment of pancreatic and duodenal injury. Surg Clin North Am 57:49
35. Majeski JA, Tyler G (1980) Pancreatic trauma. Am Surg 46:593
36. Moore JB, Moore EE (1984) Changing trends in the management of combined pancreatoduodenal injuries. World J Surg 8:791–797
37. Nardi GL (1978) Chirurgie du pancréas. J Méd Strasbourg 9:245–250
38. Northrup WF III, Simmons RL (1972) Pancreatic trauma: A review. Surgery 71:27
39. Oreskovich MR, Carrico CJ (1984) Pancreaticoduodenectomy for trauma: A viable option? Am J Surg 147:618
40. Peiper H-J, Peitsch W (1976) Das stumpfe Bauchtrauma. Unfallheilkunde 79:341
41. Robey E, Mullen JT, Schwab CW (1982) Blunt transection of the pancreas treated by distal pancreatectomy, splenic salvage and hyperalimentation; four cases and review of the literature. Ann Surg 196:695
42. Schuppisser JP (1977) Isolierte Pankreasverletzung nach stumpfem Bauchtrauma. Unfallheilkunde 80:381
43. Schwemmle K (1978) Retroperitoneale Duodenal- und Pankreasverletzung (Kongressbericht). Langenbecks Arch Chir 347:187
44. Sims EH, Lou MA, Schlater T, Mandal AK (1983) Surgical management of pancreatic trauma. Am J Surg 145:278
45. Stone HH, Fabian TC, Satiani B, Turkleson ML (1981) Experiences in the management of pancreatic trauma. J Trauma 21:257
46. Sturm JT, Quattlebaum FW, Mowlem A, Perry JF (1973) Patterns of injury requiring pancreatoduodenectomy. Surg Gynecol Obstet 137:629–632
47. Taxier M, Sivak MV, Cooperman AM, Sullivan BH Jr (1980) Endoscopic retrograde pancreatography in the evaluation of trauma to the pancreas. Surg Gynecol Obstet 150:65
48. Thomasson B, Linna MI, Viljanto J, Aho AJ (1973) Blunt pancreatic trauma; report of sixteen cases. Acta Chir Scand 139:48
49. Trede M, Kersting K-H (1978) Abdominalverletzungen beim Polytraumatisierten. Chirurg 49:672
50. Weitzman JJ, Rothschild PD (1968) The surgical management of traumatic rupture of the pancreas due to blunt trauma. Surg Clin North Am 48:1937
51. Werschky LR, Jordan GF (1968) Surgical management of traumatic injuries to the pancreas. Am J Surg 116:768
52. Wilson RG, Tagett JP, Pucelik JP et al. (1967) Pancreatic trauma. J Trauma 7:643

19 Pankreasfisteln

L.F. HOLLENDER

Die Entwicklung einer Pankreasfistel ist meistens die Folge chirurgischer Behandlungen einer Bauchspeicheldrüsenläsion, seltener erscheint sie spontan nach einer akuten Pankreatitis sowie als Komplikation einer chronischen Pankreatitis.

Öffnet sich diese Fistel zur Körperoberfläche hin, spricht man von einer äußeren Fistel. Entsteht hingegen eine Verbindung mit der Bauchhöhle, dem Thorax oder dem Mediastinum, handelt es sich um eine innere Fistel. Seltener begegnet man beiden Fisteltypen gleichzeitig. Die komplette Fistel leitet das gesamte Sekret des Pankreas ab, die partielle nur einen Teil.

1. Pathogenese

Aufgrund ihrer Entstehung beinhaltet eine Pankreasfistel stets die Öffnung des Pankreasgangsystems. Geschieht dies an einem kleinen peripheren Seitengang, so ist ihre Absonderungsproduktion relativ gering, und man kann mit einer Spontanheilung rechnen. Die meisten Fisteln betreffen aber einen größeren Gang, wenn nicht den Ductus Wirsungianus selbst, und werden oft noch dazu unterhalten durch eine Abflußbehinderung in Form einer Stenose, einer Striktur oder einer Lithiasis des proximalen Ductus Wirsungianus.

2. Ätiologie

Die häufigen *äußeren Fisteln* entstehen praktisch immer nach Eingriffen am Pankreas:

- Akute oder chronisch-rezidivierende Pankreatitiden mit ihren Komplikationen (Pseudozysten – Abszesse). Die tryptische Zerstörung eines Teils der Drüse ist die Ursache von 30 bis 40% aller Pankreasfisteln
- Nahtinsuffizienz einer Pankreato- oder Wirsungojejunostomie
- Fistelbildung aus einem erhaltenen Pankreasschwanz nach rechtsseitiger Resektion
- Fistelbildung des rechtsseitigen Pankreas bei Abflußhindernis nach Linksresektion
- Drainage nach partieller Resektion oder Nekrosektomie bzw. Sequestrektomie, nach chirurgischer Behandlung einer akut hämorrhagisch-nekrotisierenden Pankreatitis
- Drainage oder Resektion eines durch Bauchverletzung traumatisierten Pankreas (30–35% der Fälle)
- Drainage einer Pseudozyste
- Probebiopsie

Seltener sieht man sie

- nach Magenresektion bei tiefsitzendem oder kallösem Ulcus duodeni mit Verletzung oder sogar Durchtrennung des Ductus Santorini, wenn nicht sogar einer Totalablösung der Papille
- nach Pankreasschwanzverletzung infolge einer Splenektomie oder eines Bauchtraumas
- nach linksseitiger Kolonresektion

Innere Fisteln treten auf im Verlauf einer akuten Pankreatitis durch Andauung von Kolon [3], Duodenum oder Magenwand, durch Perforation einer Pseudozyste in den Darm, seltener in den Magen oder den Retroperitonealraum.

Selten sind Fisteln in die Pleura, das Mediastinum, das Perikard, das Bronchialsystem oder sogar in die ableitenden Harnwege.

Die Menge des aus der Fistel fließenden Sekrets schwankt zwischen 200 und 1500 ml/24 h und ist von der Lokalisation der Fistel abhängig. Liegt sie im Pankreaskopf, so geht eine sehr erhebliche Menge von Pankreassekret, manchmal die Gesamtproduktion, verloren, mit entsprechendem Verlust von Bikarbonat, Eiweiß und Wasser sowie ernsten Auswirkungen auf den Wasser- und Elektrolythaushalt. Dazu kommt noch die Korrosion der Haut durch das Fistelsekret mit manchmal ganz erheblichen, in die Breite wie in die Tiefe ausgreifenden entzündlichen Veränderungen.

3. Diagnose

Sie ist leicht durch die äußere Absonderung von wasserklarem Pankreassekret in unmittelbarer Nähe einer chirurgischen Inzision zu stellen.

Sehr rasch entsteht auch eine Irritation der umgebenden Haut mit starkem Brenngefühl und oft erheblichen Schmerzen. Es kann auch vorkommen, daß das Fistelsekret durch Beimischung von Gewebenekrosen schmutzigbraun aussieht.

Bei Zweifel wird die Diagnose durch Bestimmung von Lipase und Amylase im Sekret gesichert.

Tägliches Messen der Menge des abfließenden Sekrets ist wichtig. Die Volumina hängen vom Ursprung der Fistel sowie von der Größe des peripheren Drüsenanteils ab. Zu Beginn sind sie beim Entstehen meistens erheblich, um nach 2–3 Wochen progressiv abzunehmen. Man weiß, daß die Pankreasdrüse 1000–2000 ml Sekret/24 h produziert. Goebell [9] konnte nachweisen, daß durch eine äußere Fistel 120 mmol Natriumbikarbonat und 16 mmol Kalium verloren gehen mit der Gefahr der Entstehung einer Azidose und einer Hypokaliämie.

4. Zusatzuntersuchungen

Die Fistulographie mit Frontal- und Seitenaufnahmen nach Einspritzen von wasserlöslichem Kontrastmittel gibt Informationen über die Beziehungen zur Pankreasdrüse, zum Pankreasgangsystem sowie über den Verlauf zur Körperoberfläche. Bestehen gleichzeitig innere Fisteln, so werden diese durch den Abfluß des Kontrastmittels in ein Hohlorgan erkennbar. „Cave" zu hoher Injektionsdruck, der den Schub einer akuten Pankreatitis provozieren könnte.

Eine endoskopische retrograde Pankreatikographie erlaubt oft, die Veränderungen am Ductus pancreaticus und am Pankreas selbst sowie den Ursprung der Fistel zu lokalisieren. Sie sollte wegen der Möglichkeit septischer Auswirkungen in Operationsbereitschaft durchgeführt werden.

Der Nachweis einer nur inneren Pankreasfistel ist viel schwieriger und geschieht oft rein zufällig bei einer Magen-Darm-Passage oder einer Kolonkontrastuntersuchung.

Pankreasfisteln können auch durch gastrointestinale Blutungen aus den Milzgefäßen oder der A. pancreaticoduodenalis erkenntlich werden. Andere enzymatische Gefäßerosionen des Magens, Duodenums oder der Darmwand machen eine sofortige Laparotomie unentbehrlich, und die Fistel wird dabei unerwartet entdeckt.

5. Verlaufsformen

Sie sind äußerst verschieden:
- Pankreasfisteln können innerhalb von einigen Tagen bis zu mehreren Wochen spontan ausheilen, vorausgesetzt, daß das abheilende Pankreasgangsystem frei durchgängig ist. Dies trifft meistens auf posttraumatische Fisteln zu, seien sie exogener oder iatrogener Art. Ein Spontanverschluß scheint auch eher nach akuter Pankreatitis als nach chronischer Pankreatitis einzutreten.
- Entsteht eine progressive, mehr oder minder rasche Sklerosierung des Fistelganges, so trocknet auch die Fistel aus.
- Bei Abflußbehinderung im Pankreasgang staut sich das Sekret, und es kann zu einer Pseudozyste kommen oder zu einem Abszeß, wenn gleichzeitig eine Infektion vorliegt.
- In vielen Fällen bleibt die Fistel „offen" und muß auf chirurgischem Weg beseitigt werden.
- Bei großem Verlust können Zeichen einer Maldigestion entstehen. Mazeration der Haut, verbunden mit heftigen Schmerzen, und psychische Rückwirkungen können bis zur Kachexie führen.

6. Therapie

Da sich ein großer Anteil von Pankreasfisteln spontan schließt, wird die Therapie
a) am Anfang konservativ sein und auf folgenden Gesichtspunkten beruhen:

1. Protektion der Haut rund um die Fistelöffnung. Sie muß sofort, selbst wenn nur ein Verdacht besteht, vorgenommen werden, bevor es zur Hauterosion kommt, welche immer heftige Schmerzen verursacht. Silikonhaltige Sprays, Aluminiumpuder, hautabdeckende Salben oder, noch besser, eine Karrayaharzplatte mit eng ausgeschnittener Öffnung werden angelegt und das Sekret aufgefangen. Im Notfall wird ein kleiner Ballonkatheter in den Fistelkanal eingelegt, um das Sekret besser nach außen zu leiten und in bestimmten Fällen abzusaugen. Die tägliche Entleerung des Beutels gibt über die 24-h-Menge Auskunft und erlaubt, die Entwicklung der Fistel zu verfolgen.

2. Wasser-, Elektrolyt- und Eiweißverlust werden regelmäßig ausgeglichen.

Pankreasfisteln

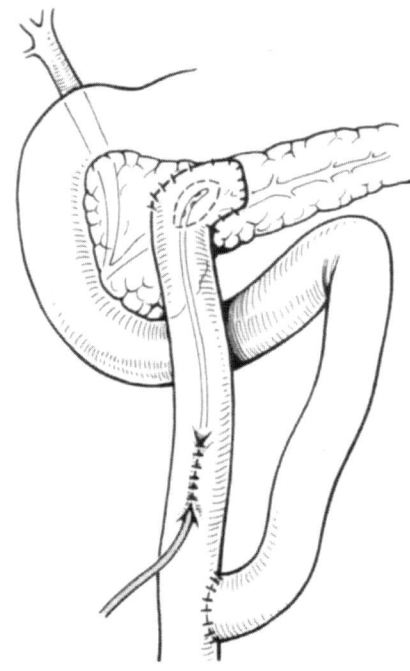

Abb. 19.1. Operationsverfahren bei Pankreasfistel. Laterolaterale Pankreatojejunostomie mit Roux-Y-Schlinge und Drain. Ausleitung des Drains nach Witzel

3. Einführung einer Intestinalsonde durch die Nase (Searle-Sonde) zur Hyperalimentation (2800–3000 cal/h).
4. Die lokale Verabreichung von Trasylol zu je 500000 Einheiten/12 h mit simultaner zusätzlicher intravenöser Injektion von 1–2 Mio. Einheiten/24 h hat sich in unserer Erfahrung bewährt, ist aber nicht unbestritten in ihrer Wirkung.
5. Somatostatin [7, 11, 13] in einer Menge von 8 bis 10 mg/24 h als Dauerinfusion. Dieses Oligopeptid hemmt die Enzymausschüttung der Azinuszellen, die Freisetzung von Hormonen aus den Langerhans-Inseln sowie die Sekretion der Gangepithelien. Sie ist eine teure Therapie mit fragwürdiger Effektivität.
6. Eine ERCP mit Sphinkterspaltung und eventueller Dilatation des proximalen Ductus Wirsungianus wurde für Fälle mit Stenose und Rückstauung angegeben.
7. Die Milchsäuredauertropfapplikation nach Trémolières über ein dünnes Drain hat uns bei kleinen Fisteln gute Resultate gebracht.
8. Die Injektion sklerosierender Flüssigkeiten sowie Röntgenbestrahlungen wurden in der Literatur empfohlen.

b) Sieht man nach 2–3 Monaten kein positives Resultat, wird die Operation erforderlich.

Intermittierende Sekretverhaltungen mit akuter, schmerzhafter und febriler Retention führen zur rascheren Intervention. Auch beim Bestehen von mehr als 100 ml/24 h nach 3 bis 4 Wochen ist ein operatives Vorgehen zu erwägen.

Verschiedene chirurgische Verfahren wurden vorgeschlagen. Prinzipiell bestehen 2 operative Möglichkeiten: die Exstirpation des fistelspeisenden peripheren Drüsensegments und die Ableitung der Fistel in ein Jejunalsegment.

1. Die Resektion des Pankreasabschnitts, von dem die Fistel ausgeht: Dies betrifft besonders die

Abb. 19.2. a Freipräparieren des Fistelkanals. **b** Einpflanzung des Fistelkanals in eine Roux-Y-Schlinge, terminoterminal, **c** terminolaterale Anastomosierung von Fistelkanal und Jejunumschenkel

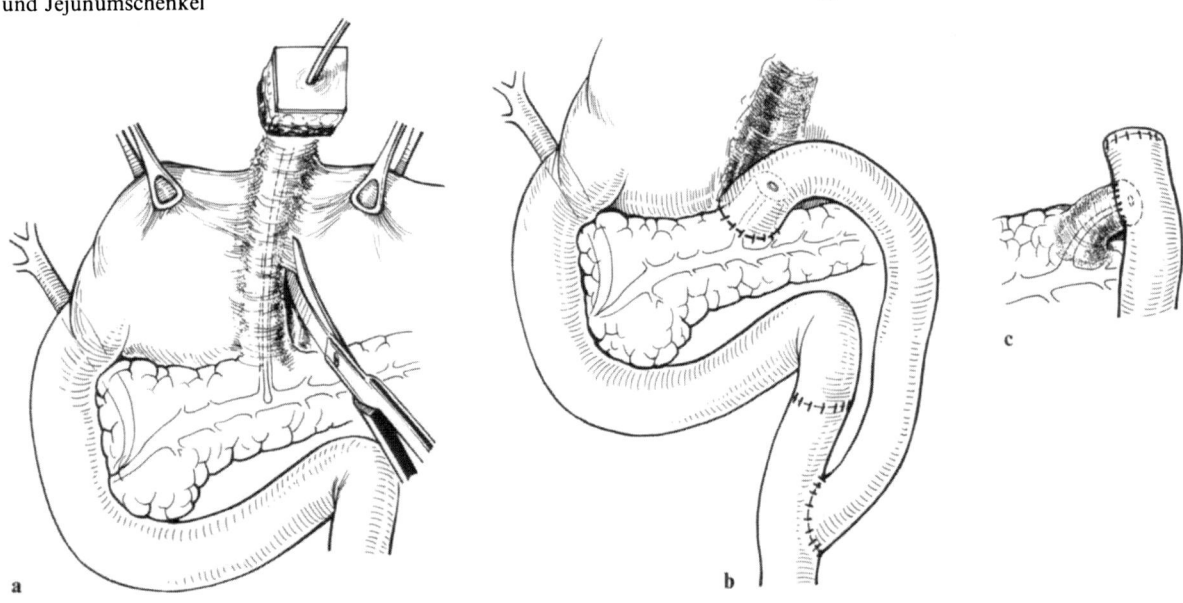

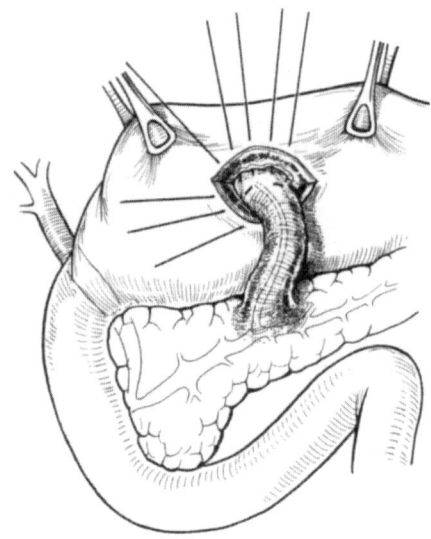

Abb. 19.3. Einpflanzung des freipräparierten Fistelkanals in die Magenhinterwand

vom Korpus oder Schwanz ausgehenden Fisteln. Der rechtsseitige Pankreasstumpf wird je nach Ergebnis der deszendierenden Pankreatikographie verschlossen oder mit einer Roux-Y-Schlinge nach Duval (s. Kap. 11.4, S. 288 ff.) anastomosiert. Es muß mit dem Auftreten eines pankreopriven Diabetes gerechnet werden. Die Kopfduodenopankreatektomie für Fisteln, die rechts der Mesenterialgefäße liegen, ist ein aufwendiges und relativ riskantes Verfahren.

2. Die Pankreatojejunostomie mit Roux-Y-Schlinge: Der Fistelgang wird bis zum Pankreas präpariert, abgetrennt und seine Ausmündung in eine Roux-Y-Schlinge eingepflanzt, laterolateral oder terminolateral (Abb. 19.1).

3. Die Implantation des präparierten Fistelganges in eine ausgeschaltete Roux-Y-Schlinge (Abb. 19.2a, b) oder in den Magen (Abb. 19.3): Dies setzt eine Epithelialisierung des Ganges voraus. In der Praxis ist die Methode selten durchführbar.

Krause [15] leitete eine Fistel nach instrumenteller Perforation des verbliebenen Pankreasgewebes über ein Drain in das Duodenum ab. Nach unserer Meinung droht diesen beiden letzteren Verfahren das Risiko eines Rezidivs oder die Entwicklung einer Pseudozyste.

Die operative Behandlung läßt sich nicht verallgemeinern und variiert praktisch in jedem Einzelfall, wobei die Lokalisation der Fistel, d.h. ihr Ausgangspunkt, immer maßgebend sein wird. Trotzdem halten wir die Präparation der Fistel bis zu ihrem Ursprung an der Bauchspeicheldrüse, gefolgt durch eine Anastomosierung mit einer ausgeschalteten Roux-Y-Schlinge, für das Verfahren der Wahl.

Besteht eine innere Fistel, meistens mit dem Colon transversum, ist es selten möglich, den Darmdefekt zu übernähen. Meistens erfordern die erheblichen entzündlichen Veränderungen eine ausgedehnte Kolonresektion.

Literatur

1. Anacker H (1974) Die radiologische Diagnostik der Fisteln im Bereich des Verdauungstraktes. Langenbecks Arch Chir 337:135–140
2. Arnold R, Creutzfeldt W (1975) Hemmung der pentagastrin-induzierten Säuresekretion des Magens beim Menschen durch Somatostatin. Dtsch Med Wochenschr 100:1014–1016
3. Berne TV, Edmonson AH (1966) Colonic fistulisation due to pancreatitis. Am J Surg 111:359
4. Beyer KU, Herzog KH, Schulz S (1984) Behandlung von Pankreasfisteln. Zentralbl Chir 109:532–539
5. Cobo F, Perez Cabanas I, Francos CM, Inigo JJ, Ortiz H (1980) Formation d'une fistule comme complication d'un abcès pancréatique. J Chir (Paris) 117:59–60
6. Creutzfeldt W, Lankisch PG, Fölsch UR (1975) Hemmung der Sekretin und Cholecystokinin-Pankreozymin-induzierten Saft- und Enzymsekretion des Pankreas und der Gallenblasenkontraktion beim Menschen durch Somatostatin. Dtsch Wochenschr 100:1135–1138
7. Dobroschke J, Hild P (1981) Somatostatin in der Behandlung von Dünndarmfisteln. Klinikarzt 10:947–954
8. Fritsch A (1967) Pankreasfistelbehandlung mittels kaudaler Pankreatojejunostomie. Zentralbl Chir 92:2845–2847
9. Goebell H (1977) Endokrines Pankreas. In: Lindenschmidt TO (Hrsg) Pathophysiologische Grundlage der Chirurgie, 2. Aufl. Barth, Leipzig
10. Henderson JM, MacDonald JAE (1976) Fistula formation complicating pancreatic abscess. Br J Surg 63:233
11. Hild P, Dobroschke J, Kahle M, Aigner K (1980) Somatostatin bei Dünndarmfisteln. Chirurg 51:155–157
12. Hohlbaum J (1936) Pankreasfisteln und ihre Behandlung. Ergebn Chir Orthop 29:1–37
13. Jost JO, Clemens M, Rühland D, Bünte H (1984) Somatostatin bei Pankreas und Dünndarmfisteln. Zentralbl Chir 109:527–531
14. Jourdan GL (1970) Pancreatic fistula. Am J Surg 119:200
15. Krause H, Aurich HP, Heber L (1974) Einfacher Weg zur Sanierung einer persistierenden Pankreasfistel. Zentralbl Chir 99:758–760
16. Kümmerle F, Mappes G (1966) Zur Frage der konservativen oder operativen Behandlung von Pankreasfisteln. Dtsch Med Wochenschr 91:643–648
17. Lahey FH, Lium R (1937) Cure of pancreatic fistula by pancreaticojejunostomy. Surg Gynecol Obstet 64:79
18. Mangold G (1974) Pankreasfisteln. Langenbecks Arch Chir 337:127–130
19. Mangold G, Kümmerle F (1976) Zur Pathogenese und Klinik der Pankreasfisteln. Langenbecks Arch Chir 341:303–316
20. Mason HDW, Forgash A, Balch HH (1975) Intestinal fistula complicating pancreatic abscess. Surg Gynecol Obstet 140:39

20 Endokrine Tumoren des Pankreas

20.1 Klinisches Bild, Diagnostik und konservative Therapie

W. Creutzfeldt und F. Stöckmann

1. Allgemeines

Die Erstbeschreibung eines „Adenoms der Langerhans-Inseln" erfolgte 1902 durch Nicholls [55], 1927 beobachteten Wilder et al. [89] einen metastasierenden Inselzelltumor, der klinisch mit einer Hypoglykämie einherging. Die erste erfolgreiche Operation eines Insulinoms wurde 1929 in Toronto durchgeführt [35], Whipple stellte 1935 [88] 8 Fallbeschreibungen eines Insulinoms zusammen und entwickelte daraus die nach ihm benannte Trias zur klinischen Charakterisierung von Insulinomen.
1955 beschrieben Zollinger u. Ellison [94] einen ulzerogenen endokrinen Pankreastumor, 1958 konnten Verner u. Morrison [85] das WDHA-Syndrom (watery diarrhea, hypokalemia, achlorhydria) einem Pankreastumor zuordnen, als auslösendes Agens konnte später das Hormon VIP („vasoactive intestinal polypeptide") nachgewiesen werden. Erst 1974 beschrieben Mallinson et al. [49] das Glukagonomsyndrom. In jüngster Zeit wurde auch versucht, klinische Symptome mit endokrinen Pankreastumoren zu korrelieren, die pankreatisches Polypeptid (PP) [82, 83], Somatostatin [60, 71] und Neurotensin [5, 21, 27, 31, 73] produzieren. Endokrine Pankreastumoren sind selten, ihre Prävalenz in der Bevölkerung liegt unter 1/100000 Einwohner [70]. Ihre Morphologie und die heute übliche Klassifikation sind entsprechend der heutigen Kenntnisse [10, 34] in Kap. 9 abgehandelt. Biologisch sind die endokrinen Pankreastumoren durch die Unfähigkeit zur Hormonspeicherung und kontrollierten Hormonsekretion gekennzeichnet [9]. Dadurch bedingte unphysiologisch hohe Hormonspiegel induzieren charakteristische metabolische und klinische Veränderungen, die in Tabelle 20.1 zusammengefaßt sind. Ob die exzessive Sekretion von pankreatischem Polypeptid und Neurotensin spezifische klinische Syndrome verursacht, ist im Moment noch nicht entschieden und eher unwahrscheinlich. Zur Zeit sind erst Einzelbeschreibungen publiziert [5, 21, 27, 31, 67, 73, 82, 83]. Kommen gleichzeitig mehrere Tumoren vor, die unterschiedliche Hormone bilden, so spricht man von einer „Multiplen Endokrinen Neoplasie" (MEN) [79].

2. Diagnose und Lokalisation

Allgemeine Tumormarker für endokrine Pankreastumoren sind nicht bekannt, anfänglich wurde dem pankreatischen Polypeptid eine Bedeutung beigemessen, die sich aber nicht bestätigt hat [23, 25].
Besteht klinisch der Verdacht auf einen endokrin aktiven Pankreastumor, so muß zur Sicherung der Diagnose die Bestimmung der entsprechenden Hormone im Serum mit Hilfe eines spezifischen Radioimmunoassays erfolgen. Liegen inadäquat hohe Plasmakonzentrationen eines Hormons vor (also z.B. eine Hyperinsulinämie bei niedrigen Blutglukosespiegeln oder eine Hypergastrinämie im Nüchternzustand bei gleichzeitiger Hyperazidität), so ist damit im Zusammenhang mit dem klinischen Bild die Diagnose nahezu gesichert.
Das weitere Vorgehen hängt nun ab von der genauen Lokalisation des Tumors und vom Nachweis oder Ausschluß von Metastasen. Hierzu kann das gesamte Spektrum der nichtinvasiven Untersuchungsmethoden wie Ultraschall, Computertomographie und NMR sowie die Angiographie eingesetzt werden [39, 40, 66, 77]. Es ist jedoch zu bedenken, daß die Nachweisgrenze dieser Verfahren für endokrine Pankreastumoren bei 10–15 mm liegt. So konnten durch Angiographie nur 65% der Insulinome nachgewiesen werden [78, 79], durch Computertomogramm und Ultraschall sogar nur 20% [19]. Zusätzlich wurde in letzter Zeit noch als weiterführende diagnostische Maßnahme

Tabelle 20.1. Einteilung und klinisches Bild endokriner Pankreastumoren. (Nach [10])

Name	Insulinom	Gastrinom	Vipom	Glukagonom	Somatostatinom	PPOM Neurotensinom
Klinische Symptome	Nüchternhypoglykämie	Magensäurehypersekretion Rezidivierende Ulzera Steatorrhöe Diarrhöe	Wäßrige Diarrhöe Hypokaliämie	Erythema necrolyticans migrans Diabetes Anämie	Diabetes Steatorrhöe Cholelithiasis Verminderte Magensäuresekretion	Keine spezifische klinische Symptomatik
Hormon	Insulin	Gastrin	VIP PP? Neurotensin?	Glukagon	Somatostatin	PP Neurotensin
Metastasierungsrate	<10%	>90%	>75%	>50%	>50%	>20–30%
Extrapankreatische Lokalisation	Äußerst selten	Häufig	Häufig	Selten	Häufig	?

die perkutane transhepatische Pfortaderkatheterisierung empfohlen zur Bestimmung von Hormonspiegeln in den ableitenden Pankreasvenen [28, 29, 63, 65]. Diese Methode ist jedoch technisch schwierig, z.T. mit Komplikationen behaftet [47] und in ihrer Aussage nicht immer zuverlässig [14].

Erfreulicherweise kann man aber davon ausgehen, daß von einem erfahrenen Chirurgen ein Tumor intraoperativ nahezu immer lokalisiert werden kann, so daß ein präoperativer Nachweis zunächst nicht notwendig erscheint, wenn aufgrund der Klinik und der biochemischen Untersuchungen eindeutig das Krankheitsbild eines endokrinen Pankreastumors nachgewiesen ist [11, 12, 59]. Liegen Metastasen bereits vor, so ist die Entfernung des Primärtumors nicht indiziert. Eine palliative Resektion unter der Vorstellung einer Tumorverkleinerung mit konsekutiver Verringerung der wirksamen Serumhormonspiegel ist lediglich beim Insulinom berechtigt.

Insulinom

Insulinome sind die häufigsten endokrinen Pankreastumoren (etwa 70–80% aller Fälle), in über 90% handelt es sich um gutartige Adenome, in weniger als 10% liegen metastasierende Karzinome vor. Die Erstbeschreibung dieses Krankheitsbildes erfolgte bereits 1927 [89]. In den meisten Fällen liegen solitäre Tumoren vor, in etwa 10% können diese auch multipel, gelegentlich sogar ektopisch lokalisiert sein [79].

Insulinomzellen enthalten weniger Insulin als normale β-Zellen sowie weniger sekretorische Granula, demgegenüber ist jedoch der Proinsulingehalt prozentual höher [12, 33]. Diese Befunde lassen sich mit einer verminderten Speicherfähigkeit der Tumorzellen erklären. Diese führt zu einer unkontrollierten Insulinsekretion auch bei normalen Blutzuckerspiegeln, so daß als Konsequenz eine Hypoglykämie auftritt.

Klinisch sind die Symptome der Hypoglykämie eher unspezifisch, zunächst stehen neurovegetative Symptome wie Zittern, Schweißausbruch, Schwächegefühl und Heißhunger im Vordergrund, zentralnervöse Störungen als Folge der Neuroglukopenie treten erst bei länger anhaltenden Hypoglykämien auf. Zum Teil können diese Symptome bereits mehrere Jahre in unterschiedlicher Ausprägung bekannt sein, bevor die exakte Diagnose gestellt wurde [22].

Von besonderer Bedeutung ist bei Verdacht auf ein Insulinom die Durchführung eines Hungerversuches. Innerhalb von 24 h ist der Serumglukosespiegel bei 75% der Insulinompatienten auf 40 mg/dl abgesunken, nach 48 h bei etwa 98% der Patienten, verbunden mit einer entsprechenden klinischen Symptomatik. Stimulations- und Suppressionstests der Insulinsekretion werden heute zur Diagnostik bei Verdacht auf ein Insulinom nur noch selten durchgeführt, da sie mit gewissen Risiken verbunden sein können. Die Bestimmung der Glukoseinfusionsrate im Blutglukose-Clamp-Versuch mit Hilfe des Biostators® zur Erhaltung einer Normoglykämie ist eine einfache, sichere und aussagekräftige Maßnahme zur Diagnose eines Insulinoms [22, 84].

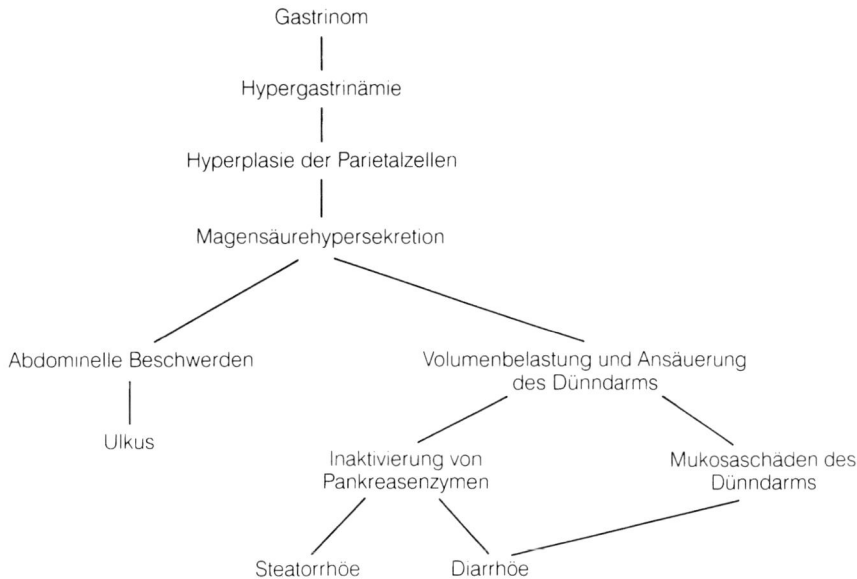

Abb. 20.1. Pathophysiologie des Zollinger-Ellison-Syndroms

Die endgültige Bestätigung erfolgt durch den Nachweis hoher Seruminsulinspiegel bei gleichzeitig bestehender Hypoglykämie, da diese Konstellation nur bei einer autonomen Insulinsekretion auftritt. Beim Erwachsenen liegt einer autonomen Insulinsekretion immer ein Insulinom zugrunde, beim Neugeborenen kommt auch eine sog. Nesidioblastose oder eine fokale Adenomatose als Ursache in Frage (s. Kap. 4).

Differentialdiagnostisch sind Hypoglykämien auszuschließen, die durch exogene Insulinapplikation, orale Antidiabetika, Alkohol, Leberinsuffizienz, Hypophysen- und Nebenniereninsuffizienz oder große Fibrosarkome mit oder ohne Produktion von insulinähnlichen Peptiden hervorgerufen werden. Von diesen Zuständen ist die Hypoglycaemia factitia (durch Sulfonylharnstoffe oder Insulin) am schwierigsten auszuschließen, weil sie klinisch und laborchemisch als hyperinsulinämische Hypoglykämie imponiert [11].

Gastrinom

Die Erstbeschreibung eines Gastrinoms (Zollinger-Ellison-Syndrom) erfolgte 1955 [94]. Das Krankheitsbild ist charakterisiert durch therapieresistente Magen- und Duodenalulzera, z.T. bis in das distale Duodenum reichend. Ursache hierfür ist eine exzessive Hypersekretion von Magensäure, bedingt durch den gastrinproduzierenden Tumor. Die Tumoren sind zu 70–80% im Pankreas lokalisiert, zu 10–25% im Duodenum und in weniger als 5% im Magen oder außerhalb des Gastrointestinaltrakts [13, 36]. Im Gegensatz zum Insulinom finden sich beim Zollinger-Ellison-Syndrom in 10–70% der Fälle multiple Tumoren im Pankreas. Meist bestehen bereits bei Diagnosestellung Lymphknoten- und Lebermetastasen, duodenale Gastrinome scheinen später zu metastasieren.

Ursache für die Hypergastrinämie und die damit verbundene Hypersekretion von Magensäure ist, wie beim Insulinom, die Unfähigkeit der Tumorzellen, Gastrin zu speichern. Hierfür sprechen die hohen Serumgastrinspiegel sowie der z.T. sehr niedrige Gastringehalt in den Tumoren [13]. Eine Stimulation der Gastrinsekretion aus den Tumoren ist möglich durch Sekretin, Kalzium, Glukagon und, weniger sicher, durch Nahrungsaufnahme. In Abb. 20.1 ist der pathophysiologische Mechanismus dargestellt, der für die klinische Symptomatik der Zollinger-Ellison-Patienten verantwortlich ist.

Klinisch stehen Oberbauchschmerzen, rezidivierende Ulzera, Erbrechen sowie häufig Durchfälle im Vordergrund. In etwa 10% der Patienten mit einem nachgewiesenen gastrinproduzierenden Tumor waren keine Ulzera, sondern Diarrhöen das Leitsymptom. Zusätzliche endokrine Störungen werden bei Zollinger-Ellison-Patienten in 25% beobachtet [36], insbesondere eine Hyperkalzämie infolge Hyperparathyreoidismus, ein Hyperinsulinismus, Prolaktinome sowie ein Cushing-Syndrom [48].

An ein Zollinger-Ellison-Syndrom muß gedacht werden, wenn Ulzera rezidivierend auftreten trotz adäquater Behandlung oder nach Vagotomie oder Antrektomie. Die Sicherung der Diagnose erfolgt durch Bestimmung der Nüchternsekretion des Magensaftes sowie dem Nachweis erhöhter Serumgastrinspiegel. Als Provokationstest zur Klärung der Diagnose eines Gastrinoms kommt dem Sekretintest die größte Bedeutung zu [15, 42], wobei ein Anstieg der Serumgastrinspiegel über 100% des Ausgangswertes 2–10 min nach intravenöser Gabe von Sekretin hochverdächtig für ein Gastrinom ist.

Differentialdiagnostisch können erhöhte Gastrinspiegel im Rahmen einer G-Zellüberfunktion oder einer antralen G-Zellhyperplasie vorliegen, was mißverständlich als Pseudo-Zollinger-Ellison-Syndrom bezeichnet wurde [24]. Von Bedeutung können hier morphometrische Untersuchungen in Verbindung mit den D-Zellen sein [3].

Vipom (WDHA-Syndrom; pankreatische Cholera)

1958 beschrieben Verner u. Morrison [85] das Krankheitsbild einer therapierefraktären Diarrhöe mit Hypokaliämie in Verbindung mit einem endokrinen Pankreastumor. Ursache dieser Diarrhöen ist die verstärkte Sekretion des Vasoactive Intestinal Polypeptide (VIP) aus den Tumorzellen [5, 41, 64]. Weitere Hormone wurden für die Symptome verantwortlich gemacht, wie PP und Neurotensin, ohne daß der Beweis für einen Zusammenhang bis heute erbracht werden konnte, weil in den bislang bekannten Fällen gleichzeitig auch andere diarrhöogene Hormone gefunden wurden.

Etwa 50% der Tumoren sind bei Diagnosestellung bereits metastasiert. Etwa 80% haben ihren Ursprung im Pankreas, 20% sind im Bereich des Gastrointestinaltraktes oder in anderen Organen lokalisiert, auch Ganglioneuroblastome sind beschrieben [69]. Dies ist verständlich, da VIP physiologischerweise als Neuropeptid ubiquitär im Organismus vorkommt.

Vorherrschendes klinisches Bild sind wäßrige Diarrhöen bis zu 6–8 l/24 h mit hochgradigem Verlust von Kalium. Die Patienten klagen über Gewichtsverlust, sind häufig dehydriert und als Folge davon gelegentlich verwirrt. Die im ursprünglichen Namen mitverankerte Hypo-oder Achlorhydrie („watery-diarrhea-hypocalemia-achlorhydria syndrome") ist kein sehr sicheres diagnostisches Kriterium. Relativ häufig ist jedoch ein Diabetes mellitus und eine Hyperkalzämie. Neben der klinischen Symptomatik wird die Diagnose gesichert durch die Messung erhöhter VIP-Spiegel im Serum mit einem spezifischen Radioimmunoassay sowie durch den Nachweis von VIP im Tumor auf immunhistochemischem Wege.

Differentialdiagnostisch muß v.a. die häufigste Form der sekretorischen Diarrhöe ausgeschlossen werden: der heimliche Laxanzienabusus, eine bekannte Form des Münchhausen-Syndroms.

Glukagonom

Als Leitsymptom des Glukagonoms (Glukagonomsyndrom) gilt heute die Kombination von Diabetes und nekrolytischer Dermatose (Abb. 20.2). Die Erstbeschreibung eines malignen Tumors mit Hautmanifestationen erfolgte 1942 [4]; nach Entwicklung eines Radioimmunoassays für Glukagon konnte das Krankheitsbild exakter definiert werden, bis heute sind etwa 130 Fälle bekannt [30, 45, 52, 75].

Glukagonome sind selten und entwickeln sich aus den A-Zellen der Langerhans-Inseln. Im Schrifttum wird ihre Größe mit 1,5–35 cm angegeben, die Metastasierungsrate ist hoch (50–62%) [68, 75]. Die Diagnose wird bei entsprechendem klinischem Verdacht durch den Nachweis eines auf das Mehrfache der Norm erhöhten Nüchternplasmaglukagonspiegels gesichert.

Das Entstehen eines Erythema necrolyticans migrans, der für das Glukagonom spezifischen Hautveränderung [90], wird auf die Hyperglukagonämie zurückgeführt, da fast immer nach Entfernung eines Tumors oder nach einer zytostatischen Therapie eine Besserung der Hautveränderungen zu beobachten ist [54, 62]. Weiteres diagnostisches Kriterium sind eine Hyperglykämie als Folge der glykogenolytischen Wirkung des Glukagons sowie infolge der katabolen Wirkung eine Hypoaminoacidämie, eine Hypoproteinämie und häufig eine Anämie.

Neben der Klinik und den laborchemischen Untersuchungen wird die endgültige Diagnose „Glukagonom" anhand der Histologie des Tumors gestellt, wobei hier insbesondere der Immunhistologie und der Elektronenmikroskopie besondere Bedeutung zukommen [68, 87], da endokrine Tumoren des Pankreas häufig aus einem Gemisch hormonproduzierender Zellen bestehen [10].

Somatostatinom

Somatostatin, ein Tetradecapeptid mit einem Molekulargewicht von 1450, konnte immunhistochemisch im Gastrointestinaltrakt in Magen und Pan-

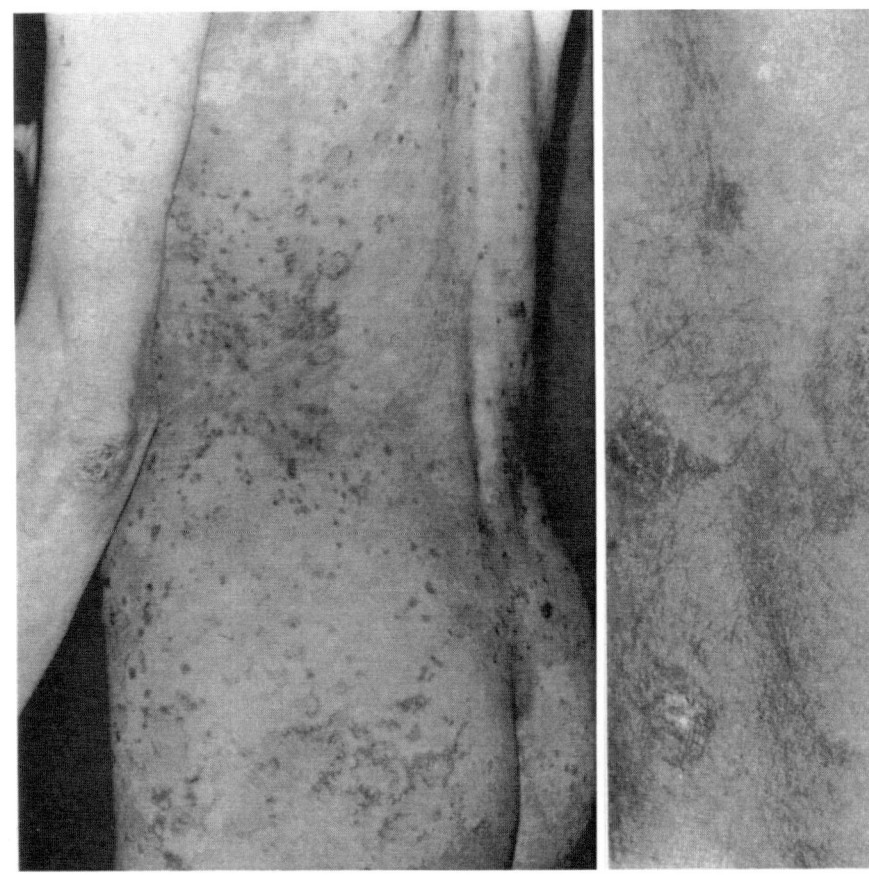

Abb. 20.2. Erythema necrolyticans migrans bei einem Patienten mit einem glukagonproduzierenden Pankreastumor. Die hier abgebildeten Hautveränderungen gelten als spezifisch für das Glukagonom. (Nach [30])

kreas nachgewiesen werden [58, 61]. Nach Isolierung und Synthese des Peptids wurden seine Effekte auf den Gastrointestinaltrakt untersucht, diese sind in der folgenden Übersicht zusammengefaßt.

Wirkung von Somatostatin auf den Gastrointestinaltrakt

A) Hemmung der Sekretion von
- Insulin
- PP
- Glukagon
- Gastrin
- Sekretin
- Cholezystokinin
- GIP
- Motilin

B) Hemmung von
- Säure- und Pepsinsekretion
- Enzym- und Bikarbonatsekretion des Pankreas
- Fett- und Wasserresorption im Dünndarm
- Gallenblasenkontraktion

Aus diesem Wirkungsspektrum lassen sich die Symptome ableiten, die zur Diagnose eines somatostatinproduzierenden endokrinen Tumors führen können, nämlich Diabetes mellitus, Steatorrhöe, Diarrhöe, Achlorhydrie und Cholelithiasis. Bislang sind nur 15 Patienten mit einem Somatostatinom beschrieben worden [38, 60, 71, 76]. Die Tumoren waren im Pankreas und im Duodenum lokalisiert, die Metastasierungsrate ist hoch (60–70%). Die endgültige Diagnose wird durch die Bestimmung erhöhter Somatostatinspiegel im Plasma sowie durch den immunhistochemischen Nachweis von somatostatinhaltigen Tumorzellen gestellt.

Pankreatisches Polypeptid produzierender Tumor (PPOM)

Pankreatisches Polypeptid produzierende Tumoren sind selten [82, 83] und nahezu ausschließlich im Pankreas lokalisiert [6, 26, 46, 56, 82, 83], im Einzelfall wurden sie aber auch als Primärtumor der Leber [86] und des Magens [74] beschrieben. Die klinische Symptomatik ist unspezifisch, bisher sind keine dem PP zuzuordnende endokrine Störungen bekannt. Aufgrund der geringen bisher bekannten Fallzahl kann über die Metastasierungsrate keine genaue Aussage gemacht werden, beschrieben wurden Lebermetastasen bei 2 von 8 Patienten [82] bzw. bei 1 von 3 [83].

Neurotensinom

Neurotensin produzierende Tumoren wurden bisher nur als Einzelfälle beschrieben, bei allen Tumoren konnten mehrere Hormone nachgewiesen werden [5, 21, 31, 73]. Ein histologisch monohormonales Neurotensinom wurde bisher nur einmal beschrieben [27], im Plasma fanden sich aber auch bei diesem Fall weitere gastrointestinale Hormone. Eine spezifische klinische Symptomatik konnte bis heute nicht erarbeitet werden. Die in einzelnen Fällen vorhandenen wäßrigen Durchfälle sind ausreichend durch die gleichzeitig gefundene Produktion von VIP durch den Tumor erklärt.

Multiple endokrine Neoplasie (MEN-Typ I; Wermer-Syndrom)

Als multiple endokrine Neoplasie bezeichnet man das Auftreten mehrerer endokriner Tumoren in verschiedenen Organen, die Erstbeschreibung erfolgte durch Erdheim 1903 [20]. Bei der sog. MEN-Typ I sind am häufigsten endokrine Tumoren der Nebenschilddrüsen, der Hypophyse und des Pankreas kombiniert. Im Zusammenhang mit den endokrinen Tumoren des Pankreas ist bedeutsam, daß im Rahmen einer MEN insbesondere Gastrinome [18, 57], Glukagonome [30, 75] und PPome [82], weniger Insulinome [10] auftreten. Bei Patienten mit endokrinen Pankreastumoren sollte daher immer an eine zusätzliche Endokrinopathie gedacht werden.

3. Therapie

Prinzipiell sollte bei allen oben genannten Krankheitsbildern eine kausale Therapie im Sinne einer Entfernung des Tumors angestrebt werden. Wie jedoch in Tabelle 20.1 dargestellt, ist die Metastasierungsrate der einzelnen Tumoren sehr unterschiedlich, so daß bei Diagnosestellung eine erfolgreiche chirurgische Intervention häufig nicht mehr möglich ist.

Eine Resektion des Primärtumors ist bei Vorliegen von Metastasen nicht mehr indiziert [10, 32], kann jedoch im Sinne einer palliativen Tumorverkleinerung bei unzureichendem Ansprechen auf eine medikamentöse Therapie von Nutzen sein [11, 44], dies gilt besonders für maligne Insulinome. Eine medikamentöse Therapie kann bei endokrinen Tumoren:
- gegen die Hormonsekretion,
- gegen die Hormoneffekte am Erfolgsorgan,
- gegen das Tumorwachstum

gerichtet sein.

Hemmung der Hormonsekretion

Somatostatin, eine allgemein sekretionshemmend wirkende Substanz, konnte bisher wegen seiner kurzen Halbwertszeit nur unzureichend eingesetzt werden [37]. Die Entwicklung eines langwirkenden, subkutan applizierbaren Somatostatinanalogs (Sandostatin, ein Oktapeptid) scheint hier aber neue therapeutische Möglichkeiten zu bieten [17, 50, 91, 92]. Eine spezifische antisekretorische Therapie ist beim Insulinom mit Diazoxid möglich, das direkt die emiozytotische Freisetzung von Insulin aus der Tumorzelle hemmt. Diese Wirkung, ebenso wie die des Somatostatins, ist bei entdifferenzierten, d.h. degranulierten Tumoren nahezu aufgehoben [12].

Therapie des Zielorgans

Eine Beeinflussung des Erfolgsorgans eines endokrinen Tumors ist beim Gastrinom möglich durch die Hemmung der Magensäuresekretion mit H_2-Rezeptorantagonisten [16] oder, bei unzureichender Wirkung, durch direkte Beeinflussung der H^+-K^+-ATPase mit Omeprazol, einem substituierten Benzimidazol [43, 51, 93]. Die früher übliche totale Gastrektomie ist nicht mehr notwendig, seit mit den modernen Magensäuresekretionshemmern eine pharmakologische Gastrektomie möglich geworden ist.

Beeinflussung des Tumorwachstums

Eine wirksame zytostatische Therapie ist mit Streptozotocin, einem seit 1967 bekannten Antibiotikum von Streptomyces achromogenes, mög-

Tabelle 20.2. Therapeutische Möglichkeiten bei der Behandlung endokriner Pankreastumoren

Name	Insulinom	Gastrinom	Vipom	Glukagonom	Somatostatinom PPOM Neurotensinom
a) Chirurgisch	Kurative Tumorresektion Palliative Tumorresektion zur Verkleinerung der Tumormasse und damit Verringerung der aktiven Hormonkonzentration				
b) Internistisch	Diazoxid	Cimetidin	Kortikoide	Somatostatin Sandostatin	
	Propanolol	Ranitidin	Somatostatin Sandostatin		
	Chlorpromazin	Omeprazol			
	Somatostatin ? Sandostatin	Somatostatin ? Sandostatin			
	Streptozotocin + 5-FU	Streptozotocin + 5-FU	Streptozotocin + 5-FU	DTIC	Streptozotocin + 5-FU
	L-Asparaginase[+]			Streptozotocin + 5-FU	Adriblastin
	Mithramycin[+]			Tubericidin + 5-FU 5-FU oral[+] Cyclophosphamid[+] Vincristin[+]	Dacarbazin
c) Radiologisch	Embolisation der A. hepatica bei vaskularisierten Lebermetastasen				

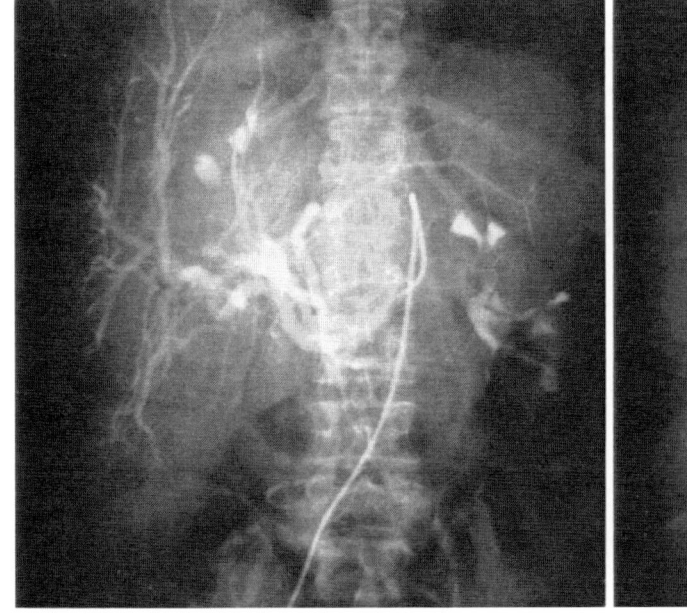
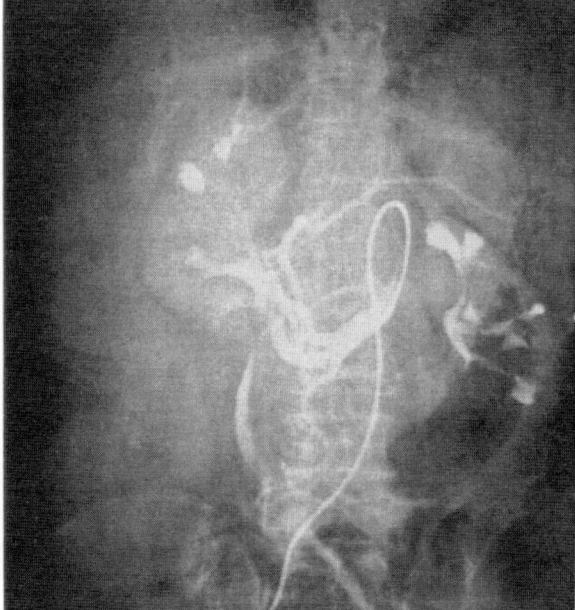

Abb. 20.3. Zöliakographie einer Patientin mit einem metastasierenden Insulinom. *Links* Darstellung der A. hepatica mit Anfärbung bis in die peripheren Äste und Nachweis von Metastasen, *rechts* Darstellung der A. hepatica nach Embolisation mit fehlender Anfärbung der Leberarterienäste im Bereich des rechten Leberlappens

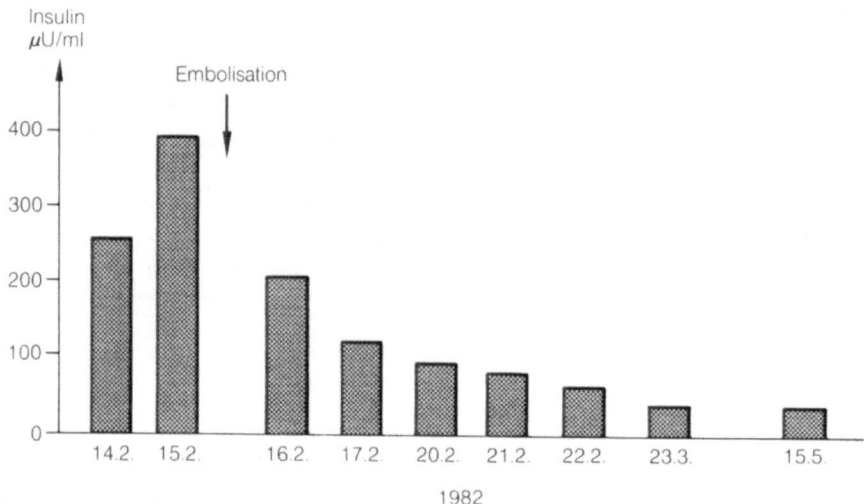

Abb. 20.4. Insulinspiegel einer Patientin mit einem in die Leber metastasierenden Insulinom vor und nach Embolisation der A. hepatica. Zeitabhängig kommt es zu einem deutlichen Abfall der Insulinspiegel, klinisch haben sich keine weiteren Hypoglykämien eingestellt. Die Angiographie der Patientin ist in Abb. 20.3 dargestellt

lich und führt häufig zu Tumorregression und langanhaltenden Remissionen [7]. Die Kombination mit 5-FU ergab nach einer Multicenterstudie mit 84 Patienten noch bessere Ergebnisse [53]. Gelegentlich werden auch andere Zytostatika als Mittel erster Wahl eingesetzt, so wird z.B. beim Glukagonom zunächst DTIC empfohlen [62]. Von den endokrinen Tumoren des Pankreas spricht am besten das Vipom auf eine zytostatische Therapie an, an zweiter Stelle das Insulinom, deutlich schlechter das Gastrinom und Glukagonom [11].

Nachfolgend ist das Therapieschema von Moertel et al. [53] zur Behandlung endokriner Pankreastumoren angegeben:

- Streptozotocin 500 mg/m² Körperoberfläche
  i.v. Tag 1–5
- 5-Fluorouracil 400 mg/m² Körperoberfläche
  i.v. Tag 1–5

Wiederholung des Therapiezyklus alle 6 Wochen in Abhängigkeit von den Laborparametern, insbesondere der Leukozyten, Thrombozyten und des Kreatinins, da Streptozotocin nephrotoxisch wirken kann. Ein weiteres sehr gut wirksames Schema wurde von Jensen et al. [36] angegeben:

- Tag 1:
  Streptozotocin 1,5 g/m² Körperoberfläche
  5-Fluorouracil 600 mg/m² Körperoberfläche
  Doxorubicin 40 mg/m² Körperoberfläche

- Tag 8:
  Streptozotocin 1,5 g/m² Körperoberfläche
  5-Fluorouracil 600 mg/m² Körperoberfläche

Wiederholung dieses Therapiezyklus alle 4 Wochen in Abhängigkeit von den o.a. Kriterien.

Weitere Medikationen zur Behandlung der endokrinen Pankreastumoren sind in Tabelle 20.2 aufgeführt.

Aufgrund ihrer fast ausschließlichen Metastasierung in die Leber bietet sich bei nicht mehr effektiver medikamentöser Therapie als weitere Möglichkeit die Leberarterienembolisierung an [1, 2, 8, 72, 81]. Durch den Verschluß einzelner Äste der A. hepatica kommt es zu einer Nekrose der Metastasen ohne wesentliche Schädigung des Leberparenchyms, da die Leber vorwiegend über die Pfortader versorgt wird [2]. Tumorwachstum und Hormonproduktion können auf diese Weise deutlich verringert werden mit einer z.T. lang anhaltenden Remission. Die Angiographiebilder einer Patientin mit einem metastasierenden Insulinom vor und nach Leberarterienembolisierung sind in Abb. 20.3 dargestellt, die dazugehörigen Insulinspiegel in Abb. 20.4. Nach der Embolisierung sind keine neuen Hypoglykämien aufgetreten. Bei nicht symptomatischen Tumoren mit nachweisbarer Hormonsekretion (meistens Pancreatic Polypeptide) kann der Effekt der Embolisierung durch Bestimmung der Serumhormonspiegel nachgewiesen werden [74]. Eine Zusammenstellung der therapeutischen Möglichkeiten bei endokrinen Pankreastumoren ist in Tabelle 20.2 angegeben, die mit einem + bezeichneten Medikamente wurden nur in Einzelfällen angewandt.

Literatur

1. Allison DJ, Modlin IM, Jenkins WJ (1977) Treatment of carcinous liver metastases by hepatic-artery embolisation. Lancet II:1323
2. Allison DJ (1978) Therapeutic embolization. Br J Hosp Med 20:707
3. Arnold R, Hülst MV, Neuhof CH, Schwarting H, Bekker HD, Creutzfeldt W (1982) Antral gastrin – producing G-cells and somatostatin-producing D-cells in different states of gastric acid secretion. Gut 23:285
4. Becker SW, Kahn D, Rothman S (1942) Cutaneous manifestation of internal malignant tumors. Arch Dermatol 45:1069
5. Bloom SR, Lee YC, Lacroute JM, Sondag D, Baumann R, Weill JP (1983) Two patients with pancreatic apudomas secreting neurotensin and VIP. Gut 24:448
6. Bordi C, Togni R, Baetens D, Ravazzola M, Malaiss-Lagae F, Orci L (1978) Human islet cell tumor storing pancreatic polypeptide: A light and electron microscopic study. J Clin Endocrinol Metab 46:215
7. Broder LE, Carter SK (1973) Pancreatic islet cell carcinoma. II: Results of therapy with streptozotocin in 52 patients. Ann Intern Med 79:108
8. Carrasco CH, Chuang VP, Wallace S (1983) Apudomas metastatic to the liver: Treatment by hepatic artery embolization. Radiology 149:79
9. Creutzfeldt W (1975) Pancreatic endocrine tumors – the riddle of their origin and hormone secretion. Isr J Med Sci 11:762
10. Creutzfeldt W (1985) Endocrine tumors of the pancreas. In: Arquilla E, Volk BW (eds) The diabetic pancreas, 2nd edn. Plenum, New York
11. Creutzfeldt W, Arnold R (1985) Endocrine tumors of the pancreas. In: Bockus HL (ed) Gastroenterology, vol 3. Saunders, Philadelphia
12. Creutzfeldt W, Arnold R, Creutzfeldt C, Deuticke U, Frerichs H, Track NS (1973) Biochemical and morphological investigations of 30 human insulinomas. Diabetologia 9:217
13. Creutzfeldt W, Arnold R, Creutzfeldt C, Track NS (1975) Pathomorphologic, biochemical, and diagnostic aspects of gastrinomas (Zollinger-Ellison Syndrome). Hum Pathol 6:47
14. Daggett PR, Goodburn EA, Kurtz AB, Le Quesne LP, Morris DV, Nabarro JDN, Raphael MJ (1981) Is preoperative localization of insulinomas necessary? Lancet I:483
15. Deveney CW, Deveney KS, Jaffe BM, Jones RS, Wag LW (1977) Use of calcium and secretin in the diagnosis of gastrinoma (Zollinger-Ellison syndrome). Ann Intern Med 87:680
16. Deveney CW, Stein S, Way LW (1983) Cimetidine in the treatment of Zollinger-Ellison syndrome. Am J Surg 146:116
17. Doepfer W, Briner U, Marbach P (1983) Effects on blood glucose in rats and rhesus monkeys of a highly active analogue to somatostatin: SMS 201 995. Acta Endocrinol (Copenh) [Suppl 256] 103:79A 144
18. Duggan M, Anderson C (1984) Mixed type Zollinger-Ellison syndrome in a florid case of multiple endocrine neoplasia type I. Am J Clin Pathol 82:481
19. Dunnick NR, Long JA, Krudy A, Shawker TH, Doppman JL (1980) Localizing insulinomas with combined radiographic methods. AJR 135:747
20. Erdheim H (1903) Zur normalen und pathologischen Histologie der Glandula thyreoidea, parathyreoidea und Hypophysis. Beitr Anat Allg Pathol 33:158
21. Feurle GE, Helmstaedter V, Tischbirek K, Carraway R, Forssmann WG, Grube D, Röher HD (1981) A multihormonal tumor of the pancreas producing neurotensin. Dig Dis Sci 26:1125
22. Frerichs H, Creutzfeldt W (1976) Hypoglycemia 1. Insulin secreting tumors. Clin Endocrinol Metab 5:747
23. Friesen SR (1982) Tumors of the endocrine pancreas. N Engl J Med 306:580
24. Friesen SR, Tomita T (1981) Pseudo-Zollinger-Ellison syndrome. Ann Surg 194:481
25. Friesen SR, Kimmel JR, Tomita T (1980) Pancreatic polypeptide as screening marker for pancreatic polypeptide apudomas in multiple endocrinopathies. Am J Surg 139:61
26. Friesen SR, Stephens RL, Huard GS (1981) Effective streptozotocin therapy for metastatic pancreatic polypeptide apudoma. Arch Surg 116:1090
27. Grube D (1984) Verner-Morison syndrome due to a pancreatic neurotensinoma. Front Horm Res 12:168
28. Günther R, Kümmerle F, Beyer J, Klose K, Kuhn FP, Rückert K, Cordes U (1981) Lokalisationsdiagnostik von Inselzelltumoren durch Sonographie, Computertomographie, Arteriographie und selektive Hormonbestimmung. Fortschr Röntgenstr 135:657
29. Günther RW, Klose KJ, Rückert K, Kuhn F-P, Beyer J, Klotter H-J, Cordes U (1983) Islet-cell tumors: Detection of small lesions with computed tomography and ultrasound. Radiology 148:485
30. Guillausseau PJ, Guillausseau C, Villet R, Kaloustian E, Valleur P, Hautefeuille P, Lubetzki J (1982) Les glucagonomes. Gastroenterol Clin Biol 6:1029
31. Gutniak M, Rosenqvist U, Grimelius L et al. (1980) Report on a patient with watery diarrhea syndrome caused by a pancreatic tumor containing neurotensin, enkephalin and calcitonin. Acta Med Scand 208:95
32. Harmon JW, Norton JA, Collin MJ et al. (1984) Removal of gastrinomas for control of Zollinger-Ellison Syndrome. Ann Surg 200:396
33. Hayachi M, Floyd JC, Pek S, Fajans SS (1977) Insulin, Proinsulin, glucagon and gastrin in pancreatic tumors and in plasma of patients with organic hyperinsulinism. J Clin Endocrinol Metab 44:681
34. Heitz PU, Kasper M, Polak JM, Klöppel G (1982) Pancreatic endocrine tumors: Immunocytochemical analysis of 125 tumors. Hum Pathol 13:263
35. Howland G, Campbell WR, Maltby EJ (1929) Dysinsulinism: Convulsions and coma due to islet cell tumor of the pancreas with operation and cure. JAMA 93:674
36. Jensen RT, Gardner JD, Raufman J-P, Pandol SJ, Doppman JL, Collen MJ (1983) Zollinger-Ellison Syndrome: Current concepts and management. Ann Intern Med 98:59
37. Kahn CR, Bhathena SJ, Recant L, Rivier J (1981) Use of somatostatin and somatostatin analogs in a patient with glucagonoma. J Clin Endocrinol Metab 53:543
38. Kaneko H, Toshima M, Kobayashi H et al. (1983) Duodenal somatostatinoma. Immunohistopathology and review of the literature. Acta Pathol Jpn 33:153
39. Kolmannskog F, Schrumpf E, Valnes K (1982) Computed tomography and angiography in pancreatic apudomas and cystadenomas. Acta Radiol [Diagn] (Stockh) 23:365

40. Krudy AG, Doppman JL, Jensen RT et al. (1984) Localization of islet cell tumors by dynamic CT: Comparison with plain CT, arteriography, sonography, and venous sampling. AJR 143:585
41. Lacroute J-M, Sondag D, Baumann R (1983) Vipomes et traitement par la streptozotocine: Deux cas. Gastroenterol Clin Biol 7:14
42. Lamers CBH, van Tongeren JHM (1977) Comparative study of the value of the calcium, secretin, and meal stimulated increase in serum gastrin to the diagnosis of the Zollinger-Ellison syndrome. Gut 18:128
43. Lamers CBHW, Lind T, Moberg S, Jansen JBMJ, Olbe L (1984) Omeprazole in Zollinger-Ellison syndrome. N Engl J Med 310:758
44. Landor JH (1984) Control of the Zollinger-Ellison-syndrome by excision of primary and metastatic tumor. Am J Surg 147:406
45. Leichter SB (1980) Clinical and metabolic aspects of glucagonomas. Medicine (Baltimore) 59:100
46. Ljungberg O, Järnerot G, Rolny P, Wickbom G (1981) Human pancreatic polypeptide (HPP) immunoreactivity in an infiltrating endocrine tumor of the papilla of Vater with unusual morphology. Virchows Arch [A] 392:119
47. Luska G, Langer HE, LeBlanc S (1984) Mesenterialvenenthrombose nach perkutan-transhepatischer Pfortadersondierung (PTP) bei der Lokalisationsdiagnostik eines Insulinoms. Fortschr Röntgenstr 141:68
48. Lyons DF, Eisen BR, Clark MR, Pysher TJ, Welsh JD, Kem DC (1984) Concurrent Cushings and Zollinger-Ellison-syndrome in a patient with islet-cell carcinoma. Am J Med 76:729
49. Mallinson CN, Bloom SR, Warin AP, Salmon PR, Cox B (1974) A glucagonoma syndrome. Lancet II:1
50. Maton PN, O'Dorisio TM, Howe BA et al. (1985) Effect of a long-acting somatostatin analogue (SMS 201-995) in a patient with pancreatic cholera. N Engl J Med 312:17
51. McArthur KE, Collen MJ, Maton PN et al. (1985) Omeprazole: Effective, convenient therapy for Zollinger-Ellison-syndrome. Gastroenterology 88:939
52. McGavran MH, Unger RH, Recant L, Polk HC, Kilo C, Levin ME (1966) A glucagon-secreting alpha-cell carcinoma of the pancreas. N Engl J Med 274:1408
53. Moertel CG, Hanley JA, Johnson LA (1980) Streptozocin alone compared with streptozocin plus fluorouracil in the treatment of advanced islet-cell carcinoma. N Engl J Med 303:1189
54. Montenegro F, Lawrence GD, Macon W, Pass C (1980) Metastatic glucagonomas: Improvement after surgical debulking. Am J Surg 139:424
55. Nicholls AG (1902) Single adenoma of the pancreas arising from an island of Langerhans. J Med Res 3:385
56. Nobin A, Berg M, Ericcson M, Ingemansson S, Olsson E, Sundler F (1984) Pancreatic polypeptide producing tumors. Cancer 53:2688
57. Öberg K, Wälinder O, Boström H, Lundqvist G, Wide L (1982) Peptide hormone markers in screening for endocrine tumors in multiple endocrine adenomatosis Type I. Am J Med 73:619
58. Orci L, Baetens D, Ravazzola M, Malaisse-Lagae F, Amherdt M, Rufener C (1976) Somatostatin in the pancreas and the gastrointestinal tract. In: Fujita T (ed) Endocrine gut and pancreas. Elsevier North Holland, Amsterdam, p 73
59. Peiper H-J, Creutzfeldt W (1975) Endokrine Tumoren des Gastrointestinaltraktes. Chirurg 46:194
60. Pipeleers D, Couturier E, Gepts W, Reynders J, Somers G (1983) Five cases of somatostatinoma: Clinical heterogeneity and diagnostic usefulness of basal and tolbutamide-induced hypersomatostatinemia. J Clin Endocrinol Metab 56:1236
61. Polak JM, Pearse AGE, Grimelius L, Bloom SR, Arimura A (1975) Groth hormone release inhibitory peptide hormone in gastrointestinal and pancreatic D-cell. Lancet I:1220
62. Prinz RA, Badrinath K, Banerji M, Sparagana M, Dorsch TR, Lawrence AM (1981) Operative and chemotherapeutic management on malignant glucagon-producing tumors. Surgery 90:713
63. Reichardt W, Ingemansson S (1980) Selective vein catheterization for hormone assay in endocrine tumors of the pancreas. Acta Radiol [Diagn] (Stockh) 21:177
64. Rigaud D, Cerf M, Ou-Yan C et al. (1982) Tumeur endocrine mixte revelee par un syndrome de Verner-Morrison atypique: Responses dissociees a la perfusion de somatostatine et a 1 exerese tumorale. Gastroenterol Clin Biol 6:563
65. Roche A, Raisonnier A, Gillon-Savouret M-C (1982) Pancreatic venous sampling and arteriography in localizing insulinomas and gastrinomas: Procedure and results in 55 cases. Radiology 145:621
66. Roche A, Capeau J, Halimi P (1983) Methodes radiologiques de localisation des tumeurs endocrines du pancreas. Gastroenterol Clin Biol 7:49
67. Rosell S, Thor K, Rökaeus A, Nyquist O, Lewenhaupt A, Kager L, Folkers K (1980) Plasma concentrations of neurotensin-like immunoreactivity (NTLI) and lower esophageal pressure in man following infusion of neurotensin. Acta Physiol Scand 109:369
68. Ruttman E, Klöppel G, Bommer G, Kiehn M, Heitz PU (1980) Pancreatic glucagonoma with and without syndrome. Virchows Arch [A] 388:51
69. Said SI, Faloona GR (1975) Elevated plasma and tissue levels of vasoactive intestinal polypeptide in the watery diarrhea syndrome due to pancreatic, bronchogenic and other tumors. N Engl J Med 293:155
70. Schein PS, De Lellis RA, Kahn CR, Gordon P, Kraft AR (1973) Islet cell tumors. Current concepts and management. Ann Intern Med 79:239
71. Schusdziarra V, Grube D, Seifert H et al. (1983) Somatostatinoma syndrome. Clinical, morphological and metabolic features and therapeutic aspects. Klin Wochenschr 61:681
72. Schuster R, Romatowski H-J von, Creutzfeldt W, Stöckmann F (1983) Transluminale Okklusionsbehandlung von Lebermetastasen hormonbildender Geschwülste. Röntgenpraxis 11:368
73. Shulkes A, Boden R, Cook I, Gallagher N, Furness JB (1984) Characterization of a pancreatic tumor containing vasoactive intestinal peptide, neurotensin, and pancreatic polypeptide. J Clin Endocrinol Metab 58:41
74. Solt J, Kadas I, Polak JM, Nemeth A, Bloom SR, Rauth J, Horvath L (1984) A pancreatic polypeptide producing tumor of the stomach. Cancer 54:1101
75. Stacpoole PW (1981) The glucagonoma syndrome: Clinical features, diagnosis and treatment. Endocr Rev 2:347
76. Stacpoole PW, Kasselber AG, Berelowitz M, Chey WY (1983) Somatostatinoma syndrome: Does a clinical entity exists? Acta Endocrinol (Copenh) 102:80

77. Stark DD, Moss AA, Goldberg HI, Deveney CW, Way L (1983) Computed tomography and nuclear magnetic resonance imaging of pancreatic islet cell tumors. Surgery 94:1024
78. Stefanini P, Carboni M, Patrassi N (1974) Surgical treatment and prognosis of insulinoma. Clin Gastroenterol 3:697
79. Stefanini P, Carboni H, Patrassi N, Basoli A (1974) Beta islet-cell tumors of the pancreas: Results of a statistical study on 1067 cases collected. Surgery 75:597
80. Stöckmann F, Ebert R, Nauck M, Siegel EG, Creutzfeldt W (1981) Diagnosis of insulinomas: Quantification of glucose consumption and assessment of suppressibility of insulin secretion. Digestion 28:66
81. Stöckmann F, Romatowski H-J von, Reimold WV, Schuster R, Creutzfeldt W (1984) Hepatic artery embolization for treatment of endocrine gastrointestinal tumors with liver metastases. Z Gastroenterol 22:652
82. Strodel WE, Vinik AI, Lloyd RV et al. (1984) Pancreatic polypeptide producing tumors. Arch Surg 119:508
83. Tomita T, Friesen SR, Kimmel JR, Douli V, Pollock HG (1983) Pancreatic polypeptide secreting islet-cell tumors. Am J Pathol 113:134
84. Trovati M, Pagano G, Cartia Q et al. (1982) Dextrose infusion by artificial pancreas in diagnosis of insulinomas. Lancet I:631
85. Verner JV, Morrison AB (1958) Islet-cell tumor and a syndrome of refractory watery diarrhea and hypokalemia. Am J Med 25:374
86. Warner TFCS, Seo IS, Madura JA, Polak JM, Pearse AGE (1980) Pancreatic polypeptide producing apudoma of the liver. Cancer 46:1146
87. Warner TFCS, Block M, Hafez GR, Mack E, Lloyd RV, Bloom SR (1983) Glucagonomas: Ultrastructure and immunocytochemistry. Cancer 51:1091
88. Whipple AO, Frantz VK (1935) Adenoma of the islet cell with hyperinsulinism. Ann Surg 101:1299
89. Wilder RM, Allan FN, Power MH, Robertson HE (1927) Carcinoma of the islands of the pancreas. Hyperinsulinism and hypoglycemia. JAMA 89:348
90. Wilkinson DS (1973) Necrolytic migratory erythema with carcinoma of the pancreas. Trans St Johns Hosp Dermatol Soc 59:244
91. Williams NS, Cooper JC, King RFGJ, Barker M (1984) Use of a long acting somatostatin analogue in controlling life threatening ileostomy diarrhea. Br Med J 289:1027
92. Wood SM, Kraenzlin ME, Bloom SR (1983) New somatostatin analogue for the home treatment of endocrine tumors. Gut 24:A 984
93. Ziemniak JA, Madura M, Adamonis AJ, Olinger EJ, Dreyer M, Schentag JJ (1983) Failure of cimetidine in Zollinger-Ellison-syndrome. Dig Dis Sci 28:976
94. Zollinger RM, Ellison EH (1955) Primary peptic ulcerations of the jejunum associated with islet cell tumors of the pancreas. Ann Surg 142:709

20.2 Chirurgische Behandlung

H.-J. PEIPER und A. SCHAFMAYER

1. Allgemeine Gesichtspunkte

Die Entwicklung der chirurgischen Behandlung endokriner Pankreastumoren begann 1929 mit der ersten erfolgreichen Entfernung eines solitären Inselzelladenoms durch Graham u. Wornack in Toronto [8].

Zunächst wurden nur Fallbeschreibungen und kleine Serien bekannt. Ab 1955 erweiterte sich das Spektrum des chirurgischen Interesses durch die Beschreibung eines ganz anderen Krankheitsbildes bei einem endokrinen Pankreastumor, dem sog. ulzerogenen Pankreastumor, durch Zollinger und Ellison. Gregory et al. [9] konnten wenige Jahre später im Tumor eines Patienten mit einem Zollinger-Ellison-Syndrom das Hormon Gastrin nachweisen, das sich in der Folge radioimmunologisch durch erhöhte Serumspiegel als diagnostisch verwertbarer Parameter nachweisen ließ [19, 20].

Zu diesem Zeitpunkt hatten die späteren Nobelpreisträger Jalow und Berson durch die Entwicklung von Radioimmunoassays die Möglichkeit zur Bestimmung kleinster Serumhormonwerte gegeben. Damit war eine Tür für die Diagnostik der bis dahin rein klinisch vermutbaren Krankheitsbilder aufgestoßen worden. In Verbindung mit Provokations- und Suppressionstests konnten diese insgesamt relativ seltenen Krankheitsbilder mit größerer Sicherheit erkannt werden. Wesentliche Fortschritte wurden sodann hinsichtlich einer Lokalisation des Tumors durch Fortschritte bei dem bildgebenden Verfahren (selektive Zöliakographie, Computertomographie, Sonographie und Endoskopie) erzielt. Ein weiterer Schritt war die Einführung der selektiven perkutanen transhepatischen Blutentnahme zur Hormonbestimmung durch Lunderquist u. Tylen (zit. nach [16]). Dieses Verfahren ist inzwischen zur präoperativen Lokalisation von Insulinomen, Glukagonomen und Gastrinomen mit Erfolg eingesetzt worden. Auch intraoperativ läßt sich eine selektive Blutentnahme aus den Pankreasvenen vornehmen, wobei seit der Entwicklung von Schnellradioimmunoassays sogar schon während des Eingriffs eine Aussage gemacht werden kann.

Turner et al. [37] und in verbesserter Form Teichmann et al. [35] haben eine entsprechende Technik für Insulin, wir selber [21] für Gastrin entwickelt.

Die Art des Tumors läßt sich heute aufgrund seiner Morphologie und Biochemie exakt durch Immunhistologie, Immunzytochemie (ICC) und Elektronenmikroskopie bestimmen. Eine Malignität war bisher nur aufgrund des Metastasennachweises bzw. einer lokalen Infiltration in die Umgebung zu erkennen, bzw. durch unvermindert hohe Plasmahormonspiegel trotz Entfernung des Primärtumors zu vermuten [23, 24].

Neuerdings scheint einem humanen Choriongonadotropin in seiner α-Kette Bedeutung als quantitativer Marker (im Serum: Radioimmunoassay) und als qualitativer Marker (in den Zellen: Immunzytochemie) zuzukommen [13, 17]. Die Diagnose eines endokrinen Pankreastumors (Apudom: amine content and/or amine precursor – uptake and decarboxylation [22]) läßt sich heute mit großer Sicherheit stellen. Die Häufigkeitsverteilung ist in Tabelle 20.3 dargestellt. Auch hinsichtlich der Malignität der einzelnen Typen lassen sich aus dem Schrifttum Rückschlüsse ziehen (Tabelle 20.4). So sehr es offensichtlich Gemeinsamkeiten in der Entstehung der endokrinen Tumoren des Gastrointestinaltrakts gibt (Abb. 20.5), so ver-

Tabelle 20.3. Häufigkeitsverteilung endokriner Pankreastumoren (Weltliteratur)

Insulinome	70–75%
Gastrinome	~20%
Vipome	3–4%
Glukagonome	1%
PPOM	
Somatostatinome u.a.	Selten

Tabelle 20.4. Häufigkeit der Malignität endokriner Pankreastumoren (Weltliteratur)

	n	Maligne (%)
Insulinom	1012	5–10
Vipom	64 (Verner-Morrison 1974)	35
Glukagonom	~130	50–80
Somatostatinom	~15	55–70 [13]
Gastrinom	800 (Fox et al. [6])	>60

schieden fallen die jeweiligen klinischen Krankheitsbilder aus. Verschiedenartig ist auch das chirurgische Vorgehen. Dieses richtet sich v.a. nach der Erscheinungsform:

– Solitäre oder (selten) multiple Adenome (Mikroadenomatose?)
– Polyhormonaler Tumor (Facettentumor)
– Karzinom
– Inselzellhyperplasie (beim Erwachsenen: nicht gesichert, beim Neugeborenen bzw. Kind: Nesidioblastose)
– Fokale Adenomatose (nur bei Kindern)
– Multiple endokrine Adenomatose (MEA-Syndrom), sporadisch oder familiär; Typ I: Insulinom und Nebenschilddrüsenadenom (bzw. Hyperplasie) mit Hyperparathyreoidismus (90%), Hypophysentumor mit Akromegalie oder Cushing-Syndrom

Die operative Freilegung des Pankreas zur Exploration entspricht den in Kap. 6 dargelegten Richtlinien, beinhaltet aber bei der oft verborgenen Lage endokriner Tumoren eine vollständige „Rundumfreilegung". Auf Einzelheiten wird im Zusammenhang mit der Suche nach Insulinomen eingegangen. Inspektion und Palpation gehören zur Tumorsuche. Reicht das Adenom an die Organoberfläche, ist es i. allg. durch seine dunklere, zumeist rötlich-braune Farbe erkennbar. Der Tumordurchmesser kann wenige Millimeter bis mehrere Zentimeter betragen. Eine Betrachtung der Drüsenrückseite ist im Korpus-Schwanz-Bereich nach ausreichender Mobilisierung möglich, im Kopfbereich meist auf die lateralen Abschnitte beschränkt. Besonders wichtig ist das Abtasten der Drüse, um in der Tiefe gelegene Adenome, insbesondere im Kopfbereich, feststellen zu können. Kleine Adenome sind im Kopfabschnitt allerdings nur schwer tastbar, insbesondere wenn sie der

Duodenalwand anliegen. Diese können ggf. nach Längsduodenotomie getastet werden (Abb. 20.8).

Eingehend ist nach Metastasen in der Leber und in den bekannten regionalen Lymphknotenstationen zu fahnden. Die Suche wird sich ggf. auch auf die übrige Bauchhöhle ausdehnen müssen, wenn der Tumor nicht gefunden wird und mit einer extrapankreatischen Lokalisation gerechnet werden muß.

Die in Frage kommenden *Operationsverfahren* entsprechen in ihrer technischen Durchführung den bereits dargestellten Prinzipien der Pankreaschirurgie. Gerade im Hinblick auf das Auffinden eines Adenoms und damit für die Verfahrenswahl sind Erfahrungen seitens des Operateurs notwendig. Die enge Zusammenarbeit mit einem endokrinologisch versierten, gastroenterologischen Team ist Voraussetzung für die erfolgreiche chirurgische Behandlung.

Unter den Operationsverfahren muß je nach Situation gewählt werden zwischen:

– Adenomenukleation
– Pankreaslinksresektion
– Etappenresektion („blinde Linksresektion")
– Subtotale Linksresektion
– Partielle Duodenopankreatektomie
– Totale Duodenopankreatektomie
– Verkleinerung der Tumormasse durch Lymphknotenexstirpation
– Totale Gastrektomie
– Selektiv proximale Vagotomie (in Verbindung mit einer H_2-Blockerbehandlung)
– Desarterialisierung von Lebermetastasen

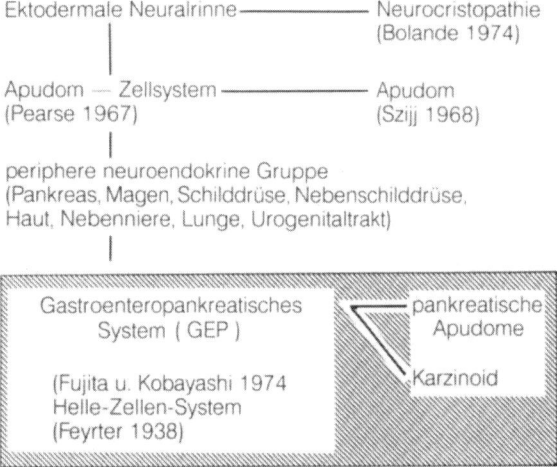

Abb. 20.5. Ontogenese endokriner Tumoren des Gastrointestinaltrakts

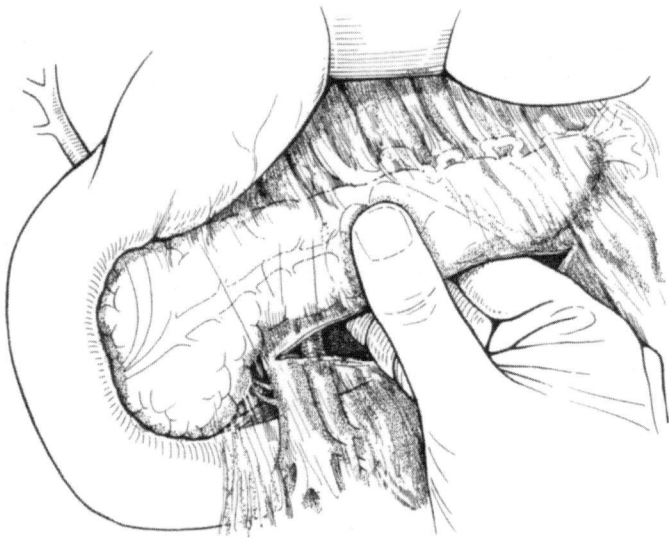

Abb. 20.6. Exploration zur Adenomsuche: 1. Nach Spaltung des peritonealen Überzugs an der Unterkante des Pankreaskorpus und -schwanzes erfolgt stumpfes Auslösen aus dem Retroperitonealraum und Palpation des Drüsengewebes zwischen Daumen und Fingern der rechten Hand

Auf die Möglichkeiten der *konservativen Therapie* bei Inoperabilität des Kranken oder bei einem nicht mehr resezierbaren metastasierenden Tumor wurde in Kap. 11.3 eingegangen.

2. Insulinom (organischer Hyperinsulinismus)

Beim Insulinom ist eine besonders gründliche Exploration der Bauchspeicheldrüse angezeigt. Hierzu legt man sich zunächst den Korpus-Schwanz-Bereich frei, indem man den peritonealen Überzug am Unterrand spaltet und die Drüse stumpf aus dem Retroperitonealraum herauslöst (Abb. 20.6). Zwischen Daumen und Zeigefinger läßt sich dieser Drüsenabschnitt gut palpieren. Besonderes Augenmerk ist auf den Milzhilus zu richten, in welchem gar nicht so selten das Adenom im Zusammenhang mit dem Pankreasschwanz palpatorisch festgestellt werden kann. Nunmehr erfolgt die Mobilisierung des Pankreaskopfes durch das Kocher-Manöver (Abb. 20.7). Hierbei läßt sich der Pankreaskopf bis auf die Aortenhöhe abtasten. Besondere Sorgfalt ist auf die Darstellung und Abtastung des Processus uncinatus zu legen. Anteile des Processus uncinatus können hinter der überkreuzenden V. mesenterica superior verborgen sein und übersehen werden. Wir haben gerade an dieser Stelle wiederholt Adenome gefunden. Unter Umständen muß das Duodenum durch Längsinzision im Bulbusbereich eröffnet und zwischen dem eingeführten Zeigefinger und dem auf der Pankreasvorderfläche lagernden Daumen das Pankreasgewebe abgetastet werden (Abb. 20.8). Auf andere Weise sind an der Duodenalwand gelegene Adenome kaum nachzuweisen. Die Feststellung ist berechtigt, daß ein erfahrener Chirurg den Tumor mit großer Wahrscheinlichkeit bei der Operation tastet oder freilegt, und daß eine präoperative Lokalisierung deshalb für die meisten Fälle kaum erforderlich ist. Liegt der Tumor in der Tiefe des Parenchyms, kann er u.U. nur durch Spaltung von Pankreasgewebe freigelegt werden. Eine Anfärbung des Tumors mit Toluidinblau wurde von Spelsberg et al. [32] angegeben; diese kann das Auffinden eines Insulinoms gelegentlich erleichtern. Verdächtiges Gewebe wird durch Schnellschnittuntersuchung histologisch beurteilt. In diesem Zusammenhang muß allerdings bedacht werden, daß es nach Probeexzisionen aus dem Pankreasparenchym leicht zu postoperativen Fistelbildungen, u.U. mit Ausbildung einer Pankreaspseudozyste und zur Pankreatitis kommen kann. Gegebenenfalls sollte man sich der Feinnadelpunktionszytologie bedienen [3], deren Wert bei der Suche nach endokrinen Tumoren bisher aber noch nicht bewiesen ist. Nur ein positiver Befund kann beweisend sein. Vereinzelt wurde über günstige Erfahrungen mit einer Farbstoffmarkierung durch Ortho-Toluidinblau berichtet [15, 32]. Läßt sich das Insulinom auf diese Weise lokalisieren, stehen je

Chirurgische Behandlung

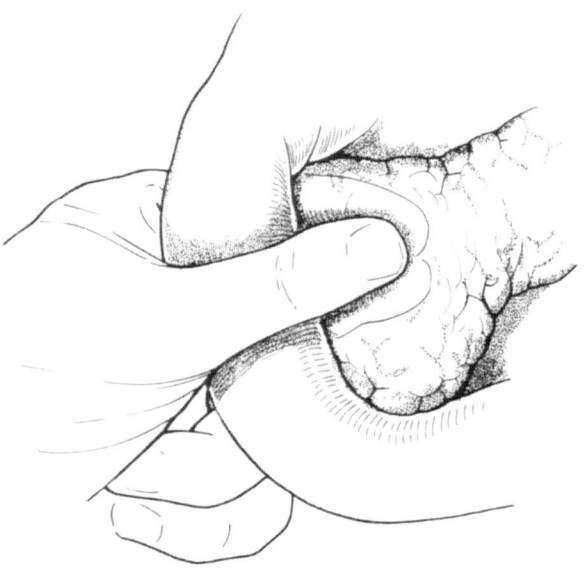

Abb. 20.7. Exploration zur Adenomsuche: 2. Spaltung der peritonealen Umschlagfalte entlang des absteigenden Duodenums und stumpfe Mobilisierung des Duodenopankreas nach Kocher bis auf Höhe der Aorta durch stumpfes Abschieben mit der linken Hand. Palpation von Pankreaskopf mit oberem und unterem Processus uncinatus zwischen Daumen und Fingern

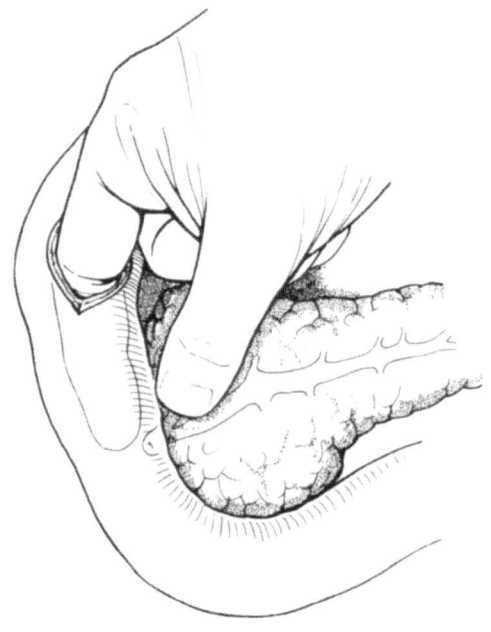

Abb. 20.8. Exploration zur Adenomsuche: 3. Duodenale Längsinzision im Bulbusbereich, Austastung des Duodenums mit dem rechten Zeigefinger und Suche nach einem intraduodenal prominenten bzw. der Duodenalwand von außen anliegenden Tumor

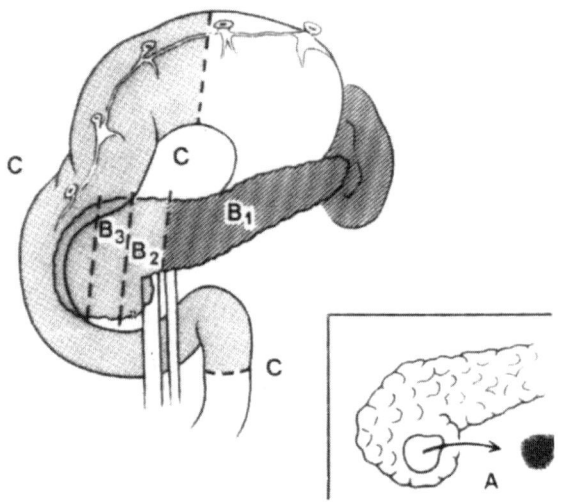

Abb. 20.9. Operationsverfahren zur Entfernung eines Insulinoms. A Adenomenukleation, B_1 Linksresektion des Pankreas, ggf. „blinde" Linksresektion bei okkultem Insulinom(?) u.U. mit darauffolgender Etappenresektion B_2, B_3 bis hin zur subtotalen Pankreatektomie; C partielle Duodenopankreatektomie (seltene Indikation bei angiographischer Lokalisation eines Insulinoms im Kopfbereich, wenn es nicht durch Enukleation entfernt werden kann!)

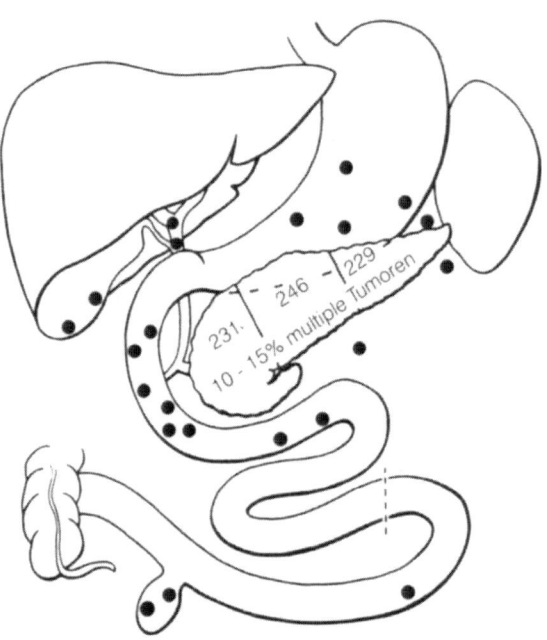

Abb. 20.10. Häufigkeitsverteilung im Schrifttum. [Nach Peiper u. Becker (1971) Der Chirurg 42:11]

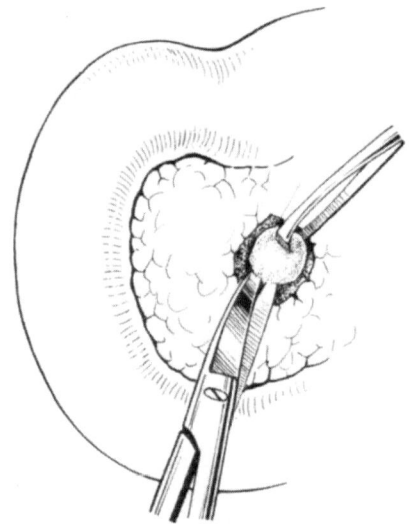 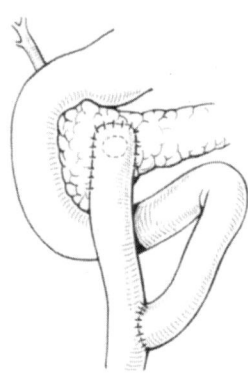

Abb. 20.11. Adenomenukleation. Spaltung des über dem Insulinom befindlichen Pankreasparenchyms bzw. zirkuläre Umschneidung des Tumors und Ausschälung außerhalb seiner Kapsel mit einer gebogenen Präparierschere. Bei unmittelbarem Kontakt zur Tumorkapsel ist i.allg. eine Verletzung des Gangsystems zu vermeiden. Bei Eröffnung eines größeren Ganglumens sollte eine Ableitung der Gangfistel bzw. des Adenomlagers in einen endständig einschichtig anastomosierten Jejunumschenkel mit Y-förmiger Enteroanastomose nach Roux erwogen werden

nach Lage und Größe des Tumors verschiedene Operationsverfahren zur Verfügung (Abb. 20.9).

Ein solitäres Adenom findet sich bei 80–90% der Patienten [33], wobei diese Adenome gleichmäßig über die Drüse verteilt sind (Abb. 20.10).

Stets ist eine Adenomenukleation anzustreben (Abb. 20.11), die allerdings zumeist für Tumoren im Kopfbereich in Frage kommt. Man wird dabei nach Möglichkeit die Kapsel mitentfernen, um Rezidive zu vermeiden. Bei der nicht immer zu vermeidenden Eröffnung des Gangsystems muß die Verletzungsstelle adäquat versorgt werden, was meist nur durch eine Ableitung in einen ausgeschalteten Jejunumschenkel, seltener einmal durch eine transduodenale transpapilläre Drainage möglich ist. In der größten Sammelstatistik [33] über 1067 Fälle wurde eine Enukleationsquote von 50%, bei Kümmerle (1976 anläßlich einer Umfrage in der Bundesrepublik Deutschland) von 45,4% registriert. In der Sammelstatistik von Stefanini ist dabei eine Fistelhäufigkeit von 12%, nach Resektion nur von 4,5% vermerkt [33].

Größere Adenome wird man insbesondere im Schwanzbereich durch Linksresektion entfernen. Man kann dabei durch subtile Präparation versuchen, die Milz zu erhalten, doch ist dies relativ zeitaufwendig, und Blutungen im Bereich des Milzhilus zwingen dann ohnehin häufiger zur gleichzeitigen Splenektomie. Kleine Adenome im Kopfbereich bieten u.U. erhebliche technische Probleme. Man kann sich ihre Enukleation erleichtern, wenn man sich den Pankreaskopf mit der dahinterliegenden Hand nach vorne entgegendrückt, das darüberliegende Parenchym einschneidet und den Tumor durch eine Haltenaht unter Zug setzt (Abb. 20.12). Unter Umständen kann eine subtotale Kopfresektion (Abb. 20.13) sinnvoll sein, die sich uns bei einem kleinen, angiographisch nachgewiesenen, aber nicht tastbaren Adenom im Kopfbereich bewährt hat. Die Technik entspricht im wesentlichen der duodenumerhaltenden Pankreaskopfresektion (s. Beger, Kap. 11.4.4, S. 317).

Bei der Durchschneidung des Pankreaskopfes trafen wir in einem Fall in der Tiefe auf ein nicht sicher tastbares, erbsgroßes Adenom, das aus der Schnittfläche entfernt werden konnte. Die duodenalwärts gelegene Resektionsfläche wurde durch Einzelnähte verschlossen und der distale Korpus mit Schwanzabschnitt in einen Roux-Y-förmig ausgeschalteten Jejunumschenkel abgeleitet. Durch dieses Vorgehen läßt sich mehr funktionsfähiges Pankreasgewebe erhalten, als dies bei einer partiellen Duodenopankreatektomie möglich ist. Vor Erprobung des beschriebenen duodenumerhaltenden Verfahrens haben wir in Einzelfällen einmal eine partielle Duodenopankreatektomie ausgeführt, und dies meist bei angiographischem

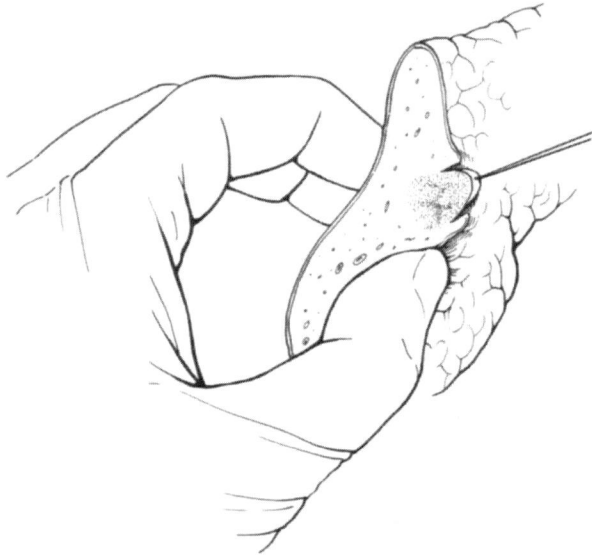

Abb. 20.12. Spezielle Technik zur Enukleation kleiner Adenome aus dem Pankreaskopf. Entgegendrücken des Drüsenabschnitts mit der im Retroperitonealraum hinter dem Pankreas liegenden linken Hand, Einschneiden des darüberliegenden Parenchyms und Applikation einer Haltenaht durch den Tumor, der sich unter Zug gesetzt aus dem umgebenden Parenchym herauspräparieren läßt

Nachweis kleinerer, in der Nähe der Duodenalwand gelegener Adenome (Abb. 20.14).

Stets sollte man sich der Tatsache bewußt sein, daß bei etwa 10% der Kranken multiple Insulinome vorliegen. Auch kann ein vom Pankreas ausgehender Tumor mit einer ektopischen Lage eines weiteren Adenoms kombiniert sein (Abb. 20.14).

Eine ektopische Lage des Insulinoms ist selten (Abb. 20.10), kann aber gelegentlich einmal die Erklärung für ein zunächst nicht auffindbares Insulinom darstellen (Abb. 20.14). Schwierig gestaltet sich die operative Strategie bei einem nicht auffindbaren Insulinom (okkultes Insulinom) (Abb. 20.15). In früheren Jahren neigte man zur sog. „blinden" Resektion, meist im Sinne einer distalen Pankreatektomie. Dieses Vorgehen ist nicht unbedenklich, da über die Hälfte der zunächst nicht entdeckten Tumoren im Pankreaskopf liegt

Abb. 20.13. Subtotale Pankreaskopfresektion bei kleinem, angiographisch nachgewiesenem, häufig jedoch nicht tastbarem Adenom im Kopfbereich mit Nahtverschluß der Resektionsflächen, am Pankreasschwanz nach vorheriger Gangokklusion

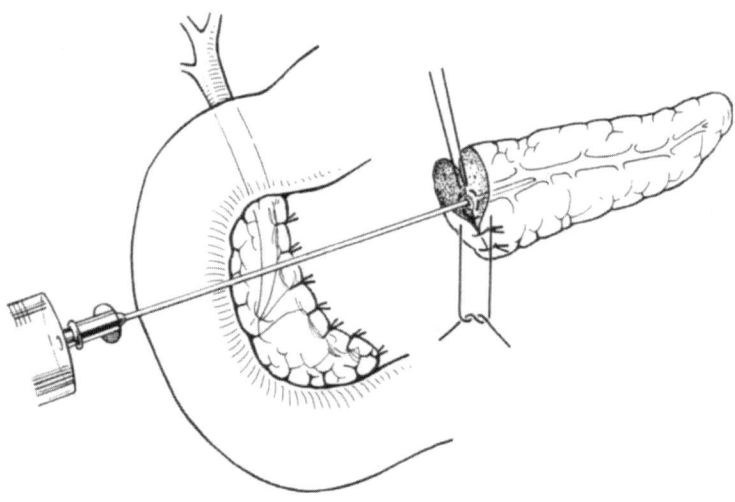

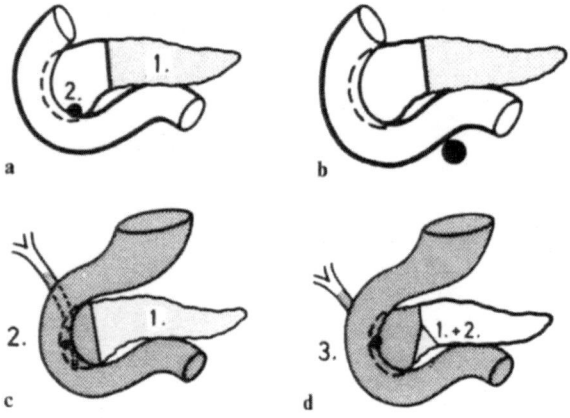

Abb. 20.14a–d. Spezielle Probleme in der chirurgischen Behandlung von Insulinomen. **a** W.R., weibl., 50 Jahre; 1. Operation: Blinde distale Resektion; 2. Operation: Enukleation. **b** K.P., männl., 56 Jahre; 1. Operation: blinde distale 80-%-Resektion; 2. Operation: Duodenopankreatektomie. **c** O.B., männl. 30 Jahre; 1. Operation: blinde distale Resektion; 2. Operation: Exstirpation aus Mesenterium. **d** B.M., weibl., 21 Jahre: 1. Operation: Teilexzision aus dem Pankreas; 2. Operation: Zystojejunostomie wegen postoperativer Pankreaspseudozyste; 3. Operation: partielle Duodenopankreatektomie. (● = Insulinom)

und man später u.U. die Konsequenz einer totalen Duodenopankreatektomie hinnehmen muß, wenn die Pankreaskopfentfernung in einem zweiten Eingriff erforderlich werden sollte (Abb. 20.14).

Wenn präoperativ kein Effekt einer Diazoxidbehandlung festzustellen war, demnach also eine längerfristige medikamentöse Behandlung nicht erfolgversprechend erschien, entschloß man sich früher relativ leicht zur „blinden" Linksresektion. Wir modifizierten dieses Verfahren im Sinne einer „Etappenresektion" (Abb. 20.9), bei der das schrittweise resezierte Pankreasparenchym abschnittsweise auf das gesuchte Insulinom hin untersucht wird. Die zu wählenden Resektionsebenen liegen immer dichter, je mehr man sich dem Duodenum nähert. Treibt man diese Resektionstechnik bis zu einer subtotalen Linksresektion voran, ist mit einer Erfolgsquote von etwa 80% zu rechnen. Immerhin kann in dem verbleibenden Rest ein u.U. nur wenige Millimeter großes Inselzelladenom zurückbleiben. Außerdem entsteht natürlich bei einer so weitgehenden Pankreasresektion ein möglicherweise schwerer Diabetes mellitus.

Gerade bei einem nicht auffindbaren Insulinom kann sich ein intraoperatives Glukosemonitoring als vorteilhaft erweisen, obwohl man sich der Grenzen der Treffsicherheit bewußt sein sollte.

Durch intraoperative kontinuierliche Blutzuckerbestimmungen läßt sich im Falle der erfolgreichen Exstirpation eines Insulinoms z.B. im Rahmen einer „blinden" Linksresektion ein Glukoseanstieg um mehr als 30 mg% feststellen [12]. Leider ist nicht selten mit falsch-positiven Reaktionen zu rechnen [11, 25, 30], sowie gelegentlich auch mit falsch-negativen Ergebnissen [25]. Eine typische „hyperglykämische Gegenregulation" ist i.allg. innerhalb der ersten 30 min nach vollständiger Entfernung endokrin-aktiven Tumorgewebes zu beobachten [28]. Es gibt aber auch Patienten, bei denen diese zu erwartende Reaktion später als 90 min nach der Tumorentfernung bzw. lange nach dem Eingriff in Erscheinung tritt. Diese verzögerte oder falsch-negative Reaktion wurde von Tutt et al. [38] bei nicht weniger als 23% ihrer Patienten, die sie einem Plasma-Glukose-Monitoring unterworfen hatten, beobachtet, woraus die Unzuverlässigkeit dieser Technik abzuleiten ist. Keinesfalls sollte ein solcher Test als Kriterium dazu dienen, mit einer blinden distalen Pankreatektomie fortzufahren. Der damit verbundene, übermäßige Zeitaufwand erscheint also keinesfalls gerechtfertigt.

Kudlow et al. [18] verwandten die künstliche B-Zelle [4, 26] mit der Möglichkeit einer kontinuierlichen Blutzuckerbestimmung zur intraoperativen Lokalisierung eines insulinsezernierenden Inselzelladenoms. Dies wurde ermöglicht, indem sie einen verdächtigen Pankreasschwanzabschnitt durch eine nichtquetschende Klemme aus der Zirkulation ausschalteten, wodurch ein Abfall der Glukoseinfusionsrate bei Aufrechterhaltung der Plasma-Glukose-Werte zwischen 90 und 100 mg% zu beobachten war.

Der Wert dieses sog. Biostatorsystems zur kontinuierlichen Plasma-Glukose-Bestimmung und -Regulierung mit Hilfe einer feedback-kontrollierten Insulinzufuhr scheint für die Tumorlokalisierung insgesamt von begrenztem Wert. Dies gilt auch für seinen Einsatz als Test für eine vollständige Tumorentfernung. Dagegen wird seit den Berichten von Schwartz et al. [31] der Wert des Gerätes für eine Überwachung und Regulierung des Plasma-Glukose-Wertes bei Patienten, für die eine Aufrechterhaltung der Glukosehomöostase wichtig erscheint, sowie für Untersuchungen metabolischer Veränderungen während eines derartigen Eingriffs hervorgehoben. Insgesamt scheint die intraoperative Verwendung eines künstlichen Pankreas für Insulinomoperationen bisher eine Ausnahme geblieben zu sein.

Die Entwicklung eines Schnell-Insulin-Radioim-

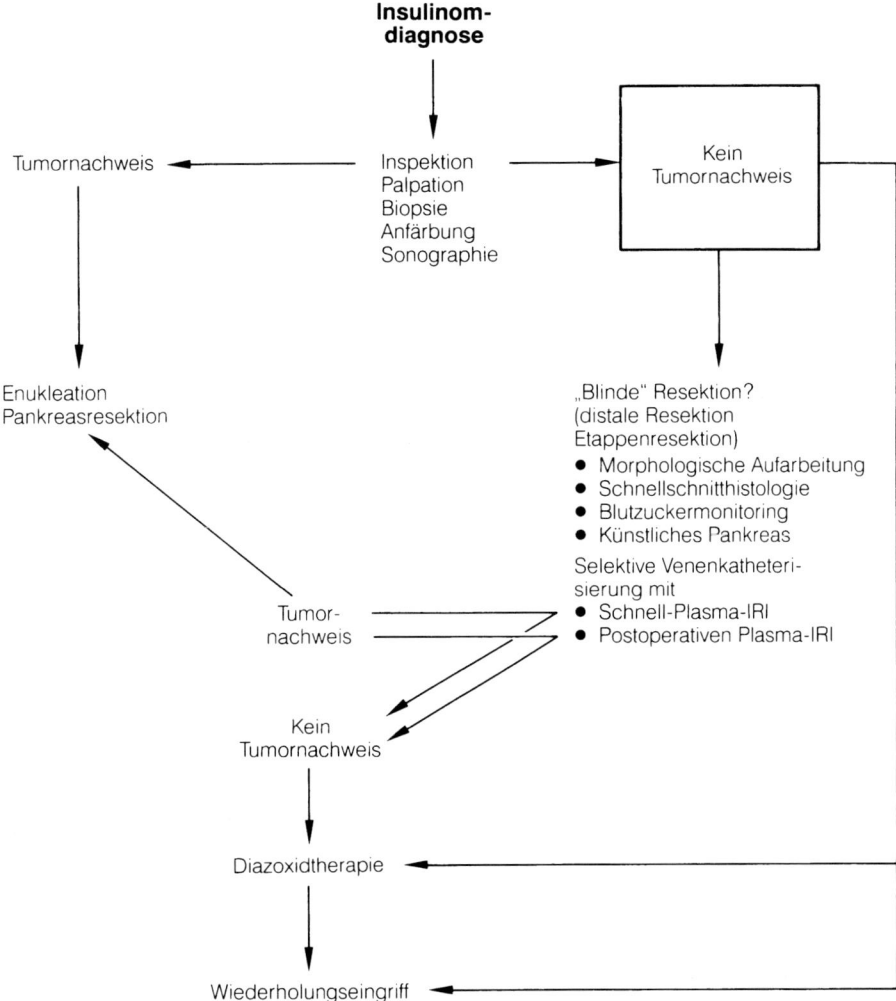

Abb. 20.15. Operative Strategie beim Insulinom auf der Basis intraoperativer Befunde

munoassays [35, 37] ermöglicht neuerdings intraoperativ eine weitere Alternative der Tumorlokalisierung. Ähnlich den schon seit einigen Jahren bekannten Verfahren einer perkutanen transhepatischen selektiven Blutentnahme aus dem Pfortadersystem zur Hormonbestimmung [16] kann man eine Blutentnahme durch einen Venenkatheter über einen Seitenast der V. lienalis oder der V. mesenterica superior bzw. der Pfortader vornehmen. Dabei wird die Lage des Katheters palpatorisch oder röntgenologisch kontrolliert; man zieht den Katheter dann schrittweise aus der Pfortader in die Stammvenen zurück und entnimmt dabei die gewünschten Blutproben von 2 ml. Während des Vorgangs wird die A. lienalis abgeklemmt, um den Zustrom zum Pankreas zu verringern und damit gleichzeitig die Hormonkonzentration in den abführenden Venen zu erhöhen (Abb. 20.16). Therapeutische Rückschlüsse können bereits intraoperativ gezogen werden, wenn ein Schnellradioimmunoassay zur Verfügung steht.

Andernfalls erfordert die Aufarbeitung so viel Zeit, daß die Erkenntnisse erst postoperativ zur Verfügung stehen und ggf. im Rahmen eines Zweiteingriffs Berücksichtigung finden können. Eine intraoperative Ermittlung der Insulinkonzentrationen kann eine Lokalisierung des Tumors ermöglichen bzw. dessen Beseitigung durch Resektion des Pankreasabschnittes mit der höchsten Hormonkonzentration vorgeben. Teichmann et al. [35] haben mit diesem Verfahren 5 von 6 präoperativ nicht lokalisierbaren Adenomen erfolgreich entfernen können. Turner et al. [37] kamen aller-

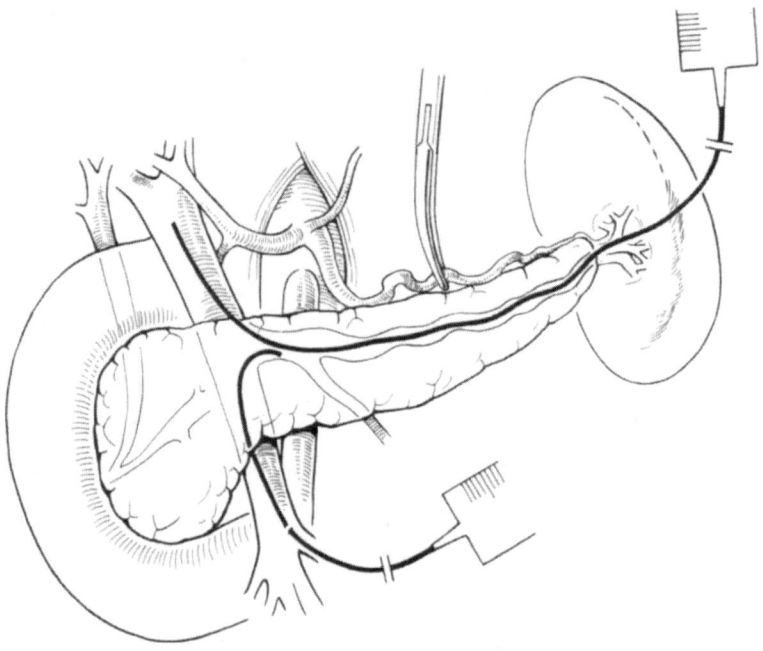

Abb. 20.16. Technik der intraoperativen transhepatischen selektiven Blutentnahme im Pfortadersystem zur Hormonbestimmung. (Nach [35])

dings zu der Feststellung, daß eine perkutan transhepatisch durchgeführte Blutentnahme aufschlußreicher ist als die intraoperative selektive Insulinbestimmung.

Der technische Aufwand der präoperativen transhepatischen Technik und eine offensichtlich nicht unerhebliche Versagerquote haben bisher eine weitere Verbreitung dieser Technik verhindert. Ob sich die intraoperative Methode unter Verwendung eines Schnellradioimmunoassays für Insulin als Routinemaßnahme bei zunächst nicht auffindbaren Insulinomen durchsetzen wird, bleibt abzuwarten.

Läßt sich also der Tumor während des Eingriffs nicht lokalisieren, wird man eine blinde Resektion heute anläßlich eines Ersteingriffs nicht mehr durchführen, außer in den Fällen, bei denen eine präoperative Behandlung mit Diazoxid unwirksam war, was bei 5–10% der Patienten der Fall sein soll [7]. Gerade in einem solchen Fall kann man den Versuch einer präoperativen perkutanen Blutentnahme – als zusätzliches Kriterium für eine Resektion – unternehmen und ausnahmsweise eine etappenweise Linksresektion vornehmen. In der Mehrzahl der Fälle wird man den Eingriff wiederholen müssen, wenn die Symptomatik bestehen bleibt, die Diagnose sich als unverändert zuverlässig erweist und ggf. neue Erkenntnisse durch eine differenzierte Diagnostik gewonnen wurden. Mit einer Größenzunahme des Tumors kann allerdings auch nach längerem Intervall nicht gerechnet werden. Unter Umständen werden die Ergebnisse der Hormonspiegelbestimmung nach selektiver Blutentnahme durch perkutanes transhepatisches Vorgehen weitergehende Aufschlüsse über den einzuschlagenden Weg beim Wiederholungseingriff liefern.

Wir haben an der Göttinger Klinik von 1969 bis jetzt 39 Insulinome operiert: Es handelte sich um 13 Enukleationen, 13 Pankreasschwanzresektionen, 9 50%-Resektionen bis hin zur subtotalen Resektion, 1 subtotale Kopfresektion, 1 partielle Duodenopankreatektomie, 3 Laparotomien zur Exploration und 1 Exstirpation eines ektopischen Insulinoms. 2 Patienten verstarben postoperativ, dies entspricht einer Letalität von 5,1%. Unser Krankengut beinhaltet einen Säugling mit einer diffusen Inselzellhyperplasie, die durch linksseitige subtotale Pankreasresektion erfolgreich angegangen wurde, und ein Kind mit einer fokalen Adenomatose, wobei die Auffindung der Veränderung im Pankreasschwanz ebenfalls eine Teilresektion erforderlich machte.

Läßt sich, insbesondere durch Metastasennachweis, die Malignität eines Insulinoms nachweisen, kann eine Entfernung des Primärtumors im Sinne einer Verkleinerung der Tumormasse sinnvoll sein, insbesondere wenn sich die medikamentöse Therapie als unzureichend erweist. In diesem Zusammenhang wird man vom Standpunkt des Chirurgen aus auch die Entfernung größerer Lymphknotenmetastasenpakete, gelegentlich auch großer solitärer Lebermetastasen, erwägen müssen.

Relevanz hat in dieser Situation allerdings eine zytostatische bzw. antisekretorische Therapie.

3. Gastrinom (Zollinger-Ellison-Syndrom)

Der Verdacht auf ein Zollinger-Ellison-Syndrom liegt dann vor, wenn rezidivierende, therapierefraktäre Ulzerationen auftreten, eine massive Hypersekretion und stark erhöhte Serum-Gastrin-Spiegel vorliegen. Begleitende Diarrhöen können ein weiterer wichtiger diagnostischer Hinweis sein. Der Nachweis der exzessiven Hypersekretion ist neben der Hormonbestimmung charakteristisch für das Zollinger-Ellison-Syndrom und spielt somit eine wichtige Rolle in der Diagnostik.

Wegen der häufig geringen Größe (Durchmesser unter 1 cm) ist selbst das laborchemisch verifizierte Gastrinom sehr schwierig zu lokalisieren. Da sich bis zu 20% der Tumoren im Duodenum befinden können [5], ist eine sorgfältige endoskopische Diagnostik und Intestinographie unabdingbar. Auch durch die neuen bildgebenden Verfahren wie Ultraschall und Computertomographie können Gastrinome nur in 20-30% präoperativ lokalisiert werden [10]. Sie leisten allerdings wertvolle Hilfe bei der Fahndung nach Metastasen. Enttäuschend sind auch die Ergebnisse der Angiographie, mit deren Hilfe ebenfalls nur bis zu $^1/_3$ der Tumoren aufzufinden ist [10]. Ebenfalls scheint die präoperative transhepatische Katheterisierung mit selektiver Blutentnahme zur Gastrinbestimmung nicht den erwünschten Erfolg zu erbringen, da häufig die Diskriminierungsrate nicht ausreichend ist. Vielversprechender erscheint uns dagegen die intraoperative biochemische Verifizierung von Gastrinomen mit einem Schnellradioimmunoassay [21], der vor Ort eine bessere Lokalisationshilfe darstellt. Jedoch liegen z.Z. noch zu wenige Erfahrungen hierüber vor. Als weitere diagnostische Maßnahme bietet sich die intraoperative Ultrasonographie an, mit deren Hilfe Tumoren von 2-5 mm durchaus aufgefunden werden können. Die Methode benötigt allerdings einen gut trainierten und erfahrenen Untersucher.

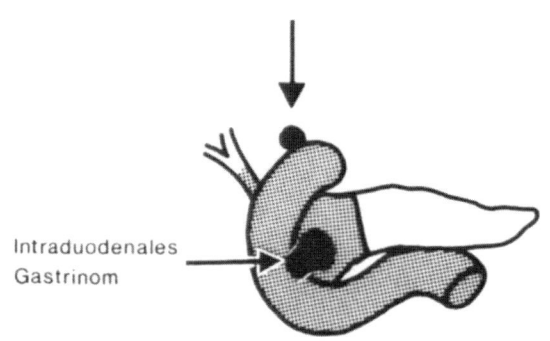

Abb. 20.17. Intraduodenales Gastrinom, in den Pankreaskopf vorgewachsen, mit regionärer Lymphknotenmetastase (S.H., weibl., 47 Jahre alt). 1. Operation: B-II-Resektion; 2. Operation: partielle Duodenopankreatektomie. Rezidiv- und Ulkusfrei seit 4 Jahren

Therapieverfahren

Die konservative Therapie wurde in Abschn. 20.1 ausgiebig beschrieben.

Alleinige chirurgische Therapie

Die einzig kausale Therapiemaßnahme beim Zollinger-Ellison-Syndrom ist die Probelaparotomie unter Cimitidinschutz mit dem Ziel der Tumorentfernung. Diese ist bei einer intraduodenalen Lokalisation vergleichsweise häufig möglich (ca. 25%), während bei anderen Tumorlokalisationen erfahrungsgemäß doch meist bereits eine Metastasierung gefunden wird. Aufgrund des multifokalen Auftretens sowie der hohen Metastasierungsrate läßt sich eine alleinige Tumorentfernung nur selten durchführen (10%) (Abb. 20.17). Lange Zeit galt daher die totale Gastrektomie mit und ohne Tumorentfernung als *die* sinnvollste symptomatische Therapie [1, 6, 36]. Nach wie vor sehen Thompson et al. [36] die Entfernung des säuresezernierenden Erfolgsorgans als das sicherste Verfahren an. In einer Sammelstatistik an 248 Patienten konnten sie zeigen, daß die postoperative Letalität nach totaler Gastrektomie von ehemals 15% auf 5,6% durch Standardisierung der Operationsverfahren und moderne Intensivmedizin gesenkt wurde. Auch sehen sie aufgrund des dauerhaft guten postoperativen Ernährungszustandes ihrer Patienten keine Einschränkung zu dieser Einstellung und sind davon überzeugt, daß die tägliche Einnahme von z.T. hohen Dosen H_2-Rezeptorantagonisten von vielen Patienten nur schlecht toleriert bzw. ohnehin nicht konsequent durchgeführt wird.

Kombiniert konservatives-chirurgisches Vorgehen

Bereits 1979 beschrieben Richardson et al. [27] ein kombiniertes Vorgehen in Form von Probelaparotomie, möglicher Tumorentfernung und einer proximal gastrischen Vagotomie (PGV) sowie weiterer Cimitidintherapie. Erste Ergebnisse waren vielversprechend, jedoch mangelte es an einer größeren Fallzahl. In einer prospektiven Studie [28] konnten mittlerweile 22 Patienten mit einem Zollinger-Ellison-Syndrom mit diesem kombinierten Vorgehen effektiv behandelt werden. Bei allen Patienten erreichten die Autoren nach PGV eine Reduzierung der Säuresekretion, auch wenn der Tumor nicht entfernt werden konnte. Die notwendige postoperative Cimitidindosis war bei 21 Patienten nach proximal-gastrischer Vagotomie deutlich vermindert.

Aufgrund der oben erwähnten Ergebnisse vertreten wir bei der Behandlung des Zollinger-Ellison-Syndroms folgendes Therapieschema (Abb. 20.18):

1. Für eine totale Gastrektomie ergibt sich u.E. *keine* Indikation
2. Probelaparotomie mit möglicher Entfernung des Tumors
3. Keine blinde Pankreasresektion
4. Bei Patienten mit präoperativ hoher medikamentöser Dosis oder Unverträglichkeit eines bestimmten Medikaments anschließende proximal-gastrische Vagotomie

Chirurgische Therapie von endokrinen Metastasen

Bei den endokrinen Pankreasgeschwülsten bereitet gerade die Beurteilung ihrer Dignität Schwierigkeiten. Nur der Nachweis von Metastasen zusammen mit einer lokalen Infiltration bzw. Gefäßinvasion gilt als Kriterium der Malignität, wobei neuerdings der Bestimmung des humanen Choriongonadotro-

Abb. 20.18. Therapieschema beim Zollinger-Ellison-Syndrom

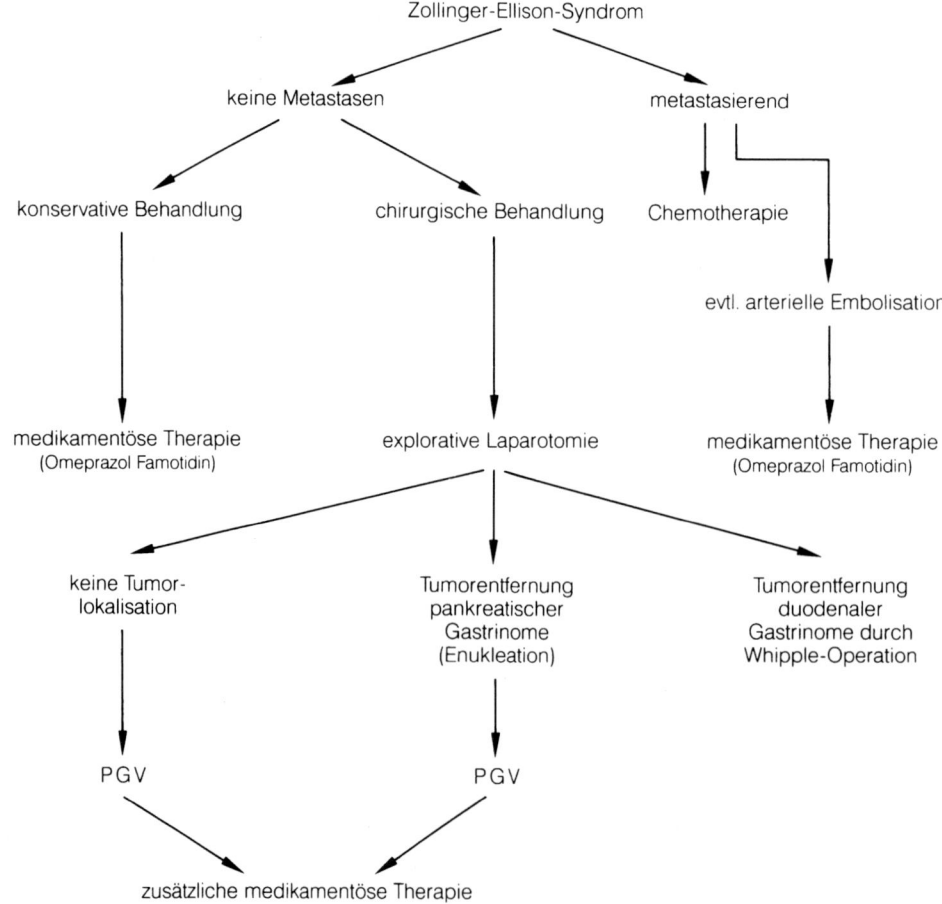

pins (ahCG) Bedeutung zukommt. Die endokrinen Pankreastumoren haben jedoch eine unterschiedliche Malignitätsrate. Vergleicht man die Weltliteratur, so waren über 60% der diagnostizierten Gastrinome maligne. Die Verhältniszahlen spiegeln sich auch wider in einer besonders großen Einzelstatistik von Heinz und Klöppel aus dem Krankengut von Basel und Hamburg, wo 87 benigne Tumoren 106 malignen gegenübergestellt wurden. Aus dieser Arbeit ist ebenfalls ersichtlich, daß Glukagonome, Gastrinome und Vipome eine besonders hohe Malignitätsrate haben. Gerade bei diesen Formen scheint es eine Frage der Zeit zu sein, wann eine maligne Entartung eintritt. Charakteristisch sind die häufig langen Verlaufszeiten, die sie von den übrigen Pankreasmalignomen unterscheiden. Diese Erkenntnis bestimmt unsere Therapie wie folgt:

1. Palliative Tumorenukleation und somit Verringerung der Tumorzellmasse
2. Metastasenresektion (Leberteilresektion oder Enukleation bei isolierten Metastasen)
3. a) Unterbindung der A. hepatica
   b) Embolisation der A. hepatica
4. Intraoperative Embolisation der A. hepatica dextra mit vorangegangener Cholezystektomie (früher Abgang der A. cystica)

Im Gegensatz zu Metastasen anderer Geschwülste steht bei den endokrinen Malignomen die Hormonwirkung im Vordergrund des Krankheitsbildes. Symptome von seiten der Raumforderung sind von untergeordneter Bedeutung. Auf dem Weg der V. portae metastasieren die Geschwülste v.a. in die Leber. Die Tumoren weisen in der Regel eine ausgeprägte pathologische Vaskularität auf. Größe und Anzahl der Metastasen bestimmen so das Ausmaß der unkontrollierten Produktion und Freisetzung von Gastrin. Hier stellt die palliative Tumorenukleation und somit Verringerung der Tumorzellmasse eine wesentliche Therapieform dar [29].

Das Ziel der Therapie bei Metastasen maligner endokriner Pankreastumoren ist im wesentlichen die Tumor- und Metastasenverkleinerung, um die Hormonproduktion und damit die Symptome zu verringern.

In jedem Fall bewirkt auch die Drosselung der arteriellen Durchblutung zumindest eine temporäre Verminderung der Hormonproduktion. Die Ligatur der A. hepatica scheint uns nicht mehr adäquat zu sein, da sehr schnell wieder durch die kurzstreckige Okklusion eine Revaskularisation über Umgehungskreisläufe erfolgt. Vielmehr hat sich die periphere Embolisation von Tumorgefäßen als die Therapie der Wahl bei Lebermetastasen endokriner Tumoren herausgestellt.

4. Glukagonom (Glukagonomsyndrom)

Bei Diagnosestellung folgt die chirurgische Behandlung des endokrinen Pankreastumors nach den Richtlinien, wie wir sie für das Insulinom dargestellt haben. Bei einem bereits ausgedehnten bzw. metastasiertem Tumor ist die Chemotherapie einem riskanten Eingriff vorzuziehen, zumal die Symptome selbst i.allg. nicht gefährlich erscheinen.

Etwa 60% der im Schrifttum verzeichneten Fälle mit Glukagonomen wurden chirurgisch behandelt [14]. Dabei fand sich in etwa 40% ein solitärer Pankreastumor, während sich mehr als die Hälfte bereits als maligne, d.h. metastasiert, erwies.

5. Somatostatinom (Inhibitory-Syndrom) und Vipom (Verner-Morrison-Syndrom)

Methode der Wahl ist auch in diesem Falle die chirurgische Resektion. Bei Vorliegen von Metastasen, was meist der Fall ist, scheint eine Chemotherapie mit Streptozotocin relativ erfolgversprechend.

6. Andere, seltenere pankreatische Apudome

Bei diesen wird die gleiche chirurgische Strategie angewandt, wie sie für das Insulinom dargestellt wurde. Es handelt sich bei den hierdurch ausgelösten Krankheitsbildern um Einzelbeobachtungen, so daß statistische Daten hinsichtlich der Häufigkeit einer malignen Entartung, der Überlebensrate nach chirurgischer Behandlung und für das Ansprechen auf Zytostatika nicht vorliegen. Es handelt sich bei diesen Geschwülsten um vereinzelte Fälle von PPom, pankreatischen Kortikotropinomen, Paratyrinomen, Neurotensinomen u.a.

7. Multiple endokrine Adenomatosen (MEA-Syndrom)

Bei der Indikation zur Operation im Falle des gleichzeitigen Vorliegens von zwei oder mehreren Syndromen im Rahmen eines MEA-Syndroms kommt der Reihenfolge des operativen Vorgehens besondere Bedeutung zu. Im Rahmen eines MEA-I-Syndroms liegt in der Mehrzahl der Fälle (93%) ein Adenom des Pankreas vor [34]. Sehr häufig (81,5%) findet sich gleichzeitig ein Epithelkörperchentumor mit den klinischen Zeichen eines primären Hyperparathyreoidismus. Seltener erscheinen Apudome der Hypophyse, Nebenniere oder Schilddrüse. Die Inselzellgeschwülste des Pankreas entstehen in der Mehrzahl von Nicht-B-Zellen und sind gar nicht selten multipel. Zumeist besteht ein Zollinger-Ellison-Syndrom infolge gastrinproduzierender Tumoren. Bei der chirurgischen Behandlung dieser endokrinen Konstellation kommt der Beseitigung des Hyperparathyreoidismus Vorrang zu, insbesondere, da die Erscheinungen eines Zollinger-Ellison-Syndroms durch Verabfolgung von Histamin-H_2-Rezeptorblockern meist gut beherrscht werden können. Werden nach der Entfernung eines Nebenschilddrüsenadenoms weiterhin Anzeichen einer Hypergastrinämie beobachtet, wird man die Suche nach einem Gastrinom fortsetzen müssen, wenn dieses noch nicht sicher bestimmt werden konnte. Immerhin ist es möglich, daß es zu einer Besserung des Ulkusleidens durch Normalisierung der Kalziumkonzentrationen kommen kann, da die Freisetzung von Gastrin aus einem Gastrinom verringert wurde.

Nicht selten liegt im Rahmen eines MEA-I ein Hyperinsulinismus infolge Insulinoms vor. Dabei ist eine hohe Wahrscheinlichkeit multipler Adenome gegeben, so daß auch nach erfolgreicher Entfernung eines Adenoms weitere Tumoren vorhanden sein können. Deshalb wird man bei Patienten mit MEA-I den distalen Pankreasschwanz resezieren, um so eine Adenomatose auszuschließen. Liegt eine Adenomatose vor, kann nur eine fast totale Pankreatektomie in Frage kommen.

Bei gleichzeitigem Vorliegen eines Hypophysenadenoms im Rahmen eines MEA-I kommen neurochirurgische Indikationsstellungen zum Tragen.

Literatur

1. Becker HD (1984) Das Zollinger-Ellison-Syndrom. Wien Klin Wochenschr 96:138
2. Berson SA, Yalow RS (1958) Isotop tracers in the study of diabetes. In: Tobias SA, Lawrence JH (eds) Advances in biological and medical physics. New York, p 350
3. Bodener E, Lederer B (1975) Weitere Erfahrungen mit der Feinnadelsaugbiopsie und Zytodiagnostik von Pankreastumoren. Zentralbl Chir 100:533
4. Brunetti P, Puxedda A, Calabrese G, Massi-Benedetti M, Santeusanio F, Bolli G, Scionto L, Bueti A, Angeletti G (1979) Therapeutical application of artificial beta-cell in surgery and obstetrics. Horm Metab Res [Suppl] 8:162
5. Creutzfeldt W, Arnold R (1985) Endocrine tumors of the pancreas. In: Berk YE, Haubrich WS, Kalser NH, Roth JLA, Schaffner S (eds) Bochus Gastroenterology, vol 6, 4th edn. Saunders, Philadelphia, p 4122
6. Fox PS, Hoffmann JD, De Cosse JJ, Wilson SD (1974) The influence of total gastrectomy on survival in malignant Zollinger-Ellison tumors. Ann Surg 180:558
7. Frerichs H, Track NS (1974) Pharmacotherapy of hormone-secreting tumors. Clin Gastroenterol 3:721
8. Graham EA, Wornack NA (1933) The application of surgery to the hypoglycemic state due to islet tumors of the pancreas and other conditions. Surg Gynecol Obstet 56:728
9. Gregory RA, Tracy HJ, French JM, Sircus W (1960) Extraction of gastrin-like substance from pancreatic tumor in case of Zollinger-Ellison-syndrome. Lancet I:1045
10. Hansky J (1984) Gastrins and gastrinomas. Postgrad Med J 60:767
11. Harrison TS, Child CG, Fry WJ, Floyd JG, Fajans SS (1973) Currents surgical management of functioning islet cell tumors of the pancreas. Ann Surg 178:485
12. van Heerden JA, Edis AJ, Service FJ (1979) The surgical aspects of insulinomas. Ann Surg 189:677
13. Heitz PU, Kasper M, Klöppel G, Polak JM, Vaitukaitis JL (1983) Alpha-chain production of pancreatic endocrine tumors. Cancer 51:277
14. Higgins GA, Recant L, Fischman AB (1979) The glucagonoma syndrome surgically curable diabetes. Am J Surg 137/1:142
15. Hurvitz RJ, Perzik SL, Morgenstern L (1967) In vivo staining of the parathyroid-glands and pancreas. Arch Surg 95:274
16. Ingemansson S, Larsson LI, Lunderquist A, Stadil F (1977) Pancreatic vein catheterization with gastrin assay in normal patients and in patients with the Zollinger-Ellison syndrome. Am J Surg 134:558
17. Kahn CR, Rosen SW, Weintraub BD, Fajans SS, Gorden P (1977) Ectopic production of chorionic gonadotropin and its subunits by islet-cell tumors. N Engl J Med 297:565
18. Kudlow JE, Albisser AM, Angel A, Langer B, Zimmermann B, Stokes E (1978) Insulinoma resection facilitated by the artificial endocrine pancreas. Diabetes 27:774
19. McGuigan JE (1968) Immunochemical studies with synthetic human gastrin. Gastroenterology 54:1005
20. McGuigan JE, Trudeau WW (1968) Immunochemical measurement of elevated levels of Gastrin in the serum

20. of patients with pancreatic tumors of the Zollinger-Ellison variety. N Engl J Med 278:1308
21. Nustede R, Heidrich B, Schafmayer A (in press) Entwicklung eines Schnell-RIA für Gastrin
22. Pearse AGE (1968) Common cytochemical and ultrastructural characteristics of cells producing polypeptide hormones (the APUD series) and their relevance to thyroid and ultimobranchil C cells and calcitonin. Proc R Soc Lond [Biol] 170:71
23. Peiper H-J (1980) Pankreatische APUDome. Chirurg 51:380
24. Peiper H-J, Creutzfeldt W (1981) Endokrine Tumoren des Gastrointestinaltraktes. In: Allgöwer M, Harder F, Hollender LF, Peiper H-J, Siewert JR (Hrsg) Chirurgische Gastroenterologie. Springer, Berlin Heidelberg New York
25. de Peyster FA (1970) Planning the appropriate for islet cell tumors of the pancreas. Surg Clin North Am 50:133
26. Raptis S, Zoupas C, Dimitriadis G, Moulopoulos S (1979) The use of artificial beta cell in diagnosis and treatment of insulinoma. Horm Metab Res [Suppl] 8:169
27. Richardson CT, Feldmann M, McClelland RN, Dickerman RM, Kumpuris D, Fordtran JS (1979) Effect of vagotomy in Zollinger-Ellison syndrome. Gastroenterology 77:682
28. Richardson CT, Peter MN, Feldman M, McClelland RN, Walsh JH, Cooper KA, Willeford G, Dickerman RM, Fordtran JS (1985) Treatment of Zollinger-Ellison syndrome with exploratory laparotomy, proximal gastric vagotomy and H$_2$-receptor antagonists. A prospective study. Gastroenterology 89:357
29. Schafmayer A, Köhler H, Peiper H-J (1986) Das Zollinger-Ellison Syndrom – Standortbestimmung. Chirurg 57:525–556
30. Scheinin TM, Tala E (1979) Diagnosis and treatment of pancreatic islet cell adenomas. Acta Chir Scand 132:590
31. Schwartz SS, Molnar GD, Ferris DO, Rosevear JW, Moffit EA (1971) Circulating glucose and insulin in surgery for insulinomas. JAMA 217:1072
32. Spelsberg F, Kemkes BM, Landgraf R (1976) Intraoperative Vitalfärbung von Insulinomen mit Toluidinblau-O-. Chirurg 47–50
33. Stefanini P, Carboni M, Patrassi N, Basoli A (1974) Beta-islet tumors of the pancreas: results of a study on 1067 cases. Surgery 76:597
34. Teichmann RK, Landgraf R, Spelsberg F, Heberer G (1980) Krankheitsbilder und operative Therapie bei multiplen endokrinen Adenomatosen (MEA-Syndrome). Chirurg 51/5:313
35. Teichmann RK, Spelsberg R, Heberer G (1981) Intraoperative biochemische Lokalisation von Insulinomen. Fortschr Med 16, 99:15:535
36. Thompson JC, Lewis BG, Wiener I, Townsend CM (1983) The role of surgery in the Zollinger-Ellison syndrome. Ann Surg 197:594
37. Turner RC, Morris PJ, Lee ECG, Harris EA (1978) Localisation of insulinomas. Lancet II:515
38. Tutt GO, Edis AJ, Service FJ, van Heerden JA (1980) Plasma glucose monitoring during operation for insulinoma: A critical reappraisal. Surgery 88:351
39. Zollinger RM, Ellison EH (1955) Primary peptic ulceration of the jejunum associated with islet cell tumors of the pancreas. Ann Surg 142:709

21 Pancreas anulare, heterotopes Pankreas

H.-J. Peiper

1. Pancreas anulare

Das Pancreas anulare ist eine kongenitale Mißbildung, bei der infolge einer embryonalen Entwicklungsstörung die Bauchspeicheldrüse ringförmig die Pars descendens duodeni umgibt, die hier eine mehr oder weniger starke Einschnürung verursacht.

Geschichtliches

1862 hat A. Ecker den ersten Fall eines derartigen „Bildungsfehlers" des Pankreas genau beschrieben, wobei er diesen Befund als „ringförmiges Pankreas" bezeichnete [6].
Um die Jahrhundertwende waren es 7 gesicherte, bei Autopsien erhobene Beobachtungen eines „Pancreas anulare".
1905 führte Vidal die erste Operation eines Pancreas anulare durch: 3 Tage alter Säugling mit gleichzeitiger Duodenalatresie, Anlegen einer Gastroenterostomia posterior [36].
1910 nahm Lerat [18] erstmals eine Resektion des pankreatischen Rings vor.
Bis 1932 wurden 37 Fälle bekannt [22], von denen 7 operiert worden sind.
1942 stellte Lehman [17] zum ersten Mal bereits präoperativ durch Röntgendarstellung ein Ringpankreas fest.
1959 veröffentlichte Lundquist [19] die bis dahin vollständigste Abhandlung über 180 operierte Fälle.

Embryologie und pathologische Anatomie

Eine Vielzahl von Entstehungstheorien des Pancreas anulare deutet darauf hin, daß der Entwicklungsvorgang bis heute nicht eindeutig geklärt wurde. Es scheint sich um verschiedenartige Störungen im Verlauf der komplizierten entwicklungsgeschichtlichen Ausbildung der Bauchspeicheldrüse zu handeln, die zur Entstehung eines Ringpankreas führen. Je nach Ausbildung der Anomalie gibt es verschiedene Gangvarianten. Das Pankreas entwickelt sich im hepatopankreatischen Ring, von der Duodenalwand ausgehend, aus 2 ventralen und einer dorsalen Anlage. Die beiden ventralen Anlagen entstehen aus einer rechts- und linksseitigen Ausstülpung des Ductus choledochus vor dessen Einmündung. Die linke Anlage atrophiert frühzeitig und verschmilzt mit der rechtsseitigen Anlage. Aus dem ventralen Anteil bildet sich ein Abschnitt des Pankreaskopfes, aus der dorsalen Anlage der übrige Teil des Kopfes und der gesamte Pankreaskörper. Eine der Theorien für die Entstehung des Pancreas anulare vermutet ein hypertrophisches Wachstum einer der primären Anlagen [2, 18, 23, 34, 38]. Die Mehrzahl der Autoren ist jedoch der Ansicht, daß sich der pankreatische Ring aus einer der ventralen Anlagen entwickelt, sei es durch Persistenz der linken Hälfte oder durch eine Adhärenz der rechten Hälfte an ihrem Ursprungsort, wobei sich dieser Drüsenanteil bei seiner normalen Wanderung während der Rotation des Intestinaltrakts um das Duodenum herum auszieht. Verschiedene Beobachtungen haben auch an die atavistische Natur der Anomalie denken lassen.

Durch Befunde bei Obduktionen und Operationen wurden Übergänge dieser Pankreasfehlbildung von kompletten über inkomplette Ringbildungen bis hin zu den mechanisch meist bedeutungslosen Drüseninseln bekannt. Die Ringbreite schwankt zwischen 0,8 und 5 cm. Eine schwächere Stelle oder durch Bindegewebe ergänzte Lücke des Rings findet sich häufig an der Vorderseite des Duodenums. Extrem selten ist eine Lückenbildung auf der duodenalen Rückseite.

Hinsichtlich der für den Chirurgen wichtigen Lagebeziehung des Ringpankreas zur Papilla Vateri gibt es nur vereinzelte Angaben, doch scheint es sich zumeist oberhalb der Papilla Vateri zu befinden. Entgegen gelegentlich verbreiteter Ansichten wurde die Fehlbildung aber auch infrapapillär oder peripapillär angetroffen. Bei dieser Lage kann es zur Choledochuskompression kommen.

Die Kenntnisse über den Verlauf des Ausführungsganges im Ringpankreas wurden schon früher häufiger untersucht. Die Möglichkeiten der

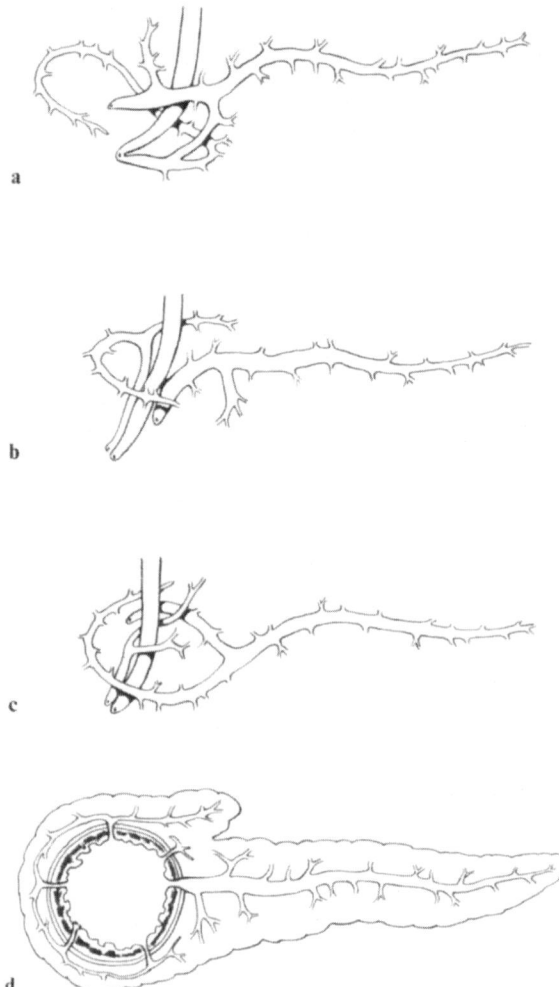

Abb. 21.1a–d. Gangverhältnisse beim Pancreas anulare (nach Théodoridès 1964). **a** Häufigster Gangverlauf. **b** Variation nach McNaught. **c** Beobachtung von Thür. **d** Beobachtung von Erimoglu. [26]

ERCP haben aber in letzter Zeit neue Erkenntnisse erbracht. In der Regel entspringt der Gang in dem vor dem Duodenum gelegenen Ringabschnitt, zieht dann nach rechts und verläuft bogenförmig nach hinten bis auf die linke Seite, an der er in den Ductus Wirsungianus einmündet (Abb. 21.1a) McNaught [22] beschrieb einen eigenartigen Gangverlauf im Ring, wobei dieser aber durch Vereinigung mit einem anderen Gang aus dem hinteren Pankreaskopfanteil den Ductus Wirsungianus bildete, der keinerlei Verbindung zum Ductus Santorini aufwies (Abb. 21.1b). Darüber hinaus zeigte eine Beobachtung von Thür [33], daß der Ausführungsgang auf der Hinterseite begann, sich nach rechts und vorne wendete und um dann nach links umbiegend in den Ductus Santorini einzumünden (Abb. 21.1c). Bei Heyman u. Whelan [9] verlief der untersuchte Ductus Wirsungianus in seinem mündungsnahen Anteil als anulärer Gang im Ringpankreas und endete an der Papilla Vateri. Andere sahen mehrere kleine selbständige Gänge, die völlig getrennt in das Duodenum einmündeten.

Häufig ist das anuläre Pankreasgewebe fest in der Muskularis des Duodenums verankert. Eine lockere, leicht ablösbare Verbindung zur Darmwand ist die Ausnahme. Oberhalb der Einengung findet sich regelmäßig eine Wandhypertrophie des Duodenums, gelegentlich auch des Magens. Die Duodenalwand innerhalb des Rings weist häufig entzündliche Veränderungen, gelegentlich Ulzerationen auf.

Hinsichtlich der Altersverteilung des beschwerdeverursachenden Ringpankreas sei festgestellt, daß bei weitem die meisten Fälle während des 1. Lebensjahres beobachtet wurden [1, 23, 26] und hier während der ersten Lebenstage. Dennoch ist es nicht selten, daß ein Ringpankreas aber auch erst im Erwachsenenalter Symptome auslöst, was von der Mehrzahl der Autoren auf Entzündungen im pankreatischen Ring mit Schwellungen, ödematöser Aufquellung und narbiger Schrumpfung zurückgeführt wurde. So sind es im Erwachsenenalter oft erst Ulzerationen im Bereich eines Pancreas anulare, die zu Krankheitserscheinungen führen.

Klinik und Diagnostik

Unter Berücksichtigung klinischer Gesichtspunkte kann das Ringpankreas eingeteilt werden in

1. Zufallsbefund: Das Ringpankreas ist symptomlos und wird zufällig während einer Operation oder Sektion entdeckt.
2. Ringpankreas im Säuglingsalter: Erscheinungen einer Duodenalstenose oder -atresie.
3. Ringpankreas im Erwachsenenalter: Ausbildung von Beschwerden infolge einer mehr oder weniger starken Duodenalstenose im späteren Alter.
4. Ringpankreas mit Komplikationen: Hier sind es erst Begleiterscheinungen auf dem Boden eines Pancreas anulare, die Krankheitserscheinungen auslösen.

Beim symptomatischen Ringpankreas des Neugeborenen steht die Passagestörung mit Erbrechen ganz im Vordergrund der Symptome und veranlaßt eine alsbaldige Röntgenuntersuchung. Hier vermittelt eine Abdomenleeraufnahme ein Bild, das dem anderer angeborener Duodenalstenosen oder -atresien entspricht: Luftüberblähung von Magen und Bulbus duodeni, sog. Doppelblasen-(„double-bubble-")Phänomen; Kontrastdarstellung mit wasserlöslichem Mittel läßt eine Einengung in der Pars descendens duodeni erkennen.

Beim Erwachsenen bietet das Beschwerdebild uncharakteristische Oberbauchschmerzen, Erbrechen, Übelkeit, Aufstoßen, Appetitlosigkeit und Gewichtsverlust. Der Verdacht eines Ringpankreas läßt sich durch Endoskopie und Röntgenkontrastdarstellung erhärten, wird gar nicht selten aber erst nach der operativen Freilegung gestellt.

Dabei beläuft sich die präoperative Diagnose dann häufig auf Feststellung einer Einengung des absteigenden Duodenums aus unbekannter Ursache, oder es wird der Verdacht auf ein Pankreaskarzinom erhoben. Ein Fortschritt hat sich zweifellos mit der 1953 von Liotta zur Pankreasdiagnostik entwickelten hypotonen Duodenographie ergeben.

Operative Behandlung

Verursacht ein Ringpankreas Beschwerden, sollte es chirurgisch behandelt werden. Die Wahl des operativen Vorgehens ergibt sich aus der richtigen Beurteilung des Befundes. Gar nicht selten wird das Ringpankreas selbst bei der Laparotomie übersehen. Auch eine Fehldeutung als Tumor ist möglich und hat sogar zu der fehlerhaften Indikation einer Duodenopankreatektomie geführt [14, 32].

Direkte Verfahren am Pancreas anulare

Das Auffinden eines schmalen Pankreasringes auf der Duodenalvorderwand kann zu einer *Spaltung* oder *Resektion* desselben verleiten (s. Abb. 21.2a–c). Von Lerat (1910) [18] erstmals durchgeführt,

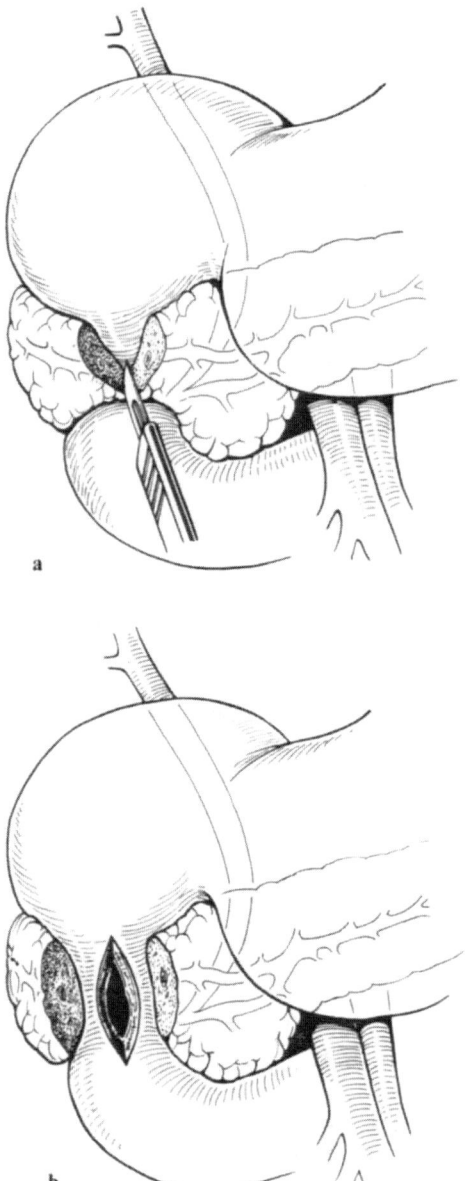

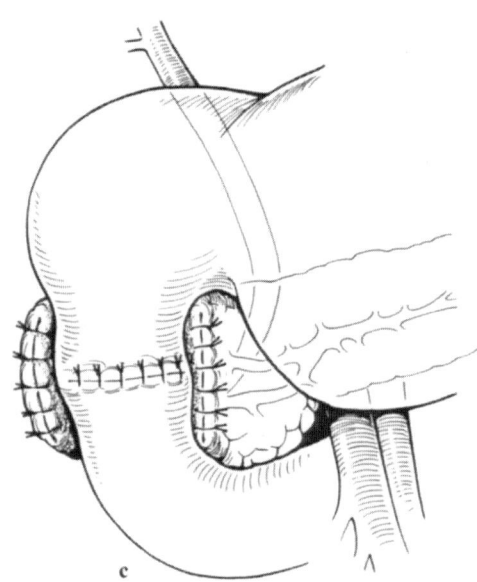

Abb. 21.2a–c. Direkte Durchtrennung eines schmalen Pankreasringes. **a** Längsspaltung des Pancreas anulare auf der Duodenalvorderwand (cave: Durchtrennung eines Pankreasganges!). **b** Längsspaltung des Duodenums zur Behebung einer narbigen Duodenaleinengung. **c** Quervernähung der Duodenostomie durch Einzelnähte, Verschluß beider Pankreasschnittflächen durch Einzelnähte, ggf. nach vorheriger Umstechung von Ganglumina

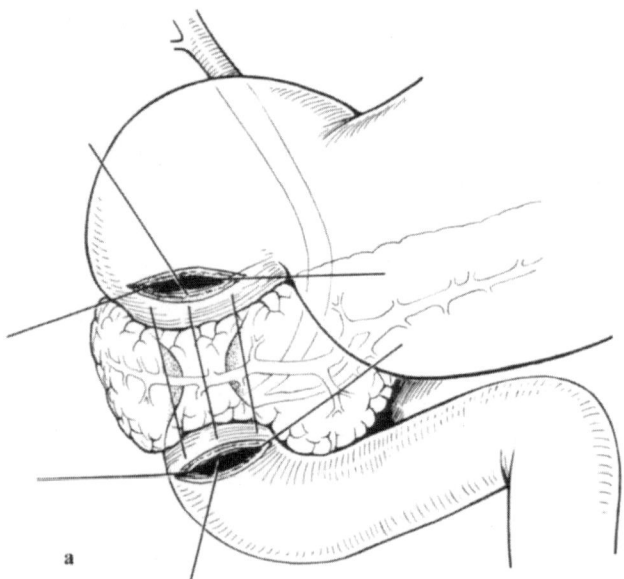
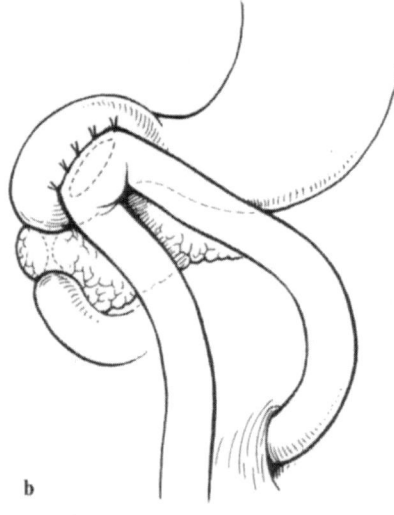

Abb. 21.3a, b. Umgehungsanastomose beim Pancreas anulare. **a** Duodenoduodenostomie: Quere Inzisionen in den prä- und postanulären Duodenalabschnitten, einreihig-allschichtige Einzelnahtreihe der Hinterwand, anschließende Fertigstellung der Umgehungsanastomose durch entsprechende Einzelnahtreihe der Vorderwand. **b** Duodenojejunostomie: Schräge oder quere Inzision im Bereich des dilatierten präanulären Duodenalabschnitts, Hochziehen der obersten Jejunalschlinge durch einen Mesokolonschlitz und Ausführung einer ein- oder zweireihigen laterolateralen Duodenojejunostomie, Einnähen der Schlinge in den Mesokolonschlitz

wird sie heute immer noch angewendet, obwohl seit Howard [12] immer wieder auf Komplikationen aufmerksam gemacht wurde: Bildung von Pseudozysten, Pankreasfisteln, Ausbildung einer Pankreatitis, unzureichende Behebung der narbigen Duodenaleinengung, postoperative Duodenalfisteln und Gallengangverletzungen. Die Letalitätsrate nach Resektion des Pankreasringes scheint hoch zu sein (22%) [7] bei nur mäßigen Ergebnissen. Die Komplikationsrate wurde sogar mit etwa 50% angegeben [15, 37]. Aus all diesen Gründen ist die Ringteilung oder -resektion nicht als Methode der Wahl zur Behandlung des Pancreas anulare anzusehen. Es sollte vielmehr den Umgehungsanastomosen der Vorzug gegeben werden.

Umgehungsanastomosen

Duodenoduodenostomie (Abb. 21.3). Es handelt sich hierbei um eine Anastomosierung zwischen prä- und postanulärem Duodenalabschnitt. Sie kann ein- oder zweireihig ausgeführt werden, kommt aber nur unter besonders günstigen topographischen Verhältnissen in Frage. Der Pankreasring sollte ausgesprochen schmal, die Duodenalabschnitte weit und gut mobilisierbar sein. Bei Neugeborenen und Kleinkindern verbieten die kleinen Verhältnisse zumeist diese Technik.

Duodenojejunostomie. Dieses Verfahren hat sich seit Jahren immer mehr durchgesetzt. Dabei wird der prästenotische Duodenalabschnitt entlastet und gleichzeitig die Ausbildung eines Blindsackes verhindert, wie er bei einer Gastroenterostomie entstehen würde, wobei hierbei außerdem die Gefahr eines Ulcus pepticum auftritt. Die Anastomose führt man isoperistaltisch und retrokolisch aus und erweist sich wegen der üblichen prästenotischen Dilatation des Duodenums als technisch einfach. Insbesondere für die Neugeborenen sollte man diese Verfahren wählen. Die Operationsletalität ist im Neugeborenenalter nicht unerheblich (36%) [39], dies aber insbesondere wegen der Häufigkeit zusätzlicher Mißbildungen.

Auch im Erwachsenenalter wird man häufig das Verfahren der Duodenojejunostomie wählen. Es besteht allerdings bezüglich dieser Methode nicht die gleiche Einmütigkeit wie bei Neugeborenen und Kindern. Man muß jedenfalls voraussetzen, daß der 1. Duodenalabschnitt kein Ulkus aufweist und nicht vernarbt ist, so daß die Anastomose unbehindert ausgeführt werden kann.

Abzulehnen bleibt die immer wieder angewandte Gastroenterostomie, da sie das Risiko

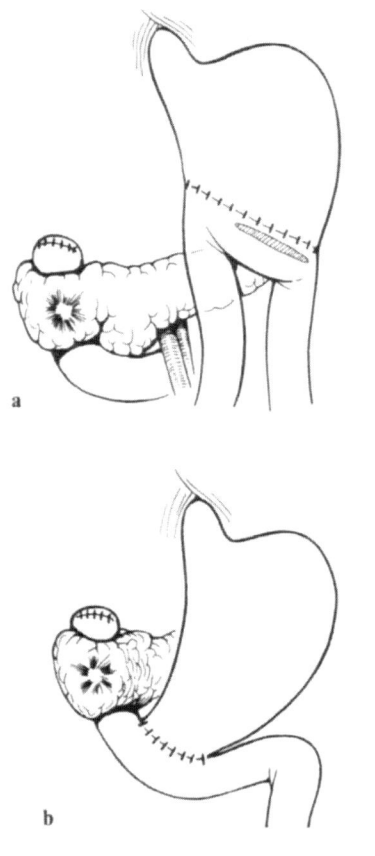
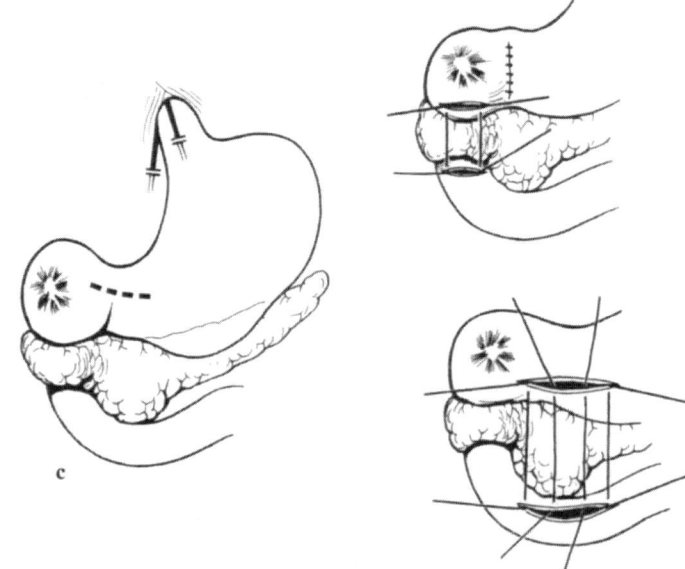

Abb. 21.4a–c. Gastroduodenale Resektion wegen Ulcus duodeni (meist im Bereich des Pankreasringes!). **a** Billroth-II-Resektion, **b** distale Magenresektion mit anschließender Gastroduodenostomie (postanulär). **c** Ulcus duodeni bei Pancreas anulare, Behandlung durch selektiv-proximale Vagotomie, ggf. mit Pyloroplastik, bei stenosierendem Pankreasring mit Umgehungsanastomose mittels Duodenoduodenostomie oder Pyloroantroduodenostomie

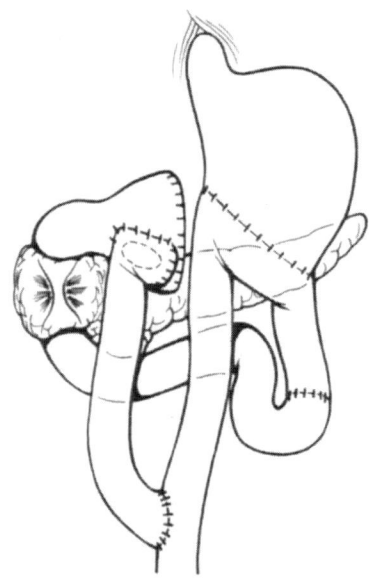

Abb. 21.5. Ulcus duodeni bei Pancreas anulare, Behandlung durch Resektion zur Ausschaltung mit End-zu-Seit-Gastrojejunostomie und Umgehungsdrainage des Antrums mit dem abführenden Jejunum mittels ausgeschaltetem Jejunalabschnitt

eines Ulcus pepticum mit sich bringt, das prästenotische Duodenum mangelhaft entlastet wird und dadurch häufig ein postpylorischer Blindsack entsteht. Derartige Nachteile haben Nachoperationen erforderlich gemacht [28, 30].

Gastroduodenale Resektion (Abb. 21.4).
Eine Magenresektion beim Erwachsenen mit Ringpankreas ohne Ulkus wurde verschiedentlich wegen einer offensichtlichen Neigung zur Ulkusentstehung, chronischer Entzündung und Narbenbildung befürwortet [24, 29]. Sie erscheint aber bei Fällen ohne komplizierende Auswirkungen an Magen und Bulbus duodeni unphysiologisch und zu eingreifend. Demgegenüber wird man sie bei gleichzeitig vorliegendem Ulcus duodeni als Methode der Wahl einsetzen. Dabei bleibt das Ringpankreas unberührt. Die Gastroenterostomie wird man nach den heute überwiegend geltenden Gesichtspunkten im Sinne einer Roux-Y-Anastomose, u.U. auch in Form einer Gastroduodenostomie ausführen.

Während der letzten Jahre kam vermehrt eine Vagotomie (ggf. mit Pyloroplastik) zur Behand-

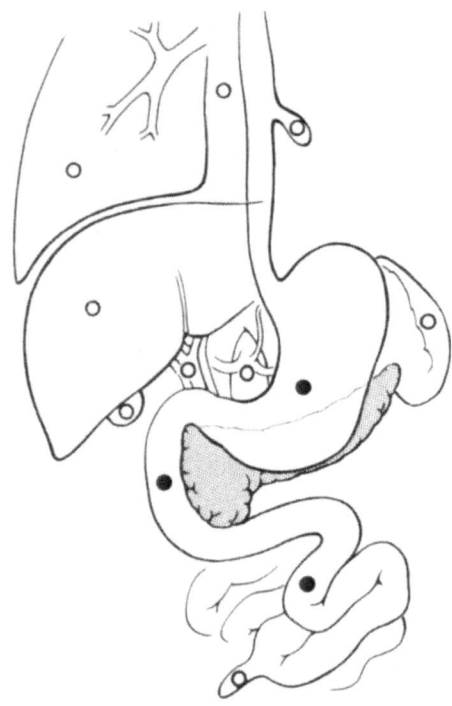

Abb. 21.6. Vorkommen von heterotopem Pankreasgewebe. ● 70–90%; ○ seltenere Lokalisationen

lung des Ulkus mit Duodenoduodenostomie bzw. Duodenopylorostomie zur Umgehung der Passagebehinderung durch das Ringpankreas zur Anwendung.

2. Heterotopes Pankreas (Abb. 21.6)

Beim heterotopen, ektopischen, aberrierenden oder akzessorischen Pankreas handelt es sich um eine „Keimversprengung" bzw. Entwicklungsanomalie. Der genaue Entstehungsmechanismus ist unbekannt. Sie hat keine anatomischen Beziehungen zur regulären Bauchspeicheldrüse und besitzt eine eigene Gefäßversorgung. Man nimmt an, daß bereits vor der Vereinigung von ventraler und dorsaler Pankreasanlage ein umschriebener Gewebebezirk eine feste Beziehung zum Gastrointestinaltrakt einnimmt und mit dessen weiterer Entwicklung sich aus dem eigentlichen Pankreasbereich entfernt [11].

Schultz soll 1727 eine erste Beschreibung dieser Anomalie abgegeben haben.

Von Klobka (1859) stammt eine erste histologische Beschreibung [35].

Da diese Anomalie kaum mit klinischen Erscheinungen einhergeht, wird sie zumeist zufällig aus Anlaß chirurgischer Eingriffe bzw. bei Obduktionen festgestellt, und zwar in einer Häufigkeit von 0,6 bis 13,7%. Timota u. Kanaba [35] haben aufgrund ihrer Untersuchungen mit pankreatischem Polypeptid (PP) als Marker zur Histogenese des heterotopen Pankreas festgestellt, daß das dystope Gewebe entweder von der PP-haltigen ventralen oder aber der PP-armen dorsalen Anlage stammen kann. Langerhans-Inseln wurden unregelmäßig, und zwar in einer Häufigkeit von 33 bis 68% der Fälle, beschrieben [35].

Hinsichtlich der Häufigkeitsverteilung stellten Dolan et al. [5] in einer Sammelstatistik von 212 Fällen fest, daß 90% im oberen Gastrointestinaltrakt (38% im Magen, 36% im Duodenum und 16% im Jejunum) lokalisiert waren. Dabei fand sich die weitaus überwiegende Anzahl der im Magen befindlichen ektopischen Pankreata im Antrum, 5–6 cm von Pylorus entfernt. Die versprengten Drüsenanteile waren gewöhnlich in der Submukosa, gelegentlich aber auch in der Muskularis und selten in der Serosa lokalisiert [1, 4, 8, 20].

Als seltene Lokalisationen wurden das Ileum, Meckel-Divertikel, Omentum majus, Ampulla Vateri, Gallenblase, Nabel, Tube, Mediastinum, Lunge, Milz und Leber beschrieben [1, 3, 16, 21, 25, 27, 32].

Klinik und Diagnostik

Das ektopische Pankreas ist überwiegend asymptomatisch. Gelegentlich treten Beschwerden in Erscheinung, die durch die Lokalisation der Anomalie ausgelöst werden. Sie sind im wesentlichen unspezifisch und werden als Beschwerden seitens des Verdauungstrakts beschrieben. Gelegentlich wurden Symptome einer Cholezystitis, einer akuten oder chronischen gastrointestinalen Blutung, einer akuten oder chronischen Pankreatitis, einer Meckel-Divertikulitis oder gar eines Invaginationsileus bzw. eines mechanischen Verschlußikterus beschrieben [1, 20, 25]. Es wurden darüber hinaus Komplikationen beschrieben, wie sie auch in einem normal entwickelten Pankreas auftreten können: Pankreatitis, Zystenbildung, Blutung, maligne Entartung. So sind Pankreaskarzinome auf dem Boden eines aberrierenden Pankreas im Magen beschrieben worden [10].

Wenn die Anomalie nicht zufällig anläßlich einer Laparotomie gefunden wird, bietet sie bei einer Lokalisation im Intestinaltrakt u.U. radiologisch den Befund eines Füllungsdefekts in einer Größe von 1–3 cm. Nicht selten läßt sich dabei eine zentrale Nischenbildung feststellen. Sie wird als Rudiment eines Gangsystems gedeutet, das mit dem Magenlumen kommuniziert [8, 10, 20].

Der endoskopische Befund entspricht dem der Röntgenuntersuchung. Eine Unterscheidung von anderen onkologischen Befunden wie Polypen, Leiomyomen, Sarkomen oder einem Karzinoid kann schwierig sein.

Operative Behandlung

Hinsichtlich der einzuschlagenden Behandlung nach Diagnosestellung wird von vielen Autoren eine abwartende Einstellung empfohlen. Allerdings sollte man sich bei Auftreten wesentlicher Symptome zu einer chirurgischen Exzision entschließen, wobei eine genaue histologische Absicherung des Befunds und eine Besserung der Symptomatik erzielt werden sollten. Hickman et al. [20] empfahlen, alle gastrischen heterotopen Pancreata durch Magenresektion zu beseitigen, wenn sie größer als 3 cm im Durchmesser sind. Allerdings gibt es keine schlüssigen Beweise, daß das Risiko einer möglichen malignen Entartung das potentielle Risiko eines so eingreifenden Vorgehens aufwiegt. Die meisten langfristigen Beobachtungen derartiger Befunde lassen erkennen, daß es sich um eine gutartige Erkrankung mit günstiger Prognose handelt, die kaum einmal zu Komplikationen führt.

Literatur

1. Barbosa JJ, Dockerty MB, Waugh JM (1946) Pancreatic heterotopia: Review the literature and report of 41 authenticated surgical cases of which were significant. Surg Gynecol Obstet 82:527–542
2. Brines O (1930) Annular pancreas involved in acute hemorrhagic pancreatitis. Ann Surg 92:241
3. Caberwal D, Kogan SJ, Levitt SB (1977) Ectopic pancreas presenting as an umbilical mass. J Pediatr Surg 12:593–595
4. Devord JR, Majarakis JD, Nyhus LM (1981) An unusual case of heterotopic pancreas of the stomach. Am J Surg 141:269–273
5. Dolan RV, ReMine WH, Cockerty MB (1974) The fate of heterotopic pancreatic tissue: A study of 212 cases. Arch Surg 109:762–765
6. Ecker A (1862) Bildungsfehler des Pankreas und des Herzens Henle Pfeifers Z Med 14:354
7. Gilette L, Lynch B (1954) Annular pancreas. Ann Surg 139:374
8. Hadar H, Sokolovski R (1975) Ectopic pancreas in the stomach wall. Isr J Med Sci 11:909–913
9. Heyman RL, Whelan TJ (1967) Annular pancreas: Demonstration of the annular duct on cholangiography. Ann Surg 165/3:470
10. Hickman DM, Frey CF, Carson JW (1981) Adenocarcinoma arising in gastric heterotopic pancreas. West J Med 135:57–62
11. Horgan EJ (1921) Accessory pancreatic tissue; report of two cases. Arch Surg 2:521–534
12. Howard NY (1930) Annular pancreas. Surg Gynecol Obstet 50:533
13. Hyden WH (1963) The true nature of annular pancreas. Ann Surg 157:71
14. Kaiser E, Sulzer W (1963) Die postbulbären Duodenalstenosen des Erwachsenen. Ther Umsch 10:458
15. Kiesewetter WB, Koop EE (1954) Annular pancreas in infancy. Surgery 36:146
16. Laughlin EH, Keown ME, Jackson JE (1983) Heterotopic pancreas obstructing the ampulla of Vater. Arch Surg 118:979–980
17. Lehman EP (1942) Annular pancreas as a clinical problem. Ann Surg 115:574
18. Lerat P (1910) Contribution chirurgicale à l'étude du pancréas annulaire. Bull Acad R Méd Belg 4/24:290
19. Lundquist G (1959) Annular pancreas: Pathogenesis, clinical features and treatment with a report on two operation cases. Acta Chir Scand 117:451
20. Martinez NS, Morlock CG, Dockerty MB, Waugh JM, Weber HM (1958) Heterotopic pancreatic tissue involving the stomach. Ann Surg 147:1–12
21. Mason TE, Quagliarello JR (1976) Ectopic pancreas in the fallopian tube. Report of a case. Obstet Gynecol [Suppl] 48:70–73
22. McNaught JB (1933) Annular pancreas. Am J Med Sci 184:249
23. Meissner F (1961) Die angeborenen Duodenalstenosen. Zentralbl Chir 2:49
24. Ohlmacher AP, Marshall EA (1950) Annular pancreas. Am J Surg 79:473
25. Pearson S (1951) Aberrant pancreas: Review of the literature and report of three cases, one of which produced common and pancreatic duct obstruction. Arch Surg 63:168–184
26. Peiper H-J, Müller-Heubach E (1968) Das Pankreas anulare und seine chirurgische Behandlung. Langenbecks Arch Chir 320:322
27. Qizilbash AH (1976) Acute pancreatitis. Occurring in heterotopic pancreatic tissue in the gallbladder. Can J Surg 19:413–414
28. Raffensperger JG, Freeark RJ, Fell EH (1964) Neonatal surgery at the Cook County Hospital: Review of the period 1954 to 1958. Am J Surg 107:792
29. Sanford DE (1955) Annular pancreas as a surgical problem. Arch Surg 71:915
30. Siller T, Moore S (1962) Annular pancreas with duodenal enteroliths of biliary type: 50 years survival following gastroenterostomy. Can Med Assoc J 86:830
31. Striztko O, Huber A (1960) Pancreas anulare. Wien Klin Wochenschr 72:765
32. Taylor RH, Owen DA (1982) Acute inflammation of pancreatic tissue in a Meckel's diverticulum. Can J Surg 25:656–657
33. Thür H (1928) Pankreas anulare. Vereinigung Patholo-

gischer Anatomen Wiens. Sitzung vom 27.02. 1928. Wien Klin Wochenschr
34. Tieken T (1899–1901) Annular pancreas. Trans Chir Pathol Soc 4:180
35. Timota T, Kanabe S (1983) Islet tissue in the heterotopic pancreas. Arch Pathol Lab Med 107:469–472
36. Vidal E (1905) Quelque cas de chirurgie pancréatique. Proc Verbal Assoc Fr Chir 18:739
37. Warren KW (1952) The surgical treatment of uncommon lesions of the duodenum. Surg Clin North Am 32:877
38. Weissberg H (1935) Ein Pankreas anulare bei einem menschlichen Embryo von 16 mm Länge. Anat Anz 79:296
39. Whelan T Jr, Hamilton GB (1957) Annular pancreas. Ann Surg 146:252

22 Pancreas divisum

L.F. HOLLENDER

Unter Pancreas divisum bezeichnet man ein vollkommen getrenntes exkretorisches Gangsystem, das mit einer geteilten Drüse einhergeht, also eine ausgebliebene oder unvollständige Verschmelzung der ventralen und dorsalen Pankreasanlage.

1. Geschichtliches

1903 beschrieb Opie [19] als erster diese morphogenetische Anomalie.
1945 erwähnte Rienhoff (in [9]) die Möglichkeit eines Zusammenhangs zwischen akuter Pankreatitis und Gangmißbildungen.
1977 erweckten Gregg [11] in den USA und Cotton [9] in England das Interesse für ein aus dieser Mißbildung entstehendes Krankheitsbild.
1982 konnten Cooperman et al. [7] über eine kleine Anzahl operierter Patienten berichten.
1983 gaben Warshaw et al. [28] einen Überblick ihrer Erfahrungen mit dem Pancreas divisum.

2. Allgemeine Betrachtungen

Das Pancreas divisum ist die häufigste angeborene Anomalie des Pankreas. Seine Inzidenz wird verschieden beurteilt. Autoptische Untersuchungen sprechen für eine Frequenz von 4 bis 14%. Seit der Einführung des ERCP wurden Zahlen von 1,3 bis 6,7% mit einem Durchschnitt von 4,6% angegeben.

Laut Pankreatographien konnte Brambs [4] ein Pancreas divisum in 4,3% der Fälle darstellen, in 3,5% bestand eine vollständige Trennung des Gangsystems, in 0,8% zeigte sich eine zarte Verbindung zwischen den beiden Gangabschnitten.

Wird eine ERCP bei akuter allgemeiner Pankreatitis durchgeführt, so stellt man eine Frequenz von Pancreas divisum zwischen 12 und 20,5% fest und bei akuter, sog. idiopathischer Pankreatitis eine Frequenz von 25,6%.

Die Geschlechtsverteilung zeigt einen Unterschied von 2:1 zwischen Frauen und Männern.

Das durchschnittliche Alter bei Diagnosestellung einer akuten Pankreatitis und Vorhandensein eines Pancreas divisum liegt bei 39,5 Jahren (von 26 bis 57 Jahren). Im Durchschnitt sind solche Patienten 11 Jahre jünger als diejenigen, die von einer akuten Pankreatitis befallen sind, aber kein Pancreas divisum haben.

3. Pathologische Anatomie

Es sei hier erwähnt, daß die intravitale Gangdarstellung durch ERCP den obenerwähnten klassischen Begriff erweitert, indem das Pancreas divisum auch dann anzunehmen ist, wenn die Drüse zwar verschmolzen ist, aber die Gangsysteme getrennt blieben.

Der Ductus Wirsungianus, d.h. der Ductus pancreaticus major, kann kleiner sein als der Ductus Santorini, also der Ductus pancreaticus minor! Das Pancreas divisum ist häufig mit anderen Mißbildungen im Bereich des Pankreas selbst sowie in der Bauchhöhle verknüpft; dabei seien u.a. erwähnt: der Situs inversus, das „asplenische Syndrom", chronische Pankreatitiden mit und ohne Kalzifikationen. Pathologisch-anatomisch gesehen besteht keine spezielle Disposition zur chronischen Pankreatitis und noch weniger zum Pankreaskarzinom.

Bei „Malfusion" der ventralen und dorsalen Pankreasanlage können beide dieser Anlagen getrennt erkranken, d.h. daß man endoskopisch immer versuchen sollte, beide Gangsysteme darzustellen.

Die Feststellung von Fibrosen erweckt den Gedanken, daß es noch eine andere Ursache für den Pankreasschmerz gibt und daß das Pancreas divisum allein für die Symptome einzelner Patienten nicht verantwortlich sein kann. Deshalb betrachten verschiedene Autoren das Pancreas divisum nicht als eine kongenitale Anomalie, sondern als eine anatomische Variante.

4. Pathophysiologie

Das Vorherrschen von Pankreatitiden bei Patienten mit einem Pancreas divisum kann die Vermutung bekräftigen, daß das Pancreas divisum die verantwortliche Voraussetzung für eine rezidivierende akute Pankreatitis oder für fibröse chronische Läsionen sein könnte. Dies ist die Auffassung von Cotton [8, 9] und Gregg [11, 12], die von Cremer [10] und Rösch [20] allerdings widerlegt wird.

Bei ausgebliebener Vereinigung der Ausführungsgänge der ventralen und dorsalen Anlage werden bis zu 80% des Pankreasparenchyms durch die Papilla minor drainiert. Daraus resultiert die ätiopathogenische Hypothese, daß die Nebenpapille zu klein ist, um die Abflußmenge, welche der Hauptsekretion des Pankreas entspricht, abzusondern.

Diese relative Stenose der Papilla minor wird offensichtlich zur Ursache eines erhöhten Drucks im entsprechenden Gangabschnitt und verursacht somit Abdominalschmerzen und Amylasämie, wie man es nach experimenteller oder pathologischer Obstruktion des Ductus Wirsungianus oder auch bei gewissen stenosierenden Prozessen der Papilla Vateri beobachten kann.

Verschiedene Autoren sind deshalb mit Sarles [23, 24] der Meinung, daß die durch das Pancreas divisum verursachte Pankreatitis eine obstruktive sein müsse.

Cotton [9] konnte beweisen, daß bei vielen Patienten mit Pancreas divisum pathologische Gangveränderungen im dorsalen Abschnitt vorzufinden sind, während sich das ventrale Gangsystem als normal erweist.

Delhaye et al. [10] fanden, daß alkoholische Patienten mit akuter Pankreatitis häufiger ein Pancreas divisum haben (15%) als nichtalkoholische Patienten (5,8%).

5. Symptomatologie

Pankreatische Schmerzen im Oberbauch, die krisenhaft auftreten und mit einer erhöhten Amylasämie einhergehen, sind typische Zeichen. Allerdings variieren solche Symptome von einem Patienten zum anderen. Die Erhöhung der Amylasämie kann auch gering sein oder sogar fehlen.

In allen Fällen sollte eine sehr genaue Untersuchung erfolgen, um ätiologische Faktoren der Pankreatitisentstehung zu erfassen: Alkoholexzess, Gallensteine, Störungen des Kalzium-Phosphor-Stoffwechsels, Arzneimitteleinnahme, erhebliches Trauma oder eine vorhergegangene chirurgische Intervention.

Die auslösende Ursache des Pancreas divisum für die klinischen Symptome läßt sich erst bei einer Darstellung der Gangnomalie bestätigen. Deshalb ist die Kontrastdarstellung des dorsalen Ganges durch ERCP unentbehrlich.

Ein eventueller Zusammenhang zwischen Pancreas divisum und chronischer Pankreatitis bleibt stets offen. Die Mehrzahl der Autoren sind der Meinung, daß die chronische Pankreatitis bei Pancreas divisum bei weitem weniger häufig erscheint als bei embryologisch normalem Pankreas. Auch die Entstehung eines Pankreaskarzinoms läßt sich nicht ohne weiteres durch die Anwesenheit eines Pancreas divisum erklären, obwohl die Möglichkeit einer Koexistenz diskutabel erscheint.

6. Diagnostik

Die Diagnose eines Pancreas divisum ist nicht immer leicht zu stellen. Absolut typische Zeichen einer Pankreatitis werden im Ultraschall sowie im Computertomogramm vermißt. Die oft vorhandene Veränderung von Größe und Abgrenzung des Pankreaskopfes läßt sich durch die ausbleibende Gangverschmelzung erklären: die ventrale Pankreasanlage besitzt eine gewisse Eigenständigkeit, statt sich harmonisch als Processus uncinatus in die Kopfform einzugliedern.

H.J. Brambs et al. [4] konnten folgende Beobachtungen machen:

- Bei hypotoner Duodenographie stellten sie eine Größenveränderung am unteren Duodenalknie sowie am ansteigenden Duodenalschenkel fest.
- Im Sonogramm wirkt der Pankreaskopf vergrößert und verplumpt.
- Die Computertomographie zeigt eine leichte Vergrößerung des Pankreaskopfes, der sich ins untere oder obere Duodenalknie vordrängt.

All diese Symptome sind aber nicht beweisend und erfordern die Abgrenzung gegen einen Tumor, zumal weder sonographisch noch computertomographisch eine Erweiterung des Pankreasganges über 3 mm nachgewiesen werden kann.

In bestimmten Fällen zeigt das endoskopische Pankreatogramm einen gekürzten Ductus Wirsungianus, der weniger als 6 cm lang ist, sich an seinem distalen Ende verengt und sich nicht in Richtung des Pankreaskörpers fortsetzt. Meistens erweist sich aber die Kanülierung dieses akzessorischen Ganges sowie seine endoskopische, retrograde Kontrastdarstellung als sehr schwierig, so daß sie nur bei wenigen Patienten ausgeführt werden konnte.

Die Kriterien einer Diagnosestellung aufgrund der ERCP können folgendermaßen formuliert werden [4]:

- Darstellung eines kurzen intramuralen Gangabschnittes des ventralen Pankreas mit seinen Seitenästen und Verdämmerung in der Peripherie
- abrupter Abbruch des Ductus Wirsungianus
- fehlende Darstellung des dorsalen Gangsystems oder gesonderte Darstellung des Ductus Santorini über die Papilla duodeni minor

Die Bestätigung wird durch den Verlauf der Kontrastmittelfüllung in Richtung des Ductus Santorini gegeben oder außerdem durch seine Injektion durch die Nebenpapille, wobei Pankreaskörper und Pankreasschwanz dargestellt werden. Als Differentialdiagnose kommen eine entzündliche Fibrosklerose oder ein Tumor in Frage.

Die Ergebnisse der Funktionstests bleiben noch umstritten. Der Sekretin-Pankreozymin-Stimulationstest ergibt einen Anstieg von Amylase und Lipase im Serum, der über mehrere Stunden hinaus meßbar bleibt, sich aber in den wenigen bekannten Fällen als inkonstant erwiesen hat.

Die intraduktale endoskopische Druckmessung wurde vor kurzem durch Staritz [25] in Mainz vorgeschlagen. Dieser Autor führte intraduktale endoskopische Druckmessungen sowohl über die Papilla minor als auch über die Papilla duodeni major durch und konnte einen Sekretsstau im Gangsystem an dessen Einmündung in die Papilla duodeni minor nachweisen. Es ist aber noch verfrüht, ein Urteil über die Treffsicherheit dieser Untersuchungstechnik zu fällen.

7. Therapie

Konservative Therapie

Als Behandlung des Pancreas divisum wurde die endoskopische Sphinkterotomie der Papilla duodeni minor vorgeschlagen.

Sahel et al. [23, 24] haben vor kurzem über ihre Erfahrung berichtet; darunter waren einige ermutigende Ergebnisse, aber auch etliche Mißerfolge. Die endoskopische Papillotomie der Papilla duodeni minor hat generell zu verschiedenartigen Resultaten geführt. Cotton [9] war mit ihr nur bei 5 von 12 Patienten erfolgreich, und nur einmal war ein gutes Spätergebnis zu verzeichnen.

Erweist sie sich als undurchführbar, so wird man in ganz bestimmten Fällen, in denen keine andere Erklärung für die Symptomatologie gefunden werden kann, auf die Chirurgie zurückgreifen.

Chirurgische Therapie

Präoperativ ist die Diagnosestellung einer Stenose der Papilla duodeni minor schwierig.

Für den Chirurgen bedeutet die Katheterisierungsmöglichkeit der Papilla duodeni minor während einer ERCP den Beweis, daß sie nicht stenosiert ist und somit keine Indikation für eine Sphinkterotomie besteht. Die Papille nicht katheterisieren zu können, beweist aber nicht unbedingt eine Stenose. Nur die peroperative Kontrolle ermöglicht die Abschätzung der genauen Weite der Papille und dadurch die Zweckmäßigkeit einer Sphinkterotomie. Warshaw [27, 28, 29] zu Folge könnte der erweiterte Santorini-Gang, der bei der Sonographie nach Stimulierung der Pankreassekretion festgestellt wurde, ein spezifischeres präoperatives Kriterium darstellen. Jedenfalls ist ein chirurgischer Eingriff nur bei Mißlingen der endoskopischen Sphinkterotomie indiziert und sollte stets eine Ausnahmeindikation in der Behandlung des Pancreas divisum bleiben.

Für einige Autoren stellt die chirurgische Therapie das richtige Vorgehen dar, um die Abflußbehinderung des Pankreas zu korrigieren, welche laut Gregg [12] für die Symptome des Pancreas divisum verantwortlich sein soll.

Cooperman [7] ist derselben Meinung, obwohl er meistens die Sphinkterotomie der Papilla duodeni minor mit einer Sphinkteroplastik des Sphincter Oddi verbindet.

Britt et al. [5] vertreten auch den Standpunkt, daß immer eine Durchtrennung der Papilla duodeni major und eine damit verbundene Cholezystektomie erforderlich sind. Die simultane Cholezystektomie wird auch von Gregg [12] empfohlen, da durch sie eine oft begleitende Mikrolithiasis beseitigt werden kann. Wird jedoch durch retrograde Cholangiographie eine Mikrolithiasis mit Sicherheit ausgeschlossen, ist die zusätzliche Cholezystektomie nicht erforderlich.

Wenn auch eine erweiterte Sphinkterektomie als die theoretisch logische Therapie bei sicherer Diagnose erscheint, so muß dennoch in der Praxis die

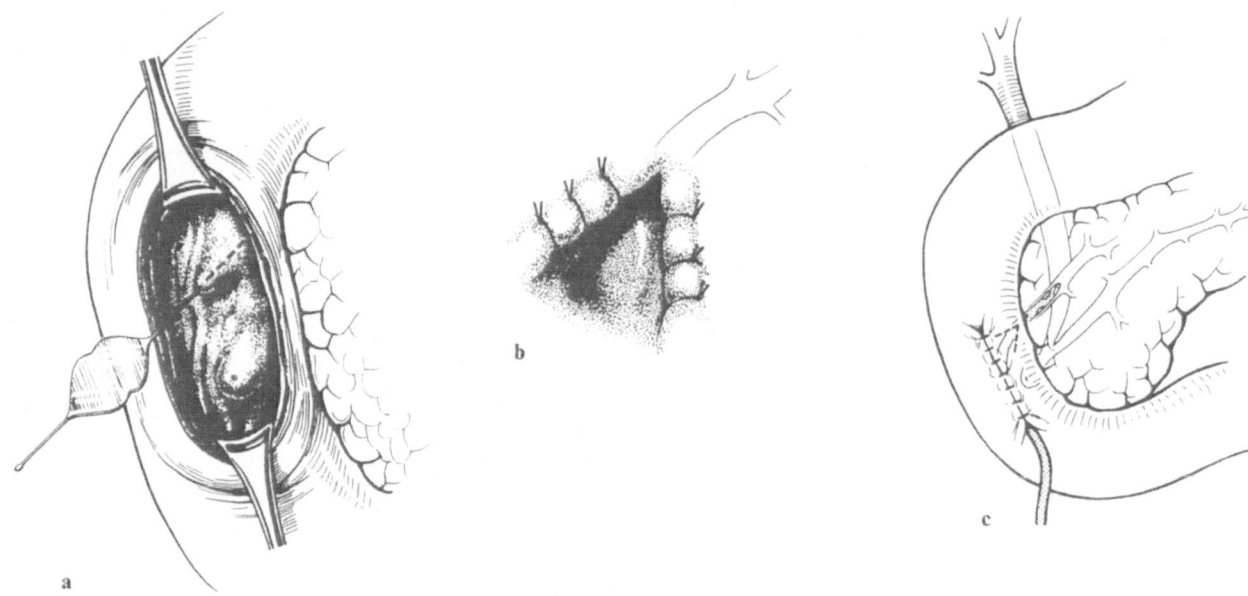

Abb. 22.1 a–c. Operationsverfahren bei Pancreas divisum: Sphinkteroplastik der Papilla minor. **a** Einführung einer Sonde in die Papille (Spaltungslinie ---). **b** Erweiterungsplastik. **c** Das im Ductus accessorius belassene Drain wird nach Witzel nach außen geleitet

Taktik der Verschiedenartigkeit der Ganganomalien angepaßt werden.

Es sei auch betont, daß die Sphinkterotomie oder die Sphinkteroplastik frühzeitig auszuführen sind, um die Entwicklung einer chronischen Pankreatitis zu vermeiden. Das Hauptproblem beruht daher auf einer sicheren Diagnose und einer strengen Auswahl der Patienten.

Hierzu schlägt Warshaw [29] sonographische Untersuchungen nach Stimulierung der Pankreassekretion vor, um festzustellen, ob sich der Pankreaskanal tatsächlich vor der Stenose erweitert hat. Solche funktionellen Untersuchungen und auch Druckmessungen sind allerdings, wie schon bemerkt, noch nicht genügend entwickelt, um definitive Schlüsse daraus ziehen zu können.

Gibt es keine genau erwiesene Verengungsstelle, so mag die Resektion des linken Pankreas in ganz bestimmten Fällen in Frage kommen.

Ist der Ductus Wirsungianus auf seiner ganzen Länge erweitert, wird man eine Wirsungo-Jejunostomie nach Partington-Rochelle oder eine Schwanzresektion in Betracht ziehen. Es soll aber klar sein, daß bei einem solchen Vorgehen allein die dorsalen Gänge effektiv dekomprimiert werden können. In Extremfällen, in denen das gesamte Pankreas fibrös geworden ist und dadurch der gesamte Ductus Wirsungianus komprimiert erscheint, ist eine Duodenopankreatektomie bei besonders ausgeprägten klinischen Symptomen zu diskutieren.

Operative Sphinkterotomie (Abb. 22.1 a–c)

Mediale supraumbilikale Laparotomie und Mobilisierung des Duodenopankreas nach Kocher-Vautrin. Die Hinterseite des absteigenden Duodenums wird bis zum rechten Rand der V. cava inferior freigelegt, wodurch das Duodenum an die Oberfläche zu liegen kommt. Längsduodenotomie auf ca. 4 cm Länge. 2 Haken werden ins Duodenum eingeführt, um den Zugang in das Lumen einzustellen. Das Aufsuchen der Papilla duodeni minor erweist sich als schwierig, da sie kleiner als die biliopankreatische Papille ist. Die duodenale Mukosa wird sorgfältig mit gestieltem Tupfer auseinander gefaltet. 2 min nach intravenöser Sekretininjektion (1 mg) erscheint ein ausgiebiger Fluß von Pankreassaft, welcher die Lokalisierung der Papilla duodeni minor erleichtert. Sobald man die Papille sieht, wird sie durch einen Faden armiert. Oft ist die Papilla duodeni minor stenosiert und schwer katheterisierbar. Deshalb wird man vorerst, wie es Cooperman [7] empfohlen hat, eine progressive Erweiterung der Papille vornehmen, bis eine kleine Rinnensonde einfügbar ist, auf der die Durchtrennung vorgenommen wird. Man kann diese auch mit einem kleinen Skalpell zwischen 2 Haltefäden, die am rechten und linken Rand der vorher erkannten Öffnung angelegt wurden, ausführen. Sobald die Papille eröffnet ist, fließt der Pankreassaft unter Druck aus, was für die Beseitigung eines gewissen Hindernisses spricht.

Die Inzision wird so weit vorgenommen, bis dies die Einführung eines Polyvinylkatheters von 2 mm Durchmesser erlaubt. Danach wird eine Kontrastdarstellung des Pankreasganges vorgenommen, um sich von dem Vorhandensein eventueller anderer Anomalien zu vergewissern. Der Katheter wird sodann an einem Rand der Papille durch eine Vicrylnaht (5-0) fixiert und nach Witzel aus dem Duodenum herausgeleitet.

Wir raten, systematisch eine Biopsie aus den Rändern der Papille vorzunehmen. Es kann sich als schwierig erweisen die beschriebene Erweiterungsplastik (Abb. 22.1 b) auszuführen, so daß man im Einzelfall auf sie wird verzichten müssen. Das Duodenum wird quer durch Einzelnähte (4-0) verschlossen. Der Katheter bleibt aber 10–14 Tage liegen, um das Klaffen der Sphinkterotomie zu stabilisieren. Längs des Retroduodenums wird ein Drain für einige Tage belassen. Als Alternative kommt die zweifache Plastik der Papilla duodeni minor und der Papilla duodeni major in Frage.

8. Ergebnisse

Wegen der Seltenheit der beobachteten Fälle ist es sehr schwierig, genaue Ergebnisse anzugeben.

Bei alleiniger Sphinkterotomie der Papilla duodeni minor sind die Resultate unterschiedlich. Keith et al. [16] hatten bei 4 operierten Fällen nur Erfolge. Unser eigenes Krankengut besteht aus 4 operierten Patienten mit nur 2 Erfolgen.

Warshaw et al. [27] berichten über die Sammelergebnisse bei 40 symptomatischen Fällen von Pancreas divisum, die durch Spaltung der Papilla duodeni minor behandelt wurden. 32 Patienten hatten rezidivierende Schübe einer akuten Pankreatitis oder anhaltende Bauchschmerzen; die 8 anderen wiesen eine chronische Pankreatitis auf. Warshaw et al. [28] konnten zeigen, daß mit einem Erfolg der transduodenalen Sphinkteroplastik nur dann zu rechnen ist, wenn die Stenose des Ostiums sich als äußerst hochgradig erweist und das Lumen weniger als 0,75 mm beträgt.

Russel [22] erzielte bei 7 Sphinkteroplastiken 5 gute bzw. zufriedenstellende Resultate. Die Erfolge scheinen bei rezidivierender akuter Pankreatitis besser zu sein als bei chronischen Schmerzzuständen.

Es sei noch hinzugefügt, daß bei Pankreaszysten, Pseudozysten oder Tumoren und gleichzeitigem Vorhandensein eines Pancreas divisum, dieses keinen Einfluß haben soll auf das chirurgische Verfahren, das dem klassischen Vorgehen entsprechen sollte.

Es konnte auch kein eindeutiger Unterschied zwischen den Ergebnissen nach alleiniger Sphinkterotomie der Papilla duodeni minor im Vergleich zu den kombinierten Verfahren einer Spaltung beider Papillen festgestellt werden. Dies wurde letztens auch durch Moreno-Gonzales (persönliche Mitteilung) anhand von 4 Fällen bestätigt.

Die Überprüfung der Resultate führte Russel [22] zu folgenden Schlußfolgerungen:

Im Falle rezidivierender akuter Pankreatitis oder anhaltender Bauchschmerzen ist es nur kurz- oder mittelfristig möglich, ein gutes Resultat mit der chirurgischen Sphinkterotomie der Papilla duodeni minor zu erreichen und dies unter der Bedingung, daß sie sich als hochgradig stenosiert erweist.

Bei chronischer Pankreatitis ergibt die Sphinkterotomie der Papilla duodeni minor keine guten Ergebnisse, sogar wenn diese stenosiert ist, und besonders nicht bei Alkoholikern. Gute langfristige Resultate werden nur bei Patienten mit über 8 mm Durchmesser erweitertem Ductus Santorini erzielt. Die Reststenose der Papilla duodeni minor ist eine der häufigsten Ursachen der Mißerfolge.

Wenn man sämtliche Statistiken zusammenfaßt, so stellt sich heraus, daß endoskopisch wie chirurgisch nur in einem geringen Prozentsatz der Fälle dauerhaft Symptomfreiheit erreicht wurde.

Nach Überprüfung von 5 357 Wirsungographien stellen Delhaye et al. [10] die Frage:

Ist das Pancreas divisum nicht doch nur eine anatomische Variante, eine Phantasie der Natur, der keine chirurgische Bedeutung zukommt, oder hat es wirklich eine pathogenetische Bedeutung, indem es eine begünstigende Kondition zum Auftreten rezidivierender Pankreatitiden schafft?

Sugawa et al. (San Francisco, Mai 1986) konnten anhand von 37 Fällen nachweisen, daß das Pancreas divisum im Gegensatz zu früheren Auffassungen die Inzidenz der Pankreatitisentstehung keinesfalls begünstigt hatte.

Die Antwort bleibt also offen.

Literatur

1. Becker V, Bünte H, Kümmerle F, Rösch W, Siewert JR (1986) Welche chirurgische Bedeutung kommt dem Pancreas divisum zu? Langenbecks Arch Chir 367:147–152
2. Belber JP, Bill K (1977) Fusion anomalies of the pancreatic ductal system: Differentiation from pathological states. Radiology 123:637–642
3. Blair AJ, Russel CG, Cotton PB (1984) Resection for pancreatitis in patients with pancreas divisum. Ann Surg 20:590–594
4. Brambs HJ, Schütz B, Wimmer B, Hoppe-Seyler P (1986) Das Pankreas divisum als mögliche Ursache von Fehlinterpretationen bei E.R.C.P., Computertomographie, Sonographie und M.D.P. Fortschr Röntgenstr 144:19–23
5. Britt LG, Samuels AD, Johnson JW (1983) Pancreas divisum: Is it a surgical disease? Ann Surg 197:654–661
6. Bühler H, Seefeld U, Deyhle P, Largiader F, Ammann R (1983) Klinische Bedeutung des Pancreas divisum. Schweiz Med Wochenschr 113:320–324
7. Cooperman M, Ferrara JJ, Fromkes JJ, Carey LC (1982) Surgical management of pancreas divisum. Am J Surg 143:107–111
8. Cotton PB, Kizu M (1977) Malfusion of dorsal and ventral pancreas. A cause of pancreatitis? Gut 18:400
9. Cotton PB (1980) Congenital anomaly of pancreas divisum as a cause of obstructive pain and pancreatitis. Gut 21:105–114
10. Delhaye M, Engelholm L, Cremer M (1985) Pancreas divisum: Congenital anatomic variant or anomaly? Contribution of endoscopic retrograde dorsal pancreatography. Gastroenterology 89:951–958
11. Gregg JA (1977) Pancreas divisum: Its association with pancreatitis. Am J Surg 134:539–543
12. Gregg JA, Monaco AP, McDermott WV (1983) Pancreas divisum: Results of surgical intervention. Am J Surg 145:488–492
13. Heiss FW, Shea JA (1978) Association of pancreatitis and variant ductal anatomy. Am J Gastroenterol 70:158–162
14. Hyrtl J (1866) Ein Pankreas accessorius und Pancreas divisum, Bd 1. Ber Kaiserl Akad der Wissenschaften Math-Naturwiss Classe 52, Wien
15. Jacocks MA, Remine SG, Carmichael DH (1984) Difficulties in the diagnosis and treatment of pancreas divisum. Arch Surg 119:1088–1091
16. Keith RG, Shapero TF, Saibil FG (1982) Treatment of pancreatitis associated with pancreas divisum by dorsal duct sphincterotomy alone. Can J Surg 25:622–626
17. Mairose UB, Wurbs D, Classen M (1978) Santorini's duct – an insignificant variant from normal or an important overflow valve? Endoscopy 10:24–29
18. Mitchell CJ, Lintott DJ, Losowsky MS, Axon A.T.R. (1979) Clinical relevance of an unfused pancreatic duct system. Gut 20:1066–1071
19. Opie EL (1903) The anatomy of pancreas. Hopkins Hosp Bull 150:229–232
20. Ott H, Rösch W (1983) Pancreas divisum – Ursache einer Pankreatitis. Med Welt 34:466–468
21. Richter JM, Shapiro RH, Mulley AG, Warshaw AL (1981) Association of pancreas divisum and pancreatitis, and its treatment by sphincteroplasty of the accessory ampulla. Gastroenterology 81:1104–1110
22. Russel RCG, Wong NW, Cotton PB (1984) Accessory sphincterotomy (endoscopic and surgical) in patients with pancreas divisum. Br J Surg 71:954–957
23. Sahel J, Cros RC, Bourry J, Sarles H (1982) Clinicopathological conditions associated with pancreas divisum. Digestion 23:1–8
24. Sahel J, Boustiere C, Sarles JC, Chevilotte G, Sarles H (1983) Traitement du pancréas divisum. Résultats préliminaires. Gastroenterol Clin Biol 7:293–298
25. Staritz M, Ewe K, Hütteroth T, Meyer zum Büschenfelde KH (1985) Besteht bei Pankreas divisum ein chronischer Sekretstau? Erste Ergebnisse einer intraduktalen endoskopischen Druckmessung. Gastroenterologie 23/9:517
26. Thompson MH, Williamson RCN, Salmon PR (1981) The clinical relevance of isolated ventral pancreas. Br J Surg 68:101–104
27. Warshaw AL, Cambrih RP (1984) False pancreas divisum. Acquired pancreatic duct obstruction simulating the congenital anomaly. Ann Surg 200:595–599
28. Warshaw AL, Richter JM, Shapiro RH (1983) The cause and treatment of pancreatitis associated with pancreas divisum. Ann Surg 198:443–452
29. Warshaw AL, Simeone J, Schapiro RH, Hedberg SE, Ferrucci JT (1985) Objective evaluation of ampullary stenosis with ultrasonography and pancreatic stimulation. Am J Surg 149:65–71

23 Chirurgie des Diabetes mellitus

F. LARGIADÈR

1. Allgemeines

Die Chirurgie des Diabetes im Sinne des vorliegenden Kapitels umfaßt die operative Behebung der diabetischen Stoffwechsellage, nicht wie im herkömmlichen Sinne die operative Behandlung diabetischer Komplikationen. Im weiteren ist festzuhalten, daß diese Ausführungen nur für den Insulinmangeldiabetes gelten, nicht hingegen für den Diabetes Typ II.

Die Besonderheiten dieses Beitrags gegenüber allen anderen Kapiteln ergeben sich aus der Zielsetzung: Es soll nicht wie bei anderen chirurgischen Eingriffen am Pankreas die Funktion einfach erhalten oder sogar im Interesse der Heilung eines Pankreasleidens partiell oder total geopfert werden; es geht vielmehr darum, eine verlorengegangene Funktion wiederherzustellen. Diese verlorengegangene Funktion ist die Insulinproduktion; ob die hier geschilderten Verfahren eines Tages auch im Falle des endgültigen Ausfalls der exokrinen Funktion zur Anwendung kommen werden, ist nicht Thema dieses Beitrags.

Chirurgie des Diabetes mellitus im soeben definierten Sinn ist im wesentlichen Pankreastransplantation. Es kann sich hier nicht darum handeln, dieses Verfahren seit der ersten experimentellen Entwicklung der Pankreasorgantransplantation [25, 26] und der Inseltransplantation [3, 20, 43] über die ersten klinischen Anwendungen [17, 23, 33] bis zum heutigen Stand vollständig zu schildern. Hierzu sei auf zusammenfassende Darstellungen verwiesen [4, 22, 24, 34, 35, 46]. Der Beitrag befaßt sich mehr oder weniger mit dem heutigen Stand, der allerdings weiterhin einem raschen Fortschritt und Wandel unterworfen ist.

2. Symptomatologie und Klinik

Hier sind 3 ursächlich ganz verschiedene Formen des Insulinmangels zu besprechen, deren Stellenwert bezüglich der Operationsindikation ebenfalls ganz unterschiedlich ist, wobei dem eigentlichen Diabetes mellitus Typ I eindeutig die Hauptrolle zukommt.

Iatrogener, pankreatopriver Diabetes

Es handelt sich um den Insulinmangel infolge totaler oder subtotaler Pankreatektomie. Dieser Eingriff wird gelegentlich bei Karzinom (s. Kap. 14) oder chronischer Pankreatitis (s. Kap. 9) durchgeführt. Die Berechtigung der betreffenden Indikationsstellung ist nicht Gegenstand dieses Beitrags; es soll hier die Feststellung genügen, daß wir selber die totale Pankreatektomie nie als Routinebehandlung der betreffenden Krankheiten, sondern nur in ganz seltenen Ausnahmesituationen durchführen.

Die Symptomatologie des pankreatopriven Diabetes ist geprägt nicht nur durch den Insulinmangel, sondern durch das Fehlen aller Pankreashormone, insbesondere auch des im Kohlenhydratstoffwechsel gegenregulierenden Glukagons. Die Einstellung des Diabetes mit exogen zugeführtem Insulin ist deshalb sehr viel schwieriger als bei anderen Diabetesformen und optimal überhaupt nicht möglich. Die Patienten sind großen Blutzuckerschwankungen unterworfen, schwere hypoglykäme Phasen sind fast die Regel, und die Hypoglykämie ist eine häufige Todesursache im weiteren Verlauf. Sie ist die häufigste Todesursache nach totaler Pankreatektomie wegen chronischer Pankreatitis, während die Prognose nach Karzinomoperation v.a. durch die Rezidive und Metastasen des Grundleidens bestimmt wird.

Diabetes infolge chronischer Pankreatitis

Im Spätverlauf der chronischen Pankreatitis, dieser sklerosierenden und kalzifizierenden Pankreasfibrose mit progredientem Ausfall der exokrinen Funktion (s. Kap. 9), ist ein Diabetes wegen Übergreifen der Fibrose auf die Inseln fast die Regel. Klinisch steht aber nicht der Diabetes, sondern die exokrine Insuffizienz im Vordergrund. Die Behandlung des Diabetes mit exogener Insulinzufuhr ist vergleichsweise einfach, wobei nur darauf geachtet werden muß, daß die perorale Kohlenhydratzufuhr bei diesen Patienten mit Malabsorption nicht weiter eingeschränkt werden darf. Der Insulinbedarf nimmt nie exzessive Formen an, da eine gewisse Eigenproduktion immer noch vorhanden ist. Die Prognose der Patienten wird durch das Grundleiden und nicht durch den sekundären Diabetes bestimmt.

Diabetes mellitus Typ I (sog. juveniler Diabetes)

Es ist dies die in jeder Beziehung dominierende Diabetesform, der Diabetes schlechthin. Seine Bedeutung ergibt sich aus der Häufigkeit, der schlechten Prognose des Spontanverlaufs und der Bevorzugung von Kindern und Jugendlichen (daher der inzwischen veraltete Name juveniler Diabetes). Er ist die fünfthäufigste Todesursache in der westlichen Welt, die zweithäufigste Ursache der Blindheit und die häufigste Ursache der Erblindung des Erwachsenen überhaupt.

Der Diabetes Typ I ist nicht, wie bis vor kurzem vermutet, eine vererbte, sondern eine erworbene Krankheit. Am Beginn steht eine entzündliche Infiltration der Inseln (Insulitis) mit β-Zellzerstörung, möglicherweise viraler Ursache. Die Krankheit hat eine starke autoimmune Komponente, lassen sich doch im Serum von frischerkrankten Patienten zirkulierende Antiinselzellantikörper nachweisen, welche im experimentellen Modell zytotoxischen Charakter haben oder mit Inselzellproteinen präzipitieren [9, 41, 45]. Vererbt ist hingegen die Anfälligkeit für die Erkrankung: Ungefähr 90% aller Patienten besitzen das HLA-DR-3-und/oder -DR-4-Antigen, wobei HLA-DR-3 besonders für eine endokrine Autoimmunopathie, HLA-DR-4 für eine Anfälligkeit gegen Viruserkrankungen prädisponiert [8]. Das Inselzellprotein von DR-3-positiven, gesunden Individuen präzipitiert mit den obgenannten Antikörpern ebenfalls [2]. Im eigenen Krankengut weisen 27 von 30 seit 1980 kontinuierlich registrierten aktuellen oder potentiellen diabetischen Transplantatempfängern das HLA-DR-3 und/oder DR-4 auf.

Nachdem das diabetische ketoazidotische Koma als Todesursache dank der Insulinbehandlung fast verschwunden ist, wird die Prognose der Patienten durch die Mikroangiopathie bestimmt. Diese entwickelt sich trotz fachgerechter und gewissenhafter Blutzuckerkontrolle mit Diät und Insulin. Das Frühstadium ist gekennzeichnet durch eine erhöhte kapilläre Permeabilität und Basalmembranverdickungen, und die Folgen werden verstärkt durch die Auswirkungen des veränderten Erythrozytenstoffwechsels, die vermehrte Thrombozytenaggregation und die erhöhte Blutviskosität. Die Frühstadien der Mikroangiopathie, insbesondere die Basalmembranveränderungen, können im Experiment durch eine erfolgreiche Pankreastransplantation zum Verschwinden gebracht werden [7, 12, 32, 47]. Beim Menschen entwickeln sich nach einer Latenzzeit von 10 bis 20 Jahren Komplikationen wie Nephropathie, Retinopathie, Angiopathie der Extremitäten und der Koronarien, Neuropathie und Gastroenteropathie. Ohne Nierenersatzbehandlung beträgt die Letalität der Nephropathie ab Symptombeginn (Proteinurie) innerhalb von 10 Jahren 80%. Unter Nierenersatztherapie schreitet die Angiopathie der übrigen Organe weiter, und periphere Gangrän und/oder Herzinfarkt sind zu den wichtigsten Todesursachen geworden.

3. Ergänzende diagnostische Maßnahmen

Bei keiner der 3 hier besprochenen Krankheiten sind in Ergänzung zu den in Kap. 5 beschriebenen diagnostischen Verfahren noch weitere Maßnahmen nötig. Die Schwierigkeiten liegen ohnehin nicht in der Diagnose; sowohl der Status nach Pankreatektomie als auch die chronische Pankreatitis und der Diabetes Typ I sind gesicherte Zustände, bevor der Chirurg mit der Frage der Therapie konfrontiert wird. Über den Schweregrad der diabetischen Stoffwechsellage gibt der Insulinbedarf genügend Auskunft.

Die speziellen diabetologischen Untersuchungsmethoden wie intravenöse und perorale Glukosebelastung, direkte Bestimmung des Seruminsulins sowie Quantifizierung des C-Peptids im Blut und im Urin sind zur Diagnosestellung ebenfalls überflüssig, haben aber ihre große Bedeutung in der Nachkontrolle nach durchgeführter Transplantation und in der wissenschaftlichen Auswertung und Weiterentwicklung der Transplantation.

4. Operationsindikation

Wie bei sämtlichen Operationen ist auch bei der Indikationsstellung zur Transplantation der potentielle Nutzen für den Patienten gegen die Gefahr und Komplikationsmöglichkeiten abzuwägen. Zum Pankreasersatz im speziellen ist festzuhalten, daß es keine absolute Operationsindikation gibt, da der Funktionsverlust ja immer mit Insulin unter Kontrolle gehalten werden kann; die Abwägung von Nutzen und Schaden ist deshalb besonders wichtig. Da sich gerade in dieser Beziehung die Ausgangslage je nach Grundleiden ganz verschieden präsentiert, ist auch eine separate Besprechung der Indikationen nötig.

Status nach Pankreatektomie

Beim Status nach zeitlich bereits zurückliegender totaler oder subtotaler Pankreatektomie könnte mit der Pankreasallotransplantation ein normaler Kohlenhydratstoffwechsel mit insbesondere normalen Regulationsmöglichkeiten wiederhergestellt werden. Der Vorteil im mittelfristigen Verlauf gegenüber der alleinigen Insulinbehandlung läge in der Vermeidung der sonst nicht seltenen lebensbedrohlichen Hypoglykämien. Langzeitüberlegungen würden wohl eine eher geringere Rolle spielen. Die Transplantation würde aber alle Nachteile und Gefahren der immunosuppressiven Therapie mit sich bringen; die Insulinbehandlung würde durch eine andere, ebenso anspruchsvolle Behandlung ersetzt, deren Komplikationsmöglichkeiten (atypische Infektionen, Sepsis etc.) nicht geringer wären als diejenigen der Insulinbehandlung bei fehlender Gegenregulation. Gerade bei den besonders in Frage kommenden Patienten mit chronischer Pankreatitis (die Prognose der Karzinomträger wird ohnehin eher durch das Karzinom bestimmt) wären aufgrund ihrer reduzierten körperlichen Verfassung die Nebenwirkungen der Immunosuppression besonders zu fürchten.

Aufgrund dieser Überlegungen kann heute beim Status nach Pankreatektomie wegen Karzinom oder chronischer Pankreatitis keine gute Indikation zur Allotransplantation abgeleitet werden.

Autotransplantation simultan mit Pankreatektomie

Die Überlegung, den Patienten mit schmerzhafter chronischer Pankreatitis durch eine totale oder subtotale Pankreatektomie von seinen Schmerzen zu befreien und durch *gleichzeitige* Autotransplantation der aus dem Pankreas gewonnenen Inseln die endokrinen Nachteile der Pankreatektomie zu verhüten, ist auf den ersten Blick bestechend. Für das Karzinom hingegen kommt sie aus grundsätzlichen Überlegungen nicht in Frage, da es widersinnig wäre, im Interesse einer möglichst großen Radikalität die Pankreatektomie total zu machen und dann einen Teil des entfernten Gewebes doch wieder zu autotransplantieren.

Dem theoretischen Vorteil steht aber das Faktum gegenüber, daß die Inseln bei chronischer Pankreatitis meist bereits mehr oder weniger geschädigt sind. Auch erlaubten die früheren Isolationstechniken nur die Herstellung von Mikrofragmenten, also Inseln mit anhängendem exokrinem Parenchym, das im Falle der chronischen Pankreatitis aus Narbengewebe besteht. Dementsprechend läßt sich aus den bisher mitgeteilten mageren Ergebnissen dieses Verfahrens (s. letzten Abschnitt) keine überzeugende Indikation ableiten. Zudem wurde festgestellt, daß die Pankreatektomie ohnehin nicht die beste Behandlung der chronischen Pankreatitis ist (besser ist die ausgedehnte Gangdrainage mit Erhaltung des Organs).

Für die Autotransplantation des intakten Pankreasschwanzes, wie sie auch schon mitgeteilt wurde [42], besteht keine Indikation, da diese technische Spielerei gegenüber der In-situ-Belassung des Pankreasschwanzes keine Vorteile bringt.

Chronische Pankreatitis per se

Der Diabetes der chronischen Pankreatitis ist verhältnismäßig milde und konventionell gut kontrollierbar. Er bestimmt die Langzeitprognose nicht. Eine Indikation zur Pankreastransplantation ist heute nicht zu rechtfertigen.

Diabetes Typ I

Die Progredienz der diabetischen Komplikationen trotz Nierenersatztherapie ergibt heute die Indikation, bei Patienten mit diabetischer Glomerulosklerose und progredienter Niereninsuffizienz die Nierentransplantation mit einer gleichzeitigen Pankreastransplantation zu kombinieren. Die Transplantation soll vorgenommen werden, bevor die Niereninsuffizienz das terminale Stadium erreicht hat und urämische Komplikationen (Überwässerung, Hypertonie, Neuropathie) die Komplikationen des Diabetes potenzieren. Kontraindikationen zu diesem Vorgehen sind v.a. weit fortgeschrittene und irreversible diabetische Spätschäden, wie periphere Gangrän, schwere Gastroenteropathie, Herzinfarkt usw.

In absehbarer Zeit wird auch der Diabetes Typ I ohne oder mit erst beginnender Nephropathie eine Transplantationsindikation ergeben für die alleinige Pankreastransplantation ohne Nierentransplantation. Diese weitgesteckte Indikation bezweckt die Verhütung der diabetischen Komplikationen durch Stabilisierung oder Rückgängigmachung der Mikroangiopathie. Die Vorteile dieses

Vorgehens sind gegen die Gefahr der Immunosuppression abzuwägen; diese weitgefaßte Indikation wird zu rechtfertigen sein, sobald eine Immunosuppression mit nur noch geringen und harmlosen Nebenwirkungen zur Verfügung steht.

Ob bei allen diesen Indikationen die Pankreasorgantransplantation oder die Inseltransplantation letztlich das Verfahren der Wahl sein wird, ist heute noch offen.

5. Operation

Transplantatentnahme

Zugangswege

Die Zugangswege entsprechen den im Kap. 6 beschriebenen für die Freilegung des Pankreas zwecks Exploration. Wir bevorzugen die totale mediane Laparotomie, evtl. verlängert durch eine untere Sternumspaltung.

Operative Exploration und Präparation

Diese umfaßt im wesentlichen die totale Eröffnung des Lig. gastrocolicum, das Hochschlagen des Magens und die Inspektion des Pankreas. Stark von Fettgewebe durchsetzte Organe (bei älteren adipösen Patienten) und kontusionierte Organe (von Unfallopfern) sind nicht als Transplantate geeignet.

Technische Arbeitsschritte

Grundlage ist die Pankreasanatomie (s. Kap. 2 und Abb. 23.1). Im Unterschied zur Pankreasresektion soll das Pankreas nicht angefaßt und v.a. nicht gequetscht werden.

Nach Durchtrennen des Lig. gastrocolicum Durchtrennen der Vasa gastrica brevia. Komplettes Hochschlagen des Magens. Durchtrennen der Vasa gastroepiploica sinistra, der V. coronaria ventriculi und der A. gastrica sinistra. Freipräparieren des Truncus coeliacus mit Durchtrennen der A. phrenica inferior. Freilegen der Aorta um den Abgang des Truncus coeliacus.

Auslösen der Milz aus dem Retroperitoneum. Hochheben des Pankreasschwanzes, wobei die Milz als Handhabe dient. Auslösen des Pankreasschwanzes aus dem Retroperitoneum mit Durchtrennen der kleineren Gefäße. Durchtrennen der V. mesenterica inferior. Freilegen der Aorta und Freipräparieren der Aorta links lateral der Abgänge des Truncus coeliacus und der A. mesenterica superior. Freilegen der V. mesenterica superior in der Mesenterialwurzel, am Pankreasunterrand.

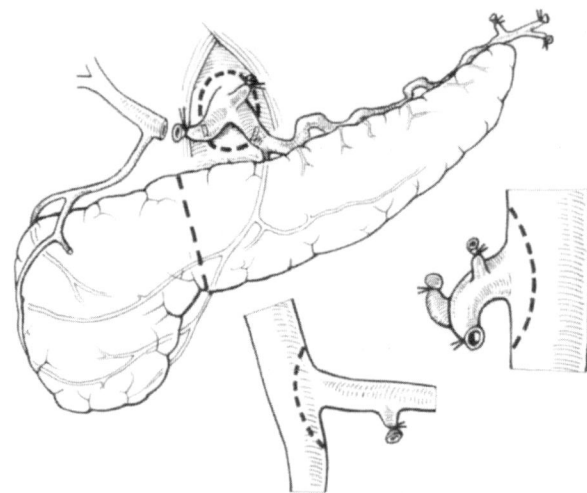

Abb. 23.1. Pankreastransplantatentnahme: Parenchymdurchtrennung über der V. portae; Einzelheiten der Gefäßpräparation an Aorta und V. portae

Präparieren des distalen Lig. hepatoduodenale. Durchtrennen des Ductus choledochus. Durchtrennen der A. hepatica communis vor dem Abgang der A. gastroduodenalis. Freilegen der V. portae. Tunnelierung zwischen V. portae und Pankreasparenchym.

Rasche Entnahme des Transplantats durch Abklemmen der Aorta subdiaphragmal und distal der Nierenarterien, Längsinzision seitlich des isolierten Aortenstücks, Ausschneiden eines großen Aortenpatchs mit der Mündung des Truncus coeliacus, Durchtrennen des Pankreasparenchyms über der V. portae (Abb. 23.2), bei Entnahme zur Inselisolierung im Kopfbereich und Durchtrennen der V. mesenterica superior bzw. der V. portae beidseits des Pankreas. Sofortige transarterielle kalte Perfusion mit Euro-Collins, ca. 300 ml.

In vitro, während der Perfusion, Fertigstellung der Präparation: Abtrennen der Milz mit Ligatur der Milzgefäße am Pankreasschwanz, Abtrennung evtl. verbliebener Reste der A. mesenterica superior, Resektion der V. portae bis auf einen breiten Saum um die Mündung der V. lienalis. Das Organpräparat (Abb. 23.2) kann in dieser Form als Pankreassegmenttransplantat in toto verwendet werden, oder es kann zur Inselisolierung weiter verarbeitet werden.

Die *Inselisolierung* aus dem menschlichen Pankreas ist heute noch nicht in optimaler Form mög-

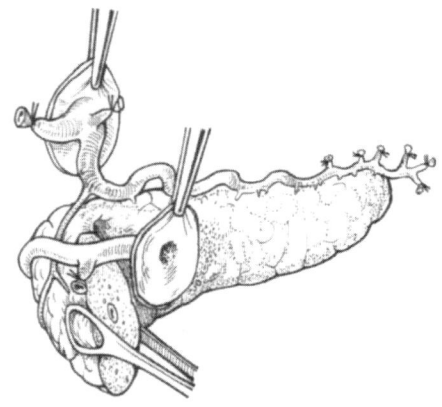

Abb. 23.2. Fertigpräpariertes Pankreastransplantat, bestehend aus dem Großteil des Pankreaskorpus und dem Pankreasschwanz, arteriell versorgt durch den Truncus coeliacus, venös drainiert durch die V. lienalis

lich. Grundlage des Verfahrens ist die bei kleinen Nagetieren entwickelte und erprobte Methodik, die mechanische Zerkleinerung des Pankreasparenchyms, gefolgt von Kollagenaseverdauung des bindegewebigen Gerüsts [3, 20]. Bei Ratten und Mäusen werden anschließend die Inseln durch Gradientenzentrifugation vom restlichen Gewebe getrennt oder unter dem Mikroskop mit der Pinzette einzeln herausgepickt. Der viel höhere Bindegewebegehalt des menschlichen Pankreas verbietet eine vergleichbare Inselreinigung, da die dazu nötige Kollagenaseverdauung zu einem zu großen Inselverlust führen würde. Für die Transplantation wurden deshalb bisher noch Pankreasmikrofragmente, also Inseln mit etwas anhaftendem exokrinem Parenchym verwendet [18, 19, 38, 39]. Neueste Verfahren erlauben aber, die Ausbeute an reinen, vitalen Inseln stark zu steigern [15, 21, 44, 50].

Intraoperative Zwischenfälle

Verletzung eines größeren Gefäßes mit massiver Blutung, welche die Sicht stört und/oder deren Beherrschung die Pankreasdurchblutung in Mitleidenschaft ziehen würde: Abklemmen der Aorta beidseits des Pankreas, Entnahme des unpräparierten Organs en bloc, hypotherme Perfusion, gefolgt von Präparation in vitro.

Akzidentelle Eröffnung des Magen-Darm-Trakts und Infizierung des Operationsgebiets: Das weitere Vorgehen hängt von der Lokalisation der Verletzung und vom Ausmaß des ausgetretenen Darminhalts ab. Während ein kleinerer Austritt von Magen- oder Dünndarmsekret evtl. noch tole-

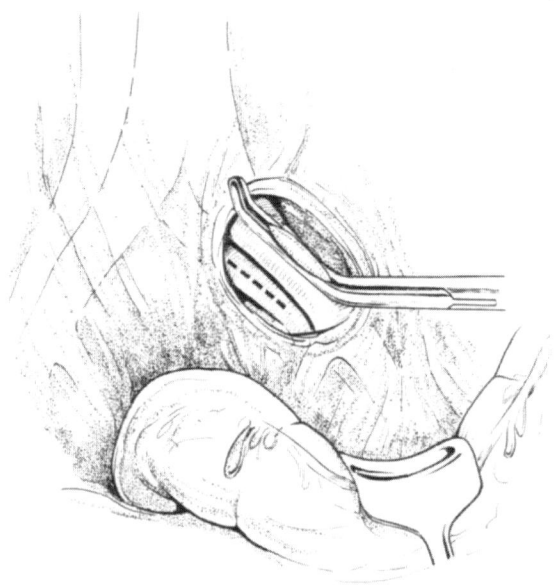

Abb. 23.3. Transabdominales Freilegen der linken Iliakalgefäße

riert werden könnte, ist eine Verschmutzung mit Dickdarminhalt zweifellos ein Grund für den Verzicht auf die Transplantatentnahme.

Inseltransplantation

Zugangswege

Für die intraportale Transplantation bedeutet dies Zugang zu einer Mesenterialvene. Es ist also fast jeder Abdomenzugang geeignet. Bei Kombination mit Nierentransplantation genügt die Eröffnung des Peritoneums im Bereich der für die Nierentransplantation freigelegten Fossa iliaca.

Für die intraliene Transplantation ist ein Rippenbogenrandschnitt links vorzuziehen, da die korrekte Plazierung der Inselsuspension unter Sicht erfolgen sollte und die Milz mit einer Hand fixiert werden muß.

Operative Exploration und Präparation

Sofern nicht peritoneale Verwachsungen vorhanden und zu lösen sind, sind keine vorbereitenden Präparationen nötig.

Technische Arbeitsschritte

Für die intraportale Inseltransplantation wird eine Vene des Dünndarmmesenteriums mit einem Katheter Charr. 8 oder 10 kanüliert. Vorschieben des Katheters bis in den Hauptstamm der V. portae.

Manuelle Kontrolle der richtigen Lage der Katheterspitze. Langsame Injektion der Inselsuspension (über ca. 5 min) und Nachspülen mit isotoner Kochsalzlösung. Beobachten der Entwicklung des Pfortaderdrucks am offenen, hochgehaltenen Katheter: Bei Verwendung eines gutgereinigten Präparats steigt der Druck nur um 10–20 cm an, und er normalisiert sich innerhalb von 5 min.

Für die intralienale Transplantation wird die Milz vom Unterpol her mit einer dicken Metallkanüle kapselnah durchstochen. Bei Zurückziehen der Kanüle wird die Inselsuspension gleichmäßig verteilt, wobei neben dem geraden Stichkanal noch kleine Injektionen in das angrenzende Parenchym gemacht werden. Sofortige manuelle Kompression der Einstichstelle nach Entfernen der Kanüle für 5 min.

Intraoperative Zwischenfälle

Bei intraportaler Injektion kann es zur Embolisierung in andere Organe als die Leber kommen, z.B. mit der Gefahr von Magenwandnekrosen, wenn die Lage der Katheterspitze nicht kontrolliert wird. Ein exzessiver portaler Druckanstieg [51] oder Zeichen der gestörten Leberdurchblutung sind nur zu befürchten, wenn eine unsachgemäß zubereitete Inselsuspension bzw. Pankreasfragmentsuspension injiziert wird (s. Abschn. „Postoperative Komplikationen").

Bei intralienaler Transplantation kann durch unsorgfältige Manipulation an der Milz ein Milzkapselriß mit schwer zu stillender Blutung entstehen. Wenn die Einstichstelle nach Entfernen der Kanüle nicht sofort manuell komprimiert wird, kann sich Inselsuspension in den Peritonealraum entleeren. Diese Gefahr und die lokale Blutung sind durch 5minütige Kompression zu beheben; in Einzelfällen kann es zu einer prolongierten Blutung kommen, welche längere Kompression oder eine lokale Blutstillung nötig macht.

Organtransplantation

Die früher angewandten Techniken der pankreatoduodenalen Transplantation [23, 33] und der früher und neuerdings wieder verwendeten pankreatojejunalen Anastomose [13, 29] werden nicht beschrieben, da sie zu Komplikationen prädisponieren.

Die nachfolgend beschriebene Operation kann links oder rechts durchgeführt werden; wir bevorzugen die linke Seite, um rechts iliakal in der gleichen Sitzung die Nierentransplantation vornehmen zu können.

Zugangsweg

Kleiner Leistenschnitt, ähnlich demjenigen für eine Inguinalhernie, aber 2 cm weiter lateral und einen Querfinger nach vorn verschoben. Spalten der Externusfaszie. Spalten des M. obliquus internus und des M. transversus im Faszienteil, parallel zum Hautschnitt. Eröffnen des Peritoneums. Separates Eröffnen des Peritoneums über den Iliakalgefäßen. Darstellen und Anschlingen der A. iliaca externa; Darstellen der V. iliaca externa (Abb. 23.3). Plazieren des Transplantats in den Douglas. Durchführen der Transplantatgefäße zu den Iliakalgefäßen, wobei eine separate Öffnung im Peritoneum geschaffen wird, welche so liegen soll, daß bei natürlicher Lage des Transplantats die Gefäße gestreckt und nicht abgeknickt verlaufen. End-zu-Seit Einpflanzen der Transplantatvene in die V. iliaca. End-zu-Seit Einpflanzen der Transplantatarterie (Truncus coeliacus mit Saum von Aortenwand) in die A. iliaca externa oder communis (Einpflanzungsstelle so wählen, daß die Arterie gestreckt ist und nicht geknickt wird). Nach Freigabe der Zirkulation Blutstillung im Bereich der Pankreasschnittfläche. Verschluß des Peritoneums über den Iliakalgefäßen, wodurch die Anastomosen extraperitoneal zu liegen kommen (Abb. 23.4).

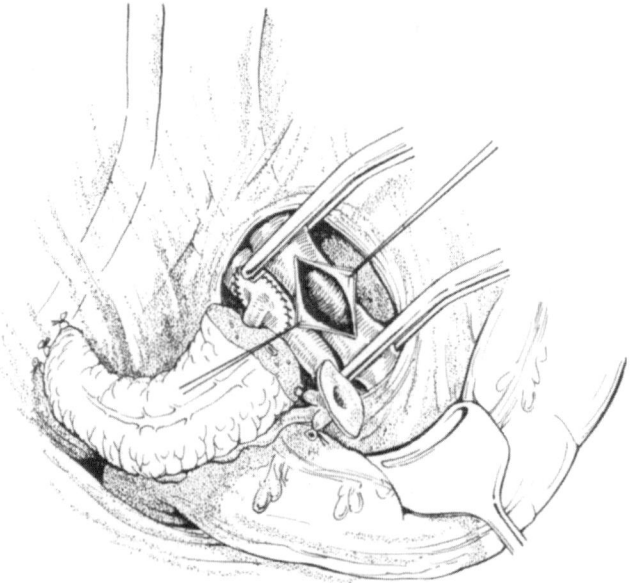

Abb. 23.4. Intraabdominal liegendes Pankreastransplantat: V. lienalis in die V. iliaca eingepflanzt, Truncus coeliacus bereit zur Implantation in die A. iliaca communis

Intubation des Ductus pancreaticus mit einem Pflaumer-Katheter (Nr. 4–8) mit offener Spitze, welcher mit einem nicht resorbierbaren Faden am Pankreasparenchym befestigt wird. Der Pflaumer-Katheter wird anschließend mit einem dünnen Latexschlauch (welcher die Bindegewebeproliferation und damit die Kanalbildung fördert) überzogen und transkutan herausgeleitet (Abb. 23.5). Einlegen eines Silikonkapillardrains neben das Pankreas, Spitze im Douglas, letztes Loch auf Höhe der Schnittfläche. Schichtweiser Wundverschluß.

Nach völliger Einheilung des Pankreastransplantats, Abklingen der operationsbedingten entzündlichen Veränderungen, Stabilisierung der Transplantatfunktion und röntgenologischem Nachweis einer glatten Kanalbildung ohne Austritt von Kontrastmittel in das Peritoneum wird das Pankreasgangsystem mit 4–6 ml Prolamine (Ethibloc) gefüllt und der Katheter anschließend entfernt. Diese Verödung wird besser erst ungefähr 3 Wochen nach der Transplantation durchgeführt.

Intraoperative Zwischenfälle

Blutungen aus der Anastomose oder zu enge Anastomosen sind nicht pankreasspezifisch; sie bedürfen wie bei einer anderen Transplantation der sofortigen Reparatur. Zu achten ist insbesondere auf einen guten venösen Abfluß; Abflußstörungen sind an der Transplantatfarbe leicht erkennbar.

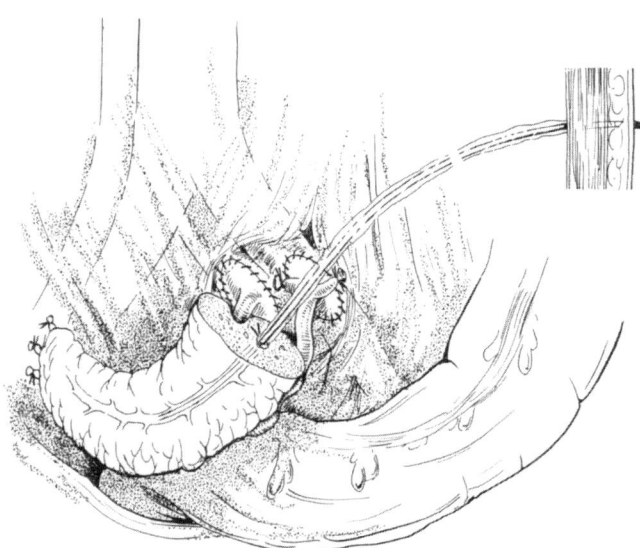

Abb. 23.5. Temporäre transkutane Ableitung des Pankreassekrets mit einem in den Duktus des Transplantats eingeführten Kunststoffdrain

6. Postoperative Komplikationen

Träger von Allotransplantaten, seien es Organ- oder Inseltransplantate, benötigen eine *immunosuppressive Therapie*, welche im Moment der Transplantation, noch besser einige Stunden zuvor begonnen wird und zeitlich unbeschränkt weitergeführt werden muß. Die konventionelle, in den ersten 15 Jahren der Pankreastransplantation und auch bei allen eigenen Patienten vor 1984 ausschließlich angewandte Immunosuppression umfaßt v.a. Azathioprin und Prednison. Neuerdings hat das Cyclosporin-A zu einer Resultatverbesserung geführt [52]. Es wirkt aber am frischtransplantierten und daher zwangsläufig etwas ischämisch geschädigten Pankreas zytotoxisch, kann zu schweren Pankreatitiden führen und soll daher erst nach Erholung, nach dem 10. Tag, verabreicht werden. Die übrigen, nicht pankreasspezifischen Komplikationen der immunosuppressiven Therapie sind nicht Gegenstand dieses Beitrags.

Trotz Immunosuppression kann es zur *Abstoßung* des Transplantats kommen. Solche Abstoßungskrisen werden im vorliegenden Rahmen ebenfalls nicht näher beschrieben, da sie nicht eine eigentliche Komplikation darstellen, sondern zum Wesen der Transplantation gehören. Die Erfassung ist bei gleichzeitiger Nierentransplantation nicht schwierig, da die Zeichen der Nierenabstoßung denjenigen der Pankreasabstoßung zeitlich vorausgehen [6, 27]. Bei isolierter Pankreastransplantation ist die Erfassung schwierig; das Auftreten einer Hyperglykämie ist praktisch immer das Zeichen einer weit fortgeschrittenen und auch mit Therapie nicht mehr reversiblen immunologischen Abstoßung.

Ebenfalls nicht zu den postoperativen Komplikationen werden funktionslose Transplantate infolge *ischämischer Schädigung* gezählt, da der betreffende Schaden ja vor der Operation gesetzt worden ist. Naturgemäß sind hier nur Allotransplantate betroffen, da bei Autotransplantaten die Ischämiezeit kurz gehalten werden kann. Die maximale kalte Ischämietoleranz des menschlichen Pankreas ist geringer, als aufgrund von Tierexperimenten angenommen wird, und die Empfindlichkeit der Inseln ist nicht geringer als diejenige des exokrinen Parenchyms. Die kalte Ischämiezeit des Transplantats sollte 10 h nicht überschreiten [31].

Komplikationen der Inseltransplantation

Bei korrekter Durchführung ist die Inseltransplantation ein sehr wenig belastendes Verfahren ohne postoperative Komplikationen. Die in der Literatur vereinzelt mitgeteilten schweren Komplikationen sind ausnahmslos Folge einer unsachgemäßen, weil unvollständigen und unsorgfältigen Herstellung der Pankreasmikrofragmentsuspension. Offenbar wurden gelegentlich nur zerhackte Pankreasfragmente ohne genügende Aufarbeitung verwendet, deren Gehalt an zu großen Partikeln und/oder aktivierten Verdauungsfermenten und gerinnungsaktiven Substanzen negative Folgen hatte. Die beschriebenen Komplikationen umfassen akute intravasale Gerinnung [36], akute Pfortaderthrombose [10] und chronische Pfortaderthrombose mit Ösophagusvarizen [37] und z.T. Lebernekrose.

Komplikationen der Organtransplantation

Beim postoperativen Bild einer *„Pankreatitis" des Transplantats* mit Druckdolenz, Fieber und erhöhter Serumamylase sind Übergänge von normalen postoperativen Reizzuständen bis zu schweren, als eigentliche Komplikation anzusprechenden Bildern zu sehen. Als Ursache für solche schweren Verläufe können mechanische Traumatisierung des Transplantats, ischämische Schädigung, Überfüllung mit Prolamine (oder einem anderen Mittel zur Gangausfüllung) oder Behandlung mit Cyclosporin angeschuldigt werden. Eine Therapie ist nicht bekannt; der Spontanverlauf muß abgewartet werden.

Die *Venenthrombose* ist eine relativ häufige Komplikation (im eigenen Krankengut 4 von 35 Fällen), offenbar bedingt durch den ungenügenden Blutdurchfluß in der großkalibrigen V. lienalis. Zur Verhütung wurden deshalb schon arteriovenöse Fisteln am Pankreasschwanz beschrieben. Es genügt aber die Antikoagulation, z.B. durch Heparingabe während der ersten Tage. Die Bedenken bezüglich möglicher Augenkomplikationen unter Antikoagulation müssen in diesem Fall für kurze Zeit zurückgestellt werden.

Die *Arterienthrombose* ist selten, sofern nicht Arterienverletzungen bei der Entnahme oder eine Implantation mit Abknickung dazu prädisponieren (1 von 45 Fällen bei Sutherland [48]; 1 im eigenen Material).

Das Auftreten einer *Pankreasfistel*, sei es aus der Schnittfläche durch Ruptur des übernähten Ductus pancreaticus oder im Bereich einer kleinen Parenchymnekrose, ist nicht selten (im eigenen Material 4 von 35 Fällen), aber harmlos, wenn die Fistel adäquat drainiert ist. Es kann ein sekundärer Verschluß durchgeführt werden; bis zur endgültigen Sanierung sind die Verläufe allerdings meistens langwierig und zeitraubend.

Eine nicht infizierte Fistel, die nicht nach außen drainiert ist, kann zu *peripankreatischen Sekretansammlungen* führen, welche zwar besser vertragen werden, als allgemein angenommen wird, aber doch zu Verwachsungen führen und ein wechselndes Beschwerdebild mit Druck- und Schmerzgefühlen im Unterbauch unterhalten können.

Eine *lokale Infektion*, insbesondere bei schlecht drainierter Fistel, ist gefährlich und schwierig sanierbar. Eine gut sitzende und nicht zu lange belassene lokale Drainage ist die beste Prophylaxe gegen eine solche Infektion.

Arrosion der Gefäßanastomosen durch eine lokale Infektion mit konsekutiver massiver Blutung ist die mit Abstand gefährlichste Komplikation der Pankreastransplantation. Zur Verringerung dieser Gefahr liegt bei unserer definitiven Technik die Anastomose extraperitoneal, getrennt vom intraperitonealen Pankreas. Im eigenen Krankengut ist ein Fall (Ausgangspunkt eine Peritonitis infolge Peritonealdialyse-Infektion) zu verzeichnen.

7. Spätergebnisse

Inselautotransplantation

Bis zum 30.6.1983 wurden aus der ganzen Welt 79 Fälle von Pankreasinselautotransplantationen registriert, fast ausnahmslos mit chronischer Pankreatitis als Indikation [46]. Ungefähr die Hälfte dieser Patienten bedurfte später nicht der Insulininjektionen, wobei die Produktion evtl. funktionierender Inseln vom Beitrag des zurückgelassenen Pankreas (bei subtotaler Pankreatektomie) allerdings meist nicht sicher zu differenzieren war.

Auch die Erfolgsquoten von größeren Einzelstatistiken sehen nicht besser aus: 3 insulinfreie Patienten von 10 operierten [40], 3 von 8 [10] und keiner von 4 [51].

Die Hauptschwierigkeit liegt sicher in der Isolierung und Reinigung der Inseln aus dem fibrotischen Pankreas; es ist anzunehmen, daß bei der Mehrzahl der Patienten keine ausreichende Menge an funktionsfähigen und überlebensfähigen Inseln transplantiert wurde. Die Komplikationen bei unsachgemäßer Herstellung der Inselsuspension wurden schon beschrieben (s. oben).

Die vorliegenden Zahlen über die Erfolge bzw. Mißerfolge der simultanen Autotransplantation bei totaler oder subtotaler Pankreatektomie lassen sich also kaum als Argument für diese Behandlungsmethode der chronischen Pankreatitis verwenden, auch nicht für die Pankreatektomie als solche. Die ausgiebige interne Drainage des in situ belassenen Pankreas, bei starken Schmerzen kombiniert mit zöliakaler Ganglionektomie, ist heute noch zweifellos eine schonendere, mit weniger Letalität und besseren Spätresultaten verbundene Operation.

Pankreassegmentautotransplantation

Bis zum 30.6.1983 wurden 17 Fälle gemeldet, bei denen nach totaler Pankreatektomie der Pankreasschwanz nach Prolamineveröduung des Gangsystems mit vaskulärer Anastomose an die Iliakalgefäße transplantiert worden war. Indikation war 4mal eine Pankreaskopfkarzinom und 13mal eine chronische Pankreatitis [46]. 13 davon sollen wenigstens kurzfristig funktioniert haben. An Einzelstatistiken liegt eine Beschreibung von 3 Patienten mit Autotransplantation nach subtotaler Pankreatektomie vor, mit vorhandener Funktion bei allerdings erst 2–18 Monate dauernder Nachkontrolle [42].

Auf den logischen Widersinn dieser Operation bei Pankreaskopfkarzinom wurde bereits hingewiesen (s.S. 493) und ebenso auf die fehlenden Vorteile bei chronischer Pankreatitis gegenüber der In-situ-Belassung des Pankreasschwanzes. Auch kurzfristig erfolgreiche Transplantationen machen die Indikation nicht besser.

Pankreasinselallotransplantation

Bis zum 30.6.1983 wurden 159 Inselallotransplantate registriert [46]. Von den ersten 73, durchgeführt vor Juni 1980, funktionierten 4 während einer gewissen Zeit, und auch diese Fälle waren nicht alle zweifelsfrei. Bei den seither gemeldeten 86 Transplantationen (28 davon in China, 48 in der Sowjetunion) resultierte keine einzige in der Insulinunabhängigkeit des diabetischen Empfängers.

Beim bestdokumentierten Fall handelt es sich um eine im Moment der Transplantation 33jährige Frau, die seit dem 11. Lebensjahr an einem insulinpflichtigen Diabetes mellitus Typ I gelitten hatte und eine terminale Niereninsuffizienz aufwies. $9^{1}/_{2}$ Monate nach Nierenallotransplantation und intralienaler Pankreasinselallotransplantation wurde die genügende Funktion des Transplantats durch Blutzuckerbelastungskurven unter Spitalbedingungen mit Insulinbestimmungen gesichert [28, 29]. 15 Monate nach der Transplantation wurde die Niere irreversibel abgestoßen, 2 Monate später das Pankreas, und 3 Monate später starb die Patientin plötzlich, wahrscheinlich an Hyperkaliämie.

Die Haupthindernisse auf dem Weg zu einer erfolgreichen klinischen Inseltransplantation lagen bisher einerseits noch im technischen Bereich: Es stand noch keine Methode zur Verfügung, um aus einem einzigen menschlichen Pankreas Inseln in sicher genügend großer Zahl mit erhaltener Funktionsfähigkeit und ohne wesentlichen exokrinen Anteil zu isolieren. Heute glauben wir über eine solche, im eigenen Labor entwickelte Methode zu verfügen; sie wurde allerdings bisher klinisch nicht angewandt.

Noch wichtiger ist aber andererseits das Faktum, daß Inseln nicht wie kompakte, mit vaskulärer Anastomose verpflanzte Organe abgestoßen werden, sondern mit einem Immunmechanismus, der auf einer starken örtlichen Reaktion unter Mitwirkung der Makrophagen beruht und einsetzt, bevor die Transplantate definitiv vaskularisiert sind. Diese Immunreaktion spricht auf die konventionelle immunsuppressive Therapie ungenügend an.

Diese Feststellungen führen zum Schluß, daß die Zeit für erneute klinische Anwendungen der Pankreasinselallotransplantation eigentlich noch nicht reif ist. Da aber keine Argumente gegen eine Lösbarkeit der bereits erkannten Probleme sprechen, ist es in Anbetracht der intensiven experimentellen Forschung auf diesem Gebiet nur eine Frage der Zeit, wann die Inseltransplantation klinisch erfolgreich sein wird. Erst dann wird sich aber zeigen, ob isolierte Inseln auch einer normalen Regulation und Gegenregulation des Kohlenhydratstoffwechsels fähig sind (eigene Beobachtungen an der obengenannten Patientin lassen daran vorläufig noch etwas zweifeln). Und erst dann wird sich erweisen, ob schlußendlich die Transplantation isolierter Inseln oder des intakten Organs die definitiv beste Lösung sein wird.

Organallotransplantation

Verzeichnete die erste weltweite Statistik der Pankreastransplantation im Jahre 1971 noch 23 Transplantationen [1], so waren bis zum 30.6.1983 insgesamt 316 Empfänger von insgesamt 337 Pan-

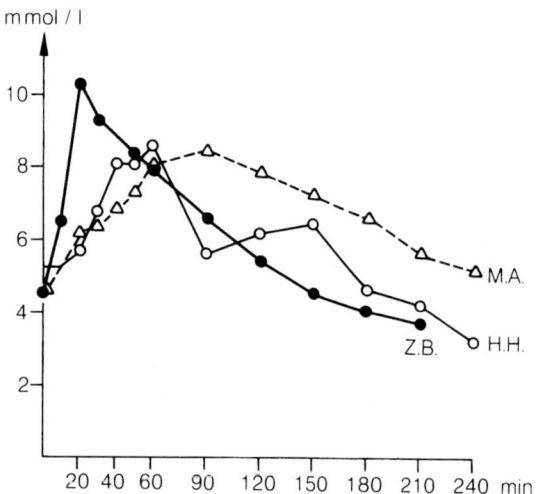

Abb. 23.6. Orale Glukosebelastungskurven (0,5 g/kg KG) von 3 Pankreastransplantatempfängern, 4–6 Wochen nach der Transplantation. Die Patienten stehen noch unter peroraler Prednisonmedikation (30–40 mg/Tag)

kreasorganallotransplantaten [46]. Seither und insbesondere seit 1985 haben die Transplantationen sprunghaft zugenommen. In jenem Moment funktionierten 57 Transplantate; zum Gesamtmaterial trugen 46 Zentren bei. Weit über die Hälfte der Patienten (171 von 316), der Transplantate (185 von 337) und der funktionierenden Transplantate (36 von 57) stammten aber aus nur 5 Zentren, nämlich aus Minneapolis, Lyon, Stockholm, München und Zürich. Innerhalb dieser Zentren sind die Resultate vergleichbar [5, 11, 14, 16, 49]. Vorerst waren ungefähr je $1/3$ unspezifische Transplantatverluste, irreversible Abstoßungen und längerdauernde Funktionen zu verzeichnen; heute liegt die Erfolgsquote höher.

Die eigene Erfahrung umfaßt 35 bis zum Oktober 1986 operierte Empfänger eines Nieren- und Pankreastransplantats, davon 31 seit Juli 1980 [5, 30]. 15 davon liegen 3 Jahre und länger zurück. Von letzteren funktionieren 4; die Glukosebelastungskurven (Abb. 23.6) und die Insulinbestimmungen (Tabelle 23.1) liegen praktisch im Rahmen der Norm. Das längste Pankreastransplantatüberleben beträgt im Moment $5^{1}/_{2}$ Jahre. Von 6 im Jahre 1986 eingepflanzten Transplantaten funktionieren 4 problemlos.

Die Schwierigkeiten der Pankreasorgantransplantation liegen heute im technischen Bereich, v.a. noch in der nicht definitiv gelösten Frage der optimalen Handhabung der exokrinen Funktion. Ob die sekundäre Verödung des primär drainierten Gangsystems, die Ableitung in den Darm oder eine andere Ableitung letztendlich die besten Resultate ergeben wird, ist noch nicht entschieden. Eindeutig scheint hingegen, daß die auch schon angewandte offene Drainage in die Bauchhöhle unbefriedigende Langzeitergebnisse ergibt [48]. Die typischen Komplikationen der Organtransplantation sind bereits beschrieben worden (s.S. 496). Auch die optimale Immunsuppression ist noch nicht gefunden; das Cyclosporin hat neben umbestrittenen Vorteilen auch potentielle Nachteile (direkte toxische Beeinträchtigung der Inselfunktion). Schließlich ist darauf hinzuweisen, daß die Resultate heute auch noch vom allgemeinen Organspendermangel beeinflußt werden, der es nicht erlaubt, an die Qualität eines zu transplantierenden Organs höchste Ansprüche zu stellen.

Wenn auch noch vieles offen ist, so kann der heutige Stand doch dahingehend zusammengefaßt werden, daß die Pankreasorgantransplantation (in Form der iliakalen, intraabdominalen Segmenttransplantation) heute zum Langzeiterfolg führen kann und daß der Diabetes mellitus Typ I mit Niereninsuffizienz in spezialisierten Händen eine gute Indikation für dieses Verfahren ist. Es ist nur noch eine Frage der Zeit, bis die Verbesserung der Resultate es erlauben wird, die Chirurgie noch viel mehr als bisher auch zur Prophylaxe der diabetischen Komplikationen einzusetzen.

Tabelle 23.1. Insulinausschüttung während Glukosebelastung (0,5 g/kg) 4–6 Wochen nach Pankreastransplantation. Gleiche Patienten und gleicher Untersuchungsgang wie in Abb. 23.6

Patient	Ausgangswert (pmol/l)	Spitzenwert (pmol/l)	Zeit [min]
Z.B.	72	160	60
M.A.	237	531	210
H.H.	43	201	50

Literatur

1. ACS/NIH Organ Transplant Registry (1971) First scientific report. JAMA 217:1520
2. Baekkeskov S, Nielsen JH, Marner B, Bilde T, Ludvigsson J, Lernmark A (1982) Autoantibodies in newly diagnosed diabetic children immunoprecipitate human pancreatic islet cell proteins. Nature 298:167
3. Ballinger WF, Lacy PE (1972) Transplantation of intact pancreatic islets in rats. Surgery 72:175
4. Barker CF, Naji A, Perloff LJ, Dafoe DC, Bartlett S (1982) Invited commentary: An overview of pancreas transplantation – biologic aspects. Surgery 92:133

5. Baumgartner D, Largiadèr F (1984) Simultaneous renal and intraperitoneal segmental pancreatic transplantation: The Zürich experience. World J Surg 8:267
6. Baumgartner D, Largiadèr F, Uhlschmid G, Binswanger U (1983) Rejection episodes in recipients of simultaneous pancreas and kidney transplants. Transplant Proc 15:1330
7. Bell RH, Fernandez-Cruz L, Brimm JE, Sayers HA, Lee S, Orloff MJ (1980) Prevention by whole pancreas transplantation of glomerular basement membrane thickening in alloxan diabetes. Surgery 88:31
8. Bertrams J, Sodomann P, Gries FA, Sachsse B, Jahnke K (1981) Die HLA-Assoziation des insulinpflichtigen Diabetes mellitus, Typ I. Dtsch Med Wochenschr 106:927
9. Botazzo GF, Dean BM, McNally JM, MacKay EH (1983) Direct evidence of various immunological phenomenon associated with the „insulitis" process. Diabetologica 25:142
10. Cameron JL, Mehigan DG, Broe PJ, Zuidema GD (1981) Distal pancreatectomy and islet autotransplantation for chronic pancreatitis. Ann Surg 193:312
11. Dubernard J-M, Traeger J, Bosi E et al. (1984) Transplantation for the treatment of insulin-dependent diabetes: Clinical experience with polymerobstructed pancreatic grafts using Neoprene. World J Surg 8:262
12. Gray BN, Watkins E (1976) Prevention of vascular complications of diabetes by pancreatic islet transplantation. Arch Surg 111:254
13. Groth CG, Lundgren G, Klintmalm G et al. (1982) Successful outcome of segmental human pancreatic transplantation with enteric exocrine diversion after modifications in technique. Lancet II:522
14. Groth C-G, Tydén G, Lundgren G et al. (1984) Segmental pancreatic transplantation with enteric exocrine diversion. World J Surg 8:257
15. Huber W (1985) Weiterentwicklung der Pankreas-Inseltransplantation. I. Induktion von selektiven morphologischen Veränderungen des exokrinen Pankreas. Res Exp Med (Berl) 185:1
16. Illner WD, Landgraf R, Land W (1984) Erfahrungen mit 18 segmentalen Pankreastransplantationen beim Diabetes mellitus Typ I. Langenbecks Arch Chir 364:489
17. Kelly WD, Lillehei RC, Merkel FK, Idezuki Y, Goetz FC (1967) Allotransplantation of the pancreas and duodenum along with the kidney in diabetic nephropathy. Surgery 61:827
18. Kolb E, Ruckert R, Largiadèr F (1977) Intraportal and intrasplenic autotransplantation of pancreatic islets in the dog. Eur Surg Res 9:419
19. Kretschmer GJ, Sutherland DER, Matas AJ, Cain TL, Najarian JS (1977) Autotransplantation of pancreatic islets without separation of exocrine and endocrine tissue in totally pancreatectomized dogs. Surgery 82:74
20. Lacy PE, Kostianovsky M (1967) Method for the isolation of intact islets of Langerhans from the rat pancreas. Diabetes 16:35
21. Lacy PE, Lacy ET, Finke EH, Yasunami Y (1982) An improved method for the isolation of islets from the beef pancreas. Diabetes [Suppl 4] 31:109
22. Largiadèr F (1976) Pankreastransplantation. In: Forell M (Hrsg) Verdauungsorgane. Pankreas. Springer, Berlin Heidelberg New York (Handbuch der inneren Medizin, Bd 3/6, S 1143)
23. Largiadèr F (1980) Clinical cases of pancreatic organ allotransplantation. Transplant Proc [Suppl 2] 12:81
24. Largiadèr F (1981) Pankreastransplantation. In: Pichlmayr R (Hrsg) Allgemeine und spezielle Operationslehre, Bd 3. Transplantationschirurgie. Springer, Berlin Heidelberg New York
25. Largiadèr F, Miller DR, Arma S (1966) Resultate der isotopen Homotransplantation des Pankreas. Langenbecks Arch Chir 316:554
26. Largiadèr F, Lyons GW, Hidalgo F, Dietzman RH, Lillehei RC (1967) Orthotopic allotransplantation of the pancreas. Am J Surg 113:70
27. Largiadèr F, Uhlschmid G, Binswanger U, Záruba K (1975) Pancreas rejection in combined pancreaticoduodenal and renal allotransplantation in man. Transplantation 19:185
28. Largiadèr F, Kolb E, Binswanger U, Illig R (1979) Erfolgreiche Pankreasinsel-Allotransplantation. Schweiz Med Wochenschr 109:1733
29. Largiadèr F, Kolb E, Binswanger U (1980) A long-term functioning human pancreatic islet allotransplant. Transplantation 29:76
30. Largiadèr F, Baumgartner D, Uhlschmid G, Binswanger U (1982) Pankreas- und Nierentransplantation bei diabetischer Nephropathie. Dtsch Med Wochenschr 107:527
31. Largiadèr F, Baumgartner D, Uhlschmid G (1984) Ischemia tolerance of human pancreatic transplants. Transplant Proc 16:1285
32. Lauder I, Abascal J, Cartwright RA, Farndon JR, Johnston ID (1982) Alleviation of diabetic microangiopathy in rats by pancreatic islet cell transplantation. J Pathol 137:205
33. Lillehei RC, Simmons RL, Najarian JS et al. (1970) Pancreatico-duodenal allotransplantation: Experimental and clinical experience. Ann Surg 172:405
34. Lorenz D, Wolff H, Bibergeil H, Hahn HJ, Lippert H (1981) Transplantation des endokrinen Pankreas. Z Ges Inn Med 36:26
35. Matas AJ, Sutherland DER, Steffes MW, Najarian JS (1977) Islet transplantation. Surg Gynecol Obstet 145:757
36. Mehigan DG, Bell WR, Zuidema GD, Eggleston JC, Cameron JL (1980) Disseminated intravascular coagulation and portal hypertension following pancreatic islet autotransplantation. Ann Surg 191:287
37. Memsic L, Busuttil RW, Traverso LW (1984) Bleeding esophageal varices and portal vein thrombosis after pancreatic mixed-cell autotransplantation. Surgery 95:238
38. Mirkovitch V, Campiche M (1976) Successful intrasplenic autotransplantation of pancreatic tissue in totally pancreatectomised dogs. Transplantation 21:265
39. Mirkovitch V, Campiche M (1977) Intrasplenic autotransplantation of canine pancreatic tissue. Eur Surg Res 9:173
40. Najarian JS, Sutherland DE, Baumgartner D, Burke B, Rynasiewicz JJ, Matas AJ, Goetz FC (1980) Total or near total pancreatectomy and islet autotransplantation for treatment of chronic pancreatitis. Ann Surg 192:526
41. Naji A, Silvers WK, Bartlett ST, Francfort J, Barker CF (1984) Immunologic factors in pathogenesis and treatment of human and animal diabetes. World J Surg 8:214

42. Rossi RL, Braasch JW, Nugent FW, Silverman ML, Beckmann CF, Watkins E (1983) Segmental pancreatic autotransplantation for chronic pancreatitis. Am J Surg 145:437
43. Scharp DW, Murphy JJ, Newton WT, Ballinger WF, Lacy PW (1975) Transplantation of islets of Langerhans in diabetic rhesus monkeys. Surgery 77:100
44. Scharp DW, Downing R, Merrell RC, Greider M (1980) Isolating the elusive islet. Diabetes [Suppl 1] 29:19
45. Scott J, MacKay PG, Lernmark A (1984) In vitro lymphocyte recognition of islet cells following in vivo priming with allogeneic murine pancreatic islets. Acta Endocrinol (Copenh) 105:87
46. Sutherland DER (1984) Pancreas and islet transplant registry data. World J Surg 8:270
47. Sutherland DER, Steffes MW, Maurer SM, Brown DM, Najarian JS (1975) Reversal of the secondary lesions of diabetes by islet transplantation in the rat. Grune & Stratton, New York San Francisco London (Transplantation today, vol 3, p 747)
48. Sutherland DER, Goetz FC, Elick BA, Najarian JS (1982) Experience with 49 segmental pancreas transplants in 45 diabetic patients. Transplantation 34:330
49. Sutherland DER, Chinn PL, Goetz FC, Elick BA, Najarian JS (1984) Minnesota experience with 85 pancreas transplants between 1978 and 1983. World J Surg 8:244
50. Thul P, Grundmann R, Leisengang H, Pichlmaier H (1982) Successful treatment of streptozotocin diabetes of the rat by transplantation of the islets from a single donor pancreas. Res Exp Med 180:229
51. Traverso LW, Abou-Zamzam AM, Longmire WP (1981) Human pancreatic cell autotransplantation following total pancreatectomy. Ann Surg 193:191
52. White DJ, Calne RY (1982) The use of cyclosporin A immunosuppression in organ grafting. Immunol Rev 65:115

24 Komplikationen in der Pankreaschirurgie

L.F. HOLLENDER und H.-J. PEIPER

Da es sich bei Eingriffen an der Bauchspeicheldrüse nicht nur um ein lokal oft anspruchsvolles operatives Vorgehen handelt, sondern infolge einer Einbeziehung benachbarter Organe komplexe Resektions- und Wiederherstellungsverfahren zur Anwendung kommen, gibt es ein breites Spektrum möglicher Komplikationen. Diese können *intraoperativ* auftreten und müssen dann sofort erkannt bzw. beseitigt werden. *Postoperative Komplikationen* sollten rechtzeitig richtig gedeutet und dementsprechend adäquat behandelt werden.

1. Intraoperative Komplikationen

Blutungen

Blutungen sind die häufigste und gefährlichste intraoperative Komplikation und stellen den Operateur häufig vor große Probleme. Sie treten meistens nach Kopfduodenopankreatektomie, seltener nach linksseitiger Resektion auf (Abb. 24.1). Besonders verletzungsgefährdet sind (der Frequenz nach):

– V. mesenterica superior, in ihrem retropankreatischen Verlauf
– V. portae
– A. hepatica und Verzweigungen, bei normalen oder atypischen Verhältnissen
– V. splenica
– A. colica media
– V. cava inferior
– A. oder V. renalis dextra

Während der Pankreasfreilegung entstehen diffuse venöse Blutungen, sogar Pfortadereinrisse, die durch Einbeziehung in den entzündlichen oder tumoralen Prozeß begünstigt werden. Es handelt sich hierbei um Ein- oder Abrisse einmündender Gefäßäste oder Verletzungen des Hauptstamms.

Milzvenen- oder Pfortaderverletzungen erfordern ein der Situation angepaßtes reparatives Vorgehen. Zunächst wird man versuchen, den Einriß durch eine spezielle Venenklemme zu exkludieren und durch Gefäßnaht zu versorgen (Abb. 24.2).

Größere Defekte können eine zirkuläre Mobilisierung der Gefäßstümpfe bzw. eine Resektion des verletzten Gefäßabschnitts erforderlich machen. Durch Mobilisierung des Dünndarmmesenterialstiels lassen sich selbst längere Defekte überbrücken, indem die Gefäßstümpfe durch End-zu-End-Anastomose vereinigt werden (Abb. 24.3 a–f).

Auch bei der Versorgung von Verletzungen größerer Arterienstämme wird man sich nach den örtlichen Gegebenheiten richten. Bei den großen Viszeralgefäßen muß eine Rekonstruktion angestrebt werden. Sie entspricht gefäßchirurgischen Maßstäben. So läßt sich ein Defekt der A. hepatica communis durch Veneninterponat oder aber unter Verwendung der Milzarterie nach Milzexstirpation und Verlagerung des Gefäßes überbrücken (Abb. 24.4).

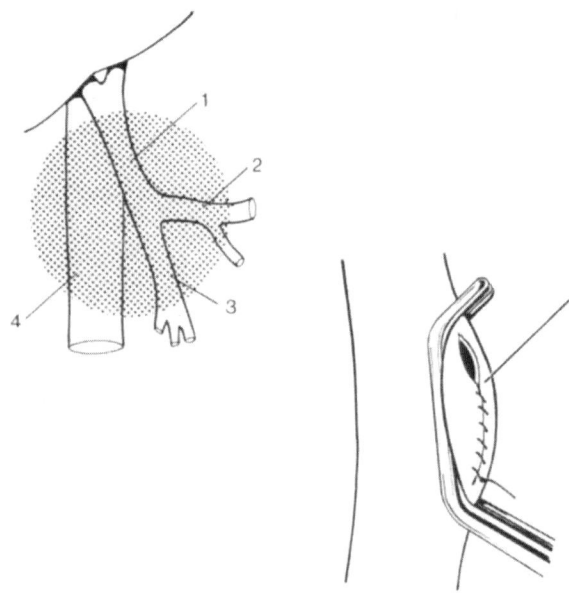

Abb. 24.1. Gefahrenbezirk bei der Pankreaskopfresektion: Möglichkeit von Verletzungen der großen venösen Gefäßstämme. *1* V. portae; *2* V. splenica; *3* V. mesenterica superior; *4* V. cava inferior

Abb. 24.2. Versorgung einer Gefäßverletzung nach Anlegen einer exkludierenden Gefäßklemme durch direkte Naht

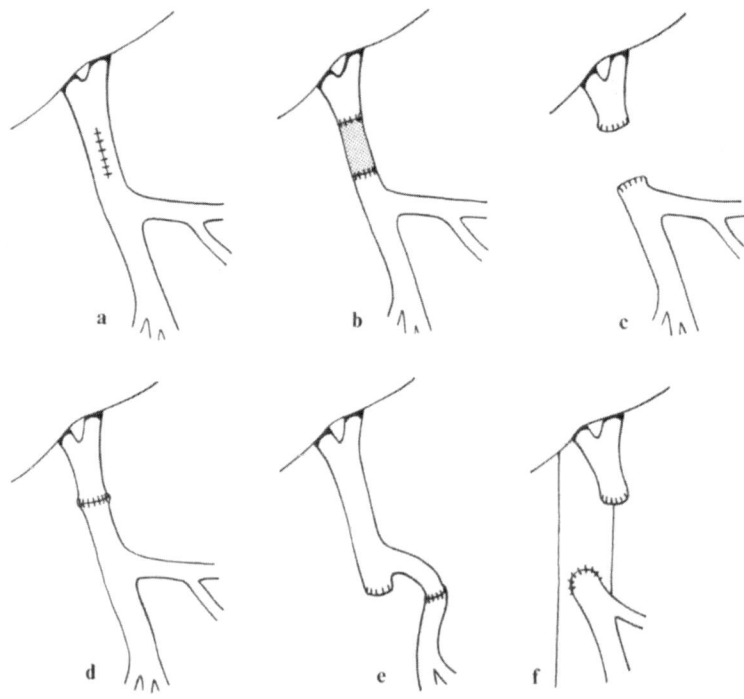

Abb. 24.3a–f. Chirurgische Versorgung von Verletzungen der Pfortader bzw. der V. mesenterica superior: **a** durch direkte Naht; **b** durch Interponat; **c** durch blinden Verschluß der Gefäßstümpfe; **d** durch direkte End-zu-End-Anastomose; **e** durch Anastomosierung des distalen Mesentericastumpfes mit dem proximalen Stumpf der V. lienalis; **f** durch Einpflanzen des distalen Mesentericastumpfes in die V. cava und blinden Verschluß des oberen Stumpfes der V. portae

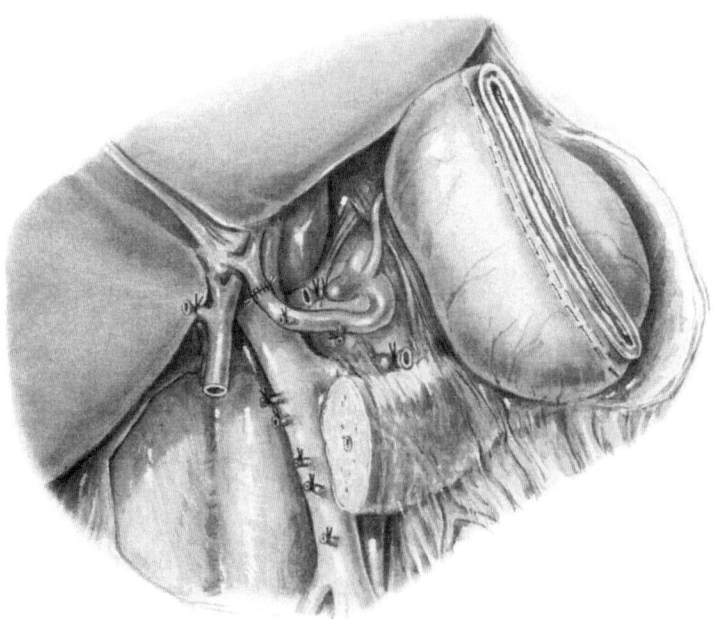

Abb. 24.4. Verletzung der A. hepatica, Wiederherstellungsmöglichkeit durch Interposition der mobilisierten A. lienalis

Organverletzungen

Sie kommen selten vor und beziehen sich hauptsächlich auf den Ductus choledochus und das Colon transversum. Eine Verletzung der Gallengänge zieht meistens keine ernsten Folgen nach sich und läßt sich bei der biliodigestiven Anastomose entweder in die Naht einbeziehen oder nach direkter Naht durch ein T-Drain schienen. Eine Verletzung des Colon transversum kann entweder durch Verwachsungen begünstigt, direkt entstehen oder Folge fehlerhafter Gefäßligaturen (A. colica media!) mit nachfolgender Ischämie sein. In beiden Fällen ist eine Querkolonresektion erforderlich, die i. allg. durch Kontinuitätswiederherstellung abgeschlossen werden kann. Nur in seltenen Fällen wird man bei ungünstigen lokalen Verhältnissen eine Vorverlagerung des betroffenen Kolonsegments vornehmen.

2. Postoperative Komplikationen

Septische Komplikationen

Sie sind nach Pankreaseingriffen durch Art und Ausdehnung des Eingriffs wie auch durch den Allgemeinzustand des Patienten bedingt. Nach Karzinomoperationen treten sie häufiger als nach entzündlichen Pankreaserkrankungen auf.

Peritonitis

Peritonitis und Sepsis werden i. allg. durch eine Anastomoseninsuffizienz ausgelöst. Allerdings wird man ihre Ursache nicht immer klären können.

Die klinischen Symptome bestehen in Fieber, Leukozytose, Abnehmen der stündlichen Urinausscheidung, Ansteigen des Blutharnstoffs. Die lokalen Befunde hängen von der Ätiologie ab. Bei Cholaskos entsteht das Bild einer Oberbauchperitonitis mit klassischer Bauchdeckenspannung.

Bedeutungsvoll ist eine frühzeitige Diagnosestellung mit operativer Revision. Entscheidendes Behandlungsprinzip ist nach Möglichkeit die Beseitigung der Peritonitisursache. Eine Anastomoseninsuffizienz kann durch Übernähung, u. U. aber auch durch Nachresektion angegangen werden. Man wird eine ausgiebige Vierquadrantendrainage vornehmen, die während der folgenden Tage eine intensive Spülbehandlung erlaubt. Wesentlich für den Therapieerfolg sind begleitende intensivtherapeutische Maßnahmen.

Abszesse

Auch sie sind häufig auf Nahtinsuffizienzen zurückzuführen. Man trifft sie je nach Statistik in 10–25% der Fälle und meistens in Nähe einer Anastomose an.

Die allgemeine Symptomatik besteht in Fieber, Tachykardie, Tachypnoe und Leukozytose.

Der Lokalbefund kann recht spärlich sein. Die Diagnose wird heute durch Sonographie oder Computertomographie, evtl. mit gezielter Punktion, bestätigt.

Ein rasches chirurgisches Vorgehen zur Entlastung und Drainage ist angezeigt. Die am häufigsten nachgewiesenen Bakterien sind Escherichia coli, Streptococcus faecalis und Klebsiella. Blumgart hat auch auf das häufige Vorkommen von Candida albicans aufmerksam gemacht [3].

Pleuropulmonale Infektionen

Der häufig reduzierte Ernährungs- und Allgemeinzustand bei chronischen oder neoplastischen Pankreaserkrankungen begünstigt bronchopleuropulmonale Infektionen. Auf den Zusammenhang mit nicht ausreichend sanierten septischen Komplikationen sei nachdrücklich hingewiesen. Neben den konservativen Maßnahmen wird häufig erst eine Bereinigung des abdominellen Befunds zu einer Besserung der Bronchopulmonalerscheinungen führen.

Anastomoseninsuffizienz

Möglich sind Insuffizienzen pankreatojejunaler, biliointestinaler, gastroenteraler und enteroenteraler Anastomosen.

Am gefährdetsten ist die pankreatojejunale Anastomose. Ihr Auftreten ist infolge verbesserter Anastomosentechnik und auch infolge Gangverödung viel seltener geworden, prognostisch aber immer noch sehr ungünstig [9, 15]. Im Falle einer chronischen Pankreatitis ist die Anastomose des Restparenchyms offensichtlich weniger insuffizienzgefährdet als nach einer Resektion wegen eines Karzinoms [2, 12, 14, 16].

Die von Gall et al. 1981 [7] vorgeschlagene intraoperative Gangverödung hat das Insuffizienzrisiko verringert. Die Möglichkeit, das Risiko einer Nahtinsuffizienz durch Unterlassen der pankreatojejunalen Anastomose unter Verödung des Pankreasganges bzw. Ligatur desselben zu verringern, hat sich allerdings nach unseren Erfahrungen nicht immer bewährt [1, 4, 9, 13, 15]. Auch nach diesem Vorgehen sind Pankreasfisteln zu erwarten.

Das Auftreten einer pankreatojejunalen Nahtinsuffizienz ist zumeist um den 4.–5. postoperativen Tag durch Absonderung von Pankreassaft aus der Zieldrainage zu bemerken. Da es sich häufig um begrenzte, abgedeckte Lecks mit recht guter Tendenz zur Spontanheilung handelt, wird man bei Fehlen septischer Allgemeinreaktionen zunächst konservativ verfahren. Als erste therapeutische Maßnahme empfiehlt sich die Hautprotektion durch abdeckende Salben oder durch eine ausgeschnittene Karrayaharzplatte.

Eine Reintervention kann erforderlich werden, wenn Verhaltungen auftreten oder sich Zeichen einer diffusen Peritonitis entwickeln. Im allgemeinen gilt der erneute Eingriff weniger der Fistelbehandlung, als sehr viel mehr der Herstellung eines freien Sekretabflusses nach außen. Hierzu werden ausgiebige Drainagen bzw. Laschen in die Nähe der Anastomose gelegt, wobei man u.U. ein Saugsystem einsetzen kann.

In 60–80% der Fälle heilen diese Fisteln zwischen $1^1/_2$ und 6 Monaten aus [7]. Das tägliche lokale Einspritzen von Proteinaseinhibitoren in hohen Dosen (2 Mio.) über 10–15 Tage hinweg hat sich gelegentlich bewährt.

Creutzfeldt et al. [5], Diconstanzo et al. [6] sowie Hild et al. [8] befürworten das i.v. Somatostatin, das gelegentlich gute Erfolge zeitigt. Die Therapie ist extrem teuer und hat uns zumindest mit früheren Präparaten meist enttäuscht. Zugleich ist eine Enzymsubstitution angezeigt sowie im Anfangsstadium bei Absonderung größerer Sekretmengen eine adäquate Elektrolytbilanzierung.

Klein et al. [10] konnten zeigen, daß lokal applizierte konzentrierte Glukoselösung die Sekretionsmenge zu vermindern vermag. Man muß zudem Wert darauf legen, eine langfristige enterale Hyperalimentation durch eine tief in das Jejunum eingeschobene Ernährungssonde bzw. eine intravenöse Infusionsbehandlung vorzunehmen.

Ist die Fistel nach 4–6 Monaten nicht ausgeheilt, wird man eine Fistulographie zur genauen Lokalisation des Fistelganges vornehmen und in Abhängigkeit von dem erhaltenen Befund die Reintervention erwägen. Diese besteht in der Beseitigung der Fistelquelle durch innere Drainage bzw. in geeigneten Fällen auch durch Resektion des fisteltragenden Pankreassegments. Bei Fisteln, die nach einer linksseitigen Resektion oder nach einer Pseudozystenanastomose aufgetreten sind, empfiehlt sich als erste Maßnahme eine ERCP, evtl. kombiniert mit einer endoskopischen Papillotomie.

Eine biliojejunale Nahtinsuffizienz ist durch das postoperative Auftreten einer biliären Fistel gekennzeichnet. Da generell Zieldrainagen nach der Anastomosierung eingelegt werden, erfolgt eine Ableitung der Galle nach außen, so daß eine biliäre Peritonitis verhindert wird. Die Insuffizienz einer biliodigestiven Anastomose heilt zumeist innerhalb von 3 bis 5 Wochen spontan aus. Im Falle von Verhaltungen wird man sich gelegentlich einmal zu einer Redrainage entschließen müssen. Sie können sich durch das Auftreten einer biliären Peritonitis äußern. Es sollte dann unverzüglich reinterveniert werden, wobei das Einlegen eines T-Drains entweder an der Stelle der Nahtinsuffizienz oder oberhalb bzw. das Einlegen weiterer äußerer Drainagen nach Sanierung der Bauchhöhle in Frage kommen.

Eine unangenehme Spätfolge dieser Komplikation kann die Ausbildung einer Narbenstenose der Anastomose sein, die sich durch einen Retentionsikterus bzw. eine aszendierende Cholangitis äußert. In diesem Falle ist die Indikation zu einer erneuten Revision mit Erweiterung bzw. Erneuerung der biliodigestiven Anastomose angezeigt.

Insuffizienzen der übrigen enteralen bzw. gastroenteralen Anastomosen entsprechen den sonst üblichen Erfahrungen aus der Viszeralchirurgie und sind nach den klassischen Richtlinien der Bauchchirurgie zu behandeln.

Akute Pankreasstumpfpankreatitis

Entzündungsschübe im Pankreasrest sind insbesondere nach Kopfduodenopankreatektomie beobachtet worden. Sie treten zumeist zwischen dem 2. und 6. postoperativen Tag durch Ileuserscheinungen oder Symptome einer atypischen Peritonitis mit Schockgeschehen, Erhöhung der Serumlipase und -amylase, Niereninsuffizienz etc. in Erscheinung.

Als Ursache kommen eine mangelhafte Blutversorgung des Pankreasrestes oder eine Nahtinsuffizienz mit lokaler Sekretanstauung bzw. Sekretstauung im Ductus Wirsungianus in Betracht.

Entwickelt sich ein bedrohliches Krankheitsbild, ist eine rasche Relaparotomie angezeigt. Sie besteht in der Entfernung des Restpankreas und breiter Drainage des Operationsgebietes. Das Jejunalsegment wird nachreseziert und blind verschlossen. Das Anlegen einer erneuten pankreatojejunalen Anastomose erübrigt sich.

Postoperative Blutungen

Sie stellen häufig eine ernste Komplikation dar und können diffus oder unmittelbar aus einem größeren Gefäß des Operationsgebietes stammen. Als häufigste Ursache der durch Nachblutung bedingten Frühletalität wird im Schrifttum die Blutung aus der Pfortader erwähnt. Auch Gerinnungsstörungen können verantwortlich gemacht werden, weshalb eine Kontrolle der Gerinnungsfaktoren vorzunehmen ist.

Obwohl sich stärkere Blutungen meist durch die eingelegten Drainagen entleeren, sollte man sich ohne diesen Hinweis bei entsprechender Symptomatik nicht sicher wähnen, da die Prognose des Geschehens von einer frühzeitigen Operationsindikation abhängt. Selbstverständlich ist für einen ausreichenden Volumenersatz oder Substitutionen von Gerinnungsfaktoren Sorge zu tragen.

Wird bei der Relaparotomie die Blutungsquelle im Resektionsrand des Pankreas lokalisiert, sollte man den für eine Anastomosierung verwandten Jejunumschenkel zunächst längsinzidieren, um so eine lokale Blutstillung am Resektionsrand zu versuchen. Gelingt sie nicht mit ausreichender Sicherheit, wird man die Anastomose abtrennen, den Pankreasrest entfernen und das Dünndarmende blind verschließen. Andere Blutungsquellen sind entsprechend ihrer Art und Lokalisation zu versorgen.

Das frühe Auftreten eines Ulcus pepticum jejuni ist äußerst selten. Eher handelt es sich bei intragastralen Blutungen um solche aus dem Anastomosenbereich, was besonders bei Verwendung mechanischer Nahtapparate der Fall sein kann. Gelegentlich handelt es sich um Streßulzerationen, weshalb eine systematische postoperative Prophylaxe mit H_2-Blockern angezeigt erscheint. Bei Ulkuspatienten wird man der $^2/_3$- oder $^1/_2$-Magenresektion eine trunkuläre Vagotomie hinzufügen, insbesondere bei gleichzeitiger biliodigestiver Anastomose, die durch Galleableitung deren puffernden Effekt im Magen verhindert.

Verschiedene Komplikationen

Hier seien die Pfortaderthrombose mit den Folgeerscheinungen der portalen Hypertension bzw. von Ösophagusvarizenblutungen und die äußerst selten beobachteten Magen- und Duodenalwandnekrosen erwähnt.

3. Spätkomplikationen

Im späteren postoperativen Verlauf sind folgende Komplikationen in der Reihenfolge ihrer Häufigkeit möglich:

- Ulcus pepticum jejuni
- Stenose der biliodigestiven Anastomose
- Stenose der pankreatojejunalen Anastomose
- Pankreatitisrezidive im Restpankreas

Ulcus pepticum jejuni

Seine Frequenz wird unterschiedlich angegeben und schwankt zwischen 3 und 15%. Eine korrekte Magenresektion, zumindest Hemigastrektomie oder $^2/_3$-Resektion, evtl. mit gleichzeitiger trunkulärer Vagotomie, bleibt stets die beste Vorbeugungsmaßnahme. Zunächst kommt eine konservative Therapie mit H_2-Rezeptorblockern und Antazida in Frage. Bei therapieresistentem Ulkus wird nachoperiert. In diesen Fällen hat sich die transthorakale Vagotomie als geeignetes Verfahren erwiesen, da der abdominelle Zugang als Folge der Voroperation erschwert sein kann.

Stenose der biliodigestiven Anastomosen

Ihre Entwicklung durch Narbenschrumpfung belastet gar nicht selten die Verfahren der partiellen oder totalen Duodenopankreatektomie. Ihre Folgen sind: extrahepatische Cholestase, Cholangitis und biliäre Zirrhose. Eine sorgfältige technische Ausführung der Anastomose ist die beste Prophylaxe. Im Falle eines nicht erweiterten extrahepatischen Gallenganges wird man seine Anastomosierung mit dem Dünndarm tunlichst im Sinne einer adaptierenden Dreiecksplastik (S. 313) unter Erweiterung des Lumens ausführen; evtl. empfiehlt sich eine Schienung durch ein Drain.

Die Diagnose wird durch die klinischen Symptome, Laborparameter im Sinne einer Cholostase sowie durch die hepatobiliäre Szintigraphie mit 99tc oder aber am geeignetsten durch perkutane transhepatische Cholangiographie gesichert.

Stenose der pankreatojejunalen Anastomose

Die Frequenz dieser Spätkomplikation ist kaum festzustellen. Zwar wurde eine freie Durchgängigkeit derartiger Stenosen vereinzelt noch nach Jahren bestätigt, doch konnte durch andere Beobachtungen nachgewiesen werden, daß sich die Anastomose offensichtlich verschließt. Insbesondere die Möglichkeit endoskopischer Spätkontrollen nach pankreatogastralen Anastomosen zeigten, daß es schon nach einigen Monaten zu einer Obliteration des Ductuslumens infolge eines Überwachsens durch Magenschleimhaut kommt (Reding). Es besteht zumeist kein klinischer Zusammenhang zwischen einem eventuellen Anastomosenverschluß und neuerscheinenden bzw. weiterbestehenden pankreatischen Erscheinungen.

Auch die Zystenanastomosen schrumpfen im Verlauf des Ausheilungsprozesses zumeist und obliterieren eines Tages. Sie haben dann allerdings ihre Aufgabe einer längerfristigen Sekretableitung ausreichend erfüllt und brauchen kaum mehr korrigiert zu werden.

Rezidivierende Schmerzattacken

Das Fortdauern chronisch-entzündlicher Veränderungen im Restpankreas kann für das Neuauftreten oder Fortbestehen von Schmerzzuständen verantwortlich gemacht werden. Gleichzeitig kann es zu intra- oder periparenchymatösen Zystenbildungen kommen.

Literatur

1. Aston SI, Longuire WP (1984) Management of the pancreas after pancreaticoduodenectomy. Ann Surg 179:322
2. Aufschnaiter M, Bodner E (1980) Zur Operationswahl bei chronischer Pankreatitis. Überlegungen auf der Basis eigener Behandlungsergebnisse. Zentralbl Chir 105:1435
3. Blumgart LH, Junie CW, McKay AJ (1982) Surgical management of chronic pancreatitis. J Clin Surg 1:229
4. Cattell RB, Warren KW (1953) Surgery of the pancreas. Saunders, London
5. Creutzfeldt W, Lankisch PG, Fölsch KR (1975) Hemmung der Sekretion- und Cholezystokinin-Pankreozymin-induzierten Saft- und Enzymsekretion des Pankreas und der Gallenblasenkontraktion beim Menschen durch Somatostatin. Dtsch Med Wochenschr 100:1135
6. Di Constanzo I, Cano N, Martin I (1982) Somatostatin in persistent gastrointestinal fistula treated by total parenteral nutrition. Lancet II:338
7. Gall FP, Gebhardt C, Zirngibl H (1981) Chronische Pankreatitis. Ergebnisse bei 116 konsekutiven partiellen Duodenopankreatektomien mit Gangokklusion. Fortschr Med 99:1967
8. Hild R, Stoyanov M, Dobroschke I, Aigner K (1982) La somatostatine dans le traitement médical des fistules de l'intestion grêle. Sem Hop (Paris) 58:2195
9. Jordan GL (1975) Complications of pancreatic surgery. In: Arzt CP, Hardy ID (eds) Management of surgical complications, 3rd edn. Saunders. Philadelphia
10. Klein E, Grateron H, Dreiling DA (1982) Canine pancreatic ductal pression: Effects of alcohol, secretin, vagotomy. European Pancreatic Club XIVth Meeting, Essen, Karger, Basel
11. Kümmerle F, Mappes G (1966) Zur Frage der konservativen und operativen Behandlung von Pankreasfisteln. Dtsch Med Wochenschr
12. Neher M, Mangold G, Rückert K, Kümmerle F (1977) Septische Komplikationen der Pankreaschirurgie. Therapiewoche 27:8467
13. Papachristou DN, D'Agostino HD, Fortner IG (1980) Ligation of the pancreatic duct in pancreatectomy. Br J Surg 67:260
14. Sápy P, Asztalos L, Antal L, Péter M, Balázs G (1975) Ergebnisse der chirurgischen Behandlung der chronischen Pankreatitis. Zentralbl Chir 107:1551
15. Sato T, Saitoh Y, Nato N, Matsumo K (1975) Appraisal of operative treatment for chronic pancreatitis. Am J Surg 129:62
16. Trede M, Hoffmeister A-W (1980) Indikation zur Duodeno-Pankreatektomie bei chronisch-rezidivierender Pankreatitis. In: Häring R (Hrsg) Die Chirurgie der akuten und chronischen Pankreatitis. TM-Verlag, Bad Oeynhausen

25 Nachbehandlung in der Pankreaschirurgie

R. Reding und W. Teichmann

Durch die Bereitstellung von Fetten, Proteinen und stärkespaltenden Enzymen (ekbolische Funktion) sowie von Wasser, Hydrogenkarbonat und anderen Elektrolyten (hydrokinetische Funktion) für die Dünndarmverdauung nimmt die Bauchspeicheldrüse mit ihrem exokrinen Teil und durch die Lieferung der den Kohlenhydrathaushalt regelnden Hormone mit ihrem inkretorischen Teil eine Schlüsselstellung in Aufschluß und Aneignung der Nahrung ein. Es ist daher verständlich, daß nach operativen Eingriffen am Pankreas wegen chronischer Pankreatitis – erst recht nach Totalentfernung des Organs – die Fragen der Substitutionsbehandlung und der Ernährung bzw. Diät des Operierten eine wichtige Rolle neben den Spätkomplikationen spielen. Im Gegensatz zur akuten Pankreatitis, die nach Ausheilung zu einer völligen Normalisierung der exokrinen Funktion führen kann, ist das bei der chronischen Entzündung nicht der Fall. Bei der Einschätzung der Folgen von Operationen am Pankreas muß man stets die Tatsache berücksichtigen, daß im Endstadium der chronischen Pankreatitis die Fibrose des Organs mit Verlust seiner vielfältigsten Funktionen steht. Daran ändern auch Drainageoperationen oder Teilresektionen einschließlich der kephalen Duodenopankreatektomie nichts. Nur die totale Duodenopankreatektomie beseitigt schlagartig den Entzündungsherd und verhindert damit Spätkomplikationen. Die Entstehung des sehr schwer steuerbaren pankreopriven Diabetes mellitus und die hohe Spätletalität führen aber zur allgemeinen Ablehnung dieses Verfahrens [11, 12, 14, 25, 26]. Daran hat auch die autologe Inselzelltransplantation mit der vorübergehend günstigen Auswirkung auf den Kohlenhydrathaushalt nichts geändert [29].

Bei der Bewertung von Spätergebnissen nach Pankreasoperationen muß man davon ausgehen, daß es keine Methode gibt, die nur annähernd die an sie gestellten Anforderungen erfüllt, wie:

- Unterbrechung der kausalgenetischen Kette der chronischen Entzündung und damit Vermeidung von Rezidiven
- Beseitigung von Schmerzen und der Furcht vor postprandialen Beschwerden
- Vermeidung plötzlicher endokriner Ausfälle
- Besserung des Allgemeinzustandes, insbesondere Zunahme der Körpermasse

Es erscheint auch nicht gerechtfertigt, die unterschiedlichen Operationsverfahren, die auf spezielle Komplikationen der chronischen Pankreatitis ausgerichtet sind, zu vergleichen. Aus diesem Grunde teilen wir bei der Bewertung der Spätergebnisse die Operierten in die Gruppe mit drainierenden Verfahren und in die Gruppe mit resezierenden, speziell der partiell Duodenopankreatektomierten ein.

Unabhängig davon existieren Kriterien, die für beide Gruppen gelten und damit Schlußfolgerungen zulassen. Dazu gehören die Rezidivhäufigkeit, die Zunahme der Körpermasse und subjektive Angaben, v.a. die über Schmerzen und Nahrungsverträglichkeit. In Anbetracht der gesicherten Beziehungen zwischen Häufigkeit entzündlicher Pankreaserkrankungen und erhöhtem Alkoholkonsum [18] ist völlige Alkoholabstinenz nach jeder Pankreasoperation angezeigt.

Mit dem bloßen Alkoholverbot ist es zumeist nicht getan, der Patient muß überzeugt werden und sein, daß er nur dann eine günstige Prognose hat, wenn er zukünftig Alkohol in jeder Form strikt meidet. Dabei müssen ihm die Familie, die Gesellschaft und sein soziales Umfeld helfen. Alkoholabusus nach Pankreasoperationen bringt nicht nur die operative Therapie in Mißkredit, sondern stellt in einem hohen Prozentsatz die Ursache zahlreicher Komplikationen und Beschwerden dar. Daran ändert auch die Angabe von Scuro [34] nichts, der in der Auswertung des Materials von Amman et al. [1] einen Zusammenhang zwischen Schmerzfreiheit und Alkoholentzug nicht bestätigen kann.

1. Ernährung und Diätempfehlung nach Pankreasoperationen

Die Kost soll eiweißreich (80–120 g/Tag) sein; die Ausnutzung der Nahrungseiweiße ist nach Erreichen einer (annähernd) normalen Fettausnutzung durch ausreichend hohe Substitution von Pankreasfermentpräparaten kaum eingeschränkt (der Gesunde scheidet nicht mehr als 2 g Stickstoff innerhalb von 24 h mit dem Stuhl aus), so daß das Angebot von Eiweißträgern in der Nahrung weitgehend frei gestaltet werden kann.

Am wenigsten durch den Ausfall der ekbolischen Pankreassekretion wird die Aufspaltung der in der Nahrung enthaltenen Kohlenhydrate im Dünndarm betroffen; lediglich bei stärkeren dyspeptischen Beschwerden ist Reis Teigwaren und Kartoffeln vorzuziehen. Dagegen ist die Regulation des Kohlenhydrathaushalts infolge chronischer Pankreasaffektionen nicht selten gestört.

Diät

Obgleich schon Boas [5] vor einem halben Jahrhundert auf die Bedeutung der postoperativen Diätversorgung aufmerksam gemacht hat, ist die bereits von ihm geforderte organisierte Zusammenarbeit von Chirurgen und Internisten in dieser Problematik erst im letzten Jahrzehnt zustande gekommen. Naturgemäß ist die Behandlung vom Umfang des durchgeführten operativen Eingriffs abhängig; dabei sind in der postoperativen metabolischen Kompensation des Pankreasoperierten häufig 2 Aufgaben zu lösen: Stets ist die Behebung der pankreatogenen Maldigestion und nicht selten auch die Einstellung des pankreatopriven Diabetes mellitus erforderlich. Da Patienten mit chronischer Pankreatitis, die operiert werden müssen, häufig unterernährt sind, ist es zunächst wichtig zu wissen, daß totale parenterale Ernährung – einschließlich der Gabe von Fettemulsionen – auch bei Pankreaskranken möglich ist [4, 13, 17, 28].

Intravenös verabreicht haben sie keine Auswirkung auf die basale und sekretinstimulierte Pankreassekretion. Von der intravenösen Energiezufuhr geht man zweckmäßigerweise dann zu intrajejunaler Verabreichung einer Elementardiät über [13, 39].

Substitutionstherapie

Die verschiedenen Sekretionstests (Altab-, Lundh-, Pankreozymintest) ergeben bei drainierenden und resezierenden Verfahren in einem ho-

Tabelle 25.1. Nahrungs- und Genußmittel in der Ernährung chronisch Pankreaskranker. (Modifiziert nach [40])

	Gut verträglich	Schlecht verträglich
Zubereitungsart	Kochen, dünsten, dämpfen	Braten, räuchern, pökeln
Fette	Sahne, Butter, Diätmargarine, Speiseöl	Durch Braten, Bräunen und Räuchern verändertes Fett
Fleisch, Wurstwaren	Magere Sorten von Kalb, Rind, Geflügel (außer Ente und Gans)	Bauchfleisch, Eisbein, Fleischkonserven, Ente, Gans, alle fetthaltigen Wurstsorten
Fisch	Dorsch, Zander, Hecht, Forelle, Rotbarsch	Aal, Heilbutt, Hering, Karpfen
Eier	Weich gekocht, gerührt, geschlagen, in Speisen verkocht	Hart gekocht, gebraten, Soleier
Milchprodukte	Voll- und Magermilch, Joghurt, Kefir, Frischkäse, milde Schmelzkäse	Schlagsahne und Sahnequark in größerer Menge, Schnittkäse
Backwaren	Abgelagerte Sorten von Fein-, Misch-, Weizen- und Diätbrot, fettarme Kuchen und Gebäcke	Vollkornbrot, frische Brotsorten, feuchte Brotsorten, Pumpernickel, frisches Hefegebäck
Gemüse	Karotten, Blumenkohl, Sellerie, junge Kohlrabi, junge grüne Bohnen, pürierte Kartoffeln	Pell- und Bratkartoffeln, Kartoffelsalat, Pommes frites, „rohe" Kartoffelköße, Kartoffelpuffer, scharfe Gewürze
Obst	Vorwiegend gekocht; roh nur in kleinen Mengen	Bananen, Birnen, Früchte und Beeren mit hohem Säuregehalt
Getränke	Einheimische Teesorten, Obst- und Gemüsesäfte	Starker schwarzer Tee, kohlensäurehaltige Getränke, sehr süße und stark saure Säfte
Genußmittel, Gewürze	Bittere Schokolade (in geringer Menge), Vanille, Zimt	Schwarzer Kaffee, Marzipan, Speiseeis

hen Prozentsatz pathologische Werte. Die quantitative Enzymausschüttung des Restpankreas ergab nach kephaler Duodenopankreatektomie bei 22 Untersuchten in keinem Falle Normalwerte [20]. Die Frage der Substitution der exokrinen Pankreasfunktion wird daher immer wieder gestellt. Für die Wahl des Präparats ist dessen Lipasegehalt entscheidend; bei Präparaten mit magensaftresistenter Fremdlipase ist darauf zu achten, daß diese nicht gleichzeitig pflanzliche Proteasen enthalten. Auch sollten gallensäurehaltige Präparate – da diarrhöefördernd – i. allg. gemieden werden [2]. Die immer wieder geäußerte Annahme, daß exogen zugeführtes Pankreatin nach Pankreasteilresektion die Restfunktion der Drüse lahmlege, ist nicht begründet [21]. Da weitgehender Ausfall der hydrokinetischen Pankreassekretion zu gesteigerter Wasserstoffionenkonzentration im Duodenum führt, kann Hemmung der Magensäuresekretion (Histamin-H_2-Rezeptorenblocker, substituierte Benzimidazole) – nicht jedoch Gabe von Antazida – gelegentlich die Effektivität der Pankreasfermentsubstitution erhöhen [3, 9, 32]. Beiläufig ist noch anzumerken, daß hoher Pflanzenfasergehalt der Nahrung die wirksame Aktivität sowohl der vom Restpankreas sezernierten als auch substituierter Enzyme hemmt [22, 33, 35]. Verläßliches Kriterium der Wirksamkeit der Enzymsubstitution ist die Zunahme der Körpermasse des Patienten; die ausreichende Dosierung kann durch Bestimmung der Chymotrypsinaktivität im Stuhl – diese muß den Normalbereich erreichen – überprüft werden [16].

Bekanntlich gibt es keine spezifische „Pankreasdiät". Tabelle 25.1 gibt eine Information über die generelle Verträglichkeit; Unverträglichkeiten können individuell sehr verschieden sein, jedoch müssen übertriebene Einschränkungen vermieden werden, da die Gefahr einer unterkalorischen Ernährung groß ist [10]. Bei genügend hoch dosierter Gabe von Pankreasfermenten (10 g Pankreatin/Tag) [23] ist – selbst nach totaler Pankreatektomie – ausreichende Utilisation einer täglichen Nahrungsfettmenge von 80 bis 100 g, nicht jedoch völlige Normalisierung der Fettausscheidung im Stuhl (der Gesunde scheidet nicht mehr als 7 g/Tag aus) zu erreichen. Die Sicherung der hinlänglichen Ausnutzung des Nahrungsfettes durch hochdosierte Pankreasfermentsubstitution gewährleistet zugleich die ausreichende Versorgung des Organismus mit fettlöslichen Vitaminen. Dabei ist zu berücksichtigen, daß Sahne und Butter i. allg. besser vertragen werden als andere tierische Fette; auch pflanzliche Margarine ist in der Regel gut verträglich. Läßt sich jedoch bei hochgradiger Pankreasinsuffizienz bzw. nach totaler Pankreatektomie keine genügende Ausnutzung des Nahrungsfettes erreichen und bestehen – infolge diarrhogener Wirkung bakterieller Spaltprodukte nichtabsorbierten Fettes im Dünndarm – die Durchfälle fort, so kann teilweiser Ersatz des Nahrungsfettes durch mittelkettige Triglyzeride (Energiegehalt 34,8 kJ/g) das Ausmaß der Steatorrhöe ganz wesentlich verringern [6]. Dabei muß beachtet werden, daß mittelkettige Triglyzeride beim Erhitzen zerfallen; sie sollten den Speisen daher erst nach dem Koch- oder Bratprozeß zugegeben werden. Auch muß der Ersatz langkettiger durch mittelkettige Triglyzeride zwecks Vermeidung unangenehmer Nebenwirkungen (Kopfschmerzen, Leibschmerzen, Brechreiz und Erbrechen) allmählich erfolgen.

Diabetesentwicklung/Substitutionstherapie

Die ohne Organentfernung durchgeführten Drainageoperationen führen in der unmittelbar postoperativen Phase zu keiner Veränderung des präoperativen Kohlenhydratstoffwechsels. Langfristig ist jedoch auch hier eine Verschlechterung infolge Fortschreitens der Fibrosierungsvorgänge am Pankreas festzustellen [7].

Im Gegensatz zu den partiellen Pankreasresektionen gestaltet sich das Regime der Bilanzierung des Kohlenhydrathaushalts nach totaler Duodenopankreatektomie nicht einfach. In der weiteren postoperativen Phase sollte trotzdem die Zufuhr der Nahrung von etwa 40% der Energiemenge durch Kohlenhydrate (240–300 g/Tag, d.i. 4000–5000 kJ/Tag) abgedeckt werden. Für die Dauereinstellung liegt bei einem Blutglukosewert um 10 mmol/l der tägliche Insulinbedarf bei 48 Einheiten.

Arbeitsfähigkeit – Invalidisierung

Bei den von uns systematisch durchgeführten Nachuntersuchungen nach Pankreasoperationen fällt der hohe Anteil von 40% Frühinvalidisierung unter Pankreasteilresektionen bzw. -ektomien auf. Kritisch muß man feststellen, daß die zu großzügige Frühinvalidisierung den Rückfall in den überhöhten Alkoholkonsum fördert und der Wiedereingliederung in den alten bzw. neuen Arbeitsprozeß im Wege steht, wie das auch Rosenberger [31] feststellte. Wir empfehlen, nach alleinigen Drainageoperationen am Pankreas die vorher ausgeübte Tätigkeit nach 8–10 Wochen wieder aufzunehmen.

Nach partieller Duodenopankreatektomie erfolgt die Wiedereingliederung in den Arbeitsprozeß bzw. die Invalidisierung in Abhängigkeit vom Verhalten des Kohlenhydrathaushalts, der Schwere der früher ausgeübten Tätigkeit und von der Gesamtpersönlichkeit des Operierten. Bei geringer körperlicher Belastung, nichtinsulinpflichtigem Diabetes mellitus, jugendlichem Alter und Alkoholabstinenz empfehlen wir, die früher ausgeübte Tätigkeit nach 12–16 Wochen wieder aufzunehmen. Auch Arbeitsplatzwechsel und Schonarbeit muß in Abhängigkeit vieler Faktoren in Betracht gezogen werden. Schematismus, soziale Härte und Fehleinschätzungen sind zu vermeiden. Die Gesamtbeurteilung des Pankreasoperierten, auch im Hinblick auf die zu erwartende Begutachtung, sollte interdisziplinär mit Gastroenterologen, Psychiater und dem betreuenden Allgemeinmediziner erfolgen. Nach totaler Duodenopankreatektomie mit der ständigen Gefahr der Stoffwechselentgleisung unter körperlicher Belastung und Streß muß fast immer Arbeitsplatzwechsel und in einem hohen Prozentsatz Invalidisierung erfolgen.

Chirurgisch wichtige Spätkomplikationen, wie rezidivierende Pankreatitis nach Ableitungs- oder Resektionsverfahren, Pseudozysten im Restpankreas nach partieller Duodenopankreatektomie, lienale portale Hypertension oder fermentative Ergüsse wurden im Kap. 24 abgehandelt.

2. Zusammenfassung

Der Erfolg der Operation wird vom Kranken im wesentlichen gesehen in der Schmerzfreiheit bzw. weitgehenden Besserung der Beschwerden, der Speiseverträglichkeit, dem Stuhlverhalten und letztlich in der Zunahme an Körpergewicht.

Ätiologie der Erkrankung, Art der Pankreasoperation und bei der chronischen Pankreatitis das Stadium von Komplikationen und ex- bzw. inkretorischen Ausfällen sowie die Psyche des Kranken und die Frage seines Alkoholkonsums spielen für die Beurteilung der Spätergebnisse und die Einschätzung der noch gebrachten Gesamtleistung des Kranken eine wichtige Rolle. Bei der chronischen Pankreatitis entspricht unter den Operationsmethoden das Resektionsverfahren, insbesondere die partielle Duodenopankreatektomie, am ehesten dem Ziel, die Rezidivquote zu verringern, die Schmerzen auszuschalten und ex- und inkretorische Ausfälle in Grenzen zu halten. Beim Pankreaskarzinom spielen Gesichtspunkte einer adäquaten Radikalität die entscheidende Rolle, so daß Probleme der Nachbehandlung allenfalls hinsichtlich einer Entscheidung zur totalen Duodenopankreatektomie berücksichtigt werden müssen.

Der Pankreasoperierte braucht eine eiweißreiche Kost und in einer Reihe von Fällen eine Substitution von Pankreasfermentpräparaten. Er muß hinsichtlich seiner Nahrungszusammensetzung beraten werden, auf keinen Fall darf er auf Fett in jeder Form verzichten. Pflanzenfette und mittelkettige Triglyzeride sind zu empfehlen.

Der Diabetes mellitus ist keine Spätfolge der Operation, sondern die konsequente Entwicklung des Krankheitsgeschehens bis hin zur Organfibrose mit Untergang des Inselzellorgans.

Arbeitsfähigkeit, Berufstauglichkeit und Invalidisierung sind Fragen, die beim Pankreasoperierten sehr individuell und nicht schematisch zu lösen sind. Zu dem hohen Invalidisierungsgrad nach totaler und partieller Duodenopankreatektomie tragen in einem geringen Prozentsatz die Spätkomplikationen seitens der Operation als vielmehr der weitere Alkoholabusus mit Ausbildung von Hepatopathien bei.

Literatur

1. Ammann RW, Largiadèr F, Akovbiantz A (1979) Pain relief by surgery in chronic pancreatitis? Relationship between pain relief, pancreatic dysfunction, and alcohol withdrawal. Scand J Gastroenterol 14:209–215
2. Beck K (1983) Fermentsubstitution bei Maldigestion. Z Gastroenterol 13:171–177
3. Benn A, Cooke WT (1971) Intraluminar pH of duodenum und jejunum in fasting subjects with normal and abnormal gastric or pancreatic function. Scand J Gastroenterol 6:313–317
4. Bivins BA, Ball RM, Rapp RP, Toedebusch WH (1984) pancreatic exocrine response to parenteral nutrition. J Parenter Enter Nutr 8:34–36
5. Boas I (1937) Diätotherapie als Wissenschaft. Wien Med Wochenschr 87:551–553
6. Brand G (1983) Mittelkettige Triglyzeride. Ernährungsumsch 30:76–80
7. Conrad V, Franckson IRM, Bastenie PA, Kestens J, Kovacs L (1953) Etude critique du triangle d'hyperglycemie intravenioux chez l'homme normal et determination d'un coeffizient d'assimilation glucidique. Arch Int Pharmacodyn Ther 93:132–134
8. Dammann HG, Besterman HS, Bloom SR, Schreiber HW (1981) Gut-hormone profile in totally pancreatectomised patients. Gut 22:103–107
9. Dreiling DA, Naqui MA (1969) Peptic ulcer diasthesis in patients with chronic pancreatitis. Am J Gastroenterol 51:503–510
10. Forell MM (1979) Internistische Therapie. In: Forell MM (Hrsg) Chronische Pankreatitis und Pankreaskarzinom. Thieme, Stuttgart

11. Frey CF, Child CG, Frey W (1976) Pankreasresektion bei chronischer Pankreatitis. Ann Surg 184:403–412
12. Fritsch A (1979) Zur chirurgischen Behandlung der akuten und chronischen Pankreatitis. Z Gesamte Inn Med 34/10:290–294
13. Fujita H, Katayama K, Kusajima Y, Higashino Y, Yonemura Y, Izumi R, Noto A, Takashima S, Takeshita Y, Konishi I, Nagakawa T, Miyazaki I (1984) Nutritional management after massive resection of the pancreas. J Jpn Surg Soc 85:990–994
14. Gall FP, Gebhardt C (1980) Chirurgische Behandlung der chronischen Pankreatitis. Chir Praxis 72/4:669–680
15. Gebhardt C (1984) Chirurgie des exokrinen Pankreas. Thieme, Stuttgart
16. Goebell H (1982) Akute oder chronische Pankreatitis: rationale Pharmakotherapie. Monatl Kurse Ärztl Fortb 32:13:7–21
17. Grant JP, James S, Grabowski V, Trexler KM (1984) Total parenteral nutrition in pancreatic disease. Ann Surg 200:627–631
18. Gülzow M (1975) Pankreatitis. In: Gülzow M (Hrsg) Erkrankungen des exkretorischen Pankreas. Fischer, Jena
19. Gülzow M (1975) Physiologie und Pathophysiologie des exokrinen Pankreas. In: Gülzow M (Hrsg) Erkrankungen des exkretorischen Pankreas. Fischer, Jena
20. Hauzeur F (1983) Zum natürlichen Krankheitsverlauf der chronischen Pankreatitis und zur Methodenkritik des Sekretin-Pankreozymin-Tests. Dissertationsschrift, Wilhelm-Pieck-Universität Rostock
21. Hotz J (1982) Therapie der chronischen Pankreatitis – Schmerzreiche Intervalle konservativ überbrücken. Klinikarzt 11:267–270
22. Isaksson G, Lundquist I, Akesson B, Ihse I (1984) Effects of pectin and wheat brain on intraluminal pancreatic enzyme activities and on fat absorption as examined with the triolein breath test in patients with pancreatic insufficiency. Scand J Gastroenterol 19:467–472
23. Jakober B, Steegmüller KW, Schmülling RM, Fischer R, Eggstein M (1982) Endokrine und metabolische Konsequenzen einer totalen Pankreatektomie. Therapiewoche 32:3675–3678
24. Jakober B, Steegmüller KW, Schmülling RM, Fischer R, Eggstein M (1983) Diät- und Belastungseinfluß auf den Fett- und Kohlenhydratstoffwechsel nach Duodenopankreatektomie. Leber Magen Darm 13:1–7
25. Jordan GL, Strug BS, Crowder WE (1977) Current status of pancreatojejunostomy in the management of chronic pancreatitis. Am J Surg 133:46–51
26. Léger L, Lenriot JP, Lemaigre G (1974) Five to twenty year follow up after surgery for chronic pancreatitis in 148 cases. Ann Surg 108:185–191
27. Lindenauer SM (1973) Surgical treatment of bile duct stricture. Surgery 73:875–878
28. Niederau C, Erckenbrecht J, Hellmann A, Sonnenberg A (1984) Intravenöse Infusionen von Fettemulsionen mit mittel- und langkettigen Triglyzeriden (MCT/LCT) haben keine Auswirkungen auf die basale und sie sekretinstimulierte Pankreassekretion beim Menschen. Z Gastroenterol 22:42–46
29. Reding R (1981) Die Bedeutung der kephalen Duodeno-Pankreatektomie mit Pankreato-Gastrostomie in der Behandlung der chronischen Pankreatitis. Zentralbl Chir 106:745–752
30. Reding R, Woithe G (1986) Einheilungsvorgänge des Restpankreas in Magen und Jejunum. 103. Kongreß der Dtsch. Ges. f. Chirurgie, München 1986
31. Rosenberger J (1982) Nachsorgeprobleme bei Patienten mit chronischer Pankreatitis. Leber Magen Darm 12:80–84
32. Sarles JC, Sarles H, Singer MV (1978) Konservative Therapie der chronischen Pankreatitis. In: Sarles H, Singer MV (Hrsg) Akute und chronische Pankreatitis. Witzstrock, Baden-Baden
33. Schneider MU, Domschke S, Haptner G, Domschke W (1984) Einfluß von Pflanzenfasern auf die lipolytische und proteolytische exokrine Pankreasfunktion. Dtsch Med Wochenschr 109:250–253
34. Scuro LA (1981) Longterm evolution of chronic pancreatitis: The Italian experience. In: Scuro LA, Dagradi A (eds) Topics in acute and chronic pancreatitis. Springer, Berlin Heidelberg New York
35. Sommer H, Kasper H (1984) Effect of long-term administration of dietary fiber an the exocrine pancreas in the rat. Hepatogastroenterology 31:176–179
36. Tondelli P, Allgöwer M (1980) Gallenwegschirurgie. Springer, Berlin Heidelberg New York
37. Warren KW (1969) Surgical management of chronic relapsing pancreatitis. Am J Surg 117:24–37
38. Woithe G (1983) Klinische und experimentelle Untersuchungen zu Problemen pankreatodigestiver Anastomosen und zum Verhalten des Pankreas nach drainierenden und resezierenden Eingriffen. Dissertationsschrift, Wilhelm-Pieck-Universität Rostock
39. Yamamuro M (1982) The effect of an elemental diet on pancreatic and biliary secretion. Jpn J Gastroenterol 79:1137–1146
40. Zastrow R, Diwok K (1975) Sonderformen der akuten und chronischen Pankreatitis. In: Gülzow M (Hrsg) Erkrankungen des exkretorischen Pankreas. Thieme, S 185–190

26 Schmerztherapie

26.1 Konservative Behandlung

J. HILDEBRANDT und U. HANKEMEIER

1. Geschichte

1914 wurde von Kappis [12] erstmals die perkutane Anästhesie der Ganglia coeliaca im Rahmen operativer abdomineller Eingriffe durchgeführt. Nachdem der Autor zunächst eine beidseitige Technik mit je 30–40 ml Procain empfahl, führte er später die Blockade mit gleich gutem Erfolg bei einseitiger Injektion eines größeren Lokalanästhetikumvolumens von 40 bis 50 ml durch [13].

Weniger bekannt ist, daß bereits 1929 De Beule u. Schotte [4] erstmalig Neurolysen des Ganglia coeliaca mit Alkohol als Schmerztherapie bei Krebspatienten durchführten. Die Methode blieb jedoch zunächst weitgehend unbekannt. Erst durch die Darstellung der Technik in der Monographie Bonicas „Management of Pain" aus dem Jahre 1953 [2] und nach der ersten Fallbeschreibung von 41 Neurolysen bei Karzinompatienten von Bridenbaugh et al. [3] erlangte sie neue Bedeutung.

Seit dieser Zeit wurden viele Variationen der Technik beschrieben [9, 11, 17, 18, 20, 21] und die Sicherheit der Methode durch röntgenologische Kontrolle der Kanüle (Durchleuchtung, Kontrastmittelgabe oder Computertomographie erhöht.

2. Anatomie, Physiologie und Pathophysiologie

Die Ganglia coeliaca (Plexus coeliacus) mit ihren zahlreichen Nervenfasern bilden das größte Geflecht des autonomen Nervensystems. Sie entstehen aus den Nn. splanchnici majores (Th 5–10), minores (Th 10–11) und ggf. minimae (Th 12) (Abb. 26.1). Die Nn. splanchnici führen afferente, für die Weiterleitung von Schmerzreizen und Eingeweidereflexen verantwortliche sowie efferente, für die motorische Innervation der glatten Muskulatur zuständige Fasern [25]. Ward et al. [26] fanden bei der Obduktion von 20 Leichen erhebliche anatomische Varianten der Ganglia coeliaca. So variierte die Größe von 0,5 bis 4,5 cm und die topographische Lage im Verhältnis zur Wirbelsäule von der Höhe der Bandscheibe Th 12–L 1 bis zur Mitte des 2. Lumbalwirbels. Die Ganglia coeliaca sind halbmondförmig rechts und links der Aorta kaudal der A. coeliaca angeordnet. Beide sind durch ein dichtes Netzwerk von Nervenfasern verbunden. Kranial werden die Ganglia von den Crura des Zwerchfells begrenzt, ventral finden wir die Bursa omentalis, dorsal die Aorta und die untere Hohlvene.

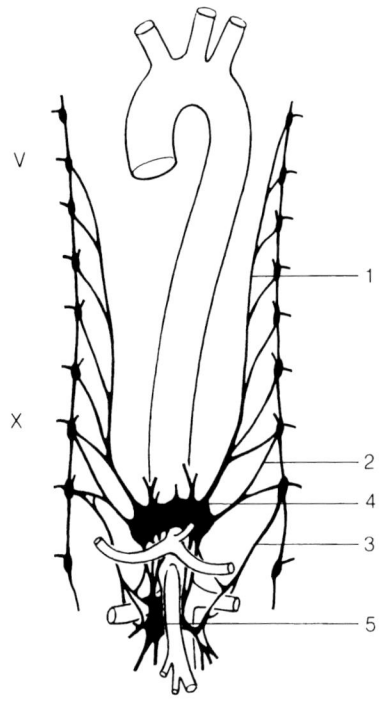

Abb. 26.1. Schema zum Ursprung der Nn. splanchnici und ihrer Beziehung zur Aorta und dem Truncus coeliacus. *1* N. splanchnicus major, *2* N. splanchnicus minor, *3* N. splanchnicus minimus, *4* Plexus coeliacus, *5* Ganglion mesentericum superius

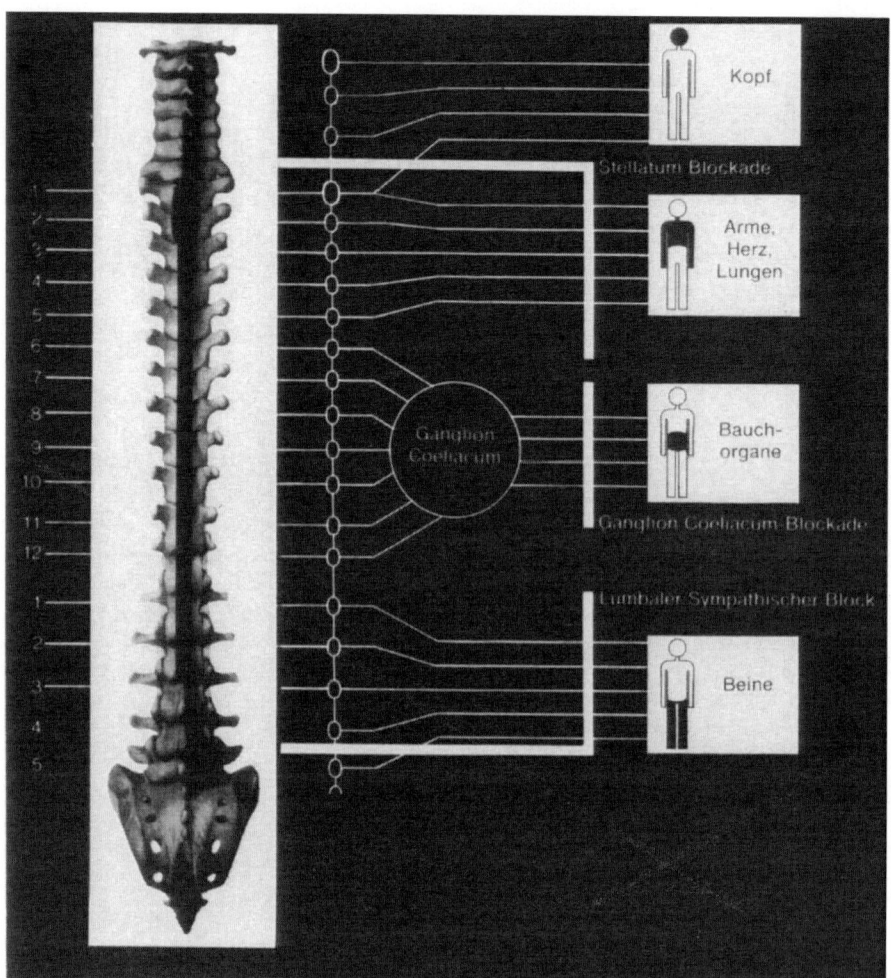

Abb. 26.2. Schema der sympathischen Innervation und Blockademöglichkeiten

Die gesamte Schmerzwahrnehmung aus dem Pankreasbereich (aber auch der anderen Oberbauchorgane) führt über afferente Fasern zu den Ganglia coeliaca und von dort über die Nn. splanchnici zum Rückenmark (Abb. 26.2).

Chronische Pankreatitiden und insbesondere Pankreaskarzinome verursachen erhebliche Schmerzen, die oft auch durch Narkotika nicht beherrschbar sind. Nach Untersuchungen von Lowe u. Palmer [15] hatten mehr als 90% der Patienten mit Pankreaskarzinomen starke Dauerschmerzen. Die Schmerzen entstehen durch Einwachsen von Tumorzellen in afferente Nervenfasern [6], durch Gewebeuntergang und dadurch vermehrte Freisetzung von algogenen Substanzen [14], durch Nekrosen solider Organe (z.B. Pankreasmetastasen mit tryptischer Pankreatitis) oder auch durch Minderdurchblutung infolge Gefäßverlegung durch direkte Tumorinfiltration [10].

3. Neurolyse durch Alkohol

Äthylalkohol führt schon ab einer Konzentration von 0,5% zu einem depolarisierenden Effekt am sympathischen Nerven [16]. Bei höheren Konzentrationen finden wir nach 24 h stark aufgetriebene Achsenzylinder mit Unterbrechung und Schrumpfung vieler Axone [22]. 5–11 Tage nach der Neurolyse sind die Achsenzylinder nicht mehr nachweisbar [22]. Nach Alkoholneurolyse des Plexus coeliacus konnten bei der Obduktion außer der Zerstörung sympathischer Nervenfasern keine weiteren anatomisch-pathologischen Veränderungen nachgewiesen werden [7, 20].

4. Ausbreitung des Neurolytikums

Die Ausbreitung des Neurolytikums ist von der Kanülenposition und dem Injektionsvolumen abhängig.

Von Moore et al. wurde bei Untersuchungen an Leichen nach Injektion von je 25 ml Methylenblau durch 2 Nadeln (von links und rechts) eine Ausbreitung vom Zwerchfell bis zum Becken hin festgestellt [18]. Auch durch computertomographische Untersuchungen konnte die Ausbreitung neurolytischer Substanzen nach dorsal bzw. zu den lumbalen sympathischen Ganglien nachgewiesen werden, sofern die Kanülen nicht weit genug vorgeschoben sind [18, 21]. Bei einseitiger Blockade von rechts mit 50 ml fand Moore [18] eine Ausbreitung des Neurolytikums ventral der Aorta mit kraniokaudaler Ausdehnung bis jeweils 8 cm, obwohl das größere Volumen mehr rechts lokalisiert blieb. Bei der transaortalen Technik dehnte sich das injizierte Kontrastmittel (20 ml) vor der Aorta von Th 12–L 2 aus [21].

5. Indikationen und Kontraindikationen der Plexus-coeliacus-Blockade

Durch eine Blockade der Ganglia coeliaca kann diagnostisch ein viszeraler Schmerz gegen einen Bauchdeckenschmerz und auch einen thorakalen Schmerz abgegrenzt werden. Therapeutisch kann durch eine Neurolyse des Plexus ein viszeraler Schmerz im Bereich des Oberbauchs (Pankreas, Leber, Gallenblase, Magen), aber auch der Nieren und Nebennieren und mit weitaus geringerem Effekt Schmerzen aus dem Bereich des kleinen Beckens reduziert werden. Eine neurolytische Ausschaltung des Plexus coeliacus sollte in der Regel nur bei Patienten mit Karzinomschmerz durchgeführt werden. In Ausnahmefällen ist die Methode auch bei chronischer Pankreatitis anwendbar.

Es gelten die üblichen Kontraindikationen der Regionalanästhesie, wie Gerinnungsstörungen, hypovolämische Kreislaufsituation und Hautinfektion im Bereich der Injektionsstelle. Spezielle Einschränkungen, wie z.B. ein Aortenaneurysma im lumbalen Bereich oder ein Pneumothorax müssen beachtet werden. Auch Patienten im präfinalen Zustand sollten einer weniger belastenden Therapie zugeführt werden.

6. Technik der Plexus-coeliacus-Blockade

Üblicherweise wird die Blockade in Bauchlage des Patienten und mit beidseitiger Injektionstechnik mit 2 Kanülen durchgeführt. Ein Nachteil dieses Verfahrens ist die für manche Patienten sehr schmerzhafte Bauchlage sowie die größeren Komplikationsmöglichkeiten und zusätzliche Belästi-

Abb. 26.3. Querschnittschema zur Blockade der Ganglia coeliaca. *1* Aorta, *2* Ganglia coeliaca, *3* Nieren, *4* Leber, *5* 1. Lendenwirbelkörper

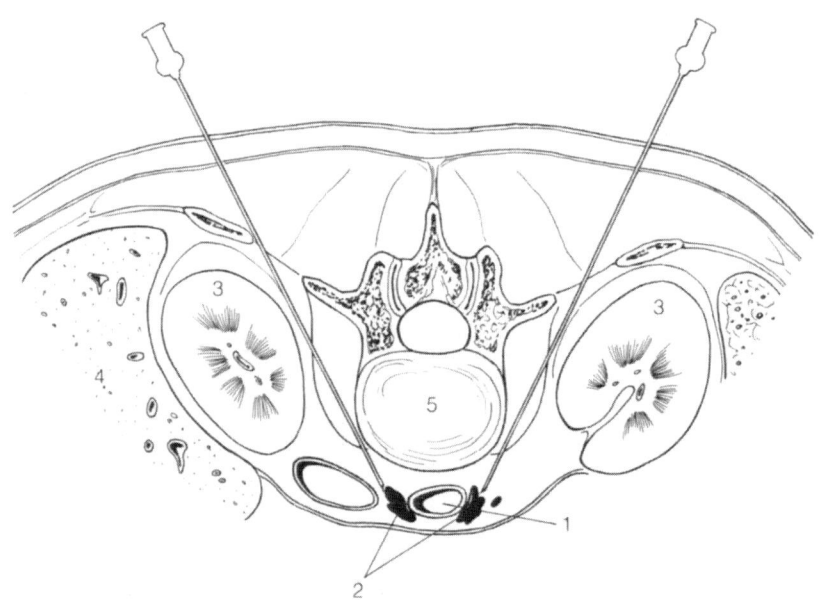

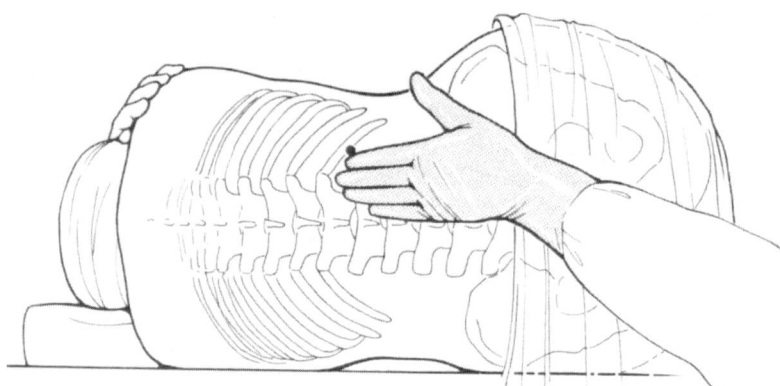

Abb. 26.4. Lagerungstechniken des Patienten und Punktionsstelle bei der Plexus-coeliacus-Blockade von rechts

gung des Patienten durch Einführung von 2 Kanülen. Eine vergleichbar gute Wirksamkeit auch durch einseitige Injektion des Neurolytikums in die Nähe des Plexus coeliacus [9] oder transaortal von links [11] wurde nachgewiesen. Auch die transabdominale Feinnadelpunktion bei Lagerung des Patienten auf dem Rücken ist in jüngster Zeit beschrieben worden [8, 19].

Abb. 26.5a, b. Röntgenkontrolle der Kanülenlage bei rechtsseitiger Plexusblockade. **a** a.-p., **b** seitlich

Wir bevorzugen die einseitige perkutane Technik von rechts bei linker Seitenlage. Die Kanülenspitze muß genügend weit vor dem 1. LWK liegen (2–3 cm vor der Vorderkante), da sonst eine ausreichende Infiltration beider Ganglia nicht erreicht werden kann (Abb. 26.3).

Nach Anlegen eines venösen Zugangs mit laufender Infusion wird der Patient auf einem OP-Tisch oder Durchleuchtungstisch gelagert. Sehr unruhige und ängstliche Patienten werden mit 5–10 mg Diazepam i.v. sediert. In der Regel liegt der Patient auf der linken Seite. Bei leicht gebeugtem Rücken wird eine Rolle unter die Flanke geschoben, so daß die Wirbelsäule horizontal ausge-

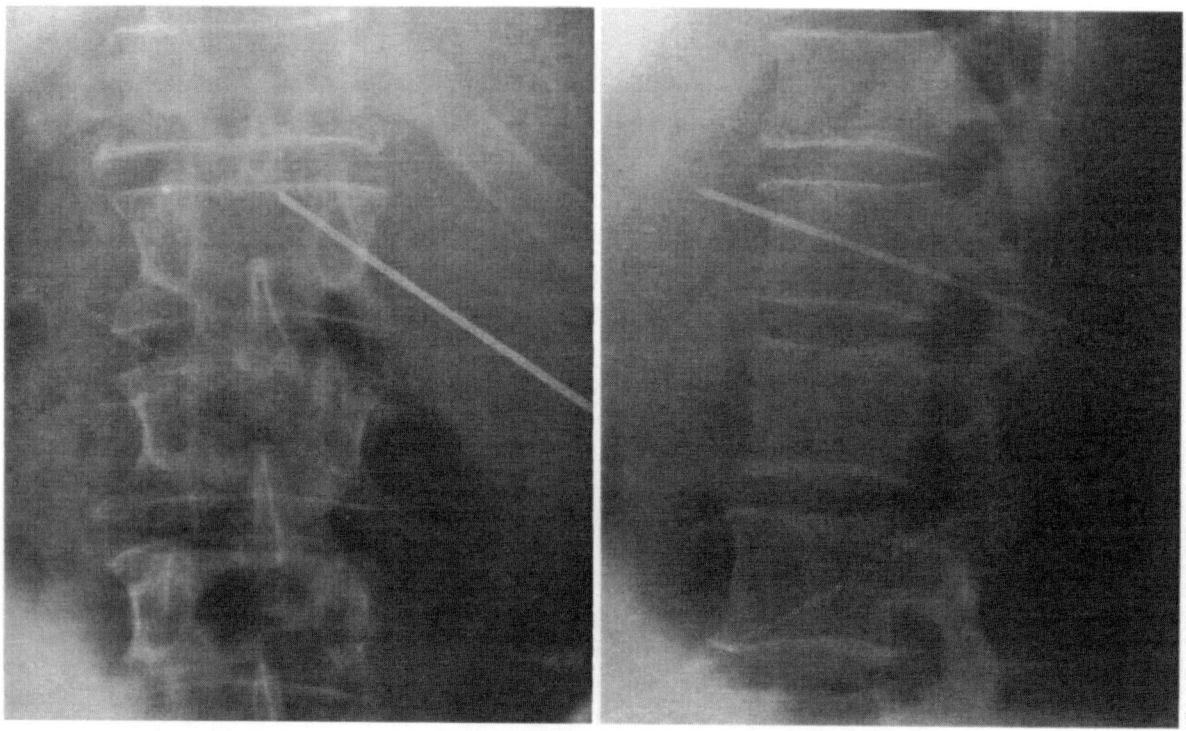

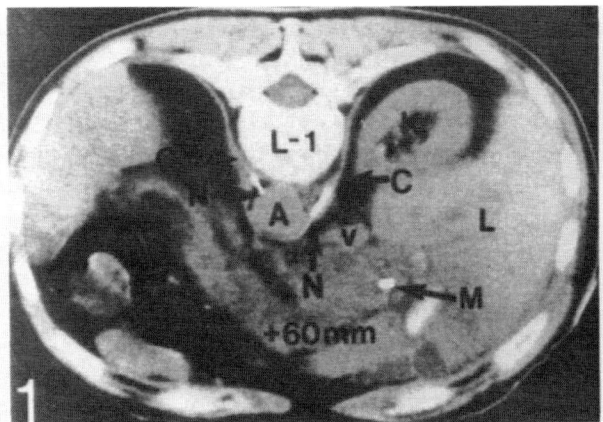 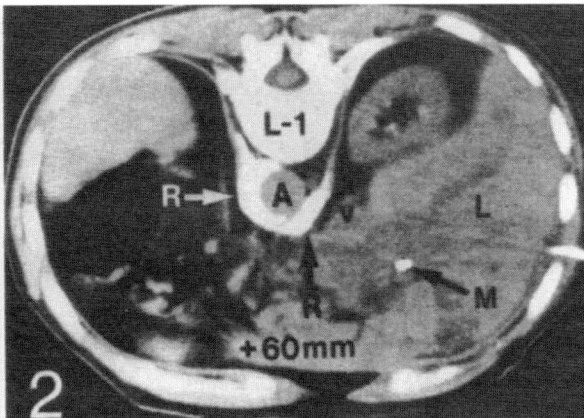

Abb. 26.6a, b. CT 60 mm oberhalb des Kanülenkonus bei beidseitiger Plexus-coeliacus-Blockade. **a** Kanülenlage links hinter der Aorta, rechts korrekte Position, **b** nach Injektion von je 25 ml Äthanol-Kontrastmittel-Lokalanästhesie-Gemisch. *A* Aorta, *V* V. cava, *C* und *Pfeile* Crura des Zwerchfells, *L* Leber, *R* und *Pfeile* Alkohol-Kontrastmittel-Gemisch

richtet ist. Die Einstichstelle liegt 7–8 cm paravertebral in Höhe des 2. LWK oder 1. LWK (je nach Rückenlänge) und unmittelbar kaudal der 12. Rippe (Abb. 26.4). Nach Desinfektion des Injektionsfelds wird unter sterilen Kautelen durch eine Hautquaddel entsprechend den individuellen Körpermaßen des Patienten eine 12–15 cm lange Kanüle in 70° medioventraler und 20° kranialer Richtung auf den Oberrand des 1. LWK bis zum Knochenkontakt vorgeschoben. Die korrekte Richtung wird durch den Bildwandler überprüft. Bei richtiger Position der Kanüle im Bereich des oberen Drittels des 1. LWK wird sie um 1–2 cm zurückgezogen und tangential daran vorbeigeführt. Nach Passieren des Wirbelkörpers wird die Kanüle bei rechtsseitiger Punktion noch 4–5 cm, bei linksseitiger Punktion wegen der Aorta nur 2,5–3 cm weiter vorgeschoben. Die Kanülenspitze sollte ventral vom kranialen Drittel des 1. LWK liegen. Diese korrekte Lage wird durch Röntgenkontrolle in 2 Ebenen nachgewiesen (Abb. 26.5). Die Gabe eines Kontrastmittels (2 ml) zur Kontrolle der richtigen Kanülenlage halten wir vor neurolytischen Blockaden für unverzichtbar. Diagnostische Blockaden mit lokalanästhetischen Lösungen werden üblicherweise mit 40 ml 0,25%igem Bupivacain durchgeführt. Neurolytische Blockaden der Ganglia coeliaca führen wir mit 40 ml 50%igem Äthanol durch. Um den sehr unangenehmen Injektionsschmerz des Alkohols zu vermeiden, setzen wir dem absoluten Alkohol (20 ml) 20 ml 2%iges Mepivacain zu. Falls die endgültige Ausschaltung des Plexus in der gleichen Sitzung erfolgen soll, kann jedoch als Test auch weitaus weniger Volumen des Lokalanästhetikums gegeben werden. Die neurolytische Äthanolkonzentration sollte jedoch insgesamt 50% betragen. Vor Entfernung der Kanüle wird sie von Resten des Neurolytikums durch Injektion von 2 ml Luft gesäubert.

In den nächsten Stunden ist eine engmaschige Kreislaufkontrolle erforderlich. In den folgenden 12 h sollte eine Infusionstherapie mit bedarfsangepaßter Menge durchgeführt werden. Die Patienten müssen nach der Blockade in den nächsten 24 h Bettruhe einhalten. Wegen einer möglichen orthostatischen Dysregulation muß beim ersten Verlassen des Bettes eine Hilfskraft zur Verfügung stehen. Bei komplikationslosem Verlauf und ausreichender Schmerzreduktion kann der Patient 2–3 Tage nach der Neurolyse des Plexus coeliacus aus der stationären Behandlung entlassen werden. In einigen Fällen ist es notwendig, vorübergehend Antihypotonika zu verabreichen.

In den letzten Jahren wurde durch mehrere Autoren eine Kontrolle der richtigen Kanülenlage durch Computertomographie empfohlen (Abb. 26.6) [18, 21, 24]. Obwohl dieses Verfahren gerade bei großen Tumoren mit verdrängendem Wachstum und Verschiebung von retroperitonealen Strukturen (z.B. Nieren oder Aorta) eine zusätzliche Sicherheit bieten, ist diese aufwendige Methode nur in den wenigsten Fällen in Kliniken mit genügender CT-Kapazität durchführbar.

Komplikationen

Die wenigen schwerwiegenden in der Literatur beschriebenen Komplikationen nach neurolytischen Blockaden sind auf eine fehlende Röntgenkontrolle zurückzuführen. Es handelt sich dabei um eine einseitige Beinparese [23], generalisierte Krämpfe [1] und eine Paraplegie der Beine [6a]. In einer von De Takats [5] 1927 zusammengestellten Literaturstudie verschiedener Veröffentlichungen bei insgesamt 2475 Plexus-coeliacus-Blockaden zur Anästhesie für operative Eingriffe fanden sich 8 Todesfälle (=0,32%) und 14 schwere Zwischenfälle mit hypertonen Krisen.

Subarachnoidale, epidurale, intravaskuläre, intrapleurale oder intramuskuläre Injektionen können durch Röntgenkontrolle (insbesondere bei vorheriger Applikation eines Kontrastmittels) vermieden werden. Retroperitoneale Hämatome, insbesondere durch Punktion der Aorta, entstehen selten (die V. cava bei der Punktion von rechts wird wesentlich weniger häufig getroffen). Die Niere ist das am häufigsten punktierte Organ bei der Plexus-coeliacus-Blockade. Komplikationen entstehen dadurch in der Regel nicht (die Injektion sollte jedoch nicht zu weit lateral erfolgen).

Weniger schwerwiegende Komplikationen sind gelegentlich auftretende Alkoholneuritiden der somatischen paravertebralen Nerven, geringe Blutdruckabfälle um ca. 20% vom Ausgangswert oder auch Rückenschmerzen in den ersten Tagen nach einer Neurolyse, ausgehend vom Injektionsbereich.

7. Ergebnisse

Bei Patienten mit Pankreaskarzinomschmerz kann bei 80–90% der Patienten Schmerzfreiheit oder eine deutliche Schmerzreduktion auf einen erträglichen Restschmerz erreicht werden. Dies gilt natürlich nur für den Fall, solange das Karzinom noch keine somatischen Nerven (z.B. im Bereich der Bauchwand) infiltriert oder komprimiert hat. Im Zweifelsfall muß vor der Neurolyse eine prognostische Blockade der entsprechenden Interkostalnerven durchgeführt werden. Zur längerfristigen Schmerzreduktion können später intrathekale Neurolysen oder Ausschaltung der Interkostalnerven durchgeführt werden. Der weitere postneurolytische Verlauf hängt u.a. vom möglichen Weiterwachsen des Karzinoms ab. In der Regel hält die Schmerzfreiheit nach neurolytischer Ganglion-coeliacus-Blockade einige Monate an, wobei die Mehrzahl der betroffenen Patienten ohnehin in einem Zeitraum von 2 bis 5 Monaten verstirbt. Zufriedenstellende Schmerzreduktionen nach der Neurolyse sind von uns aber auch bis zu 18 Monaten gesehen worden [9]. Die neurolytische Blokkade ist bei Wiederauftreten von Schmerzen durch Regeneration der Nervenfasern wiederholbar und führt zum gleich guten Ergebnis.

Ein zufriedenstellender postneurolytischer Verlauf ist u.a. auch vom richtigen Zeitpunkt der Neurolyse abhängig. Diese sollte durchgeführt werden bevor eine tägliche Einnahme von Opiaten erforderlich wird. Eine Abhängigkeit von zentralen Analgetika stellt den Erfolg der Neurolyse sehr in Frage.

Die Plexus-coeliacus-Neurolyse ist u.E. eine relativ einfache, komplikationsarme Blockadetechnik und führt zu einer guten bis sehr guten Schmerzreduktion. Eine weitere Verbreitung und häufigere Anwendung sollte das Ziel sein. Die Vorteile liegen in einer nur kurzen stationären Behandlung, einer höheren Lebensqualität durch Nichteinnahme von zentralen Analgetika und der Unabhängigkeit des Patienten von Arzt und Krankenhaus.

Literatur

1. Benzon HT (1979) Convulsions secondary to intravascular phenol: A hazard of celiac plexus block. Anesth Analg 58:150–151
2. Bonica JJ (1953) Management of pain. Lea & Febiger, Philadelphia
3. Bridenbaugh LD, Moore DC, Campell DD (1964) Management of upper abdominal cancer pain. JAMA 190:877–880
4. De Beule F, Schotte A (1934) Nouvelles étapes dans la lutte contre la douleur. Alcoolisation paravertébrale et épidurale. Alcoolisation du plexus solaire. Rev Belge Sci Med 6:357–361
5. De Takats G (1927) Splanchnic anaesthesia: A critical review of the theory and practice of this method. Surg Gynecol Obstet 44:501–519
6. Drapiewski J.R. (1944) Carcinoma of the pancreas: A study of the neoplastic invasion of nerves and its possible clinical significance. Am J Clin Pathol 14:549–556
6a. Galizia EJ, Lahiri SK (1974) Paraplegia following coeliac plexus block with phenol. Case report. Br J Anaesth 46:639–540
7. Gestin Y, Marty-Ane I (1981) Blocage-alcoolisation splanchnique. Utilisation dans 58 cas d'hyperalgie pancréatico-solaire d'origine tumorale (primitive ou secondaire). Anesth Analg (Paris) 38:369–373
8. Greiner L, Ulatowski L, Prohm P (1983) Sonografisch gezielte und intraoperative Alkoholblockade der Coeliacal-Ganglien bei konservativ nicht beherrschbaren

malignom-bedingten Oberbauchschmerzen. Ultraschall 4:57–69
9. Hankemeier U, Schlosser GK (im Druck) Seitenlagerung und einseitige neurolytische Coeliacus-Blockaden bei Patienten mit Oberbauch-Karzinomschmerzen. Int. Sertürner Symposium, Göttingen 1983.
10. Hill K (1982) Pathologische Anatomie des Krebsschmerzes. Anaesthesist 31:637
11. Ischia S, Luzzani A, Ischia A, Faggion S (1983) A new approach to the neurolytic block of the coeliac plexus: The transaortic technique. Pain 16:333–341
12. Kappis M (1914) Erfahrungen mit Lokalanästhetika bei Bauchoperationen. Verh Dtsch Ges Chir 43:87–89
13. Kappis M (1925) Die Technik der Einspritzung an den Nervus splanchnicus. Zentralbl Inn Med 46:1097–1099
14. Kimura CH, Tsunekawa K, Kumada K, Mori K (1974) Problems of visceral pain. Adv Neurol 4:369–374
15. Lowe WC, Palmer ED (1967) Carcinoma of the pancreas: An analysis of 100 patients. Am J Gastroenterol 47:412–420
16. Montoya GA, Gonzales C, Choncha J, Villena F, Joffre A (1981) The effects of ethanol on preganglionic nerve fibers. Cell Mol Biol 27:601–606
17. Moore DC (1965) Regional block, 4th edn. Thomas, Springfield, pp 156–158, 332–333
18. Moore DC, Bush WH, Burnett LL (1981) Celiac plexus block: A roentgenographic, anatomic study of technique and spread of solution in patients and corpses. Anesth Analg 60:369–379
19. Schild H, Günther R, Hoffmann J, Gödecke R (1983) CT – gesteuerte Blockaden des Plexus coeliacus mit ventralem Zugang. Fortschr Röntgenstr 139/2:202–205
20. Shveston SK (1975) Lechbnoe znachenie spirt-novokainovo'i blokady solnechnogo spleteniia pri zapushchennon rake zheludka. Klin Khir 10:30–33
21. Singler RC (1982) An improved technique for alcohol neurolysis of the celiac plexus. Anesthesiology 56:137–141
22. Sprotte G, Romen W, Kron W, Woidich W (1982) Vergleichende histologische Untersuchungen am Nervus ischiadicus des Kaninchens nach Blockade der Nervenleitung durch Vereisung oder Alkoholinjektion. Reg Anaesth 5:14–19
23. Thompson GE, Moore DC, Bridenbaugh LD, Artin RY (1977) Abdominal pain and alcohol celiac plexus nerve block. Anesth Analg 56:1–5
24. Tolksdorf W, Wunschik F, Mering TH (1982) Die Blokkade des Plexus coeliacus unter computertomographischer Kontrolle bei carcinombedingtem Abdominalschmerz. Anaesthesist 31:654
25. Waldeyer A (1975) Anatomie des Menschen, 1. Teil, 12. Aufl. De Gruyter, Berlin New York, S 87
26. Ward EM, Rorie DK, Nauss LE, Bahn RC (1979) The celiac ganglia in man: Normal anatomic variations. Anesth Analg 58:461–465

26.2 Operative Behandlung

L.F. HOLLENDER

Der Pankreasschmerz gilt als einer der hartnäckigsten, was sich nicht nur durch den Befall der Bauchspeicheldrüse, sondern auch speziell durch die Miteinbeziehung des Plexus splanchnicus erklärt.

Geschichtliches

1950 schlug Mallet-Guy [10] die linksseitige subdiaphragmale Splanchnektomie mit Resektion des Ganglion semilunare vor, und zwar für Fälle von chronischer Pankreatitis mit starken Schmerzzuständen, bei welchen weder eine Resektion noch ein Drainageverfahren indiziert war.
1956 befürwortete Ogle die bilaterale Splanchnektomie mit Sympathektomie.
1958 sprachen sich Yoshioka u. Wakabayashi [35] für die Sektion des präpankreatischen Nervenplexus aus.
1964 beschrieb Rosetti die transpleurale Grenzstrangresektion von C 3 bis L 2.

Solche chirurgischen Eingriffe erfordern zunächst genaue anatomische Kenntnisse (s. Kap. 2).

Chirurgisches Vorgehen

Wir werden folgende Techniken beschreiben:
- die extraperitoneale lumbale Splanchnektomie
- die verschiedenen Typen von intraperitonealen Splanchnektomien

Extraperitoneale lumbale Splanchnektomie
(Abb. 26.7)

Vorbereitung:
Der Patient wird halb schräg gelegt mit einer festen Unterlage, die die Lordose verstärkt, damit der Raum zwischen Rippen und Becken maximal geöffnet wird, während das linke Bein gebeugt bleibt, um den Psoasmuskel zu entspannen.

Inzision:
Die Inzision zwischen der 11. und 12. Rippe geht von der Mitte der 11. Rippe aus und verläuft parallel zur 12. in Richtung des Außenrandes des rechten M. obliquus major. Sie sollte 15 cm lang sein. Manche Autoren raten zu einer Resektion der 12. Rippe auf ihrer ganzen Länge, was wir nicht für notwendig erachten.
Die 3 Muskelschichten werden durchtrennt. 1 cm unterhalb des Rippenbetts wird die Aponeurose des M. transversus abdominis eingeschnitten. Das peritoneale Fettgewebe wird mit dem Peritonealsack von der Muskelschicht abgelöst und medianwärts verdrängt. Mit Hilfe eines gestielten Tupfers werden das peritoneale Fettgewebe sowie das Peritoneum parietale zurückgeschoben. Danach, und erst dann, wird die ganze Muskelschicht bis zum vorderen Teil des Einschnitts durchtrennt.
Nach Spaltung des Henle-Ligaments und nach Freilegung des Zwerchfells ist kranialwärts der dünne pleurale Blindsack leicht ausfindig zu machen, und zwar an der Spitze des Einschnitts, wobei er geschont werden sollte.

Zugang zum peritonealen Raum:
Das peritoneale Fettgewebe wird im Verhältnis zum Lumbalviereck abgelöst.
Ein breiter Spreizhaken kippt die Niere nach vorn. Der dadurch entstehende Spalt im retroperitonealen Raum soll bis in die Mitte der Wirbelkörper reichen. Der Spreizhaken wird in Berührung mit der hinteren Muskelmasse und mit dem Psoasmuskel bleiben, um einen Aufbruch der aponeurotischen Scheiden zu vermeiden.

Operative Behandlung

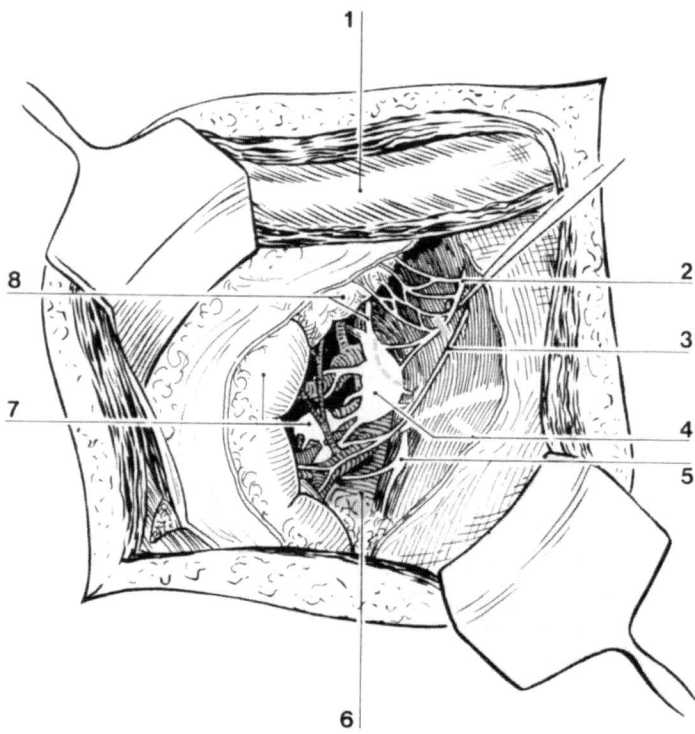

Abb. 26.7. Linksseitige Splanchnektomie auf lumbalem Wege: *1* 11. Rippe, *2* N. splanchnicus major, *3* N. splanchnicus minor, *4* linkes Ganglion semilunare, *5* Grenzstrang, *6* Aorta abdominalis, *7* mesenteriales Ganglion, *8* linke Nebenniere mit einem zöliakalen Ast des posterioren N. vagus. (Aus: Encyclopédie Médico-Chirurgicale Paris 40895-4.7.12)

Aufsuchen des N. Splanchnikus:
Das Zwerchfell, seine Arkaden und seine Pfeiler sind leicht zu identifizieren. Die Abdrängung der vorderen und oberen Pankreas-Nieren-Gegend bringt ein Zellgewebeareal zum Vorschein, das sich an der linken Seite der Lendenwirbel befindet.

2 Nerven durchqueren diese Region:
1. Der lumbale Grenzstrang, der aus der Psoasarkade stammt: Er verläuft senkrecht und bleibt an die hintere Schicht angelehnt.
2. Der N. splanchnicus major: Er bildet ein feines Bändchen, das aus dem Zwerchfellpfeiler emporragt. Er liegt etwa in der Verlängerung der Arkade des Lumbalvierecks und verläuft nach vorn, um sich im hinteren Peritoneum zu verbreiten. Die Tatsache, daß er das einzige horizontale Element darstellt (er geht vom Zwerchfellpfeiler bis zum Ganglion semilunare) ermöglicht seine leichte Identifizierung.

Der Eingriff sollte sich nicht auf die Durchtrennung des Splanchnikus beschränken. Nach Einspritzung von Novocain dient der durchtrennte Nerv als Leiter, um das Ganglion semilunare zu entdecken. Letzteres wird nach Durchtrennung der hinter dem Ganglion liegenden Äste freigelegt, wobei man die angrenzenden kleinen Venen, deren Unterbindung (Clips bevorzugen) manchmal schwierig sein kann, schont. Das Außenhorn des Ganglion semilunare wird reseziert.

Intraperitoneale Splanchnektomien

Rechtsseitige Splanchnektomie (Abb. 26.8) [5, 9]

Der einfachste Zugang ist retroduodenopankreatisch. Das Peritoneum wird am äußeren Rand des 2. Duodenalabschnitts inzidiert. Das Duodenopankreas wird nach links verdrängt, und mit Hilfe eines gestielten Tupfers erfolgt die Freilegung bis zum linken Rand der V. cava inferior und dem Konfluens der linken V. renalis. Diese duodenopankreatische Ablösung kann auch auf submesokolischem Wege durchgeführt werden, unter Hochhebung des Mesocolon transversum und Einschnitt des rechten Mesocolons längs des submesokolischen Duodenumabschnitts [1].

Der rechte Zwerchfellschenkel erscheint zwischen der V. cava inferior rechts, der Aorta links

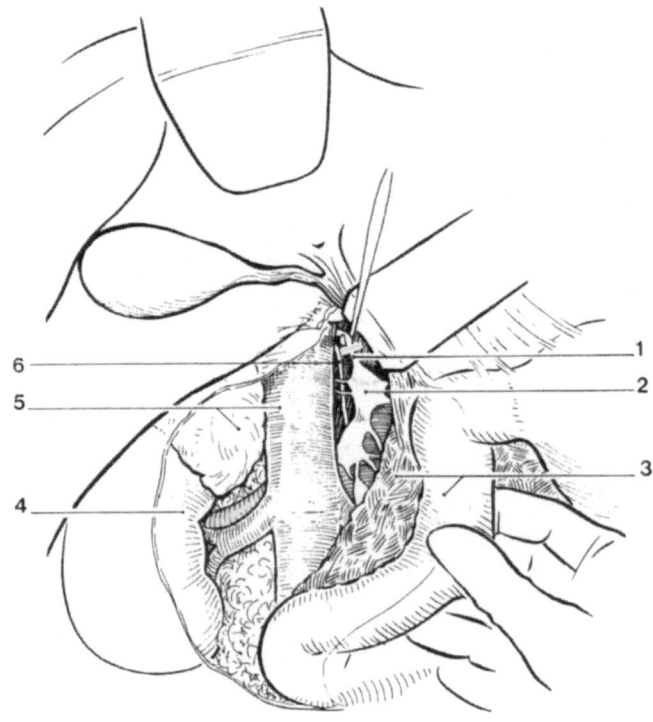

Abb. 26.8. Retroduodenopankreatischer Zugang zum rechten N. splanchnicus: *1* rechter N. splanchnicus major, *2* rechtes Ganglion semilunare, *3* Pankreaskopf, *4* rechte Niere, *5* V. cava inferior, *6* rechter N. splanchnicus minor. (Aus: Encyclopédie Médico-Chirurgicale Paris 40895-4.7.12)

und Leber oben. Er wird dann auf 3–4 cm freipräpariert, indem man die mittleren Kapselgefäße, die ihn durchqueren, schont. Der rechte Splanchnikus erscheint am linken Rand der V. cava inferior oberhalb der linken V. renalis in Form eines weißen, flachgedrückten Streifens, der quer, unmittelbar über den Nebennierengefäßen verläuft und zwischen dem rechten Schenkel und der V. cava herausragt. Nachdem ein Nervenhaken ihn erfaßt hat, wird er mit der Schere freigelegt, Novocain eingespritzt und zwischen 2 Clips durchtrennt.

Linksseitige Splanchnektomie [8, 10, 15, 18]

2 verschiedene Verfahren sind möglich:

Laterogastraler Zugangsweg (Abb. 26.9).

Der linke Leberlappen wird nach Durchtrennung des Lig. triangulare nach rechts gekippt. Das präösophageale Peritoneum wird inzidiert. Die Membran von Laimer-Bertelli wird mittels eines gestielten Tupfers hochgezogen, die angeschlungene Speiseröhre nach links gezogen. Die Pars flaccida des kleinen Netzes wird längs der Leber eingeschnitten.

Die kleine Kurvatur zieht man nun nach links und nach unten mittels eines Langenbeck-Hakens. Auf diese Weise wird der Gefäßstiel des Magens angespannt.

Die Durchtrennung der A. gastrica sinistra ermöglicht den Zugang zum linken Zwerchfellschenkel.

Das Peritoneum parietale posterior wird inzidiert, die inferioren Zwerchfellgefäße ligiert man und durchtrennt sie, da sie den Zugang zum Hiatus zwischen dem Haupt- und Nebenstrang der Zwerchfellschenkel sperren. Zwischen den Muskelfasern wird der linke N. splanchnicus leicht aufgefunden; er verläuft am vorderen Rand der Wirbelsäule und längs der Aorta senkrecht nach kaudal (s. Abb. 26.12).

Nach Einspritzen von 2 ml Novocain wird er zwischen 2 Metallclips durchtrennt. Eine Vorsichtsmaßnahme: Bei zu hoher Spaltung der Zwerchfellschenkel besteht das Risiko der Pleuraeröffnung.

Diese Technik hat den Vorteil eines erleichterten Zugangs zum linken Splanchnikus auf der Höhe seines Zwerchfelldurchgangs, relativ weit vom Pankreas entfernt. Hingegen ist die simultane

Operative Behandlung

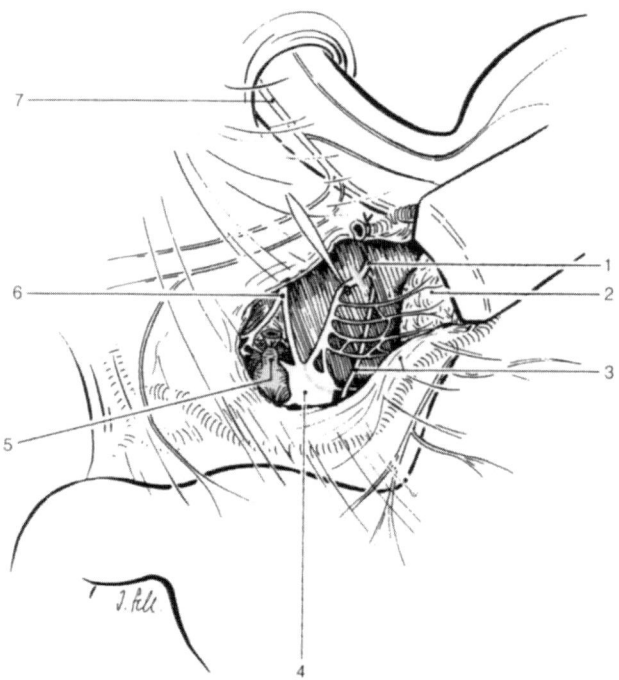

Abb. 26.9. Zugangsweg zum linken Ganglion semilunare, links oberhalb der kleinen Magenkurvatur: *1* linker N. splanchnicus major, *2* linke Nebenniere, *3* linker N. splanchnicus minor, *4* linkes Ganglion semilunare, *5* durchtrennte A. gastrica sinistra, *6* Ramus coeliacus des rechten Vagus, *7* linker N. vagus. (Aus: Encyclopédie Médico-Chirurgicale Paris 40895-4.7.12)

Durchtrennung des Ganglion semilunare und seines Außenhorns äußerst erschwert.

Subpankreatischer Zugangsweg (Abb. 26.10). Das Foramen wird breit eröffnet, indem das Lig. gastrocolicum bis zum oberen Teil des Magens längs der großen Kurvatur durchtrennt wird. Danach zieht man den Magen nach rechts kranial. Das obere Blatt des Mesocolon transversum wird längs des unteren Rands des Pankreaskörpers inzidiert und mit gestieltem Tupfer die mesokolische retropankreatische Faszie von Toldt abgelöst. Das Pankreas wird dann sorgfältig kranialwärts geschoben und mittels eines Langenbeck- oder Leriche-Hakens gehalten sowie das Mesocolon transversum kaudalwärts. Zwischen beiden liegt das linke Ganglion semilunare. Seine Abgrenzung ist folgende: Nach oben die A. splenica, nach unten die linke V. renalis, rechts die Aorta mit der A. mesenterica superior, links die linke Nebenniere.

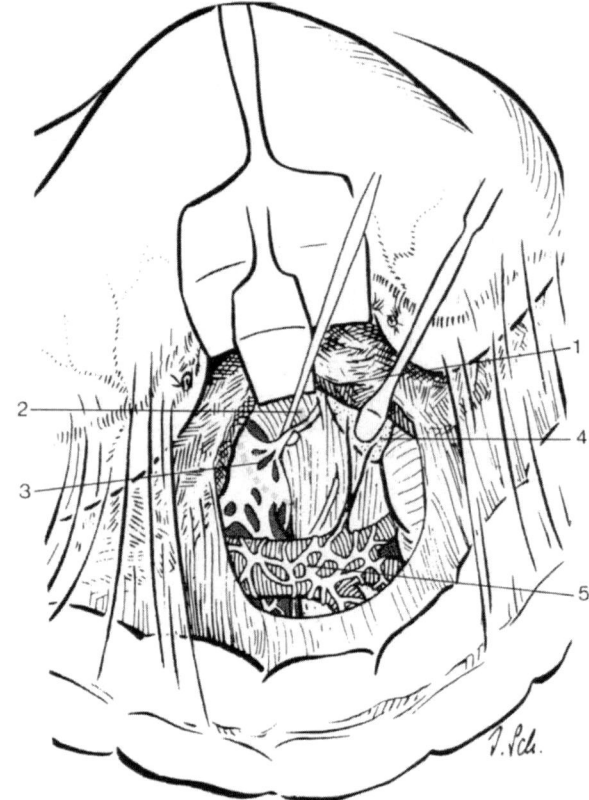

Abb. 26.10. Subpankreatischer Zugangsweg zum linken N. splanchnicus. *1* Pankreas, *2* linker N. splanchnicus major, *3* linkes Ganglion semilunare, *4* linke Nebenniere, *5* linke V. renalis. (Aus Encyclopédie Médico-Chirurgicale Paris 40895-4.7.12)

Die Vorderseite der linken V. renalis wird längs ihres Oberrandes freigelegt und der linke Ast der Nebennierenvene identifiziert, da er während der darauffolgenden Freilegung der linken Nebenniere ein Blutungsrisiko darstellt.

Das linke Ganglion semilunare erscheint an der linken Seite der Aorta in unmittelbarer Nähe des linken Zwerchfellschenkels.

Das Außenhorn des Ganglion semilunare wird freigelegt. Dabei kann eine Verletzung der Venen der linken Nebenniere eintreten. Das Horn des Ganglion semilunare führt direkt zum linken Splanchnikus, der aus der Tiefe stammend, anterior-posterior liegt. Er wird 2 cm oberhalb des Ganglion semilunare durchtrennt und das Außenhorn nach Anlegen eines Clips reseziert.

Doppelseitige transhiatale Splanchnikusresektion

G. MICHOTEY

Trotz der Tiefe des Operationssitus ist die transhiatale doppelte Splanchnikusresektion leicht auszuführen, man muß nur die entsprechenden Instrumente verwenden:

- Ein Spreizhaken von Fruchaud hebt den chondrokostalen Winkel und stellt so den Chirurgen vertikal zum Hiatus. Ein biegbarer Haken wird an den Spreizhaken angebracht, um den linken Leberlappen auf die Seite zu ziehen.
- 2 schmale, lange Spreizer erlauben es, den Ösophagus, die Aorta und die Pleura zu lateralisieren. Das Anbringen eines subkapsulären Hakens, die Resektion des Schwertfortsatzes sowie die Trennung des linken seitlichen Mesohepatikums erweisen sich als unnötig.

Anfangs sind wir strikt nach der von Dubois [4] beschriebenen Technik vorgegangen.

Jedoch, nach Ausführung von mehr als 47 Eingriffen, hat sich unser Verfahren vereinfacht. Eine mediane, supraumbilikale Laparotomie erlaubt die Untersuchung der Läsionen und somit die Indikation einer Splanchnikusresektion zu bestätigen oder zu stellen. Die Operation besteht aus 4 aufeinanderfolgenden Vorgängen:

Zugang zum posteroinferioren Mediastinum. Ein komplettes Freipräparieren des abdominellen Ösophagus sowie der Vagusnerven ist nicht notwendig. Das Peritoneum des kleinen Netzes und die Faszie von Laimer-Bertelli werden am rechten Rand des Ösophagus inzidiert. Dies erlaubt es, den rechten Zwerchfellschenkel gut freizulegen.

Der Ösophagus und beide Vagi werden nach links gehalten, das umgebende Gewebe senkrecht bis zur Adventitia der Aorta durchtrennt. Es entstehen keine Schwierigkeiten bei der Pleuraablösung, wenn diese so nahe der Aorta wie möglich ausgeführt wird.

Resektion des rechten Splanchnikus (Abb. 26.11). Rechts wird die Ablösung der Pleura mit einem kleinen Stieltupfer vollzogen. Sie beginnt an der vorderen Seite und biegt dann zum rechten Aortarand um. Ösophagus und Aorta werden mit dem linken Haken zur Seite gehalten, während der rechte, den rechten Zwerchfellschenkel zur Seite schiebt. Die Ablösung wird längs der Wirbelsäule fortgesetzt, wo die lockere, endothorakale Faszie das Rückdrängen der Pleura erleichtert. Der rechte anterolaterale Wirbelrand erscheint im tiefen Operationsfeld sowie die V. thoracica longitudinalis dextra, die sich immer in dieser Höhe in Nähe des rechten N. splanchnicus befindet. Der Nerv gleicht einem langen perlmuttartigen Band, welches längs des fibrösen Überzugs der Wirbelsäule

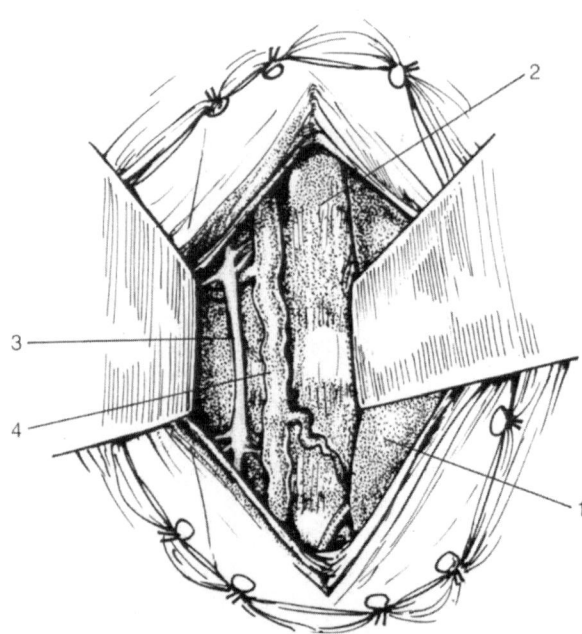

Abb. 26.11. Transhiatales Aufsuchen des rechten N. splanchnicus major; die Aorta wird nach links verdrängt (*1*) an der rechten vorderen Kante der Wirbelsäule (*2*) verläuft der N. splanchnicus major (*3*), parallel zu ihm die große V. azygos (*4*), deren Verletzung verhütet werden sollte

Operative Behandlung

liegt. Nach seiner Isolierung wird er auf 2–3 cm Länge zwischen 2 Clips reseziert.

Resektion des linken Splanchnikus (Abb. 26.12). Das Auffinden des linken Splanchnikus ist durch die Wölbung der Aorta erschwert. Wie rechts, nähern wir uns den Nerven durch ein Halten des abdominellen Ösophagus nach links, während ein 2. Haken die Aorta nach rechts bringt. Die Ablösung des linken Pleurasacks erfolgt immer in Kontakt mit der Adventitia der Aorta, danach mit der linken lateralen Wirbelsäulengegend, in der der linke N. splanchnicus sitzt, allerdings tiefer als rechts. Der Verlauf der V. thoracica longitudinalis sinistra ist zwar variabel, behält aber seinen topographischen Wert. Wie auf der rechten Seite wird der N. splanchnicus auf 2–3 cm zwischen 2 Clips reseziert.

Das Einreißen der Pleura im Bereich der Adventitia der Aorta läßt sich leicht verhindern. Kommt es dennoch zu einem kleinen Riß, wird die Pleuraluft sofort durch Überdruckbeatmung herausgeblasen und der Riß übernäht.

Trotz der leichten Zerreißbarkeit der longitudinal verlaufenden thorakalen Venen, bleibt ihre Verletzung sehr selten und immer leicht durch Verwendung von Clips kontrollierbar.

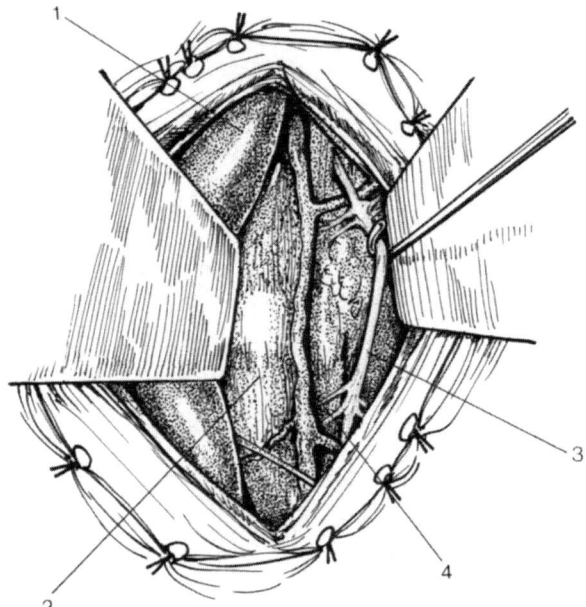

Abb. 26.12. Transhiatales Aufsuchen des linken N. splanchnicus major; die Aorta wird vorsichtig nach rechts gehalten (*1*), längs der linken Seite der Wirbelsäule (*2*) kann der Stamm des N. splanchnicus major (*3*) angeschlungen werden. (*4*) V. thoracica longitudinalis sinistra

Die Drainage der Hiatusgegend ist i. allg. nicht nötig. Empfiehlt sie sich dennoch, wird sie ausgiebig genug sein, um einen eventuellen Pneumothorax zu vermeiden. Da keine Freilegung des abdominellen Ösophagus vorgenommen wurde, beeinträchtigt man die Kardialgegend nicht, so daß eine Antirefluxmontage unnötig erscheint.

Am Ende des Eingriffs werden beide Zwerchfellschenkel hinter dem Ösophagus durch 1–2 nichtresorbierbare Nähte aneinander gebracht, der Hiatus darf aber nicht verschlossen werden. Die Membran von Laimer-Bertelli wird mit einigen Nähten wieder hergestellt.

Indikationen und Ergebnisse der Splanchnektomie

L.F. HOLLENDER

Pankreaskarzinom

Der Rückgriff auf eine Neurotomie erweist sich oft als sehr nützlich, um gegen die unerträglichen Schmerzen angehen zu können, die bei einzelnen Pankreaskarzinomen entstehen. In diesen Fällen ist es ratsam, eine bilaterale transhiatale Splanchnektomie auszuführen, die, wenn sie komplett ist, eine totale und dauerhafte Schmerzlinderung mit sich bringt. Da der Tumor oft die Bauchhöhle befällt und ausgedehnte Metastasen vorliegen, ist die doppelseitige transhiatale Splanchnektomie meist die einzig durchführbare Methode.

Michotey [15] hat sie bei 25 Patienten vorgenommen, ohne Mortalität noch Morbidität, mit sofortigem Aufhören der Schmerzen und Einstellung jeglicher Analgetikagaben.

Erweist sich bei einem Ersteingriff das Karzinom als nicht resezierbar, so befürworten wir die sofortige transhiatale Splanchnektomie als komplementäre Maßnahme zur eventuellen Drainageoperation.

Als Kontraindikation für eine bilaterale Splanchnektomie gelten

– der Befall der Hiatusgegend durch karzinomatöses Gewebe
– eine segmentale portale Hypertonie mit karzinomatöser Venenthrombose
– die vorangegangene chirurgische Behandlung einer Hiatushernie

Chronische Pankreatitis

Die linksseitige Splanchnektomie wurde von Mallet-Guy [10, 11] von Vosschulte [23] als schmerzbekämpfendes Vorgehen bei gewissen Formen von chronischer Pankreatitis empfohlen.

Wir selbst konnten bei 27 operierten Patienten nur 3mal anhaltend gute Ergebnisse erzielen. Es sollte betont werden, daß bei fortgeschrittenen chronischen Prozessen mit diffusen Verkalkungen, mit Lithiasis des Ductus Wirsungianus oder erweitertem Ductus Wirsungianus die Splanchnektomie erfolglos bleibt. Sollte sie dennoch versucht werden, besteht die Wahl zwischen dem subpankreatischen, dem retroduodenopankreatischen, dem laterogastrischen und am besten dem transhiatalen Zugangsweg. Diese 4 Methoden haben den Vorteil, ein weiteres Vorgehen am Pankreas selbst evtl. zu vermeiden.

Die transhiatale doppelseitige Splanchnektomie brachte Michotey [15] in Fällen von chronischer Pankreatitis, in denen keine andere Operation ausführbar war, befriedigende Erfolge.

Der lumbale extraperitoneale Weg ist zweifellos leichter ausführbar, hat aber den Nachteil, eine 2. Inzision nach dem Schließen der Laparotomie zu beanspruchen. Es sei denn, daß man sich aus verschiedenen, meist schmerzbedingten Gründen sofort dazu entschließt, ohne das Pankreas selbst vorher chirurgisch zu überprüfen.

Literatur

1. Benedetti-Valentini S, Rossodivita I (1968) Accesso al ganglio semilunare ed al nervo splancnico di destra per via sottoduodeno-pancreatica sottomesocolica. Accesso al ganglio semilunare ed al nervo splancnico di sinistra per via sottomesocolica sottopancreatica. Chir Gastroenterol 2/2:230–238
2. Cariati E (1970) Indications et possibilités de la splanchnicectomie dans les pancréatites chroniques. Lyon Chir 66:414–415
3. De Takats G, Walter LE (1950) The treatment of pancreatis pain by splanchnic nerve section. Surg Gynecol Obstet 131:44–57
4. Dubois F (1977) Splanchnicectomie par voie abdominale transhiatale. Nouv Presse Méd 6:2069–2070
5. Gosset MJ (1948) La splanchnicectomie droite par voie antérieure transpéritonéale. Sem Hôp Paris 19:605–607
6. Hollender LF, Marrie A (1984) Les neurotomies pancréatiques. Encycl Méd Chir Paris Techniques chirurgicales. Appareil digestif. 40895, 4-7-12
7. Kment OH (1952) Die chronische Pankreatitis und ihre chirurgische Behandlung durch linksseitige Splanchnikusresektion. Zentralbl Chir 77:100–104
8. Léger L, Mouktar M, Gontier F (1964) Abord du splanchnique et du ganglion semi-lunaire gauches par voie transpéritonéale. J Chir (Paris) 88:489–500
9. Malafosse M, Léger L (1963) L'abord transpéritonéal du nerf splanchnique droit. Presse Méd 71:1430
10. Mallet-Guy P (1943) La splanchnicectomie gauche dans le traitement des pancréatites chroniques. Presse Méd 51:145–146
11. Mallet-Guy P (1980) Bilan de 215 opérations nerveuses, splanchnicectomies ou gangliectomies coeliaques gauches, pour pancréatite chronique et récidivante. Lyon Chir 76/6:361–372
12. Martin JF, Mallet-Guy P, Feroldi J (1943) Les lésions nerveuses des pancréatites chroniques. Lyon Chir 38:559–570
13. Menguy RB, Hallenberck GA, Bollman JL, Grindlay JH (1957) Ductal and vascular factors in etiology of experimentally induced acute pancreatitis. Arch Surg 74:881–889
14. Michon J, Léger L (1962) L'abord du nerf splanchnique gauche par voie abdominale. Presse Méd 70:533–534
15. Michotey G, Sastre B, Argeme M, Mannara P, Crespy B (1983) La splanchnicectomie par voie transhiatale de Dubois. Technique, indications et résultats. A propos de 25 sections nerveuses pour algies viscérales abdominales. J Chir 120:487–491
16. Morrissey DM (1953) Relief of pain in chronic pancreatitis by sympathectomy. Br J Surg 41:189–191
17. Moulonguet P, Verne JM, Foucher P (1952) Splanchnicectomie et pancréatite. Mém Acad Chir 78:907–918
18. Murat J, Crassas Y, Vaur JL, Debbiche L (1974) Technique de la splanchnicectomie gauche par voie lombaire. Nouv Presse Méd 33/3:2093–2094
19. Napalkov PN, Trunin MA, Kroutikova IF (1967) La neurectomie marginale dans le traitement de la pancréatite chronique récidivante douloureuse. Lyon Chir 63:801–811
20. Ray BS, Console AD (1949) Relief of pain in chronic (calcareous) pancreatitis by sympathectomy. Surg Gynecol Obstet 89:1–8
21. Trunin MA, Krutikova IF (1975) Marginal neurotomy in some forms of chronic pancreatitis. Khirurgiia (Mosk) 51/1:107–115
22. Vaysse J, Coquillaud JP, Vallin J, Dupuy R (1970) Antalgie pancréatique totale par splanchnicectomie bilatérale en un temps. J Chir (Paris) 100:167–178
23. Vosschulte K, Wagner E (1970) Indications et pratique de la splanchnicectomie dans le traitement des pancréatites chroniques. Lyon Chir 66:112–116
24. White TT, Lawinski M, Stacher G, Pangtay Tea J, Michoulier J, Murat J, Mallet-Guy P (1966) The treatment of pancreatitis by left splanchnicectomie and coeliac ganglionectomy. An analysis of 146 cases. Am J Surg 112:195–199
25. Yoshioka H, Wakabayashi T (1958) Therapeutic neurotomy on the head of the pancreas for relief of pain due to chronic pancreatitis. A new technical procedure and its results. Arch Surg 76:546–554

27 Begutachtungsfragen nach pankreaschirurgischen Eingriffen, Folgebefunde und Begutachtungskriterien

M. NAGEL und M. CLASSEN

1. Vorbemerkung

Mitteilungen über gutachterliche Aspekte und Kriterien zur Beurteilung von direkten und indirekten Folgezuständen nach pankreaschirurgischen Eingriffen, insbesondere auch hinsichtlich extrapankreatischer Auswirkungen, finden sich in der Fachliteratur nur vereinzelt, vorwiegend aus internistisch-gastroenterologischer Sicht im Hinblick auf den isolierten Pankreasfunktionsverlust. Die Begutachtung pankreaschirurgischer Folgezustände ist insofern erleichtert, als intraoperativ gewonnene, insbesondere auch pathomorphologische Befunde als verwertbare Grundlage neben den klinischen Symptomen und der Auswertung der Anamnese und des Beschwerdebildes herangezogen werden können.

Aktuelle Aspekte ergeben sich hinsichtlich des bei vielen Pankreaseingriffen durch die sog. Linksresektion mehr oder weniger unvermeidbaren Milzverlusts sowie beim Bauchtrauma mit Kombinationsverletzungen an den Nachbarorganen.

In den letzten Jahren hat die Diskussion über das Problem des Milzverlusts deswegen zunehmendes Interesse geweckt und neue Begutachtungskriterien erbracht, weil einerseits bleibende, auch altersabhängige Immunschwäche anerkannt und andererseits operationstechnisch die Milzerhaltung, wenn immer möglich, angestrebt werden muß.

Schwierigkeit bereitet die Erfassung extrapankreatischer Begleitauswirkungen zusätzlich zum Schweregrad und der Art der Pankreasprimärerkrankung. Es handelt sich vorwiegend um Verdauungsstörungen des Dünn- und Dickdarms mit der Möglichkeit rezidivierender ileusartiger Funktionsstörungen durch Adhäsionen oder Mehrfachanastomosen mit den Pankreasnachbarorganen. Besondere Schwierigkeiten bereitet die Klärung von Zusammenhangsfragen beim stumpfen Pankreastrauma.

Die vielfältigen pathophysiologischen Operationsfolgezustände müssen gutachterlich im einzelnen und im Zusammenhang mit der summierten gastrointestinalen Funktionsstörung und damit als Beeinflussung des Allgemeinzustands erfaßt bzw. bewertet werden. Dabei wird man, falls möglich, die präoperative Pankreasfunktionsqualität berücksichtigen.

Im Rahmen einer immer anzustrebenden interdisziplinären gutachterlichen Untersuchung kommt dem Chirurgen die vorrangige Aufgabe zu, operationsbedingte Organveränderungen bzw. hieraus resultierende Funktionseinbußen – insbesondere auch nach Wiederholungseingriffen – exakt zu dokumentieren. Sie sind die wichtigsten objektiven Grundlagenbefunde ergänzend zu den postoperativen internistisch-gastroenterologischen Funktionsanalysen und Befundauswertungen.

Mit den Methoden der modernen bildgebenden Verfahren und der Endoskopie bzw. kombinierten endoskopisch-radiologischen Gallenwegs- wie Pankreasgangdarstellung sind die Zusammenhänge weitgehend exakt abzuklären. Die individuell unterschiedliche Schmerzsymptomatik verlangt besondere Berücksichtigung u.U. auch wiederholte Kontrolluntersuchungen.

In der nachfolgenden Klassifizierung sind die häufigsten Krankheitsverläufe und typischen postoperativen Folgezustände aufgeführt. Den Spätfolgebefunden kommt dabei die Hauptbedeutung zu, da in der postoperativen Frühphase i.allg. Arbeitsunfähigkeit besteht. So erlangt z.B. etwa nur $1/3$ aller Patienten nach Resektionstherapie bei chronisch kalzifizierender Pankreatitis wieder die Arbeitsfähigkeit [8].

2. Kommentare und spezielle gutachterliche Aspekte nach pankreaschirurgischen Eingriffen und Folgezuständen (s. Tabelle 27.1)

Allgemeines

Mit zunehmender Häufigkeit und Standardisierung chirurgisch-operativer Maßnahmen im Rahmen des gesamten Therapiekonzepts bei den ätiologisch-pathogenetisch verschiedenartigsten, insbesondere entzündlichen, Pankreaserkrankungen haben auch diesbezügliche gutachterliche Frage-

Tabelle 27.1. Klassifikation pankreaschirurgischer Grunderkrankungen mit peripankreatischen Folgeerscheinungen

Entzündliche Pankreaserkrankungen:
Akute Pankreatitis
1. Nichtbiliäre Pankreatitis:
   (Alkoholpankreatitis? Begleitleberschaden? Vorschädigung?)
   Segmentäre portale Hypertension, distale Choledochusstenose – Subikterus
2. Biliäre Pankreatitis:
   Gallenwegsvoroperationen mit/ohne primärer synchroner Cholezystektomie, (Choledochoduodenostomie, Choledochus-Papillen-Stenose) Entlastungsoperationen
3. Sonderfall:
   Posttraumatische Pankreatitis (s. Pankreastrauma)

Chronische Pankreatitis
1. Zystendrainageoperationen mit/ohne Choledochus-Papillen-Stenoseoperationen
2. Linksresektionen mit/ohne Milzentfernung
3. Rechtsresektionen = (Duodenopankreatektomie)
4. Spezieller gutachterlicher Aspekt:
   Diabetes, exkretorische Insuffizienz, Milzverlust, Schmerzen! Subjektives Beschwerdebild.

Pankreastrauma:
1. Isoliertes Pankreastrauma
   Schweregrad: Commotio, Contusio, partielle bzw. totale Gangparenchymruptur. Resektion (s. Punkt 3 und 5)
2. Posttraumatische Pankreatitis
3. Partielle Resektion mit/ohne Milzentfernung
4. Pankreaskombinationstrauma:
   (Duodenum-Kolon-Leber-Gallenweg-Begleitverletzung)
5. Stumpfes Pankreastrauma und Diabetes
   (Zusammenhangsfragen)

Pankreastumoren:
Maligne Pankreastumoren
1. Partielle Duodenopankreatektomie
2. Palliative isolierte bzw. Mehrfachanastomosen: Choledochus-Magen-Jejunum (Refluxcholangitis?!)
3. Totale Duodenopankreatektomie
   (mit Choledochogastrojejunostomie)
   Sonderfall:
   pankreopriver Diabetes! „Leben ohne Pankreas"!
Benigne hormonaktive Pankreastumoren:
organischer Hyperinsulinismus, Zollinger-Ellison-/Verner-Morrison-Syndrom
Maligne hormonaktive Pankreastumoren:
(Chemotherapie, Lebermetastasen)

Extrapankreatische Folgeerscheinungen nach pankreaschirurgischen Eingriffen:
Adhäsionsbedingte Funktionsstörungen (Dünndarm und Kolon) rezidivierender Adhäsionsileus: Anastomosenkomplikationen.
Nierenschädigung nach postoperativen Nierenversagen.

Postoperative Pankreasfistel:
Persistierend oder temporär mit oder ohne Bauchwandkomplikationen (Adhäsionen, Narbenbruch etc.)

Tabelle 27.2. MdE (in %) nach pankreaschirurgischen Eingriffen. Kriterien und Orientierungswerte.

Beschwerden (Verdauungsstörungen, Schmerzzustände)	MdE[a] [%]
Milzverlust:	10–20
Resektionen:	
Linksseitig: Diabetes und Milzverlust	10–30
Rechtsseitig: Verdauungsstörungen, Diabetes, Cholangitis	30–60[a]
Totale Pankreasentfernung: Verdauungsstörungen pankreopriver Diabetes	100
Drainageoperationen:	
Pankreasdrainageoperationen	[a]
Pankreaszystendrainageoperationen (Verdauungsstörung, Diabetes)	[a]
Äußere Pankreasdrainagen (temporär/persistierend)	[a]
Äußere Pankreasfistelkomplikationen (temporär/persistierend)	
Hauterosionen	[a]
Fistelexkretionsverlust	[a]
Pankreastrauma (offen/stumpf)	
Diabetes	[a]
Extrapankreatische Begleiterscheinungen, Kombinationstrauma!	
Milzverlust bei Pankreasruptur mit Linksresektion	20
Magenresektion	[a]
Allgemeine Folgezustände: (Adhäsionen und Bauchdecken) gastrointestinale Funktionsstörungen	[a]

[a] Abhängig von *individueller Befundauswertung* insbesondere Rezidivneigung und fortschreitender Funktionseinbuße (Verdauungsinsuffizienz, Schmerzausmaß, Schwere des Diabetes und insgesamt therapeutischer Beeinflußbarkeit)

stellungen, insbesondere die Beurteilung von Folgeerscheinungen, eine entsprechend größere Bedeutung erlangt. In erster Linie handelt es sich dabei um das Ausmaß der Pankreasfunktionseinbuße nach partiellem oder totalem Pankreasverlust im Zusammenhang mit Störungen und Funktionsbeeinträchtigungen der Nachbarorgane. Eine stärkergradige Maldigestion bei chronischer Pankreatitis kann trotz konsequenter Fermentsubstitution auf längere Sicht zu einer mehr oder weniger erheblichen und zunehmenden Reduzierung des Ernährungs- und Allgemeinzustands führen. In solchen Fällen bestimmt die exkretorische Insuffizienz die Einstufung. Weitere Störungen des Zucker- und Knochenstoffwechsels (Osteoporose u.a.) müssen berücksichtigt werden.

Unterschiedliche Krankheitsverläufe machen gerade bei Pankreaserkrankungen mehrmalige gutachterliche Befunderhebungen nötig, um die MdE adäquat und die Beschwerden richtig bewertend zu erfassen. Kontrolluntersuchungen in zeitlichen Abständen von 1 oder 2 Jahren müssen daher u.U. herangezogen und zugrundegelegt werden. Allgemeingültige Anhaltspunkte gibt es nicht, weil direkte wie indirekte, anatomische oder funktionell bedingte Operations- bzw. Unfallfolgen von Art und Schwere des Eingriffs am Pankreas abhängen. Entscheidend ist aber auch, ob und welche *präoperativen Vorschädigungen* am Pankreas selbst wie an den Nachbarorganen zum Zeitpunkt des operativen Eingriffs bestanden haben.

Milzverlust

Die Anzahl der traumatisch bedingten Milzverletzungen einerseits und der operationsnotwendigen Milzentfernungen andererseits ist insgesamt größer, als allgemein angenommen wird.

Bei gutachterlichen Fragestellungen und der Klärung von Zusammenhangsfragen darf u.a. nicht übersehen werden, daß Milzrupturen erst nach einem Intervall oder als mehrmaliges Ereignis und gelegentlich dann auch erst postoperativ auftreten können. Fast unvermeidbar kommt es bei jedem nichtelektiven Milzentfernungseingriff zu mehr oder weniger großen intraabdominellen Blutungen, insbesondere auch beim stumpfen Bauchtrauma mit Kombinationsverletzungen. Hieraus resultieren konsekutiv häufig erhebliche diffuse Verwachsungen. Diese sind dann die Ursache heftiger Schmerzzustände, nicht zuletzt durch eine Splenosis ausgelöst.

Zu bedenken ist weiterhin, daß eine präoperative schon bestehende krankhafte Veränderung des Milzorgans (hämatologische Erkrankung) eine Voraussetzung zur Ruptur abgeben kann.

Während früher die Ansicht vertreten wurde, das Milzorgan sei ohne weiteres entbehrlich, besteht heute weitgehende Einigkeit, daß es sowohl in der Früh- wie in der Spätphase nach Milzverlust vorwiegend zu immunologischen Störungen und Veränderungen im Sinne einer geschwächten Abwehrlage kommen kann. Dabei muß das Risiko für das sog. OPI-Syndrom („overwhelming post-

splenectomy infection") besonders beachtet werden. Die grundsätzliche Schwierigkeit bei der Klärung und gutachterlichen Beurteilung besteht u.a. darin, daß nicht in allen Fällen zweifelsfrei zu erfassen ist, ob klinische Folgezustände in Form einer deutlich erkennbaren Infektionsanfälligkeit nicht auch schon vor dem Eingriff bestanden haben.

Widersprüchliche Meinungen bestehen noch über den zeitlichen Verlauf und das Persistieren einer Abwehrschwäche. Die jeweilige individuelle Reaktionslage muß differenziert neben dem Immunstatus untersucht werden. Besonders Kinder bis zum 12. Lebensjahr sind einem deutlich erhöhten Infektionsrisiko ausgesetzt.

Für den Chirurgen ist es grundsätzlich wichtig, nach einer Splenektomie den Patienten bzw. die Eltern auf die Gefährdung durch Infektionen hinzuweisen und ihnen eine enge, pädiatrische bzw. hämatologische Überwachung und Nachsorge zu empfehlen. *Für den Milzverlust haben folgende gutachterliche Beurteilungsmaßstäbe allgemeine Anerkennung gefunden:* Bei unkompliziertem Krankheitsverlauf in den ersten 3–6 Monaten 50–75%, in den nächsten 6–12 Monaten 20–30% MdE. Nach dem 2. postoperativen Jahr ist eine MdE von 10% als Dauerrente anzuerkennen. Liegen zusätzliche objektivierbare gastrointestinale Funktionsstörungen schwerwiegender Art vor, ist die MdE auf 20% zu erhöhen. Die Einschätzung einer unfallbedingten MdE für den Milzverlust auf 0% bei fehlenden subjektiven Beschwerden ist heute nicht mehr vertretbar.

Hieraus darf in keinem Fall die begutachtungsunabhängige Folgerung gezogen werden, daß die Entfernung einer Milz (bei posttraumatischen Rupturbefunden oder aus operationstechnischen Indikationen bei elektiven pankreaschirurgischen Eingriffen) als Kunstfehler zu betrachten ist!

3. Begutachtungskommentar zu den Krankheitsklassifizierungen
(Tabelle 27.1)

Akute Pankreatitis

Die multifaktorielle Pathogenese der akuten wie der chronisch-rezidivierenden Pankreatitis legt es zunächst nahe, die Entzündung gutachterlich nicht nur als einmaliges Ereignis, sondern auch als mögliche Erstmanifestation einer chronisch-rezidivierenden Pankreatitis mit progressiver Verlaufsform einzustufen. Bei *biliärer Pankreatitis* ist die Zusammenhangsfrage relativ einfach, wenn anamnestisch

Voroperationen an den Gallenwegen oder eine synchrone Cholezystektomie zu registrieren sind. Äthanolabusus muß ausgeschlossen bzw. als pathogenetisch disponierender Faktor entsprechend berücksichtigt werden. In den seltenen Fällen einer akut-nekrotisierenden, lebensbedrohlich verlaufenden Pankreatitis stellen insbesondere intra- oder postoperativ nachgewiesene Funktionsausfälle in Abhängigkeit vom pankreaschirurgischen Ausmaß (Nekroseentfernung, partielle bis erweiterte Resektion) die gutachterlichen Hauptaspekte dar. Bei gelegentlich auftretender, segmentärer portaler Hypertension ist die angiologische Abklärung erforderlich. Nach Gallenwegseingriffen müssen postoperative Auswirkungen in Form rezidivierender Cholangitis ausgeschlossen oder erfaßt werden. Das gleiche gilt für die funktionell wie morphologisch unterschiedlichen Verlaufsformen in Abhängigkeit von der Ätiopathogenese. Im Falle einer chronischen *Alkoholpankreatitis* verlangen mögliche *Leberschädigungen* besondere Berücksichtigung. Bei der *biliären Pankreatitis* ist die gutachterliche Abklärung und Einschätzung hinsichtlich der Anamnese insofern einfacher, *weil begleitende Gallenwegserkrankungen fehlen*, es sei denn, daß eine Kopfpankreatitis zur Stenose am distalen Choledochus und konsekutivem Subikterus geführt hat. Im günstigen Falle ist die akute Pankreatitis ein vorübergehendes Erscheinungsbild leichterer Form. Bei der schweren akut-nekrotisierenden Pankreatitis werden sich im Falle eines Überlebens die Auswirkungen der nicht selten notwendigen Wiederholungseingriffe durch bildgebende Untersuchungsverfahren einigermaßen klar erfassen lassen. Für die posttraumatischen Pankreatitisfälle gelten ähnliche Gesichtspunkte (vgl. Pankreastrauma).

Chronische Pankreatitis

Insgesamt sind gutachterliche Beurteilungen nach chirurgischen Eingriffen bei chronischer Pankreatitis erleichtert, weil es sich um ein im Verlauf geklärtes und durch die neuen diagnostischen Verfahren besser zu erfassendes Organsubstrat handelt. Zystendrainageoperationen mit oder ohne zusätzliche Ableitungsverfahren im Gallenwegsbereich werden aufgrund der *Vorschädigung* am Pankreas ihre gutachterliche Bedeutung haben. Begleitende Störungen an Darm- oder Gallenwegen sollten beachtet werden. Bei linksseitigen Pankreasteilresektionen gilt es, den Funktionsausfall am Pankreas sowie den Milzverlust zu erfassen. Bei *Pankreaskopfresektionen (Duodenopankreatektomie)* sind die gutachterlichen Fragestellungen hinsichtlich der Funktionsausfälle und Folgeerscheinungen im Zusammenhang mit dem Resektionsausmaß und der Herstellung verschiedener neuer Funktionsverbindungen mit Gallenwegen, Magen und Dünndarm schwieriger zu erfassen. Hinsichtlich des Funktionsausfalls am Pankreas muß es selbst bei diesem ausgedehnten Eingriff, aber nicht zwangsläufig, zu einem ausgeprägten Diabetes kommen. Verlaufskontrollen sind unerläßlich. Das entscheidende Kriterium ist auch hier der Zustand der Pankreasfunktion zum Zeitpunkt der Operation. Über den Effekt der unterschiedlichen Drainage- und Resektionsoperationen am Pankreas bei chronisch rezidivierender Pankreatitis bestehen aufgrund unterschiedlicher Nachuntersuchungsbefunde noch divergierende Meinungen. Allerdings ist nach Drainageoperationen und Pankreasresektionen mit Gangokklusionstechnik eine Progredienz der Erkrankung vorwiegend im exkretorischen Bereich, möglicherweise auch im endokrinen Bereich, nicht auszuschließen.

Pankreastrauma – stumpfes Bauchtrauma

Zeitliche Beziehungen zwischen Trauma und Pankreasfolgeerscheinungen, v.a. Beschwerden und Funktionsstörungen, sind nicht immer ohne weiteres erkennbar bzw. objektivierbar. Besonders schwerige Fragestellungen können sich bei einem Patienten mit gleichzeitiger Alkoholanamnese ergeben. Die Bauchspeicheldrüse toleriert ohne Vorschädigung einen Parenchymverlust von 70 bis 80%. Besondere gutachterliche Beachtung verdienen neben der leicht übersehbaren posttraumatischen Pankreatitis mit Pseudozystenbildung die Kombinationsverletzungen von Zwerchfell, Milz, Duodenum, Gallenwegen und Leber sowie eine im Ausnahmefall posttraumatisch ausgelöste segmentäre portale Hypertension.

Pankreastumoren

Maligne Pankreastumoren

Bei den bekannten prognostisch ungünstigen Bedingungen für jeden wegen Pankreaskrebs operierten Patienten ist der Kranke als potentieller Vollinvalide einzustufen.

Benigne Pankreastumoren

a) Zystadenome
b) hormonaktive Tumoren (Insulinom und Gastrinom bzw. Vipom)

Maligne hormonaktive Tumoren

Durch die oft mögliche Organerhaltung und auch wegen i. allg. ausbleibender extrapankreatischer Auswirkungen ergeben sich günstigere Verhältnisse. In jedem Fall ist individuelle Befunderhebung und Auswertung erforderlich (Tabelle 27.1).

Äußere Pankreasfistel (temporär-persistierend)

Diese relativ seltene Komplikation oder Folgeerscheinung muß nach Fistelbeseitigung (innere Anastomose) keine zwangsläufige Funktionseinschränkung verursachen (vgl. Tabelle 27.1).

Extrapankreatische Folgeerscheinungen

Hier sind speziell Störungen der Dünn- und Dickdarmpassage, insbesondere durch Adhäsionen, zu berücksichtigen. Sie entziehen sich trotz wiederholter röntgenologischer Untersuchungen nicht selten der Objektivierung. Wiederholungsuntersuchungen sind häufig erforderlich.

4. Schlußkommentar und Zusammenfassung

Die Schwierigkeiten der Begutachtung von Folgeerscheinungen nach pankreaschirurgischen Eingriffen bestehen weniger in der Klärung des Zusammenhangs hinsichtlich der Pankreasfunktionsschädigung als vielmehr in der detaillierten Bewertung der isolierten wie kombinierten Funktionsausfälle der Nachbarorgane.

Enges Zusammenwirken des chirurgischen und des internistisch-gastroenterologischen sowie des radiologischen Gutachters ist für die einwandfreie Befunderhebung und die Auswertung der individuellen Folgeerscheinungen und ihrer Bedeutung hinsichtlich der Gesamtbeeinträchtigung des Allgemeinzustands unerläßlich.

Literatur

1. Brunner H (1980) Begutachtung von Pankreaserkrankungen. In: Frühmorgen P (Hrsg) Das Gastroenterologische Gutachten. Witzstrock, Baden-Baden
2. Damman HG, Kraas E, Reimann B, Schreiber HW (1983) Die chronische Pankreatitis: Chirurgische Therapie und Gesichtspunkte der Konservativ-Medizinischen Nachsorge. Aktuel Chir 18:55–58
3. Dobroschke J, Schwemmle K, Laube H, Langhoff R, Bretzel RG, Federlin K (1979) Autotransplantation Langerhansscher Inseln nach totaler Duodenopankreatektomie beim Menschen. Langenbecks Arch Chir 350:53
4. Ernst E (1981) Begutachtung nach Milzverletzungen. Tagung Landesverband gewerblicher Berufsgenossenschaften. Schriftenr Unfallmed Tagung 45:105
5. Fritze E (Hrsg) (1982) Die ärztliche Begutachtung. Steinkopf, Darmstadt
6. Fritze E, Viefhues H (Hrsg) (1984) Das ärztliche Gutachten. Steinkopf, Darmstadt
7. Frühmorgen P (1980) Das gastroenterologische Gutachten. Witzstrock, Baden-Baden
8. Horn J (1984) Therapie der chronischen Pankreatitis. Springer, Berlin Heidelberg New York
9. Lankisch PG, Fuchs H, Schmidt H, Peiper J, Creutzfeld W (1975) Ergebnisse der operativen Behandlung der chronischen Pankreatitis mit besonderer Berücksichtigung der Exokrinen und Endokrinen Funktion. Dtsch Med Wochenschr 100:1048
10. Ritter U (1980) Gesichtspunkte zur Begutachtung von Pankreaserkrankungen. In: Frühmorgen P (Hrsg) Das Gastroenterologische Gutachten. Witzstrock, Baden-Baden
11. Schmid JF, Berchtold R (1976) Ist der splenektomierte Patient ein Dauerinvalide? Schweiz Rundsch Med Prax 65:1555
12. Seufert RM (1984) Zur Autotransplantation der Milz. Langenbecks Arch Chir 362:1

Sachverzeichnis

A. hepatica, Embolisation 473
  Unterbindung 473
Abdomenleeraufnahme 432
Abszesse 433, 505
Adenokarzinom 53, 154, 196
  Ätiologie 61
  Makroskopie 56
  Mikroskopie 56
  Staging and Grading 60
  TNM-Vorschläge 60
Adenomatose, multiple endokrine
  (MEA-Syndrom) 474
Alkoholismus, chronischer 257,
  258
Ampulla Vateri 19
Amylase s. Serum, Urin 83
Anastomose, biliodigestive 507
Anastomose, pankreatojejunale 507
Anastomoseninsuffizienz 505
  Fisteln 506
  Fistulographie 506
Angiographie 104, 366, 397
  biselektive 366
  Indikation 104
  Technik 104
Anomalien, kongenitale 9
Apudome 474
Arrosionsblutungen 433
Aszites, pankreatitischer 335–337
Atrophie 43
Autotransplantation 493
Azidose 448
Azinuszellkarzinom 63

Bauchspeichel, Enzyme 33
Bestrahlung, intraoperative 374
Beziehungen des Pankreas zu den
  Nachbarorganen 14, 16, 17
Biopsie 172, 178
Biostatorsystem 468
Blutentnahme, zur selektiven
  intraoperativen Hormon-
  bestimmung 470
Blutungen 265, 347, 503, 506
  gastrointestinale 265
  Pfortadereinrisse 347, 503
  Pseudoaneurysma 347
  Verletzungen 503

Chemotherapie, intraarterielle lokale
  423
Chiba-Nadel 176
Cholangiographie, perkutane
  transhepatische (PTC) 176, 268

Cholangiopankreatikographie
  (ERCP) 165, 166, 168, 178, 229,
  272
Cholerrhö 176
Cholestase 178
Cholezystokinin 36
Cholezystokinin-Pankreozymin
  (CCK-PZ) 34–36, 86
  CAMP-Spiegel 36
  Pankreassekretion, Kontrolle 35
Chymotrypsin 86, 88, 266
Computertomographie (CT) 147–
  152, 154, 156, 157, 229, 268, 365,
  396
Conray 60, 165, 176
Cushing-Syndrom 70

Darmfisteln 434
Derivation, innere 337
Diabetes 72, 75, 491, 492, 509, 511
  Autotransplantation 493
  Inselamyloid 74
  Inseltransplantation 495, 498
  Klassifikation 72
  Organtransplantation 496, 498, 499
  Pankreasinselallotransplantation
    499
  Pankreassegmentautotransplantation
    499
  pankreopriver 491, 509
  sekundärer 75
Drainage 174, 350, 370
  äußere 350
    Marsupialisation 350
  innere 174, 183, 351, 369
  Pankreasgang 358
  perkutane transgastrische 311
  perkutane transhepatische (PTD)
    176, 178, 181, 370
    Gallenblase 179
    Technik, modifizierte 181
  transpapilläre, endoskopische 181
Drainageoperationen 272, 284
Duodenoduodenostomie bei Pancreas
  anulare 480
Duodenographie, hypotone 268
Duodenojejunostomie bei Pancreas
  anulare 480
Duodenopankreatektomie, begrenzte
  406
Duodenopankreatektomie, partielle
  291–294, 300, 301, 306–308, 312,
  313, 374

Anastomose, biliodigestive 312
  wirsungojejunale 374
Antrumresektion mit trunkulärer
  Vagotomie 292
Drainage, perkutane
  transgastrische 311
Dreiecksplastik 313
Gangokklusion 300, 311
Gastrojejunostomie 313
Gefäßanomalien 299
Kocher-Vautrin-Manöver 292,
  294
Letalität 384
Linksresektion 319, 320
Omega- oder Y-Anastomose 311
Pankreasgangokklusion 309, 312
Pankreasschwanzversorgung 306
Pankreatogastrostomie 309, 310
Pankreatojejunostomie 306, 308,
  309, 311, 374
Duodenopankreatektomie, totale
  248, 249, 376, 378
  Beurteilung, kritische 376
  Diabetes, pankreatopriver 377
  Tumoren, multizentrische 376
Duodenopankreatektomie, totale en
  bloc 378

Echoanatomie s. Sonographie
Einteilung, anatomische s. Pankreas
Elektrotom 173
Embryologie s. Pankreas
En-bloc-Resektion 384
Endoprothese 369
Enzymprovokationstest 85
EPT s. Papillotomie, endoskopische
ERCP s. Cholangiopankreatiko-
  graphie, endoskopisch-retrograde

Feinnadelaspirationsbiopsie 205
  perkutane unter sonographischer
    Führung 136
Fibrose, zystische s. Mukoviszidose
Fisteln 445
Fistulographie 432, 448, 449

Gallengangsdrainage 393
  Choledystoduodenostomie 393
  Cholezystogastrostomie 393
  Cholezystojejunostomie 393
Gallensteinpankreatitis 242
  Sphinkterotomie, endoskopische
    242

Gallenwegsdiagnostik 199
  Cholangiographie 199
  Cholangioskopie 199
  Druckmessung 199
  Durchflußmessung 199
  Kontrastmittelinjektion 199
  Papillenfunktionstest 199
Gallenwegsdrainage 172, 370
  interne-externe 172
  Komplikationen 174
Gallenwegsentlastung, präoperative 181
Gallenwegserkrankungen 260
Ganganomalien 486
Ganglia coeliaca 515
  Blockade 517
  Nervensystem, autonomes 515
Gangverödung 505
Gastrektomie, totale 471
Gastrinom 70, 423, 453, 471
  intraduodenales 471
  Zollinger-Ellison-Syndrom 453, 471
Gastroenterostomie 394
Gefäßanomalien 299
  A. colica media 24
  A. hepatica communis 23
  A. hepatica dextra 23
  A. hepatica sinistra 24
Gefäßsystem, arterielles 20–24
  A. lienalis 23
  A. pancreatica dorsalis 22
  A. pancreatica transversalis 22
  A. pancreaticoduodenalis 20
  A. pancreaticoduodenalis anterior und inferior 22
  A. pancreaticoduodenalis anterior und superior 21
  A. pancreaticoduodenalis sinistra 22
  Gefäßarkaden, pankreatikoduodenale 20
  hintere und obere pankreatikoduodenale 20
  vordere und untere pankreatikoduodenale 21
Gefäßsystem, venöses 24, 26
Geschichte des Pankreas 1
Glukagon 165
Glukagonom 70, 423, 454, 473
Glukosemonitoring, intraoperatives 468

Hämochromatose 43
  primäre 43
  sekundäre 43
Hormonbestimmung 469
  intraoperative transhepatische selektive Blutentnahme aus dem Pfortadersystem 470
H_2-Rezeptorantagonisten 471
Hyperalimentation bei akuter Pankreatitis 249, 250, 434
  Ernährung, parenterale 434
  Katheterjejunostomie 249

Hyperinsulinismus, organischer s. Insulinom
Hyperparathyreoidismus 71, 260
Hyperplasie s. Adenom, duktales
Hypertension, portale 265
Hypoglykämiesyndrom 77

Ikterus 369
Infektion 347
Inhibitor-Syndrom s. Somatostatinom
Inselautotransplantation 498
Inselisolierung 494, 495
Inselsystem 72
Inseltransplantation 491, 494–496, 498
Insulinom 70, 423, 452, 453, 464–468, 470
  Adenomenukleation 466
  Biostatorsystem 468
  Duodenopankreatektomie, partielle 466
  Entfernung, Operationsverfahren 465
  Etappenresektion 468
  Glukosemonitoring, intraoperatives 468
  Hormonbestimmung 469
  Hyperinsulinismus, organischer 464
  Hypoglycaemia factitia 453
  Hypoglykämie 452
  Lage, ektopische 467
  Malignität 470
  Pankreaskopfresektion, duodenumerhaltende 466
  Resektion, blinde 467
  Schnellradioimmunoassay 469
  Toluidinblau 464

Jeune-Syndrom 38

Kachexie, pankreatogene 279
Kalzifikationen 214
Karzinoid-Syndrom 71
Karzinomschmerz 517
Karzinomtypen 172
Kombinationschemotherapie 421
Kompressionserscheinungen 347
Kontusion des Pankreas 438
Korpus-Schwanz-Splenopankreatektomie 397
Kortikotropinom, pankreatisches 473
Kost, eiweißreiche 512
Kurzrippen-Polydaktylie-Syndrom 38

Labordiagnostik bei akuter Pankreatitis 228
Laktoferrin 92
Langerhans-Inseln 32, 72
Laparoskopie 158–163, 230, 366
Läsionen
  Ductus Wirsungianus 444
  Pankreaskopf 444

Läsionen, vaskuläre 40, 42
  Arteritis 42
  Arteriosklerose 42
  Hypertonie, maligne 42
  Schock 42
  Thrombosen 42
Linksresektion 272, 319, 320
Lipase 84
Lundh-Test 86, 87
Lymphknoten 26

Magenresektion, einer Pankreasresektion vorausgegangene 301
Maldigestion, pankreatogene 510
Mallet-Guy-Zeichen 265
Marseille-Klassifikation 213, 217, 255
MEA-Syndrom s. Adenomatosen, multiple endokrine
MEN-Type I 456
Metastasen, endokrine 472
Metastasenresektion 473
Milchsäuredauertropfapplikation 449, 450
Milzverlust 531
Mobilisierung, Kocher-Vautrin-Manöver 187
Monotherapie 420
Mukoviszidose 39, 40

Nadelbiopsie 136, 138, 160
  perkutane transabdominelle 136
  Bildpunktion 136
  Ergebnis, zytodiagnostisches 138
  Impfmetastasierung 138
  Indikation 138
  Komplikationen 138
  Punktionstechnik 136
Nadeljejunostomie 434
Nahtmaterial 191
  Erfahrungen, klinische 191
  Kunststoffäden 191
  polyesterhaltiges 191
  polyglykolsäurehaltiges 191
  Seide 191
  Untersuchungen, experimentelle 191
Nekrosektomien bei akuter Pankreatitis 248
Neoplasie, multiple endokrine 72
Nervenversorgung, parasympathische 26, 27
  Plexus splanchnicus 26
  Splanchnikus 27
Nesidioblastome 77
Netzlappen 444
Neurolyse 516
Neurotensinom 456, 473
Nn. splanchnici 515

Oddi-Sphinkter 258
Okklusion 311
Operationsindikation 244, 278
  Computertomographie 244

Sachverzeichnis 537

Nekroseherde 244
Operationsprinzipien bei chronischer Pankreatitis 281
Operationsverfahren bei chronischer Pankreatitis 279, 284
  Anastomosen, biliodigestive 283
  Arteriographie, selektive 279
  Dekompression 280
  Drainageoperation 281, 284
  Duodenopankreatektomie 282
  Gallenwege, Sanierung 282
  Gastroenterostomie 283
  Linksresektion 281, 282
  Maßnahmen, okkludierende 283
  Nervensystem, vegetatives, Eingriffe 283
  Pankreaskopfresektion, duodenumerhaltende 282
  Pankreatikoduodenektomie, pyloruserhaltende 282
  Pankreatojejunostomie, kombinierte 288
  Resektion 281, 291
  Sphinkterapparat, Eingriffe (transduodenale Sphinkterplastik) 286
  Sphinkterotomie 282
Organallotransplantation 499
Organtransplantation 496–498
  Venenthrombose 498

Pancreas anulare 9, 37, 51, 477
  Doppelblasen(double-bubble)-Phänomen 479
  Duodenoduodenostomie 480
  Duodenojejunostomie 480
  Entstehungstheorien 477
  Gangverhältnisse 478
  Resektion 479
    gastroduodenale 480
  Ring, Spaltung 479
  Ringpankreas 478
Pancreas divisum 12, 39, 51, 167, 485
  Ductus pancreaticus major 485
  Ductus Santorini 487
  Ductus Wirsungianus 485
  Ganganomalie 486
  Mikrolithiasis 487
  Pankreatogramm 486
  Papilla minor 486
  Processus uncinatus 486
  Sekretin-Pankreozymin-Stimulationstest 487
  Sphinkteroplastik 487, 489
  Sphinkterotomie 487, 489
  Stenose 486
  Wirsungo-Jejunostomie 488
Pancreas minus 39
Pancreolauryltest 86, 90, 91, 266
Pankreas 37, 38, 72
  aberrierendes 481
  akzessorisches 481
  Anatomie, pathologische 37
  Anomalien, kongenitale 9, 37
  Beziehungen zu den Nachbarorganen 16
  Einteilung, anatomische 12
  Embryologie 9
  endokrines 72, 157
    Orthologie 72
    Tumoren, maligne endokrine 157
  exokrines 152
    Basalsekretion 31
    Tumoren 152
Pankreasabszeß 431
  Milzvenenthrombose 434
  Septihämie 431
  Splenektomie 433
  Spülung 433
  Streßulzerationen 434
Pankreasanlage 37
Pankreasaplasie 39
Pankreasausführungsgänge 17, 21
Pankreasdiät 511
Pankreasenzyme 34
Pankreasfisteln 447
  äußere 447
  Fistulographie 447
  innere 447
  Nekrosektomie 447
  Pankreatikographie 450
  Probebiopsie 447
  Sequestrektomie 447
  Sklerosierung 448
  Therapie 448
    Milchsäuredauertropfapplikation 449
    Roux-Y-Schlinge 450
Pankreasfunktion, endokrine 268
  Störungen 213
Pankreasfunktion, exokrine 266
  Störungen 213
Pankreasfunktionsprüfungen 86
Pankreasgang, Drainage 358, 394
Pankreasgangobliteration 312
  Anastomosierung 309
  Blindverschluß 312
  Pankreasokklusion 309, 312
Pankreasgeschwülste
  gutartige 427
  metastatische 428
  seltene 427
Pankreasinseltransplantation 499
Pankreasinsuffizienz 273
Pankreasisoamylase 88
Pankreasisthmus 14
Pankreaskarzinom 54, 134, 166, 361, 396, 420, 423
  (s. auch Adenokarzinom, duktales)
  Bestrahlung, intraoperative 374
  Chemotherapie 420
    intraarterielle lokale 424
    Monotherapie 421, 423
    Tumormarker CEA 420
  Computertomographie 396
  Epidemiologie 362
  Kombinationschemotherapie 421
  Lymphknotenbefund 372
  Lymphknotenbiopsie 373
  Metastasierung 370
  Operation, palliative 393
  Pankreatektomie, regionale subtotale 385
    totale 385
  Reserzierbarkeit 372
  Risiko 363
  Stanzbiopsien 372
  TNM-Klassifikation 371
  Überlebenszeit 397
  Umgehungsanastomose 373
Pankreaskarzinomschmerz 520
Pankreaskopf 14
Pankreaskorpus 14
Pankreasmündung 173
Pankreasorgantransplantation 491, 494
Pankreasphlebographie 106
Pankreaspseudozysten 265, 344, 346
  Blutungen 347
  Computertomographie 348
  Drainage, äußere 350
  Drainage, innere 351
  Ergüsse, seröse 374
  Infektion 347, 350
  Kompressionserscheinungen 347
  Kontrastfüllung 349
  Pankreorhagie 350
  Pseudoaneurysma 347
  Punktion, ultraschallgezielte 351
  Retentionszysten 346
  Röntgenuntersuchung 349
  Rückbildung 349
  Ruptur 347, 350
  Sonographie 348
  Ursprung, traumatischer 346
  Zöliakoangiographie, selektive 349
  Zystenpunktion 349
Pankreassaft 31
Pankreassaftzytologie 172
Pankreasschwanz 14, 188
Pankreassegmentautotransplantation 499
Pankreassekretion 257
Pankreassteine 332
  Dormia-Sonde 333
  Extraktion 333
  Hauptprotein 332
  Laktoferrin 332
  Pankreaskoliken 332
  Pankreatikojejunostomie nach Du Val 334
  Pankreatikolithotomie 333
  Pankreatikoplastik 333
Pankreassteinprotein 258
Pankreasszintigraphie 270
Pankreastransplantation 491
Pankreastrauma 42, 126
Pankreastumoren 52, 129, 451
  Adenomatosen, multiple endokrine 474
  Apudome 473

Pankreastumoren, endokrine 65–69, 462, 463
   Choriongonadotropin, humanes 462
   Gastrinom 453, 471
   Glukagonom 454, 473
   Häufigkeit 65
   Häufigkeitsverteilung 462
   Insulinom 452, 464
   Klassifikation 65
   Malignität 463
   Malignitätskriterien 69
   MEN-Type I 456
   Morphologie 67
   Neurotensinom 456
   PPom 456
   Somatostatinom 454, 473
   Therapie 456
      Leberarterienembolisierung 458
   VIPom 454, 473
Pankreasverkalkungen 257
Pankreaszysten, echte, Klassifikation 346
Pankreatektomie, regionale subtotale und totale 384, 387
   Type-I-Operation nach Fortner 385
Pankreatektomie, totale 378, 397
   Gastroenterostomie 382
   Hepatikojejunostomie 382
   Wiederherstellung 382
Pankreatin 511
Pankreatitis 43
   Klassifikation 243
Pankreatitis, akute 44, 86, 119, 147, 188, 213, 233, 237, 243, 255
   Intensivüberwachung 244
   Komplikationen 46, 213
      extrapankreatische 226
      postoperative 250
      vaskuläre 51
   Laparoskopie 230
   Metastasen 218
   Nekrose 149
   Obstruktion, andere Ursachen 218
   Operationsindikation 244
   Pankreasfunktion, endokrine, Störungen 213
      exokrine, Störungen 213
   Pankreasgangkonkremente 218
   Peritoneallavage 242, 440
   Prozesse, immunologische 220
   Pseudozyste 47, 149, 213
   Schweregrade nach Hollender 243, 244, 245
   Strikturen 218
   Symptomatik, klinische 225
   Technik, operative 246
      Maßnahmen an den Gallengängen 246
   Therapie, chirurgische 240
      konservative 233
      organbezogene 233
   Vorgehen, chirurgisches 245
      Nekrosestraßen 245, 246
Pankreatitis, akute biliäre 173
Pankreatitis, akute hämorrhagisch-nekrotisierende (AHNP) 445
Pankreatitis, akute rezidivierende 166, 168
Pankreatitis, chronische 48, 86, 126, 151, 166, 168, 171, 214, 217, 255, 260, 264, 289, 491, 493
   Morphologie 214
   Operationsprinzipien 281
   Pankreasfunktion, Verlust der exokrinen und endokrinen 214
   Pankreasgang, radiologische Veränderungen 167
   Pankreasverkalkungen 151
   Pankreatektomie 492, 493
   Sonderform, morphologische 214
   Pankreatitis, obstruktive chronische 214
   Strikturen 171, 214
   Therapie, operative 277
   Ursachen, seltenere 268
      Bauchtrauma 260
      Hyperlipidämie 260
      Hyperparathyreoidismus 260
      kongenitale Genese 260
      Pancreas divisum 260
Pankreatitis, chronische schmerzlose 264
Pankreatitis, hämorrhagisch-nekrotisierende 44
Pankreatitis, hereditäre 221
Pankreatitis, idiopathische chronische 260
Pankreatitis, obstruktive 52, 214
Pankreatitis, ödematöse 44, 217
Pankreatitis, segmentäre chronische 49
   Duodenalstenose 50
   Duodenalwandzysten 50
   Pancreas anulare 51
   Pancreas divisum 51
   Pseudozyste 50
   Rinnenpankreatitis 50
Pankreatitis, tropische chronische 260, 261
   Kwaschiorkor 261
   Malnutrition 261
Pankreatogastrostomie 309
   Ergebnisse 311
   Gangokklusion 311
   Omega- oder Y-Anastomose 311
   Restpankreatitis 311
   Technik 311
Pankreatographie, intraoperative 199, 200
Pankreatojejunostomie 309
   kombinierte (mit Resektion) 288
      Invaginationsanastomose 290
      Teleskopanastomose 290
      Wirsungojejunostomie mit End-zu End-Anastomose nach Du Val 288
      Wirsungopankreatojejunostomie nach Puestow 290
Pankreoblastom 63
Pankreato- (bzw. Wirsungo-) Jejunostomie (ohne Resektion) 284
   laterolaterale mit Omegaschlinge (Cattel) 286
   laterolaterale (Partington-Rochelle) 284
Papilla minor 167
Papille 20
   Ductus Santorini 20
   Varianten 20
Papillektomie 405
Papillenkarzinom 63, 64, 172, 404
Papilloduodenektomie 408
Papillom, intraduktales 54
Papillotom 173
Papillotomie, endoskopische (EPT) 165, 166, 172
   Komplikationen 174
Paratyrinomen 473
Perikarderguß, pankreatitischer 339
Perikarditis 339
Peritoneallavage s. Pankreatitis, akute
Peritonitis 505
Perlschnur 167
Pfortader 26
Pleuraerguß 432
Pleuritis, pankreatische 337
   Aspirationsdrainage 339
   Fistel, zystopleurale 338
   Pachypleuritis 339
   Ranvier-Schnürringe 338
   Spontanheilung 339
   Zystographie 339
Plexus-coeliacus-Blockade 517, 520
   Alkoholneuritiden 520
   Blockaden, diagnostische 519
   Injektionstechnik 517
Plexus splanchnicus 522
Portographie, indirekte 268
Probebiopsie 203
   Feinnadelaspirationsbiopsie 205
   Keilexzision 204
   Pankreasbiopsie, konventionelle 204
   Zytodiagnostik 209
Prothese, transpapilläre 181
Provokationstests für die Pankreassekretion 85
Pseudozysten 40, 41, 43, 123, 124, 142, 145, 194, 213, 343, 348
   Amylasefraktion, thermolabile 348
   Computertomographie 348
   Kontrastfüllung der Zyste 349
   neoplastische 41
   parasitäre 41
   postnekrotische 41
   Röntgenuntersuchung 349
   Ruptur 347
   Sonographie 348
   Zöliakoangiographie 349
   Zystenpunktion 349

Sachverzeichnis

Punktion 432
  intraoperative 203
    Feinnadelaspirationsbiopsie 205
    Feinnadelbiopsie 204, 209
    Fistelbildung 351
    Infektion 351
    Keilexzision 204
    Stanzbiopsie 204
    Zyste, Neubildung 351
    Zytodiagnostik 209
    ultraschallgezielte 351

Reflex, enteropankreatischer 32
Relaparatomie bei akuter
    Pankreatitis 250
  Abdomen, offengelassenes 250
  Indikation 250
Resektion 291, 479
  gastroduodenale bei Pancreas
    anulare 480
Resektionstechnik, Modifikationen
    314
  Duodenopankreatektomie,
    pyloruserhaltende nach
    Traverso und Longmire 316
  Anastomosenulzera,
    postoperative 316
  Kopfduodenopankreatektomie,
    Modifikation nach Guillemin
    314
  Linksresektion 319, 320
  Pankreatektomie, subtotale
    319, 321
  Pankreaskopfresektion,
    duodenumerhaltende 317
  Pankreatojejunostomie 318
Röntgendiagnostik, konventionelle
    94–102
  Bariumeinlauf 102
  Gallenwege, Kontrastdarstellung
    102
  Leeraufnahmen 95
  Magen-Darm-Passage 96
  Röntgensemiotik 98
  Urographie 92
  Verkalkungen 95
Röntgentherapie 337
Roux-Y-Schlinge 337
Row of lakes 167

Schnellradioimmunoassay 469
Segmentresektion bei akuter
    Pankreatitis 248
Sekretin 35, 86
Sekretin-Pankreozymin-Test 86, 266
Sequestrektomien bei akuter
    Pankreatitis 248
Serumamylase 83, 84
Serumenzymmessungen 88
Serumtrypsin (RIA) 86
Shwachman-Syndrom s. Atrophie
Somatostatin 36, 449, 506
Somatostatinom 71, 454, 473
Sonde, nasobiliäre 173

Sonographie 117, 122–134, 141, 163,
    229, 268, 365, 396
Spätkomplikationen 512
Speichelisoamylase 83
Sphinkterapparat, Eingriffe
    (transduodenale Sphinkterplastik)
    286
  Injektion, i.v., Sekretin 287
  Papillotomiesonde nach Soler-
    Roigg 287
Sphinkterotomie 487, 489
Sphinkterplastik, transduodenale 286
Splanchnektomie 522–524, 527
Splanchnikusresektion, transhiatale
    526
Splenoportographie 268
Spüldrainage 433
  Gastrostomie 434
  Jejunostomie 434
Spül-Saug-Drainage bei akuter
    Pankreatitis 247
  Peritonealdialysat 247
Steatorrhö, pankreatogene 273
Stenose, Anastomose,
    pankreatojejunale 507
Strahlenbehandlung 410
  Bestrahlung, externe 410, 411
    intraoperative 413
    interstitielle 415
    postoperative 411
    präoperative 411
Streßulzeration 434
Stuhlenzymbestimmung 88
  Trypsin 88
Stuhlfettanalyse, quantitative 86
Stuhlfettbestimmung, quantitative 91
Stumpfpankreatitis 506
Substitutionsbehandlung 509–511

Therapie, immunsuppressive 497
  Azathioprin 497
  Cyclosporin-A 497
  Prednison 497
  Transplantat, Abstoßung 497
Therapie, organbezogene bei akuter
    Pankreatitis 233
  Antazida 234
  Antifibrinolytika 235
  Aprotinin 235
  Atropin 234
  Cimetidin 234
  Enzyme, autodigestive, Hemmung
    235
  Flüssigkeitskarenz, absolute 233
  Hemmung, direkte 234
    indirekte 233
  Kalzitonin 235
  Karboanhydrasehemmer 234
  Magensaft, Dauerabsaugen 233
  Nahrungskarenz, absolute 233
  Pankreasresektion, Hemmung 233
    hormonelle Hemmung 234
  Phospholipase-A-Hemmer 235
Therapie, systematische bei akuter
    Pankreatitis 236, 237

Ductus thoracicus, Drainage 237
Gerinnungsstörung, disseminierte
    intravaskuläre (DIC) 237
Infektionsprophylaxe/
    Infektionsschutz 237
Insuffizienz, renale 237
    respiratorische 237
Methämalbumin 236
Peritonealdialyse 236
Transaminaseanstieg 179
Transplantat, Abstoßung 497
Transplantatentnahme 494
Trypsin 85, 88
  im Stuhl 86
Tumor, pankreatischer, Polypeptid
    produzierender (PPom) 456, 473
Tumoren 53, 61, 63, 71, 152
  ampulläre and periampulläre 63
  maligne, endokrine 157
  multihormonale 71
  muzinös-zystische 53
  papillär-zystische 61
  solid-zystische 61
  zystische 152
Tumorenukletion, palliative 473
Tumormarker 366
  Antigen, karzinoembryonal 366
    onkofetal 367
  Antikörper, monoklonale 368
  Enzyme 367
  Fetoprotein 367
  Glutamintransferase 368
  Glykosyltransferase II 368
  Karbohydratantigen 367
  Laktatdehydrase 367
  Leuzinaminopeptidase 368
  Phosphatasen, alkalische 367

Ulcus pepticum jejuni 507
Ultraschalluntersuchung,
    intraoperative 193
  Adenokarzinom 196, 198
  Gastrinome 197
  Inselzelltumoren 197
  Insulinome 197
  Pankreasabszesse 193
  Pankreasgang, dilatierter 195
  Pseudozysten 194, 195
  Realtimeapparate 193
  Technik 193
  Tumorbiopsie 197
Untersuchungen, radiologische 268
Urinamylase 83, 84
Urografin 176
Urovision 165

Vagotomie, proximal gastrische
    (PVG) 472
Pankreassekretion 34
Verdauungsenzyme, Pankreas,
    Wirkung 222
  autodigestive 222
  Elastase 222
  Kallikrein 222
  Phospholipase 222

Verfahren, zytodiagnostisches 136
Verner-Morrison-Syndrom 70, 77, 473
VIP 36
VIPom 70, 423, 454, 473
　WDHA-Syndrom 454
Vorgehen, chirurgisches 245
　Nekrosestraßen 246

Watery-diarrhea-hypokalemia-achlorhydria-Syndrom (WDHA-Syndrom) 423
Whipple-Operation 272
Wirsungographie, endoskopische 365, 441
Wirsungographie, perkutane transabdominelle 141
Wirsungolithiasis, isolierte 331

Sekretstauungen 332
Steine, intrakanikuläre 331

Zollinger-Ellison-Syndrom 70, 77, 423, 471
Zystadenom 53, 427
Zystadenokarzinome 428
Zystadenom-Zystadenokarzinom, muzinöses 53
Zysten 40, 41, 343, 344, 346, 348
　Computertomographie 348
　dyschylische 41
　Kontrastfüllung 349
　Läsionen, traumatische 40
　　vaskuläre 40
　Pankreaszysten, echte, Klassifikation 346
　Retentionszysten 41
　Röntgenuntersuchung 349

Rückbildung 349
Ruptur 350
Sonographie 348
traumatische 40
Zöliakoangiographie, selektive 349
Zystenpunktion 349
Zystenbildung 508
Zystenpankreas 38
Zystenrückbildung 349, 350
Zystoduodenostomie 351, 354
　direkte 354
　Kocher-Vautrin-Manöver 354
　Schwanzzysten 354
　transduodenale 354
Zystojejunostomie 351, 356, 357
　Omegaschlinge 357
　Roux-Y-Schlinge 356
Zystopankreatektomie 358
Zytopunktion 365

Operationslehren für den chirurgischen Alltag
Die Praxis der Chirurgie

Speiseröhre, Magen, Darm

Von W. H. Remine, W. Payne, J. A. van Heerden, C. E. Welch, L. W. Ottinger, J. P. Welch

Übersetzt aus dem Amerikanischen von G. Müller

Gezeichnet von F. E. Hosmer, E. Tagrin, R. J. Galla

1987. 285 zum größten Teil farbige Abbildungen. XVII, 392 Seiten.
Gebunden DM 490,-. ISBN 3-540-13215-5

Dieser Atlas ist die Übersetzung der beiden Bände "Manual of Upper Gastrointestinal Surgery" und "Manual of Lower Gastrointestinal Surgery" aus der Reihe "Comprehensive Manuals of Surgical Specialties".
Er bietet dem Chirurgen in Wort und Bild einen ausgezeichneten und schnellen Überblick über die operative Technik und Taktik bei gastrointestinalen Erkrankungen.
Die Autoren stellen bevorzugt die Techniken dar, die sie selbst als wirkungsvoll, sicher und erfolgreich erprobt haben. Die Darstellung der Anatomie, Physiologie und Pathologie erfolgt nur insoweit, wie sie für das Verständnis der Zusammenhänge unbedingt notwendig ist.
Die ausgezeichneten Farbabbildungen aller Kapitel entsprechen in ihrer Darstellungsweise exakt der Situation, wie sie der Operateur vorfindet. Ein ideals Nachschlagewerk für den Abdominalchirurgen.

Magenchirurgie

Indikationen, Methoden, Komplikationen

Herausgeber: H. D. Becker, Göttingen; W. Lierse, H. W. Schreiber, Hamburg

Illustriert von I. Schaumburg
Redaktion: T. Effenberger, B. Kremer

1986. 519 Abbildungen. XII, 388 Seiten.
Gebunden DM 390,-. ISBN 3-540-12417-9

Bewährte Standard- und Ausweichverfahren des chirurgischen Alltags bei Eingriffen am Magen und dem funktionell verbundenen proximalen Duodenum werden anatomisch exakt dargestellt und mögliche Komplikationen, Fehler und Gefahren einschließlich ihrer Vermeidung ausführlich erläutert. Die einzelnen operativen Schritte sind in hervorragender Weise illustriert und durch einen knappen und präzisen Text ergänzt.

Springer-Verlag
Berlin Heidelberg New York
London Paris Tokyo

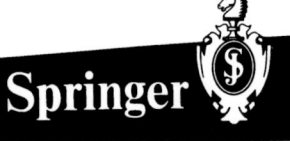

Operationslehren für den chirurgischen Alltag
Die Praxis der Chirurgie

Chirurgische Onkologie

Histologie- und stadiengerechte Therapie maligner Tumoren

Herausgeber: F. P. Gall, P. Hermanek, J. Tonak, Universität Erlangen-Nürnberg

1986. 274 Abbildungen. IX, 752 Seiten.
Gebunden DM 425,-. ISBN 3-540-13202-3

Das Buch ist die erste deutschsprachige Monographie über die Behandlung maligner Tumoren unter besonderer Berücksichtigung der chirurgischen Therapie. Einleitend werden die Grundsätze von Pathologie, Diagnose, Klassifikation, Therapie, Nachsorge und Statistik dargestellt. Der spezielle Teil gibt einen umfassenden, aktuellen, praxisbezogenen Überblick über die wichtigsten Organtumoren unter besonderer Berücksichtigung von diagnostischen Notwendigkeiten, Therapieplanung und Therapiedurchführung.

Das traumatisierte Abdomen

Herausgeber: J. R. Siewert, Technische Universität München; **R. Pichlmayr,** Universität Hannover

1986. 87 Abbildungen. XII, 205 Seiten.
Gebunden DM 198,-. ISBN 3-540-16275-5

Das Bauchtrauma stellt eine besondere Herausforderung im chirurgischen Alltag dar. Jeder Chirurg muß in jeder chirurgischen Abteilung in der Lage sein, intraabdominelle Verletzungen zu versorgen oder zumindest zu stabilisieren. Eine rasche und sichere Diagnostik, eine zielstrebige Indikationsstellung und schließlich die operative Versorgung der intraabdominellen Verletzung sind von gleichrangiger Bedeutung für die Prognose des „Traumatisierten Abdomens".

B. J. Harlan, A. Starr, F. M. Harwin, Portland

Manual der Herzchirurgie

Aus dem Amerikanischen übersetzt von W. Seybold-Epting

1983. 312 zum größten Teil farbige Abbildungen. XIX, 389 Seiten.
Gebunden DM 490,-. ISBN 3-540-11788-1

„In außerordentlich instruktiver Weise werden in einzelnen Kapiteln grundlegende, allgemeine und spezifische chirurgische Techniken der rekonstruktiven Cardiochirurgie angeborener und erworbener Veränderungen dargestellt...."
Angio

Springer-Verlag
Berlin Heidelberg New York
London Paris Tokyo

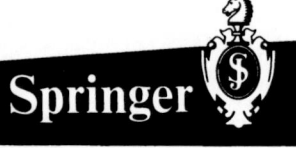

Die Praxis der Chirurgie. Pankreaschirurgie
Hrsg. von L.F. Hollender und H.-J. Peiper

ERRATUM

Auf Seite 27 wurde die Abb. 2.18 leider ohne die bezeichneten Nerven gedruckt, sie sind in nachstehender Abbildung aufgenommen.

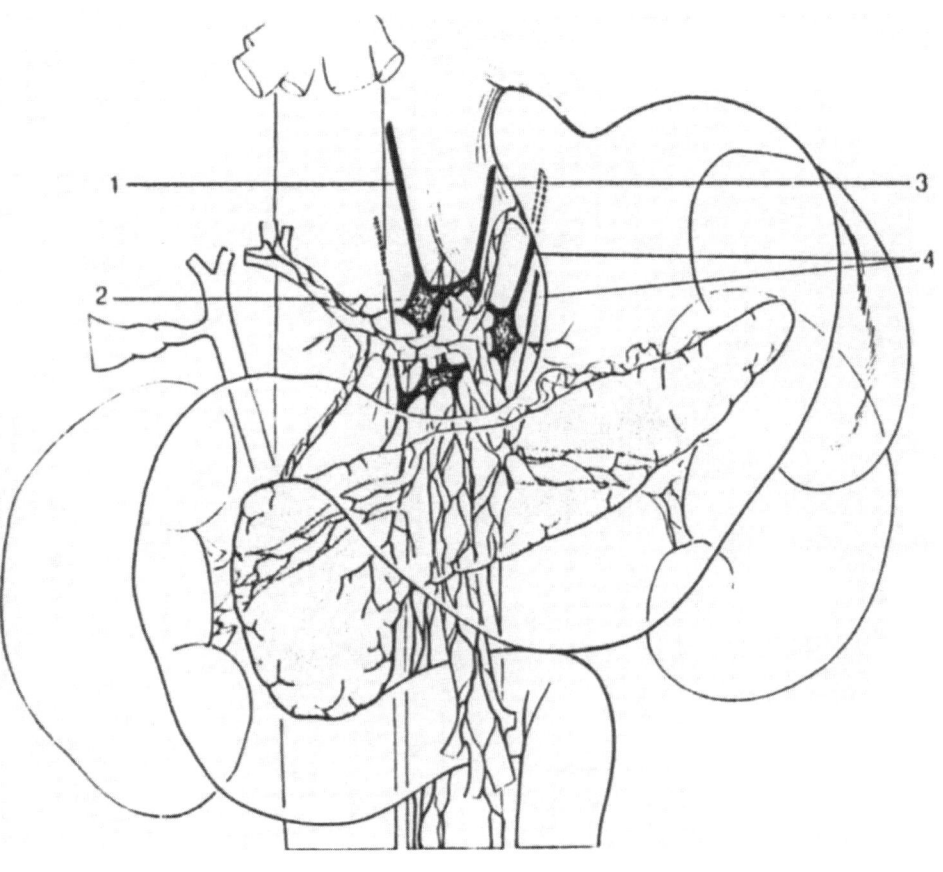

Springer-Verlag Berlin Heidelberg New York
London Paris Tokyo